Arthur Atchabahian / Ruchir Gupta

The Anesthesia Guide

临床麻醉实用指南

上　册

〔美〕 亚瑟·阿查巴希安
　　　鲁奇尔·古普塔　主　编

　　　　　王国林　主　译
　　　　　于泳浩　副主译

天津出版传媒集团
天津科技翻译出版有限公司

著作权合同登记号：图字：02-2014-244

图书在版编目(CIP)数据

临床麻醉实用指南/(美)亚瑟·阿查巴希安
(Arthur Atchabahian)，(美)鲁奇尔·古普塔
(Ruchir Gupta)主编；王国林主译. —天津：天津科
技翻译出版有限公司，2019.1
书名原文：The Anesthesia Guide
ISBN 978-7-5433-3881-4

Ⅰ.①临… Ⅱ.①亚… ②鲁… ③王… Ⅲ.①麻醉学
–指南 Ⅳ.①R614.62

中国版本图书馆 CIP 数据核字(2018)第 214607 号

授权单位：McGraw-Hill Education(Asia) Co.
出　　版：天津科技翻译出版有限公司
出 版 人：刘 庆
地　　址：天津市南开区白堤路 244 号
邮政编码：300192
电　　话：022-87894896
传　　真：022-87895650
网　　址：www.tsttpc.com
印　　刷：北京诚信伟业印刷有限公司
发　　行：全国新华书店
版本记录：889×1194　32 开本　38.75 印张　700 千字
　　　　　2019 年 1 月第 1 版　2019 年 1 月第 1 次印刷
　　　　　定价：168.00 元(上下册)
(如发现印装问题，可与出版社调换)

译校者名单

主　译　王国林

副主译　于泳浩

主　审　喻文立　余剑波　吕国义　韩建阁　王海云　单世民

秘　书　于　洋

译校者（按姓氏汉语拼音排序）

安心璨　敖吉莹　丁　玲　韩建阁　胡　南　贾莉莉
李　楠　李　媛　刘　玲　刘　伟　刘　颖　刘玲玲
刘书颖　刘晓东　吕国义　马小叶　单世民　施东婧
舒瑞辰　宋　雯　汤晓红　王　鹏　王　涛　王　颖
王海云　王红柏　王志芬　王志松　吴　莉　武丽娜
杨　涛　于　洋　于健健　余剑波　喻文立　张　鹏
张　野　张麟临　张智申　朱　敏

编者名单

Yakub Abrakhimov, MD
Resident
Department of Anesthesiology
New York University School of
 Medicine
New York, New York

Frantzces Alabre, FNP-C, DNP
Pain Management-C
Pain Management Nurse Practitioner
New York University Hospital for
 Joint Diseases
New York, New York

Brooke Albright, MD
Captain, US Air Force
Assistant Professor of Anesthesiology
Department of Anesthesia and
 Pain Management
Landstuhl Regional Medical Center
Landstuhl, Germany

Nasrin N. Aldawoodi, MD
Critical Care Fellow
Department of Anesthesiology
Duke University Medical Center
Durham, North Carolina

Jennifer Alt, MD
Resident
Department of Anesthesiology
New York University
 School of Medicine
New York, New York

Zirka H. Anastasian, MD
Assistant Professor of Anesthesiology
Department of Anesthesiology
Columbia University
 College of Physicians and Surgeons
New York, New York

Megan Graybill Anders, MD
Assistant Professor of Anesthesiology
 and Critical Care Medicine
Department of Anesthesiology
University of Maryland School of
 Medicine
Baltimore, Maryland

Michael Anderson, MD
Assistant Professor of Anesthesiology
Department of Anesthesiology
Mount Sinai School of Medicine
New York, New York

Michael H. Andreae, MD
Assistant Professor of Anesthesiology
Department of Anesthesiology
Montefiore Medical Center
Albert Einstein College of Medicine
Bronx, New York

Harendra Arora, MD
Associate Professor
Department of Anesthesiology
Program Director, Anesthesiology
 Residency
Section Head, Vascular and
 Transplant Anesthesia
University of North Carolina at
 Chapel Hill
Chapel Hill, North Carolina

Erica A. Ash, MD
Resident
Department of Anesthesiology
New York University
 School of Medicine
New York, New York

Arthur Atchabahian, MD
Associate Professor of Clinical
 Anesthesiology
Department of Anesthesiology
New York University School of
 Medicine
New York, New York

Candra Rowell Bass, MD
Clinical Instructor
Department of Anesthesiology
University of North Carolina-Chapel Hill
Chapel Hill, North Carolina

**Adel Bassily-Marcus, MD,
FCCP, FCCM**
Assistant Professor

Department of Surgery
Mount Sinai School of Medicine
New York, New York

Marc Beaussier, MD, PhD
Professor and Chair
Department of Anesthesiology and
 Intensive Care
St-Antoine Hospital
Assistance Publique—Hôpitaux de Paris
University Pierre et Marie Curie
Paris, France

Lucie Beylacq, MD
Staff Anesthesiologist
Department of Anesthesiology and
 Intensive Care
François Xavier Michelet Center and
 Pellegrin University Hospital
Bordeaux, France

Ann E. Bingham, MD
Assistant Professor
Department of Anesthesiology and
 Perioperative Medicine
Oregon Health and Science University
Portland, Oregon

Jan Boublik, MD, PhD
Assistant Professor
Department of Anesthesiology
New York University
 School of Medicine
New York, New York

Caroline Buhay, MD
Instructor
Department of Anesthesiology
Weill-Cornell Medical College
New York, New York

Eric Cesareo, MD
Head of the Anesthesiology
 Department
Hopital Marc Jacquet
Melun, France

**Jean Charchaflieh, MD,
DrPH, FCCM, FCCP**
Associate Professor
Department of Anesthesiology
Yale University School of Medicine
New Haven, Connecticut

Wanda A. Chin, MD
Assistant Clinical Professor of
 Anesthesiology
Department of Anesthesiology,
 Pediatric Anesthesia Division
New York University
 School of Medicine
New York, New York

Manuel Corripio, MD
Chief Resident
Department of Anesthesiology
New York University
 School of Medicine
New York, New York

Ananda C. Dharshan, MBBS
Assistant Professor
Department of Oncology
Roswell Park Cancer Institute
Buffalo, New York

Lisa Doan, MD
Assistant Professor
Department of Anesthesiology
New York University School of Medicine
New York, New York

Adrienne Turner Duffield, MD
Resident Physician
Department of Anesthesiology
University of North Carolina
 at Chapel Hill
Chapel Hill, North Carolina

Ryan Dunst, MD
Resident
Department of Anesthesiology
Mount Sinai School of Medicine
New York, New York

Brian J. Egan, MD, MPH
Assistant Professor of Anesthesiology
Department of Anesthesiology
Columbia University
 College of Physicians and Surgeons
New York, New York

Elisabeth Falzone, MD
Staff Anesthesiologist
Department of Anesthesiology and
 Intensive Care Medicine
Percy Teaching Military Hospital
Clamart, France

Meghann M. Fitzgerald, MD
Instructor
Department of Anesthesiology
Weill Cornell Medical College
New York, New York

Oriane Gardy, MD
Fellow
Department of Emergency Medicine
Saint Antoine Hospital
Paris, France

John G. Gaudet, MD
Neuroanesthesiology Clinical Fellow
Department of Anesthesiology
Columbia University College of
  Physicians and Surgeons
New York, New York

Christopher Gharibo, MD
Associate Professor of Anesthesiology
  and Orthopedics
Medical Director of Pain Medicine
New York University
  School of Medicine
New York, New York

Ronaldo Collo Go, MD
Critical Care Fellow
Department of Critical Care
Mount Sinai Hospital
New York, New York

Nicolai Goettel, MD, DESA
Fellow
Department of Anesthesia
University of Toronto, University
  Health Network, Toronto Western
  Hospital
Toronto, Ontario, Canada

Amit Goswami, MD
Pain Management Specialist
Epic Pain Management
Wayne, New Jersey

Sumeet Goswami, MD, MPH
Assistant Professor of Anesthesiology
Department of Anesthesiology
Columbia University College of
  Physicians and Surgeons
New York, New York

Ruchir Gupta, MD
Assistant Professor of Anesthesiology
Department of Anesthesiology
North Shore-Long Island Jewish/
  Hofstra Medical School
Syosset, New York

Anjali Fedson Hack, MD, PhD
Assistant Professor
Department of Anesthesiology
Montefiore Medical Center
Albert Einstein School of Medicine
New York, New York

Brad Hamik, MD
Attending Physician
Department of Anesthesiology
Anesthesia Associates of Morristown
Morristown Memorial Medical Center
Morristown, New Jersey

M. Lee Haselkorn, MD
Fellow, Adult Cardiothoracic
  Anesthesiology
Department of Anesthesiology
Columbia University College of
  Physicians and Surgeons
New York, New York

Alan W. Ho, MD
Fellow
Department of Anesthesiology
Columbia University
  College of Physicians and Surgeons
New York, New York

Clément Hoffmann, MD
Staff Anesthesiologist
Department of Anesthesiology and
  Intensive Care Medicine
Percy Teaching Military Hospital
Clamart, France

Philipp J. Houck, MD
Assistant Professor of Clinical
  Anesthesiology
Department of Anesthesiology
Columbia University
  College of Physicians and Surgeons
New York, New York

Ghislaine M. Isidore, MD
Assistant Professor (Clinical) of
  Anesthesiology
Department of Anesthesiology
New York University
  School of Medicine

New York University Hospital for
Joint Diseases
New York, New York

Elena Reitman Ivashkov, MD
Assistant Professor of Clinical
Anesthesiology
Department of Anesthesiology
Columbia University College of
Physicians and Surgeons
New York, New York

Zafar A. Jamkhana, MD, MPH
Assistant Professor of Internal Medicine
Division of Pulmonary, Critical Care,
and Sleep Medicine
St Louis University
St. Louis, Missouri

Denis Jochum, MD
Anesthesiologist
Department of Anesthesiology
Albert Schweitzer Hospital
Colmar, France

Albert Ju, MD
Attending Anesthesiologist
New Jersey Anesthesia Associates
Florham Park, New Jersey

Bessie Kachulis, MD
Assistant Professor of Anesthesiology
Division of Cardiothoracic
Anesthesiology
Department of Anesthesiology
Columbia University College of
Physicians and Surgeons
New York, New York

Sumit Kapoor, MD
Fellow, Critical Care Medicine
Department of Surgery
Mount Sinai Hospital
New York, New York

Robert N. Keddis, MD
Cardiothoracic Anesthesia Fellow
Department of Anesthesia
New York University School of
Medicine
New York, New York

Samir Kendale, MD
Resident
Department of Anesthesiology

New York University School of
Medicine
New York, New York

M. Fahad Khan, MD, MHS
Assistant Professor
Center for the Study & Treatment
of Pain
Department of Anesthesiology
New York University School of
Medicine
New York, New York

Roopa Kohli-Seth, MD
Associate Professor of Surgery
Mount Sinai Medical Center
New York, New York

F. Wickham Kraemer III, MD
Section Chief, Acute and Chronic
Pain Management
Department of Anesthesiology and
Critical Care
Children's Hospital of Philadelphia
Perelman School of Medicine,
University of Pennsylvania
Philadelphia, Pennsylvania

Priya A. Kumar, MD
Associate Professor
Department of Anesthesiology
University of North Carolina
Chapel Hill, North Carolina

Yan Lai, MD, MPH
Assistant Professor
Department of Anesthesiology
Mount Sinai School of Medicine
New York, New York

Jason Lau, MD
Resident
Department of Anesthesiology
New York University School of
Medicine
New York, New York

Alexandra P. Leader, MD
Resident
Department of Pediatrics
Mount Sinai School of Medicine
New York, New York

Edward C. Lin, MD
Clinical Assistant Professor

Department of Anesthesiology
New York University School of
Medicine
New York, New York

Sanford M. Littwin, MD
Division of Cardiothoracic and
Pediatric Anesthesia
Director CA 1 Education
Department of Anesthesiology
St. Luke's-Roosevelt Hospital Center
Assistant Professor of Clinical
Anesthesiology
Columbia University College of
Physicians and Surgeons
New York, New York

Sansan S. Lo, MD
Assistant Professor of Clinical
Anesthesiology
Division of Cardiothoracic Anesthesia
Department of Anesthesiology
Columbia University College of
Physicians and Surgeons
New York, New York

**Clara Alexandra Ferreira de Faria
Oliveira Lobo, MD**
Staff Anesthesiologist Anesthesiology
and Pain Therapy Department
Centro Hospitalar de Trás-os-Montes e
Alto Douro, Vila Real
Vila Real, Portugal

Christopher Lysakowski, MD
Consultant
Division of Anesthesiology
University Hospitals of Geneva
Geneva, Switzerland

Seth Manoach, MD, CHCQM
Assistant Chief Medical Officer for
Inpatient Clinical Services
Attending Physician: Medical/Surgical
ICU, Neurocritical Care,
Emergency Medicine
State University of New York,
Downstate Medical Center
Brooklyn, New York

Sonali Mantoo, MD
Intensivist
Critical Care Medicine
St. Vincent's Medical Center
Bridgeport, Connecticut

Donald M. Mathews, MD
Associate Professor of Anesthesiology
University of Vermont College of
Medicine
Anesthesiologist, Fletcher Allen
Health Care
Burlington, Vermont

Claude McFarlane, MD, MA
Associate Professor
Department of Anesthesiology
University of North Carolina Hospitals
Chapel Hill, North Carolina

Nirav Mistry, MD
Intensivist
Department of Medicine
JFK Medical Center
Edison, New Jersey

**Satyanarayana Reddy Mukkera,
MD, MPH**
Critical Care Intensivist
Critical Care Medicine
Springfield Clinic
Springfield, Illinois

Teresa A. Mulaikal, MD
Cardiothoracic and Critical Care
Anesthesia Fellow
Department of Anesthesiology
Columbia University College of
Physicians and Surgeons
New York, New York

Neelima Myneni, MD
Fellow, Regional Anesthesia
Department of Anesthesiology
Hospital for Special Surgery
New York, New York

Harsha Nalabolu, MD
Instructor
Department of Anesthesiology
New York University School of
Medicine
New York, New York

Jennie Ngai, MD
Assistant Professor
Director, Adult Cardiothoracic
Anesthesiology Fellowship
Department of Anesthesiology
New York University School of
Medicine
New York, New York

Ervant Nishanian, PhD, MD
Assistant Clinical Professor
Department of Anesthesiology
Columbia University College of
  Physicians and Surgeons
New York, New York

Tanuj P. Palvia, MD
Resident
Department of Anesthesiology
New York University School of
  Medicine
New York, New York

Leila Mei Pang, MD
Ngai-Jubilee Professor of Clinical
  Anesthesiology
Columbia University College of
  Physicians and Surgeons
New York, New York

Rita Parikh, MD
Staff Anesthesiologist
Department of Anesthesiology
Somnia, Inc.
New Rochelle, New York

Constantin Parizianu, MD
Pulmonary/Critical Care Attending
  Physician
Department of Critical Care
Good Samaritan Hospital
West Islip, New York

Krunal Patel, MD
Attending Physician
Nephrology Department
Mount Sinai Elmhurst
Mount Sinai Medical Center
New York, New York

Amit Poonia, MD
Fellow in Pain Management
Department of Anesthesiology
New York University School of
  Medicine
New York, New York

Sauman Rafii, MD
Resident
Department of Anesthesiology
New York University School of
  Medicine
New York, New York

Chaturani Ranasinghe, MD
Assistant Professor
Department of Anesthesiology/Division
  of Pain Management
University of Miami Miller School
  of Medicine
Miami, Florida

Imre Rédai, MD, FRCA
Assistant Professor of Anesthesiology
Department of Anesthesiology
New York University School of
  Medicine
New York, New York

J. David Roccaforte, MD
Assistant Professor
Bellevue Hospital Surgical ICU
Department of Anesthesiology
New York University School of
  Medicine
New York, New York

Amit H. Sachdev, MD
Resident
Department of Internal Medicine
University of Southern California
Los Angeles, California

Molly Sachdev, MD, MPH
Assistant Professor of Clinical Medicine
Division of Cardiology
Ohio State University Wexner
  Medical Center
Columbus, Ohio

Adam Sachs, MD
Resident
Department of Anesthesiology
New York University School of
  Medicine
New York, New York

Kriti Sankholkar, MD
Anesthesiologist
Department of Anesthesiology
Phelps Memorial Hospital
Sleepy Hollow, New York

David Sapir, MD
Attending Physician
Centre Hospitalien Sud Francilien
Corbeil Essonnes, Essonne, France

Nicholas B. Scott, FRCS(Ed), FRCA
Head of Clinical Anaesthesia
Hamad Medical Corporation
Doha, Qatar

Nitin K. Sekhri, MD
Pain Medicine Fellow
Department of Anesthesiology
Columbia University College of
  Physicians and Surgeons
New York, New York

Shahzad Shaefi, MD
Instructor in Anaesthesia
Department of Anesthesia, Critical
  Care, and Pain Medicine
Beth Israel Deaconess Medical Center
Boston, Massachusetts

Arif M. Shaik, MD
Neurointensivist
Neuro-Critical Care/Intensive
  Care Unit
St. Joseph Hospital
St. Paul, Minnesota
Aurora Bay Care Medical Center
Green Bay, Wisconsin

Naum Shaparin, MD
Director of Pain Service, Assistant
  Professor of Anesthesiology,
  Assistant Professor of Family and
  Social Medicine
Department of Anesthesiology
Montefiore Medical Center–Albert
  Einstein College of Medicine
Bronx, New York

Awais Sheikh, MD
Intensivist
Critical Care Medicine
SSM St. Clare Health Center
Fenton, Missouri

Kathleen A. Smith, MD
Assistant Professor
Department of Anesthesiology
University of North Carolina
Chapel Hill, North Carolina

Sarah C. Smith, MD
Assistant Professor
Department of Anesthesiology
Columbia University College of
  Physicians and Surgeons
New York, New York

Jamaal T. Snell, MD
Instructor
Department of Anesthesiology
New York University School of
  Medicine
New York, New York

Jamey J. Snell, MD
Chief Resident
Department of Anesthesiology
New York University School of
  Medicine
New York, New York

Jessica Spellman, MD
Assistant Professor
Department of Anesthesiology
Columbia University College of
  Physicians and Surgeons
New York, New York

Karim Tazarourte, MD
Head of the Emergency Department
Hôpital Marc Jacquet
Melun, France

Elrond Yi Lang Teo, MBBS
Fellow
Cardiothoracic Anesthesiology and
  Critical Care Medicine
Columbia University College of
  Physicians and Surgeons
New York, New York

Janine L. Thekkekandam, MD
Staff Anesthesiologist
Commonwealth Anesthesia Associates
Richmond, Virginia

Mark S. Tinklepaugh, MD
Instructor
Department of Anesthesiology
State University of New York Upstate
  Medical University, Clinical Campus
  at Binghamton
Our Lady of Lourdes Hospital
Binghamton, New York

Toni Torrillo, MD
Assistant Professor
Department of Anesthesiology
Mount Sinai School of Medicine
New York, New York

Jean-Pierre Tourtier, MD
Professor and Chair
Emergency Medical Service
Fire Brigade of Paris
Paris, France

Tony P. Tsai, MD
Attending Anesthesiologist
Department of Anesthesiology
Beth Israel Medical Center, Petrie
Division
New York, New York

Aditya Uppalapati, MD
Assistant Professor
Pulmonary Critical Care and
Sleep Medicine
St. Louis University
St. Louis, Missouri

Vickie Verea, MD
Chief Resident
Department of Anesthesiology
New York University School of
Medicine
New York, New York

Lisa E. Vianna, DO
Attending Physician
Division of Cardiothoracic and
Thoracic Surgery
North Shore Long Island Jewish Health
System
New Hyde Park, New York

Yann Villiger, MD, PhD
Associate Professor
Department of Anesthesiology
Geneva University Hospital
Geneva, Switzerland

Lucia Daiana Voiculescu, MD
Assistant Professor
Department of Anesthesiology
New York University School of
Medicine
New York, New York

Gebhard Wagener, MD
Associate Professor of Clinical
Anesthesiology
Department of Anesthesiology
Columbia University College of
Physicians and Surgeons
New York, New York

Mark Weller, MD
Assistant Professor
Department of Anesthesiology
Columbia University College of
Physicians and Surgeons
New York, New York

Eric P. Wilkens, MD, MPH
Assistant Professor
Department of Anesthesiology
Albert Einstein College of Medicine
Montefiore Medical Center
New York, New York

Jennifer Wu, MD, MBA
Assistant Professor
Department of Anesthesiology
The University of Texas Medical School
Houston, Texas

Victor Zach, MD
Director of Stroke and
Neurocritical Care
Neurology and Neurosurgery
John C. Lincoln Health Network
Phoenix, Arizona

中文版序言

　　非常感谢王国林教授邀请我为此书作序，因为读着此书竟有种难以抑制的激动，像发现了一个宝藏，这本书写得太好了！对中国目前临床麻醉科医师、麻醉学医学生、参加住院医师规范化培训的麻醉学住院医师以及正在逐渐壮大的麻醉科护士都是一本不可多得的好书。

　　随着麻醉学科的不断发展，现代麻醉学范畴已不再局限于手术室内，还包括手术室外的麻醉、诊疗操作的镇静/麻醉、急性与慢性以及癌性疼痛诊疗、重症医学、心肺脑复苏及血管痉挛性疾病的治疗等。该书是一本专门针对临床麻醉和重症监护病房住院医师、麻醉科护士、麻醉学医学生以及相关专业住院医师的快速参考指南。本书内容简而精，手术麻醉的各大方面都有涉及，如术前评估、临床常见合并疾病的麻醉术前处理、术中各项生命体征的监测及常用的监测技术、全身麻醉及各类手术全身麻醉的管理要点、心血管疾病与肺部疾病的麻醉特点及麻醉处理关键、神经外科手术麻醉及护理特点、区域麻醉方法及操作要领、术后急性疼痛的预防与处理、小儿麻醉、产科麻醉、危重病的处理等。全书共分为13部分，每一部分都讲解全面：从准备到操作、从诊断到治疗、从理论到临床，是一本有步骤、有新意的实用指南，且成书以"袖珍"的形式，方便了广大读者随身携带、随时随地学习，的确是麻醉学医学生及临床医师实践中非常实用的一本"口袋书"。

　　本书非常适用于从事临床麻醉、重症监护及护理的医护人员和那些关注手术麻醉、危重病、疼痛病学的相关学科的同道，以及将要步入临床麻醉实习和住院医师规范化培训的年轻医师。本书囊括了基本的临床理论知识和技能，同时更新了相关疾病的诊断、预防、治疗及麻醉的管理特点。作为一本内容翔实、简明扼要的手册型读本,不仅可以作为临床麻醉医师及工作者的案头工具书,更重要的是能够在有限的时间内为我们的临床工作答疑解惑。

为了造福医学教育、指导麻醉实践,在王国林教授、于泳浩教授的带领下,天津麻醉界的年轻医师们共同携手翻译校对,将这本贴近临床、与时俱进的《临床麻醉实用指南》奉献给大家。"他山之石,可以攻玉",希望本书所涉及的知识可以开拓您的视野、丰富您的知识、优化您的实践,更好地协助您解决手术室内外所遇到的各种问题,帮助您在医学之路上走得更快、更稳健,从而能更好地服务于广大患者。

在此特别感谢王国林教授、于泳浩教授及天津麻醉界的同仁们对此书付出的汗水与努力!正是因为他们的工作,才可能使这本方便、实用、紧跟时代发展的手册与广大读者见面。他们用其所学、所研究、所体会、所实践翻译此书,相信读者在文字中一定深有体会。

中华医学会麻醉学分会副主任委员
中国高等教育学会麻醉学教育学组组长
上海医学会麻醉学分会主任委员

2018 年 9 月

中文版前言

随着现代医学的发展,麻醉学也成为围术期医学,其工作范畴从临床麻醉发展至手术室外,涵盖患者的术前评估和优化、术后镇痛和并发症的预防及治疗,要求麻醉医师在保证麻醉安全的基础上,更加关注患者的舒适和预后。然而在知识爆炸的年代,麻醉医师要成为真正的围术期医师,也需要不断学习,掌握疾病相关病理生理变化,对围术期进行各项监测与调控,这是当代麻醉医师的当务之急。

该书由美国一批中青年麻醉学家编写,包含13部分,共223章,对临床麻醉、重症监护和疼痛诊疗进行系统介绍。该书可贵之处是多数章节采用表格或流程图的形式,使读者能更加清晰和简洁地了解和掌握其重点。本书内容涵盖术前评估、合并症、麻醉监测、全身麻醉、专科麻醉、心胸外科麻醉、神经外科手术麻醉与监测、区域阻滞、急性疼痛、儿科麻醉、产科麻醉、重症医学,还包括了快捷实验室数据的查询。此外,对临床麻醉等工作中较少遇见的疾病的围术期处理也都有涉及,可以为麻醉医师提供快速查阅与参考。本人认为此书对临床麻醉的一线工作者是非常有价值的口袋参考书。

此书的翻译工作主要由天津市各医院的青年麻醉医师完成,不足之处在所难免。敬请读者批评指正。

中华医学会麻醉学分会常委

天津临床麻醉质控中心主任

天津市麻醉学研究所所长

2018 年 8 月

序 言

　　麻醉学领域的认知范围在过去的 10 年里显著扩大,大量的信息发表在有影响力的各大麻醉月刊上, 同时将错综复杂的信息综合起来, 以简洁明了的方式呈现给热心学习的麻醉医师这一需求也随之增加。快速浏览本书的内容和结构,就能意识到这样一本指南的重要性。相较于大部头教科书或内容繁杂的综述书籍和手册,本书以全新的方式为忙碌的临床医师总结了信息,用于指导日常的临床决策。本书的另一个优点是,它提供了很多有指导意义的建议、方法和诀窍,而这些特点是我审查过的其他大多数麻醉书籍所不具备的。

　　本书以简化的并且与临床相关的形式切实可行地将病例、临床概念、图表和决策流程结合在一起。重要的决策应该参考一些要素而定,本指南虽然部头较小, 但涵盖了大量的麻醉临床实践内容。有幸阅读了其部分章节,可以确定的是,编者们选择了最值得一看的实用信息。他们将很多宝贵的、非常规范的、有参考价值的"如何"操作的经验进行汇编,特别适用于需要在特殊麻醉病例管理上快速更新知识的麻醉实习生和麻醉执业医师。本指南分为223章,对术前评估、并发症处理、监测、具有挑战性的特殊疾病的麻醉病例的管理、一般麻醉流程进行了简明实用的论述。在此尤其要感谢麻醉领域国际知名教授 Atchabahian 在区域阻滞麻醉这一部分的贡献。

　　我非常赞同将本书作为一本实用且言简意赅的麻醉学教科书。编者们在本书的编写上跨出大胆的一步,不同于经典教科书对知识的堆积,也避免了手册上常出现的死记硬背的内容。相反,编者们选择与临床实践密切相关的要素呈现给大家,他们这种做法值得赞扬。我确信本书将会出现在世界各地的手术间里、麻醉机上、术前准备区、住院医师和临床执业医师的口袋里,以及麻醉从业者的办公桌上。

Admir Hadzic

哥伦比亚大学内科和外科医学院临床麻醉学教授

圣路加和罗斯福医院资深麻醉师

前 言

　　麻醉学是一门科学,麻醉过程则是一门艺术,好比演奏小提琴或者修复一辆古董车。这种比喻对所有内外科专业都适用。研究不能独立进行,若干年后,麻醉专业也许变得与现在大不一样了。然而,作为行医者和教育者,更想向现阶段最优秀的同行学习,这些优秀的同行能保证患者在经历复杂手术后的舒适性,至少保证患者的身体状况和先前一样健康,同时牢记并宣传这一理念:麻醉师也是医生,而不是打一针就结束的技师。

　　当在手术室遇到特殊病例或患者时,从大部分教科书中选取有用的知识费时且困难。这本书追求实用性而不是理论知识,它不是一本详尽的教材,并且我们尽力让它小到方便带进手术间。我们使用图片、示意图、表格、流程图以及精短的要点,而不是冗长的文字。本书可使实习医师为一个病例做充分准备,并提示有经验的临床医师如何掌控特殊病例。为了实现这些,我们编写的这本书包括了药物剂量、注射速度、必要的监护、可能的并发症以及常见术中问题的处理。我们需要做出决策,但不是每个人都会同意我们的选择。尽管如此,我们认为决策比提供众多方法而使读者感到困惑不知选择哪个更可取。

　　我们认为麻醉学涉及了围术期医学的所有方面,因此本书中的急性术后疼痛与重症监护这两个部分相比大多数美国麻醉课本来说,所占篇幅更加可观。

　　读者的反馈能进一步提高再版的水平,欢迎大家发表意见和建议到 theanesthesiaguide@gmail.com 邮箱,期待您的来信。

致　谢

感谢 Brian Belval 的耐心帮助,为此这个项目才得以全部完成。

感谢所有付出时间,辛苦修订各章节,不求回报,只为帮助同行的撰稿人。

感谢 Katie Riffey、Elizabeth Rennie 及 Joseph Palmeri 博士为这本书提供的区域麻醉图片模本。

献 词

谨以此书献给我的儿子们,克莱门特和阿莫里,我永远不会让你们失望。

献给我的父母,很遗憾他们没能看到这本书的出版。

献给支持和激励我的庞梅。

"唯一真正的诗句是行动"——皮埃尔·保罗·帕索里尼

Arthur Atchabahian 博士

谨以此书献给我刚出生的女儿赫玛·里拉。

献给我的妻子苏普娜,她对我的坚定的爱和信心是我艰难时刻的力量源泉。

Ruchir Gupta 博士

注意事项

　　医学是一门不断变化的科学。随着新的研究和临床经验不断拓宽我们的知识,治疗方法和药物需要不断改变。该作品的作者和出版商已经对可靠的消息来源进行了核实,提供的信息是完整的,而且符合出版的标准。但是,鉴于人为错误或医学科学发展变化的可能性,作者或出版商以及参与编写或发表本作品的任何其他方均未保证此处包含的信息在各个方面都是准确或完整的,并且对于因使用本作品中包含的信息而引起的任何错误或遗漏或结果不承担任何责任。建议读者与其他来源进行信息确认,例如,建议读者查看他们计划使用的每种药物包装中的产品信息表,以确保本书中包含的信息准确无误,确保推荐剂量或给药禁忌证未被调整。该建议尤其适用于新药物或不经常使用的药物。

本书参考文献参见网址"www.TheAnesthesiaGuide.com"。

目　录

上　册

第 1 部分

术前准备

第 1 章

术前评估

Sansan S. Lo, MD

目的

- 建立与患者的关系
- 熟悉患者资料,掌握患者相关病史,进一步评估病情以及拟行的手术
- 评估麻醉风险并制订围术期方案(术前用药、术中管理、术后护理)
- 讨论相关麻醉风险,回答患者和家属的问题,并获取知情同意
- 记录上述内容

对高风险患者,应在术前一天尽早完成麻醉评估。

临床上术前麻醉评估的要求和内容,各医院存在差异。

病史

- 既往史
  - ➢ 疾病进展、症状、诊疗、严重程度
  - ➢ 优化程度
  - ➢ 进一步咨询/检查的需要
  - ➢ 美国麻醉医师协会(ASA)分级与预后相关性较好
- 手术史
- 麻醉史:全身麻醉、监护麻醉护理(MAC)、脊髓麻醉、硬膜外麻醉、外周神经阻滞
- 麻醉并发症史:过敏反应、术后严重恶心呕吐、苏醒延迟、延长麻痹、神经病变、术中意识障碍、声音嘶哑、插管困难、硬膜外穿刺后头痛
- 家族麻醉并发症史:恶性高热、延长麻痹

ASA 分级	
Ⅰ	正常,健康患者
Ⅱ	轻微系统性疾病,尚无重要器官功能受限
Ⅲ	系统性疾病,伴有重要器官功能受限
Ⅳ	严重系统性疾病,经常危及生命
Ⅴ	若不施行手术,垂死的患者将无法生存
Ⅵ	脑死亡患者的器官摘取
E	所有急症手术

- 对麻醉前治疗用药的评估
  - 更新完善医嘱药单,了解患者术前服用何种药物
  - 预估术中血流动力学情况、药物相互作用、麻醉药耐受、出血倾向、电解质异常
  - 见下文的 β - 受体阻滞剂的作用
  - 草药和保健品,可能引起明显副作用或药物相互作用,应询问服用情况(见第 10 章)
- 过敏反应
  - 过敏和不良反应
  - 药物、乳胶(相关的危险因素:见第 35 章)、胶粘剂、鸡蛋、大豆

各器官系统检查

- 神经系统
  - 癫痫、卒中及其后遗症、短暂性脑缺血发作(TIA)、其他神经系统疾病
  - 感觉异常, 患有神经系统疾病
  - 颈椎病
- 肺
  - 哮喘(获取峰值流量)、肺气肿、呼吸困难/端坐呼吸
  - 运动耐受情况和是否由肺疾病引起
  - 积极的术前干预可能有益于慢性阻塞性肺疾病(COPD)患者:支气管扩张剂、物理治疗、肺活量计、戒烟以及糖皮质激素等
  - 对于存在高风险肺部并发症的患者,综合评估局部麻醉和全身麻醉的利弊,选择最佳方案
- 阻塞性睡眠呼吸暂停(OSA)

➤ 如果怀疑患者患有阻塞性睡眠呼吸暂停,但未诊断,参见第 13 章
   STOP-BANG 评分表
➤ 病情及严重程度
➤ 设置并应用持续气道正压通气/双水平气道正压通气(CPAP/BIPAP)
- 心血管系统
  ➤ 心绞痛、冠心病、陈旧性心肌梗死、充血性心力衰竭、心脏瓣膜病、心
     律失常
  ➤ 起搏器/自动复律除颤器
  ➤ 运动耐量和是否由心脏功能容量受限引起
  ➤ 经皮冠状动脉介入治疗(PCI),支架:见第 22 章
  ➤ 改良心脏风险指数和围术期心脏事件相关危险因素(高危手术、缺血
     性心脏病、充血性心脏衰竭、脑血管病、胰岛素依赖型糖尿病、术前血
     清肌酐 >2mg/dL),预测满足以上 2～3 条指标的患者发生心脏不良
     反应的风险可达到中度(7%)至高度(11%)
  ➤ 美国心脏病学会/美国心脏学会(ACC/AHA)2007 年发布围术期心血
     管系统评估以及非心脏手术护理指南:详见第 7 章
  ➤ ACCF/AHA 2009 年更新完善了围术期 β-受体阻滞剂应用指南:
     ■ 持续慢性 β-受体阻滞剂疗法
     ■ 对于施行血管手术的患者,若存在高心脏风险(术前诊断为冠心
        病和心肌缺血),推荐及早应用
     ■ 对于施行血管手术的患者,若存在 1 项以上临床危险因素(如上面
        所提),应及早合理应用
     ■ 对于施行中等风险手术的患者,若患有冠心病或存在 1 项以上临
        床危险因素,应及早合理应用
     ■ 应用时注意监测血压和心率
  ➤ β-受体阻滞剂急性作用可以减少心肌氧耗,长期应用后,其潜在的
     抗炎特性有利于斑块稳定。应于择期手术数日至数周前即开始给药
- 肝脏
  ➤ 肝炎、凝血功能异常
- 肾脏
  ➤ 肾功能不全及肾衰竭
  ➤ 依赖透析的肾功能不全以及末期的肾衰竭
- 内分泌/代谢

> 肥胖、糖尿病、甲状腺、肾上腺
- 血液学
  > 遗传性凝血功能障碍/贫血、抗凝治疗、深静脉血栓形成/肺栓塞（DVT/PE）史
  > 轻微外伤、刷牙、拔牙或手术引起的异常出血
- 胃食管反流病（GERD）/误吸的风险
  > 诱发因素、严重程度、GERD 的优选方法
  > 食管裂孔疝
  > 胃排空延迟、肥胖、长期糖尿病（见第 50 章）
- 近期上呼吸道感染
  > 需要等多长时间再麻醉没有确切规定。需要综合考虑患者年龄、手术的急迫性、上呼吸道感染还是下呼吸道感染、症状（咳嗽/咳痰、发热、气喘）、合并症（哮喘、慢性阻塞性肺病）
- 乙醇、烟草、其他物质
  > 吸烟、饮酒史
  > 短期、长期使用某些物质
- 妊娠
  > 妊娠的可能、妊娠月份以及术中可能产生的影响
  > 每家医院都有针对育龄妇女的系统检测的策略

体格检查

- 气道检查：Mallampati 评分，甲颏距离，下颌活动度，颈部活动范围。还要考虑突出的牙齿、小下颌、粗颈、牙齿是否脱光、胡须、肥胖，以及其他会使面罩通气困难或插管困难的指标
- 其他注意事项：义齿、活动的鼻梁、牙齿松动及碎裂、助听器、隐形眼镜、潜在 OSA 风险
- 身高和体重
- 氧合曲线，糖尿病患者的指端血糖（FSBG）等与临床相关的异常值，则可能需要进一步的干预
- 体检包括精神状态和评估之前未发现的杂音、肺部听诊音

术前检查

- 不应该常规进行
- 观察患者的检查结果是否有临床指征，是否将影响围术期护理、麻醉方

案及预后
- 在某些医院里,依据年龄的划分标准,对此是有争议的
- 测试
  - 全血细胞计数
    - 考虑年龄大小、出血、血液疾病、肝脏疾病,以及会有失血的手术
  - 化学/肝功能检查
    - 考虑内分泌、肝肾疾病,围术期治疗以及使用某些药物
  - 凝血功能
    - 考虑出血、肝肾疾病和手术类型
  - 妊娠试验
    - 仅有病史及检查是不足的
    - 若阳性检查结果对麻醉有明显影响,应将其维持在低阈值
  - 心电图
    - ACC／AHA 2007 指南
      - 至少有一种临床危险因素的患者,应为高风险手术。已知患有冠心病、外周动脉疾病或脑血管疾病的患者,应为中度危险手术
      - 无临床危险因素的患者,实行高风险手术。至少有一种临床危险因素的患者,可视为中度风险手术
      - 不适用于无症状患者,不论年龄,均为低风险的手术
    - 虽然常规心电图的效用有限,但可作为基准;心肌梗死(MI)可能听不到,可能修改 ASA 分级
  - 经食管超声心动图(TEE),负荷试验
    - 应按照 ACC/AHA 2007 指南考虑心血管危险因素和手术类型
  - 胸片
    - 无指征,但要考虑是否有吸烟史、COPD、上呼吸道感染(URI)、心脏病史
  - 肺功能试验(PFT)/动脉血气(ABG)
    - 很少有指征
    - 考虑肺切除或查明所报告的肺容量减少的原因
- 确定测试时间尚没有足够证据。按照 ASA 麻醉前评估规范,如果没有显著变化,6 个月内的测试结果通常是可以接受的,除非特定的麻醉技术需要了解最近的测试值。

(张麟临 译　王国林 校)

第 **2** 章
面罩通气困难和气管插管困难的预测

Adam Sachs，MD

面罩通气困难和不能面罩通气的预测

- 面罩通气困难(DMV)的总发生率是 1.4%，而不能面罩通气(IMV)则为 0.15%
- 肥胖、打鼾和牙齿缺损的患者可通过简单的气道管理克服通气困难，这也是他们为什么无 IMV 危险因素的原因：
    ➢ 实际上牙齿缺损的患者直接喉镜检查(DL)和气管插管更容易
- 颈围(在环状软骨水平测量值 >50 或 60cm)是最能预测 IMV 的因素
- 有三种或以上危险因素的患者更容易发生 IMV(比值比为 8.9)
- IMV 的大多数患者(75%)将更容易行气管插管

与面罩通气困难和不能面罩通气相关的危险因素	
面罩通气困难	**不能面罩通气**
颈围	颈围
男性患者	男性患者
睡眠呼吸暂停	睡眠呼吸暂停
Mallampati 分级为 3 或 4 级	Mallampati 分级为 3 或 4 级
留有胡须	留有胡须
体重指数(BMI) >26	
打鼾	
牙齿缺损	

气管插管困难的预测

- 气管插管困难(DI)的总发生率是 5.2%(产科为 3.1%，肥胖为 15.8%)，气管插管失败率为 0.15%

•综合测试较个体测试能更好地预测 DI 的发生

与气管插管困难相关的不同特征的可靠性				
与气管插管困难相关的特征	定义	敏感性（%）	特异性（%）	阳性预测值或阳性似然值（PL）
门齿间距	<4cm	30	97	28
颈伸展范围	头伸展度≤80°	10	93	18
缩颌	>90°	7	99	20
甲颏距离	<6.5cm	48	79	9.4（<4cm）
颏舌骨距离	<4.5cm	16	91	6
胸颏间距	<12.5cm	44	87	11
颈围	>43cm	92	84	37
Mallampati 气道分级	暴露度3~4级	49	86	3（PL）
BMI	>30	83	50	14
间接喉镜检查	暴露度3~4级	69	98	31
咬上唇试验	3级（下门齿不能咬到上唇）	8	97	8

预测气管插管困难的测试		
综合测试	敏感性（%）	特异性（%）
Wilson 风险评分	46	89
Arné 多元性风险指数	93	93
简易气管插管困难预测的评分	65	76

Arné 多元性简易评分	
危险因素	**分数**
以前曾有过气管插管困难	
• 否	0
• 是	10
与气管插管困难相关的病症(如面部畸形、肢端肥大症、颈椎病、枕颈部疾病、气道肿瘤、糖尿病相关的关节僵硬综合征)	
• 否	0
• 是	5
临床症状或呼吸道病变(由于气道受压、发音困难、吞咽困难、睡眠呼吸暂停综合征而导致的呼吸困难)	
• 否	0
• 是	3
门齿间距(IG)和下颌骨脱位(ML)	
• IG≥5cm 或 ML>0	0
• 3.5cm<IG<5cm 以及 ML=0	3
• IG<3.5cm 以及 ML<0	13
甲颏距离	
• ≥6.5cm	0
• <6.5cm	4
头颈部的最大活动范围	
• 100°	0
• 90°±10°	2
• <80°	5
Mallampati 气道分级	
• 1级	0
• 2级	2
• 3级	6
• 4级	8
可能总得分	48

得分>11 分时,预计存在气管插管困难,其中敏感性为 93%,特异性为 93%。

（张麟临 译　王国林 校）

第 3 章
术前禁食指南

Edward C. Lin，MD

术前禁食指南	
最短禁食时间	**食物**
2 小时	稀流质(如水、无粒果汁、苏打水、无奶茶、纯咖啡)
4 小时	乳奶
6 小时	婴儿配方食品 非人乳 便餐(如茶和烤面包)
>6 小时	摄入油炸或脂肪食物可能会延迟胃排空 医生应考虑周全并制订合理禁食时间

- 除以上指南外,医生必须考虑到延长胃排空的可能因素[如急症手术、怀孕、糖尿病、食管裂孔疝、胃食管反流、肠梗阻、肥胖(有争议)]
- 无明显证据表明术前吸 1 支烟会增加误吸风险
- 普遍认为,创伤和急性病会减慢胃排空。这些患者即使在上次进食后 8 小时以上仍应视为饱腹

(张麟临 译　王国林 校)

第 4 章

肺功能检测

Ruchir Gupta，MD

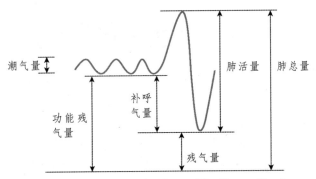

图 4-1　正常呼吸描记图

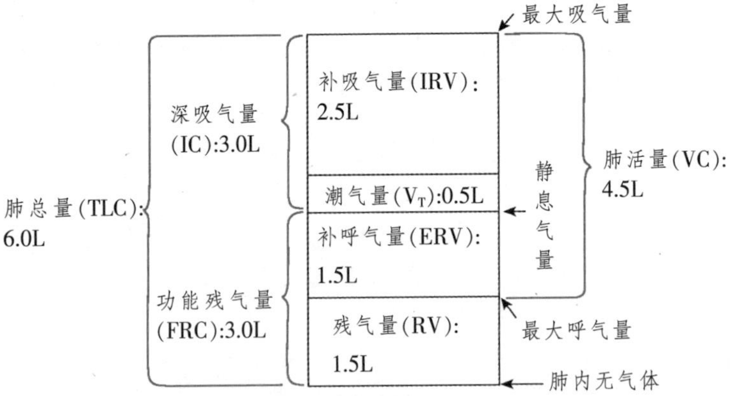

图 4-2　正常肺容量

疾病状态下肺功能检测		
呼吸变量	阻塞性（即哮喘、COPD）	限制性（如肺纤维化、肺炎）
肺活量	正常或下降	下降
肺总量	增高	下降
FEV_1/FVC 比值	下降	正常或下降
中度-最大呼气流速	下降	正常
最大呼吸容量	下降	正常
肺一氧化碳弥散量（DLCO）	哮喘:正常或下降 COPD:明显下降	显著下降

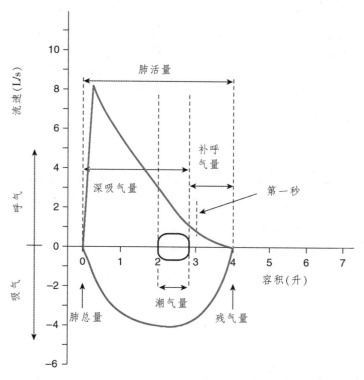

图 4-3　流速-容积环组件

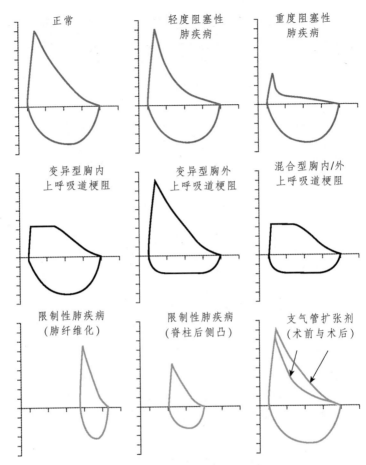

图 4-4 疾病状态下流速–容积环的变化

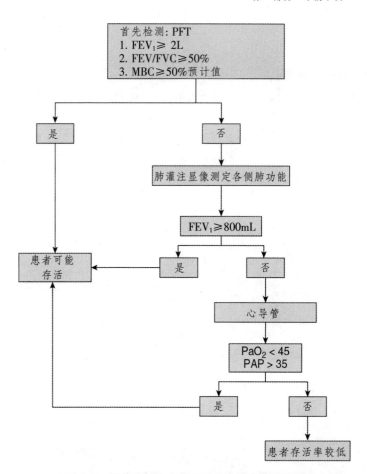

图 4-5　评估肺切除患者预后的术前检测流程图

（张麟临 译　王国林 校）

第 5 章

术前心电图

Bessie Kachulis，MD，Ann E. Bingham，MD

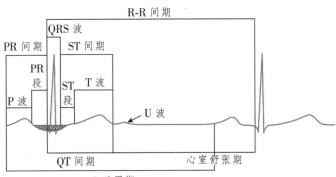

图 5-1 心电图中的波和段

心电图波、间期和常见病变	
时间和电压刻度	当心电图机走纸速度为 25mm/s 时，每个水平小方格为 0.04s，垂直小方格为 0.1mV
P 波	意义:心房去极化
	持续时间:80~120ms
	波幅:Ⅱ和Ⅲ导联上为 2.5mV
	波形(见图 5-2):
	• 右胸导联上为双向(V_1 和 V_2)
	• 侧面导联上为直立(Ⅰ、aVL、V_5、V_6)，反映了电流从右向左传导

(待续)

心电图波、间期和常见病变(续)

	电轴:0~90°
	病理:心房扩大时,P波波幅大于2.5mV
PR(或PQ)间期	意义:冲动从心房出发,经过房室结、希氏束、束支和浦肯野纤维,最终使心室肌去极化
	PR段持续时间:120~200ms
	病理:
	长PR间期表示房室结传导速度减慢(见"一度传导阻滞")
	短PR间期伴δ波可见于WPW综合征(预激综合征)
	注意:
	PR间期:从P波起点到QRS波起点
	PR段:从P波终点到QRS波起点
Q波	是R波之前QRS中倒置的部分,超过50%的正常成人中下部导联可见Q波,但在Ⅰ导联和aVL导联只有不到50%的正常成人可见Q波
	持续时间:肢体导联上小于30ms,Ⅲ导联上小于50ms,Ⅰ、aVL、V_5、V_6导联上小于30~40ms
	波幅:
	在所有肢体导联上低于0.4mV,而Ⅲ导联上可能达到0.5mV
	除Ⅲ导联,Q波的高度应小于R波高度的25%
QRS波	意义:心室兴奋
	持续时间:70~110ms(在QRS复合波最宽的导联上测量)
	波幅:从V_1到V_5持续增加(通常称为"R波进展");参见左心室肥大(LVH)
	波形:通常在Ⅰ和Ⅱ导联上转向直立,在aVL导联上可能是负向,在aVR和V_1导联上常转向倒置;胸导联V_2~V_3为过渡导联,而且通常为等电位,在Ⅲ导联上可变
	电轴:-30°~+90°:
	负向超过-30°:电轴左偏
	超过90°:电轴右偏

(待续)

心电图波、间期和常见病变(续)

	病理:宽 QRS 波可见心室去极化时间延长,提示束支传导阻滞、左心室肥厚、心室异位去极化
QT 间期	意义:心室收缩持续时间
	持续时间:男性小于 460ms,女性小于 470ms;随心率增快而缩短,此时必须用心率校正 QT 间期,QTc
	QTc 的 Bazett 公式:$QTc = QT/\sqrt{RR}$,RR = R-R 间期(以秒记,= 60/HR)
	QTc 的上限 = $\kappa\sqrt{RR}$,男性 $\kappa = 0.397$,女性 $\kappa = 0.415$
	病理:
	短 QTc 综合征:少于 340ms
	QTc 延长:药物、心肌缺血、心肌梗死、心脏手术、低钾血症、低钙血症、低体温、甲状腺功能减退、先天性长 QT、严重心动过缓和房室结传导阻滞
T 波	意义:心室复极化
	持续时间:可变
	波幅:肢体导联小于 0.6mV,在 I 和 II 导联至少为 0.05mV
	波形:正常时 T 波不对称;前支比后支更平缓,可为双相(先正后负可能是正常的)
	电轴:向左、向下、向前;在 I、II、V_5 和 V_6 导联为直立,在 aVR 导联为倒置
	常见正常变异:正常成年人在两个及以上右侧胸前导联上出现持续的不成熟 T 波倒置,类似于正常儿童和青少年的心电图形表现
	病理:T 波倒置可能是缺血表现。围术期常见的 T 波改变,如 T 波低平甚至倒置,很可能是由于交感神经张力或电解质变化所致,而非心肌缺血
U 波	位于舒张期,不明起因
	持续时间:90 ~ 110ms
	波幅:小于 0.21mV 或 T 波高度的 5% ~25%
	波形:一般为单相波,正波或负波。除 aVR 导联外,一般所有导联均为正波

(待续)

心电图波、间期和常见病变(续)

电轴:方向与 T 波类似。U 波易与带有切迹的 T 波的第二个峰相混淆

病理:低钾血症、缓慢性心律失常、低体温、左心室肥大,某些药物可引起显著的 U 波

ST 段
(见图 5 - 3)

意义:心室去极化

病理:

ST 压低:同侧或对侧心内膜下损伤,但无法定位冠脉损伤

ST 抬高:透壁性损伤。心肌缺血常用判定标准为:连续导联上 J 点后 60 ~ 80ms,ST 段抬高 0.1mV (1mm),持续至少 40ms

ST 抬高的少见原因(通常为整体而非局部原因):包括肺栓塞、二尖瓣瓣膜成形术后、心包炎、高钾血症、经胸心脏电复律或植入式心脏除颤器 (ICD)放电后

J 点抬高:

正常变异(早期复极化)

ST 段在 QRS 和 ST 段相接处抬高

通常出现在 $V_2 \sim V_5$ 导联

使抬高的 ST 段下凹

向下 R 波中形成切迹

高尖 T 波不伴有对侧 ST 段压低

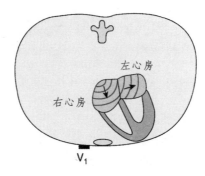

	正常	右侧	左侧
II			
V₁			

右心房(RA)超负荷会导致心前区或肢体导联出现尖峰 P 波。左心房(LA)异常可能会引起肢体导联出现宽大 P 波,常有切迹,在 V₁ 导联上出现伴有明显下降支的双向 P 波,表明左心房去极化延迟。(Reproduced with permission from Park MK, Guntheroth WG. *How to Read Pediatric ECGs.* 4th ed. St. Louis: Mosby, 2006.© Elsevier.)

图 5-2　异常 P 波形态的原因

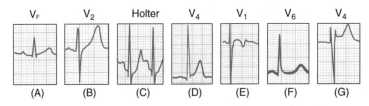

无心脏疾病时 ST 段和 T 波正常变异的不同形态。(A 和 B)正常变异。(C)交感神经过度兴奋:22 岁男性跳伞过程中的 Holter 连续心电图监测。(D) 早期复极化。(E)一名 3 岁孩子的正常复极化。(F)一名无心脏病的 75 岁男性的心电图,图上出现了 ST/T 的改变。(G)一名有漏斗胸的 20 岁男性的心电图。ST 抬高为正常变异(鞍形)。(Reproduced from Fuster V, Walsh RA, Harrington RA. *Hurst's The Heart*. 13rd ed. Figure 15–17. Available at: www.accessmedicine.com. Copyright © The McGraw-Hill Companies, Inc. All rights reserved.)

图 5–3　患者无心脏疾病时 ST 段和 T 波的正常变异

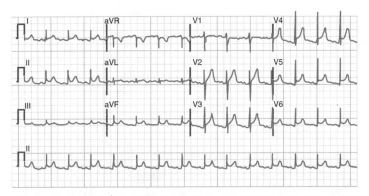

Ⅰ、Ⅱ、Ⅲ、aVF、V₃~V₆ 导联上的 ST 段广泛抬高,不伴有 T 波倒置。还可见 aVR 导联中 PR 段的抬高和下侧导联的 PR 压低。(Reproduced from Longo DL, Fauci AS, Kasper DL, Hauser SL, Jameson JL, Loscalzo J. *Harrison's Principles of Internal Medicine*. 18th ed. Figure e28 –13. Available at: www.accessmedicine.com. Copyright © The McGraw-Hill Companies, Inc. All rights reserved.)

图 5–4　急性心包炎

心电图和心肌缺血(图 5 –5)

导联上出现的异常变化有助于医生定位冠脉病变(要注意的是,冠脉灌注的变异性,尤其是对于可能有广泛侧支化的冠心病患者以及冠状动脉旁路移植术后的患者)。

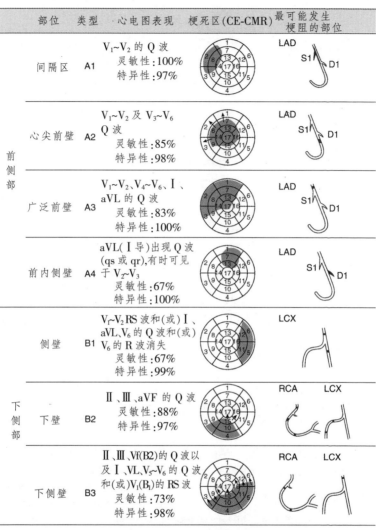

部位	类型	心电图表现	梗死区(CE-CMR)	最可能发生梗阻的部位
间隔区	A1	$V_1\sim V_2$ 的 Q 波 灵敏性:100% 特异性:97%		LAD
心尖前壁	A2	$V_1\sim V_2$ 及 $V_3\sim V_6$ Q 波 灵敏性:85% 特异性:98%		LAD
广泛前壁	A3	$V_1\sim V_2$、$V_4\sim V_6$、I、aVL 的 Q 波 灵敏性:83% 特异性:100%		LAD
前内侧壁	A4	aVL(I 导)出现 Q 波(qs 或 qr),有时可见于 $V_2\sim V_3$ 灵敏性:67% 特异性:100%		LAD
侧壁	B1	$V_1\sim V_2$ RS 波和(或)I、aVL、V_6 的 Q 波和(或)V_6 的 R 波消失 灵敏性:67% 特异性:99%		LCX
下壁	B2	II、III、aVF 的 Q 波 灵敏性:88% 特异性:97%		RCA LCX
下侧壁	B3	II、III、Vf(B2)的 Q 波以及 I、VL、$V_5\sim V_6$ 的 Q 波和(或)$V_1(B_1)$ 的 RS 波 灵敏性:73% 特异性:98%		RCA LCX

通过对比增强心血管磁共振成像(CE-CMR),可以评估不同类型的心肌梗死与梗死区域、心电图模式、梗死的具体名称以及最可能堵塞的冠状动脉分支之间的相关性。由于频繁的再灌注治疗,并且通常冠脉血管造影是在亚急性期进行的,因此不能反映出造成心肌梗死的真正堵塞部位。图中的灰色区域代表了心肌梗死的范围,箭头表示了心肌梗死可能的发展方向。D1,第一对角;LAD,左前降支;LCX,左回旋动脉;RCA,右冠状动脉;S1,第一间隔。(Reproduced from Fuster V, Walsh RA, Harrington RA. *Hurst's The Heart*. 13th ed. Figure 15-66. Available at: www.accessmedicine.com. Copyright © The McGraw-Hill Companies, Inc. All rights reserved.)

图 5-5 不同类型心肌梗死相应的梗死区

导联	冠状动脉	对应的心肌
Ⅰ、aVL、和 $V_1 \sim V_4$	左前降支(V_2 和 V_3 最敏感)	左心室壁内侧 1/2、心尖、室间隔前 2/3
aVL	对角支	左心室前外侧
V_3R、V_4R、V_5R、Ⅲ 和 aVF	右冠状动脉	右心室
Ⅱ、Ⅲ、aVF	右冠状动脉或回旋支（Ⅲ 和 aVF 导联最敏感）	下壁
$V_7 \sim V_9$(对侧 V_2 或 V_3 导联 ST 段压低)	左回旋支	左心室外侧壁的前部和后部
V_5 或 V_6	左回旋支	左心室外侧壁的前部和后部

表5-1　ST 段抬高导联及其对应的冠状动脉和心肌

心肌缺血的不同阶段和 ST 段抬高 MI(图 5-6 和图 5-7)

- 短暂的高尖(超急性)T 波
- ST 段弓背向上(不过也可能出现非 ST 段抬高性心肌梗死)
- 在出现病理性 Q 波以及 R 波波幅可能降低的几天内,可伴有升高的 ST 段逐渐恢复
- 几天后心电图会出现"伪正常"的表现
- 通常 ST 段最终回到基线水平,伴对称的倒置 T 波以及 QT 间期延长
- 心肌梗死后 Q 波伴 ST 段抬高持续 4 周或 4 周以上,强烈提示心脏出现机械性功能障碍或室壁瘤

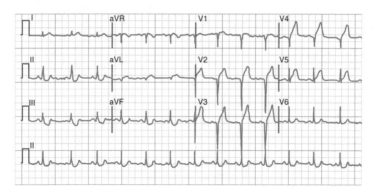

V_1~V_4 以及 aVL 导联上出现 ST 段抬高和 Q 波，并且对侧下侧导联上出现 ST 段压低。(Reproduced from Longo DL, Fauci AS, Kasper DL, Hauser SL, Jameson JL, Loscalzo J. *Harrison's Principles of Internal Medicine*. 18th ed. Figure e28 –6. Available at: www.accessmedicine.com. Copyright © The McGraw-Hill Companies, Inc. All rights reserved.)

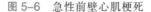

图 5-6　急性前壁心肌梗死

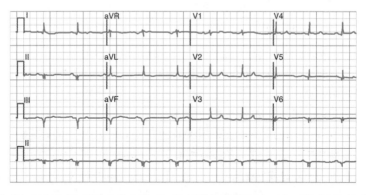

Ⅱ、Ⅲ、aVF、V_5、V_6 导联出现 Q 波，V_1、V_2 导联出现高 R 波。Ⅰ、aVL、V_5 和 V_6 导联出现异常 T 波。(Reproduced from Longo DL, Fauci AS, Kasper TDL, Hauser SL, Jameson JL, Loscalzo J. *Harrison's Principles of Internal Medicine*. 18th ed. Figure e28 –9. Available at: www.accessmedicine.com. Copyright © The McGraw-Hill Companies, Inc. All rights reserved.)

图 5-7　下壁、后壁及外侧壁的广泛心肌梗死前改变

左心室肥大(LVH)的评估(图 5 - 8)

左心室肥大出现的心电图改变包括:

- QRS 波高电压(参见电压标准,下文);左侧导联 Ⅰ、aVL、V_5 和 V_6 上出现高 R 波,右侧导联 V_1 和 V_2 上出现深 S 波
- ST 段异常,如 T 波倒置以及 J 点压低伴 ST 段低平
- QRS 持续时间 >110ms,表明增厚的心室壁的去极化时间延长

诊断 LVH 的电压标准:

- Sokolow-Lyon 标准:V_1 导联 S 波 + (V_5 或 V_6 导联 R 波) >3.5mV 或 aVL 导联 R 波 >1.1mV
- Cornell 标准:aVL 导联 R 波 + V_3 导联 S 波 =2.8mV(男性)或 2.0mV(女性)

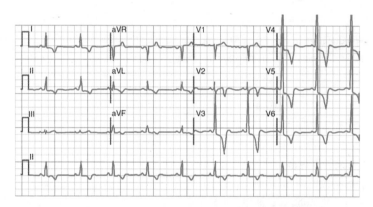

左心室肥大时肢体导联和胸导联上可见深倒置 T 波。中间胸导联上出现显著的 T 波倒置,提示心尖部肥厚型心肌病(Yamaguchi 综合征)。HCM:肥厚型心肌病。(Reproduced from Longo DL, Fauci AS, Kasper DL, Hauser SL, Jameson JL, Loscalzo J. *Harrison's Principles of Internal Medicine*. 18th ed. Figure e28-19. Available at: www.accessmedicine.com. Copyright ⓒ The McGraw-Hill Companies, Inc. All rights reserved.)

图 5-8　左心室肥大

传导异常

评估心律的最好导联是 Ⅱ、Ⅲ 和 aVF 导联(这些导联的 P 波形态最易分辨)。诊断困难时可以考虑行食管导联心电图检测以提高敏感性。

A. 右束支传导阻滞（RBBB）

右心室延迟激活（图5-9）。

RBBB 的诊断标准：

- QRS 持续时间 > 120ms
- V_1 或 V_2 导联上可见 rsr'、rsR'、rSR'波，偶可见宽大有切迹的 R 波
- S 波大于 40ms 或在 V_6 和 I 导联上长于 R 波持续时间
- V_5 和 V_6 导联上 R 峰时间正常，V_1 导联上 R 峰时间 ≥ 50ms

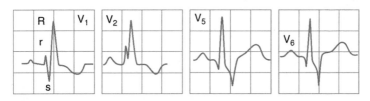

(Reproduced from Patel A. *EKGs and Cardiac Studies: Essential Evidence-Based Data for Common Clinical Encounters.* Figure 7–1.)

图 5-9　右束支传导阻滞

B.左束支传导阻滞（LBBB）

左心室延迟激活（图5-10）。

LBBB 的诊断标准：

- QRS 持续时间 > 120ms
- I、V_5、V_6 导联上 R 波单向（无 q 波）
- V_1 导联上出现 QS 或 rS 波，I、V_5、V_6 导联上出现有切迹（M 形）的 R 波
- ST 段和 T 波方向与 QRS 波相反，V_1 及 V_2 导联上可见 ST 段抬高和正向 T 波，I、V_5、V_6 导联上出现 ST 段压低和 T 波倒置

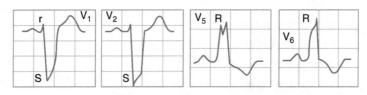

(Reproduced from Patel A. *EKGs and Cardiac Studies: Essential Evidence-Based Data for Common Clinical Encounters.* Figure 7–3.)

图 5-10　左束支传导阻滞

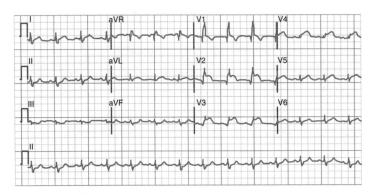

急性前间壁心肌梗死（$V_1 \sim V_4$ 导联上的 Q 波和 ST 段抬高）伴右束支传导阻滞（V_1 导联上可见 R 波末端）。(Reproduced from Longo DL, Fauci AS, Kasper DL, Hauser SL, Jameson JL, Loscalzo J. *Harrison's Principles of Internal Medicine*. 18th ed. Figure e28–8. Available at: www.accessmedicine.com. Copyright © The McGraw-Hill Companies, Inc. All rights reserved.)

图 5–11　右束支传导阻滞期的急性心肌梗死

右束支传导阻滞并不干扰心肌梗死的诊断（图 5 – 11）。

左束支传导阻滞会使急性心肌梗死的心电图特征难以分辨,并会升高其死亡率（图 5 – 12A、B）。

新发急性心肌梗死（AMI）伴既往左束支传导阻滞的心电图特征包括：

• 更加显著的 ST 段抬高
• ST 段变化与单纯左束支传导阻滞时相反
• Ⅰ 或 aVL、V_5 或 V_6、Ⅲ 和 aVF 导联出现 Q 波
• $V_3 \sim V_5$ 导联 S 波有切迹

左束支传导阻滞期新发心肌梗死的 Sgarbossa 标准：

• 多导联 ST 段抬高 ≥1mm 伴正向 QRS 波（5 分）
• $V_1 \sim V_3$ 导联 ST 段压低 ≥1mm（3 分）
• 多导联 ST 段抬高 ≥5mm 伴负向 QRS 波（2 分）

这些标准特异性强（分值 ≥3 时特异性为 90%）,但不敏感,通常用于判断心肌梗死是否行溶栓治疗。

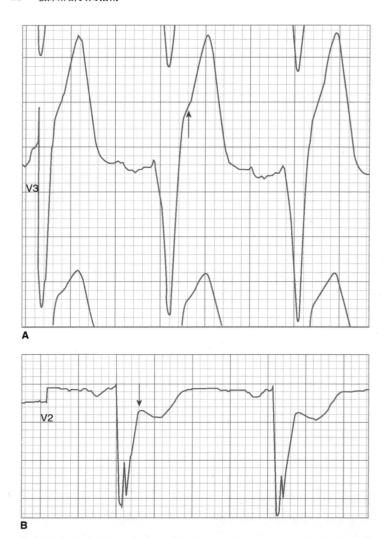

(A)ST 段抬高大于 5mm, 与主波 QRS 偏转(箭头)不一致。(Reproduced from Knoop KJ, Stack LB, Storrow AB, Thurman RJ. The Atlas of Emergency Medicine. 3rd ed. Figure 23–6C. Available at: www.accessmedicine.com . Copyright © The McGraw-Hill Companies, Inc. All rights reserved.)(B)ST 段压低大于 1mm, 与主波 QRS 偏转 (箭头)一致。(Reproduced from Knoop KJ, Stack LB, Storrow AB, Thurman RJ. The Atlas of Emergency Medicine. 3rd ed. Figure 23–6B. Available at: www.accessmedicine. com. Copyright © The McGraw-Hill Companies, Inc. All rights reserved.)

图 5-12　左束支传导阻滞期的急性心肌梗死

房室传导阻滞

A.一度传导阻滞

PR 间期大于 200ms（图 5 – 13）。

病因：β – 肾上腺素能受体阻滞剂、钙通道阻滞剂、胺碘酮、洋地黄、奎尼丁、吸入性全身麻醉、运动员、心肌炎。

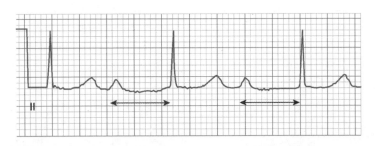

PR 间期恒定（双箭头），大于 0.2 秒或者 5 个小格。(Reproduced from Knoop KJ, Stack LB, Storrow AB, Thurman RJ. The Atlas of Emergency Medicine. 3rd ed. Figure 23 –14B. Available at: www.accessmedicine.com. Copyright © The Mc-Graw-Hill Companies, Inc. All rights reserved.)

图 5-13　一度传导阻滞

B.二度传导阻滞

一些 P 波通过心室传导，而其他则不是。

二度心脏传导阻滞 I 型，莫氏 I 型（文氏）（图 5 – 14）：

- PR 间期逐渐延长，直到有一个 P 波不传导
- 这是比较良性的，除非伴有低血压或心动过缓
- 通常发生在迷走神经张力较高的健康的年轻人

二度心脏传导阻滞 II 型，莫氏 II 型（图 5 – 15）：

- P 波后偶尔没有 QRS 波群跟随，但传导节拍的 PR 间期恒定且正常
- 在 80% 的病例中 QRS 波较宽
- 通常会发展为完全心脏传导阻滞，可能提示有严重的潜在心脏病

C.三度（完全）心脏传导阻滞

在三度（完全）心脏传导阻滞（图 5 – 16）中，P 波与 QRS 波群各有单独的

速率。QRS 波形态通常较宽。其在麻醉过程中突然出现可能会造成深度
低血压和循环衰竭,表明应立即起搏。

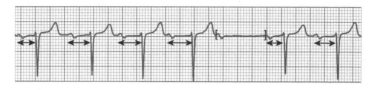

PR 间期逐渐增加(双箭头),直到 P 波后面没有 QRS 波和一次搏动"停止"(括
号中),然后又恢复。P 波发生的时间间隔恒定,虽然它们可能被 T 波隐藏。(Re-
produced from Knoop KJ, Stack LB, Storrow AB, Thurman RJ. *The Atlas of Emer-
gency Medicine*. 3rd ed. Figure 23–15B. Available at: www.accessmedicine.com.
Copyright © The McGraw-Hill Companies, Inc. All rights reserved.)

图 5-14　二度房室传导阻滞,莫氏 I 型(文氏)

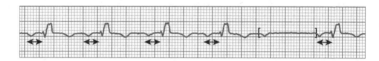

PR 间期恒定(双箭头),直到一次心搏"停止"(括号中)。(Reproduced from Knoop
KJ, Stack LB, Storrow AB, Thurman RJ. *The Atlas of Emergency Medicine*. 3rd
ed. Figure 23–16B. Available at: www.accessmedicine.com. Copyright © The
McGraw-Hill Companies, Inc. All rights reserved.)

图 5-15　二度房室传导阻滞,莫氏 II 型

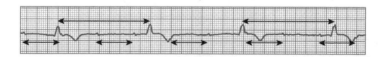

该 PP 间期一致(下面的双箭头),并且 RR 间期也一致(上面的双箭头),但 P
波与 QRS 波群不关联。(Reproduced from Knoop KJ, Stack LB, Storrow AB,
Thurman RJ. *The Atlas of Emergency Medicine*. 3rd ed. Figure 23–17B. Avail-
able at: www.accessmedicine.com. Copyright © The McGraw-Hill Companies,
Inc. All rights reserved.)

图 5-16　三度心脏传导阻滞

临时起搏适应证

症状性心动过缓,新发束支传导阻滞伴一过性完全心脏传导阻滞,完全心脏传导阻滞,莫氏Ⅱ型伴前壁心肌梗死,新发双束支传导阻滞,双侧束支传导阻滞和一度房室传导阻滞,除颤后心动过缓,围术期药物治疗引起显著的心动过缓。

A.抗心动过速/超速起搏

可阻止或终止快速性心律失常,用于心动过缓依赖性室性心动过速(VT),尖端扭转型VT,长QT综合征,以及复发性室上性心动过速(SVT)或VT的治疗。

B.预防性临时起搏

肺动脉导管置入左束支传导阻滞、急性心内膜炎新发房室传导阻滞或束支传导阻滞、病窦综合征的心脏复律、心脏手术后房颤预防和心脏移植后的患者。

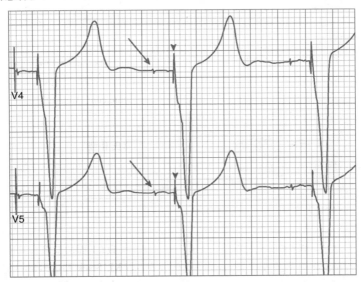

细小的起搏峰(箭头)位于P波之前,而大的起搏峰位于QRS波群(三角箭头)之前。QRS波群较宽,而且与T波不一致。(Reproduced from Knoop KJ, Stack LB, Storrow AB, Thurman RJ. *The Atlas of Emergency Medicine*. 3rd ed. Figure 23–26B. Available at: www.accessmedicine.com. Copyright©The McGraw-Hill Companies, Inc. All rights reserved.)

图 5–17　双腔起搏器

电解质异常时的心电图改变

（见第 36 章电解质异常的心电图描记。）

- 高钾血症：
    - ➤ T 波狭窄呈峰状
    - ➤ QT 间期缩短
    - ➤ QRS 波群增宽
    - ➤ P 波幅度低
    - ➤ 可能有房室结阻滞
    - ➤ 严重高钾血症时,会出现正弦波样心室扑动,随后是心搏停止
- 低钾血症
    - ➤ ST 段压低
    - ➤ T 波扁平
    - ➤ U 波突起
    - ➤ 长 QT 间期常诱发尖端扭转型室性心动过速
- 高钙血症
    - ➤ QT 间期缩短。如果血清钙超过 15mg/dL,可能会出现 T 波改变
- 低钙血症
    - ➤ QT 间期延长
- 高镁血症
    - ➤ 完全心脏传导阻滞和心脏停搏（$Mg^{2+} > 7.5mmol/L$）
- 低镁血症
    - ➤ QT 间期延长和尖端扭转型室性心动过速（图 5 - 18）

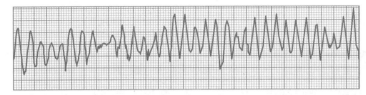

非常快速的宽 QRS 心动过速，呈正弦波样的外观，且 QRS 波群振幅波动与尖端扭转型室性心动过速一致。(Reproduced from Knoop KJ, Stack LB, Storrow AB, Thurman RJ. *The Atlas of Emergency Medicine.* 3rd ed. Figure 23–34B. Available at: www.accessmedicine.com. Copyright © The McGraw-Hill Companies, Inc. All rights reserved.)

图 5-18　尖端扭转型室性心动过速的心电图

（张麟临 译　王国林 校）

第 6 章

术前超声心动图

Sanford M. Littwin，MD

适应证

• 判断整体健康状态及患者适应性：
  ➢ 若为心肌病，评估心功能
  ➢ 若为血管疾病，评估状态
• 确定是否已达到用药最佳化
• 对患者进行危险分层，决定是否需要干涉/有创性监测以保证患者获得最佳效果

评估患者

• 经胸超声心动图（TTE）：术前评估的金标准
• 经食管超声心动图（TEE）：如果 TTE 欠佳（如体型、肺气肿）

模式

- 解剖结构的二维超声造影
- 彩色血流多普勒：血流及流动方向的超声造影；有助于评估，例如用于评估瓣膜反流（助记符 BART：蓝色，远离探头；红色，朝向探头）
- 频谱多普勒（连续/脉冲波）用于测定血流速度
- 对比成像，用于确定解剖缺陷（如卵圆孔未闭）

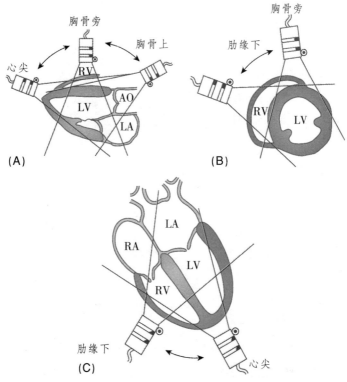

不同传感器位置显示的心脏 X 线体层成像平面。长轴平面(A)可显示胸骨旁、胸骨上和心尖位置的影像；短轴平面(B)可显示胸骨旁和肋缘下位置的影像；四心腔平面(C)则显示心尖和肋缘下平面。RV，右心室；RA，右心房；LV，左心室；LA，左心房；AO，主动脉。(Reproduced from Fuster V, Walsh RA, Harrington RA. *Hurst's The Heart*. 13th ed. Aailable at: www.accessmedicine.com. Copyright © The McGrawHill Companies, Inc. All rights reserved.)

图 6-1　经胸超声心动图采集的视图

术前超声心动图可确定

- 全面的左心室功能和心脏性能
- 局部室壁运动异常（RWMA），可能存在低灌注区或有可逆缺血风险
- 瓣膜功能异常、类型及严重程度
- 相关病理学、卵圆孔未闭（PFO）、肿块、心包积液
- 心肺压力评估、腔室大小及瓣膜面积

报告解读

- 射血分数（正常值约为 65％）
- 舒张功能：
  - ➢ 测量舒张期通过二尖瓣的血流流速。通常依据等容舒张时间（IVRT）、早期舒张血流峰值（E）与动脉收缩血流峰值（A）之比以及舒张血流峰值减速时间（DT_E），来识别三种舒张功能障碍（图 6-2）

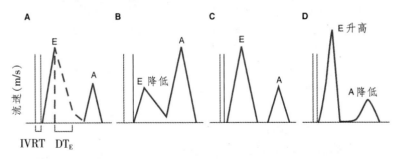

	正常功能	松弛功能受损	假性正常化	限制性充盈
IVRT	70~90ms	>100ms	70~90ms	<90ms
E/A 比值	0.8~1.2	<0.8	0.8~1.2	>1.2
DT_E	150~300m	>ms	150~300ms	<150ms

舒张期血液流经二尖瓣的多普勒超声心动图。(A–D)舒张期功能不全的严重性不断增加。(Reproduced from Morgan GE, Mikhail MS, Murray MJ. *Clinical Anesthestology*. 4th ed. Figure 19 –11. Available at: www.accessmedicine.com. Copyright © The McGraw-Hill Companies, Inc. All rights reserved.)

图 6-2　舒张功能障碍的流速图

- 瓣膜病:轻度、中度、重度(见第88章瓣膜病)
  - ➢ 二尖瓣反流:收缩期向主动脉流出减少,伴有向左心房反流、左心房扩大、肺动脉高压、射血分数假性升高
  - ➢ 二尖瓣狭窄:流向左心室血流减少,左心室容积减小,收缩期左心室容积射血分数增高
  - ➢ 主动脉瓣反流:舒张期反流充盈左心室,左心室容量增加(心脏容量超载)
  - ➢ 主动脉瓣狭窄:左心室流出道阻力增大,左心室同轴性扩大,左心室射血分数可能降低
- 心腔大小:
  - ➢ 扩大提示心脏容量超载或压力超载
- 血流异常及压力梯度测算:
  - ➢ 如果患者至少为轻度三尖瓣反流,可通过测量反流流速峰值来确定肺动脉收缩压,反流流速峰值是右心室和左心室之间压力梯度的函数。假设一个右心房值(近似于中心静脉压),通常为 5 ~ 8mmHg(1mmHg = 0.133kPa),除非有临床原因否则可认为其增高。修改的Bernoulli 公式:$PASP = 4V^2 + $ 右心房压
- 局部室壁运动异常——心脏的可视化检查,可能在食管中段四腔、食管中段两腔、食管中段长轴及经胃短轴进行:
  - ➢ 量化分级(图6-3):
    - ▪ 1:正常(增厚 > 30%)
    - ▪ 2:轻度运动功能减退(增厚为 10% ~ 30%)
    - ▪ 3:重度运动功能减退(增厚 < 10%)
    - ▪ 4:无运动(无可见增厚)
    - ▪ 5:运动障碍(反向运动)
- 应激超声心动图可在心脏工作状态下检查可逆性缺血区域:
  - ➢ 在术中可见的心脏刺激性应激
  - ➢ 可比较可视的局部室壁运动异常与心电图缺血区域变化

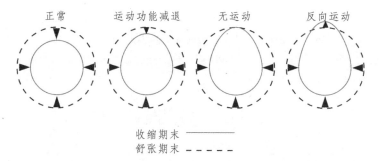

图 6-3　短轴视野下室壁运动异常分级

（张麟临 译　王国林 校）

第 7 章

非心脏手术、Lee 评分、NYHA 分级的心脏危险因素分层

Sumeet Goswami, MD, MPH, Amit Goswami, MD

危险因素分层

表 7-1　Lee 修订的心脏危险指数
高风险类手术
缺血性心脏病史
充血性心力衰竭病史
脑血管病史
术前应用胰岛素
术前肌酐 >2mg/dL

在检验人群中,有 0、1、2 或 ≥3 个危险因素的主要心脏并发症的发生率分别为 0.4%、0.9%、7% 和 11%。

根据美国心脏病学会对非心脏手术的术前评估指南,可将心脏危险因素分为两类:急性心脏事件(以前称为高级危险因素)和临床危险因素(以前称为中级危险因素)(表7-2和表7-3)。非心脏手术也根据心脏风险分级分层(表7-4)。

表7-2 急性心脏事件	
疾病	**举例**
不稳定冠状动脉综合征	不稳定或严重心绞痛 近期心肌梗死(30天以内)
失代偿性心力衰竭	NYHA功能分级Ⅳ;恶化或新发心力衰竭
明显心律失常	高度房室传导阻滞(莫氏Ⅱ型或三度) 有症状的心律失常 室上性心律失常伴不能控制的心室率(静息心率高于100次/分) 有症状的心动过缓
严重瓣膜疾病	严重主动脉瓣狭窄(平均梯度>40mmHg,瓣膜面积<1cm^{2}或出现症状) 有症状的二尖瓣狭窄

表7-3   临床危险因素
缺血性心脏病史
代偿性心力衰竭病史
脑血管病史
糖尿病
肾功能不全

围术期心脏功能的分层评估方法

围术期心脏功能的分层评估方法是基于心脏危险因素、外科手术的危险因素分层和患者功能储备(图7-1)。诊断性评估和治疗适用于具有急性心脏事件的患者(表7-2),例如不稳定型心绞痛或失代偿性心力衰竭。具有3个或3个以上临床危险因素(表7-3)和功能储备差的血管手术患者(见表7-4)还应考虑行额外的诊断测试,如应激测试。

表 7-4　非心脏手术的心脏危险因素分层

危险因素分层	举例
血管因素(已报道的心脏风险常大于5%)	主动脉或其他大血管手术 周围血管手术
中级危险因素(心脏风险通常为1%～5%)	腹腔内和胸腔内手术 颈动脉内膜切除术 头颈部手术 整形外科手术 前列腺手术
低级危险因素(心脏风险通常小于1%)	内镜手术 浅表手术 白内障手术 乳腺手术 门诊手术

受益于术前冠状动脉重建术的患者

进行非心脏手术的下列患者适于行重建术[冠状动脉旁路移植术(CABG)或 PCI](Ⅰ级,益处远大于风险;A 级证据水平):

- 伴有明显左主干病变的稳定型心绞痛
- 伴有三支血管病变的稳定型心绞痛
- 伴有两支血管病变的稳定型心绞痛
    - 伴有明显的左前降支近端狭窄
    - 射血分数 <50% 或无创检查可确认心肌缺血
- 高危不稳定型心绞痛或非 ST 段抬高心肌梗死
- 急性 ST 段抬高心肌梗死

表 7-5　纽约心脏协会(NYHA):心力衰竭分级

分级	患者症状
Ⅰ级(轻度)	体力活动不受限。平常体力活动不会引起过度疲劳、心悸或呼吸困难
Ⅱ级(轻度)	体力活动轻微受限。休息可缓解,但是平常体力活动会引起疲劳、心悸或呼吸困难
Ⅲ级(中度)	体力活动明显受限。休息可缓解,但小于平时体力活动就会引起疲劳、心悸或呼吸困难
Ⅳ级(重度)	不能进行任何体力活动。休息时也出现心脏供血不足症状。进行任何体力活动均可增加患者不适感

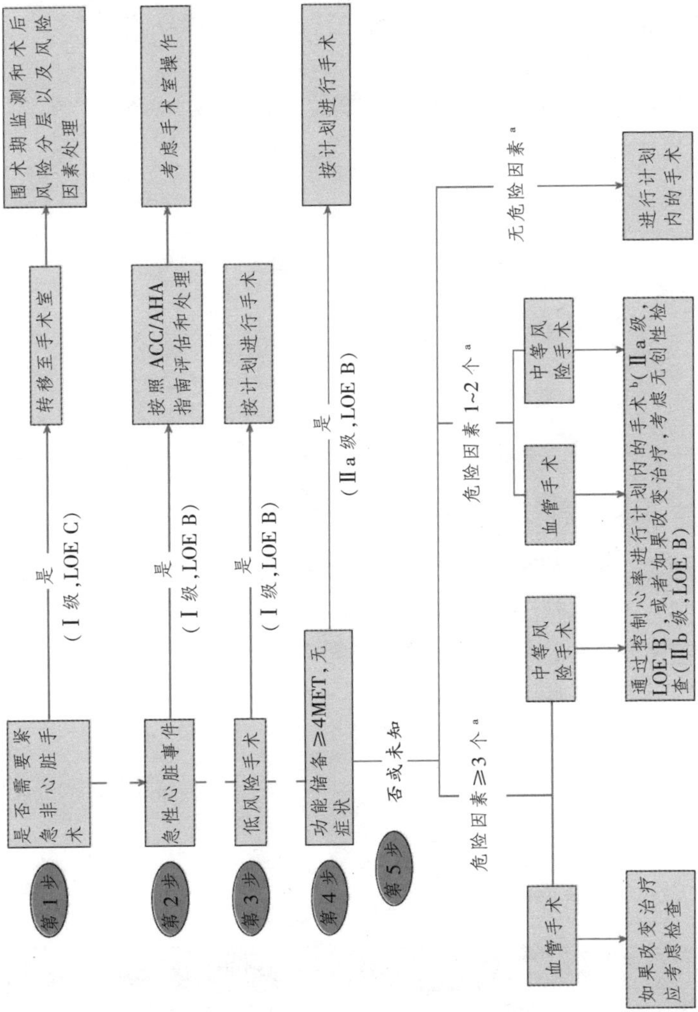

ᵃ 见表 7–3。ᵇ 考虑术前 β–阻断。(Reprinted with permission from Fleisher LA, Beckman JA, Brown KA,et al. 2009 ACCF/AHA Focused Update on Perioperative Beta Blockade Incorporated into the ACC/AHA 2007 Guidelines on Perioperative Cardiovascular Evaluation and Care for Noncardiac surgery. *Circulation.* 2009; 120:e 169–e276. ⓒ 2009 American Heart Association, Inc.)

图 7–1 围术期心脏功能的分层评估方法

（汤晓红 译 王国林 校）

第 8 章

感染性心内膜炎的预防

Edward C. Lin，MD

2007 年，AHA 发表了预防感染性心内膜炎的修正指南。

表 8-1　需要合理使用抗生素预防感染性心内膜炎(IE)的情况

- 运用人造心脏瓣膜或假体材料进行心脏瓣膜修补术
- IE 病史
- 未修补的发绀型先天性心脏病(包括姑息分流术)
- 用人造假体材料或器材完全修补先天性心脏缺损后的前 6 个月
- 修复先天性心脏病中假体补丁或假体器材处或其附近有残余缺陷
- 心脏移植术后的心脏瓣膜病

表 8-2　对表 8-1 内所列情况的患者合理使用抗生素的操作规程

部位	注意事项
牙齿	• 只对涉及牙龈或牙根尖周区域的手术操作或口腔黏膜穿孔给予抗生素
呼吸道	• 用于涉及黏膜切开或活检的手术
	• 如果手术是为了治疗感染,则应用抗菌谱涵盖草绿色链球菌的抗生素,如果感染为已知或怀疑由金黄色葡萄球菌所致,则给予抗菌谱涵盖金黄色葡萄球菌的抗生素(如果是耐甲氧西林金黄色葡萄球菌感染,则使用万古霉素)
被感染的皮肤/皮肤结构/肌肉骨骼(MSK)	• 应确保所使用的抗生素的抗菌谱涵盖葡萄球菌和乙型溶血性链球菌

(待续)

表8-2　对表8-1内所列情况的患者合理使用抗生素的操作规程(续)

胃肠道或泌尿生殖道手术	●如果只是为了预防感染性心内膜炎,不推荐使用抗生素 ●以下情况可以合理应用抗肠球菌抗生素: ①患者已确诊胃肠道或泌尿生殖道感染 ②患者应用抗生素预防上述手术引起的脓毒症或伤口感染 ③已经存在尿路肠球菌感染或定植的患者进行尿路或膀胱检查 ④泌尿道手术为非择期手术

表8-3　牙科手术中的抗生素疗法

	抗生素	成人剂量	儿童剂量(mg/kg)
口服	阿莫西林	2g	50
口服+对青霉素 (PCN)过敏	头孢氨苄	2g	50
	克林霉素	600mg	20
	阿奇霉素/克拉霉素	500mg	15
静脉注射或 肌肉注射	氨苄西林	2g	50
	头孢唑啉/头孢曲松	1g	50
静脉注射或 肌肉注射+ 对PCN过敏	头孢唑啉/头孢曲松	1g	50
	克林霉素	600mg	20

(汤晓红　译　王国林　校)

第 2 部分

合并症

第 9 章

围术期长期药物的管理

Yakub Abrakhimov, MD

注意,本章节不包括以下药物的围术期管理:抗凝药、抗血小板药、糖皮质激素、抗惊厥药。这些药物的管理将在其他章节讲述。

一般原则

- 要了解患者各种合并症的病理生理学,推断停用某种药物是否会引起疾病进展
- 要考虑到某种药物突然停药后有可能会引起撤药综合征
- 要考虑到围术期药物之间可能的相互作用
- 要了解预期的手术类型、麻醉方式以及术后疾病进展

心血管药物的围术期管理

见表 9 – 1。

表 9 - 1　心血管药物的围术期管理

药物	术前 2 天	术前 1 天	手术当天早晨	围术期注意事项
β - 受体阻滞剂	是（不停药）	是（不停药）	是（不停药）	● 突然停药会导致高血压、心动过速和心肌缺血 ● 如果需要（而且时间足够），调整药物剂量使 HR 为 60~70 次/分，而且不会引起低血压 ● 虽然研究表明 β - 受体阻滞剂可减少心脏病患者围术期心肌缺血的风险，但不推荐围术期开始使用（因为其可能会增加脑血管意外的风险和死亡率） ● 可使患者过渡到静脉输注
钙离子通道阻滞剂	是	是	是	● 如果患者出现低血压应停止使用 ● 突然停药不会发生撤药综合征 ● 可使患者过渡到静脉输注
血管紧张素转换酶抑制剂/血管紧张素 II 受体阻滞剂（ACEI/ARB）	是	是	如果用于治疗高血压，是；如果用于其他适用症状，否	● 围术期持续使用会引起低血压 ● 突然停药会引起反跳性术后高血压 ● 有研究表明术中静脉输注血管紧张素可治疗顽固性高血压；虽然患者可以放心持续服用所有的治疗高血压药物，但目前对此尚有争议
α - 受体阻滞剂	是	是	是	● 可引起直立性高血压和眩晕
可乐定	是	是	是	● 突然停药可能引起严重的反跳性高血压 ● 如果预期患者在术后 12 小时内可恢复口服可乐定，那么可乐定应持续服用至手术当天 ● 如果预期患者不能在术后 12 小时内应用可乐定，那么患者应在术前 3 天应用可乐定贴剂 ● 开始应用可乐定贴剂之后，口服剂量应该逐渐减少

（待续）

表 9 - 1　心血管药物的围术期管理（续）

药物	术前 2 天	术前 1 天	手术当天早晨	围术期注意事项
利尿剂	是	是	否	• 持续使用会引起血容量不足和电解质紊乱
他汀类药物	是	是	是	• 围术期有肌肉损伤风险的患者，使用后可加速肌肉病变的进展 • 围术期用作心肌保护的药物，仍在研究之中 • 如果患者术后不能吞咽，则采用鼻胃管（NGT）方式
非他汀类降低胆固醇药物	是	否	否	• 考来烯胺/降脂树脂 II 号可在胃肠道结合胆酸，并妨碍多种药物的吸收 • 烟酸/叶酸可能会引起肌肉病变和横纹肌溶解
硝酸盐	是	是	是	• 如果皮肤灌注受损，皮下吸收形式可能会降低药效
地高辛	是	是	是	• 围术期生理学改变，例如 pH 值改变、缺氧、电解质紊乱以及其他药物的使用都可能导致地高辛中毒 • 半衰期可以延长到 36~48 小时（假设肾功能正常）；因此，患者可能因为术足不足而使得药效稍微减弱
治疗房颤的 I 类抗心律失常药（奎尼丁、普鲁卡因胺、丙吡胺）	是	否	否	
胺碘酮、心得怡	是	是	是	• 监测术前术后血药水平，建议用静脉输注方式给药

表 9 - 2　呼吸系统、胃肠系统免疫抑制药物的围术期管理

药物	术前 2 天	术前 1 天	手术当天早晨	围术期注意事项
β - 激动剂、抗胆碱能类药物	是（不停药）	是（不停药）	是（不停药）	• 无
茶碱	是	是	否	• 治疗窗窄 • 与其他药物相互作用 • 可能在术前达到药物的血药浓度，相应调整剂量
H2 受体阻滞剂	是	是	是	• 可使患者过渡到静脉注射
质子泵抑制剂	是	是	是	• 可使患者过渡到静脉注射
环孢霉素、他克莫司	是	是	是，如果全身麻醉，则停用环孢霉素	• 监测血药浓度和肾功能
甲氨蝶呤	是	是	是	• 血液系统和肾毒性
环磷酰胺、咪唑硫嘌呤、霉酚酸酯	是	是	是	
抗 - TNF 抗体	否	否	否	• 服用 7 天（可增加感染风险） • 如果克罗恩病或溃疡型结肠炎患者进行结肠手术，则继续服用

（待续）

表9-2　呼吸系统、胃肠系统和免疫抑制药物的围术期管理(续)

药物	术前2天	术前1天	手术当天早晨	围术期注意事项
口服避孕药	静脉血栓栓塞症(VTE)风险低的手术为是(不停药);VTE风险高的手术为否	VTE风险低的手术为是(不停药);VTE风险高的手术为否	VTE风险低的手术为是(不停药);VTE风险高的手术为否	• 继续服用会增加围术期VTE风险 • 骨科手术会增加VTE风险,且术后制动期延长 • 凝血功能组合检查时雌激素需要停用3~4周以使其回到基础水平(可能导致意外怀孕) • 对于VTE风险高的手术,在术前日前至少停药4周
绝经后激素替代	同上	同上	同上	• 同上
选择性雌激素受体调节剂(SERM)	同上	同上	同上	• 当SERM用于乳腺癌治疗时,需要咨询肿瘤专家以评估围术期继续治疗的利弊
左甲状腺素	是	是	是	• 左甲状腺素的半衰期是6~7天,因此,如果无重大不良反应出现,围术期可能达不到有效用药剂量
抗甲状腺药物	是	是	是	• 当发热、心动过速和精神状态改变时,可采用胃肠给药 • 如果预料会延长禁食状态,监测甲状腺危象
二甲双胍	否	否	否	• 如果肾功能受损或应用静脉造影剂,那么持续服用会引起乳酸中毒 • 术前48小时停止服用

表 9 – 3　调节内分泌系统的药物的围术期管理

药物	术前 2 天	术前 1 天	手术当天早晨	围术期注意事项
磺酰脲类药物	是	是	是	• 持续服用会引起低血糖 • 禁食期间仍然服用
噻唑烷二酮类	否	否	否	• 持续服用会引起体液潴留 • 术前数天仍服用
胰高血糖素样肽-1（GLP-1）激动剂	是	是	否	• 持续服用会延迟胃蠕动，并且会延长大手术后肠功能恢复时间
二肽基肽酶 - 4（DPP- 4）抑制剂	是	是	是	• 大多用于控制餐后血糖水平，因此当患者禁食时不服用
胰岛素	是	是	是	• 高血糖和伤口愈合不良有关 • 中效胰岛素应减少至早晚剂量的 1/2 ~ 2/3 • 长效胰岛素应足量给予 • 为了更严格地控制血糖，可以考虑在大手术时注射初始胰岛素

关于治疗糖尿病药物的详细说明，见第 25 章。

表9-4 精神药物和神经药物的围术期管理

药物	术前2天	术前1天	手术当天早晨	围术期注意事项
选择性5-羟色胺再摄取抑制剂(SSRI)	是(不停药)	是(不停药)	是(不停药)	•有围术期高血压风险 •使用SSRI可能会减少血小板5-羟色胺,从而引发出血风险 •高风险手术(如神经系统手术)前3周停止服用
三环类抗抑郁药	是	是	是	•持续服用可能促使心律失常发生和对拟交感神经药物的反应
单胺氧化酶(MAO)抑制剂	否	否	否	•与间接拟交感神经药物(麻黄碱)同时服用会由于储存的儿茶酚胺大量释放而发生强化反应 •与哌替啶或右美沙芬同时服用可能会引起5-羟色胺综合征 •通常用于对其他治疗无反应的重型抑郁;与精神科医生讨论停用时间;如果需要,整个围术期应持续服用并避免服用会发生相互作用的药物
抗精神病药	是	是	是	•已知可延长QT间期,从而促发心律失常 •抗精神病药恶性综合征可能与恶性高热症状/体征相似
锂盐	是	是	是	•持续服用可能会延长麻醉剂的应用 •中毒性水平可导致心律失常和精神状态异常 •如果围术期持续服用,则应严密监测血药水平和电解质变化

(待续)

表 9-4　精神药物和神经药物的围术期管理（续）

药物	术前 2 天	术前 1 天	手术当天早晨	围术期注意事项
苯二氮䓬类药物	是	是	是	• 突然停药会引起躁动、癫痫和血压升高 • 患者对苯二氮䓬类药物高度耐受，而且可能对其他作用于 γ-氨基丁酸（GABA）受体的药物（如异丙酚）也耐受
帕金森病药物	是	是	是	• 见第 29 章帕金森疾病
胆碱酯酶抑制剂	是	是	是	• 琥珀酰胆碱可能会延长神经肌肉阻滞剂（NMB）作用时间
大麻类、可卡因	否	否	否	• 吸食大麻和麻醉无明确关系（但足一般建议避免术前食用） • 围术期不要连续 7 天使用可卡因

（汤晓红 译　王国林 校）

第 10 章
中草药和补充剂

Sansan S. Lo，MD

- 术前对可能应用的中草药进行评估，对于术前指导以及对围术期风险和并发症的了解十分重要
- 膳食补充剂和替代药品不受 FDA 监管：
  - 使用增加，但是很少有报道，经常不被提及
  - 重要的生物效应包括：
    - 直接效应
    - 药物的相互作用；药效和药代动力学
  - 没有处方也易于得到
  - 制造质量控制标准(效能、污染物)常改变
  - 有限的临床研究
- 注意，本章不包括非中草药补充剂，如维生素、矿物质、氨基酸或性激素
- 很多中草药对心血管、凝血功能和镇静有影响，可能与围术期并发症如心肌梗死(MI)、卒中、出血和移植排斥有关

表 10 - 1　中草药、效用和麻醉效果		
中草药/补充剂的名称	一般用途和药理作用	围术期注意事项
当归	"有益健康"，雌激素效应	• 可能增加国际标准化比值(INR)、凝血酶原时间(PT)、部分凝血活酶时间(aPTT) • 可能与光敏感性有关

(待续)

55

表 10-1　中草药、效应和麻醉效果(续)

中草药/补充剂的名称	一般用途和药理作用	围术期注意事项
紫锥花属	上呼吸道感染(URI)、关节炎、开放伤口	• 短期应用会产生免疫刺激效应,因此禁用于自身免疫病和免疫抑制方案 • 伤口愈合和机会性感染过程中长期使用会产生免疫抑制 • 细胞色素 P450 3A4 抑制剂(见下文) • 可能具有肝毒性 • 可能会引起过敏反应
麻黄属植物	体重减轻、能量增加/兴奋、呼吸道疾病	• 剂量依赖性拟交感效应伴血压(BP)、心率(HR)增加,血管收缩伴中枢神经系统(CNS)和心血管并发症,包括死亡 • 同时使用敏化心肌的药物如氟烷可使室性心律失常风险增加 • 长期使用会耗竭内源性儿茶酚胺,与快速抗药反应有关,可伴发围术期血流动力学不稳定(术中使用直接作用的拟交感药物时) • 与单胺氧化酶抑制剂(MAOI)同时使用可导致危及生命的高热、高血压、昏迷 • 应在术前至少 24 小时停用
野甘菊	主要用于偏头痛的治疗,也用于头痛、关节炎	• 抑制血小板活化
大蒜	抗菌剂和免疫刺激剂,可降低血压、降低胆固醇	• 降低血压 • 可能造成不可逆血小板抑制,并加强其他血小板抑制剂的功能 • 术前至少 7 天停用
银杏	认知障碍、周围性血管疾病、年龄相关性黄斑变性、眩晕、耳鸣、性功能障碍、高原反应	• 抑制血小板激活因子 • 术前至少 36 小时停用

(待续)

中草药/补充剂的名称	一般用途和药理作用	围术期注意事项
高丽参	能抵抗压力,恢复体内平衡,降低血糖	•低血糖症 •血小板抑制,可能不可逆 •干扰华法林的抗凝效果 •术前至少7天停用
卡瓦药	抗焦虑药、镇静剂	•可能加强镇静 •潜在的滥用、成瘾、耐药和未知的撤药综合征 •可能与肝功能缺陷有关 •术前至少24小时停用
前列通	良性前列腺肥大(BPH)	•抗炎作用可能引起血小板功能障碍
圣约翰草	轻微的焦虑和抑郁、创伤和烧伤	•机制未知;抑制5-羟色胺、去甲肾上腺素、多巴胺再摄取 •潜在的MAOI和SSRI。当患者服用这些药物时停用 •引起光敏感性。避免感光药物和激光疗法 •诱导细胞色素P450 3A4(减少华法林、细胞色素、口服避孕药、洋地黄、咪达唑仑、利多卡因、钙通道阻滞剂的活性) •影响地高辛药代动力学(降低其水平) •术前至少5天停用
缬草属植物	失眠的治疗	•产生镇静和催眠(GABA) •加强镇静 •突然中止可引起苯二氮䓬样撤药反应 •可能增加麻醉药长期使用的需求

表10-1 中草药、效应和麻醉效果(续)

资源:
• 国家补充和替代医学中心,国家健康卫生研究院(http://nccam.nih.gov)
• 草本医学(http://www.herbmed.org)

(汤晓红 译 王国林 校)

第 11 章

应用皮质类固醇的患者

Clément Hoffmann，MD，Jean-Pierre Tourtier，MD

病理生理学

- 肾上腺皮质激素的产生受下丘脑–垂体轴控制：
  - ➤ 糖皮质激素［皮质醇（＝氢化可的松）和皮质脂酮］
  - ➤ 盐皮质激素（醛固酮）
- 成年患者基础皮质类固醇的产生 ＝ 每天皮质醇 $5 \sim 10 mg/m^2$（相当于平均每个成人 $5 \sim 7$ mg 泼尼松或 $20 \sim 30$mg 氢化可的松）
- 添加外源类固醇治疗，会产生下丘脑–垂体轴负反馈和肾上腺皮质抑制
- 在应激状态下（如手术、疾病、强体力活动、妊娠），系统的皮质醇的正常保护作用会受抑制，从而使患者处于急性肾上腺功能不全的风险之中
- 围术期（约 72 小时）每天皮质醇的正常分泌：
  - ➤ 小手术：25mg
  - ➤ 中等手术：$50 \sim 75$mg
  - ➤ 大手术：$100 \sim 150$mg
- 应激类固醇替代剂量应与所需相同；如果过多，将增加感染并发症、伤口愈合延迟及干扰代谢调节（高血糖）的风险

术前

糖皮质激素作为长期治疗方法 ＝ 肾上腺皮质功能不全的主要原因。
即使是短期治疗（5 天）或低剂量治疗（泼尼松每天 5 mg）也如此。

表 11-1 皮质类固醇等价剂量			
	糖皮质激素		
	相当于 20 mg 氢化可的松	半衰期(分钟)	作用持续时间(小时)
氢化可的松 Cortef®、Solu-Cortef®	20	100	8
泼尼松 只有 Generic	5	200	24
泼尼松龙 Predacort®	5	120~300	24
甲泼尼龙 Medrol®、Solu-Medrol®	4	120~180	36

注意:地塞米松不能用于替代内源性类固醇,因为其没有盐皮质激素的作用。

慢性类固醇治疗患者的围术期管理

A. 小手术应激(如手部手术、疝气)

在手术当天早晨采用常规类固醇治疗

在诱导期:25mg 氢化可的松静脉注射或 5mg 甲泼尼龙静脉注射

B. 中等手术应激(如子宫切除术、胆囊切除术)

• 择期手术:手术当天早晨用常规促皮质激素治疗剂量,25mg 氢化可的松静脉注射,每 8 小时 1 次,最多持续 48 小时

• 急诊手术:诱导期,25~50mg 氢化可的松静脉注射,然后 25~50mg 氢化可的松静脉注射,每 8 小时 1 次

术后,如果不能口服,则采取常规治疗或等剂量氢化可的松静脉注射,每 8 小时 1 次

C. 大手术应激(如大的创伤、长时间手术或延迟进食的手术,如食管切除术、心脏外科手术)

• 择期手术:手术当天早晨常规糖皮质激素治疗剂量,诱导期静脉注射 50mg 氢化可的松,然后静脉注射 50mg 氢化可的松,每 8 小时 1 次,直至

患者能够恢复常规治疗
- 急诊手术:诱导期静脉注射 100mg 氢化可的松,然后静脉注射 50mg 氢化可的松,每 8 小时 1 次,直至患者能够恢复常规治疗

慢性肾上腺功能不全患者的围术期管理

常规治疗:氢化可的松和氟氢可的松(糖皮质激素和盐皮质激素)。
- 术前 1 天:常规治疗
- 手术当天早晨:
  - 麻醉前给药,口服 9 – α – 氟氢可的松 50μg
  - 手术过程中:静脉注射氢化可的松 50mg,然后 10 ~ 20mg/h
- 术后如果禁饮食:
  - 静脉注射氢化可的松 50mg ,每 8 小时 1 次
- 术后如果可口服药物:
  - 术后第 1 天服用氢化可的松 50mg,术后第 2 天服用 40mg,然后维持每天 30mg,持续 2 ~ 3 天
  - 每天口服 9 – α – 氟氢可的松 50μg
- 监测和预防
  - 每天:血液和尿液电解质、血压:
    - 药物过量:高血压、低尿钠排泄、体重增加、水肿
    - 剂量不足征象:低血压、低钠血症、高钾血症、体重减轻

脓毒症

脓毒症 = 肾上腺皮质功能不全。见第 212 章。
对于低血压并且对液体复苏和血管加压治疗不敏感的患者,每天分 3 或 4 次给予或持续输注氢化可的松 200 ~ 300mg,持续 7 天。
不推荐使用促肾上腺皮质激素刺激试验来鉴别患者是否有反应。

(汤晓红 译   王国林 校)

第 12 章
抗凝、抗血小板药物

Tony P. Tsai，MD

注意:关于抗凝和椎管内麻醉,详见第 119 章关于区域麻醉中的安全。

服用维生素 K 拮抗剂患者的围术期管理

药理学:

* 维生素 K 拮抗剂(VKA)可阻断因子 II、VII、IX 和 X 以及蛋白 C 和 S 的羧基化(凝固抑制剂)
* 由于各种因子有不同的半衰期,因此约 5 天后才达到平衡
* 由于蛋白 C 具有最短的半衰期,因此起初是血液高凝状态

表 12 - 1　　VKA 的适应证和治疗靶点	
INR 为 2.5 的适应证;范围在 2 ~ 3	INR 为 3 的适应证;范围在 2.5 ~ 3.5
• 房颤 • 风湿性二尖瓣疾病和房颤或系统性栓塞史 • St. Jude 主动脉双叶瓣 • 人造生物瓣膜:主动脉瓣或二尖瓣植入术后前 3 个月服用 VKA • 房颤和近期发生过脑血管意外(CVA)或短暂性脑缺血发作(TIA)	• 在二尖瓣位置植入倾斜碟瓣和双叶机械瓣 • 笼罩球瓣或笼罩碟瓣;VKA 和阿司匹林合用,75 ~ 100mg/d

如果 INR 为 2 ~ 3,以下情况不允许 VKA 停药:

* 不进行球后阻滞的白内障手术
* 不进行活检的食管胃十二指肠镜检查(EGD),不进行活检/息肉切除术的结肠镜检查,不进行括约肌切开术的内镜逆行胰胆管造影术(ERCP)
* 小型牙科手术
* 关节和软组织注射和关节穿刺术

对于房颤,要根据 CHADS2 评分(0 ~ 6 分)评估血栓栓塞的风险。

表 12-2 评估血栓栓塞风险的 CHADS2 评分	
充血性心力衰竭(CHF)	1 分
高血压	1 分
年龄 >75 岁	1 分
糖尿病	1 分
卒中病史	2 分

- 0 分：无慢性抗凝指征；术前 5 天停用华法林；除非有其他指征，否则不恢复使用华法林
- 1~2 分：术前 5 天停用华法林；术后 5 天恢复使用华法林
- 3 分或以上：术前 5 天停用华法林；低分子肝素(LMWH)，或转为静脉注射普通肝素

对于瓣膜置换术：
- 择期手术前至少 5 天停用华法林，如果 INR >3.0，则更要提前停药
- 术前 1~2 天评估 INR：如果 INR >1.5，考虑口服维生素 K 1~2mg
- 急诊手术中的逆转：考虑口服或静脉给予维生素 K 2.5~5mg
- 急诊手术中的快速逆转：考虑给予新鲜的冰冻血浆、浓缩凝血酶原复合物，或重组凝血因子Ⅶa

血栓栓塞风险高的患者：
- 对于已经植入机械瓣膜的患者，高风险包括人工二尖瓣植入、陈旧性主动脉瓣植入或 6 个月内发生过 CVA 或 TIA
- 对于房颤患者，高风险包括 CHADS2 评分为 5~6 分，3 个月内发生过 CVA 或 TIA，或风湿性心瓣膜病
- 对于静脉血栓栓塞患者，高风险包括 3 个月内发生过静脉血栓栓塞，严重血栓形成倾向
- 首选皮下注射低分子肝素过度治疗(依诺肝素 1mg/kg，每 12 小时 1 次，或达肝素钠 100IU/kg，每 12 小时 1 次)，或静脉给予普通肝素(尤其是在 1 个月内发生过急性动脉或静脉血栓栓塞)
- 术前 24 小时给予围术期低分子肝素末次剂量；给予日常剂量的一半

血栓栓塞风险低的患者不必进行过渡性治疗：
- 对于已经植入机械瓣膜的患者，低风险包括无心房颤动的主动脉瓣植入后患者和对 CVA 无其他危险因素的患者

- 对于心房颤动的患者,低风险包括 CHADS2 评分为 0~2 分
- 对于静脉血栓栓塞患者,低风险包括术前超过 1 年内只发生过一次静脉血栓栓塞,而且无其他危险因素

注意:尽管可停止用药或逆转症状,但是出血风险可能会增加,尤其在胸外科手术中。

表 12-3　出血患者服用 VKA 的管理

患者状态	如何处理
3 < INR < 5,无明显出血	减少剂量或停用;实时监测 INR,当 INR 在治疗范围时维持 VKA 为低剂量;只是稍高于治疗范围,则不必减少剂量
5 < INR < 9,无明显出血	停用 1~2 次;实时监测 INR,当 INR 在治疗范围时恢复 VKA 到调整后剂量。为防止增加出血风险,可停用并口服维生素 K 1~2.5mg。如果需要快速纠正 INR,术前 24 小时口服 5mg 维生素 K,如需要,可增加 1~2mg 维生素 K
INR > 9,无明显出血	维持 VKA,口服维生素 K 2.5~5mg,等待 24~48 小时,如需要,增加口服维生素 K 1~2mg。当 INR 在治疗范围时 VKA 维持在调整后的剂量
任何 INR 升高,严重出血	维持 VKA,静脉注射维生素 K 10mg(慢注射);补充新鲜冷冻血浆、浓缩凝血酶原复合物或重组凝血因子Ⅶa。维生素 K 每 12 小时注射 1 次
危及生命的出血	维持 VKA,给予新鲜冷冻血浆、浓缩凝血酶原复合物或重组凝血因子Ⅶa。补充静脉注射维生素 K 10mg(慢注射)。维生素 K 每 12 小时注射 1 次

接受普通肝素或低分子肝素患者的围术期管理

药理学:

- 肝素与抗凝血酶结合,使凝血酶(凝血因子Ⅱa)、凝血因子Ⅹa 和凝血因子Ⅸa 失活
- 低分子肝素(LMWH)也与抗凝血酶结合,但较普通肝素(UFH)抗凝血因子Ⅱa 活性较弱
- UFH 活性通常可用 aPTT 监控,但是这一测试不是很准确

- LMWH 可以用血浆抗凝血因子 Xa 水平监控,而抗凝血因子 Xa 水平可在皮下注射相应千克(体重)的 LMWH 4 小时后测量到。但是只能在严重肾衰竭患者、孕妇或有极端体重的患者(不应常规给药)中做到
- UFH 可被鱼精蛋白快速逆转,1mg 鱼精蛋白可逆转 100 U 静脉注射的 UFH。然而,皮下注射的 UFH 可能需要长期输注鱼精蛋白

适应证和治疗目标:

- 对于 UFH,aPTT 的治疗目标应为基础水平的 1.5~2 倍
- 对于 LMWH,皮下给药应每天一次或两次(依诺肝素 1mg/kg,每 12 小时 1 次或每天 1.5 mg/kg 或达肝素钠 100IU/kg,每 12 小时 1 次或每天 200IU/kg)
- 对于有或无肺栓塞(PE)的深静脉血栓形成(DVT)患者、小于 48 小时的 AF 及无抗凝禁忌证的患者、DVT 患者的预防、不稳定型心绞痛和无 Q 波心肌梗死患者、急性 ST 段抬高心肌梗死患者的治疗,均应给予 LMWH 或 UFH

表 12-4   UFH 和 LMWH 的停止和恢复使用

UFH	LMWH
在计划手术前 4 小时停用(大约 5 个消除半衰期)	对于适量出血的手术,末次剂量应在术前 24 小时(大约 5 个消除半衰期),而且应给予日常总剂量的一半
如果充分止血,术后 12~24 小时恢复使用	如果充分止血,术后 24 小时恢复使用
对于大手术或出血风险高的手术/操作,尽可能使用低剂量,并且如果充分止血,术后等待 48~72 小时再使用	对于大手术或出血风险高的手术/操作,尽可能使用低剂量,并且如果充分止血,术后等待 48~72 小时再使用

抗血小板药物治疗患者的围术期管理

对于做过冠状动脉支架手术的患者:

如果手术要求必须停用阿司匹林和噻吩吡啶(如氯吡格雷),则择期手术应推迟:

- 金属裸支架:4~6 周

- 药物涂层支架:12 个月

  如果手术不能推迟,则围术期继续服用阿司匹林(详见第 22 章有关做过冠状动脉支架手术的患者)。

对于心血管事件高风险的患者(不包括做过冠状动脉支架手术的患者):

  整个围术期继续服用阿司匹林。

  术前至少 5 天(最好是 10 天)停止使用氯吡格雷。

  术后 24 小时恢复使用氯吡格雷。

对于心血管事件低风险的患者:

  术前 7～10 天停止抗血小板疗法。

  术后 24 小时恢复抗血小板疗法。

表 12-5　影响凝血的其他药物

药物/半衰期	作用机制	副作用
阿司匹林(ASA)约 3.5 小时	低剂量(60～325mg/d)抑制血小板环氧酶(COX) 大剂量(1.5～2g/d)也抑制前列环素的产生,并导致血栓形成	胃肠系统:恶心、呕吐、腹泻、胃肠道出血和(或)溃疡、消化不良和胃灼热 耳朵:耳鸣、眩晕和听力丧失 血液系统:白细胞减少症、血小板减少症、紫癜和贫血 皮肤表现和超敏反应:荨麻疹、血管性水肿、瘙痒、皮疹、哮喘、过敏反应 其他方面:意识模糊、嗜睡、发汗和口渴
对乙酰氨基酚 1～2.5 小时	选择性抑制大脑和脊髓中的 COX-3	胃肠系统:腹痛、恶心、呕吐 血液系统:贫血、溶血、溶血性贫血、低凝血酶原血、白细胞减少症、高铁血红蛋白血症、中性粒细胞减少症、全血细胞减少症和血小板减少症 肝脏:肝酶升高和肝坏死 肾脏:肾乳头坏死和肾小管坏死
磺达肝素 17～21 小时,3 天后 77% 通过尿液消除	与抗凝血酶结合,选择性抑制凝血因子 Xa,但不影响凝血酶	血液系统:大出血、贫血、紫癜、血小板减少症、手术后出血和血肿 肝脏:AST 和 ALT 升高 胃肠系统:恶心、呕吐、便秘、腹泻、腹痛和消化不良 神经系统:头痛、失眠、晕眩和意识错乱 皮肤表现:皮疹、瘙痒和疱疹 心血管系统:低血压、高血压和水肿 尿道:尿路感染(UTI)和尿潴留 代谢:低钾血症

(待续)

表12-5 影响凝血的其他药物(续)

药物/半衰期	作用机制	副作用
氯吡格雷(噻吩吡啶)6小时,作用持续时间约5天	通过与血小板二磷酸腺苷受体不可逆性结合抑制血小板激活和聚集	血液系统:大出血和血栓性血小板减少性紫癜 胃肠系统:恶心、呕吐、便秘、腹泻和腹痛 神经系统:失眠、晕眩和意识错乱 心血管系统:低血压和水肿
阿昔单抗(糖蛋白Ⅱb/Ⅲa受体结合剂)10~30分钟,血小板功能48小时后恢复	干扰血小板纤维蛋白原与血小板-vWF结合,阻断血小板聚集的最后通路	血液系统:大出血、血小板减少症和贫血 胃肠系统:恶心、呕吐、消化不良、腹泻和腹痛 神经系统:头痛、晕眩和焦虑 心血管系统:胸痛、低血压、心动过缓、心动过速和水肿

中草药(详见第10章)

表12-6 中草药对凝血的影响

大蒜	血小板聚集抑制剂,停用7天后血液可正常凝固
银杏	血小板激活因子抑制剂,停用36小时后血液可正常凝固
人参	血小板聚集抑制剂,停用24小时后血液可正常凝固
圣约翰草	诱导P450药物代谢,停用5天后血液可正常凝固

当大蒜、银杏、人参和圣约翰草单独应用时,椎管内麻醉无禁忌证;然而,当与其他可影响凝血的药物同时应用时,它们可能会增加出血风险。需进行临床判断。

(汤晓红 译　王国林 校)

第 13 章
阻塞性睡眠呼吸暂停

Edward C. Lin，MD

生理学

- 其特征是睡眠引起咽部肌肉松弛进而引起上呼吸道阻塞
- 危险因素包括肥胖、扁桃体肥大、颅面骨畸形(如小颌畸形)、摄入乙醇/镇静剂、男性及中年
- 症状和体征:打鼾、睡眠过程中观察到呼吸暂停、日间嗜睡、难以集中精力、晨起头痛
- 相关研究结果可能包括连续低氧、高碳酸血症、红细胞增多症、高血压、肺动脉高血压、右心衰
- "金标准"试验是多导睡眠描记
- 严重程度可用呼吸暂停/呼吸不足次数(AHI)测量,以每小时呼吸暂停/呼吸不足次数表示:
  - ➢轻度——5 ~ 20 次
  - ➢中度——21 ~ 40 次
  - ➢重度—— >40 次
- 主要用药物治疗(鼻腔持续正压),以减少心血管并发症的发生并减轻其严重程度。手术治疗(悬雍垂腭咽成形术、鼻甲切除术、鼻中隔成形术等)只是一种辅助

术前

- 重点是病史和体格检查,以评估患者患阻塞性睡眠呼吸暂停的可能性
- 可考虑使用 STOP-BANG 问卷(一种有效的评分系统)来评估阻塞性睡眠呼吸暂停的风险

表13-1 STOP-BANG 问卷
1. 你打鼾声音大吗(比讲话声音大或大到隔着门也能听到)?
2. 你白天经常感到劳累、疲倦或困倦吗?
3. 在你睡觉期间是否有人发现你停止呼吸?
4. 你治疗过或者已在治疗高血压吗?
5. BMI 大于 35 吗?
6. 年龄大于 50 岁吗?
7. 颈围 >40cm 吗?
8. 你是男性吗?

三个或以上"Yes"提示睡眠呼吸暂停的风险高

- 如果睡眠呼吸暂停的可能性高:
  - ➢ 决定是只依据临床标准治疗患者,还是让患者进行其他诊断性检查或治疗(一般需要几周)
  - ➢ 决定是在住院患者中进行还是在出院患者中进行手术
  - ➢ 如果必要,应评估困难气道并获得气道专用设备
  - ➢ 即使必要,术前也应谨慎应用镇静剂
  - ➢ 术前可考虑使用加巴喷丁(术前口服 900mg),之后每 6 小时服用 300mg,持续至少 24 小时,以减少镇痛剂需求

术中

- 尽可能完全避免使用苯二氮䓬类药物
- 由于有些患者易于去饱和,所以预充氧要完全彻底
- 利用视频喉镜(如可视喉镜、麦格拉斯喉镜等)和(或)纤维支气管镜作为插管辅助,因为大多数阻塞性睡眠呼吸暂停患者由于过度肥胖而成为困难气道
- 如果患者有过肺动脉高压史,则避免使用笑气
- 如果为全身麻醉,则要完全清醒和完全肌力恢复后才能拔管
- 适当情况下使用区域或局部麻醉方式
- 考虑限制阿片类药物的使用,取而代之的是使用局部/区域麻醉(区域阻滞、硬膜外导管)
- 如果使用中等镇静剂,则应持续监测呼吸功能
- 右旋美托咪啶可能较丙泊酚来说是更好的镇静剂(MAC)

- 在镇静期间考虑使用持续气道正压通气(CPAP)

术后

- 术后镇痛考虑使用非阿片类药物(如区域麻醉、非甾体抗炎药)
- 尤其要避免持续输注阿片类药物
- 如果可行,使用持续正压通气
- 考虑将患者从麻醉复苏室(PACU)转移到有监护的环境中(逐步转移)
- 如果患者未脱离术后呼吸抑制风险,则避免将患者从麻醉复苏室 (PACU)转移到家中或无监护的环境中

(汤晓红 译　王国林 校)

第 **14** 章

肥胖症

Edward C. Lin, MD

基础

A. 分类

表 14－1　根据体重指数(BMI)分类

BMI	类型
<18.5	体重过轻
18.5~24.9	正常
25~30	超重
>30	肥胖
>40	病态肥胖
>55	过度肥胖

$$BMI = \frac{\text{体重(kg)}}{\left[\,\text{身高(m)}\,\right]^2}$$

对于肌肉强壮者,BMI 可能会过度评估肥胖的严重程度。理想体重(IBW):有多种公式,最容易用的是 BMI 为 23 时的体重,即 IBW(kg) = 23 × [身高(m)]²。

B.生理影响

<table>
<tr><th colspan="2">表 14 - 2　肥胖症的生理影响</th></tr>
<tr><th>器官系统</th><th>相关的生理影响</th></tr>
<tr><td>呼吸系统</td><td>限制性肺疾病(FRC、ERV、TLC 降低)
肺顺应性正常~降低,伴有脂肪组织沉积引起的胸壁顺应性明显降低
耗氧量和每分通气量增加
呼吸功增加
阻塞性睡眠呼吸暂停
肥胖低通气综合征
通气血流增强比失配
除患有 Pickwickian 综合征(定义为病态肥胖、嗜睡症、低氧血症、高碳酸血症、肺高压、红细胞增多症)之外,CO_2 正常或降低</td></tr>
<tr><td>心血管</td><td>高血压
继发于 ECF 增加和血容量过多的心排血量增加
肺高压、右心室衰竭
缺血性心脏病
左心室肥大(LVH)、心脏衰竭</td></tr>
<tr><td>胃肠道</td><td>肝脏脂肪浸润
裂孔疝
胃食管反流疾病(GERD)
胃容量增大
胃排空降低(有争议)
挥发性麻醉药脱氟作用增加
胆石症</td></tr>
<tr><td>内分泌系统</td><td>糖尿病、血脂障碍</td></tr>
<tr><td>血管</td><td>深静脉血栓形成(DVT)</td></tr>
<tr><td>其他</td><td>骨关节炎
肿瘤危险增加,尤其是胃肠系统</td></tr>
</table>

术前准备

- 重点是病史和体格检查,用以检测和评估任何与肥胖相关并发症的严重程度:
  - 运动耐受、CAD、HTN、非胰岛素依赖型糖尿病(NIDDM)、心肌病
  - 夜间打鼾(可能提示未确诊的通气不足综合征);不必正式确诊 OSA;如果怀疑常规治疗
  - 评估困难气道并根据需要准备专用的气道设备(即,清醒光纤镜)
    - 评估困难面罩通气(伴有多余组织的病态肥胖、OSA,胡须、缺齿)
    - 特别关注:
      - Mallampati 分级
      - 甲颏间距
      - 颈部活动范围
      - 舌头大小
      - 气道及其周围有多余的软组织
      - 在甲状软骨水平颈周缘 $>60cm^2$
- 询问过去饮食药物使用史(芬氟拉明有瓣膜增厚和肺高压的风险,苯异丙胺)
- Chem7、全血细胞计数(CBC)(红细胞增多)、EKG 和胸部 X 线检查(心肌病);考虑经胸超声心动图(TTE)(尽管通常质量低)
- 确保医疗设备大小适当(例如,血压袖套)
- 根据患者体重确定手术台(如果需要,可以使用特定手术台或两个手术台)
- 确保个人体位合适
- 讨论患者增加的麻醉风险

术中

A.诱导

- 血管入口:
  - 可能相当困难;考虑使用超声
- 预充氧:
  - FRC 降低可导致在短暂的呼吸暂停期间去饱和作用加快
- 面罩通气:

> ➢ 可能有困难/不能面罩通气
> ➢ 使用双人面罩、口腔气道、头带
> ➢ 使用病床头高位,持续气道正压通气(CPAP)

• 插管:
> ➢ 使用枕头/毛巾形成头高喉镜体位(HELP):耳屏和胸骨在一条直线上(图 14 −1)
> ➢ 胸廓大可能需要使用短柄喉镜
> ➢ 应准备好高级气道技术/复苏设备[例如:可视喉镜、喉罩气道(LMA)]
> ➢ 如果预计有困难气道,可考虑清醒气道管理或快速诱导插管(RSI)
> ➢ 避免"烧伤桥"

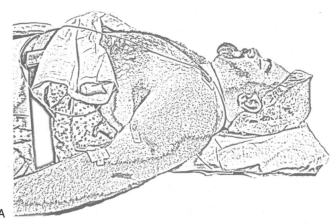

A

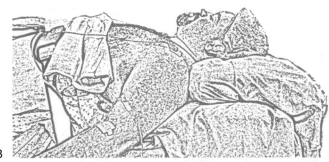

B

(A)患者平躺。(B)用枕头和毛巾抬高患者的头和肩,使耳屏和胸骨在一条直线上,对准气道轴线。(Drawing by Arthur Atchabahian, MD.)

图 14-1   肥胖患者插管的头抬高喉镜体位

B.监测

* 根据并发症的要求使用有创监测
* 无创血压监测可能难以进行,对这样的患者应采用动脉导管
* 应考虑麻醉深度监测

C.通气

* 使用的 Vt 为 8~10mL/kg(理想体重);依据 $PetCO_2$ 和动脉血气(ABG)进行调整
* 尽可能避免高气道压(PIP > 35~40),可考虑使用压力控制通气
* 需要时采用补救策略(PIP 保持在 40cm 水柱,持续 30~60 秒)
* 反向 Trendelenburg 体位可提高通气参数

D.药物/维持

* 依据 IBW 确定初始给药剂量(琥珀酰胆碱和顺式阿曲库铵除外),随后根据效果增加剂量
* 挥发性麻醉药摄取增加
* 药物的脂肪贮积增加会随着多剂量用药而蓄积
* 抗生素:如果 BMI > 35,应使用双倍剂量的 β - 内酰胺、900mg 克林霉素、5mg/kg 庆大霉素(最大量 500mg)
* 小心摆放体位并放置防压垫
* 如果使用局麻药,应减少椎管内麻醉的药物剂量(通常为 20%~25%)
* 术中和术后应限量使用阿片类药物,而尽可能使用局麻药(硬膜外导管)镇痛

E.拔管

* 需在完全清醒和肌力完全恢复时拔管
* 拔管时应采取头高位

术后

* 吸氧和监护(SDU、ICU)要持续到患者无呼吸受阻的风险。肥胖患者大约在术后 2~3 天出现血氧最大幅度的下降。FRC、VC 和 FEV1 的降低正常化需 7~10 天
* 未识别的腹腔间室综合征伴肾衰竭的风险,需要密切监测
* 应根据 IBW 决定阿片类的术后剂量,吗啡Ⅳ进行患者自控镇痛(PCA)
* 考虑使用局麻药进行术后镇痛以减少术后阿片类药物的使用。

- 实验室检查:葡萄糖,长时间手术 r/o 横纹肌溶解时的肌酸激酶(CK)
- 高血糖时,胰岛素治疗
- 伤口感染的风险增加
- 尽可能预防血栓的形成

(汤晓红 译 王国林 校)

第 15 章

传导异常

Amit H. Sachdev, MD, Molly Sachdev, MD, MPH

注意:详见第 5 章术前心电图。

病理生理学

- 传导阻滞可以发生在传导通路的任意一点(图 15-1)
- 电生理系统中,发生传导阻滞的平面越低,预后越差
- 相比发生在房室结(AV node)平面的传导阻滞,发生在希氏束-浦肯野系统的传导阻滞,其心脏猝死的危险性更高

对于大多数的患者来说,可以用体表心电图来确定阻滞平面(有关心电图描视病例详见第 5 章术前心电图)。

表 15-1 根据体表心电图确定阻滞平面

病变部位	疾病名称	心电图表现
1. 窦房结病变	窦性停搏	无 P 波
2. 房室结病变	一度房室传导阻滞	PR 间期延长
	二度 I 型(文氏)	PR 间期逐渐延长直至一个 P 波脱落
	三度(完全性)/窄逸搏节律	P 波与 QRS 波分离,而 QRS 波变窄
3. 结下病变	二度 II 型	PR 间期恒定,P 波间断性脱落
	三度(完全性)/宽逸搏节律	P 波与 QRS 波分离,而 QRS 波变宽

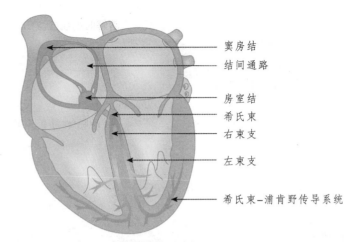

窦房结
结间通路
房室结
希氏束
右束支
左束支
希氏束-浦肯野传导系统

如图所示,在正常的心脏中,电冲动起源于窦房结,通过房室结,到达希氏束-浦肯野传导系统。(Reproduced from Fuster V, Walsh RA, Harrington RA. *Hurst's The Heart*. 13th ed. Figure 43–1. Available at: www.accessmedicine.com. Copyright © The McGraw-Hill Companies, Inc. All rights reserved.)

图 15-1　心脏中电冲动传导通路

- 传导系统受神经自动支配直到希氏束-浦肯野系统水平。迷走神经或副交感神经张力增加会导致心率以及从窦房结到房室结的传导速度减慢。而拟交感神经药物或迷走神经松解剂将改善或加速窦房结和房室结传导

- 但是,如果阻滞发生在结下,那么作用在自主神经系统的药物将不会改善传导功能。这些药物将会导致结上的心率增加但不会改善结下心率。如果给予结下病变患者拟交感神经药物治疗,阻滞程度将会加重。治疗结下病变患者的唯一方法是植入心脏起搏器

术前

- 获得全面的病史和基准心电图。确保血浆电解质水平正常

- 如果有症状(不明原因的晕厥、疲劳、头昏眼花),应考虑请电生理专家前来评估

- 应考虑延长记录时间

- 有结下疾病证据的患者可能需要在手术前植入临时或永久性起搏器

麻醉

- 应特别注意琥珀酰胆碱的应用并采取常规的预防措施。琥珀酰胆碱能

引起心动过缓,特别是在第二次给药时:
> 可能是由于刺激了窦房结处的毒蕈碱受体
> 可通过术前使用迷走神经阻滞药(阿托品、格隆溴铵)进行预防
- 还要知道,静脉注射阿片类镇痛药(如芬太尼)会导致心动过缓
- 严重的低氧血症、通气不足、迷走神经反射和喉痉挛可导致心动过缓
- 当患者在术中发生有明显症状的心动过缓时,可给予阿托品 0.5mg 静脉注射;如果无效,可考虑多巴胺 $2 \sim 10\mu g/(kg \cdot min)$ 或肾上腺素$2 \sim 10\mu g/min$ 静脉点滴
- 可以尝试经皮起搏,必要时紧急经静脉起搏

术后

- 有明显心动过缓的患者可以向电生理学家咨询

建议与忠告

- 希氏束-浦肯野系统阻滞的患者通常对药物治疗不敏感,可能需要置入起搏器
- 电解质紊乱(高血钾症)可导致明显的心律失常,如果传导系统出现异常应进行评估

(李媛 译　于泳浩 校)

第 16 章

快速性心律失常

Amit H. Sachdev, MD, Molly Sachdev, MD, MPH

病理生理学

- 心动过速通常分为窄 QRS 波群心动过速和宽 QRS 波群心动过速
- 窄 QRS 波群心动过速(QRS < 120ms)通常起源于心室以上并被称为"室上性心动过速"(SVT)

A.室上性心动过速

- 室上性心动过速的鉴别包括窦性心动过速、房性心动过速、多源性房性心动过速、交界性心动过速、心房颤动、心房扑动、房室结折返性心动过速(AVNRT)、顺向型折返性心动过速(ORT)或阵发性交界区往返性心动过速(PJRT)
- 房室结折返性心动过速(图 16-1)是一种折返性的节律,利用房室结的双重生理功能或通过房室结内慢路径和快路径进行传导。典型的房室结折返性心动过速是通过慢路径下传,快路径逆传
- 顺向型折返性心动过速是一种折返性心律失常,利用一个旁路逆行传导
- 阵发性交界区往返性心动过速也是一种折返性心律失常,利用一种缓慢的逆行传导通路
- 心房活动(P 波)的鉴别和特征是诊断室上性心动过速的中心环节(图 16-2):
  - ➢ 如果没有 P 波,而是一种颤动的基线,那么该节律为心房颤动。锯齿形基线意味着心房扑动
  - ➢ 如果 P 波规律并且加快,那么"RP 间期"或相邻的两个 P 波的关系是诊断的关键
  - ➢ 如果仅仅基于表面心电图特点并不能明确诊断,则应该进行电生理学研究

表 16-1 不同类型心动过速的心电图表现

窄 QRS 波心动过速	心电图表现
窦性心动过速	窦性 P 波频率 >100bpm
房扑	心电图表现为典型锯齿样
房颤	无明显 P 波伴节律不规整
房室结折返性心动过速	窄QRS 波心动过速,无明显 P 波(短 RP 间期)
顺向型折返性心动过速	窄QRS 波心动过速。P 波常不可见。但如果可见,则为(中等 RP 间期)
房性心动过速	窄 QRS 波心动过速(长 RP 间期)
阵发性交界区往返性心动过速	窄 QRS 波心动过速(长 RP 间期)

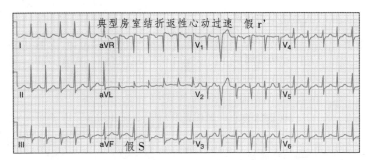

图 16-1　典型房室结折返性心动过速心电图表现,它是室上性心动过速最常见的类型。(Reproduced from Fuster V, Walsh RA, Harrington RA. *Hurst's The Heart*. 13th ed. Figure 41-3. Available at: www.accessmedicine.com. Copyright © The McGraw-Hill Companies, Inc. All rights reserved.)

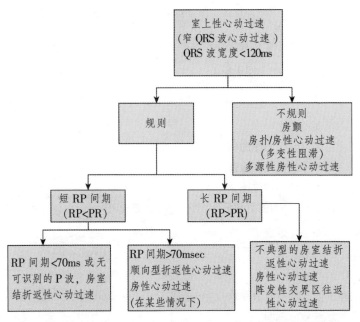

图 16-2　确定窄 QRS 波(QRS 波<120ms)心动过速病因的解析程序

B.宽 QRS 波心动过速

- 宽 QRS 波的产生是由于电脉冲的形成或传导超出正常传导系统
- 宽 QRS 波心律失常,包括室性心动过速、反常的或通过旁路传导的室上性心动过速(逆向往复性心动过速)

> 反常的室上性心动过速意味着节律起源于心室以上,但通过心室异常传导,这通常继发于束支传导阻滞

> 逆向往复性心动过速是一种折返性心动过速,利用旁路传导

- 尖端扭转型室速是一种特殊类型的宽 QRS 波心动过速(WCT),患者有一个潜在的长 QT 间期而且发展为多源性室性心动过速
- 通常情况下,只根据体表心电图很难区分室上速和室速。在不明确的情况下,最好假定为室速。可以用 Brugada 标准来区分室上速和室速。但它的敏感性和特异性都不高:

> 房室分离

> 所有胸前导联均缺失 RS 波群

> 至少有一个胸前导联的 R 波与 S 波间隔 > 100ms

> 融合波动

> 电轴极度左偏

> 与先前存在束支传导阻滞的患者相比,心动过速时的 QRS 波形态不同

> QRS 波的形态不同于典型的束支传导阻滞的形态

术前

- 获得全面的病史
- 如果患者有频繁心悸的病史或曾经记录到室上速,应考虑将患者转诊至电生理科进行电生理检查或在手术前进行消融
- 房室结折返性心动过速、顺向型折返性心动过速、房内折返性心动过速(ART)、心房扑动的射频消融治愈率很高,并且并发症的发生率低

麻醉

A.吸入性麻醉药

- 氟烷在较大剂量时会导致心率中度加快。同时使用芬太尼或艾司洛尔可使这种效应减弱
- 七氟烷引起的心率改变不大
- 无论是地氟烷还是七氟烷,都不会增加心脏对肾上腺素致心律失常作用的敏感性(与氟烷相反),因此可以同时使用

B.室上性心动过速的治疗(图 16 - 3)

迷走神经按压和颈动脉窦按摩可有效地终止规律的窄 QRS 波群性室上性

心动过速,因此应尽可能首先采用该方法。如果这些方法都无效,可以给予腺苷6mg,然后再次给6mg,最后通过中心静脉推注12mg。必要时也应考虑心脏复律(见图16-3)。

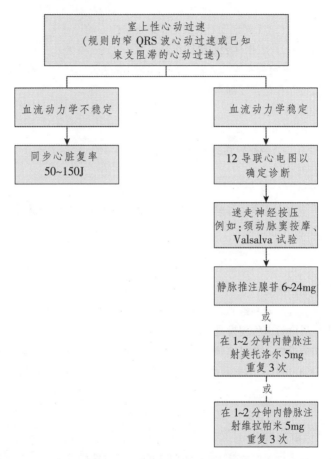

图16-3　治疗室上性心动过速的方法

C.房颤和房扑（图 16 - 4）

- 首先决定要做的是控制速率或节律。如果心律失常存在 < 48 小时,这两种方法都可以用
- 如果患者房颤或房扑 > 48 小时,除非患者一直在接受抗凝治疗至少 3 周,或经食管超声心动图(TEE)检查血栓阴性,否则应谨慎考虑应用电复律或药物复律。只有在不优先考虑控制心率的紧急情况下,才优先考虑电复律或药物复律
- 对于采取速率控制的患者,可以给予结阻滞剂,如地尔硫䓬、维拉帕米或美托洛尔。为了一直保持控制,可以开始进行地尔硫䓬或艾司洛尔点滴。在血流动力学不稳定的情况下,应考虑同步心脏复律
- 对于采取节律控制的患者,采取心脏复律是有效的。然而大多数抗心律失常药物可迅速转变房颤,列举如下
  - ➢ 普罗帕酮或氟卡尼只用于无明显器质性心脏病患者的急性心脏复律
  - ➢ 如果给予伊布利特,应密切监测 QT 间期至少 4 小时或直到 QT 波回到基线
  - ➢ 对于有器质性心脏疾病的患者,胺碘酮既可用于心率控制以及节律控制。有效剂量为 150mg 10 分钟内静脉推注,然后改为 1mg/min 6 小时,最后 0.5mg/min 18 小时
  - ➢ 如果要长期使用抗心律失常药物,专家建议对心律失常及其他的一些副作用给予高度注意

D.宽 QRS 波心动过速

- 对于宽 QRS 波心动过速的患者,不应给予结阻滞剂或腺苷(可能会加剧低血压而导致血流动力学紊乱)
- 血流动力学不稳定的室速应进行心脏复律
- 在术中发生室速的患者,应检查电解质并进行评估以避免损伤性缺血
- 单形性室速(图 16 –5)和多形性室速(图 16 –6)的治疗方法不同

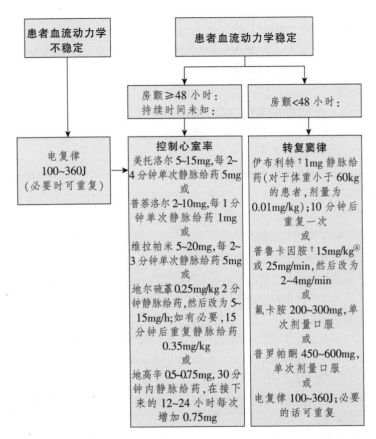

† 普鲁卡因胺或伊布利特是预激(Wolff-Parkinson-White,WPV)综合征的首选
药物。

(Reproduced from Hall JB, Schmidt GA, Wood LDH. *Principles of Critical Care.*
3rd ed. Figure 24–6. Available at: www.accessmedicine.com. Copyright Ⓒ The
McGraw-Hill Companies, Inc. All rights reserved.)

图 16-4　最新发作的房扑或房颤的紧急治疗

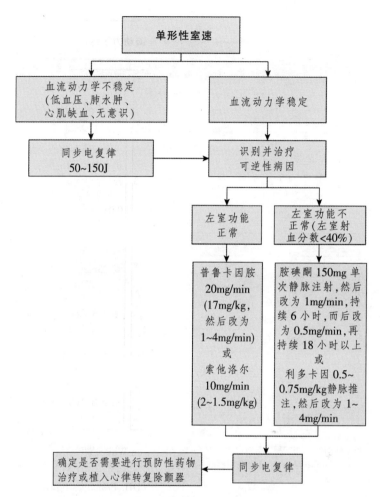

(Reproduced from Hall JB, Schmidt GA, Wood LDH. *Principles of Critical Care*. 3rd ed. Figure 24-3. Available at: W\MV.accessmedicine.com. Copyright © The McGraw-Hill Companies, Inc. All rights reserved.)

图 16-5　单形性室速的治疗

术后

- 术中发生室上速或室速的患者应该进行射频消融或术后进一步治疗。考虑请专家会诊

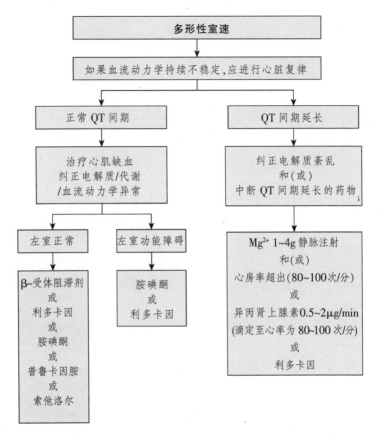

图 16-6　多形性室速的治疗

建议与忠告

- 如果患者血流动力学不稳定,应对其快速性心律失常进行心脏复律
- 对于宽 QRS 波心动过速的患者,应避免使用结阻滞剂或腺苷

（李嫒 译　于泳浩 校）

第 17 章
预激综合征

Amit H. Sachdev, MD, Molly Sachdev, MD, MPH

病理生理学

- 心房到心室通过副传导路(AP)异常连接
- 窦性心律的典型心电图表现(图 17 – 1):短 PR 间期(由于通过房室旁路传导)和 QRS 波群起始部分稍向上形成"δ 波"(由于通过房室结的冲动和那些通过房室旁路的冲动融合)
- 预激综合征的患者可呈现窦性节律或折返性窄 QRS 波性心动过速(顺向型折返性心动过速)、宽 QRS 波性心动过速(房内折返性心动过速)以及心房颤动(AF)
- 预激综合征的心房纤颤具有典型心电图表现(图 17 – 2),并能恶化为心室颤动

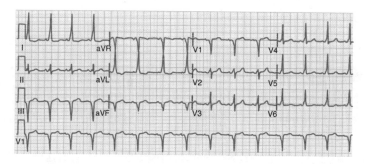

向上的 QRS 波翻转 。(Reproduced from Knoop KJ, Stack LB, Storrow AB, Thurman Rl. *The Atlas of Emergency Medidne*. 3rd ed. Figure 23–42A. Available at: www.accessmedicine. com. Copyright © The McGraw-Hill Companies, Inc. All rights reserved.)

图 17-1　预激综合征在窦性心律心电图上的典型表现

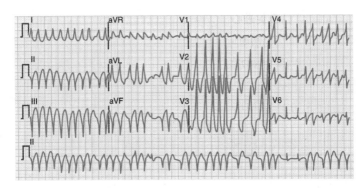

注意宽大、畸形、不规则的 QRS 波。(Reproduced from Longo DL, Fauci AS, Kasper DL, Hauser SL, Jameson JL, Loscalzo J. *Harrison's Principles of Internal Medidne*. 18th ed. Figure E30–21. Available at: www.accessmedic:ine.com. Copyright © The McGraw-Hill Companies, Inc. All rights reserved.)

图 17-2　预激综合征患者的心房纤颤

术前

- 进行心电图检查:通过病史和心电图结果对预激综合征做出诊断
- 考虑咨询电生理专家,术前可否行射频消融

麻醉

- 预激综合征伴发的阵发性心动过速,其处理与其他类型的室上性心动过速类似。当临床上耐受性较差时应进行治疗
- 要谨慎使用增加交感神经兴奋性或产生期前收缩的麻醉药,因为其会促进心动过速的发生:
  - 地氟烷是拟交感神经类麻醉剂,可增加房室结传导时间,这会导致通过房室旁路传导的概率加大以及心动过速
  - 阿托品、格隆溴铵、氯胺酮可导致阵发性室上性心动过速或心房纤颤,应避免使用
  - 新斯的明可减慢房室结传导速度并促进旁路传导。因此,应避免使用
- 对于术中发生房性心律失常(心房纤颤或房扑)或有潜在发生预激综合征的患者,不应该给予结阻滞剂(包括腺苷、钙通道阻滞剂、β-受体阻滞剂、地高辛)或颈动脉窦按摩。结阻滞剂会减慢房室结传导速度并促

进旁路传导。这会促进心房纤颤变为心室纤颤：

> 心脏复律和(或)钠通道阻滞剂(即,普鲁卡因胺)是治疗心房纤颤和预激综合征的一线药物。钠通道阻断剂可阻断房室旁路的传导

> 然而,对于患有窄 QRS 波性心律失常(如顺向型折返性心动过速)的患者可给予结阻滞剂,以减慢心率

表 17-1　预激综合征患者避免使用的药物
地氟烷
阿托品
格隆溴铵
氯胺酮
新斯的明
结阻滞剂(例如,地尔硫䓬、维拉帕米、美托洛尔、腺苷、地高辛)

术后

• 术后可考虑进行导管消融术

建议与忠告

• 对于有潜在预激综合征危险的房性心律失常患者,不应给予阻滞剂

(李媛 译　于泳浩 校)

第 18 章
心脏起搏器

Sanford M. Littwin, MD

• 在美国,每年要植入 500 000 多个起搏器,如今有 600 多万患者植入过脉冲发生器装置

• 几乎 100% 的起搏器都是针对特定疾病而不是预防性置入的

• 多数患者有伴发疾病:高血压、冠心病、糖尿病、肺病

起搏器安装适应证

- 症状性窦房结功能障碍：
    - ➢ 心动过缓、窦性停搏
- 症状性房室结功能障碍：
    - ➢ 三度（完全）心传导阻滞
    - ➢ 二度心传导阻滞：
        - 伴有症状的心动过缓
        - 房室结切除或瓣膜手术后
        - 继发于心肌疾病
- 莫氏Ⅰ型心传导阻滞后（≥莫氏Ⅱ型）
- 病态窦房结综合征
- 长 QT 综合征
- 充血性心力衰竭（CHF）再同步双心室起搏

起搏器故障的可能原因

- 所有植入设备（起搏器）都不能进行磁共振成像检查
- 其他可能的干扰原因：
    - ➢ 电刀（Bovie）
    - ➢ 射频消融术
    - ➢ 碎石术
    - ➢ 电解质/酸碱平衡紊乱
    - ➢ 药物：
        - 琥珀酰胆碱（肌束震颤能抑制起搏器，不是绝对禁忌证）
        - 改变检测或刺激阈值的心脏药物（例如，索他洛尔、维拉帕米）
    - ➢ 罕见：骨科锯、遥测设备、机械通气设备

术前

- 确定起搏器的类型：
    - ➢ 制造商身份识别卡或 ID 标
- 获取心电图，必要时进行胸部 X 线检查
- 确定患者是否依赖起搏器：
    - ➢ 病史
    - ➢ 植入后的操作

> 节律性起搏,无心室自发活动

- 确定起搏器最后一次检查时间以及电池寿命
- 尽可能具备:
    > 外部除颤器/经皮起搏器、经静脉起搏器
    > 磁铁
    > 异丙肾上腺素和(或)多巴胺
- 为随时与心脏起搏器厂商代表(或其他有资质部门)联系做好准备:
    > 在待验区对设备进行询问(或者如有必要可在患者麻醉后,在手术室改变装置的设定):
        - 将起搏器调到非同步模式(DOO 或 VOO)
        - 关闭其他任何选择模式(速率自动适配、抗心律失常等)
    > 如果不可行(或者起搏器由于电凝的使用而无法正常运行),则将磁铁放在设备上(整个手术过程中必须保持在该位置);磁铁通常会以预先设定的速率将起搏节律转变为非同步模式
- 要使电磁干扰最小化:
    > 将接地板远离起搏器,使电凝器到接地板的电流不会流经起搏器或心脏
    > 尽可能使用双极电凝
    > 如果要用单极,建议医生使用短冲型(<1s)
- 避免触发心律失常状况:
    > 电解质紊乱
    > 心肌缺血
    > 低血容量

术中

- 术中监测:
    > 对心电图特别注意(能监测起搏器形成的峰值)
- 固有起搏器的可用替代品:外部起搏器垫、除颤器,以及经静脉起搏器
- 如果起搏器植入 <4 周,应尽量避免插入肺动脉导管(PAC)(可能有移位的风险)
- 如果起搏器故障:
    > 停止使用任何电设备(特别是电凝)
    > 评估临床影响

- ➢ 如果对心动过缓耐受性很差：
  - ▪ 应用磁条
  - ▪ 如果无效,开始异丙肾上腺素/多巴胺静滴;使用经皮和(或)经静脉起搏器
- ➢ 如果心脏骤停,开始心肺复苏(CPR);使用经皮和(或)经静脉起搏器
- ➢ 如果心动过速或以 DDD 模式起搏,应使用磁条;不然的话,则应视情况而定(见第 16 章快速心律失常)

术后

- 起搏器的再评估(由专业人员进行)
- 恢复术前的设置
- 去除磁铁:
  - ➢ 起搏器应该返回到正常工作模式
  - ➢ 专业人员调试设备和(或)观察一段时间直到确定好适合的参数

表 18-1 所有生产起搏器的公司通用的起搏器代码				
位置 I (起搏心腔)	位置 II (感知心腔)	位置 III (感知后反应方式)	位置 IV (程控功能)	位置 V (多心腔起搏)
O:无	O:无	O:无	O:无	O:无
A:心房	A:心房	I:抑制	R:频率调整	A:心房
V:心室	V:心室	T:触发	P:程控	V:心室
D:心房+ 心室	D:心房+ 心室	D:心房+ 心室	C:遥测	D:心房+ 心室

(李媛 译 于泳浩 校)

第 **19** 章

植入式心脏除颤器（ICD）

Sanford M. Littwin，MD

75%以上的植入式心脏除颤器（ICD）是为了预防某些疾病（如肥厚型心肌病）引发心源性猝死（SCD）而植入的。

由于特殊的原因（详见第 18 章）安装起搏器的患者，往往使用具有双重功能的起搏器，并具有除颤功能。

所有的植入装置，植入式心脏除颤器以及起搏器，都是磁共振成像的禁忌证。

ICD 的适应证

- 曾有心脏停搏
- NYHA 分级的Ⅱ或Ⅲ级的非缺血性扩张型心肌病，射血分数（EF）<30%
- 曾有心肌梗死（>40 天），EF <30%
- 结构性心脏病或者遗传性心律失常综合征（长 QT 综合征、Brugada 综合征）：
    - 某些有下列特征的遗传性疾病：右束支传导阻滞，$V_1 \sim V_3$ 导联 ST 段抬高，以及心脏结构正常患者的猝死。心电图特点是 J 点抬高
- 不明原因的晕厥

特点

- 比起搏器体积大，因此经常埋入胸大肌下，超声下植入（诱发心室纤颤进行测试）
- 功能：
    - 如果发生单形性室性心动过速，则超速起搏
    - 如果发生多形性室性心动过速或心室纤颤，则心脏复律或除颤
    - 如果心搏骤停（尤其在复律或除颤后出现），则起搏
- 四字母代码

表 19 - 1　植入式心脏除颤器的代码			
除颤	抗心动过速	心动过速检查	起搏器
O:无	O:无	E:心电图	O:无
A:心房	A:心房	H:血流动力学	A:心房
V:心室	V:心室		V:心室
D:心房+心室	D:心房+心室		D:心房+心室

ICD 功能异常

- 少见的对室性心动过速/心室纤颤无反应
- 最常见的不适宜电休克
- 原因
  - 主要是由于使用电刀(Bovie)
  - 射频消融
  - 碎石术
  - 电休克
  - 电解质/酸碱失衡
  - 药物:
    - 琥珀酰胆碱(能抑制起搏器或者触发 ICD,不是绝对禁忌证)
  - 其他(少见):骨科锯、遥测设备、机械通气设备、神经刺激器[麻醉或者脊髓体感诱发电位(SSEP)/运动诱发电位(MEP)]

术前

- 通过生产厂家的说明书和(或)ID 标来确定 ICD 的类型
- 确定电池功能和设备最后一次检查时间
- 关掉 ICD 的功能:
  - 通过与相关代表或者有资质的人员合作来测试设备
  - 如果条件不允许,操作期间(通常在手术室)可应用磁铁
    - 由 CPI 制造的 ICD 在应用磁铁 30 秒后失效(嘟嘟声提示),但是重新应用磁铁可再次激活设备;因此在不清楚设备型号/品牌的情况下不要应用磁铁(急症除外)

　　▪ 应用磁铁后应重新评估设备

术中

- 要用另一种设备而非 ECG 来监测心率:脉搏血氧计和(或)动脉管路
- 设备失效(如果不是术前在等候区使用)
  - ➢除颤器功能
  - ➢抗心动过速功能
- 放置外部除颤器垫并与除颤器相连:
  - ➢前后位,而非心尖/右上胸壁
  - ➢不要放在植入式设备上
- 放置电烙回流垫,尽可能远离 ICD:
  - ➢建议术者应用电凝的时间少于 1 秒
  - ➢尽可能应用双极电凝(尽管会发生失效),以减少电磁干扰引起设备损坏的风险
- 避免/纠正引起节律障碍的任何原因:电解质失衡、缺血、低血容量
- 如果出现故障:
  - ➢关掉所有电器设备
  - ➢如果 ICD 对室性心动过速和(或)心室纤颤无反应,应使用外置除颤器
  - ➢如果发生不恰当休克,应评估临床耐受性:
    - ▪ 如果耐受性差,则应用磁铁
    - ▪ 否则,应与相关代表或有资质的人员合作进入手术室来监测和(或)停用设备

术后

- 通过与有资质的人员合作来重新激活自动植入式心脏除颤器(AICD)的功能
- 如果用于失效设备,则移去磁铁:
  - ➢及时监测以保证功能正常
- 如果不能监测设备,则允许使用遥测或相似类型的设备直至功能恢复

　　　　　　　　　　　　　　　　　　(李媛 译　于泳浩 校)

第 20 章

肥厚型心肌病(HCM)

Sanford M. Littwin,MD

也称为特发性肥厚型主动脉瓣下狭窄(IHSS)。

基础

A.病因

- 有不同外显率的常染色体显性遗传
- 好发于 13 ~ 22 岁
- 发病率无性别差异
- 该病是引起突发心脏死亡的最主要原因
- 特点(图 20 - 1):
  - ➢累及室间隔的左心室肥厚
  - ➢单或双乳头肌肥大
  - ➢室间隔膨出至左心室流出道(LVOT):
    - ▪ 左心室流出道部分或全部阻塞
  - ➢二尖瓣前叶的反常运动[收缩期前向运动(SAM)]:
    - ▪ 加重左心室流出道阻塞
    - ▪ 30% 会引起二尖瓣反流(MR)
  - ➢除外右心室受累
- 依据超声检查结果排除诊断

B.诊断

- 最常见的症状是呼吸困难、心绞痛、头晕和晕厥:
  - ➢老年患者的这些症状可能迟发或不明显
- 异常的 S4 心音,收缩期血流杂音
- 心尖搏动位置改变
- 非特异性心电图改变(心房增大、左心室肥大、Q 波倒置、室性早搏)

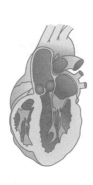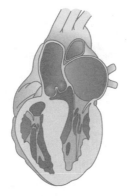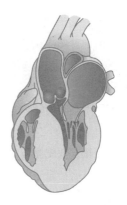

正常心脏(左图)与两种类型的 HCM 心脏(中图和右图)的比较。图中可见室间隔膨胀至左心室流出道。(Reproduced from Fuster V, Walsh RA, Harrington RA. *Hurst's The Heart*. Figure 33 –11. Available at:www.accessmedicine.com. Copyright ⓒ The McGraw-Hill Companies, Inc. All rights reserved.)

图 20-1　正常心脏与 HCM 心脏的比较

- 超声发现:
  - 通过左心室流出道的压力梯度:
    - 不同患者之间差别很大
  - 二尖瓣收缩期前向运动:
    - 动态流出受阻
    - 原因如下:
      - 二尖瓣前部进入左心室
      - 室间隔增大导致左心室结构改变(肥大)
      - 腱索松弛
      - 流出道的压力(变窄的通道吸引二尖瓣前叶前移导致压力降低)
    - 收缩期左心室流出道关闭
  - 二尖瓣反流

C.治疗

- 药物:
  - 重点在于控制心率和减小收缩力:
    - β - 受体阻滞剂

- ▪ 钙通道阻滞剂
  - ➤ 通常对无症状患者有效
  - ➤ 植入 ICD 可避免心脏猝死
- 手术：
  - ➤ 手术心肌切除
  - ➤ 消融术：
    - ▪ 减轻心室肥大程度
    - ▪ 联合行矫正术以改变二尖瓣的异常解剖问题

术前

- 排除相关的心肌病
- 了解患者功能状态和疾病进展情况（即持续进展的症状）
- 为预防心脏性猝死（见第 19 章）而植入的 ICD 在术前必须使其失活（咨询制造商代表，必要时用磁铁）
- 术前适当用药以避免由于焦虑而引起的心动过速

术中

A.监测仪

- 动脉导管，取决于：
  - ➤ 肥厚型心肌病的严重程度（即症状性与突发性表现）
  - ➤ 手术治疗的性质和有创性
- 经食管超声心动图（以及能解释的执业医师）可用来诊断血流动力学恶化的原因

B.血流动力学原则

- 避免加剧阻塞的因素：
  - ➤ 心动过速（交感刺激、迷走神经松解术）
  - ➤ 肌力增大
  - ➤ 外周血管舒张剂
  - ➤ 血容量减少
- 尽快使用：

> ➢艾司洛尔、地尔硫䓬
> ➢去氧肾上腺素

C.诱导

- 平衡技术：
  - ➢避免使用降低后负荷(例如,丙泊酚)或加快心率(例如,氯胺酮)的药物
    - ▪ 依托咪酯和(或)咪达唑仑 + 芬太尼
  - ➢神经肌肉阻滞剂(NMB)：避免使用泮库溴铵(心动过速)和琥珀酰胆碱
- 浅麻醉患者应避免插管
- 应用艾司洛尔和去氧肾上腺素控制心率和全身血管阻力(SVR)
- 避免由于使用神经阻滞剂而引起的血管舒张
- 外周神经阻滞：局部麻醉中避免使用肾上腺素

D.维持

- 挥发性麻醉药：
  - ➢谨慎使用地氟烷(可能引起心动过速)
- 积极治疗心律失常(β – 受体阻滞剂、钙通道阻滞剂)
- 二尖瓣收缩期前向运动和左心室流出道阻塞可能会导致低血压和心律失常。治疗重点是：
  - ➢降低心率和收缩力：艾司洛尔
  - ➢维持后负荷：去氧肾上腺素
  - ➢增加左心室血容量：静脉补液

E.急救

- 严格控制心率
- 避免刺激交感神经：
  - ➢平复紧急情况
  - ➢有效控制疼痛

术后

- 必要时适当控制疼痛

建议与忠告

血流动力学:

- 保持较高的前负荷和后负荷
- 避免出现心动过速
- 避免应用强心药物

ICD 通常可以预防心脏猝死(见第 19 章),但是必须在手术前使之失效

(李媛 译 于泳浩 校)

第 **21** 章

血管性水肿

Kathleen A. Smith, MD, Adrienne Turner Duffield, MD

- 继发于毛细血管后微静脉通透性增高的皮下和黏膜下组织局部肿胀
  - ➤ 面部、舌、四肢、肠壁的不对称性、非指凹性肿胀
  - ➤ 喉头水肿的死亡率较高(25% ~40%)
- 好发于女性

血管性水肿的分类/病理生理学

参照下页表格。

血管性水肿的分类/病理生理学

分类		病理生理学	常见诱因	时间经过
遗传性血管水肿	I型（85%）	・C1酯酶抑制剂缺陷 ・常染色体显性遗传 ・C1酯酶抑制剂调节补体、纤维蛋白溶解、凝血过程 ・活性失控→释放血管活性介质	・炎症 ・感染 ・小创伤（牙科手术、插管、打折引起的局部损伤）	・经常出现于儿童时期 ・数小时内发生 ・持续2～4天
	II型（15%）	・C1酯酶抑制剂存在，但是无功能		
	III型	・凝血因子XII变异 ・雌激素依赖 ・激肽升高		
非遗传性	过敏性	・IgE介导的 ・I型超敏反应→大量细胞脱粒	・事先致敏→抗炎药、抗生素、麻醉药、口服避孕药、胺乳、食物	・数分钟至1小时内起效 ・复发
	特发性	・不明 ・最常见		
	获得性	・抗体或者过量的补体激活导致的C1酯酶抑制剂消耗 ・与恶性肿瘤有关（B细胞淋巴瘤、单克隆丙种球蛋白病）		
	血管紧张素转换酶抑制剂诱导的	・缓激肽升高 0.1%～2.2% ・缓激肽升高，血管舒张		・用药后数周至数年 ・经常误诊

术前(预防)

- 全面的病史：
  - ➤ 是否有过敏史
  - ➤ 是否有血管性水肿和已知易感因素
  - ➤ 近期症状(喘鸣、吞咽困难、言语障碍、呼吸困难、腹痛、呕吐、腹泻)

表21-1　对于不同类型血管性水肿的推荐预防方法

类型	预防方法
遗传性血管水肿	1. 术前或术后4天减少雄激素用量[达那唑 10mg/(kg·d), 最大量600mg/d]: 　　• 增加肝的产物 C1 酯酶抑制剂 2. 抗纤溶药[ε－氨基己酸1g,TID,氨甲环酸50~75mg/(kg·d)] 　　• 如果不能使用雄激素 3. C1 酯酶抑制剂浓度(500~1000U),在术前1小时给予,也可给予第二剂 4. 术前及时给予新鲜冷冻血浆(1~4U) 5. 最好使 C1 酯酶抑制剂水平≥正常水平的50%
过敏性	避免过敏原,无药物能有效预防
特发性	每日使用抗组织胺药,糖皮质激素为二线药物,会产生长期副作用

术中(治疗)

- 不管何种病因,保证气道安全,牢记 ABC

表21-2　不同类型血管性水肿的治疗

类型	治疗
全部	• 通畅气道,必要时手术开放气道 • 治疗伴发的低血压(液体、缩血管药物)和支气管痉挛(β－受体激动剂、肾上腺素)
遗传性血管水肿	• 血浆衍生的 C1 酯酶抑制剂(需要时可再次给予) • 新鲜冷冻血浆(二线使用) • 对肾上腺素、抗组织胺药或类固醇类药物无反应
过敏性	• 抗组织胺药(H1 + H2) • 糖皮质激素 • 肾上腺素(喉头水肿)

(待续)

表 21-2　不同类型血管性水肿的治疗(续)	
类型	**治疗**
获得性	• C1 酯酶抑制剂浓缩物, 新鲜冷冻血浆 • 治疗潜在的恶性疾病
特发性	• 糖皮质激素
血管紧张素转换 　酶抑制剂诱导 　的	• 停用血管紧张素转换酶抑制剂 • 新鲜冷冻血浆、C1 酯酶抑制剂 • 类固醇类药物、抗组织胺药、肾上腺素作用有限

- 避免气管内插管/可能的话遗传性血管水肿可使用喉罩气道(LMA)
- 诱导剂方案不变
- 及时监测插管套囊的压力, 以便快速识别气道肿胀

术后

- 拔管前应确定套囊已放气。如果不确定, 先不要拔管
- 拔管时考虑使用 Cook 气道交换导管
- 监护仪设定为重症监护模式
- 如果原因不明, 应进行放射变应原吸附试验(RAST)或 IgE - 特异抗体测试

建议与忠告

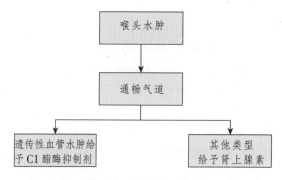

图 21-1　血管性水肿患者的喉头水肿治疗原则

（李媛 译　于泳浩 校）

第 **22** 章

带血管内支架的患者［或经皮冠状动脉介入治疗（PCI）后］

Ghislaine M. Isidore，MD

- 80% 以上球囊成形术后的 PCI 患者都会植入支架,以减少急性和慢性的再狭窄
- 然而,在内皮再生之前,发生栓塞的风险会逐渐增加,因此患者必须进行双重抗血小板治疗［通常是阿司匹林＋氯吡格雷（Plavix®）］

表22－1　经皮冠状动脉介入治疗或支架置入术后抗血小板治疗持续时间

术式	抗血小板治疗持续时间	继续阿司匹林治疗
经皮冠状动脉介入治疗而无支架植入	2～4 周	无限期
金属裸支架（BMS）	30～45 天	无限期
药物洗脱支架（DES）	12 个月	无限期

应该权衡考虑下列因素:

- 抗凝治疗需考虑术中出血的风险(由术者和麻醉医师评估)
  - ➢ 低风险(小型眼科、内镜、皮肤科、表浅手术)
  - ➢ 中等风险(整形外科、泌尿科、不复杂的腹部、胸部、头颈部手术)
  - ➢ 高风险(主动脉、瓣膜、大量体液丢失或失血等手术时间长的外科手术、急症手术)
  - ➢ 同时也应考虑手术部位:颅内以及一些眼科手术,即使少量出血也不耐受
- **出现支架栓塞的可能性和重要性**(最好由植入支架的心脏内科医生评估)。高风险见于以下情况:
  - ➢ 金属裸支架手术后 6 周以内以及药物洗脱支架手术后 1 年以内进行

非心脏科手术

> 损伤类型：

- 解剖开口处病变

- 分叉处病变

- 支架直径较小（<3mm）

- 多处或长的（>18mm）损伤，支架重叠

> 糖尿病

> 肾功能不全

> 高龄

> 射血分数低

> 此前行短程放射治疗（为防止再闭塞进行的冠状动脉放射治疗）

> 急性心肌梗死或急性冠状动脉综合征是放置支架的指征

多数情况下，中断抗凝治疗，发生栓塞的风险高于出血（即使需要输血）的风险。

围术期的处理

- 应讨论在尚没有导管植入室的医院（如果现在就是这样的情况）能否顺利进行手术

- 如果是急症手术：边抗血小板治疗边手术，一旦出血，立即处理

- 如果是限期手术：

  > 植入金属裸支架

  > 按照指南行双重抗凝疗法（30~45 天）

  > 然后用阿司匹林后进行手术

- 如果是择期手术

  > 带有药物洗脱支架的患者：

  - 通常情况下：将手术安排到双向抗血小板疗程（12 个月）已经完成后，然后用阿司匹林后进行手术

    • 如果阿司匹林不适合用于该类型手术（如，脊柱融合），那么术前应中断阿司匹林的使用，术后尽早再开始使用

  - 如果患者 12 个月后仍然在服用氯吡格雷（因为心脏专家认为他形成血栓的风险高）

- 停用氯吡格雷并进行手术,如果可能的话,术后尽快开始服用氯吡格雷
  - ➤ 装有金属裸支架的患者:
    - 延迟手术30 ~ 45天(直到双重抗血小板疗程结束),如果可能,再进行手术
    - 如果阿司匹林不适用于该患者,术前应停止使用阿司匹林,术后尽早重新使用

表22 - 2   依据手术出血及支架血栓形成的风险推荐的处理建议

支架血栓形成危险性	外科出血风险		
	高危	中危	低危
高危	•停止所有的口服抗血小板药物(OAA) •考虑使用短效的静脉内抗血小板药物* •外科手术处理 •手术后立即开始口服抗血小板药物	•如果可能的话,继续至少口服一种抗血小板药物 •考虑使用短效的静脉内抗血小板药物* •外科手术处理 •手术后立即开始口服抗血小板药物	•继续所有的口服抗血小板药物 •外科手术处理
中危	•停止所有的口服抗血小板药物 •外科手术处理 •手术后立即开始口服抗血小板药物	•如果可能的话,继续至少口服一种抗血小板药物 •外科手术处理 •手术后立即开始口服抗血小板药物	•继续所有的口服抗血小板药物 •外科手术处理
低危	•停止所有的口服抗血小板药物 •外科手术处理 •手术后立即开始口服抗血小板药物	•停止所有的口服抗血小板药物 •外科手术处理 •手术后立即开始口服抗血小板药物	•如果可能的话,继续至少口服一种抗血小板药物 •外科手术处理 •手术后立即开始口服抗血小板药物

*短效的静脉内抗血小板药物,如替罗非班(Aggrastat®);用法尚有争议,应与心脏病科医师探讨用药指征及剂量。

带有血管内支架患者的中枢神经系统的麻醉

- 安纳咖(CNB)可减轻术后的高凝状态
- 目前尚不清楚其减少发生支架血栓风险的程度
- 除外阿司匹林,安纳咖不能用于抗血小板治疗,但可用于停用药物的支架血栓患者
- 单独使用阿司匹林不会增加发生神经轴索血肿的风险

支架血栓

- 表现为 ST 段抬高心肌梗死(STEMI)或突发的恶性心律失常
- 立即送入导管室行再灌注治疗,以避免透壁心肌梗死(MI)

（李媛 译　于泳浩 校）

第 23 章
术前凝血功能评价
Gebhard Wagener, MD, Ruchir Gupta, MD

病理生理学

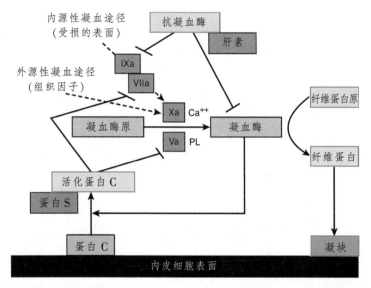

经典的凝血级联反应。(Reproduced from Tintinalli JE,Stapaynski JS,Ma OJ, Cline DM,Cydulka RK,Mckler GD. *Ttntinalli's Emergency Medidne: A Comprehensive Study Guide.* 7th ed. Figure 229–1. Available at: www.accessmedicine.com. Copyright ⓒ The McGraw-Hill Companies,Inc. All rights reserved.)

图 23-1　凝血的经典模式

• 起始期：
  ➢ 内皮损伤
  ➢ 内皮下组织因子(TF)暴露
  ➢ 组织因子和循环血浆中的凝血因子Ⅶ形成 TF-FⅦ复合物
  ➢ TF-FⅦ复合物激活凝血因子Ⅹ、Ⅸ和少量凝血酶原

- 放大效应：
    - ➢ 凝血酶原通过糖化蛋白Ⅱb/Ⅱa受体激活血小板
    - ➢ 因子Ⅴa与血小板结合
    - ➢ 释放更多的因子Ⅶa
- 传播：
    - ➢ 正反馈：
        - ▪ 因子Ⅴa导致更多的因子Ⅸa释放：
            - ◆ 因子Ⅸa导致可以阻止纤维蛋白溶解的凝血酶激活性溶纤作用抑制蛋白(TAFI)的形成
        - ▪ 因子Ⅸa–因子Ⅷ复合物激活更多的因子Ⅹ：
            - ◆ 凝血酶暴发
            - ◆ 纤维蛋白形成
            - ◆ 纤维蛋白多聚体
- 血凝块形成

凝血功能评估与检测	
血小板计数	●自动计数不能检测小的或特大的血小板 ●手工涂片可以排除试管内血小板凝集而导致的假性血小板减少
出血时间	●评估血小板与血管内皮的相互作用 ●出血时间延长可能出现在血小板减少症(<50 000)、血小板异常(如尿毒症)、血管性血友病(vWD)以及严重的纤维蛋白原缺乏 ●不能直接预测手术出血,在临床出血时使用受限
凝血酶原时间(PT)	●通过外源性途径和最终共同途径来检测纤维蛋白生成的有效性 ●组织因子、因子Ⅶ(外源性途径)、因子Ⅹ和Ⅴ、凝血酶原(因子Ⅱ)以及纤维蛋白原 ●因子Ⅶ、Ⅹ和凝血酶原是维生素K依赖性因子,可受香豆素影响。因此,PT可用于检测香豆素的抗凝治疗
国际标准化比值(INR)	●可以弥补PT检测的不足 ●INR = 患者PT/对照组PT
活化部分凝血活酶时间(aPTT)	●检测内源性(因子Ⅻ、Ⅺ、Ⅸ、Ⅷ)和共同途径(因子Ⅱ、Ⅴ、Ⅹ和纤维蛋白原) ●可用于监测肝素的效果以及评估除凝血因子Ⅶ和ⅩⅢ外所有凝血因子的缺陷

(待续)

凝血功能评估与检测(续)

凝血酶时间(TT)	• 测定血液样本的血浆中形成凝块的时间,检测时需要加入额外的凝血酶 • 如果患者接受肝素治疗,可应用来源于蛇毒液作为凝血酶(非肝素抑制)替代物 • 正常的凝血酶时间:10~15秒或与对照组相差5秒以内。正常蛇毒凝血酶时间:在15~20秒之间 • 凝血酶时间可被肝素、纤维蛋白分解物、因子XIII缺乏以及纤维蛋白原缺乏或异常时延长
活化凝血时间(ACT)	• 将活化剂(如硅藻土或瓷土)加入血液样本中,测定凝块形成的时间 • 在心血管手术中的关注时间点确认或监测肝素的效果
血栓弹性描记	• 血栓弹性描记可监测临床凝块的形成和分解,对凝血途径没有特异性 • 血栓弹性描记在临床上可反映有效止血,并指导输血和凝血因子治疗 • 将钙加入盛有含柠檬酸盐的血液样品的旋转杯中,可激活凝血反应。将一根杆插入杯中,并测定杆在杯中随时间的偏向 • 参数: ▸R值[~凝血时间(CT)]:第一次出现凝块征象的时间 ▸K值:从R结束到幅度等于20mm的时间 ▸α角(~纤维蛋白交联):血栓弹性描记的轨迹中点和切面的夹角 ▸最大幅度(MA)(~凝块最终强度) • 用血栓弹性描记在心脏手术中可以预测手术出血,指导创伤的输液治疗,减少输血需求
旋转式血栓弹性描记	• 和血栓弹性描记类似,但是有一个摆动杆插入盛血杯中(杯子不转动)。这个仪器对冲击和振动更有弹性 • 参数: ▸CT:从开始到2mm幅度的时间,受纤维蛋白形成、凝血因子或抗凝剂的影响 ▸凝块形成时间(CFT):幅度从2mm到20mm的时间的凝块形成速度受血小板功能和纤维蛋白原的影响 ▸凝块最大结实度(MCF):最大幅度(mm),凝块的结实度和质量受血小板、纤维蛋白原、因子XIII以及纤维蛋白溶解的影响 ▸最大溶解(ML):用MCF的百分比表示的30分钟时的幅度,受纤维蛋白溶解的影响

出血性疾病及凝血试验					
病变	凝血酶原时间(PT)	部分凝血活酶时间(PTT)	出血时间	血小板计数	凝血酶时间(TT)
维生素 K 缺乏/华法林	↑	↑	→	→	→
弥散性血管内凝血	↑	↑	↑	↓	↑
血管性血友病	→	↑	↑	→	→
血友病	→	↑	→	→	→
早期肝衰竭	↑	→	→	→	→
终末期肝衰竭	↑	↑	↑	↓	↑
尿毒症	→	→	↑	→	→
遗传性无纤维蛋白原血症	↑	↑	↑	→	↑
因子 V 缺乏	↑	↑	→	→	→
因子 X 缺乏,见于淀粉样紫癜	↑	↑	→	→	→
血小板功能不全	→	→	↑	→	→
巨血小板综合征	→	→	↑	↓	→

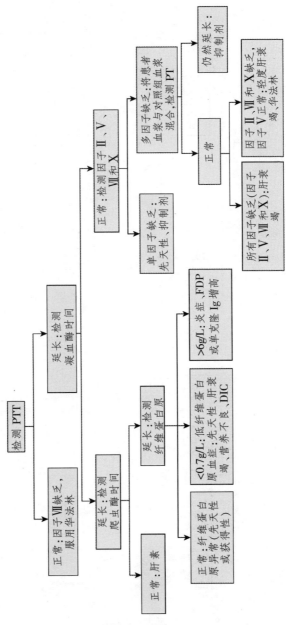

图 23-2　PT 延长

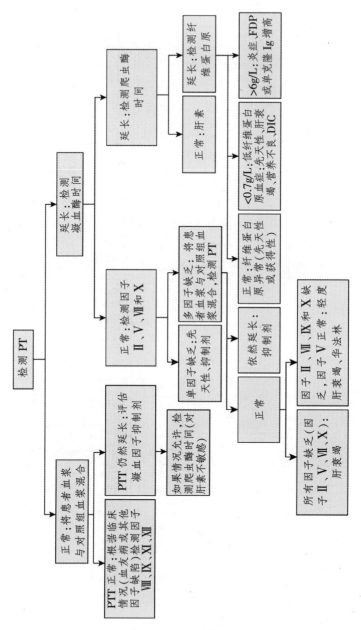

图 23-3 PTT 延长

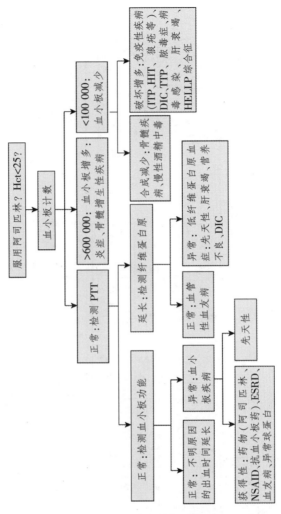

图 23-4   出血时间延长

出血素质

A. 遗传性出血性疾病

血友病

见下页表格。

疾病	病理生理学	术前	术中	术后	治疗
血友病 A（X 联锁性）	因子Ⅷ缺乏 •重度:<1% •中度:2%~5% •轻度:>6%	对于择期大手术,因子Ⅷ的水平应提高至 100% •成人初始输注 50~60U/kg •每 8~12 小时重复输注 25~30U/kg	•每 8~12 小时重复输注 25~30 U/kg	为了避免术后出血,应持续保持因子Ⅷ的水平高于 30% 2 周。对于骨或关节手术,需要 4~6 周替补治疗	如果没有因子Ⅷ,给予因子Ⅷ浓缩血浆或冷沉淀物。密切监测因子Ⅷ抗体(如果难治性的因子Ⅷ缺乏,唯一的治疗方法也许是活性因子Ⅶ[1])
血友病 B（Christmas 病）（X 联锁性）	因子Ⅸ缺乏 •重度:<1% •中度:2%~5% •轻度:>6%	对于择期大手术,因子Ⅸ的水平应提高至 100% •成人初始输注 100U/kg •每 12~24 小时重复输注 50U/kg	•每 12~24 小时重复输注 50U/kg	为了避免术后出血,应持续保持因子Ⅸ的水平高于 30% 2 周。对于骨或关节手术,需要 4~6 周替补治疗	如果没有因子Ⅸ,给予重组的因子Ⅸ血浆或冷沉淀的因子Ⅸ抗物。密切监测抗因子Ⅸ抗体(如果难治性的因子Ⅸ缺乏,唯一的治疗方法也许是活性因子Ⅶ[1])

[1] 有抗因子Ⅷ或Ⅸ抗体的难治性血友病,则在切开前 15 分钟给予激活的因子Ⅶ,然后每两小时给予 90~120 μg/kg。可与血液学专家讨论。

血管性血友病的分型

分型	病理生理学	出血时间	vWF:Ag	vWF:Rco	因子Ⅷc活化	多聚体	RIPA(时间)	治疗
1	血管性血友病因子(vWF)量不足	↑	↓	正常	正常	正常	↑	去氨加压素，vWF聚集
2A	缺乏高分子量多聚体而导致血小板依赖性vWF功能异常	↑↑	正常	↓	正常	无	↑↑	vWF聚集(首选)，去氨加压素
2B	vWF对血小板膜糖蛋白GPⅠb-Ⅸ高亲和性，血小板减少症	↑↑	正常	↓	正常	↓	↑	vWF聚集
2M	vWF对血小板膜糖蛋白Gp Ⅰb-Ⅸ亲和力降低，正常多聚体	↑↑	正常	↓	正常	正常	↑	vWF聚集(首选)，去氨加压素
2N	vWF与因子Ⅷ结合异常	正常	正常	正常	↓	正常	正常	vWF聚集(首选)，去氨加压素
3	vWF和因子Ⅷ的完全缺失	↑↑↑	无	无	<5%	无	↑↑↑	vWF聚集(首选)，去氨加压素

vWF剂量(外科预防):40~75IU/kg静脉注射，然后在8~12小时期间内给予重复剂量40~60IU/kg。
去氨加压素(DDAVP):50mL生理盐水含0.3μg/kg，静脉慢滴10~20分钟。

获得性出血疾病

疾病	病理生理学	治疗
维生素 K 缺乏、华法林用药过量	• 维生素 K 是合成因子 Ⅱ、Ⅶ、Ⅸ、Ⅹ 必需的 • 维生素 K 缺乏可由吸收障碍（肠道疾病，原发性胆汁性肝硬化、原发性硬化性胆管炎）或香豆素（华法林）治疗所致 • 测试：凝血酶原时间（PT）和国际标准化比值（INR）增加	• 用于华法林凝血障碍患者的治疗方法（见第 12 章）： • 需尽快纠重新或继续华法林治疗（例如，机械瓣）：不要用维生素 K；需用新鲜冰冻血浆（FFP） • INR 治疗： 　▸ <5（不出血）：减少/限制华法林 　▸ INR 5～9（不出血）：限制华法林；可用 1～2.5 mg 维生素 K，口服 　▸ INR >9（不出血）：限制华法林，并口服 2.5～5 mg 维生素 K 　▸ 明显出血或即将手术：10mg 维生素 K（静脉慢推）；每日重复 1 次，共 3 剂；出血严重应输新鲜冰冻血浆
肝衰竭	• 晚期肝病和肝硬化可导致循环系统中促凝血因子减少 • 门脉高压引起脾中血小板瘀滞血小板减少 • 抗凝血因子缺失导致血栓和高凝状态（即蛋白 C 和 S），尽管凝血试验指标增长	• 除非临床出血显著，否则不需手术高 INR（或需手术） • 术前 3 天每日给予维生素 K 10 mg（静脉慢推） • 如外科手术需快速纠正 INR，予新鲜冰冻血浆
特发性血小板减少性紫癜（ITP）	• 不明原因的血小板破坏增加	• 严重情况下，推迟择期手术 • 紧急情况下输注血小板和人血丙种球蛋白 • 常规监测，同时需特别注意术野的出血，术野的出血可能需要更多的血小板输入

麻醉管理：

- 全身麻醉或局部麻醉；如果优势大于风险，可以只进行周围神经阻滞；禁忌中枢神经阻滞
- 禁止用动脉管线给药，除非有正式指征
- 保护静脉。如果需要用中心静脉线，可以用颈内静脉（慎用股静脉，禁用锁骨下静脉）
- 需要行无创的插管：有气道血肿的风险
- 避免使用胃管、食管听诊器、导尿管，除非必需
- 避免血液稀释
- 避免肌肉注射
- 避免使用阿司匹林，使用非甾体类抗炎药时要与血液学专家讨论

血管性血友病

- 评估 MVP（15%）

（刘玲玲 译　于泳浩 校）

第 24 章

葡萄糖-6-磷酸脱氢酶（G6PD）缺乏症

Ruchir Gupta，MD

基础

葡萄糖-6-磷酸脱氢酶缺乏症的 X 连锁隐性酶缺乏导致红细胞溶血：

- 异常低水平代谢的酶参与磷酸戊糖旁路
- 在红细胞代谢中非常重要
- 引起非免疫性溶血性贫血（直接抗人球蛋白试验阴性）
- 新生儿黄疸伴核黄疸
- 溶血危象是诱因
- 更常见于非洲、欧洲南部、中东、东南亚和太平洋岛中南部患者

葡萄糖－6－磷酸脱氢酶缺乏症患者的病史和体格检查	
病史	**体格检查**
先前危象的治疗	发绀
葡萄糖－6－磷酸脱氢酶缺乏症的药物治疗	黄疸
近期疲劳史	尿色深
尿色深病史	
主诉腰椎或胸骨后痛	
近期用药史(特别是近期服用过诱发该疾病的药物)	

术前

- 详细询问病史,并做全面的体格检查
- 避免诱因:
  - 疾病:
    - 感染(体温高)
    - 应激反应
    - 酸毒症
    - 高血糖(糖尿病酮酸中毒可诱发贫血)
  - 食物:蚕豆
  - 药物:
    - 抗疟药:伯氨喹、帕马喹、氯喹
    - 磺胺类药:磺胺、磺胺甲恶唑磺胺米隆、磺噻唑、氨苯砜
    - 亚甲蓝、甲苯胺蓝
    - 药物引起高铁血红蛋白血症:苯坐卡因、利多卡因、阿替卡因、丙胺卡因
    - 某些镇痛剂:阿司匹林、非那吡啶乙酰苯胺
    - 萘啶酸、呋喃妥因
    - 三硝基甲苯
    - G6PD 缺乏的患者应避免接触萘(一种用于工业去除油脂的化合物)
- 给予苯二氮䓬预防/治疗焦虑

术中

A.监测

体温监测:

• 避免体温过高

需要输血时至少有两条静脉通路

导尿管:密切监测尿液有无溶血性贫血的指征(深色尿液)

B.诱导

• 与监控麻醉护理(MAC)和区域麻醉相比,全身麻醉的常规麻醉护理没有限制

• 避免用可能导致高铁血红蛋白症的局部麻醉药[丙胺卡因、对氨基苯甲酸乙酯、利多卡因(罕见)]

C.护理

• 避免使用诱发性药物

• 用抗生素,严格无菌操作避免感染

• 用阿片类药物或神经阻滞剂提供适当镇痛(应激是诱因时)

术后

• 适当镇痛

• 临床体征(疲劳、发绀)将发生在诱因出现后 24~72 小时

• 实验室检查:
  ➢ 外周血涂片:"裂红细胞"和网状红细胞
  ➢ 变性血红蛋白包含在红细胞内 = 海因茨小体
  ➢ 乳酸脱氢酶升高
  ➢ 未结合胆红素升高
  ➢ 结合珠蛋白水平下降
  ➢ 直接抗人球蛋白试验结果应该是阴性(当溶血不可避免时)
  ➢ 尿中有含铁血黄素和尿胆素原表明慢性血管内溶血

• 应告知出院后患者,如果出现症状和体征应就医检查

• 治疗急性溶血性贫血时,应停用诱发药剂并且进行液体置换和利尿剂以保持充足的尿量排出

• 严重病例多需要血液输注

建议与忠告

全身麻醉时很难注意到 G6PD 缺乏症引起的溶血性贫血体征；术后应密切监测症状和体征。

（刘玲玲 译　于泳浩 校）

第 25 章

糖尿病

Jennifer Wu, MD, MBA, Arthur Atchabahian, MD

病理生理学			
	1 型	2 型	妊娠糖尿病
发病率	2005 年,0.4% 的人口患病	2005 年,0.7% 的人口患病	4% 的妊娠妇女患病
发病时间	通常在 30 岁前	随年龄增长而增长	
危险因素	遗传、环境	肥胖、遗传	肥胖
病理生理学	β 细胞自身免疫破坏导致胰岛素缺乏	胰岛素抵抗、葡萄糖生成增加	催乳素引起胰岛素抵抗
并发症	糖尿病酮症酸中毒（DKA）	高渗性高血糖昏迷	先天性畸形、死产
结果	•眼睛:白内障、视网膜病变、失明 •血管:冠状动脉疾病、周围血管疾病 •肾脏:在美国可引起肾衰竭 •神经系统:周围神经病变、自主神经病变 •胃肠道:胃排空延迟 •注意:高血压加速微血管病和大血管病		•大部分患者的症状产后消失 •发展成为妊娠后糖尿病的概率为 30% ~ 60%

治疗

见下页表格。

治疗					
胰岛素	磺酰脲类	二甲双胍	阿卡波糖（一种胃肠道α-糖苷酶抑制剂）	噻唑烷二酮类（曲格列酮,罗格列酮,吡格列酮）	氯固苯酸类（瑞格列奈、那格列奈）
作用机制 合成代谢的激素	刺激内源性胰岛素分泌	•抑制糖异生 •增加骨骼肌糖摄取	降低碳水化合物的吸收	激活过氧化物酶体增殖物-激活受体	增加胰岛素分泌
低血糖 是	罕见	没有	没有	没有	是
并发症 低血糖,高剂量可能导致动脉粥样硬化	低血糖	术前乳酸中毒的风险；肾清除率	胃肠道紊乱	体液潴留	体重增加
手术前要做什么？ 给予一半剂量的长效胰岛素；术前监测血糖；静脉注射胰岛素比皮下注射更易吸收	禁食时避免低血糖	术前1~2天避免乳酸中毒	保持禁食；禁食时无益	用到术前2天,以避免体液潴留	

并发症		
糖尿病酮症酸中毒（DKA）（详见第210章）	非酮症高渗性昏迷（NKHC）（详见第211章）	低血糖
诱因 ·胰岛素依从性差的患者 ·应激状态，例如抑郁、心肌梗死 ·应激导致抗调节激素增加，从而引起胰岛素抵抗	·NIDDM患者不会因DKA发病，因为循环中胰岛素水平足够阻滞生酮作用，但会增加NKHC风险 ·由应激或药物（包括皮质醇）引起	缺乏葡萄糖时摄取胰岛素和（或）口服制剂 分泌应对低血糖的抗调节激素，包括肾上腺素、胰高血糖素、生长激素和皮质醇
诊断 ·IDDM患者出现代谢性酸中毒和高血糖 ·尿酮检查确诊	严重高血糖（>1000mg/dL）足以诊断 血浆渗透压 >320mOsm/kg 缺乏尿酮	
症状和体征 ·恶心、呕吐、腹痛 ·脱水引起心动过速和低血压 ·嗜睡	2型DM患者多见于老年人 恶心/呕吐 肌无力和抽筋 多尿之后少尿 轻度高热 意识错乱、昏睡、突发疾病、轻偏瘫、昏迷	通常在血糖降到30～50mg/dL时发作 出汗，心动过速，精神状态改变，癫痫发作
治疗 见第210章	见第211章	口服15g碳水化合物（180mL果汁） 液体复苏（1～2小时给予1～2L NS） 25mL 50%葡萄糖[每毫升50%葡萄糖可使70kg(体重)的患者BS升高2mg/dL] 1mg胰高血糖素IV或15～30分钟内出现胰岛素反应

术前

- 气道评估：
  - 组织的糖基化会引起关节僵硬综合征；寰枕关节和颞下颌关节的僵硬会使喉镜检查变得困难；祈祷征评估（当双手合十如祈祷样时，双手手掌和手指无法完全重合）
- 实验室检查：
  - 全血细胞计数、代谢、尿液分析
  - 指血血糖的基线
  - 糖化血红蛋白（HbA1c）：
    - 目标 <7.5%
    - 平均血糖富集超过 60 天的指征
    - 视网膜病变、肾病、神经病变即可达更高水平
- 心脏评估：
  - HTN（血流动力学不稳定风险）
  - 缺血性心脏病是术前患病的最常见原因
  - 做 EKG 检查；考虑是否对冠状动脉性心脏病做进一步检查，因为像缺血常常是隐匿性的
- 自主神经病、胃轻瘫：
  - BP 和 HR 直立性改变：
    - 直立性改变的血压降低超过 20/10 mmHg
    - 直立性改变伴发的症状是站立时眩晕或意识丧失
  - QT 易变
- 对于糖尿病酮症酸中毒患者，如果操作没有出现意外，术前会很平稳
- 用药：
  - 继续口服降糖药直到手术前一天晚上
  - 二甲双胍应该在术前两天停用，因为有乳酸酸中毒危险
  - 小剂量 SQ 普通胰岛素可用于治疗高血糖。普通胰岛素的作用在2～4 小时达峰值
  - 短时间小手术可持续应用胰岛素泵。长时间或复杂的手术，术前应将胰岛素输注改为静脉注射并进行血糖监测

麻醉

- 如果怀疑胃轻瘫,在诱导前应考虑给予非微粒抗酸剂(双枸橼 30mL)
- 对于缺血性神经病变,术中高血糖不利于伤口愈合和康复;术中血糖浓度应保持正常(但应避免低血糖);最好在为 FS 设置的专用基线输注胰岛素
- 存在自主神经病变的患者对低血糖不会有预计的正常症状反应,很少能维持核心体温,并且在急性心肌梗死时可能没有疼痛
- 猝死综合征可发生于自主神经病变的患者;应用肾上腺素

术后

- 术后监测指血血糖,必要时恢复 SQ 胰岛素应用(见下文)
- 如果患者禁食,则考虑静脉输注右旋糖酐以预防低血糖

住院糖尿病患者的推荐治疗方案

A.基础食物疗法(推荐)
- 停用口服抗血糖药
- 开始用全天胰岛素剂量
  - 如果入院时血糖为 140~200mg/dL,每天需要用胰岛素 0.4U/kg
  - 如果入院时血糖为 201~400mg/dL,每天需要用胰岛素 0.5U/kg
  - 给予甘精胰岛素(长效)全天剂量的一半和谷赖胰岛素(中效)全天剂量的一半
  - 每天 1 次,同时给予甘精胰岛素
  - 在每餐之前给予 1/3 剂量的谷赖胰岛素。如果患者不能进食,应维持谷赖胰岛素治疗
- 补充胰岛素:
  - 每餐前和睡觉前(如果是 NPO 每 6 小时一测)测量一次血糖
  - 血糖 >140mg/dL,根据可调用药方来补充注射谷赖胰岛素
  - 如果患者饮食正常或大致正常,则在每餐前和睡觉前按"常规"量补充谷赖胰岛素
  - 如果患者不能进食,每 6 小时(6 – 12 – 6 – 12)按"胰岛素敏感型"剂量补充谷赖胰岛素
- 胰岛素适应:

> 如果禁食或者无低血糖,每天的平均血糖 > 140mg/dL,则应每天增加 20% 谷赖胰岛素剂量
> 如果患者发生低血糖(< 70mg/dL),则应每天降低 20% 谷赖胰岛素

B.普通胰岛素的可调用的方案(简单但控制效果较差)

• 停用口服抗血糖药
• 如果患者饮食正常或大致正常,则在每餐前和睡觉前按"常规"量给予胰岛素
• 如果患者不能进食,每 6 小时(6 - 12 - 6 - 12)按"胰岛素敏感型"剂量给予常规胰岛素
• 胰岛素适应:
  > 每餐前和睡觉前(如果是 NPO 每 6 小时一测)测量一次血糖
  > 如果禁食和餐前血糖持续 > 140mg/dL 的无低血糖,应将胰岛素用量从"胰岛素敏感型用量"增加至"普通型用量"或从"普通型用量"增加至"胰岛素抵抗型用量"。如果患者发生为低血糖(< 70mg/dL),应将胰岛素用量从"胰岛素抵抗型用量"减少至"普通型用量"或从"普通型用量"减少至"胰岛素敏感型用量"。

补充胰岛素用量			
血糖浓度(mg/dL)	胰岛素敏感型	普通型	胰岛素抵抗型
>141 ~180	2	4	6
181 ~220	4	6	8
221 ~260	6	8	10
261 ~300	8	10	12
301 ~350	10	12	14
351 ~400	12	14	16
>400	14	16	18

建议与忠告

• 目标包括避免低血糖,过度高血糖和电解质紊乱
• 过度控制血糖会引起低血糖

(刘玲玲 译　于泳浩 校)

第 **26** 章
肝功能衰竭
Ruchir Gupta，MD

主要病因

- 乙醇
- 乙型肝炎病毒、丙型肝炎病毒、丁型肝炎病毒
- 血色素沉着病、Wilson 病
- 自身免疫病、遗传病(胆道闭锁，$\alpha-1$ 抗胰蛋白酶缺乏症等)

术前

肝病全身症状评估	
系统	**特征**
心血管系统	CO 增加，TBW 增加但血容量相对不足，低 SVR
代谢	低钾血症、低钠血症、低蛋白血症、低血糖、骨骼肌消瘦、严重皮肤肿胀、脂肪组织缺失
呼吸系统	动静脉分流增加、低 FRC、胸膜积液 肝肺综合征——明显的肺动脉高压伴动静脉分流。直立性低氧血症和斜卧呼吸(直立时去饱和及呼吸困难)
胃肠系统	腹水、门静脉高血压、食管静脉曲张、脾功能亢进 自发性细菌性腹膜炎——在无症状患者中革兰阳性，而有症状患者通常是革兰阴性(大肠杆菌、克雷白杆菌)
肾脏系统	肝肾综合征——肝功能衰竭患者的肾功能恶化而导致少尿： •病因未知(可能因为肝脏未清除肾毒素所致) •肝移植可以解决 •可能需要术中、术后透析
血液系统	贫血、凝血病(凝血因子 Ⅱ、Ⅴ、Ⅶ、Ⅹ减少，PT 增高)，血小板减少

(待续)

肝病全身症状评估(续)	
神经系统	脑病——病因多样:假性神经递质,移植后炎症;乳果糖(加速 GI 传输会减少假性神经递质吸收),新霉素(消灭产氨细菌),低蛋白饮食(蛋白质分解产生氢减少) West Haven 标准: • 1 级——知觉,欣快感或焦虑轻度缺失,注意时间缩短,加减运算能力降低 • 2 级——昏睡或冷淡,时间或地点轻度定向障碍,人格轻度改变,行为异常 • 3 级——嗜睡至半昏迷,但对言语刺激有反应,意识模糊;严重定向障碍 • 4 级——昏迷(对言语刺激或有害刺激无反应) ▸ 可能在数小时内便可从 1 级转变为 2/3 级。治疗重点是清除颅内压增高的病因(头抬起、过度换气、渗透性利剂)
药物代谢动力学及药效学	大多数药物增加表观分布容积 减少蛋白质结合和增加游离药物分数

• 评估全部的严重性肝脏疾病

肝损害程度的 Child-Pugh 分级

变量	无(1 分)	轻度(2 分)	中度(3 分)
腹水	无	轻度	中度
胆红素	<2	2 ~ 3	>3
清蛋白	>3.5	2.8 ~ 3.5	<2.8
凝血酶原延长时间	<4	4 ~ 6	>6
脑病	无	轻度	重度

得分	2 年存活率(%)	大型腹部手术死亡率风险(除外肝移植)(%)
5 ~ 6	85 ~ 100	10
7 ~ 9	60 ~ 80	30
10 ~ 15	35 ~ 45	50 ~ 70

- 如果择期手术,先纠正患者的异常情况:
  - ➤ 减少腹水
  - ➤ 纠正电解质异常(低钾血症和低钠血症)
  - ➤ 检测是否合并肾功能不全(如果出现肝肾综合征,可能需要在术中或术后透析)
  - ➤ 提高营养状态:
    - ■ 如果患者是全胃肠外营养(TPN),术中或术后应继续应用
  - ➤ 如果患者有血色素沉着病或酒精性心肌肥大:
    - ■ 评估心脏功能(TTE)
    - ■ 可能存在心脏传导异常
- 术前治疗:
  - ➤ 继续 β - 受体阻断剂治疗(如果是门静脉高血压)
  - ➤ 如果需要麻醉前用药,选择羟嗪类优于苯二氮䓬类;若合并脑病,则避免麻醉前用药

麻醉

全麻优于局麻,但是局麻可以在凝血异常情况下实施。即使凝血异常,有经验的医师也可以在"可压缩的"间隔(不是锁骨下、腰大肌间隔或坐骨神经阻滞)进行表面神经阻滞。

A. 监测
- 大型手术应考虑"A"形切口(因为低 SVR 而血流动力学不稳定)
- 大口径 IV(室间隔)和(或)CVL 应该应用于继发性凝血异常时的血制品快速输注
- 如果血液快速丢失在意料之中,应备有快速输血装置
- NGT 是相对禁忌证,特别是如果出现食管静脉曲张

B. 诱导
- 应用丙泊酚或依托咪酯,但是要备有血管收缩剂(例如,去氧肾上腺素)以防血压突然下降
- 如果可能,避免应用苯二氮䓬类

C. 术中
- 抗生素治疗:避免应用氨基糖苷类

- 考虑含糖液静脉输注;经常监测血糖和电解质
- 进行专业护理以防止感染(免疫抑制)
- 如果条件允许,应预防肝炎
- 首选顺式阿曲库铵用于神经肌肉阻滞,因为其排出不依赖于其他脏器
  - ➤ 避免用组胺释放类药物(阿曲库铵、美维库铵)以防血压过度下降
- 因阿片类药物的清除率下降,所以应使阿片类药物用量最小化;如果是小手术,则选用瑞芬太尼
- 监测熵指数和神经肌肉阻滞,以便使药物剂量和恢复时间最小化
- 维持 PT > 40%、新鲜冰冻血浆中纤维蛋白原 > 0.8g/L、血小板计数 > 50 000(开颅术血小板计数 > 100 000)
- 降低血管收缩剂敏感性。利用去甲肾上腺素输注,如果需要 > 50mg 的麻黄碱。对液体制剂 b/o 血管扩张剂反应差

术后

- 要特别注意电解质变化
- 如果发生大量体液置换和输注,应考虑延迟拔管
- 监测凝血功能以纠正可以导致术后出血的任何异常
- 避免应用对乙酰氨基酚(肝毒性)和非甾体类抗炎药(肾毒性)
- 如果严重肝衰,应延长吗啡药的用药间隔
- 如果是酒精性肝炎,应考虑预防震颤性精神错乱
- 出现急性肝功能恶化,必须进行紧急肝移植(禁忌证:严重心血管疾病、系统感染、肝外恶性肿瘤、严重精神/神经性疾病、缺乏内脏静脉流入系统)

建议与忠告

- 由于代谢异常,肝脏清除药物可能出现延迟效应
- 与清蛋白结合的药物游离分数高(低剂量)
- 腹水会降低功能残气量,使患者去饱和时间缩短

(刘玲玲 译　于泳浩 校)

第 **27** 章

慢性肾衰竭

Gebhard Wagener，MD

病理生理学

肾衰竭累及的器官系统	
神经系统	• 尿毒症脑病 • 取决于血尿素氮的增加率，而不是绝对值 • 外周和自主神经系统疾病
心脏系统	• 尿毒症心包炎（罕见） • 高血压 • 左心室肥大和充血性心力衰竭（CHF）
呼吸系统	• 容量过载和肺水肿
胃肠道系统	• 胃排空延迟

肾脏系统	• 腹水
	  ▸ 肾碳酸氢盐丢失可致非阴离子间隙性酸中毒和高氯血症
	  ▸ 高磷酸血症可致阴离子间隙性酸中毒
	• 高钾血症
	  ▸ 急性酸中毒导致恶化（pH 值下降 0.1 使 K^+ 增加 0.5mEq/L）

血液系统	• 正常红细胞性、正常色素性贫血
	• 尿毒症性血小板功能障碍和凝血病
	  ▸ 内皮释放受损的血管性血友病因子（vWF）会使血小板活化受损
	  ▸ 去氧加压素（0.3μg/kg）可释放内源性 vWF，具有治疗作用

免疫系统	• 由于骨髓发育不良导致的免疫抑制 • 导管相关性感染 • 腹膜透析可致腹膜炎
其他	• 血管入路 • 隧道式透析导管（血管导管） • 双腔中心静脉导管（血管导管） • 动静脉（AV）瘘和分流

术前评估

A.病史

- 患者已经透析多长时间了?
- 最近一次透析是什么时候?
- 最近一次透析至今多久了?
- 在最近一次透析期间是否出现什么问题,比如低血压、液体排出障碍、眩晕?
- 最近有没有发热、寒战或感染?
- 准备腹膜透析:最近一次腹腔充盈或排空是什么时候?

B.体格检查

- 检查分流部位和听诊分流
- 评估 CHF 和神经病变体征
- 进行腹膜透析应检查腹部

C.化验

- 全血细胞计数(贫血)、血清生化(K^+,BUN,M^{2+},磷酸盐)、凝血分析
- ECG(心肌病、尿毒症性心包积液低电压)
- X 线胸片(肺水肿、腹水、导管的位置、心肌病)

安排在手术前一天透析。

如有需要,在血液透析期间给予红细胞输注。

继续腹膜透析直到手术。

麻醉

A.区域麻醉

- 如果没有凝血障碍
- 记录已有的神经病变
- 交感神经切除术可能会加重自主神经功能障碍和低血压

B.全身麻醉

- 体位
    - ➢注意瘘管,仔细定位手臂

- 诱导
  - 给予最小剂量镇静药物
  - 如果疑有胃排空延迟,则行快速连续诱导
  - 如果术前 K^+ <5mEq/L 可应用琥珀酰胆碱
  - 避免应用罗库溴铵或维库溴铵;神经肌肉阻滞首选顺式阿曲库铵
- 输液
  - 小型手术最小量输液
  - 大中型手术:
    - 用乳酸盐林格液或其他平衡盐溶液,而不是生理盐水补充丢失的体液(血液丢失和不敏感的体液丢失)
    - 生理盐水会引起高氯酸中毒,从而加重高钾血症,并可能妨碍拔管
- 药物
  - 正常代谢(不依赖肾功能)
    - (顺式)阿曲库铵、琥珀酰胆碱、艾司洛尔、瑞芬太尼
  - 滴定其他所有有效药物:
    - 维库溴铵、罗库溴铵、芬太尼、咪达唑仑、氢吗啡酮
  - 避免(或小心滴定)经肾脏代谢的药物:
    - 吗啡、维库溴铵、哌替啶、咪达唑仑
  - 七氟烷相对安全,但应避免新鲜气体流量过低
- 拔管
  - 对于病程长的病例,拔管前应检查动脉血气
  - 如果出现明显的代谢性(阴离子间隙)酸中毒:患者要维持插管,在 HD 治疗之后再拔管
    - 代谢性酸中毒可能引起过度换气以维持正常的 pH 值,并可导致虚脱和呼吸衰竭

术后

小型手术(和一些中型手术):
- 按计划行血液透析
- 无禁忌证手术当天可出院回家

大部分中型手术和所有大型手术:
- 手术后数小时行血液透析

- 密切观察 24~48 小时
- 预防体液过载和肺水肿
- 监测高钾血症

建议与忠告

高钾血症的治疗(从最快到最慢)

钙:
- 不影响 K^+ 水平,但可抵消高钾血症时心肌的作用
- 经中心静脉输注(外渗可导致严重后果)
- 2~5 分钟静脉输注 1g 的 $CaCl_2$

胰岛素 - 葡萄糖:
- 用 ATPase 泵使钾进入细胞内
- 静脉推注 10 IU 胰岛素和 25~50g 葡萄糖
- 随时检查血钾和葡萄糖水平,若出现高血糖考虑给予胰岛素

碳酸氢钠:
- 渗透性容量负荷可能会加重肺水肿和 CHF
- 对于插管和过度换气的患者,应在 15~20 分钟内缓慢给予 50~100mEq 碳酸氢钠
- 产生的 CO_2 会弥散到细胞内,将会转化为碳酸,从而引起反常的细胞内酸中毒
- 肾衰竭患者尽可能不用

β-2 激动剂:
- 激活 Na^+/K^+-ATPase,转移 K^+ 进入细胞内(2 小时内)
- 可引起穿透性心动过速
- 沙丁胺醇:通过喷雾器在 10 分钟内给予 10~20mg
- 肾上腺素输注 $0.05\mu g/(kg \cdot min)$(对晚期肾衰竭的作用不可预料)

过度通气:
- 过度通气以提高 pH 值:降低 H^+ 迫使钾离子进入细胞内
- pH 值每升高 0.1 可使 K^+ 降低 0.5mEq

降钾树脂:
- 钠钾交换的树脂
- 每 6 小时灌肠 0.5g/kg

- 不适用于严重危及生命的高钾血症

肾脏替补治疗：
- 除钾很有效
- 连续性肾脏替补治疗可能不能迅速起效（低血流和透析液流量），但是在术中更可行
- 如果没有排除体液并以碳酸氢盐替代乙酸盐作为缓冲剂，间歇血液透析是安全的，不会出现低血压

避免大量红细胞输注伴随的高钾血症：
- 术前用红细胞回收机洗涤红细胞可去除细胞外的钾
- 在手术室附近冷却这些洗涤红细胞；如果高钾血症加重，但是大出血又需要持续输入红细胞，则需输注

（刘玲玲 译　于泳浩 校）

第 **28** 章
急性肾损伤

Elrond Teo，MBBS，Gebhard Wagener，MD

病理生理学

见图 28 - 1 至图 28 - 3。

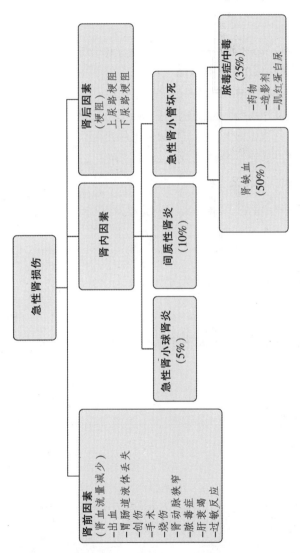

图 28-1 引起急性肾损伤的原因

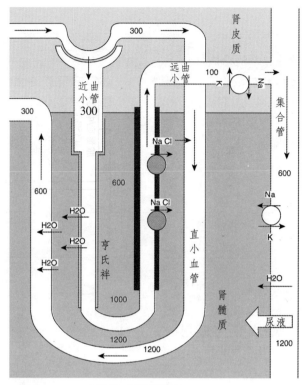

图 28-2　肾脏的解剖和生理

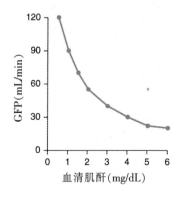

血清肌酐与肾小球滤过率 (GFR) 的关系为非线性。血清肌酐增加可以反映 GFR 的降低。

图 28-3　肾小球滤过率 (GFR) 和血清肌酐的关系

术前

A.肾小球滤过率的评估

- 仅用于稳定状态下,也就是说急性肾衰竭(ARF)时不进行评估
- 如果是 ARF,应该监测肌酐清除率;用 2 小时清除率进行 24 小时监测

肾病限制日常饮食研究(MDRD)的公式:

估计肌酐清除率

$$= 186 \times (\frac{\text{肌酐}}{88.4})^{-1.154} \times (\text{年龄})^{-0.203} \times \text{性别} \times \text{种族}$$

性别	女性(0.742)	男性(1)
种族	黑人(1.21)	非黑人(1)

Cockroft-Gault 公式:

估计肌酐清除率(mL/min)

$$= \frac{[140 - \text{年龄(岁)}] \times \text{体重(kg)}}{0.814 \times \text{肌酐}} \times \text{性别}$$

性别	男性(1)	女性(0.85)

慢性肾病的分期		
分期	描述	GFR[cm^3/(min · 1.73m^2)]
1	肾损伤,GFR 正常或升高	>90
2	肾损伤伴轻度 GFR 降低	69 ~ 89
3	GFR 中度降低	30 ~ 59
4	GFR 严重降低	15 ~ 29
5	肾衰竭	<15 或透析

血清肌酐水平升高患者的临床处理

A.术前评估

- 评估肌酐清除率
    - ➤ 用 Cockroft-Gault 或 MDRD 公式进行评估
- 判断急性或慢性
    - ➤ 既往血清肌酐值
    - ➤ 是否为突然升高
- 病因
    - ➤ 低灌注：
        - ▪ 心源性休克
        - ▪ 感染和败血症
        - ▪ 血容量低
    - ➤ 肾毒性损伤：
        - ▪ 造影剂
        - ▪ 氨基糖苷类
        - ▪ 钙调磷酸神经酶抑制剂（他克莫司/FK-506 或环孢霉素）
    - ➤ 其他原因
    - ➤ 尿路感染
    - ➤ 肾后性梗阻

B.术前处理

- 患者禁食水时应注意维持体液
- 考虑预防措施，尤其是要进行放射性操作：然而目前尚未证实何种措施是有效的（见下文）：
    - ➤ 碳酸氢钠
    - ➤ N－乙酰半胱氨酸

C.术中管理

- 考虑采用有创监测：排尿量未必是充分灌注的可靠指标
    - ➤ 肺动脉导管
    - ➤ 术中经食管超声心动图
- 精细的体液管理：

> ➢ 体液缺失、维持和失血量
> ➢ 相比生理盐水,乳酸林格液引起酸中毒(和高钾血症)的概率更小
- 避免进一步损伤:
  - ➢ 尽可能少用(低渗性)造影剂
  - ➢ 避免低血压:维持血压在基础血压(而不是"正常血压")附近
- 临界肾功能/前期大出血,以及高钾血症的可能性:
  - ➢ 经常检测血钾水平和 pH 值
  - ➢ 备好胰岛素/葡萄糖
  - ➢ 维持充足的钙水平
  - ➢ 考虑术中行连续静脉 – 静脉血液透析(CVVHD)

麻醉

引起肾损伤的原因		
术前	术中	术后
慢性肾功能不全		
合并肝脏疾病		
术前应用造影剂		
术前给予肾毒性药物		
低血容量:禁食水		
	体外循环	
	主动脉阻断	
	低血压、低血容量	
	血管收缩药	
	肾毒性药物:氨基糖苷类、非甾体类抗炎药(NSAID)	
		肾毒性药物
		钙调磷酸酶神经酶抑制剂:他克莫司(FK-506)或环孢霉素

A.术后

急性肾损伤的诊断标准(见图 28 – 4)。

肾功能的急剧衰退(48 小时内)目前定义为:血清肌酐水平(绝对值)升高 ≥0.3mg/dL(≥26.4μmol/L),血清肌酐升高百分比≥50%(基础水平的1.5 倍)或尿量减少[超过 6 小时有记录的少尿或尿量少于 0.5mL/(kg·h)]。

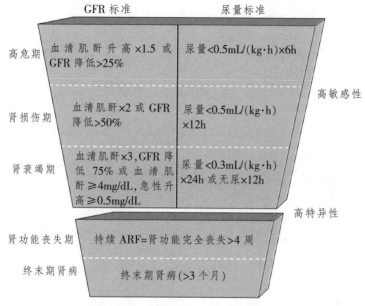

肾功能风险、损伤、衰竭、丧失以及终末期肾病(RIFLE)的诊断标准。此图所示的阶梯系统是一个基于现有数据推算出的敏感性较高的分级系统，它表明肌酐的微小变化都会对预后产生一定影响。在这个分级系统中，一个标准(肌酐或尿量)代表一个阶梯等级。对于肾移植手术(RRT)患者来说，由于其指征和时间点变化较大，所有肾移植患者都归类为 3 级(衰竭)，而不考虑其正在进行肾移植手术时的分级。GFR,肾小球滤过率;ARF,急性肾功能衰竭。(Reproduced from Critical Care 2004, 8:R204. © 2004 Bellomo et al. This article is online at: http://ccforum.com/content/8/4/R204.)

图 28-4　急性肾损伤网络工作小组(AKIN)诊断标准

尿电解质和尿量减少		
	急性肾小管坏死(ATN)	肾外性氮血症
尿渗透压(mOsm/L)	250~300	>400
尿/血浆渗透压比值	1:1	>1.4:1
尿/血浆肌酐比值	<2:1	>50:1
尿钠(mEq/L)	>80	<20
钠排泄分数(FeNa)(%)	>3	<1

建议与忠告

预防或减轻急性肾损伤的策略：
- 排除肾后性因素：
  - 导尿管梗阻/错位：
    - 膀胱超声检查
  - 由肾结石或肿瘤引起的肾盂积水：
    - 肾脏超声检查
- 预防进一步损害：
  - 维持等容
  - 避免使用肾毒性药物
  - 避免不必要的放射性强化检查
  - 维持血压
- 鉴别高危患者：
  - 评估术前 GFR，患者的估计肾小球滤过率(eGFR) <60mL/min 时应引起特别注意
  - 血清肌酐水平的微小变化可能表明 GFR 显著改变
- 干预：要考虑到接下来采取的干预措施，然而除了水化疗法外，没有其他的干预被证明是有效的
  - 水化：在肾出现损伤前 24 小时内补液 0.5mL/(kg·h)
  - 髓袢利尿剂/呋塞米：1~5mg/h 静脉输注，或单次静脉给予负荷量 20~80mg：

- 不利于肾功能的改善,反而会引起肾毒性。可能会将少尿性 ARF
    变成无尿性 ARF,对预后的影响不明
  - 甘露醇:可能是无效的;在出现肾损伤前于 60 分钟内静脉给予 25g
    甘露醇
  - 乙酰半胱氨酸:可能是无效的;先静脉输注 100～150mg/kg 的负荷
    量,之后 4～24 小时内以 10～20mg/(kg·h)的速度给药
  - 碳酸氢钠:可能对预防造影剂肾损伤有效;5% 葡萄糖中加 154mEq/L
    碳酸氢钠溶液:注射造影剂前以 3mL/(kg·h)速度给药 1 小时,之后
    在造影中和造影后 6 小时以 1mL/(kg·h)的速度给药
  - 多巴胺:无效,患者的血浆药物水平和心率反应多变

(刘玲玲 译　于泳浩 校)

第 29 章

帕金森病

Mark S. Tinklepaugh, MD

基础

- 以基底神经节多巴胺神经系统功能减退为特征的一种常见神经系统变性疾病
- 病因
  - 通常认为原发性帕金森病是环境因素与遗传因素作用的结果
  - 吸烟与帕金森病的发病率呈负相关,而农药暴露与其发病率呈正相关
- 患病率和发病率
  - 美国 100 万人群中每年新增病例约 50 000 例
  - 平均发病年龄为 60 岁

- 主要症状
  - 静止性震颤
  - 强直
  - 运动迟缓
  - 慌张步态
  - 姿势不稳
- 其他体征
  - 自主神经功能障碍(直立性低血压,胃食管反流病,流涎,痛性痉挛)
  - 咽喉运动受累引发的误吸(最常见的致死原因)
  - 呼吸系统受累(胸壁强直、混合性通气障碍、对低氧血症的反应降低)
  - 痴呆
  - 抑郁
  - 眼动危象
- 治疗
  - 治疗目标:抗胆碱能药或多巴胺受体激动剂降低胆碱功能活性
  - 左旋多巴
    - 左旋多巴在近端小肠吸收
    - 经多巴脱羧酶的作用产生多巴胺
    - 5%～10%的左旋多巴通过血脑屏障;外周血中剩余的左旋多巴转化为多巴胺
    - 副作用有恶心呕吐、血管收缩、低血容量、低血压、心肌去甲肾上腺素储备减少
    - 左旋多巴的补充治疗导致内源性多巴胺产生减少
    - 外周多巴脱羧酶抑制剂(卡比多巴)与左旋多巴(Sinemet®)联合应用能够减少左旋多巴在外周代谢,从而减少副作用的发生
    - 恩他卡朋,一种儿茶酚－O－甲基转移酶抑制剂,可以单独使用(Comtan®)或与卡比多巴及左旋多巴(Stalevo®)联合应用,以减少左旋多巴在外周代谢
    - 金刚烷胺(Symadine®)促进多巴胺在纹状体中释放
  - 多巴胺受体激动剂
    - 与脑内突触后受体相结合
    - 年轻患者的首选药物,因其能推迟运动并发症的发生

- 副作用包括嗜睡、失眠、恶心、幻觉以及培高利特(Permax®)和卡麦角林(Dostinex®、Cabaser®)导致的心脏瓣膜纤维样变性
- 其他多巴胺受体激动剂包括溴隐亭(Parlodel®)、普拉克索(Mirapex®)和罗匹尼罗(Requip®)
- 另一种激动剂——阿扑吗啡是唯一可注射药物(皮下注射,非静脉注射)

➢ 单胺氧化酶 B 抑制剂:
- 增强左旋多巴外周生物利用率。常用的有司来吉兰(Eldepryl®、Emsam®、Zelapar®)和雷沙吉兰(Azilect®)

➢ 脑深部电刺激术(DBS):
- 适用于药物治疗效果不足时
- 植入脑内深部电极的起搏器能刺激基底神经节丘脑底核(见第 102 章,清醒开颅手术)

术前

- 术前评估神经系统有益于建立认知能力基线及协助围术期准备
- 术前应使用帕金森病治疗药物和格隆溴铵(甘罗溴铵®)(减少流涎及迷走神经张力)
- 左旋多巴的半衰期短(1~3 小时),无静脉注射制剂
- 长时间非胃肠手术可考虑留置胃管补充左旋多巴
- 继发于胃食管反流、流涎和上呼吸道肌肉功能障碍的误吸和喉痉挛是主要的问题
- 禁用吩噻嗪类、氟哌利多和甲氧氯普胺(Reglan®),因其拮抗多巴受体加重锥体外系症状

术中

- 局麻与全麻
  - ➢ 首选局麻
  - ➢ 继发于自主神经功能障碍和多巴胺能激动剂的舒血管作用的低血压是主要问题
  - ➢ 局麻可以减少术中阿片类药物剂量,但会增加术后幻觉和意识模糊

的可能性(8 倍)

- 全麻
  - ➢ 骨骼肌僵硬致插管困难
  - ➢ 对于长期接受左旋多巴治疗的患者,诱导可导致明显低血压或 HTN。应使用直接作用药物来治疗低血压(如去氧肾上腺素)
  - ➢ 气道阻力增加和胸壁强直可导致临床上阻塞性/限制性混合性通气障碍
  - ➢ 诱导:阿芬太尼和芬太尼可能与急性肌张力障碍反应有关。舒芬太尼可能是最安全的阿片类药物(有限的证据)
  - ➢ 诱导首选丙泊酚。由于氯胺酮因增加神经系统反应,最好避免使用
  - ➢ 可以使用琥珀酰胆碱(虽然有高钾血症危险)和非去极化肌松药。禁用拮抗非去极化肌松药!
  - ➢ 大剂量吗啡可导致运动障碍
  - ➢ 哌替啶和司来吉兰联用可伴发焦虑、肌强直和高热
  - ➢ 应用单胺氧化酶 – Ⅰ类药物的患者避免使用麻黄碱
  - ➢ 维持治疗选用地氟烷、七氟烷和异氟醚。监测过度的血管舒张。心律失常可能与左旋多巴有关
  - ➢ 脑深部电刺激术
    - 通常在术前 12 小时不应服用药物
    - 清醒开颅术(局部立体定位架 + 麻醉监护)或全身麻醉
    - 长时间手术(超过 12 小时):仔细定位

术后

- 术后应尽快恢复帕金森病用药。如停药超过 24 小时,恢复用量应从术前 1/3 ~ 1/2 剂量开始增加
- 如果阿扑吗啡不能口服以及经胃管给药,单次或逐步增加阿扑吗啡(Apokyn®)皮下注射剂量可能引起急性肌强直
  - ➢ 剂量范围从 0.2mL(10mg/mL)皮下注射至最大推荐剂量 0.6mL(6mg)
  - ➢ 禁用 5 – 羟色胺受体拮抗剂,如昂丹司琼(Zofran®)、多拉司琼(Anzemet®)和格雷司琼(Kytril®),易引起低血压和意识丧失

> ➢ 谨慎使用高血压治疗药物、血管舒张剂和多巴胺拮抗剂,如抗精神病
>   药和甲氧氯普胺(Reglan®)

- 术后 24 小时患者可能会出现较严重的意识障碍和定向障碍
- 应持续关注气道阻塞、喉痉挛和误吸
- 只能用地塞米松和 5 - 羟色胺抑制剂治疗术后恶心呕吐
- 监测肾功能(左旋多巴抑制肾素血管紧张素醛固酮系统)
- 不能给予维生素 B_6,因其干扰左旋多巴的代谢

建议与忠告

- 术前评估神经功能有助于围术期治疗
- 如果可行应术前用药
- 与全麻相比,应首选局麻,以避免出现气道和通气障碍,并降低术后意识
  模糊的潜在风险
- 局麻时应关注继发于自主神经紊乱的低血压
- 如果选择全麻,应该考虑到气道困难、误吸、喉痉挛。术后如果需要
  Apokyn®,需请神经科会诊

（朱敏 译　王海云 校）

第 30 章

多发性硬化症

Arthur Atchabahian,MD

病理生理学

- 以抗体介导的中枢神经系统脱髓鞘病变为特征的自身免疫性疾病,可致
  神经系统传导障碍。不累及外周神经
- 遗传因素和环境因素共同作用

- 男女患病比例约为 1∶2
- 发病年龄通常为 20~40 岁,但任何年龄均可发病
- 症状和体征与受累的中枢神经系统脱髓鞘病灶有关
- 病谱广泛——复发和缓解,或慢性和进行性
- 多种诱因,如应激和发热
- 临床症状和体征多种多样,但更常见的是视神经受累引起的眼部症状、脊髓受累引起的骨骼肌/痉挛、直肠膀胱功能障碍、共济失调、感觉异常、癫痫、抑郁、见于病程晚期自主神经病变。下肢较上肢更常受累
- 诊断依据脑脊液抗体检查或 MRI 检查
- 多发性硬化患者用药广泛,既包括针对疾病本身的药物,又包括针对某些特异性症状的药物
  - ➢ 采用皮质类固醇、干扰素类治疗(Avonex、Betaseron、利比)、格拉默(醋酸格拉替雷)、硫唑嘌呤(依木兰)、米托蒽醌(诺消灵;注意心脏毒性)、那他珠单抗(Tysabri)、环磷酰胺(环磷氮芥)和甲氨蝶呤
  - ➢ 对症治疗:巴氯芬(lioresal)、替扎尼定(盐酸替扎尼定)治疗肌痉挛,泌尿系统症状选用胆碱能药,精神症状选用抗抑郁药

术前

- 全面了解病史,关注复发、缓解、诱因、典型的主诉和病情加重时的症状
- 诱导前检查全部用药,列出所有潜在的与麻醉药物存在相互作用的药物
- 是否应用类固醇药物及其引发潜在肾上腺功能抑制风险
- 术前应完成以视觉症状和肌无力为重点的神经学检查以便确定基准值
- 在复发期间不宜行择期手术

麻醉

- 手术期间病情加重可能由手术应激所致,与麻醉技术或药物无关
- 最好避免使用琥珀酰胆碱,因其可使钾离子释放增加
- 非去极化肌松药:敏感性和耐药性同时上升曾有报道;建议谨慎使用周围神经刺激器
- 如有指征,给予应激剂量类固醇

- 体温可骤然升高,须监测体温,避免高热
- 椎管麻醉可能使术后病情加重,可能是由于脱髓鞘增加了中枢神经系统对局麻药神经毒性的敏感性,但是硬膜外和周围神经阻断技术似乎是安全的
- 尚无证据显示注射或吸入全麻药会加重多发性硬化
- 行血流动力学监测和液体管理时应考虑自主神经功能紊乱

术后

- 重新评估神经功能状态
- 寻找复发的证据,评估术后环境中可能存在的任何诱因
- 对于术后体温控制要保持警觉
- 外科医生、神经科医生和初级护理医生之间的沟通交流是必需的
- 可能发生巴氯芬戒断症状,特别是长期治疗的患者,表现为神经精神症状(幻觉、焦虑、震颤)和癫痫,乃至肌强直和类似于神经阻滞剂恶性综合征的高热

建议与忠告

- 术前完成疾病进展的详细病史和神经学检查
- 椎管麻醉可能增加术后疾病恶化的风险,但尚无证据表明全麻、硬膜外麻醉、外周神经阻滞麻醉会加重多发性硬化
- 避免高热
- 恶性高热会加重血小板凝集
- 尿潴留风险增加
- 产妇的特殊注意事项:
  - ➢ 妊娠晚期复发风险减小,但是产后风险增加
  - ➢ 分娩/剖宫产术中局麻的慎重使用:权衡患者的风险/获益

(朱敏 译 王海云 校)

第 31 章

重症肌无力

Arthur Atchabahian，MD

概述

- 是一种会产生神经肌肉接头（NMJ）乙酰胆碱（ACh）受体抗体的自身免疫性疾病，胸腺可能是起始部位
- 10% 的先天性肌无力症患者伴有 ACh 受体异常；这类患者胆碱酯酶抑制剂无效
- 导致突触后膜上的 ACh 受体功能降低（70% ~80%）
- 发病率约为 1∶10 000
- 40 岁之前发病，男女比例为 2∶1，40% 合并胸腺瘤
- 40 岁之后发病，男女比例为 1∶1，20% 合并胸腺瘤
- 眼部肌肉受累常见，但全身骨骼肌均可受累，包括呼吸肌
- 具有休息后肌无力症状缓解的特征
- 缓解与复发交替是主要临床病程
- 治疗：
  - ➢胆碱酶抑制剂增加神经肌肉接点间 ACh 的数量
  - ➢肾上腺皮质激素
  - ➢免疫抑制剂（霉酚酸莫非替克、硫唑嘌呤、环孢菌素、他罗利姆和环磷酰胺）
  - ➢血浆置换清除抗体，静脉注射免疫球蛋白
  - ➢胸腺切除术

重症肌无力和 Eaton-Lambert 综合征的鉴别		
综合征	重症肌无力	Eaton-Lambert 综合征
与癌症相关	与癌症不相关	多合并小细胞肺癌,但也见于非小细胞癌、淋巴肉瘤、恶性胸腺瘤、乳腺癌、胃癌、结肠癌、前列腺癌、膀胱癌、肾癌、胆囊癌
		临床症状出现于发现肿瘤前 2~4 年
病理生理学	自身免疫病,突触后膜 ACh 病变导致神经肌肉接头传递障碍	自身免疫病,累及胆碱能突触前运动神经末梢的电压门控性钙通道,致乙酰胆碱释放减少
		副交感、交感及肠神经均受累
临床诊断	肌无力活动后加重。休息后减轻	短暂用力后肌力增强
		患者持续收缩后腱反射再现
流行病学	一般呈双峰分布(见上文)	少见(到目前为止在美国出现约 400 例)
		典型的病例常见于 >60 岁,但儿童发病的病例也有报道
自主神经症状	无	自主神经功能异常:口干、阳痿、排尿困难和便秘
治疗(除支持治疗外)	见下文	•治疗潜在肿瘤 •胆碱酯酶抑制剂 •3,4 - 二氨基吡啶 •免疫抑制的肾上腺皮质激素、静脉注射用免疫球蛋白、胍、氨基吡啶类、硫唑嘌呤

用于治疗重症肌无力的主要胆碱酶抑制剂			
药物	起效/持续时间	标准剂量	不良反应
溴吡斯的明(麦斯提龙)	口服:15~30min/3~4h	口服:60mg,每日 4 次	毒蕈碱样中毒症状(腹泻、腹部痉挛、流涎、恶心),用阿托品/地芬诺酯或洛哌丁胺
新斯的明(溴新斯的明)	口服:1h/90min 肌内注射:30min/1h 静脉注射:即刻/20min	口服:15mg 肌内注射:1.5mg 静脉注射:0.5mg	同上
安贝氯铵(酶抑宁)	口服:20~30min/3~8h	口服:5~25mg,每日 4 次	同上

严重性:Osserman Genkins 分型	
Ⅰ期	单纯眼肌型(上睑下垂和复视)
ⅡA 期	轻度全身型,缓慢进展,无延髓肌受累
ⅡB 期	中度全身型:严重骨骼肌和延髓肌受累但没有危象;对药物常不敏感
Ⅲ期	中度全身无力
Ⅳ期	重度肌无力;严重的全身无力,呼吸功能障碍或两者均有

- 妊娠
  - ➢在妊娠头 4 个月、分娩和产后(3 周)恶化
  - ➢优化治疗;禁忌用免疫抑制剂
  - ➢分娩或剖宫产术选择硬膜外麻醉;避免高位,选择罗哌卡因(轻度运动阻滞)
  - ➢如果症状控制良好可母乳喂养
  - ➢20% ~30% 新生儿可有肌无力(抗体穿透胎盘):出生后哭声低、吸吮无力、偶发的呼吸窘迫;治疗采用胆碱酯酶抑制剂、血浆置换

术前

- 排除可能合并的自身免疫病(心肌炎、甲状腺炎)
- 复发期推迟择期手术,最好选择在缓解期,感染、手术、怀孕可使病情加重
- 咽/喉肌受累诱发分泌物不能清除和呼吸困难
- 全面了解病史和体格检查评估受累肌群、肌力和恶化缓解病程
- 多数患者术后用呼吸机辅助通气,依据是:
  - ➢术前肺活量小于 15mL/kg(肺功能检查对风险评估可能是必需的)
  - ➢疾病持续时间(超过 6 年)
  - ➢溴吡斯的明的剂量超过 750mg/d
  - ➢合并 COPD
- 术中持续给予胆碱酯酶抑制剂存在争议,因为这类药能干扰围术期其他用药(如琥珀酰胆碱、非去极化肌松药、酯类局麻药、肌松剂拮抗药);如果没有呼吸系统受累,术前 6 ~12 小时停药;但如果存在严重肌无力,则需持续给予。须与神经科医生合作

术中

- 尽可能选择局麻;避免使用酯类麻醉药(由于被胆碱酯酶代谢而半衰期延长)。曾有记载了在全麻 + 胸部高位硬膜外麻醉下行胸腺切除术
- 对非去极化肌松药敏感(使用 1/10 的常用量,行神经肌肉阻滞监测;需注意的是若眼外肌受累,监测眼轮匝肌会过高估计肌松残余作用)
- 抗去极化肌松药,但是如果患者服用胆碱酯酶抑制剂可能会延长琥珀酰胆碱的持续作用时间
- 应根据具体情况决定选择去极化还是非去极化肌松药
- 有时联合强效吸入麻醉药诱导有利于气管内插管;但是,一些患者无法耐受这些药物引起的血流动力学改变
- 为方便行气管内插管或满足手术条件,可能须减少非去极化肌松药用量,在这类病例中应使用外周神经刺激

重症肌无力患者的药物禁忌	
不能使用	谨慎使用
• β - 阻断剂(包括滴眼剂)	• 非去极化神经肌肉阻滞
• 氯喹、奎宁、奎尼丁、普鲁卡因胺	• 苯二氮䓬类
• 静脉注射镁剂	• 吩噻嗪类、锂、卡马西平
• 苯妥英钠	• 口服环化素抗生素
• 丹曲林(恶性高热除外)	• 口服镁
• 抗生素类:氨基糖苷类、喹诺酮类、大环内酯类、黏菌素、静脉注射环化素抗生素	• 大剂量局麻药
• 肉毒杆菌毒素	• 青霉胺(麻醉医生可能不需要使用)

术后

- 拔管标准:与术前肌力和呼吸参数相比较,如呼吸功能监测和血气电解质分析;$VC > 25mL/kg$, $NIF > -30cmH_2O$;大多数处于Ⅲ期和Ⅳ期的患者需要术后辅助通气;使用低潮气量($5mL/kg$)、积极康复治疗、光纤支

气管镜吸痰

- 其他干扰神经肌肉传递和重症肌无力的因素,包括电解质水平、吸入麻醉剂、抗生素、呼吸性酸中毒、局麻药
- 残余肌松作用可能与神经肌肉阻滞残余或其他因素有关
- 有报道称,重症肌无力患者使用选择性肌松药结合剂可逆转神经肌肉阻滞(美国未见报道)
- 与神经科医生合作恢复抗胆碱酯酶治疗;如难以拔管,应使用类固醇、血浆置换和(或)静脉注射球蛋白
- 当评估术后重症肌无力患者遭受无力、胆碱能危象、残留神经肌肉阻滞和肌无力危象时,需要进行鉴别

胆碱能和肌无力危象的鉴别		
无力	胆碱能危象	肌无力危象/残留 NMB
病因	在烟碱和毒蕈碱受体处乙酰胆碱蓄积过多,一般由抗胆碱酯酶药物过量引起	缺乏乙酰胆碱受体,或竞争性拮抗乙酰胆碱
临床表现	骨骼肌无力、瞳孔缩小、分泌物增加、心动过缓、气道狭窄、呕吐腹泻(副交感神经接到的胃肠道高反应)	骨骼肌无力咳嗽无力、呼吸困难
诊断/治疗	静脉注射依酚氯铵 3～4mg 后症状无改善或加重停用胆碱酯酶抑制剂	依酚氯铵改善症状

(朱敏 译　王海云 校)

第 32 章
原发性脊髓损伤

Candra Rowell Bass, MD, Priya A. Kumar, MD

基础

- 脊髓损伤(SCI)较常见(每年 10 000~11 000 例),一般由外伤导致
- 功能障碍程度与损伤平面节段直接相关,T6 以上的损伤特别严重
- 最常见损伤节段是下颈椎或上腰段:
  - 胸正中段损伤不常见,因为胸廓和肋间肌旋转稳定的作用
- 病理生理学
  - 制动后乙酰胆碱受体上调产生对非去极化神经肌肉阻滞药的耐药性以及由去极化神经肌肉阻滞药(琥珀酰胆碱)引起的钾离子释放增加
  - 交感神经高反应:
    - 受损传入回路在神经损伤平面和交感神经汇合处以下再分支,尤其在 T5 和 L2 之间
    - 如果损伤在 T6 以上多会出现反射亢进,但也可能发生在 T12
    - 更高风险发生于:
      - 泌尿系统手术
      - 脊髓完全截断
      - 慢性疼痛
      - 外伤后最多持续 1~6 个月,但是也能长时间持续下去
    - 微小刺激可加重症状,缺乏交感神经反应:
      - 严重高血压伴反射性心搏徐缓和其他心律失常
      - 头痛、焦虑
      - 发汗
      - 潮红或苍白
      - 立毛反应
    - 并发症:
      - 心肌缺血
      - 心搏骤停

- ✦ 肺水肿
    - ✦ 出血性脑血管意外
  - ➢ 下肢血流减少,动脉和静脉池血流增加,导致血栓栓塞性疾病风险增加
  - ➢ 痉挛状态:类似反射亢进的机制
- 外伤史
  - ➢ 急性(受伤＜3 周):
    - ▪ 脊髓休克:低血压和心动过缓
    - ▪ 胸交感神经传出受损,引起血管扩张和血液淤滞
    - ▪ 迷走神经对心脏的刺激相对占优势
    - ▪ 尿/便潴留导致横膈提升,损伤呼吸系统
    - ▪ 损伤平面以上感觉过敏
    - ▪ 损伤平面以下反射和松弛性瘫痪
  - ➢ 中度(3 天至 6 个月)
    - ▪ 去极化肌松药导致高钾血症反应
  - ➢ 慢性(超过 6 个月)
    - ▪ 肌张力的恢复
    - ▪ 巴宾斯基征阳性
    - ▪ 反射亢进综合征

术前注意事项

系统	评估	检查/干预
气道	•颈髓损伤	•通过线性稳定手法早期行气管插管
肺部	•呼吸肌受累 •脊髓损伤中 C5 或以上膈肌受累 •肺不张/肺炎 •分泌物处理受损	•肺功能检查(FEV1/FVC) •血气电解质分析 •胸部 X 线片
心脏	•心肌传导系统异常 •低血压(直立性) •血压基线可能低于正常值	•心电图 •有创血压监测

(待续)

（续）

系统	评估	检查/干预
肾脏	•肾功能状态 •泌尿道感染 •血管内容量 •膀胱功能	•尿素氮、肌酐
电解质/ 胃肠道	•电解质水平 •肠功能 •胃肠排空障碍致胃潴留 （大多数由于颈髓损伤）	•Na$^+$、K$^+$ •快速诱导插管
神经系统	•精神状态 •损伤(脊髓损伤的平面) •自主性反射亢进	•成像阅片
肌肉骨骼	•骨折 •褥疮	•体格检查

注意：
• 肌酐水平与肾功能不相关
• 肌内注射可能延迟吸收

术中注意事项

• 全麻诱导(可能存在严重低血压)或椎管内/局部麻醉用于出现迹象时(血流动力学不稳定性较少,但是难以评估其水平;因其会延误诊断高位/全脊髓,所以须仔细监测)
• 受伤后 24 小时禁止服用琥珀酰胆碱,因其存在高钾血症危险。受伤后 1 周至 6 个月服用药物可见典型反应,这些反应也可能在这段时间之前或之后出现：
  ➤ 如果出现喉痉挛,小剂量应用琥珀酰胆碱(20mg)利大于弊
• 应仔细处理压迫止血点/褥疮
• 选择有创血压监测,因为存在潜在血流动力学不稳定性
• 注意交感神经兴奋或抑制：
  ➤ 治疗包括血管收缩药(如去氧肾上腺素)或血管扩张剂(如亚硝基脲、硝普钠)、β-激动剂(如异丙肾上腺素)、β-阻断剂(如艾司洛尔;禁

用长效 β - 阻断剂,因为有可能出现非选择性 α 受体下调)

- 密切监测体温。皮肤血管舒张和不能寒战可能导致低体温。汗腺受损导致高血压
- 确保患者接受血栓栓子的预防治疗

术后注意事项

- 高位脊髓损伤患者可能出现拔管困难
- 有创肺部灌洗用于预防肺不张和肺炎
- 麻醉复苏室监测 AH(如导尿管位置的刺激)
- 膀胱/肠膨胀或手术疼痛可导致呼吸抑制

(朱敏 译　王海云 校)

第 33 章

卟啉病

Mark S. Tinklepaugh,MD

基础

- 病理生理学
  - 血红素合成缺陷的常染色体显性遗传病;90% 基因携带者无症状;80% 出现症状的患者为女性,从青春期至绝经期均可见
  - 在血红蛋白和细胞色素 P450 复合物(药物代谢)的结构中血红素分子是一个具有卟啉结构的小分子
  - 氨基 - γ - 酮戊酸(ALA)合成酶是参与血红素合成限速步骤中的酶:
    甘氨酸 + 琥珀酰 CoA→氨基 - γ - 酮戊酸
  - 当血红素需要量增加会通过反馈抑制作用来诱导氨基 - γ - 酮戊酸合成酶
  - 当血红素生物合成途径的部分酶缺乏时导致氨基 - γ - 酮戊酸和其他中间产物增加,可产生神经毒性,特别是当需要血红素(月经时产

生的激素会增加其分解)或代谢药物的细胞色素 P450 酶时

> 分类:
  - 红细胞生成性卟啉病
    - 根达综合征和原卟啉症
    - 患者为儿童,无急性危象
  - 肝性红细胞生成性卟啉病
    - 皮肤卟啉病
    - 急性间歇性相关的症状学(麻醉中最常见问题)
      - 急性间歇性卟啉病(AIP),最常见
      - 多样性卟啉病(VP),原卟啉原氧化酶缺乏
      - 遗传性粪卟啉病(HC),粪卟啉原氧化酶缺乏
      - 铅卟啉症(PP),血红素合成酶缺乏

- 诱因
  > 临床条件
    - 脱水、节食、感染、情绪应激、激素水平的变化(月经期/孕期)、乙醇
  > 酶诱导剂
    - 巴比妥酸盐类、依托咪酯(化为酰胺®)、乙醇、乙内酰脲、抗惊厥药、苯妥英(狄兰汀®)、类固醇激素(黄体酮、雌激素)

表33-1 急性卟啉病的症状和体征	
腹痛	95%
便秘,急性肠梗阻的所有症状	
赤尿	70%
从淡红色至褐色,在 10~30 分钟内	
恶心呕吐,自主神经功能紊乱(心动过速、高血压)	55%~80%
周围神经病变,偏瘫,四肢瘫痪,呼吸麻痹	60%
转诊至 ICU	
中枢神经系统——颅神经,精神状态改变	30%~55%
电解质异常(低钠血症、低钾血症、高氯血症)	30%~50%
癫痫	20%
皮肤症状(在遗传性粪卟啉病和多样性卟啉病中)	
手和面部的水疱或大疱(光敏作用)+色素沉着过多/色素沉着不足	

- 实验室检查
  - 急性:尿中卟啉前体(δ 氨基 - γ - 酮戊酸和胆色素原)
  - 尿和粪便中卟啉类(尿卟啉、粪卟啉、原卟啉)
  - 特异性试验:酶活性、基因突变
  - Chem 7:抗利尿激素分泌失调综合征引起的低钠血症,神经受累更常见
- 危象的治疗
  - 镇痛(吗啡)、抗焦虑药(苯二氮䓬类、吩噻嗪)
  - 以 125mL/h 的速度给予 D10%
  - 静脉滴注精氨酸血红素 3 ~ 4mg/(kg·24h),持续 4 天,每次 30 ~ 40min;对消化系统症状非常有效;可预防精神症状,对已出现的精神症状无效。可能产生血栓性静脉炎
  - 其他根据需要对症治疗(如 β - 阻断剂治疗心动过速)

术前

- 根据患者及其家族病史诊断
- 进行神经功能评定来评估中枢神经系统/外周神经系统和精神状态
- 术前用药来舒缓压力;可以选择咪达唑仑
- 避免使用酶诱导剂
- 治疗前驱感染及评估容量和电解质

术中

- 局麻药物不是禁忌;必须考虑自主神经失调、低血容量和周围神经病恶化的潜在风险
- 椎管和硬膜外麻醉可以使用丁哌卡因
- 全麻:安全用药(见表 33 - 2)

表 33 - 2　卟啉病患者的药理学注意事项

药物分类	安全用药	禁忌用药
诱导剂	丙泊酚	巴比妥酸盐、依托咪酯
吸入剂	氧化亚氮	恩氟烷
	七氟烷	
	地氟烷	
	异氟烷	
镇痛药	芬太尼	
	吗啡	
	舒芬太尼	
	对乙酰氨基酚	
神经肌肉阻滞药	琥珀酰胆碱	
	泮库溴铵	
	维库溴铵、罗库溴铵	
	顺苯磺阿曲库铵、阿曲库铵	
逆转剂	阿托品	
	格隆溴铵	
	新斯的明	
局部麻醉药	丁哌卡因	
	利多卡因	
镇静止吐药	氟哌利多	地西泮
	吩噻嗪类	氯胺酮
	咪达唑仑	
	昂丹司琼	
心血管药	普萘洛尔	肼屈嗪
	阿替洛尔	维拉帕米
	肾上腺素	硝苯地平
	普鲁卡因胺	地尔硫䓬

术后

- 深入研究家族病史以鉴别卟啉病患者
- 登记基因携带者
- 教育:避免诱发因素[脱水、节食、乙醇、烟草、压力、疲劳、感染、药物(巴

比妥酸盐类、对乙酰氨基酚、磺胺药物避孕药)]

建议与忠告

• 急性卟啉病发作少见,但 10% 患者由于潜在感染或呼吸衰竭死亡

• 使用安全药物,避免诱发药物(见表 33 – 2)

• 随着危象的进展,心动过速恶化

• 全麻时可供选择的安全药物名单

• 禁用巴比妥酸盐类来治疗癫痫

• 局部麻醉:讨论神经病变恶化风险;急性危象时避免局部麻醉

• 急性间歇性血卟啉病:最严重的卟啉病,伴发高血压、肾功能不全;威胁生命

• 多样性卟啉病(VP):光敏的皮肤损伤和显著的神经毒性;袖套样皮损

• 遗传性粪卟啉病:症状类似于多样性卟啉病,症状较轻

• 铅卟啉病:少见,青年起病,关于麻醉方面知之甚少

(朱敏译　王海云校)

第 **34** 章

老年生理学

Janine L. Thekkekandam，MD，Harendra Arora，MD

年龄超过 65 岁的患者接受手术概率会增加 3.5 倍。老龄化导致机体所有器官的功能储备进行性减少。个体功能之间减少的速率存在很大变数。

老年患者各系统的病理生理学

心血管系统

- 动脉弹性减弱
  - ▸后负荷增加
  - ▸左心室肥大
  - ▸收缩期血压、平均动脉压和脉压增高
- 自主神经共济失调
  - ▸迷走神经张力增加
  - ▸肾上腺素能受体敏感性减弱
  - ▸压力感受器反射减弱
- 传导系统纤维化和窦房结细胞丢失
- 瓣膜硬化/钙化
- 舒张期功能障碍发病率高

呼吸系统

- 肺组织的弹性减弱(由于胶原和弹性蛋白的再机化)
  - ▸小气道早期缺陷和肺泡过度膨胀(通气血流比失调)
  - ▸残气量增加(肺总量不变)
  - ▸闭合容量增加
  - ▸动脉血氧分压降低
  - ▸肺泡表面面积减少(解剖和生理学的无效腔增加)
- 通气/血流比失调增加
- 胸壁肌强直导致呼吸做功增加
- 对高碳酸血症、缺氧、物理应力的反应减弱
- 防御反射(咳嗽、吞咽)的减弱使误吸的风险增加
- 肺血管阻力和肺动脉压增加
- 肺组织缺氧时血管收缩反应减弱

(待续)

（续）

肾脏系统

- 肾质量缩小
  - 大多数肾皮质减少继发于肾小球功能性减少
  - 肌酸酐清除率进行性减少
  - 术中急性肾衰竭的风险增加
- 肾血流减少
  - 每十年减少 10%
  - 由于肌肉萎缩,血清肌酐不变
- 肾小管功能降低
  - 钠平衡、尿浓缩及药物排泄功能受损
  - 脱水及电解质紊乱的风险增加
- 受损的肾素醛固酮系统导致钾排泄障碍

神经系统

- 脑萎缩,特别是大脑皮质(额叶)
- 脑血流量减少 10% ~ 20%,尽管自主调节完好无损
- 神经递质合成减少:γ - 氨基丁酸、血清素、多巴胺、去甲肾上腺素和乙酰胆碱
- 不同程度的认知功能的下降,特别是短期记忆
- 全麻(麻醉性监护)和局麻的需求减少

消化系统

- 肝功能下降继发于肝质量和肝血流量的减少
  - 生物转化减少
  - 白蛋白减少
  - 血浆胆碱酯酶减少
- 胃排空延迟
- 胃酸碱度增加

肌肉骨骼系统

- 肌肉萎缩;皮肤萎缩;静脉脆弱
- 体脂增加;体内水分总量减少
- 关节炎影响不同的关节使体位保持更困难
- 颈椎的退行性改变;插管更困难

（待续）

（续）

内分泌/代谢系统

- 内分泌/腺萎缩致激素分泌功能受损
  - 胰岛素、甲状腺素、生长激素、睾酮
- 神经内分泌的应激反应减弱
- 产热减少及下丘脑体温调节中枢的功能改变增加了低体温的风险

年龄相关的药理学因素

- 体脂增加和体内水分总量减少
  - 水溶性药物的高血浆浓度
  - 脂溶性药物的低血浆浓度
- 由于肝肾功能下降，清除率降低
- 蛋白结合改变：
  - 白蛋白的减少影响酸性药物的结合(阿片类物质、巴比妥酸盐类、苯二氮䓬类)
  - α_1-酸性糖蛋白的增加影响碱性药物的结合(局部麻醉)
- 药效的改变：
  - 由于可用受体数量的减少，药效可能增强
  - 麻醉需求(或麻醉的监测管理)减少

术前评估

- 完成详细的病史和体格检查,选择合适的术前检查(结合临床)
- 评估并优化术前已有的疾病,如冠状动脉性心脏病、高血压或糖尿病
- 确定患者是否有生前遗嘱、授权委托书或临终前声明
- 需回顾患者用药史,因为多种药物疗法在老年人中较常见,会增加药物相互作用的风险

术中

- 根据手术类型和潜在受累器官进行监测
- 谨慎使用对心脏和呼吸有抑制的麻醉药
- 注意液体泵以避免液体潴留;同时保持适当补水/组织灌注
- 年龄相关的呼吸系统问题以及合并的肺疾病可能需要有效地预吸氧
- 避免体温过低

- 局部麻醉是合理的选择：
  - ➤ 局部麻醉药物用量需求减少；椎管麻醉局部麻醉药物用量减少40%
  - ➤ 交感神经切除术低血压的风险增加

麻醉药的年龄相关影响

抗焦虑药
- 苯二氮䓬类的剂量应该减到最小

静脉诱导药
- 静脉诱导药剂量需求减少（丙泊酚、戊硫代巴比妥、依托咪酯、氯胺酮）
- 80岁患者的丙泊酚诱导用量为20岁患者的50%

吸入麻醉剂
- 患者年龄超过40岁，最低肺泡有效浓度每年减少0.6%
- 吸入麻醉剂后恢复延迟是由于分布容量增加（脂肪组织增加）和肺换气减少

阿片类药物
- 20~89岁患者的需求量减少50%
- 对阿片类药物敏感性提高是由于药效动力学的改变而不是药代动力学的改变
- 活性代谢物的消除率减少
- 如吗啡，用量减少50%；根据需要调整给药时间间隔
- 相比年轻患者，给予老年患者瑞芬太尼时剂量应减少50%，输注速度应为其1/3

肌松药
- 由于肌肉血流和心排血量减少致起效时间延迟
- 因体内水分总量减少，大多数水溶性非去极化药物的剂量需求减少
- 经过肝脏或肾脏排泄的药物（泮库溴铵、维库溴铵、罗库溴铵），其消除半衰期延长
- 在老年患者中，顺阿曲库铵的作用持续时间未受影响；起效时间延迟
- 尽管拟胆碱酯酶水平改变但琥珀酰胆碱的作用延长没有临床意义

静脉快速注射后达到峰值的时间

神经肌肉阻滞剂	年轻成人	老年患者
琥珀酰胆碱（1mg/kg）	1.2min	1.5min
顺阿曲库铵（0.1mg/kg）	3.0min	4.1min
罗库溴铵（1mg/kg）	1.0min	1.35min

（待续）

（续）

非甾体类抗炎药

• 用量减少 25% ~50% ;延长给药间隔

• 如果肌酐清除率 <50mL/min,则禁止使用

术后管理

• 最佳疼痛管理:改善呼吸做功、防止精神错乱以及使患者早期下床活动

• 老年患者术中并发症发病率较高是由于与年龄相关的生理学改变和伴发的合并症所致:

  ➢ 感染

  ➢ 血栓栓塞

  ➢ 呼吸系统:上文已提及最常见的发病原因

  ➢ 心血管系统:心肌梗死和心脏停搏在老年患者中最常见

  ➢ 卒中:危险因素有年龄、心房颤动和卒中病史

  ➢ 术后意识错乱、心房颤动、认知功能障碍在老年患者中常见

术后认知功能障碍(POCD)

• 发病率:5% ~15%

• 多因素;可能由于某一神经递质的低水平(乙酰胆碱)

• 危险因素:教育水平低、卒中病史、乙醇的滥用、药物效应、潜在的阿尔茨海默病、住院患者、代谢紊乱和体温过低

• 全麻和局麻的发病率相近

建议与忠告

• 衰老导致器官功能减退;合并症促进疾病恶化

• 降低局麻和全麻的麻醉剂量

（朱敏 译　王海云 校）

第 **35** 章

乳胶过敏

Mark S. Tinklepaugh，MD

基础

三种类型：

- 接触性皮炎：
  - ➤ 80% 过敏反应是由于戴过乳胶手套
  - ➤ 使用粉剂和肥皂会加重皮肤干燥和皲裂
  - ➤ 非免疫学反应
  - ➤ 治疗时避免使用刺激剂以及局部使用激素
- IV型迟发型超敏反应：
  - ➤ 80% 的免疫应答是由于乳胶反应
  - ➤ T 细胞介导的免疫应答针对乳胶变应原，一般是含化学添加剂的乳胶制品
  - ➤ 一般暴露后 6 ~ 72 小时起病；渗出的水疱有微弱的痒，类似于接触有毒的常春藤后发生的水疱；局部使用激素可缓解
- I 型速发型超敏反应：
  - ➤ IgE 介导的反应针对乳胶中的蛋白质
  - ➤ 可有局限性的急性荨麻疹
  - ➤ 可有全身性的荨麻疹、支气管痉挛、气道阻塞、过敏性反应、心血管性虚脱

危险人群：

- 医护人员：
  - ➤ 24% 麻醉医生/护士有接触性皮炎
  - ➤ 麻醉医生/护士的乳胶过敏患病率是 15% ，普通人群中不超过 6%
  - ➤ 身为医护人员的患者产生有害的乳胶相关的副作用达 70%
  - ➤ 橡胶工业的工人、温室工作者和发型师的风险增加
- 多次接受手术的患者：
  - ➤ 对于频繁暴露于乳胶制品的先天性泌尿系统异常和椎管闭合不全的

患者,其发病率高达 60%
- 食物过敏:
  - 热带水果(鳄梨、奇异果、香蕉)、栗子、核果(桃、油桃、杏、扁桃、李子、樱桃)。荞麦是乳糜泻患者无谷蛋白饮食中的一种谷类替代物,其与乳胶有交叉反应性
- 过敏史:
  - 特异性哮喘、鼻炎、花粉症或湿疹

术前

- 通过病史和检查鉴别有风险的患者。围术期良好的团队合作有助于患者的医疗护理
- 皮肤活检具有特异性和敏感性,但是在致敏患者中由于潜在的严重反应造成实验室检查结果无意义
- 放射变应原吸附试验(RAST)是一项对乳胶特异性 IgE 抗体的体外检测,推荐使用,但是有 30% 的假阴性率
- 当天第一个病例应为择期手术患者
- 术中和术后恢复时应该标识患者有乳胶过敏或有风险
- 并未表明抗组胺药和(或)系统类固醇皮质激素的预处理能防止过敏性反应或减弱 I 型变态反应的严重性

术中

- 应用无乳胶的麻醉(和外科)设备:
  - 手套、经鼻/口呼吸道、气管导管、测血压布袖带、面罩、袋子、电路、呼吸机波纹管、止血带、静脉内导管、双腔球囊漂浮导管(球囊:可用无需气囊的特殊 PAC)、吸引管、温度传感器
  - 计量容器不曾用橡皮塞;注射器中的药物每 6 小时须重新配
  - 立即准备稀释的肾上腺素(10μg/mL)备用。过敏性反应的治疗见第 201 章

术后

- 患者住院期间随身携带非乳胶的物品以及标识患者的乳胶过敏的病史。推荐使用医用识别手环

建议与忠告

- 鉴别过敏症患者的关键是病史/检查;如果怀疑可进行实验性治疗
- 术中和术后避免暴露于变应原
- 接触性皮炎和迟发型超敏反应一般在避免有害刺激(粉末、肥皂、手套、化学添加剂)以及局部用激素后缓解
- Ⅰ型速发型超敏反应:
  - ➢ 对抗组胺药和系统类固醇皮质激素的反应较弱
  - ➢ 严重过敏反应可威胁生命,需要过敏史的医学记录
- 严重过敏反应治疗,立即注射稀释肾上腺素(0.1μg/kg),首选静脉注射

(朱敏 译　王海云 校)

第 36 章

电解质紊乱

J. David Roccaforte, MD

正常值

	常规单位	转换单位	国际单位制
钠(Na)	136~144mEq/L	mEq/L×1.0 = mmol/L	136~144mmol/L
钾(K)	3.3~5.0mEq/L	mEq/L×1.0 = mmol/L	3.3~5.0mmol/L
血清钙(Ca)	8.5~10.5mg/dL	mg/dL×0.25 = mmol/L	2.1~2.6mmol/L
	4.25~5.25mEq/L	mEq/L×0.5 = mmol/L	
离子钙(Ca$_i$)	4.5~5.3mg/dL	mg/dL×0.25 = mmol/L	1.12~1.4mmol/L
	2.25~2.8mEq/L	mEq/L×0.5 = mmol/L	
镁(Mg)	1.8~3.0mg/dL	mg/dL×0.411 = mmol/L	0.74~1.23mmol/L
	1.5~2.4mEq/L	mEq/L×0.5 = mmol/L	
磷酸根(PO$_4$)	2.5~4.5mg/dL	mg/dL×0.323 = mmol/L	0.81~1.45mmol/L

考虑推迟手术纠正异常

推迟和治疗	继续手术和治疗	继续手术和监测
择期病例	急诊或紧急情况	所有病例
急性改变	急性改变	慢性异常
有症状患者	有症状患者	无症状患者
异常心电图	异常心电图	正常心电图

A.围术期处理

- 高钠血症:Na$\geqslant$145mEq/L
  - 重度:Na$\geqslant$160mEq/L
  - 常见病因:醛固酮增多症(盐皮质激素过多)、库欣综合征(糖皮质激素过多)、过量高张盐或苯巴比妥钠的输注,胃肠道丢失,肾脏分泌,渗透性利尿,糖尿病性尿崩症
  - 症状和体征:烦渴,意识错乱,易激惹,反射亢进,嗜睡,昏迷,抽搐以及癫痫发作
  - 注意:
    - 高钠血症常与原发性钠摄入过多或体内水大量丢失有关。病原学诊断受体液容量状态的影响(见图36-1)
    - 钠快速升高与神经系统疾病的恶化有关(脑桥中央髓鞘溶解)
      - 脑桥部位的髓鞘受到破坏
      - 多见于医源性因素
      - 死亡率非常高
      - 最早的症状是发音和吞咽困难
      - MRI 具有诊断价值;但是,大多数病例在尸检的时候才被诊断
    - 对于钠的慢性增加,甚至$\geqslant$160mEq/L,患者通常能很好地耐受
  - 治疗:计算游离水的丢失(L) = [(测得 Na – 140)/ 140] × 体重(kg) ×0.6(男)或 ×0.5(女)
    - 如果 Na 中度升高:

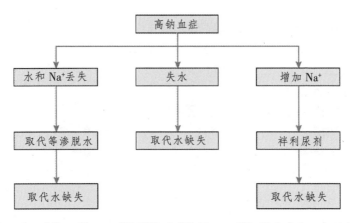

图 36–1   确定高钠血症的流程

- 如果肠道有功能,经肠道补水;否则在密切监测的情况下,慎重地静脉输注等渗的低钠溶液(D5W)
  - 治疗中枢性糖尿病尿崩症(DI)
    - 给予血管升压素,静脉输注 2U/h 负荷剂量,然后静滴至尿量减少到≤0.5mL/(kg·h)
    - 每排出 1mL 尿,静脉输注 1mL 0.45% 的 NaCl
  - 注意:
    - 血清钠降低的速度 >0.5mEq/(L·h)可导致脑水肿。如果患者颅内压增高,应缓慢纠正低钠血症
    - 如果电解质异常发展快速(几个小时),当变化速率超过0.5mEq/(L·h)时,纠正速率应该与摄取速率相匹配
- 低钠血症:Na≤135mEq/L
  - 重度:Na≤125mEq/L
  - 常见病因:烧伤、出汗、呕吐、腹泻、胰腺炎、利尿药、盐耗性肾病、脑性盐耗、盐皮质激素缺乏综合征(Addison 病)、先天性心力衰竭、肝硬化伴腹水、肾病综合征、慢性肾衰竭、抗利尿激素分泌失调综合征(SIADH)、甲状腺功能减退症、垂体功能低下(糖皮质激素缺乏)、原发性

烦渴、医源性(肠外低张溶液的过量输注,经尿道前列腺切除术)

➢ 症状和体征:恶心、头痛、昏睡、反射功能减弱、精神错乱、癫痫发作、昏迷

➢ 注意:

■ 低钠血症一般与原发性钠丢失或摄入水过多有关。病原学的诊断取决于患者的体液容量状态(见图 36 – 2)

■ 钠的快速降低与神经系统疾病恶化(脑水肿)有关

■ 钠持续降低,甚至达到≤125mEq/L 的水平,一般都能很好地耐受

➢ 治疗:对低血容量和低钠症状进行评估

■ 如果存在低血容量:

❖ 静脉适当补充 0.9% 氯化钠溶液和血液制品

■ 如果存在低钠症状:

❖ 限制液体入量;如果 Na < 110mEq/L,应用袢利尿剂;谨慎静脉补

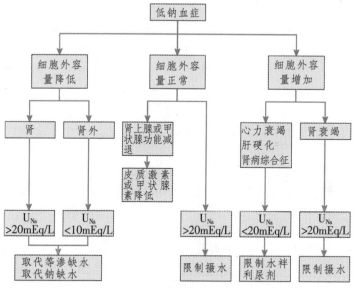

U_{Na}=尿钠浓度

图 36-2　确诊低钠血症的流程

充 3% 氯化钠溶液(4~6mL/kg),使血清钠增至 3~5mEq/L 或使缺钠症状改善。高张盐溶液必须缓慢输注,因为快速输注会导致低钾血症、肺水肿以及高氯性代谢性酸中毒

- 如果伴有蛛网膜下腔出血:
  - ‣ 不必限制液体量,因为限制液体会增加脑梗死的风险
- 在其他所有情况下:
  - ‣ 限制静脉和口服液体量
  - ‣ 密切监测静脉容量状态以及血钠纠正情况

➢注意:
- 过多过快纠正低钠血症容易造成脑桥溶解(见上文)
- 在任何情况下,以 0.5mEq/(L·h)的速率增加血清钠是安全的
- 如果电解质异常发展迅速(几个小时),当变化速率超过 0.5mEq/(L·h)时,纠正的速率应该与摄取的速率相匹配

• 高钾血症 K^+≥5.1mEq/L:
  - ➢临界值:K^+≥7.0mEq/L
  - ➢常见病因:肾衰竭、血容量不足、抑制钾分泌的药物(如螺内酯,氨苯蝶啶)、醛固酮血减少症[肾上腺皮质功能失调和低肾素状态(如Ⅳ型 RTA)]、非甾体类抗炎药、肾素血管紧张素转换酶抑制剂、长期使用肝素、洋地黄中毒、医源性 K^+ 因素(见图 36-3)
  - ➢症状和体征:心律失常,长 PR 间期综合征,心电图示 T 波高尖以及 QRS 波宽大畸形,肌力减弱,深肌腱反射亢进,意识错乱(见图 36-4)
  - ➢注意:
    - 高钾血症对心脏功能影响比对神经系统影响更为频繁
    - 渐进性和慢性血钾增高,甚至≥7.0mEq/L,患者能很好耐受
  - ➢治疗:对外周血 K^+、药物以及心电图异常情况进行评估后治疗
    - 如果心电图异常并且患者状态不稳定:
      - ‣ 持续监测心电图和血压
      - ‣ 在 2~5 分钟内静脉输注氯化钙(10%)500~1000mg(5~10mL);3分钟内应起效,如果超过 5 分钟没有起效,重复注射,作用时间 30~60 分钟
      - ‣ 即使 K^+ 水平没有降低,也可拮抗高钾对心肌的损害
      - ‣ 5 分钟内静脉输注碳酸氢钠 50mEq:
        - ◉ 渗透性容量负荷增大可能会加重肺水肿和充血性心力衰竭

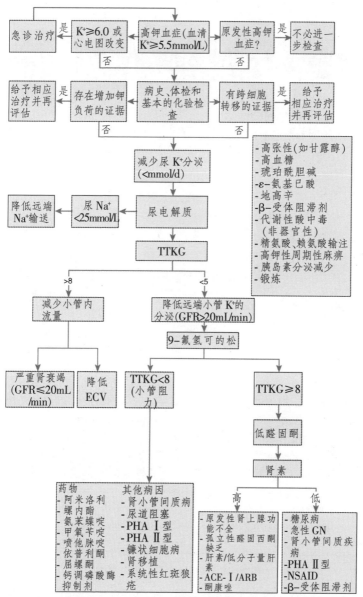

TTKG，跨肾小管钾梯度；ECV，有效循环血容量；PHA，原发性醛固酮减少症。
(Reproduced with permission from Brenner BM, Rector FC Ill. *Brenner & Rector's The Kidney*. 8th ed. Philadelphia: Saunders; 2008:574. © Elsevier.)

图 36-3 确诊高钾血症的流程

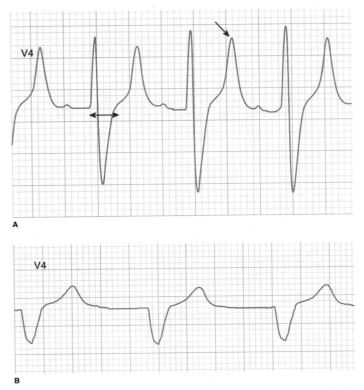

(A)这位血钾为 7.1 的患者出现了 T 波高尖(箭头),QRS 波增宽(双箭头)和 P 波变平的心电图改变。(Reproduced from Knoop KJ,Stack LB,Storrow AB, Thurman RJ. *The Atlas of Emergency Medicine.* 3rd ed. Figure 24–45B. Available at: www. accessmedicine.com. Copyright Ⓒ The McGraw-Hill Companies, Inc. All rights reserved.)(B)宽钝的 QRS 波伴随附近正弦波外观。无 P 波。该患者的血钾为 8.5。(Reproduced from Knoop KJ,Stack LB,Storrow AB,Thurman RJ. *The Atlas of Emergency Medicine.* 3rd ed. Figure 24 –46B. Available at: www.ac-cessmedidne.com. Copyright Ⓒ The McGraw-Hill Companies,Inc. All rights re-served.)

图 36-4   高钾血症的心电图改变

- ⊚ CO_2 进入细胞内生成碳酸,可以造成细胞内酸中毒
- ⊚ 防止肾衰竭发生
- ♦ 在 15 ~ 30 分钟内静脉输注葡萄糖 25g(50mL D50)+ 10U 胰岛素 (促使 K^+ 进入细胞内,频繁监测血 K^+ 和血糖水平,一旦出现高

血糖症,开始输注胰岛素)

- 雾化吸入沙丁胺醇:10~20mg,持续时间超过 15 分钟,有效率达60%,耐药机制不清(K^+ 在 2 小时内转移入细胞内,可能出现快速心律失常
- 静脉输注呋塞米 40~80mg
- 将 15~30g 聚磺苯乙烯加入 50~100mL 20% 山梨醇中,经肠道给药或保留灌肠(树脂可以促进 Na^+ 和 K^+ 交换)
- 紧急透析[CVVH 可能不够迅速(血液和透析血流较低)]但在术中较为稳定

■ 如果心电图异常,但患者病情稳定:

- 持续监测心电图
- 葡萄糖 25g(D50 50mL)静脉输注 + 10U 普通胰岛素静脉输注,时间为 15~30 分钟
- 静脉输注碳酸氢钠 50mEq,5 分钟内
- 雾化吸入沙丁胺醇:10~20mg,15 分钟内
- 静脉输注呋塞米 40~80mg
- 将聚磺苯乙烯 15~30g 加入 50~100mL 20% 山梨醇中,经肠道给药或保留灌肠
- 如发生 CRF,立即紧急透析

■ 停止外源性 K^+ 治疗(经静脉或肠道)

■ 如果可能,停用与高钾血症有关的药物(保钾利尿剂,肾素血管紧张素转换酶抑制剂,非甾体类抗炎药)

■ 如果心电图正常,应考虑:

- 心电图监护和观察
- 将聚磺苯乙烯 15~30g 加入 50~100mL 20% 山梨醇中,经肠道给药或保留灌肠
- 静脉输注呋塞米 40~80mg
- 如果出现慢性肾衰竭,定期透析

➢注意:

■ 对于合并胃轻瘫、肠梗阻、肠阻塞或有误吸风险的患者,应避免经肠道应用聚磺苯乙烯

■ 避免大量红细胞输注造成的高钾血症

- 术前用细胞储存器洗涤浓缩红细胞,降低细胞外钾

- 对于手术室附近冷藏的洗涤红细胞,即使高钾血症发生恶化时,也可以输注;当发生出血的时候,应持续输注
- 低钾血症:$K^+ \leqslant 3.2mEq/L$
  - 临界值:$K^+ \leqslant 2.5mEq/L$
  - 常见病因:呕吐、腹泻、回肠造口术、泻药、噻嗪类和袢利尿剂、库欣综合征、醛固酮增多症、肾小管性酸中毒、低镁血症、氨基糖苷类、两性霉素 B、泼尼松(见图 36 - 5)
  - 症状和体征:心律失常,U 波,T 波低平,肌无力,疲乏,便秘,大腿肌肉痉挛(见图 36 - 6)
  - 注意:
    - 轻微低钾血症也可能引起肌肉症状,出现心脏异常并伴有比较严重的低钾血症(除非患者正在进行洋地黄类药物治疗)
    - 必须同时治疗低镁血症,否则低钾血症很难纠正
  - 治疗:对低钾症状和心电图变化进行评估
    - 如果血流动力学不稳定:
      - 持续心电图和血压监测
      - 静脉输注 KCl 10mEq,在 5 分钟内(成人)
    - 如果血流动力学稳定,有低钾症状,或伴有心电图异常
      - 给予持续心电图和生命体征监测
      - 静脉输注 KCl 10~20mEq/h[儿童给予 $0.25mEq/(kg \cdot h)$]
    - 如果无低钾症状并且心电图正常:
      - 考虑持续心电图和生命体征监测
      - 肠道补钾每天 1~2mEq/kg,分成 3 次
  - 注意:
    - 应用洋地黄类药物会明显增大患者发生心律失常的风险
    - 静脉输注 KCl 最好的方法是通过带有尖端的中央导管在右心外注射,经外周静脉注射会产生疼痛,如果渗透,会对周围组织产生腐蚀作用
- 高钙血症:血清 $Ca \geqslant 10.6mg/dL$ 或 $Ca_i \geqslant 5.4mg/dL$
  - 临界值:血清 $Ca \geqslant 13mg/dL$ 或 $Ca_i \geqslant 6.0mg/dL$
  - 常见病因:甲状旁腺功能亢进症、恶性肿瘤(多发性骨髓瘤、乳癌和肺癌)、长期不动、肾衰竭、甲状腺功能亢进、噻嗪类利尿剂(见图 36 - 7)

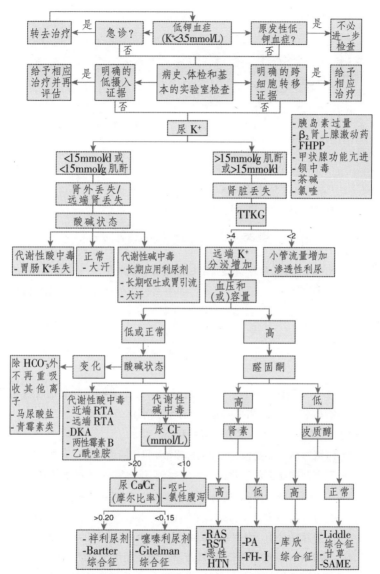

FHPP,家族性低钾性周期性麻痹;TTKG,跨肾小管钾梯度;RTA,肾小管性酸中毒;RAS,肾动脉狭窄;RST,肾素分泌性肿瘤;PA,原发性醛固酮增多症;FH-I,家族性高醛固酮血症I型;SAME,盐皮质激素明显增多综合征。(Reproduced with permission from Brenner BM, Rector FC Ill. *Brenner & Rector's The Kidney.* 8th ed. Philadelphia: Saunders; 2008:565. © Elsevier.)

图36-5 确诊高钾血症的流程

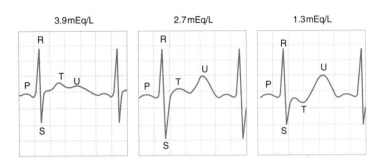

图 36-6　低钾血症的心电图表现

➢ 症状和体征：肌无力、疲乏、定位能力差、癫痫发作、昏迷、心律失常、QT 间期缩短、吞咽困难、便秘。如果高钙血症严重，PR 间期延长，房室阻滞，T 波变宽，VF 波（见图 36 – 8）

➢ 注意：

　▪ 大多数高钙血症与原发性甲状旁腺功能亢进症和恶性肿瘤有关（＞90%）

　▪ 对于 38% 危重症患者，白蛋白纠正后的血清钙不能准确反映离子钙水平，以即时测得的血清离子钙为准

➢ 治疗：评估心电图和血管内容量状态

　▪ 停用静脉含钙溶液（乳酸钠林格液）和经肠道溶液

　▪ 停用升高血钙的药物（锂、氢氯噻嗪、维生素 A 和维生素 D）

　▪ 如果出现缺钙症状，伴有异常的心电图和非高血容量状态：

　　◆ 持续监测心电图直到心电图正常

　　◆ 静脉输注 0.9% NaCl 溶液，300 ~ 500mL/h，直到尿量增加到 ≥ 200mL/h，然后降低 NaCl 溶液的输注速度至 100 ~ 200mL/h

　　◆ 考虑使用钙螯合剂（PO_4 或 EDTA）或者在特殊情况下应用双磷酸盐

　　◆ 考虑应用降钙素静脉注射或 SC 2 ~ 8IU/kg，6 ~ 12h 一次。

　▪ 如果存在高血容量状态：

　　◆ 呋塞米 1mg/kg 静脉输注

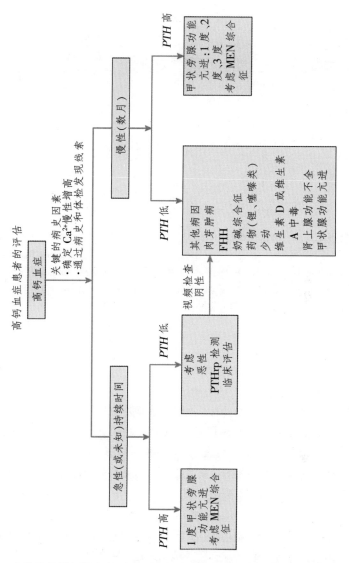

FHH，家族性低尿钙性高钙血症；MEN，多发性内分泌肿瘤；PTHrp，甲状旁腺素相关肽。(Reproduced from Longo DL，Fauci AS，Kasper DL，Hauser SL，Jameson JL，Loscalzo J. *Harrison's Principles of Internal Medicine*. 18th ed. Figure 353-6. Available at: www.accessmedicine.com. Copyright © The McGraw-Hill Companies，Inc. All rights reserved.)

图 36-7　确诊高钙血症的流程

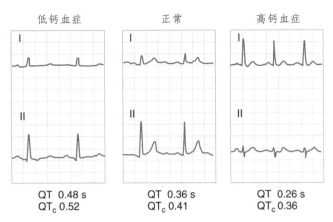

低钙血症典型心电图改变是 QT 间期延长(ST 段抬高)。高钙血症引起 ST 段缩短，QT 间期缩短。(Reproduced from Longo DL,Fauci AS,Kasper DL,Hauser SL,Jameson JL,Loscalzo J. *Harrison's Principles of Internal Medicine*. 18th ed. Figure 228-17. Available at: www.accessmedicine.com. Copyright © The Mc-Graw- Hill Companies,Inc. All rights reserved.)

图 36-8　低钙血症和高钙血症的心电图改变

- ♦ 持续监测血液氧合状态
- ♦ 急诊血透析
- ▪ 如果无缺钙症状,并且心电图和血容量都正常：
  - ♦ 静脉输注 0.9% NaCl 溶液,100~200mL/h
  - ♦ 考虑静脉输注降钙素或 SC 2~8IU/kg,6~12 小时一次
- ➢ 注意：密切监测血钾和血镁浓度,并且在治疗期间适当补充
- 低钙血症：血清 Ca≤8.4mg/dL 或 Ca_i^{2+} ≤4.4mg/dL
  - ➢ 临界值：血清 Ca≤7mg/dL 或 Ca_i^{2+} ≤3.6mg/dL
  - ➢ 常见病因：甲状旁腺功能减退症、肾衰竭、维生素 D 缺乏、口服含镁的通便药物、肿瘤溶解综合征、胰腺炎(见图 36-9)
  - ➢ 症状和体征：焦虑、易激惹、意识错乱、癫痫发作、面部感觉异常、肌肉痉挛、反射亢进、手足搐搦症、喘鸣、QT 间期延长、低血压、心力衰竭(见图 36-8)

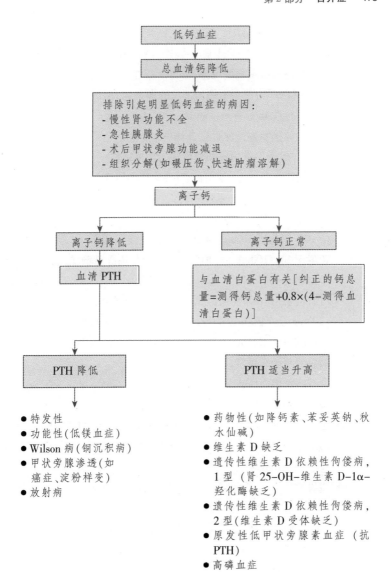

图 36-9　低钙血症病因的诊断方法

➢注意:

　▪ Trousseau 征:用充气的止血带绑住上臂,阻断动脉血流持续 3 分钟。手和前臂出现痉挛现象

　▪ Chvostek 征:叩击位于下颌角部位的面神经,出现同侧面部肌肉痉挛。其敏感性低于 Trousseau 征

　▪ 低钙血症的诊断要排除低镁血症

➢治疗:评估心电图异常情况和血流动力学稳定性

　▪ 如果应用洋地黄治疗,禁用钙;存在室颤的风险

　▪ 如出现低血压:

　　◆ 持续监测心电图和血压

　　◆ 1g 10% 氯化钙(10mL)经中心导管推注,注射时间为 3 分钟,或者溶于 50～100mL 5% 葡萄糖溶液经外周静脉输注,输注时间为 10 分钟

　　◆ 然后给予 10% 葡萄糖酸钙(93mg 元素钙/mL)或者 10% 氯化钙(273mg 元素钙/mL)静脉注射,速度为 1～2mg 元素钙/(kg·h)(溶于 500～1000mL 5% 葡萄糖溶液),持续 6～12 小时,或者直到血清离子钙正常或低钙症状消失

　▪ 如果有症状但血压正常:

　　◆ 持续监测心电图

　　◆ 通过 10% 葡萄糖酸钙(93mg 元素钙/mL)给予 100～200mg 元素钙或者将 10% 氯化钙(273mg 元素钙/mL)溶于 5% 葡萄糖溶液 50～100mL 静脉输注,时间为 10 分钟

　　◆ 然后给予 10% 葡萄糖酸钙(93mg 钙元素/mL)或者 10% 氯化钙(273mg 钙元素/mL)静脉输注,速度为 1～2mg 钙元素/(kg·h)(溶于 500～1000mL 5% 葡萄糖溶液),持续时间 6～12 小时,或者直到血清离子钙正常或低钙症状消失

　　▪ 如果无症状:

　　　◆ 考虑经肠道补钙

　　　◆ 10% 葡萄糖酸钙或 10% 氯化钙 500～1000g 静脉输注,持续 6 小时

➢注意:

　▪ 静脉补钙时,避免与输血用同一管道,因为依地酸钠钙(EDTA)会

螯合钙而造成血液凝结

- 未经治疗的低镁血症会使低钙血症更难纠正
- 高镁血症：≥3.1mg/dL 或≥2.5mEq/L
  - 临界值：≥10mg/dL 或≥8.2mEq/L
  - 常见病因：肾衰竭,甲状旁腺功能亢进症,医源性原因(如先兆子痫或灌肠)
  - 症状和体征：深肌腱反射减弱,嗜睡,意识错乱,肌无力,呼吸抑制,血管舒张,低血压,PR 间期延长,QRS 波宽大畸形,心动过缓,心律失常,最终呼吸停止,心搏骤停
  - 注意：
    - 高镁血症最常见病因是肾衰竭或镁剂治疗先兆子痫
  - 治疗：评估心电图,症状以及呼吸状态
    - 停止外源性镁摄入
    - 如果症状严重并伴有心电图异常或肾功能损害或高容量状态：
      - 考虑保护气道并给予呼吸支持
      - 500 ~ 1000mL 10% 氯化钙(5 ~ 10mL)经中心导管注射,时间为 3 ~ 5 分钟,或曾溶于 50 ~ 100mL 5% 葡萄糖溶液经外周静脉输注,持续 10 ~ 20 分钟

高镁血症的症状和体征	
镁水平	体征/症状
4 ~ 6mEq/L (4.8 ~ 7.2mg/dL)	反射减弱：深肌腱反射消失 恶心,呕吐,面色发红
6 ~ 10mEq/L (7.2 ~ 12mg/dL)	呼吸困难/暂停 精神状态改变/嗜睡 低血压 心电图改变：PR,QRS,QT 间期均延长 低钙血症
>10mEq/L(12mg/dL)	迟缓性麻痹,完全性心脏传导阻滞,昏迷,心搏骤停

(Reproduced with permission from Lerma EV, Berns JS, Nissenson AR. *Current Diagnosis & Treatment Nephrology & HypeJtension.* New York：McGraw-Hill；2009. Table 8 – 7. Copyright ⓒThe McGraw-Hill Companies, Inc. All rights reserved.)

◆ 给予葡萄糖 25g(50% 葡萄糖 50mL) + 胰岛素 10U 经外周静脉注射,持续 10 ~ 20 分钟

◆ 考虑静脉输注呋塞米 1mg/kg

◆ 考虑急诊血液透析

■ 如果症状轻微,并且心电图、肾功能和血容量正常:

◆ 静脉输注 500 ~ 1000mL 0.9% NaCl,持续 0.5 ~ 1 小时

◆ 静脉输注呋塞米 1mg/kg

■ 如果无症状,并且心电图正常:

◆ 观察

➢ 注意:血液稀释、利尿以及透析可能会诱发低钙血症,这将会加重低镁血症对机体的损害

• 低镁血症:≤1.7mg/dL 或≤1.4mEq/L

➢ 临界值:≤1.2mg/dL 或≤1.0mEq/L

➢ 常见病因:腹泻,胰腺炎,应用袢和噻嗪类利尿剂,高钙血症,肾衰竭,甲状旁腺切除术术后

➢ 症状和体征:

■ 神经肌肉:肌无力和痉挛,反射亢进,手足搐搦症,Chvostek 征和 Trousseau 征(见低钙血症),喘鸣,癫痫发作,焦虑,抑郁,意识错乱,谵妄,Wernicke 脑病

肾源性和非肾源性低镁血症的鉴别	
实验	肾 Mg 消耗的标准
收集 24 小时尿监测 Mg	>10 ~ 30mg Mg/24h
镁排泄分数[1](FeMg)	>2%
$\dfrac{\text{尿 Mg} \times \text{血浆 Mg}}{(0.7 \times \text{血浆 Mg}) \times \text{尿 Cr}} \times 100$	

[1] 既然循环系统中仅有 70% 的 Mg 处于游离状态(没有与白蛋白结合),所以血镁浓度应乘以 0.7。

(Reproduced with permission from Lerma EV, Berns JS, Nissenson AR. *Current Diagnosis & Treatment Nephrology & Hypertension*. New York: McGraw-Hill; 2009. Table 8 – 2. Copyright © The McGraw-Hill Companies, Inc. All rights reserved.)

- 心脏:心动过速,PR 和 QT 间期延长,尖端扭转型室性心动过速, HTN,冠脉痉挛
- 注意:低镁血症的诊断应该与低钙血症相鉴别
- 治疗:根据对症状和心电图的异常情况的评估
  - 如果症状严重或心电图异常:
    - 持续监测心电图和血压
    - 10% 硫酸镁 2 ~ 4g (20 ~ 40mL)溶于 50 ~ 100mL 5% 葡萄糖溶液静脉输注,持续 5 ~ 10 分钟(可以重复注射硫酸镁至总量 10g)
  - 如果症状轻微且心电图正常:
    - 考虑持续监测心电图
    - 10% 硫酸镁以 1g/h 的速度静脉输注,持续 3 ~ 4 小时后再评估
  - 如果无症状且心电图正常:
    - 对胃肠疾病或肾功能低下进行评估
    - 如果可能,经肠道补充
    - 会出现腹泻
- 注意:
  - 低钾血症合并低镁血症会明显增加严重心律失常发生的风险
  - 镁增强非去极化神经肌肉阻滞剂和钙通道阻滞剂的阻滞作用;如果伴有肾衰竭和重症肌无力应密切监测

- 高磷血症:≥4.5mg/dL
  - 临界值:无
  - 常见病因:肾衰竭,肿瘤溶解综合征,横纹肌溶解症,应用含有磷酸盐的泻剂和灌肠导致的医源性高磷血症
  - 症状和体征:
    - 慢性:软组织钙化,尤其是血管,引起缺血
    - 急性:伴有手足搐搦症的低钙血症,大面积软组织钙化,神经心理症状
  - 注意:
    - 高磷血症最常见于肾衰竭,并很少出现急症状态
    - 急性高磷血症通常无症状
    - 当 $Ca \times PO_4$ 之乘积慢性增高时,会伴随出现软组织渗出引起低钙血症(>55)

> 治疗:对外源性 PO_4 摄入进行评估
  - 停止补充磷
  - 应用肠道磷结合剂(碳酸钙抗酸剂,500mg 每天两次)
  - 血液透析

- 低磷血症:≤2.4mg/dL
  > 临界值:≤1.0mg/dL
  > 常见症状:复食综合征,甲状旁腺切除术后,慢性腹泻,甲状旁腺功能亢进,Fanconi 综合征
  > 症状和体征:急性无症状
  > 注意:低磷血症与投喂综合征有关。严重的低磷血症在几天内可以产生厌食、肌无力、脑病、癫痫发作、昏迷、横纹肌溶解症、溶血、低血压、凝血功能异常、急性肾小管坏死、肝衰竭、严重心律失常以及慢性充血性心力衰竭,这些疾病都是难治性疾病
  > 治疗:评估肾功能、血清钾和钙水平
    - 停止肠内外营养;当血清磷正常后,恢复营养供应
    - 停用结合磷的抗酸剂以及耗磷利尿剂
    - 纠正低镁血症
    - 如果为严重的低磷血症(≤2.6mg/dL)
      - 持续监测心电图和生命体征
      - 静脉输注 K_3PO_4 或 Na_3PO_4 溶液,15mmol PO_4,持续 1 小时
      - 监测血清离子钙水平并适时治疗低钙血症
      - 密切监测血清磷,持续饱食直到平稳
    - 如果存在肾功能受损
      - 静脉输注 Na_3PO_4 溶液,0.16~0.25mmol PO_4/kg,持续 3~6 小时
    - 如果肾功能正常
      - 静脉输注 K_3PO_4 溶液,0.16~0.25mmol PO_4/kg,持续 3~6 小时
- 注意:因为低磷血症在急性期相对无症状,所以很容易延误治疗。因为磷是 ATP 的一种基本组成部分,而 ATP 是 RNA 转录和蛋白形成重要细胞过程的主要物质。低磷血症导致的灾难性全身性表现是由于急性期延误治疗产生的。由于这个原因,对于低磷的治疗应该与低钾的治疗一样,也是紧急的和需要高度关注的

(王红柏 译　王海云 校)

第 37 章

HIV 和麻醉

Harsha Nalabolu，MD

基础

- 正常 CD4 计数：$500 \sim 1200/\text{mm}^3$
- 如果 $<5000/\text{mL}$，则表明病毒载量低，$>10\ 000/\text{mL}$ 表明载量高

术前

评估器官系统，适当修改麻醉计划。

器官系统评估	
中枢/外周神经系统	• 早期外周神经病变比较常见，然而晚期随着意识功能障碍的出现，出现中枢脱髓鞘性多发性神经病变 • 合并中枢神经系统感染，易导致颅内压增高
肺脏	• 机会性感染：当 CD4 计数低于 200 时，多发生肺孢子虫病（PCP） • PCP 产生肺囊肿，囊肿破裂后造成气胸，并延长机械通气；胸部 X 线可能无异常；但是，CT 扫描可见双肺浸润阴影 • 肺结核，诺卡菌病以及淋巴瘤也会影响肺功能
心脏	• 长期 HIV 感染的患者会发生心肌炎，并且多达 30% 的患者会发展成扩张型心肌病
血液	• 一些患者合并血液高凝状态或特发性血小板减少性紫癜 • 抗反转录病毒，如 AZT，能引起骨髓抑制，导致凝血障碍

全面的药物回顾，了解每种药物的副作用尤其重要。

治疗 HIV 药物的副作用

药物名称(通用名)	常见副作用
核苷类似物反转录酶抑制剂(NRTI)	
• 立妥威(齐多夫定),AZT	全血细胞减少,神经性疾病,肌病
• 惠坨滋(去羟肌苷),ddl	周围神经性疾病,胰腺炎,消化性溃疡
• 赛瑞特(司坦夫定),d4t	周围神经病变,胰腺炎
• Hivid(扎西他滨),ddC	周围神经病变,胰腺炎
• 贺普丁(拉米夫定),3Tc	周围神经病变,消化性溃疡,皮疹
• 贺维力(阿德福韦酯)	肾毒性,增加肝毒性,消化性溃疡
• 赛进(阿巴卡韦)	消化性溃疡,皮疹,肌痛
非核苷类逆转录酶抑制剂(NNRTI)	
• Viramune(奈韦拉平)	消化性溃疡,增加肝毒性,皮疹,诱导 P450 细胞色素酶 A
• Sustiva(依非韦伦)	消化性溃疡,增加肝毒性,皮疹,致畸性
• Rescriptor(地拉韦啶)	消化性溃疡,增加肝毒性,皮疹
蛋白酶抑制剂(PI)	
• Invirase,Fortovase(沙奎那韦)	消化性溃疡,高糖血症,抑制 P450 细胞色素氧化酶 A
• Crixivan(茚地那韦)	消化性溃疡,高糖血症,抑制 P450 细胞色素氧化酶 A,肾衰竭,肾结石
• Norvir(利托那韦)	消化性溃疡,高糖血症,抑制 P450 细胞色素氧化酶 A,增加肝毒性
• Viracept(奈非那韦)	消化性溃疡,高糖血症,抑制 P450 细胞色素氧化酶 A
• Agenerase(安普那韦)	皮疹,抑制 P450 细胞色素氧化酶 A
融合酶抑制剂	
• 恩夫韦	细菌性肺炎,注射部位疼痛
抗肺囊虫性抗生素	
• 喷他脒	心律失常,支气管痉挛(雾化),电解质紊乱

- CBC,电解质,肾功能,肝功能以及凝血功能检查
- CD4 计数以及病毒负载量 <3 个月
- 如果病程较长,或有心脏受累症状,应做心电图和经胸壁超声心动图
- 如果 CD4 <200,常规行胸部 X 线和胸部 CT 检查
- 如果怀疑存在脱髓鞘神经病变,应做脑部和脊髓 MRI
- 如果 CD4 <200,由于增加了术后感染并发症的发生率,应推迟择期手术。如果 CD4 <50,术后 6 个月死亡率增加
- 不要停用治疗 HIV 的药物,如果术后患者不能口服,应与 ID 专家会诊
- 输血相对禁忌:如果血液丢失过多,考虑应用红细胞生成素(EPO)(见第 66 章,自体输血)

术中

- 根据术前对患者的评估(全身影响情况)选择麻醉方法
- 如果可能的话,最好选择区域麻醉,因为这种麻醉方法会减少麻醉药物与抗反转录病毒和抗机会菌感染的药物之间的作用并减轻对免疫系统的损害:
  - ➢ HIV 感染的产妇行椎管内麻醉会减少并发症并降低死亡率
  - ➢ 除椎管内麻醉的一般并发症外,需排除 HIV 患者的特异性并发症,如颅内感染或脊髓病变
  - ➢ 用于治疗硬膜外穿破后脑脊液漏的硬膜外血补丁不是禁忌证:
    - ▪ 对于有高病毒负载量的患者,应用硬膜外血补丁是否禁忌尚不明确,但是晚期患者因为存在潜在的神经系统病变而禁忌应用
    - ▪ 硬膜外注射生理盐水或葡聚糖是合适的替代治疗
    - ▪ 硬膜外注射纤维蛋白凝胶也是替代治疗,但是这种方法与标准的硬膜外血补丁还未进行比较
- 全身麻醉是安全的,但是抗反转录病毒药物的毒性效应以及与麻醉药物的相互作用是实施全身麻醉的问题所在
- 麻醉实施者需要知道患者术前存在 P450 抑制或诱导:
  - ➢ 蛋白酶抑制剂抑制 P450
  - ➢ Viramune(奈韦拉平)诱导 P450

麻醉药物与 P450 的相互作用	
被 P450 代谢的麻醉药物 （避免使用）	不能被 P450 代谢的麻醉药物 （推荐应用）
咪达唑仑	丙泊酚
芬太尼	依托咪酯
氯胺酮	顺式阿曲库铵
奎尼丁	地氟烷
Amidarone	阿芬太尼、瑞芬太尼

- 研究发现手术、应激和麻醉药物可以通过抑制免疫系统而造成癌症复发，但是对 HIV 还无相关研究数据
- 同种异体输血具有调节免疫的功能，对于晚期 HIV 感染患者，输血可能会增加病毒负载量：
  - ➢ 但是输注减白红细胞，在 CMV、HIV 或细胞因子的激活方面无差异
  - ➢ 禁忌自体输血
  - ➢ 如果存在血液大量丢失的风险，围术期使用红细胞生成素

术后

- 尽快恢复治疗

建议与忠告

- 检查 3 个月内 CD4 和病毒负载量
- 不要停用 HIV 药物；了解药物副作用
- 推荐不被 P450 代谢的麻醉药物：丙泊酚、依托咪酯、阿芬太尼、瑞芬太尼、地氟烷
- 推荐选用区域麻醉；但是应排除 HIV 特异性禁忌证（颅内感染、脊髓病变等）
- 避免输血（尽管缺少输血会造成损害的证据）。如果存在血液大量丢失的风险，围术期使用红细胞生成素

（王红柏 译　王海云 校）

第 **38** 章

合并症对麻醉的影响

Kriti Sankholkar，MD

疾病	疾病特征	麻醉注意事项
软骨发育不全	• 常染色体显性遗传 • 侏儒症最常见的病因 • 齿状突发育不全,寰枢椎不稳,椎间盘膨出,严重颈椎后凸畸形 • 中枢性睡眠呼吸暂停及阻塞性睡眠呼吸暂停是本病的特征性表现 • 肺性 HTN • 肺心病 • 脑积水	• 气道成比例缩小 • 潜在的困难气道、颈椎不稳、潜在的颈部伸展性脊髓外伤;颈椎 X 线检查。考虑行纤维支气管镜下气管插管 • 考虑 PFT • 椎管内麻醉相对禁忌
Alport 综合征(遗传性肾炎)	• 视力和听力下降 • 最终发展为 HTN 和肾衰竭	• 肾小球内压可以被 ACEI 降低 • 麻醉注意事项同肾衰竭和 HTN
强直性脊柱炎	• 慢性、进展性脊椎关节及其周围软组织炎症性疾病 • 男性常见 • 脊柱检查显示骨骼肌痉挛,前凸消失以及活动度降低 • 全身症状包括体重减轻,疲劳,低烧,结膜炎和葡萄膜炎 • 肺受累表明尖腔受损伴随纤维化以及胸膜增厚伴随继发于关节炎的肺顺应性及肺活量降低;限制综合征(30% ~50% 的患者在发病后 15 年发生) • 银屑病 • TMJ 与张口受限有关 • 心血管:心肌缺血(发病后 30 年,复发率达到 10%)、心律失常、传导异常 • 肾功能障碍:罕见	• 如果颈椎受累的话(明显后凸),可能需要纤维支气管镜引导下清醒气管插管 • 限制性肺病可能会导致较高的气道压 • 脊柱畸形和稳定性差:小心体位和保护 • 脊柱手术时,要考虑进行神经监测

(待续)

（续）

疾病	疾病特征	麻醉注意事项
关节挛缩	• 1 型是肌病，常染色体显性遗传 • 其他型：多畸形综合征 • 由于关节周围纤维化伴肌肉萎缩，发生多发性肢端挛缩 • 可能 TMJ 和脊椎受累（颈椎导致插管困难；胸椎导致限制性疾病）	• 困难气管插管时制订插管计划 • 注意插管体位 • 对镇静药/麻醉药敏感 • 肌病：避免应用琥珀酰胆碱；监测非去极化肌松药 • 可能会发生恶性高热 • 术后密切监测呼吸功能
Bartter 综合征	• 常染色体显性遗传肾脏疾病 • 低钾、低氯性碱中毒 • 血压正常，无水肿 • 血浆肾素和醛固酮增高 • 治疗目的是通过吲哚美辛抑制前列腺合成素	• 患者可能会应用吲哚美辛、β-受体阻滞剂以及螺内酯进行治疗 • 监测尿量（应补充多尿）、动脉血压以及中心静脉压 • 患者应防止外源性血管紧张素和去甲肾上腺素的影响 • 注意低钾和血浆低张性改变
大疱性皮炎（Lyell 综合征，Stevens-Johnson 综合征，天疱疮，大疱性类天疱疮等）	• 表皮分离 • 皮肤和黏膜大疱样损伤可能破损 • 严重者发展成 Stevens-Johnson 综合征 • 可能与病毒感染、链球菌感染、癌症、自身免疫、胶原血管性疾病以及药物等有关 • 心动过速、高热和呼吸急促可能是本病的特征 • 治疗包括长期应用糖皮质激素 • 相关疾病包括卟啉症、淀粉样变、多发性骨髓瘤、糖尿病以及血液高凝状态 • 营养不良、贫血、电解质紊乱以及低白蛋白血症比较常见	• 上呼吸道和支气管受损：处理气道时要谨慎 • 如果皮肤完整，应当考虑采用区域麻醉 • 肺大疱存在：增加了气胸的风险 • 如果怀疑存在肺大疱，避免应用 NO • 术中可能需要补充类固醇 • 由于皮肤受损，可能会发生脱水和低钾 • 保护好与胶带、止血带、血压袖带和面罩接触的皮肤 • 充分缝合
皮肌炎	• 炎性肌病和皮肤改变 • 近端肌肉无力 • 因咽部肌肉和呼吸肌无力导致吞咽困难、误吸以及肺炎等 • 可能并存心脏阻滞、心肌炎以及左室功能障碍	• 存在误吸的风险 • 对琥珀酰胆碱和非去极化肌松药的反应正常

（待续）

（续）

疾病	疾病特征	麻醉注意事项
远端肾小管性酸中毒	• 常染色体显性遗传 • 不能分泌 H^+（交换 K），伴有高氯低钾性酸中毒 • 伴随继发性甲状旁腺功能亢进,肾钙丢失 • 高血钙进一步增加尿钙 • 肾钙化、结石、佝偻病 • 反复感染	• 维持电解质平衡 • PO 补充转换为 IV 形式 • 通过检测血清和尿电解质来补充损失
Down 综合征（21 三体综合征） 13 三体综合征（Patau 综合征） 18 三体综合征（Edwards 综合征）	• 临床特征多变,包括短头畸形、平枕、耳发育不良、内眦皱襞、斜视、舌体肥大、面中部发育不全、高腭弓、小颌畸形、身材矮小、颈部粗大并伴有枕部寰枢关节不稳、关节活动度增高、张力降低 • 患者有继发于软腭松弛、扁桃体肥大、咽支气管和声门下狭窄、OSA 以及反复性肺部感染的呼吸困难 • 先心病,包括房间隔缺损、室间隔缺损、心内膜垫缺损、动脉导管未闭或法洛四联症 • 无法纠正的心脏缺陷可能会导致肺性 HTN • 食管和十二指肠闭锁、肛门闭锁、先天性巨结肠症的发生率增高	• 对于不合作的患者,术前可能需要肌注氯胺酮 • 术前进行彻底的神经学评估 • 考虑口服咪达唑仑并在监护人在场的情况下进行麻醉诱导 • 可能存在困难气道,应用小号的气管导管;考虑清醒下,纤维支气管镜引导气管插管 • 寰枢关节不稳继发于脊髓受压应当引起重视 • 诱导过程中易出现心动过缓 • 因该类患者自身免疫力降低,需要严格无菌 • 预防心内膜炎 • 术后 OSA 和喘鸣较常见
Ehlers-Danlos 综合征	• 常染色体显性遗传 • 与皮肤脆弱性相关的症状,易发生青紫和骨关节炎 • IV型（血管）:III型胶原基因突变导致成熟前死亡增加 • IV型临床上最常见,伴随的症状有动脉剥离和小肠破裂 • 产科并发症包括早产和大量出血 • 自发性气胸、膈疝、主动脉和（或）二尖瓣反流、心脏传导功能异常的风险增加 • 可能存在血管性血友病因子缺陷	• 术前评估止血情况;进行超声检查 • 禁止进行肌内注射 • 避免鼻腔和食管的器械检查 • 在进行中心静脉和动脉置管时,可能会发生大面积血肿 • 由于皮肤比较松弛,静脉注射时,液体外渗不会引起重视 • 为了避免发生气胸,机械通气时采用低气道压的方式 • 区域麻醉增加血肿发生的风险;评估风险/利益比 • 产妇的死亡率为25%（出血、子宫破裂、主动脉或 IVC 破裂）

（待续）

（续）

疾病	疾病特征	麻醉注意事项
范可尼贫血	• 常染色体显性遗传 • 全血细胞减少，最终发展成急性白血病	• 术前可能需要输血 • 如果存在免疫功能障碍，需要输注更多的特异性抗生素
吉兰-巴雷综合征	• 突然发生的骨骼肌无力，起始于下肢，并向头侧进展 • 迟缓性麻痹伴 DTR 消失 • 呼吸肌无力，进而影响通气功能 • 自主神经功能紊乱是本病的一个特征 • 血栓栓塞的发生率增高	• 自主反应可能恶化，应行有创动脉监测 • 避免使用琥珀酰胆碱，因为该病因失神经支配而可能存在高钾血症 • 非去极化肌松药可以使用（小剂量，并密切监测） • 因通气功能抑制和呼吸肌无力，术后拔管可能会延迟
哈特纳普病（糙皮病样皮肤病）	• 常染色体显性遗传 • 中性氨基酸尿 • 癫痫发作、皮炎、精神发育迟滞 • 治疗：高蛋白饮食、烟酰胺和阳光防护	• 维持酸碱平衡 • 维持足够的血管内容量 • 通过低的麻醉药物剂量，降低癫痫发作阈值
血色素沉着病	• 常染色体显性遗传 • 进展性机体组织铁沉积 • 多发生于男性 • 如果不积极治疗，可能会导致糖尿病和充血性心力衰竭 • 可能会出现成肝大、门脉高压和肝细胞肝癌	• 术前应仔细评估贫血、肝硬化、电解质紊乱、肾脏和心脏功能降低 • 进行凝血检查，如果 PT 延长，术前应输注维生素 K • 血小板减少症应输注血小板 • 术前应纠正低血糖 • 低白蛋白血症，减少蛋白对药物的结合，导致用药剂量减少 • 心肌病会使患者对挥发性麻醉药的抑制效应以及儿茶酚胺类药的敏感性增强

（待续）

（续）

疾病	疾病特征	麻醉注意事项
溶血性贫血	• 包括镰状细胞贫血、Hb C、地中海贫血 • 可能会发生慢性进展性肺病 • 脾大,脾切除会延长红细胞寿命 • 可能会涉及神经系统和骨骼肌(肌病) • 氧饱和度基线降低,肌酐增高,心脏功能障碍,中枢神经系统缺陷以及并发感染 • 镰状细胞病,虽然不是本病的特征,但是会增加围术期并发症的风险;防止脱水、低体温、低氧的发生;禁止使用止血带	• 小手术:低风险 • 腹腔内、颅内和胸腔内手术:高风险 • 术前 Hct 应维持在 30% 以上 • 如果存在肌病(或怀疑存在),避免使用琥珀酰胆碱 • 防止脱水、酸中毒、低体温的发生 • 需要术后镇痛治疗 • 急性胸部综合征可能在术后 2~3 天发生;治疗:保证氧合,良好镇痛以及输血 • 避免应用氧化剂
遗传性黄疸(Rotor 综合征, Dubin-Johnson 综合征)	• 非结合性高胆红素血症(Gilbert 综合征和 Crigler-Najjar 综合征) • 结合性高胆红素血症(Dubin-Johnson 综合征)	• 应尽量减少空腹,因为这会增加胆红素积聚 • 吗啡的应用不受影响(通过不同的葡萄糖醛酸转移酶系统转化)
高胱氨酸尿症	• 常染色体显性遗传 • 胱氨酸前体转硫功能降低 • 晶状体剥离、骨质疏松 • 脊柱后侧凸,易损浅色的头发,以及颧部红晕 • 癫痫发作、神经发育迟缓 • 低血糖 • 增加血栓栓塞的风险	• 通过应用吡哆醇,术前水合,输注右旋糖酐,抗凝药物和术后早期下床活动来降低围术期血栓栓塞的发生率 • 监测血糖 • 注意骨折的风险
Horton 病	• 全动脉炎大多数累及中颈外动脉分支,可能会导致失明 • 偶尔累及主动脉和冠状动脉	• 评估受累的动脉 • 维持高血压,避免缺血导致组织坏死或失明 • 长期类固醇治疗

（待续）

（续）

疾病	疾病特征	麻醉注意事项
高钾性周期性麻痹	• 常染色体显性遗传 • 间断性急性发作的骨骼肌无力或麻痹，与高钾有关 • 发作持续约 1 小时 • 诱发因素：活动、冷环境、寒战、NPO • 可能会发生胃食管反流病 • 应用普鲁卡因胺长期治疗	• 术前应用利尿药降低血钾 • 如果存在 NPO，输注葡萄糖 • 避免应用含钾的溶液、琥珀酰胆碱以及氯胺酮 • 频繁电解质监测，通过 Ca^{2+} 治疗高钾血症和心电图改变 • 防止低体温 • 用罗库溴铵改良 RSI
低钾性周期性麻痹	• 常染色体显性遗传 • 间断性急性发作的骨骼肌无力或麻痹，与低钾有关 • 发作持续几个小时到几天 • 诱发因素：碳水化合物和 Na^+ • 治疗：乙酰唑胺＋钾	• 避免输注葡萄糖和生理盐水，避免酸中毒、低体温，禁用 β - 受体激动剂 • 非去极化肌松药和琥珀酰胆碱可安全应用（监测） • 整个输注过程应用甘露醇 • 如果围术期应用利尿剂，应使用保钾利尿剂 • 频繁进行电解质监测：通过以 40mEq/h 的速度输注钾治疗低钾血症
卡特金纳综合征	• 慢性鼻窦炎，支气管扩张和内脏逆位三联症 • 由纤毛受损引发	• 治疗活动性肺感染 • 心电图电极导管放置应调换 • 考虑在左颈内静脉行中心静脉置管 • 由于存在解剖位置改变，双腔气管导管的位置也应相应地改变 • 避免应用经鼻气管插管

（待续）

（续）

疾病	疾病特征	麻醉注意事项

长 QT 综合征（LQTS）	• 获得性或先天性
	• 获得性
	  ▸心动过缓
	  ▸高度房室传导阻滞
	  ▸低钾血症,低钙血症,低镁症
	  ▸肝硬化
	  ▸胺碘酮、三环类抗抑郁药、吩噻嗪、血管舒张剂
	• 先天性
	  ▸孤立性:常染色体显性遗传
	  ▸与耳聋相关:常染色体显性遗传
	• 晕厥与应激、情感、活动或交感神经刺激有关
	• QT 间期超过 460~480 毫秒
	• 晕厥期间常见的心电图变化是多形态室性心动过速＝间断扭转性室性心动过速
	• 纠正电解质紊乱(K 或 Mg)治疗长 QT 综合征
	• β - 受体阻滞剂同步应用
	• 女性患者发病率高于男性
		• 如果患者有猝死和无法解释的晕厥的家族史,术前应做心电图检查
		• 异氟烷和七氟烷都能延长 QT 间期,程度不差上下
		• 氟哌利多和止吐药应当慎重应用
		• 避免交感神经刺激和低钾血症的发生(与过度通气有关)
		• 除颤器应随时处于备用状态

狼疮	• 多系统慢性炎症性疾病 • 典型病例常为年轻女性 • 感染、怀孕或手术等应激会使病情加重 • 对称性关节炎常见,如手、腕、肘、膝以及踝 • 全身临床表现主要出现在中枢神经系统、心脏、肺、肾、肝、神经肌肉系统和皮肤	• 麻醉处理受器官系统的功能状态以及其他受累部位状态的影响 • 患者可能正在进行类固醇激素治疗,因此,需要围术期进行补充 • 1/3 的患者可能会累及咽部,插管时要谨慎(环杓关节脱位)

（待续）

（续）

疾病	疾病特征	麻醉注意事项
马方综合征	•常染色体显性遗传的结缔组织疾病 •"Abe Lincoln"样表现 •高腭弓、鸡胸、脊柱后侧凸以及关节过伸 •早期肺气肿、自发性气胸、晶状体剥离是本病的特征 •心脏功能异常:主动脉扩张、夹层或破裂、二尖瓣脱垂 •心脏传导功能异常	•通过心脏超声对心脏功能进行全面评估 •避免 TMJ 脱位 •防止血压增高,因为血压增高会增加主动脉夹层的风险 •经食管心脏超声应当考虑应用 •密切关注气胸的发生
门克斯综合征	•X 染色体相关隐性遗传 •铜吸收和代谢功能异常 •神经系统:痉挛、癫痫发作+骨受累 •胶原病（与 Ehlers-Danlos 综合征相似）伴脆弱组织和瓣膜受累 •反复上呼吸道感染	•继续抗痉挛治疗 •有反流的风险 •避免应用琥珀酰胆碱(高钾风险) •感染导致上呼吸道狭窄,应用较小号的气管内导管 •术后咽部梗阻(肌肉紧张性差):监测 OSA
线粒体肌病	•骨骼肌能量代谢功能障碍 •持续活动时异常疲劳,骨骼肌疼痛以及进行性无力 •可能影响到脑、心、肝和肾	•扩张型心肌病和充血性心力衰竭 •对药物诱发的心肌抑制、心脏传导功能障碍和低通气敏感 •术前呼吸功能评估、吞咽评估以获得完整的咽喉部反射:如果该反射受到破坏,可能会导致患者不能清理呼吸道分泌物以及误吸
运动神经元功能紊乱[ALS(Lou Gehrig病),进行性延髓性麻痹,原发性侧索硬化,进行性假性延髓性麻痹]	•ALS:上或下运动神经元功能缺陷,进行性疾病 •骨骼肌萎缩,无力以及舌、咽、喉和胸部的功能障碍 •舌和吞咽功能障碍会导致误吸 •自主神经功能紊乱表现为直立性低血压以及静息性心动过速 •眼肌功能障碍	•全身麻醉可使通气功能恶化 •应用琥珀酰胆碱易并发高钾血症 •对非去极化肌松药的反应性延长 •咽部肌肉功能减弱,易造成误吸,抗胆碱类药物减少分泌 •硬膜外麻醉已经成功应用,并未造成神经损害

（待续）

（续）

疾病	疾病特征	麻醉注意事项
烟雾病	•颅内伴有分流的次级毛细血管网的血管进行性硬化 •血管造影发现"烟雾" •可能是家族性的,但是也可能是继发于头脑外伤或与神经纤维瘤病,结核性硬化病以及纤维肌性发育不良有关 •动脉瘤发病率高 •儿童出现局部缺血,成年人发生出血	•治疗为控制缺血 •外壳手术行颅内外血管旁路术 •术前应对神经功能缺陷进行评估并注意 •诱导前行无创血压监测 •避免低碳酸血症的发生以及避免应用血管收缩药物（以防缺血加重） •维持血流动力学稳定 •对于存在神经功能缺陷的患者,避免应用氯胺酮诱导,慎用琥珀酰胆碱 •考虑应用胶体液和生理盐水来维持 IVF
肌病（Duchenne病, Becker病, Steinert病等）	•Duchenne 病:X 连锁（仅男性发病）,20 岁之前死亡 •Steinert 病:肌肉强直（损坏肌肉松弛功能）:最常发生于成年人 •阶梯样疼痛减退以及骨骼肌萎缩 •感觉和反射正常 •心肌功能减退:心肌病和心律失常 •呼吸肌无力:分泌物增多,肺储备功能降低,易发生 PNA •妊娠使病情恶化,子宫收缩无力	•术前:评估肌无力的程度以及诱发因素,获取超声（Duchenne 病）和动态心电图（Steinert 病）结果,评估呼吸功能（如果需要的话,行 PFT） •琥珀酰胆碱禁忌使用:高钾血症风险增加、心脏停搏 •胃动力降低:增加误吸的风险 •对非去极化肌松药的反应正常;监测,避免应用新斯的明 •丹曲林应该及时应用 •直接监测 MH •优先选择区域麻醉 •术后有发生肺功能障碍的可能性 •避免应用心肌抑制剂:谨慎使用丙泊酚和吸入麻醉药

（待续）

（续）

疾病	疾病特征	麻醉注意事项
骨发育不良（Lobstein病）	• 常染色体遗传性结缔组织病，影响骨、巩膜和内耳的功能 • "易碎骨"疾病 • 多见于女性 • 本病的特征包括蓝色巩膜，破坏血小板功能，高热伴多汗 • 50%的患者血清甲状腺素增加	• 去氨加压素可能会使血小板功能恢复正常 • 如果凝血功能正常，可以行椎管内麻醉 • 血压袖带可造成肱骨骨折 • 琥珀酰胆碱诱导的肌束震颤可造成骨折 • 因骨重建造成颈椎活动度降低 • DL慎用，因为骨折的风险增加；保护牙齿 • 如果怀疑存在困难气道，应行纤支镜引导下清醒气管插管 • 脊柱后侧凸及漏斗胸可能会导致肺活量降低 • 监测体温（有高热的风险）
Paget病（骨型）	• 可能具有家族性，男性多见 • 异常的成骨细胞和破骨细胞的活性产生脆弱而体积增大的骨；骨及其周围软组织的血流增加；可能出现高心排血量性心力衰竭 • 碱性磷酸酶增高 • 可能并发骨折、关节炎、神经受压、截瘫、高钙血症以及肾结石	• 外科治疗包括关节置换、截骨术或解压术 • 评估颈椎稳定性 • 椎管内阻滞可能困难

（待续）

（续）

疾病	疾病特征	麻醉注意事项
错构瘤（Bourneville 病，von Recklinghausen 病，von Hippei-Lindau 病等）	• 常染色体显性遗传 • 发生于不同器官系统的良性肿瘤 • 全身受累情况决定该病的治疗和并发症 • 特征包括神经发育不良、癫痫发作、面部血管纤维瘤、心脏横纹肌瘤、脊髓或颅内肿瘤、视网膜血管瘤、癌症或内分泌异常 • 肾功能障碍以及心律失常	• 术前评估上呼吸道、纵隔和脊柱(尤其是颈椎)的异常情况 • 准备抗癫痫的药物 • 考虑嗜铬细胞瘤的可能,如果存在,术前抗高血压治疗 • 神经系统受累可能会限制椎管内麻醉的实施 • 对麻醉药物的反应正常 • 可能会加重非去极化肌松药和琥珀胆碱的肌松作用
Pierre Robin 综合征	• 小颌畸形伴舌后缀和腭裂 • 本病特征包括急性上呼吸道梗阻、喂饲困难、不能茁壮成长以及发绀 • 患者可能会发展成慢性缺氧和因慢性呼吸道梗阻导致的肺性 HTN • 有时与斯蒂克勒综合征有关(进行性节肢动物眼病,感觉神经性耳聋)	• 对上呼吸道进行仔细评估 • 抗胆碱药物抑制气道分泌物 • 插管前避免应用阿片类和镇静药物 • 床旁备好纤维支气管镜、喉罩、环甲膜穿刺器具以及气管切开用品 • 在气道不安全的情况下,避免使用肌松药 • 尝试清醒情况下,纤支镜引导下经鼻或口气管插管术 • 吸入麻醉诱导,当麻醉深度达到一定程度时,抬起下颌纤支镜引导下插管 • 患者完全清醒后,拔管;有低氧性梗阻和负压性肺气肿的风险
结节性多动脉炎	• 血管炎多见于女性,与 B 型肝炎抗原和药物过敏有关 • 中小动脉受累导致 HTN、肾小球肾炎、CAD 和心肌缺血、周围神经病变以及癫痫发作 • 哮喘	• 应该根据合并的肾脏疾病、HTN 以及心脏疾病情况指导麻醉 • 可能有必要进行补充糖皮质激素治疗 • 慎重滴 NMB • 咽喉部水肿的风险

（待续）

（续）

疾病	疾病特征	麻醉注意事项
多畸形综合征（Apert 综合征，Crouzon 综合征，Dandy Walker 综合征等）	• 颅缝早闭、上颌骨发育不全、下颌相对前突 • 可能存在眼、耳、心和脊髓缺陷 • 可能存在颅内高压	• 仔细进行气道评估 • 可能存在面罩不合适、张口受限、鼻后孔闭锁 • 考虑清醒纤支镜引导下气管插管 • 术前评估存在的异常情况 • 气道建立之前，避免使用肌松药 • 为了防止不可控的颅内高压，控制血压是必要的
普拉德–威利综合征	• 染色体异常 • 出生时肌张力低下，造成咳嗽无力、吞咽困难以及气道梗阻；反复误吸导致缺氧和肺性 HTN • 孩子长大会出现贪食、肥胖和糖尿病 • 可能存在匹克威克综合征、神经发育障碍、小颌畸形、高腭弓、斜视、直线尺侧缘、先天性髋关节脱位、龋齿以及癫痫发作 • 改变碳水化合物的代谢	• 手术期间，监测血糖，并输注葡萄糖是必要的 • 根据骨骼肌和脂肪的量不同，调整麻醉药物剂量 • 对该类患者应用琥珀酰胆碱未见不良反应 • 增加围术期误吸的风险；使用 RSI • 低体温/高体温的风险；与恶性高热无关
假性胆碱酯酶缺乏症	• 血浆假性胆碱酯酶缺乏会延长琥珀酰胆碱、米库溴铵、酯类局麻药、艾司洛尔和 ASA 的作用时间 • 获得性缺陷：肝衰竭、营养不良、妊娠 • 遗传缺陷：常染色体隐性遗传	• 避免应用琥珀酰胆碱；麻痹持续几个小时（纯合子），如果是杂合子，麻痹持续时间较短。经常发生二相阻滞 • 米库溴铵：延长阻滞时间 • 维持治疗；给予胆碱酯酶治疗 • 通过卡片或信件的形式；检测家庭其他成员

（待续）

（续）

疾病	疾病特征	麻醉注意事项
银屑病	• 非常常见（占人群的 1%~2%） • 表皮快速生长导致炎性红斑性丘疹，并被松散的黏着性鳞屑覆盖 • 皮损缓解并复发 • 可能对称或不对称 • 可能并发高心排血量性心力衰竭 • 患者可以应用煤焦油洗发水、水杨酸软膏、外用糖皮质激素、外用维 A 酸局部治疗或应用甲氨蝶呤或环孢素进行全身治疗或应用单克隆抗体进行生物治疗 • 可能并发肝硬化、肾衰竭、HTN、肺炎以及关节炎	• 麻醉注意事项应包括银屑病治疗的副作用对麻醉的影响 • 皮肤外伤会加快鳞屑的发展 • 增加皮肤血流可能会改变体温调节 • 不要在皮损处插线或进行 RA 操作（常见的金黄色葡萄球菌）
类风湿关节炎，Still 病（青少年类风湿关节炎）	• 慢性炎症性关节炎 • 对称性多关节病，全身受累 • 寰枢椎半脱位和环杓关节炎常见 • 全身病变：血管炎、心包炎、心肌炎、冠状动脉炎、快速的冠状动脉粥样硬化、心瓣膜纤维化、心脏结节、心包和（或）胸腔积液 • 心包炎、传导异常、瓣膜受累伴反流 • 限制性综合征，有时严重，多见于男性；纤维化；支气管扩张，支气管炎；副作用（间质性肺水肿、免疫缺陷造成的感染、抗-TNF 造成的结核） • 肾脏：淀粉样变或治疗的副作用 • 贫血，脾功能亢进 • 外周神经血管炎，累及视神经	• 屈伸位颈椎 X 线片：从寰椎的前弓到齿突的距离 >3mm 表明寰枢关节半脱位 • DL 期间，头部和颈部活动尽量减少 • 累及环杓软骨会使气道变窄：应使用小号的气管导管 • 口张开度受限，导致困难的 DL；考虑行清醒纤支镜引导下气管插管 • 皮肤易损，关节畸形；注意体位 • 如果怀疑，采用 PFT；最先出现的异常是 DLCO 降低 • 做心电图和经食管心脏超声检查 • 神经病：进行临床评估 • 考虑补充类固醇激素 • 血小板功能可能会因非甾体类抗炎药和阿司匹林的应用而受到影响 • 青霉胺可使非去极化肌松药的作用时间延长

（待续）

（续）

疾病	疾病特征	麻醉注意事项
硬皮病	• 炎症、血管硬化、皮肤和内脏纤维化 • 心包炎、心律失常、传导异常 • 肺纤维化、胸腔积液、肺性HTN • 肾小球肾炎 • 雷诺病 • CREST综合征（钙质沉着症、雷诺现象、食管运动减弱、硬皮病、毛细血管扩张症）	• 避免应用琥珀酰胆碱：有发生横纹肌溶解症的风险 • 由于可能存在张口受限、皮肤紧绷，因此需要纤支镜引导下气管插管 • 静脉注射通路因皮肤增厚而很难建立 • 可能需要有创动脉监测：慎用该方法，因为存在雷诺现象可能会导致缺血的风险增加 • 禁止插胃管（累及食管） • 血管内血容量丢失会造成低血压 • 由于食管张力降低，反流的风险增加 • 避免低氧和酸中毒：肺血管阻力增加 • 患者对阿片类药物特别敏感，因此术后需要呼吸机维持通气 • 区域麻醉比较困难，会造成外周血管舒张
Shy-Drager综合征（多系统萎缩症）	• 多系统萎缩：退化和多个中枢神经系统结构功能降低（基底节、迷走神经核团、脑干、脊髓通路） • 自主神经系统功能失调（CN IX和X）导致直立性低血压（血压降低>30mmHg，无心率加快）、无汗、尿潴留、肠功能障碍以及阳痿 • 上调α肾上腺素受体的表达 • 其他疾病的特征性表现（晚期糖尿病、脊髓空洞症、帕金森病）	• 通过静脉补液维持前负荷，加用血管收缩药物（对麻黄素的反应扩大，优先选用去氧肾上腺素），对麻醉和手术无肾上腺素反应；可能开始给予50μg去氧肾上腺素，然后以5μg/(kg·min)的速度持续输注防止低血压 • 可以应用椎管内麻醉，但要注意血压变化 • 挥发性麻醉药可进一步降低血压 • 用阿托品和格隆铵治疗心动过缓 • 监测体温；有高热的风险 • 拔管时，可能会出现喉痉挛，给予琥珀酰胆碱后，再次插管；罕见气管切开

（待续）

（续）

疾病	疾病特征	麻醉注意事项
Sjögren 病	•慢性炎症性疾病 •干燥性角膜结膜炎、口干症以及类风湿关节炎 •多见于女性 •可能出现腮腺和颌下腺增生	•干眼和干嘴：使用人工眼泪；呼吸环路湿化 •由于腺体肥大，暴露声带困难 •避免应用抑制腺体分泌的抗胆碱药物
球形红细胞增多症	•常染色体显性遗传 •血影蛋白和锚蛋白缺乏 •症状包括轻微的溶血性贫血、脾大、易疲劳 •病毒或细菌感染可造成溶血危象 •细小病毒 B19 感染可造成再生障碍性危象	•麻醉与贫血的严重程度有关 •患者可能会主诉有继发于胆色素结石的胆绞痛
脊髓和小脑退化性疾病（弗里德赖希共济失调）	•弗里德赖希共济失调：常染色体隐性遗传 •心肌病和脊柱后侧凸明显 •可能会出现共济失调、构音障碍、眼球震颤、肌无力、痉挛以及糖尿病 •成年后通常会发生致命性心力衰竭	•如果存在心肌病，避免应用降低心肌收缩力的药物 •对肌松药的反应正常 •脊柱后侧凸会影响患者的体位且硬膜外麻醉更加困难；考虑用腰麻 •发生呼吸衰竭的可能性增加

（待续）

（续）

疾病	疾病特征	麻醉注意事项
贮积症（肝糖原、脂类，氨基酸，黏多糖等）	糖原贮积症 •缺乏酶导致中间产物蓄积 •低血糖比较严重，需要多次喂饲维持血糖 •慢性代谢性酸中毒、骨质疏松、神经发育不良、生长发育迟缓以及癫痫发作 氨基酸代谢受损 •神经发育不良、癫痫发作、氨基酸尿症、代谢性酸中毒 •高氨血症、肝衰竭和血栓栓塞症 脂类 •鞘脂类代谢障碍、神经节苷脂沉积症、脑白质营养不良 •脑病 •可变性内脏受累：肾、肝、肾上腺、血管 嘌呤代谢受损 •Lesch-Nyhan 综合征：增加尿酸生成 •神经发育不良、癫痫发作、自残、肾衰竭 黏多糖增多症 •Hurler 综合征、San Filippo 综合征、pseudo-Hunter 综合征 •脑病、共济失调、面部畸形、肝、骨	•动脉血 pH 值和葡萄糖监测 •如果需要，术中输注葡萄糖 •避免乳酸增加，否则会导致严重的代谢性酸中毒 •避免过度通气，以防止呼吸性碱中毒导致的骨骼肌乳酸释放 •维持体液平衡，防止酸碱失衡 •禁用降低癫痫发作阈值的麻醉药 •评估内脏受累情况 •避免应用肾毒性和经肾清除的药物 •慎用琥珀酰胆碱 •慎用儿茶酚胺类药物 •评估内脏受累情况
系统性肥大细胞增多症	•除中枢神经系统外，所有器官系统中肥大细胞增生 •通过自发的脱颗粒释放组胺、肝素、前列腺素以及大量的酶 •可能出现瘙痒、荨麻疹、红斑、严重低血压和心动过速 •支气管痉挛和出血不常见	•手术中可能会出现威胁生命的过敏反应 •肾上腺素应随时备用 •患者术前应行麻醉药物皮肤测试 •患者应当预防性应用 H_1 和 H_2 组胺受体拮抗剂以及糖皮质激素

（待续）

（续）

疾病	疾病特征	麻醉注意事项
多发性大动脉炎	• 特发性、慢性、进展性血管炎性疾病,累及体循环和肺循环动脉 • 主动脉及其分支的炎性改变 • 见于年轻的亚洲女性 • 患者可能出现 HA、眩晕、视觉障碍、癫痫发作或伴有轻偏瘫或偏瘫的卒中 • 脉搏消失和(或)杂音 • 可能存在 V/Q 异常、肺性HTN、心肌缺血、心脏传导异常、肾动脉狭窄、强直性脊柱炎、类风湿关节炎 • 治疗包括糖皮质激素、抗血小板/抗凝治疗、ACEI 或钙通道阻滞剂、动脉旁路术	• 必须考虑患者的用药和全身受累情况 • 麻醉诱导前,注意头部位置对患者症状的影响 • 评估肺和肾功能 • 椎管内麻醉因抗凝治疗、骨骼肌改变和低血压而很难进行 • 有利于 b/o 血流增加 • 全身麻醉过程中,短效麻醉药物可以用来评估神经症状 • 无创血压监测困难/无法监测:必须行桡动脉和(或)尺动脉置管置管 • 维持血压稳定:受累血管区域有坏死的风险 • 对于大手术来说,肺动脉置管或经食管心脏彩超可能是必需的 • 手术期间心电图监测可能会提示患者存在严重的颈动脉血流减少
Weber-Christian病	• 结节性非化脓性脂膜炎、结节性脂肪坏死 • 身体任何部位的慢性、纤维性、痛性脂肪结节 • 缩窄性心包炎 • 肾上腺功能不全	• 避免皮下脂肪外伤 • 通过对乙酰氨基酚降温,而不能用冰降温 • 麻醉处理受到受累器官的影响(心脏、肾上腺)

（待续）

（续）

疾病	疾病特征	麻醉注意事项
Wegener 肉芽肿	• 中枢神经系统、气道、肺、心血管系统和肾脏的血管内炎症性坏死性肉芽肿 • 肉芽组织形成可能会造成声门和声门下区域狭窄 • 血管炎症改变导致肺血管阻塞、咯血、胸腔积液 • 进行性肾衰竭	• 行环磷酰胺治疗的患者可能会发生血浆胆碱酯酶活性降低（禁用琥珀酰胆碱和米库溴铵） • 应用琥珀酰胆碱后未见麻痹时间延长 • 避免外伤性 DL 并应用小号的气管内导管 • 如果存在动脉炎可能要行有创动脉监测 • 如果心脏受累，应慎用挥发性麻醉药，因为该类药物会抑制心肌 • 肾脏疾病可能会影响麻醉药和肌松药的选择
Wilson 病	• 常染色体隐性遗传 • 全身铜沉积导致肝硬化、脑病、白内障、肾衰竭（肾小管性）、心肌病 • 青霉胺的副作用包括恶心、呕吐、白细胞减少、原发性胆碱酯酶缺乏症以及重症肌无力样综合征 • 血小板减少症	• 术前应对贫血、肝硬化、电解质异常、肾和心脏功能异常进行全面评估 • 术前应行凝血功能检查，如果 PT 延长，给予维生素 K 治疗 • 血小板减少症需要输注血小板 • 术前应纠正低血糖 • 低白蛋白血症导致药物蛋白结合率降低，需要降低药物剂量 • 心肌病使患者对挥发性麻醉药物心肌抑制性作用的敏感性增强，同时对儿茶酚胺类药物的敏感性也增强 • 青霉胺：避免应用琥珀酰胆碱和米库溴铵；监测非去极化肌松药

（王红柏 译　王海云 校）

第 **3** 部分

监测

第 **39** 章

术中心电图

Ann E. Bingham, MD, Bessie Kachulis, MD

术中缺血检测

V_3、V_4 及 V_5 导联是对 ST 段变化最敏感的导联。

不同导联对监测缺血的敏感性			
London 等		Landesberg 等	
$II + V_2 + V_3 + V_4 + V_5$	100%		
$V_4 + V_5$	90%	$V_3 + V_5$	97%
$II + V_5$	80%	$V_4 + V_5$	92%
$II + V_4 + V_5$	96%	$V_3 + V_4$	100%
单一导联 V_5、V_4 及 V_3	分别为 75%、61% 及 24%	单一导联 V_5、V_4 及 V_3	分别为 75%、83% 及 75%

- 心脏事件是围术期最常见的致死原因
- 依外科手术操作风险及患者疾病的严重程度不同,预计不稳定型心绞痛、心肌梗死和心力衰竭的发生率为 1% ~ 10%
- 总而言之,4% 接受非心脏手术的患者发生重大心脏事件

术中心律失常

约 84% 的患者术中出现。

病因学:缺血,麻醉,电解质紊乱,气管内插管,反射,迷走神经刺激,中枢神经刺激,颅内出血,自主神经系统功能障碍,中心静脉导管,对心脏结构的外科操作,心包积液,低体温,急性心包炎,肺栓塞。

三电极系统

- 电极放置于右上肢(RA)、左上肢(LA)及左下肢(LL)
- 对于双极导联(Ⅰ、Ⅱ及Ⅲ)一对用于监测,另一个作为地极(如电极包括正极、负极和地极)
- 三极导联系统对监测心律失常有效,但在监测心肌缺血时能力有限

改良三电极系统(见图 39 - 1)

- 改良三电极系统包括改良胸导联(MCL)、CS_5、CM_5、CB_5 及 CC_5
- 增大 P 波振幅用于监测房性心律失常,同时增加对前壁心肌缺血的敏感性

五电极系统

- 五电极系统可记录 6 个肢体导联(Ⅰ、Ⅱ、Ⅲ、aVR、aVL、aVF)及一个心前区单极导联,通常是 V_5
- 与三电极系统不同,此时可以监测心肌缺血的几个区域并且区分房性和室性心律失常

监测仪安装

- 屏幕可见数值化的 ST 段位置,测量点一般是 J 点后 $60 \sim 80ms$,但可调整
- 可视趋势线更易发现 ST 段偏离
- 一些监测仪上(Philips),ST 段和心律失常监测用"快速感知",获得节律需要 15 次心跳
- 使用者选择初级和次级心电图导联用于单导联或多导联心律失常分析
- 如果患者安装起搏器,设置"起搏器患者"模式,这样起搏脉冲可被滤过,不会显示为 QRS 波型
- 滤波可以减少伪影(如来自于电源的 60Hz 伪影)但同时降低敏感性

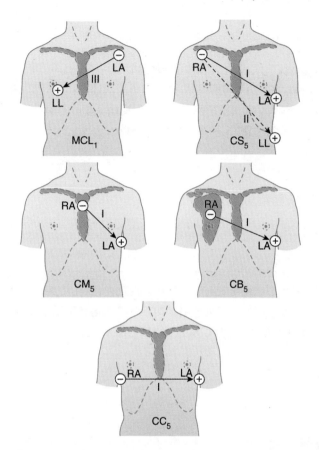

RA,右上肢；LA,左上肢；LL,左下肢。

MCL$_1$:监测Ⅲ导联及置于右锁骨中线第五肋间的左下肢导联；CS$_5$:监测Ⅰ导联及置于左腋前线第五肋间的左上肢导联；监测Ⅱ导联及置于正常位置(对心律失常而言)的左下肢导联；CM$_5$:监测Ⅰ导联及置于胸骨柄的右上肢导联和置于左腋前线第五肋间的左上肢导联；CB$_5$: 监测Ⅰ导联及置于右肩胛骨上方右上肢导联和左腋前线第五肋间的左上肢导联；CC$_5$: 监测Ⅰ导联及置于右腋前线第五肋间的右上肢导联和置于左腋前线第五肋间的左上肢导联。(Reproduced with permission from Thys DM,Kaplan JA. *The ECG in Anesthesia and Critical Care*. New York:Churchill Livingstone,1987. © Elsevier.)

图 39-1 监测缺血的改良三电极系统

监测仪感知

根据飞利浦监测仪,以下情况时程序化"感知"初级心电图导联,包括心电图监测启动,重新感知功能激活,患者起搏状态改变,导联脱落无效超过60秒被纠正,或心电图导联改变。当出现室性节律时不要设置感知。在感知期间,对停搏或心室纤颤的监测仍然有效。

伪影

- 电凝止血
- 心肺转流
- 体感诱发电位(SSEP)/运动诱发电位(MEP)监测

术后关注

- 大多数术后心肌梗死发生于术后48小时之内,并且大多数无临床症状
- 在大多数手术患者中常见的围术期心电图变化是T波或ST段形态变化,归因于儿茶酚胺、通气、体温、电解质或一过性传导异常

(丁玲 译 王国林 校)

第 40 章

血流动力学监测

Jean Charchaflieh, MD, DrPH, FCCM, FCCP

有创监测:肺动脉,中心静脉及桡动脉导管

- 依据导管置入部位,有创血流动力学监测包括:
    - ➢ 体循环:动脉导管(A-line)
    - ➢ 中心静脉:中心静脉导管(CVC)
    - ➢ 肺动脉:肺动脉导管(PAC)

- 这些导管可用于：
  - 观察波形,测量压力对心功能进行持续评估
  - 监测获得心排血量(CO)和其他血流动力学重要指标
  - 取样分析动脉氧饱和度(SaO_2),中心静脉氧饱和度($ScvO_2$)或混合静脉氧饱和度(肺动脉)(SvO_2)
  - 依据获得的信息诊断并指导治疗(表 40 – 1 和表 40 – 2)

表40 – 1 成人血流动力学监测正常值参考范围	
参数	正常值范围
中心静脉压	$0 \sim 6mmHg$
右室收缩压	$20 \sim 30mmHg$
右室舒张压	$0 \sim 6mmHg$
肺动脉楔压	$6 \sim 12mmHg$
收缩期动脉压	$100 \sim 130mmHg$
舒张期动脉压	$60 \sim 90mmHg$
平均动脉压	$75 \sim 100mmHg$
心排血量	$4 \sim 6L/min$
心指数	$2.2 \sim 4.2L/(min \cdot m^2)$
每搏输出量	$40 \sim 80mL$
体循环血管阻力	$800 \sim 1400dyn \cdot s/cm^5$
体循环血管阻力指数	$1500 \sim 2400dyn \cdot s/(cm \cdot m^2)$
肺循环阻力	$100 \sim 150dyn \cdot s/cm^5$
肺循环阻力指数	$200 \sim 400dyn \cdot s/(cm^5 \cdot m^2)$
脉氧指数	$16 \sim 22mL/dL$
中心静脉氧分压	约 $15mL/dL$
全身氧运输	$400 \sim 660mL/(min \cdot m^2)$
全身氧利用	$115 \sim 165mL/(min \cdot m^2)$

$1dyn = 10^{-5}N$。

表40-2 计算获得的血流动力学参数			
变量	公式	正常值	单位
心指数	$\dfrac{\text{排血量(L/min)}}{\text{体表面积(m}^2\text{)}}$	2.2~4.2	$L/(min \cdot m^2)$
总外周阻力	$\dfrac{(\text{平均动脉压}-\text{中心静脉压})\times 80}{\text{排血量(L/min)}}$	800~1400	$dyn \cdot s/cm^5$
肺血管阻力	$\dfrac{(\text{平均肺动脉压}-\text{肺动脉楔压})\times 80}{\text{排血量(L/min)}}$	100~150	$dyn \cdot s/cm^5$
心搏量	$\dfrac{\text{排血量(L/min)}\times 1000}{\text{心率(次/min)}}$	40~80	mL/次
心搏指数	$\dfrac{\text{心搏量(mL/次)}}{\text{体表面积(m}^2\text{)}}$	20~65	$mL/(\text{次}\cdot m^2)$
右心室做功指数	0.0136(平均肺动脉压-中心静脉压)×心搏指数	30~65	$g\text{-}m/(\text{次}\cdot m^2)$
左心室做功指数	0.0136(平均动脉压-肺动脉楔压)×心搏指数	46~60	$g\text{-}m/(\text{次}\cdot m^2)$

(Reproduced from Morgan GE. Mikhail MS, Murray MJ. *Clinical Anesthesiology*, 4th ed. Table 6-4. Available at www. accessmedicine. com. Copyright © The McGraw-Hill Companies, Inc. All rights reserved.)

- 动脉导管测量体循环收缩压(SBP)和舒张压(DBP):
  - ➢ 临床医生可用此计算灌注压力(脑、心、脊髓)
  - ➢ 由于氧气运输递减(DO_2),从动脉导管进行动脉血气、电解质、血红蛋白和乳酸测量可提供下游组织灌注情况,用来推测上游(如心肺或血管)
  - ➢ 动脉导管也可用于评估容量状态及容量反应:
    - ▪ 患者必须在镇静和(或)药物麻醉后才能与机械正压通气同步,保持Vt≥8mL/kg。同时必须为窦性心律
      - • 机械正压通气引起吸气时右心灌注量下降,当呼气时胸膜腔内压上升灌注量升高
      - • 通常血液通过肺血管床需要半个呼吸周期,因此吸气时左室前负荷增加,反之亦然,该时间可随心率及呼吸频率改变
      - • 这导致在Starling曲线升段患者出现呼吸脉压差(△PP)

- 处于 Starling 曲线平台段的患者(如充血性心力衰竭加重,急性肾衰竭及容量负荷过重,低体温)对前负荷敏感并容量过载。心搏量在这些患者中变化不明显
- 呼吸脉压差 >11% ~13% 预示相对低容量及容量反应性
- 当出现严重血管内失血时,临床医生可观察动脉导管总呼吸脉压差。这些患者即使在 Vt < 8mL/kg 或自主呼吸时也可出现明显呼吸脉压差(图 40 - 1)
- 在自主呼吸时,呼吸右室 - 左室充盈周期及呼吸脉压差是相反的,即吸气引起胸腔负压增加静脉回流及右室充盈
  - ➢ 一些专利监测系统利用 △PP 和复杂的年龄校正动脉导管波形分析来估测心排血量
  - ➢ 新的无创系统利用类似的在血氧测量仪波形中以呼吸循环为基础的改变来预测容量反应以及估测心排血量
- 中心静脉导管(CVC):
  - ➢ 测量中心静脉压,约等于右房压
    - 中心静脉压正常值为 6 ~ 8,但可因机械通气以及呼气末正压(PEEP)而升高
    - 在三尖瓣反流、原发性右心衰竭,或者肺动脉高压的患者中,这个值可能升高
    - 通常低中心静脉压预示低血容量的作用,比高值预示容量负荷的作用更准确

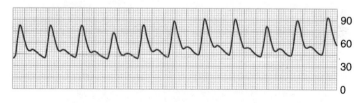

桡动脉描记显示总脉压差变化, 提示患者很可能容量缺失/容量反应。Reproduced from Longo DL, Fauci AS, Kasper Dl, Hauser SL, Jameson JL, Loscalzo J. *Harrison's Principles of Internal Medicine*. 18th ed. Figure 267−4. Available at: www.Accessmedicine.com. Copyright © The McGraw-Hill Companies, Inc. All rights reserved.

图 40−1　低血容量动脉导管描记图

- ➤ 可以用来测量 $ScvO_2$(中心静脉)
  - ■ $ScvO_2$ 较 SvO_2 高大约5%,因为它测量的是冠状窦开口以上血液中氧含量
  - ■ 在清醒患者中,从上腔静脉采取的血样较从下腔静脉采取的血样更趋饱和,而在麻醉的患者中则相反
  - ■ $ScvO_2$ 与 SaO_2 比较可以用来估测上部或下部腔静脉区域的氧摄取率(O_2ER)

  $$氧摄取率 = \frac{氧利用}{氧运输} \times 100\%,通常\ 20\% \sim 30\%$$

  - ■ 氧摄取率通常在氧输送不能满足组织需要的时候升高,通常升高25% ~33%,直至67%。在此之外,如果氧运输持续降低,氧利用下降并具有氧依赖性
- ➤ 窦性心律患者有 a 波和 v 波,并有 x 和 y 之间的下降,以及小 c 波在 x 上的下降(图40-2)
- ➤ 机械事件较电事件出现稍晚,因此,标记心房收缩的 a 波在 P 波之后的 QRS 中出现(图40-2)
- ➤ v 波在心房压力中有一个增长,这一增长发生在心室收缩、三尖瓣关闭、心房充盈时。这一现象在 T 波中出现(图40-2)
- ➤ x 在 a 波和 v 波之间的下降,标志着心房舒张期压力的下降。c 波可能会在此时出现,因为这时正是三尖瓣关闭的时刻(图40-2)
- ➤ 在心室舒张期,三尖瓣重新开放,y 降支代表血流由右心房至右心室所致压力下降(图40-2)
- ➤ 三尖瓣狭窄或房室分离可使 a 波增大(短粗 a 波),当心房对抗狭窄或关闭的三尖瓣收缩时,三尖瓣反流出现高 v 波
- 肺动脉导管(PAC):
  - ➤ 通常经右颈内(RIJ)静脉或左锁骨下(LSC)静脉穿刺
  - ➤ 当导管通过右颈内静脉或左锁骨下静脉时,在 10 ~15cm 处出现典型 SVC/RAP 波形,充入 1 ~1.5mL 空气的气囊通常处于 20cm 标记处
  - ➤ 气囊通常在置管前充气,拔管前排气
  - ➤ 当导管进入右心室(20~30cm)时,在 T 波上出现一个单独较陡的收缩波形,降支陡直,在右心室舒张充盈时缓慢抬高(图40-3)
  - ➤ 由于右室通路可能诱发室性心动过速,导管要快速进入肺动脉(40 ~

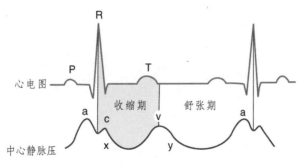

图40-2 中心静脉压图显示 a 波、c 波、v 波及 x, y 降支与心电图关系

55cm)。肺动脉收缩波也见于 T 波期, 但肺动脉瓣关闭及动脉收缩可引起比右室舒张压高的肺动脉压

右心室压及肺动脉压的鉴别
•舒张期血流入左心房, 肺动脉压降低而右室充盈使右室压力增高(图40-3) •肺动脉舒张压较高(舒张的设置) •肺动脉压存在重脉切迹

- 导管可在肺动脉前行直至楔(图40-3)于Ⅲ级分支(图40-4), 在呼气末胸膜腔内压接近零时可测肺动脉闭塞压(PAOP), 即肺动脉楔压[肺毛细血管楔压(PCWP)](当患者行机械通气 PPV 时出现波谷, 自主呼吸时波峰)
- 高气道压及呼气末正压通气, 尤其是患者体位变化可减少肺脏中Ⅲ级区域比例。胸部 X 线检查显示平卧位患者导管顶端位于外侧左房水平下时通常是充分的
- 以下几点提示头端在Ⅲ区之外:
  - 钝化 a 波及 v 波的平滑肺动脉阻塞压曲线
  - 肺动脉舒张压 <肺动脉阻塞压
  - 在 PPV 期肺泡中肺动脉阻塞压上升 >50%

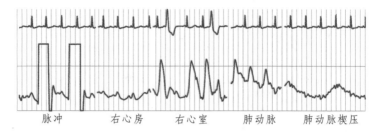

脉冲　　　右心房　　　右心室　　　肺动脉　　肺动脉楔压

图 40-3　导管前进时肺动脉压波形变化

- ■ 呼气末正压通气减少时肺动脉阻塞压下降 > 50%
- ➤ 充气气囊使导管前端与右心分离,左房压力由连续的血流传导(图 40-4)
- ➤ 肺动脉阻塞压波形与右心房压力曲线特点相同,但波的分期偏右,因为右心房压力是直接测量,而肺动脉阻塞压是从左心房经肺静脉、肺泡毛细血管及远端肺动脉分支测量
- ➤ 因此,a 波在 QRS 波后下降,v 波在 T 波后出现,当肺动脉和肺动脉阻塞压出现相似波形[如二尖瓣反流(MR)],波形改变可帮助临床医生判断导管是否真正楔入
- ➤ 肺动脉楔压平均值绝不大于或等于肺动脉舒张末压(PAedp),通常较其低 5mmHg(图 40-3 和图 40-5)
- ➤ 在呼气末期可用 a 波平均高度测量肺动脉楔压,当胸膜腔内压与大气压接近时约等于左室舒张末压(图 40-5)。气囊充气时间应尽可能缩短,只有在肺动脉楔压与肺动脉舒张末压一致时再次充气
- ➤ 1973 年,Swan 和同事研究心肌梗死患者发现,右房压及肺动脉楔压分别在 6~8mmHg 及 14~18mmHg 为最合适心室前负荷。尽管有相反论断,这些数值已被证明非常一致
- ➤ 在二尖瓣反流时,v 波显著。当左室心肌缺血导致乳头肌功能失调及二尖瓣反流时,肺动脉楔压图出现特征性大 v 波
- ➤ 肺动脉导管有开向右心房及肺动脉的管腔。通过感受器或管腔开口处血液测量 O_2 饱和度可比较:

- 中心静脉氧饱和度和混合静脉氧饱和度：
  - 若混合静脉氧饱和度较中心静脉氧饱和度≤5%，应通过超声排除心腔内左向右分流（如室间隔缺损或房间隔缺损）
- 体循环动脉导管所测动脉氧饱和度与肺动脉导管所测静脉氧饱和度。可测量动静脉氧运输或氧摄取率。见第 220 章：
  - 若氧摄取率≥1/3 的动脉氧饱和度，则氧运输可能不足。通常，除非患者极度低氧或心排血量极低，最有效的增加氧运输的方式就是输注红细胞。然而，输血本身可能会加重病情

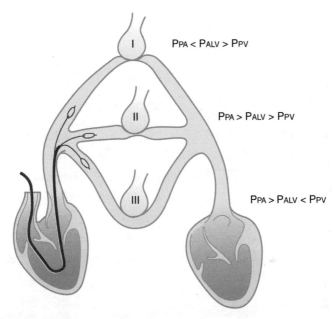

P_{PA}，肺动脉压；P_{ALV}，肺泡压；P_{PV}，肺静脉压。

在 I 区，(理论上)无血流。

在 II 区，当肺动脉压>肺泡压时有间断血流。

在 III 区，有持续血流。

(Reproduced with permission from O'Quin R, Marini JJ, Pulmonary artery occlusion pressure:clinical physiology, measurement, and interpretation.*Am Rev Respir Dis.*1983;128:319.)

图 40-4　West 肺分区

- ➢ 为测量心排血量,可向肺动脉导管右心房压部输注室温生理盐水:
  - ▪ 通过测量远端单位时间温度变化($\int dT/dt$)可计算出心排血量
  - ▪ 心排血量的变化与所得曲线下面积相反。当进行热稀释后曲线会显示在监护仪上
  - ▪ 理论上,当心排血量增加时,生理盐水与更多体温血液混合,通过远端时速度更快,所以温度变化,随心排血量升高而下降
  - ▪ 冷盐水可降低信号干扰,但是由于可能触发心动过缓已不再使用
- ➢ 理论上通过记录左室充盈压及相应心排量可以得出 Frank-Starling 曲线
  - ▪ 实践中,这是在血流动力学监测中一个比其他指标更为广泛接受的关键准则:观察个体最适充盈压及个体化对比通常比表格化标准值更重要,也就是说,同一患者的倾向比绝对数值更有意义
- 通过体循环导管,肺动脉导管及心电图可得出很多实时血流动力学资料。这包括心排血量;心率;氧化;平均动脉压、右房压、肺动脉压及肺动脉闭塞压(PAOP 和肺动脉楔压)及计算得出氧运输、氧利用、体循环阻力、肺循环阻力、氧摄取率、心排量及其他指标(表40-1至表40-3):
  - ➢ 这些数据可用来判断患者氧运输是否能满足终末器官需求,若不能:
    - ▪ 诊断循环容量,瓣膜,右或左心房功能,肺循环或体循环血管或肺功能
    - ▪ 直接治疗
  - ➢ 多种研究显示许多临床医生不能准确解读血流动力学数据并做出正确处理

疾病状态	右心房	右心室	肺动脉	肺动脉楔压	心排出量	体循环阻力	平均动脉压
表40-3　常见休克和心功能不全状态时的血流动力学变化							
心源性休克	↑	↑	↑	↑	↓	↑	↓
低血容量性休克	↓	↓	↓	↓	↓	↑	↓
心包填塞	↑	↑	↑	↑	↓	↑	↓

(待续)

表40-3　常见休克和心功能不全状态时的血流动力学变化（续）						
充血性心力衰竭	↑	↑	↑	↑	↓	↑	↓
右心室衰竭初期	↑	↑	↓	↓	↓	↑	↓
左心室衰竭	↑	↑	↑	↑	↓	↑	↓
脓毒性休克	正常或↓	正常或↓	正常或↓	正常或↓	↑	↓	↓
急性呼吸窘迫综合征	正常或↑	正常或↑	正常或↑	正常或↓	正常↑↓	正常↑↓	正常↑↓
急性肺栓塞	↑	↑	↑		↓	↑	↓
慢性阻塞性肺疾病	↑	↑	↑	正常	↓	↑	↓
缩窄性心包炎	↑	↑	↑	↑	↓	↑	↓
限制性心包炎	↑	↑	↑	↑	↓	↑	↓
肺动脉高压初期	↑	↑	↑	正常	↓	正常	↓

（丁玲 译　王国林 校）

第 **41** 章
无创心排血量监测
Sarah C. Smith, MD

现有无创心排血量监测仪的比较			
	优点	局限性	是否真正无创?
CO_2 Fick 原则,如 NICO®	• NICO®与超声时差之间有良好的协调性 • 患者可自主呼吸或者呼吸机辅助呼吸	• 其准确性会被高通气以及 V/Q 不协调(先存肺部疾病或者术后肺不张)影响	是,但必须插管
食道多普勒,如 CardioQ(一次性),WAKle TO(可重复使用)	• 对于高危患者心排血量监测的改变有高度准确性 • 利用食道超声指导液体量的控制已经被证实可以改善结局	• 患者必须插管以及镇静 • 损伤食道的风险较小 • 与热稀释计协调利用的局限性	否,需要在食道内置入探针
经肺锂稀释,如 LiDCO	• 高信号–噪音比率 • 与热稀释计有很好的协调性 • 低中毒风险	• 不适用于体重低于40kg 的患者、孕妇、正在服用锂剂的患者 • 其准确性会因主动脉瓣关闭不全、主动脉球囊反搏、非去极化 NMB 而降低	否,需要动脉内置管
动脉脉搏波形分析,如 Vigileo®	• 与其他决定心排血量的方法之间有很好的协调性 • 可以连续测量 SV 和 CO • 还能显示 SVV(SV 变化)并且对预示液体反映情况有15%以上的价值 • 容易使用	• 受不好的动脉波形(心律失常、主动脉球囊反搏)影响; • 旧仪器可能无法充分抵消血管紧张度的变化 • 较新的仪器与热稀释计和食道超声之间有良好的协调性	否,需要动脉内置管

CO$_2$ FICK 原则

- 间接 Fick 公式如下：

$$CO = \frac{V_{CO_2}}{C_{VCO_2} - C_{aCO_2}}$$

V_{CO_2} 即产生的 CO_2，C_{VCO_2} 即中心静脉 CO_2 含量，C_{aCO_2} 即动脉内 CO_2 含量。V_{CO_2} 由每分通气量以及瞬时 CO_2 含量决定。C_{aCO_2} 由潮气量末 CO_2 估测。
- 通过在重复呼吸以及正常通气中结合测量方法，C_{VCO_2} 可以从公式中消除
- 为了提高准确性，可以通过 FiO_2 以及血气中 P_{aO_2} 估测分流分数

食道超声

- 一个多普勒传感器经由已麻醉插管患者的食道放入，借此显示出降主动脉内血流特征性波形
- 动脉流速图以下的面积由流速时间积分算出，即心搏距离（SD）
- 监控器通过将 SD 与降主动脉横截面积相乘，利用电脑运算决定心搏量以及心排血量

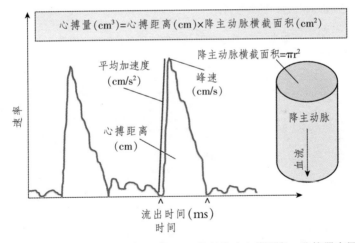

最大动脉流速曲线下面积相当于 VTI（cm）并且代表心搏距离。监控器在图表中数据的基础上利用专利计算技术去计算心搏距离和心排血量。这一计算的基本原则是假定动脉横截面积保持恒定，并且血细胞在收缩期均以最大流速流动，心搏量即动脉横截面积与心搏距离的乘积。

图 41-1　典型食道超声下降主动脉波形

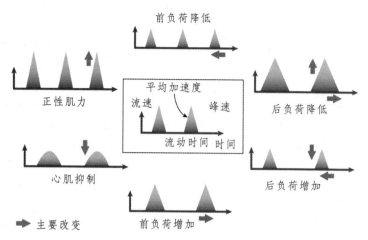

流速-时间曲线波形因收缩力（主要影响峰速和平均加速度），前负荷[主要影响心率校正后收缩期时长（FTc）]，以及后负荷（影响 FTc，平均加速度以及峰值流速）的改变而变化。(Reproduced with permission from Singer M. Esophageal Doppler monitoring of aortic blood flow: beat-by-beat cardiac output monitoring. *Int Anesthesiol Clin.*1993;31;99.)

图 41-2　降主动脉血流的频谱多普勒描记图

（丁玲 译　王国林 校）

第 **42** 章
脉搏氧饱和度监测

Ruchir Gupta，MD

通过发光二极管发出不同波长（660nm 及 940nm）的光线（红光及红外线）测量血红蛋白氧合及解离。氧合血红蛋白易吸收红外线,而去氧血红蛋白易吸收红光。

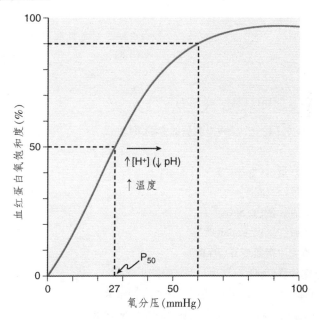

全血氧合血红蛋白解离曲线。

温度升高或 pH 值降低（如运动的肌肉）使曲线右移,在相同氧分压下减少血红蛋白氧合,有助于向组织供氧。

P_{50}（饱和度为 50%时氧分压）=27mmHg。

P_{90} = 60mmHg。

图 42-1　氧饱和曲线

脉搏氧饱和度仪误读的原因	
碳氧血红蛋白(HbCO)	人工导致氧饱和度读数高于实际值
高铁血红蛋白	85% 可纠正
Ⅳ亚甲基蓝	测量饱和度大幅下降(人为)
低灌注(周围血管病,极度寒冷)	非搏动性波形导致测量失准
心律不齐(如快速心房纤颤)	数值不可信
重度贫血(<5g/dL)	数值不可信
指甲油(黑色、蓝色、绿色)	影响血红蛋白光吸收引起读数偏低或缺失
甲癣	影响血红蛋白光吸收引起读数偏低或缺失

MASIMO 总血红蛋白(SPHB®)

- 使用"超过 7 种光线"获得数据的专利系统
- 测量:
  - 总血红蛋白(SpHb®)
  - 氧含量(SpOC™)
  - 碳氧血红蛋白(SpCO®)
  - 高铁血红蛋白 (SpMet®)
  - 脉搏关注指数变异(PVI®)
  - 氧饱和度(SpO_2)、脉率(PR)、灌注指数(PI)
- 评估血红蛋白浓度,代表组织灌注及心排血量
- 同一肢体信号缺失时间较长,血压回落时间较短
- 信号良好时,Masimo 比脉搏氧饱和仪更可信
- 在严重低氧时,Masimo 与陈旧的氧饱和仪准确度相当

协同 - 氧饱和仪

- 使用几种不同的波长检测氧合血红蛋白、碳氧血红蛋白及高铁血红蛋白百分比
- 可用于准确判断 CO 中毒及高铁血红蛋白血症
- "节段"氧饱和度取决于:

节段氧饱和度 =

$$\frac{氧合血红蛋白}{氧合血红蛋白 + 减少的血红蛋白 + 碳氧血红蛋白 + 高铁血红蛋白} \times 100$$

（丁玲 译　王国林 校）

第43章
二氧化碳描记图

Ruchir Gupta，MD

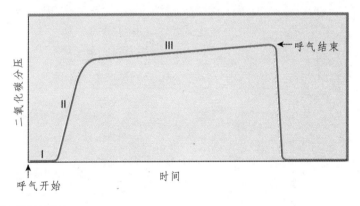

（Ⅰ）解剖无效腔
（Ⅱ）解剖无效腔到肺泡平台期过渡
（Ⅲ）肺泡平台期（轻度上升）
（Reproduced from Longnecker DE. Brown DL. Newman MF，Zapol WM.*Anesthesiology*. Figure 31–7. Available at: httpjjwww.accessanesthesiology.com. Copyright
© The McGraw-Hill Companies，Inc. All rights reserved.）

图 43-1　正常二氧化碳图

呼气末二氧化碳分压至二氧化碳分压梯度

- 健康肺脏:清醒时 2~3mmHg,麻醉时 5~8mmHg
- 慢性阻塞性肺疾病:清醒时 10mmHg,麻醉时 15~20mmHg
- 通过热/湿交换器可继续增大
- 肺栓塞、低血容量及侧卧等通气/血流比值不匹配时继续增大

二氧化碳描记图快速变化的原因	
指数下降	增加解剖无效腔(怀疑肺栓塞或心跳停止)
突然降至零	电路断路
逐渐降低但未至零	漏气或气道潜在阻塞
	空气栓塞,肺栓塞
	心排血量降低:低血容量,下腔静脉阻断
	代谢率降低:低体温,深度麻醉
逐渐增加	呼气阀松脱或分钟通气量降低
突然增加	止血带松脱,主动脉脱夹,恶性高热

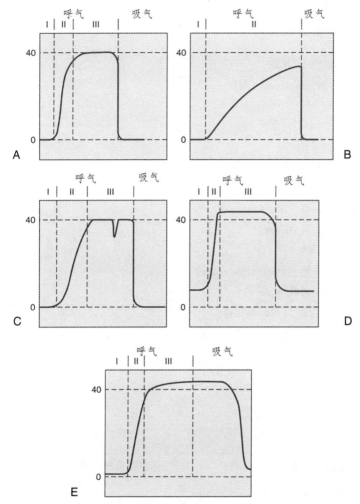

(A)正常二氧化碳描记图分为三期：Ⅰ期为无效腔；Ⅱ期为无效腔和肺泡气体混合；Ⅲ期为肺泡平台期。(B)严重慢性阻塞性肺疾病患者的二氧化碳描记图。在下次吸气开始前无平台期。呼气末二氧化碳分压至动脉二氧化碳梯度增加。(C)Ⅲ期降低提示自发呼吸运作。(D)吸入二氧化碳未能归零提示呼气阀不合适或二氧化碳吸收剂耗尽。(E)在吸气周期内持续吸气提示吸气阀不匹配。(Reproduced from Morgan GE, Mikhail MS, Murray MJ. *ClinicaAnesthesiology*.4th ed. Figure 6-25. Available at: http://www.accessmedicine.com. Copyright © The McGraw-HillCompanies, Inc. All rights reserved.)

图 43-2　不同疾病阶段二氧化碳描记图变化

（丁玲译　王国林校）

第 44 章

改良脑电图

Donald M. Mathews, MD

目前美国使用:

- 双频谱指数(BIS™,Covidien)
- SEDLine™患者状态指数(PSI™,Masimo)
- M-Entropy™(GE Healthare)
- SNAP Ⅱ™(Stryker)

其他国家使用:

- 麻醉深度指数(CSI™,Danmeter)
- 深度检测仪™(Draner)
- NeuroSENSE™(Carefusion)

所有监测遵循的原则是由 GABA 激动剂引起的脑电图改变:

- 可预测
- 可观察
- 可重复

麻醉药与脑电图	
改良脑电图指标相关药物	改良脑电图指标无关药物
卤化吸入剂	氯胺酮
丙泊酚	一氧化氮
苯二氮草类	依托咪酯
巴比妥类	阿片类

尽管改良脑电图监测算法不同,生成的指数(0~100)代表前额脑电图活动情况和其与 GABA 激动剂剂量准线性关系。

脑电图随 GABA 激动剂的变化包括:

- 主频率

- 相对功率分布
- 分期关系及随机性
- 图形变化,如爆发抑制

麻醉深度的脑电图波形		
波形名称	相关频率	主导时麻醉状态
γ 或 β2	30～80	清醒
β	12～30	清醒或初始诱导兴奋
α	8～12	闭眼清醒放松或全身麻醉(伴随纺锤波)
θ	4～8	全身麻醉
δ	0～4	深度麻醉

使用改良脑电图的优缺点	
优点	缺点
• 通常使用较少吸入麻醉剂或丙泊酚 • 通常快速出现 • 通常提前出复苏室 • 能更好区分非预计异常者:需要更多或更少剂量人群 • 可以减少出现术中意外清醒,尤其是高危患者(但可能不会比使用带报警装置潮气末气体检测仪好) • 可以同时显示1～4个频道前的额脑电图	• 费用 • 理想的使用时应包括观察和解读未处理的脑电图波形:大多数麻醉医师不具备充足的基础知识 • 没有绝对数值确定有意识或无意识 • 不是实时数值:一些处理时间和光滑函数导致在状态改变和数值变化之间的延迟 • 在一些患者中,药物水平及脑电图之间更是一种质的关系,在一些处于平台期患者中,药物水平下降可能导致患者状态突然改变伴随患者活动

各种脑电图监测仪		
监测仪	全麻推荐范围	注意
BIS™	40~60	β 比值(在 30~47Hz 范围内相对活跃)由指数的上部分组成,当显示肌电图时,面肌肌电图活动会提高此数值,BIS 指数可能会比预期值高。在这种情况下,当给予镇痛药时 BIS 指数下降。儿科、双侧感受器均可
M-Entropy™	40~60	状态值(SE,0.5~32Hz)范围是 0~91;反应值(RE,0.5~47Hz)范围是 0~100。当反应值明显高于状态值时,可能会出现面部肌电图并可以给予镇痛药。单侧感受器
SEDLine™ PSI™	25~50	双侧感受器。可显示四个频道脑电图。显示器可显示双侧密度谱阵列(DSA)
SNAP Ⅱ™	无	数值变化范围为 0~18Hz 及 80~420Hz。文献中可见相关数据

使用改进脑电图监视仪的注意事项:

- 监测仪对丙泊酚 – 全凭静脉麻醉有重要作用

- 在任何可能时候都应显示脑电图;学习诱导和紧急情况时给予药物后常见的脑电图变化

- 学习识别睡眠纺锤波(通常是一般睡眠状态)和爆发抑制(通常是深睡眠状态)

- 指标应结合其他信息后使用,不能单纯凭借此信息做出决定

- 如果指标出现错误,要检查波形确保有足够的脑电波,老年患者经常会出现因为不能发出足够的脑电波而使监护出现问题

- 检查人为现象波形,尤其是高频人为现象:尽管应排除人为现象,但是手术室中任何信号且不被认为是人为现象均可造成数值偏倚

- 如果药物明显减少,但是指标没有明显增加,患者此时可能处于平台期

- 给予氯胺酮还有麻黄碱及肾上腺素通常会导致指数一过性上升

- 阿片类药物和氧化亚氮对改进的脑电图本身没有太大影响,但是增加这些药物的剂量时,患者活动和躯体反应会使某些特定指标下降

（丁玲译　王国林校）

第 4 部分

全身麻醉

第 45 章

麻醉术前检查

Kriti Sankholkar, MD

患者进入手术室前

A.机器检查

在每次麻醉实施前以下监测仪均应准备就绪:

- 心电图导联(三导或五导)
- 脉搏氧饱和度
- 无创血压监测
- 温度监测

其他依据手术类型及患者病史所需的监测:

- 有创动脉血压监测
- 中心静脉压监测
- 肺动脉导管监测
- 心前区多普勒
- 脑电图/双频谱指数(BIS)监测

麻醉机应每天检查,并在使用不同麻醉设备或更换麻醉医师的手术期间复查。

以下监测仪应可长期正常使用:

- 氧气分析仪
- 二氧化碳图
- 低压及高压警报
- 呼吸量测定计

检查步骤：

• 手术室内气体储备及安布式袋阀面罩准备就绪
• 打开机器开关及所有监护
• 氧气罐及中心供氧高压系统检测
• 在氧气 E 罐中注入 1000psi 相当于大气压下 340L 氧气（半满），以 10L/min 的速率持续 34min
• 低压漏气检测（从气流控制阀至常用气流通道都应行漏气检查）
• 检查流量表功能
• 氧气传感器校正
• 呼气系统漏气检查
• 人工通气及通气机检查
• 检查单向阀完整性
• 检查二氧化碳描迹仪功能
• 检查净化系统及 CO_2 吸收剂，必要时更换吸收剂
• 确保患者进入手术室前 APL 阀打开，通气机设置为手动模式

其他：

• 确保 MH 箱准备就绪并有备用
• 确保除颤仪处于工作状态且准备就绪
• 若使用局部麻醉，确保液体复苏准备就绪
• 确保快速输血准备就绪，需要时可用

B.麻醉设置

可用 MSMAID 记忆。

M——"机器"

• 如上所述检查仪器

S——"吸引"

• 确保吸引器准备就绪，调整长度至可达患者头部
• 导管末端连接吸引器接头

M——"监护仪"

• 确保监护仪如上所述进行校正，功能正常，准备就绪
• 所有监护设备应使用适合患者的型号，包括血压袖带、动脉及中央导管型号

- 确保一次性物品已补充并准备就绪,如心电图导联、脉搏氧饱和仪,有时还包括血压袖带
- 神经刺激器功能正常,准备就绪
- 液体加热器及患者保温毯等设备功能正常,准备就绪
- 眼保护及润滑剂准备就绪

A——"气道"

- 检查光源及喉镜。在手术室准备多种类型及型号的可用喉镜片
- 选择适合操作的气管插管型号及类型,同时准备较大及较小型号
- 检查气管插管套囊完整性。气管插管探条可用
- 确保口鼻气道型号适当,压舌板适当
- 准备备用气道设备如可视喉镜、纤维光束支气管镜、喉罩
- 准备听诊器
- 准备设备以保证气管插管顺利进行
- 确保挥发罐适量充装

I——"静脉"

- 准备适当的静脉输注及输液装置
- 准备静脉输注前所需纱布、酒精棉、止血带及适当型号导管
- 如有需要开启液体加热器
- 准备手术所需快速输血装置
- 如有需要准备静脉输入泵
- 如有需要准备静脉药物点滴装置

D——"药物"

急救药物及病例所需药物都应准备,包括:

- 镇静剂
- 诱导剂
- 麻醉剂
- 神经肌肉阻滞剂
- 抗心律失常药(利多卡因)
- 血管升压药(去氧肾上腺素/麻黄碱/肾上腺素)
- 抗胆碱药(阿托品)
- 琥珀酰胆碱

还应准备适当抗生素。

患者进入手术室后

- 依据姓名、出生日期、住院号中至少两项确认患者
- 确认患者要接受的手术,包括位置和分侧
- 确认患者是否对药物及环境过敏
- 当患者躺于手术台时,依据舒适度确保患者合适体位
- 用保温毯或保温设备给患者保暖
- 实施麻醉诱导前于下肢适当位置放置间歇充气按压装置
- 在麻醉诱导后,确认患者的任何压力点如头、眼、耳、鼻、肘、膝、胸、乳房、腹部、臀部及足跟都未受到不适当压力
- 确认所有与手术台接触的部位均有适当衬垫
- 不要过度伸展肘、肩、膝、髋等关节
- 插管后,确认潮气量、气道压力峰值、呼吸频率、吸入氧浓度、吸入及静脉麻醉药浓度及流量表设置合理
- 用胶带或固定器保护气道装置
- 确认眼部合理遮盖保护
- 在手术开始前再次确认患者体位、分侧及过敏情况

(丁玲 译　王国林 校)

第 46 章

全凭静脉麻醉管理

Donald M. Mathews, MD

- 全屏静脉麻醉所需要的麻醉药及镇痛药

静脉麻醉药	
麻醉药	镇痛药
丙泊酚	阿片类
巴比妥	氯胺酮
苯二氮䓬	一氧化氮
依托咪酯	α-2 受体激动剂

- 全凭静脉麻醉(TIVA)常用丙泊酚及阿片类药物,也可使用其他药物及联合使用

丙泊酚全凭静脉麻醉与吸入平衡麻醉对比	
	注释
优点	
恶心减轻	多项研究证实,甚至可用于多种术后恶心呕吐的预防
术后情绪良好	可能与内源性大麻素有关
疼痛减轻	数据显示:动物模型中低剂量(0.1MAC)吸入麻醉引起痛觉过敏(疼痛加剧)
无恶性高热	无需贮备丹曲林(假设不使用琥珀酰胆碱)
无需麻醉机	高度便携麻醉:只需监护仪、输液泵及氧气设备
手术室内无周围气体及温室气体	有利于手术室工作人员及环境
缺点	
需要更多设置	必须准备输注泵
可发生丙泊酚输注综合征	少见:通常见于重症监护室中重症患者长期使用
液量过多	仅见于长时输入
无"缺血样"征兆	挥发性药物减少组织缺血损伤:依据实验模型不同,其保护性与丙泊酚抗氧化性强度不同

药代动力学/药效动力学

- 丙泊酚全凭静脉麻醉需要理解并注意药代动力学(Pk)及药效动力学(Pd)原则
- 丙泊酚长时输注会导致药物聚集,血药浓度升高,为保持血药浓度稳定,速度必须随时间下降(见下文)
- 丙泊酚的环境敏感半衰期(血药浓度下降50%)是相对可预测的(依据输注时间 20~40 分钟)
- 靶控输注(TCI)泵(美国不可用)可保持丙泊酚及阿片类血药浓度及有

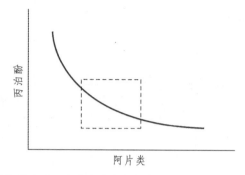

虚线框内表示能快速进入全身麻醉稳定期作用联合的最佳区域。

图 46-1   血液中丙泊酚与阿片类药物表现为协同作用

效浓度稳定
- 丙泊酚作为全麻药单独使用时需要很大剂量
- 由于协同作用,丙泊酚输注速率可随阿片类剂量增加而降低

丙泊酚剂量

丙泊酚建议使用剂量表		
	"低"剂量	"高"剂量
单次注射量	2mg/kg	2.5mg/kg
15 分钟	100μg/(kg·min)	150μg/(kg·min)
15~45 分钟	80μg/(kg·min)	100μg/(kg·min)
45 分钟后	70μg/(kg·min)	100μg/(kg·min)

- 丙泊酚使用:同时给予适量阿片类药物后,在输注量位于低剂量及高剂量之间时,大多数患者能维持丙泊酚于适当水平(图 46-2)
- 靶控输注 2.5~4.0μg/mL 的可维持适当剂量
- 改进的脑电监护可辅助丙泊酚滴注,用作药效动力学监控以维持合适的麻醉水平

阿片类剂量

- 通常使用芬太尼类药物丸剂或静脉输入(芬太尼,瑞芬太尼,阿芬太尼,

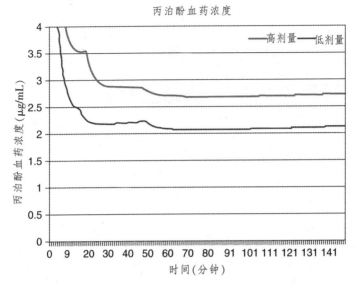

注意为维持稳定水平应减慢输入速度。某些患者可能需要较高浓度。

图 46-2　在小剂量及大剂量使用时丙泊酚血药浓度

舒芬太尼）

- 除瑞芬太尼外,其他均需要偶尔减慢输注速率以防药物累积(每 45～60 分钟减慢 10%)
- 依据起始及结束目标速度选择阿片类药物(如时量相关半衰期),见图 58－1

阿片类药物特点			
阿片类	起效时间 (分钟)	时量相关半衰期 (分钟)	给药 2 小时后时量相关半衰期
芬太尼	3.5～5	不定	明显延长。浓度较高时不利,浓度能维持自主呼吸时有利(延长术后镇痛)
瑞芬太尼	1～2	5	无变化
阿芬太尼	1～2	20～30	轻度增加
舒芬太尼	5～6	20～40	轻到中度增加

- 瑞芬太尼需要在术后镇痛时更换阿片类药物
- 应根据患者个体化给予适当剂量以减小耐受发生
- 氯胺酮 0.1～0.2mg/kg 可有效减少耐受发生

各种阿片类药物建议使用剂量					
阿片类	起始单次注射量（μg/kg）	小剂量速度［μg/(kg·min)］	平均速度［μg/(kg·min)］	大剂量速度［μg/(kg·min)］	靶控输注（ng/mL）
芬太尼	2～3	0.015	0.02～0.033	0.04	1～2
瑞芬太尼	0.5～1	0.075	0.1～0.2	0.3	2～8
阿芬太尼	20～50	0.4	0.5～1.0	1.5	50～150
舒芬太尼	0.2～0.3	0.0025	0.0033～0.005	0.0067	0.2～0.3

"单一注射器"技术

- 丙泊酚和阿片类药物可联合使用
- 混合后其生化稳定性尚不明确
- 如下表联合使用后可使患者进入如图 46-1 所示理论"最佳区"，注意对于某些患者应提高给药速度
- 需准备额外用于负荷剂量及临时单次注射量的阿片类药物
- 起始量：丙泊酚单次注射量 2mg/kg（不加阿片类）加下列阿片类药物，之后可以混合两者使用

丙泊酚与阿片类混合使用建议				
阿片类	负荷剂量（μg/kg）	加入 500mg 丙泊酚	丙泊酚剂量（见上文）	注意（防止阿片类过量累积）
芬太尼	2	100μg	低－高	3 号注射器及包含 75μg 注射器
阿芬太尼	20	2500μg	低－高	3 号注射器及包含 2000μg 注射器

（待续）

丙泊酚与阿片类混合使用建议（续）			
阿片类	负荷剂量（μg/kg）	加入500mg丙泊酚	丙泊酚剂量（见上文）	注意（防止阿片类过量累积）
舒芬太尼	0.3	20μg	低－高	3号注射器及包含15μg注射器
瑞芬太尼	0.5	500μg	低－高	无需依给药时间变化
瑞芬太尼	0.5	1000μg	低	无需依给药时间变化

（丁玲 译　王国林 校）

第 **47** 章

血管活性药物

Ruchir Gupta, MD

缩血管药物与强心药

见下表。

缩血管药物与强心药

药物	激活受体	血流动力学效应	稀释（加入250mL）	最终浓度	静脉滴速 [μg/(kg/min)]	静脉单次注射量（可适用情况下）	特别注意/注释
肾上腺素激动剂							
肾上腺素	$\alpha_1,\alpha_2,\beta_1,\beta_2,\beta_3$	HR↑ MAP↑ CO↑ PVR↑ -	4mg	16μg/mL	0.02~0.3 (2~20μg/min)	可变,5μg至1mg	
去甲肾上腺素 (Levophed®)	$\alpha_1,\alpha_2,\beta_1$	HR↓ MAP↑ CO - PVR↑↑	4mg	16μg/mL	0.05~0.5		
去氧肾上腺素 (Neosynephrine®)	α_1,弱α_2,弱β_1	HR↓ MAP↑ CO↓ PVR↑↑	10 或 20mg	40 或 80μg/mL	0.15~0.75	40~80μg	
麻黄碱	α_1（间接）,β_1,β_2	HR↑ MAP↑ CO↑ PVR±				5~10mg	重复剂量效力减弱（快速抗药反应）

（待续）

缩血管药物与强心药（续）

药物	激活受体	血流动力学效应	稀释（加入250mL）	最终浓度	静脉滴速[μg/(kg/min)]	静脉单次注射量（可适用情况下）	特别注意/注释
多巴胺	DA1, DA2	RBF↑↑	200mg	800μg/mL	0.5~3（"肾"剂量）		
	β_1, β_2	HR↑↑ MAP↑ CO↑↑ PVR －	400mg	1.6mg/mL	3~10（β剂量）		
	$\alpha_1, \alpha_2, \beta_1, \beta_2$	HR↑↑ MAP↑↑ CO↑↑ PVR↑↑	800mg	3.2mg/mL	10~20（α＋β）		
非诺多泮（Corlopam®）	DA1	HR == MAP↓ CO↑ PVR↓	10mg	40μg/mL	0.1 每15~20分钟增加 0.1直至达到目标 MAP		肾血管扩张药
多巴酚丁胺（Dobutrex®）	$\beta_1, 弱 \beta_2$	HR↑ MAP↑ CO↑ PVR↓	250mg	1mg/mL	2~30		
异丙肾上腺素（Isuprel®）	β_1, β_2	HR↑↑ MAP↓ CO↑ PVR↓	2mg	8μg/mL	0.01~0.5		光敏感性

（待续）

缩血管药物与强心药(续)

药物	激活受体	血液动力学效应	稀释(加入250mL)	最终浓度	静脉滴速 [μg/(kg·min)]	静脉单次注射量(可适用情况下)	特别注意/注释
其他							
血管加压素(精氨酸血管加压素,Pitressin®)		HR 0 MAP↑↑ CO↓ PVR –	100U溶于100mL溶剂	1U/mL	0.1~0.4U/min		
甲氯吡酮(Primacor®)	磷酸二酯酶抑制剂	HR –↑ MAP 0 CO↑↑ PVR↓↓	50mg	200μg/mL	0.375~0.75	不适用	
氨力农(Inocor®)	磷酸二酯酶抑制剂	HR –↑ MAP 0 CO↑↑ PVR↓↓	100mg	0.4mg/mL	5~10	0.75μg/kg(负荷量)	
左西孟旦(Simdax®)	弱磷酸二酯酶抑制剂,主要钙增敏剂	CO↑↑, SV↑↑ MAP↓ PVR↓	12.5溶于500mL D5	0.025mg/mL	0.05~2μg/(kg·min)		光敏感性,但输注时无需避光

降低血压的药物

药物	静脉输注 (μg/(kg·min))	稀释 (加入 250mL)	最终浓度	静脉单次注射量 (可适用情况下)	特别注意事项/注释
血管扩张药物					
硝酸甘油	0.1~7	50mg	200μg/mL	50~100μg	光敏感性,输注时需避光
硝普钠 (Nipride®)	0.1~10	50mg	200μg/mL		可导致: • 硫氰酸盐毒性(口齿不清、头晕、昏睡) • 氰化物毒性(代谢性酸中毒、快速抗药反应、心肌耗氧量增加)
非诺多泮 (Corlopam®)	0.1~0.2	10mg	40μg/mL		
肼屈嗪 (Apresoline®)				2.5~20mg	
依那普利 (Vasotec®)				0.625~1.25mg	15 分钟达全效,间隔勿超过 15 分钟给药
钙离子通道拮抗剂					
地尔硫䓬 (Cardizem®)	1~3	100mg	400μg/mL		
尼卡地平 (Cardene®)	1~4	25mg	100μg/mL		
硝苯地平 (procardia®)	1~3	50mg	200μg/mL		
维拉帕米 (Calan®)	1~5	50mg	200μg/mL		

(待续)

降低血压的药物（续）

药物	静脉输注 [μg/(kg·min)]	稀释（加入250mL）	最终浓度	静脉单次注射量（可适用情况下）	特别注意/注释
氯维地平（Cleviprex®）	1～2mg/h	不适用（预包装的脂肪乳剂）	0.5mg/mL		为避免脂过载，勿给药总量超过1000mL/24h或平均剂量超过21mg/h
β-受体阻滞剂					
美托洛尔（Toprol®）				2.5～5mg	选择性（作用于β₁受体）
普萘洛尔（Inderal®）				0.25～0.5mg IV	非选择性（作用于β₁和β₂受体）
艾司洛尔（Brevibloc®）	50～200	2500mg	10mg/mL	0.5～1mg/kg IV	选择性（作用于β₁受体）
拉贝洛尔（Trandate®）	2mg/min（总量不超过300mg）	200mg	2mg/3mL	5～20mg（总量不超过300mg）	α和β受体阻滞剂作用比为经口1:3，经静脉1:7

肾上腺素能/血管升压素受体与终器效应	
受体	终器效应
α_1	收缩血管,增强心肌收缩力
α_2	收缩血管,血小板聚集,抑制脂肪分解
α_3	脂肪分解,心动过速,增强心肌收缩力
β_1	刺激肾小球旁器释放肾素,脂肪分解,增加心排血量,增加心率
β_2	扩张血管,扩张支气管,刺激肾素释放,脂肪分解
β_3	脂肪分解
D1	舒张血管平滑肌(肾脏、肠系膜、冠状动脉),增加肾素分泌
D2	抑制去甲肾上腺素释放,可能收缩肾脏和肠系膜血管平滑肌
V1	收缩血管
V2	介导集合管中水的重吸收

(安心璨 译　于泳浩 校)

第 48 章

呼吸回路

Jamaal T. Snell, MD

基础

- 传送氧气
- 清除 CO_2
- 麻醉剂给药

回路分类(开放和闭合,或重复吸入和非重复吸入)

见下表。

回路分类(开放和闭合,或重复吸入和非重复吸入)		
开放式回路	吹入法 •通过患者面部的面罩或头侧管路吹入氧气或麻醉性气体 开放式点滴 •已不常用。现以蒸馏设备为主,用于压缩气体不可用时	无重复吸入
半开放式回路	麦氏呼吸系统(A, B, C, D, E, F) •便携、廉价,但新鲜气流量(FGF)需求高 •由 FGF、呼吸囊、储气管道以及呼气阀/溢流阀等组成的设备 •因缺少单向阀,故 FGF 不足时可引起重复吸入 •麦氏 A:适用于自主呼吸 •麦氏 D/贝恩:适用于控制通气	
半闭合式回路	循环呼吸系统 •当今麻醉最常用的设备 •因空气被重复吸入,CO_2 必须被清除 •在 APL/scavenger 系统中损失的气体仅导致部分重复吸入,过去称为"半开放式回路" •有助于保温、保湿,降低对 FGF 的需求,减少大气污染	重复吸入
闭合式回路	循环呼吸系统 •同上;所呼出的气体被完全重复吸入(即 FGF 约等于患者麻醉时的基础需氧量) •不易快速更变气体/麻醉剂	

麦氏装置的分类

见下表。

麦氏装置的分类

麦克森类别	别名	结构	所需 FGF		评述
			自主通气	控制通气	
A	Magill 系统	FGI→ 呼吸管 APL阀 面罩 呼吸囊	等于分钟通气量 [≈80mL/(kg·min)]	很高且难以预测	主要用于自主通气,不推荐用于控制通气
B		FGI APL阀	2 倍分钟通气量	2～2.5 倍分钟通气量	现不应用于临床实践
C	Water to-and-fro	FGI APL阀	2 倍分钟通气量	2～2.5 倍分钟通气量	现不应用于临床实践
D	Bain	APL阀 FGI	2～3 倍分钟通气量	1～2 倍分钟通气量	贝恩同轴设计:新鲜气体道位于呼吸管之中(使新鲜气体加温),多用于控制通气
E	Ayre T 回路	FGI	2～3 倍分钟气量	3 倍分钟气量(吸:呼=1:2)	呼气管容量应大于潮气量,以防重复吸入;不易排除废气;回路低阻力有利于撤机
F	Jackson Rees	FGI APL阀	2～3 倍分钟气量	2 倍分钟气量	在麦氏 E 装置的呼吸管后接呼吸囊有助于控制通气和清除废气,常用于儿科患者及转运过程中

FGI,新鲜气体输入口;APL,可调节压力限制(阀)。

循环呼吸系统:主要构成

	特点	潜在危险
气体供应	• 载气（O_2、N_2O、空气）通过医院的集中供气或便携式气瓶供应给麻醉机	• 气瓶高压系统的可变性，调节阀可使其压力降至45psi（1psi=6.895kPa）以下，部分设备应用二重调节装置进一步降低压力至12~16psi以下 • 识别错误可致严重后果 • 使用不同颜色的气瓶及软管加以区分（如 O_2，绿色；N_2O，蓝色；空气，黄色） • 中央供气管路设有直径指数安全系统（DISS） • 气瓶配备有引安全指数安全系统（PISS） • 自动安全装置、氧供安全装置在氧气压力低于一定阈值时，自动关闭 N_2O 及其他气体，从而预防混合性低氧血症的发生 • 泄露风险
阀	• 单向阀：循环系统中必不可少，防止 CO_2 重复吸入 • APL • 氧气冲洗阀：直接从管道或气瓶均匀传送氧气，流量为 35~75L/min。流量为压力 45~50psi，氧气冲洗阀在冲洗按钮按下后将每秒向呼吸回路中鼓入1L氧气	• 二氧化碳分析仪所示波形异常可识别阀门关闭不全（见第39章） • 高压氧冲击（二重高压调节短路）
流量计	• 置于压力调节器的下游 • 针阀分别调节新鲜空气的流量 • 读数时线轴在上，浮球在中央 • 流量计准确性受海拔高度影响，尤其在高流量下，随海拔的升高，密度降低于正常所示的流量	• 裂缝泄露、静电、灰尘、呼吸机背压等均可影响其准确性 • 流量计中的一个或氧气流量计发生其后或氧气流量计均可损失气体并引发低氧混合，因此，氧气流量计被置于最后 • N_2O/O_2 比例流量计可有效防止止有入为混合气体中低氧的发生（通常设置为 25%~30% O_2）

（待续）

循环呼吸系统：主要构成（续）

	特点	潜在危险
挥发器	• 不同种类：简单、低阻、精密汽化器（最常见） • 校准基于各类挥发性气体的饱和蒸汽压力（SVP） • SVP：氟烷>异氟烷>恩氟烷>七氟烷>甲氧氟烷 • SVP 越高，所需流动腔流动腔流越低（即需流动腔的流动腔流量最低） • 地氟烷 SVP 值接近于一个大气压，且 SVP/温度曲线陡峭，气体输出不稳定，因此汽化器通常被加温加压至 2 倍大气压 • 影响输出精度的因素： 　▶海拔高度　　　▶气体流速 　▶时间　　　　　▶温度	• 专用加药装置可防止将药物加入错误的挥发器，当药物所加入的挥发器是使用较低的 SVP 气体校准时，挥发器的实际输出浓度可能高于所指示的气体输出浓度 • 联动装置可防止两种麻醉性气体的同时给药 • 长时间补充药物时会引起漏气
储气囊	• 储存气体，补充吸气峰速时超出 FGF 的气体供应，满足高潮气量 • 调节呼吸回路中增高的压力［即使充满气的情况下，3L 袋防可将压力限制在 40cmH$_2$O（1cmH$_2$O≈0.098kPa）以下］ • 可提供人工正压和辅助通气 • 以触觉反馈的模式向操作者反映患者的呼吸模式、肺顺应性，并可通过直观的方式观测其呼吸情况	• 储气囊的规格须与患者相匹配 • 过小：气囊萎陷，容量需求增加时将无法提供充足的气体补充超出 FGF 的部分 • 过大：手动通气时造成气压伤

（待续）

循环呼吸系统：主要构成（续）

	特点	潜在危险
CO₂ 吸收系统	·循环系统中必需 ·CO₂ 吸收剂 ·碱石灰（最常用） ▶94% CaOH，5% NaOH，1% KOH ▶每 100g 吸收剂可吸收 14~23L CO₂ ·巴拉林 ▶20% Ba(OH)₂，80% CaOH ▶每 100g 吸收剂可吸收 9~18L CO₂ ·Amsorb®（最新） ▶较碱石灰和巴拉林稳定性更高，对挥发性麻醉药的降解力较弱（七氟烷生成混合物 A，地氟烷生成 CO） ▶每 100g 吸收剂可吸收 12L 以下 CO₂	·混合物 A 是七氟烷与碱石灰在低流速下混合而成的·干燥的吸收剂（特别是巴拉林与地氟烷混合）可产生 CO ·有文献报道干燥巴拉林与七氟烷混合后可起火 ·气体未经充分干燥或指示剂未能变色的均可导致 CO₂ 重复吸入 $CO_2 + H_2O \rightarrow H_2CO_3$ $H_2CO_3 + 2NaOH(KOH) \rightarrow Na_2CO_3(K_2CO_3) + 2H_2O + heat$ $Na_2CO_3(K_2CO_3) + Ca(OH)_2 \rightarrow CaCO_3 + 2NaOH(KOH)$ ·CO₂ 和碱石灰发生化学反应
换气系统/清洗系统	·废气清洗系统可处理从呼吸回路中经 APL 阀和呼吸机溢流阀排放的气体 ·不同种类的清洗系统 ·活性炭 ·被动系统：无负压式经软管排放至建筑物外 　"闭合"接口设有正/负压安全阀 　职业暴露高风险 ·主动系统：有负压式经软管排放至建筑物外 　"开放"接口 ·（美国）国家职业安全与卫生研究所（NIOSH）推荐限制室内 N₂O 浓度在 25ppm(1ppm=1mg/L) 以下，卤代烷在 2ppm 以下（同时使用 N₂O 时在 0.5ppm 以下）	·"闭合"接口处阀门功能的异常可使患者暴露于负压（如真空室）或正压/气压伤 ·职业暴露（如废气管阻塞/梗阻）

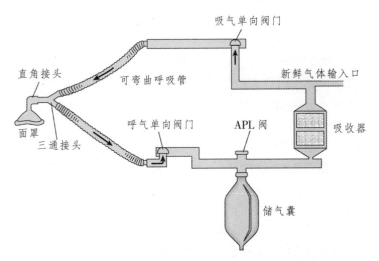

APL,可调节压力限制(阀)。(Reproduced from Morgan GE, Mikhail MS, Murray MJ. *Clinical Anesthesiology*. 4th ed. Figure 3–10. Available at: http://www.accessmedicine. com. Copyright © The McGraw-Hill Companies, Inc. All rights reserved.)

图 48-1　循环回路的基本构成

（安心璨 译　于泳浩 校）

第 49 章
手术室中的机械通气

Sauman Rafii，MD，J. David Roccaforte，MD

基础

- 主要涉及间歇正压通气:
  - ➢呼气相为被动的:
    - ■患者的呼气流速取决于其气道阻力和肺弹性(1/肺顺应性)
- 一般而言,麻醉机的呼吸机较 ICU 的呼吸机简单,但两者之间的区别越来越模糊

机械通气模式

- 控制机械通气:
  - 为麻醉患者设计,也常用于麻痹瘫痪的患者
  - 容量控制和压力控制:
    - 容量控制(图49-1):
      - 对潮气量和呼吸频率进行程序化设定
      - 潮气量恒定,但气道压力随气道阻力及肺和胸壁顺应性的变化而变化
    - 压力控制(图49-2):
      - 对吸气压力、吸气时间和呼吸频率进行设定
      - 呼吸机保持吸气过程时的压力恒定
      - 每次呼吸的吸气压恒定,但潮气量可能随气道阻力及肺和胸壁顺应性的变化而变化(如腹部吹气,支气管痉挛,气管插管打折、分泌物等)

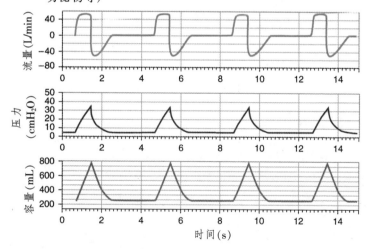

注意呼气相开始前吸气流量为恒定,而压力随之升高。每次吸气前曲线没有下偏,说明呼吸并不是由患者始动。Vt,700mL;RR,15;I:E,1:2;PEEP,5cmH$_2$O。(Reproduced with permission from Hess DR, MacIntyre NR, Mishoe SC, et al, eds. *Respiratory Care: Principles and Practice.* Philadelphia: WB Saunders; 2002: 786-791. ⓒ Elsevier.)

图 49-1　容量定向的矩形波流量控制模式通气

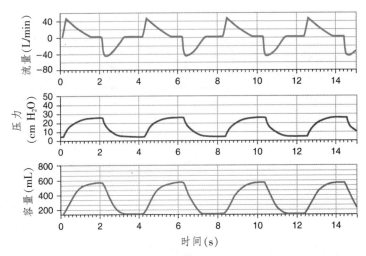

注意吸气流量增加达到目标压力后,随肺部充盈而降低。$P_{吸气}$,25cmH$_2$O;RR, 15;I:E,1:1;PEEP,5cmH$_2$O。(Reproduced with permission from Hess DR, MacIntyre NR, Mishoe SC, et al, eds. *Respiratory Care: Principles and Practice*. Philadelphia: WB Saunders; 2002:786-791. © Elsevier.)

图 49-2 压力定向的控制模式通气

- 需密切监测实际通气容量
- 可用于以下使用容量控制通气而导致峰压升高的情况,如 ALI/ARDS、病态肥胖的患者、腹腔镜手术以及应用头低脚高位的患者
- 没有证据显示对 ARDS 患者应用"保护性通气"可改善患者肺功能的预后
  - ➢ 为可自主呼吸的患者设计,并非所有手术室呼吸机均载有此模式
- 部分控制机械通气:
  - ➢ 模式:
    - 同步间歇指令通气(SIMV;图 49-3):
      - 对潮气量和呼吸频率进行程序化设定
      - 患者可以高于设定的频率进行自主呼吸
      - 呼吸机将允许,但不辅助患者的自主呼吸过程
    - 压力支持通气(PSV;图 49-4):

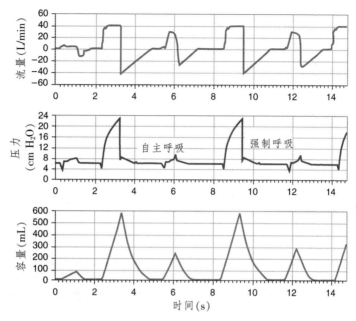

患者产生自主呼吸时可以给予压力支持,本例中未予压力支持。SIMV RR,10;
Vt,600mL;PS,0;PEEP,5cmH$_2$O。(Reproduced with permission from Hess DR,
MacIntyre NR, Mishoe SC, et al, eds. *Respiratory Care: Principles and Practice.*
Philadelphia: WB Saunders; 2002:786–791. © Elsevier.)

图 49-3   同步间歇指令通气(SIMV)

- ◆ 患者进行自主呼吸
- ◆ 每次呼吸时,呼吸机将提供设定数额的压力以辅助其呼吸
- ◆ 通常5cmH$_2$O 的压力可抵消由回路中的阻力和气管插管产生的
  额外呼吸做功,设定高于此值时,机器提供辅助通气
- ■ SIMV + PSV 为上述两种模式相结合:
  - ◆ 提供机械通气
  - ◆ 辅助自主呼吸

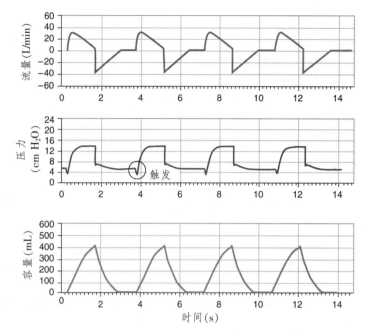

注意压力曲线上的下凹,提示患者进行自主呼吸,同时触发呼吸机,以设定好的压力给予辅助呼吸。如 PCV 一样,增加吸气流量以达目标压力,后随肺部充盈而减低。压力支持 (PS),14cmH$_2$O;PEEP,5cmH$_2$O。(Reproduced with permission from Hess DR, MacIntyre NR, Mishoe SC, et al, eds. *Respiratory Care: Principles and Practice.* Philadelphia: WB Saunders; 2002:786–791. © Elsevier.)

图 49-4 压力支持通气(PSV)

其他设置

- 呼气末正压(PEEP)通气:
  - ➤整个呼气周期中,呼吸机均维持气道于一个恒定压力
  - ➤预防肺泡塌陷,促进氧合
  - ➤可能防止肺不张:
    - ▪ 使用机械通气时持续的肺不张,以及多因素,如压迫、吸收、丢失表面活性物质等导致的肺不张
    - ▪ 间歇肺活量模式(补充),鼓肺压力 40cmH$_2$O,持续 7～8 秒即可使萎陷肺泡复张

- 吸入氧浓度(FiO_2)：
  - 新鲜气体与再循环气体混合后由机器测量得出：
    - 氧分析仪利用其电化学感受器测得气体的分压,其位于呼吸回路的吸气或呼气部分
- 吸呼比：
  - 指一次呼吸循环中,吸气与呼气所占时间的比值
  - 例如：吸呼比为 1 : 2,呼吸频率设定为 10 次/分(呼吸周期为 6 秒),则吸气时间为 2 秒,呼气时间为 4 秒
  - COPD 或支气管痉挛的患者应适当降低呼吸比值(如 1 : 4),使其拥有足够时间完全呼出气体,避免气体堆积
  - 另一方面,反比通气(即吸呼比为 1 : 1,甚至 1 : 0.5)可应用于高张肺(ARDS,病态肥胖)患者,增加其吸气时间,促进氧合。然而,这项技术未获得支持

（安心璨 译　于泳浩 校）

第 50 章

饱胃

Elisabeth Falzone, MD, Jean-Pierre Tourtier, MD

主要风险

胃内容物误吸及其导致的严重化学性肺炎(Mendelson 综合征)。
满足以下三个条件时可发生误吸：
- 胃内存在固态或液态食物
- 呕吐或被动反流
- 气道保护性反射被抑制

有发生胃内容物误吸风险的患者

- 违反 NPO 指南或紧急(无择期)外科手术

- 急性或慢性上消化道或下消化道疾病(如肠梗阻、Barrett 食管、胃食管反流病)
- 肥胖;行减重手术时风险更高
- 给予阿片类药物、镇静状态以及意识不清
- 颅内压增高,影响胃排空、食管括约肌张力或上呼吸道反射的神经系统疾病;伴随自主神经功能障碍,导致胃轻瘫的糖尿病患者
- 终末期肾病(ESRD)
- 困难气道/困难插管
- 妊娠超过 18~20 周

饱胃的诊断

- 病史
- 麻醉前超声测量胃窦部横截面积(非常规检查)
  - 右上 45°,低频(2~5MHz)探头
  - 胃窦部于胃上区矢状面显示,以肝左叶、下腔静脉以及肠系膜上静脉作为标界
  - 需测量其前后径和头尾径
  - CSA = (AP × CC × π)/4
  - CSA ≥ 340mm^2 时为"有风险"

术前给药

- H$_2$ 受体拮抗剂:给予 2 倍剂量口服雷尼替丁(150mg)——手术前日晚 1 片,手术日早 1 片(减少胃酸分泌)
- 或者,给予非微粒型抑酸剂(柠檬酸钠)30mL,送患者进入手术室前口服

步骤

- 首选全身麻醉,气管插管套囊可保护气道。部分患者经充分评估风险和获益后可考虑给予小剂量镇静的局部麻醉
- 予鼻胃管排空胃(若无禁忌),尽管如此也不能确保不会发生胃内容物的反流。若鼻胃管位置适宜,可接吸引管,在维持诱导前不要拔除
- 充分预充氧(3 分钟或数次 FVC 通气)直至 FeO$_2$ 高于 80%
- 快速诱导插管:

> 麻醉药:丙泊酚 2.5mg/kg(考虑到血流动力学稳定性可予依托咪酯 0.3mg/kg或氯胺酮 3~4mg/kg)
> 神经肌肉阻滞剂(NMB)
  - 琥珀酰胆碱 1mg/kg(请勿以非去极化肌松药"预箭毒化"处理预防肌束颤动,这将推迟肌松起效时间)
  - 若患者对琥珀酰胆碱禁忌但没有插管困难风险(高钾血症、过敏、肌病、截瘫或四肢瘫、血浆假性胆碱酯酶缺失或异常)可应用罗库溴铵:0.6~0.9mg/kg
> Sellick 手法:可能并不十分有效,但损伤小
  - 将环状软骨推向第 6 颈椎,使食管被挤压,预防反流
  - 于插管前、注射诱导药物后,即刻向环状软骨施加压力,在气管插管位置经 $EtCO_2$ 和听诊确认后再松开
  - 以两手指固定环状软骨,随后以 20~30N 的力向后推压(用 50mL 密封注射器练习:将其按压至 34mL 约等于 30N 的压力)
  - 若按压后引发呕吐,应立即松开以降低食管破裂的风险
> 请勿予面罩通气,以防胃胀气
> 插管应于给予琥珀酰胆碱 45~60 秒之后(肌颤结束后)或罗库溴铵 60~90 秒之后进行
• 仅当患者完全清醒、指令反应正常及肌松完全恢复时才可拔管

(安心璨 译 于泳浩 校)

第 51 章
困难插管与相关工具

Samir Kendale, MD

困难气道演示图

见图 51 - 1。

1.困难气道可能性及临床因子评估:
A 困难通气　B 困难插管　C 患者沟通合作困难　D 复杂气管切开术
2.在困难气道管理过程中积极寻求提供氧气输入的机会。
3.考虑基本管理选择的相对优点及可行性:

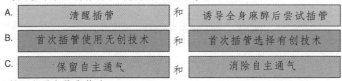

A. 清醒插管　　　　　和　　　诱导全身麻醉后尝试插管

B. 首次插管使用无创技术　和　　首次插管选择有创技术

C. 保留自主通气　　　　和　　　　消除自主通气

4.制订主要和替代策略

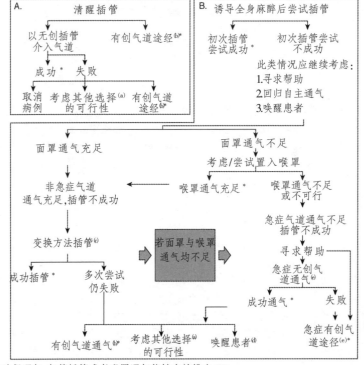

* 确保通气,气管插管或者喉罩通气能够有效排出 CO_2
a.其他选择包括(不仅限于此):面罩或者喉罩通气麻醉下手术,局部麻醉(浸润麻醉或者局部神经阻滞)。应用这些选项通常意味着面罩通气不会出现问题。因此,如果在紧急情况下,这些选项则具有局限性。b.有创气道通路包括外科手术,经皮气管切开术或环甲膜切开术。c.困难插管下转替代无创气管插管策略包括(不仅限于此):使用不同的喉镜片、喉罩通气(有或无光纤制导)、纤维支气管镜插管、更换插管芯或转换器、光棒、逆行插管、口腔或者鼻腔插管。d.考虑清醒插管或者取消手术。e.紧急无创气道通气的选择包括(不仅限于此):硬质支气管镜、食管支气管联合导管通气、经气管喷射通气。
(Reproduced with permission from Practice guidelines for management of the diffcult airway: an updated report by the American Society of Anesthesiologists Task Force on Management of the Difficult Airway. *Anesthesiology*. 2003;98:1269.)

图51-1 困难气道演示图

处理困难气道的技术

保护困难气道所用各种工具的特性		
仪器	优点	缺点
探条	2级、3级视野可用,廉价	声带不可见,盲插可导致创伤
光纤插管	可确定插管深度,不受颈部活动影响,患者清醒时可操作,有经验的操作者成功率高	费时,无快速贯序,设备要求高,成功率取决于操作者
喉罩通气道(LMA)	操作简便,降低气道阻力,减少牙齿损伤和咽喉酸痛,减少血流动力学和眼内压力的变化	对有头部活动需求或仰卧位以外体位需求的手术不安全,无法防止误吸,无法在喉痉挛时提供保护
插管型喉罩(如 Fastrach, AirQ)	操作简便,有通气功能,为插管提供时间	成功率不能保证,不可见声带,盲插导致潜在食管、咽喉部创伤可能,较标准喉罩相比更多小并发症(咽喉酸痛、吞咽困难),无法快速贯序
可视喉镜(如 Glidescope, McGrath)	可减少颈部活动,易获得声带视野,快速贯序可用,方便教学	气管插管可能难以通过,存在颈部畸形疾患的患者有操作失败的风险
Airtraq 喉镜	操作简便,声带可视,减少血流动力学改变,减少颈椎活动,一次性使用	费用贵,要求张口度好,镜片尺寸单一
逆行插管	廉价,便携	有创操作需多方面配合,费时
环甲软骨切开术	廉价,便携	有创操作

探条

弹性树胶探条是约 25 英寸(1 英寸 = 2.54cm)长,可弯曲、尖端成角的探针。

适应证:适用于喉镜暴露不良,或怀疑颈椎损伤患者。

禁忌证:同喉镜禁忌,口腔无法进入。

• 行标准喉镜检查,尝试分辨杓状软骨
• 润滑探条
• 将探条的带角端插入至会厌下,寻找开口
• 沿气管环插入直至感到"咔嗒"声
• 若无"咔嗒"声,则继续插入直至触及小气道而感到阻力
• 从阻力区域撤回探条
• 沿探条将气管插管推入气管,而不推动探条
• 撤出探条并确认气管内插管的位置

光纤插管

适应证:困难气道,避免颈部伸展及下颌骨牵张,清醒插管。

禁忌证:气道内出血,时间紧迫,患者清醒时配合不良。(见第 53 章)

A.喉罩通气

声门上通气装置是以解剖结构塑形的硅胶套囊连于插管上,与回路相通。

禁忌证:误吸风险(胃食管反流病、肥胖、妊娠、饱胃、上腹部手术等),面部创伤,咽部阻塞,需要高吹气压力的患者,进入气道受限。

• 选择合适的尺寸,一般根据患者体重和(或)张口度选择
• 抽气收缩套囊
• 润滑喉罩背侧(凸面),避免过多润滑剂附着
• 确保插管前适当麻醉
• 伸头屈颈

根据体重选择喉罩尺寸			
1	最高至 5kg	3	30～50kg
1.5	5～10kg	4	50～70kg
2	10～20kg	5	70～100kg
2.5	20～30kg	6	>100kg

- 以拇指和示指执喉镜,将尖部抵住硬腭(见图 51 - 2)
- 将喉罩按压至咽后壁,以示指调整其位置(见图 51 - 3)
- 确认喉罩在中线上
- 套囊充气,一般情况下喉罩会轻微"弹出"
- 以双侧呼吸音和 $EtCO_2$ 正压判断确认其位置
- 若时间延长和(或)使用 N_2O 需监测套囊充气压力($<25cmH_2O$)

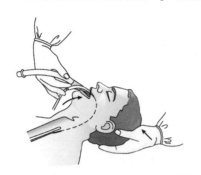　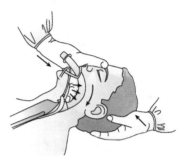

(Reproduced with permission from LMA North America, Inc.)　(Reproduced with permission from LMA North America, Inc.)

图 51-2　插入喉罩通气道　　图 51-3　以示指调整喉罩的位置图

B.插管型喉罩(如 Fastrach,AirQ)

于声门上弯折,使开口平对声门,其内包含较宽阔通气罩,允许气管内插管通过。

- 同上,选择合适的尺寸
- 确认给予足够进行气管内插管的麻醉剂量和(或)肌松剂
- 润滑气管内插管
- 沿喉罩通气道引进气管内插管;使用 Fastrach 喉罩时,轻轻向上提起手柄可便于插管通过,Fastrach 喉罩要求使用特殊的气管插管,而 AirQ 喉罩则可容纳普通插管(见图 51 - 4)
- 确认气管内插管的位置(通过听诊、观察胸廓起伏以及 $EtCO_2$)
- 将喉罩滑出咽部,同时使用稳定杆(Fastrach)或管芯(AirQ)以反作用力维持气管插管不脱出(见图 51 - 5),在喉罩完全退出前拔出管芯,以免气管插管的侧方充气套囊被扯下
- 重新将气管插管与呼吸回路相连

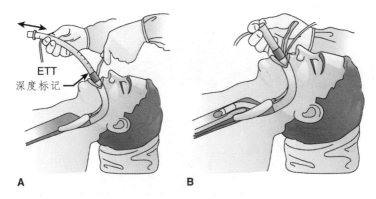

51-4　沿插管型喉罩插入气管内插管

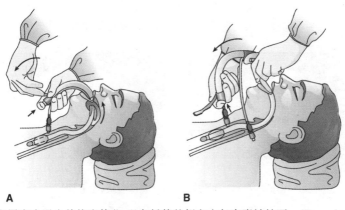

在喉罩完全退出前拔出管芯,以免插管的侧方充气套囊被扯下。(Reproduced with permission from LMA North America, Inc.)

图 51-5　插入气管插管后拔除插管型喉罩

C.可视喉镜(如 GlideScope,McGrath)

喉镜片有内置摄像头,并可将画面传至分离式屏幕(GlideScope)或一体式显示器(McGrath)。

- 在中线位置置入喉镜
- 首先显示悬雍垂,而后是会厌
- 将喉镜镜片尖端插入会厌谷后提起喉镜,即可在屏幕上显示声带

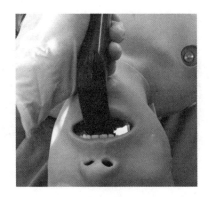

图 51-6　插入 GlideScope

- 在影像指导下尝试以带管芯的插管顺声带进入;注意:气管插管插入困难通常由于喉镜位置过深,过于接近声门所致
- 当插管尖端通过声带后立即撤出管芯,随后将插管完整插入气管

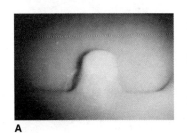

A

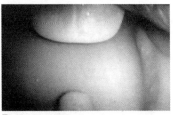

B

图 51-7　显示悬雍垂,而后显示会厌(见彩图)

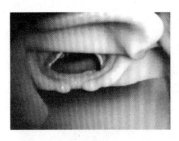

图 51-8　显示声带(见彩图)

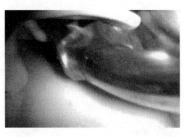

图 51-9　影像指导下插入带管芯的插管(见彩图)

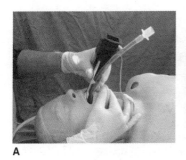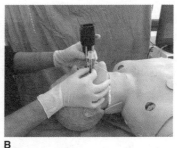

A   B

图 51-10 带插管通道的 Airtraq 喉镜的插管（见彩图）

D.Airtraq 喉镜

无需校准轴即可显示声门,拥有方便固定和插入气管插管的通道的光学喉镜。

- 至少于插管前 30 秒打开 LED 开关
- 将润滑好的气管插管装入通道内
- 从中线位置进入喉镜
- 经舌上进镜并暴露会厌
- 将喉镜尖端置于会厌谷内,上提喉镜,显示声带
- 轻柔地向后向上调整喉镜,使声带位于视野的中央位置
- 在目镜视野下将插管插入气道内
- 向两侧活动并旋转喉镜使之退出,同时保证插管的位置

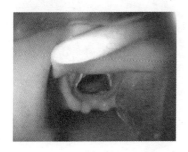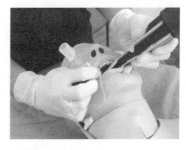

图 51-11 在声带显示下进入插管（见彩图）　图 51-12 插管从通道上解离后撤出 Airtraq 喉镜（见彩图）

逆行插管

适应证:面部创伤、口咽部积血、其他插管方法不成功。

禁忌证:不熟悉操作、喉部外伤或狭窄、颈部解剖结构畸形。

(见第 54 章)

环甲软骨切开术

适应证:外伤导致的不能采取其他插管方式、插管或通气失败、严重上气道梗阻。

禁忌证:颈部解剖结构畸形、喉部疾病或外伤,操作不熟练。

* 首先定位并触及环甲膜
* 区域准备
* 紧握住甲状软骨并触及环甲膜
* 另一手自甲状软骨至下环状软骨垂直做一切口(2~3cm)
* 使皮肤和皮下组织收缩
* 再次触及环甲膜
* 于环甲膜的下半部水平做一切口(1~1.5cm)
* 分离环甲膜,使扩张器可以插入
* 自上而下插入扩张器
* 调整好扩张器的位置后插入气管插管或气管切开管
* 套囊充气并确认插管位置
* 确保安全到位

(安心璨 译　于泳浩 校)

第52章

气道阻滞

Edward C. Lin, MD

成功的气道麻醉基于对相关气道解剖及神经支配知识的了解(图52-1
和图52-2)。

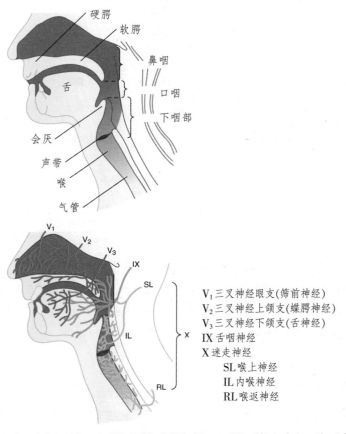

V₁三叉神经眼支(筛前神经)

图52-1 上呼吸道解剖及神经分布

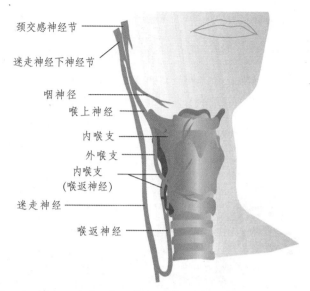

颈交感神经节

迷走神经下神经节

咽神径

喉上神经

内喉支

外喉支

内喉支
(喉返神经)

迷走神经

喉返神经

Reproduced with permission from Brown DL. *Atlas of Regional Anesthesia*. 4th ed. Philadelphia: Saunders; 2010:193. © Elsevier.

图 52-2 喉的神经支配(见彩图)

气道的神经支配区域	
神经	相关感觉支配
三叉神经	鼻黏膜,硬腭及软腭的上下表面,舌的前2/3
舌咽神经	舌的后1/3,会厌谷,会厌的前表面,咽壁,扁桃体
喉上神经	舌底部,会厌,杓状会厌皱襞,杓状软骨
喉返神经	喉的声门以下部分,气管

术前/操作前准备

- 患者的知情同意,尽量使用简单易懂的语言向患者解释将要发生什么,并耐心回答患者的提问。充分了解情况的患者比迷惑紧张的患者更能有效配合

- 镇静对于患者的舒适感非常重要,但须小心使用可导致呼吸抑制的药物如咪达唑仑(1~3mg Ⅳ)或芬太尼(25~50μg Ⅳ)等。可考虑应用右美

托咪定,右美托咪定为一种具有镇静作用且无呼吸抑制的 α2 受体激动剂[起始参考剂量 4μg/(kg·h),一旦患者明显镇静后即减量至 1.5 ～ 2μg/(kg·h)]

- 止涎剂(如格隆溴铵 0.2 ～ 0.4mg IV,心动过速的患者慎用)用于减少口腔分泌物,有利于改善口腔表面有效暴露和光纤下视野
- 可能发生困难插管时需提前告知手术室工作人员,并与外科医生讨论是否需要外科气道。建议请其他同事从旁协助,多一双手效果会明显不同

术中/操作中

- 气道的麻醉可以通过表面麻醉、有创气道阻滞或联用这两种技术完成。
  - ➢表面麻醉:
    - ▪包括在黏膜直接应用局部麻醉
    - ▪可通过多种方式完成:
      - ◆雾化器——局麻药物(如 2% 利多卡因 5 ～ 10mL)通过雾化装置[如黏膜雾化装置(MAD),Wolfe Troy Medical,Inc.]分散成微小的雾滴并播洒在需要的黏膜位置
      - ◆喷雾器——将局麻药物(如 2% 利多卡因 8mL)置于呼吸治疗喷雾器中,然后使患者直接吸入生成的喷雾
      - ◆商品类苯佐卡因喷雾剂如 Hurricaine®——一般每次 1 秒,连续喷 3 次即可起效(注意:苯佐卡因可导致高铁血红蛋白血症;请勿喷超过 3 秒!)
      - ◆漱口液——利多卡因凝胶(如 2% 利多卡因凝胶 5 ～ 10mL)可以通过漱口吸收后吐出
      - ◆软膏——患者半卧位时,可取适量 2% 利多卡因软膏于木制压舌板上放于患者舌上,若无恶心反应应持续越久越好,同时应指导患者让软膏在口中融化但不要咽下。另外,在鼻插管时,可将软膏以注射器注射至双侧鼻孔(每侧 5mL)。上述两种方法,软膏都将在几分钟内融化并顺气道流下,此时患者会咳嗽,标志着一定程度的误吸以及声带以上适量的表面麻醉
  - ➢气道阻滞:
    - ▪气道阻滞较表面麻醉更具侵袭性,但其麻醉气道的效果非常好

几种不同的气道阻滞技术以及麻醉区域定位

阻滞	技术	阻滞区域
舌咽神经阻滞 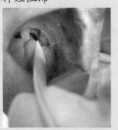 （Rrproduced with permission from Hadzic A. *The New York School of Regional Anesthesia Textbook of Regional Anesthesia and Acute Pain Management*. New York：McGraw-Hill；2006. Figure 19 – 5. Copyright Ⓒ The McGraw-Hill Companies，Inc. All rights reserved. ）	首先将患者的嘴张开，当舌回缩时，以 22 ~ 25G 腰椎穿刺针的尖端插入扁桃体后侧的底部并在回抽无血后注射局麻药物（如 2% 利多卡因 1 ~ 2mL）。随后在另一侧重复上述过程 或者，以脱脂棉签蘸 4% 利多卡因置于合适的位置并维持 5 分钟	舌的后 1/3，会厌谷，会厌的前面，扁桃体的咽壁
喉上神经 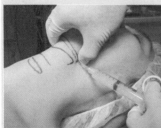 （Rrproduced with permission from Hadzic A. *The New York School of Regional Anesthesia Textbook of Regional Anesthesia and Acute Pain Management*. New York：McGraw-Hill；2006. Figure 19 – 7. Copyright Ⓒ The McGraw-Hill Companies，Inc. All rights reserved. ）	首先确定舌骨的位置，后转移至将被阻滞的一侧。插入 25G 针，触及舌骨大角后向下游走并进针 1 ~ 2mm，回抽无血后注射局麻药物（如 2% 利多卡因 1 ~ 2mL）。随后在另一侧重复上述过程	舌的底部，会厌，杓状会厌皱襞，杓状软骨

（待续）

几种不同的气道阻滞技术以及麻醉区域定位(续)		
阻滞	技术	阻滞区域
舌咽神经阻滞 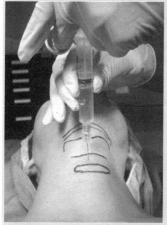 (Rrproduced with permission from Hadzic A. *The New York School of Regional Anesthesia Textbook of Regional Anesthesia and Acute Pain Management.* New York：McGraw-Hill；2006. Figure 19－9. Copyright ⓒ The McGraw-Hill Companies, Inc. All rights reserved.)	首先在甲状软骨下、环状软骨上确认环甲膜的位置 以20～22G 静脉留置针与针管相连,环甲膜(其软管可以避免患者咳嗽时损伤气管后壁) 回抽见空气(确认导管顶端已进入气道)后迅速注射局麻药物(如2%利多卡因2～3mL) 患者咳嗽时局麻药物可播散至周围	声带和气管下,喉部 注意：这种阻滞实际上是一种表面麻醉,但是由于其应用针头进行穿刺,因此通常被归类为气道阻滞

- 鼻咽部的麻醉：
  - 尽管直接阻滞支配鼻黏膜的神经(阻滞蝶腭神经节)具有一定可行性,但临床上不常用,故在此不做讨论
  - 常用的鼻表面麻醉技术有：
    - 浸润棉签——将棉签浸入局麻药(如利多卡因或可卡因)中,然后置于鼻孔内紧贴鼻黏膜,持续数分钟
    - 鼻通气管——首先将不同尺寸的鼻通气管涂抹上利多卡因凝胶,经鼻孔插入最小号的通气管。静置 1 分钟后,逐步插入更大尺寸的通气管后静置,重复此过程直至最大号通气管可以

进入。本方法可以同时达到表面麻醉和扩张鼻腔通道的作用

■ 考虑使用血管收缩药物以减少鼻出血：

　✦ 4%可卡因——最大剂量200mg,存在滥用风险,注意心动过速和
　　心律失常的发生

　✦ 去氧肾上腺素——可加在局麻药物溶液(如1mL 1%新福林加入
　　3mL 2%利多卡因中,分别制成0.25%/1.5%的制剂)中使用

　✦ 血管收缩药物喷剂,如羟甲唑林(Afrin®):于患者进入手术室
　　前,两侧鼻孔各喷两泵,5~10分钟后再喷两泵

　　　所有血管收缩药物均存在全身吸收和导致严重高血压的风
　　险。请勿使用β-受体阻滞剂治疗血管收缩药物导致的高血
　　压:存在心力衰竭、肺水肿以及死亡风险!

➤许多从业者会联合使用表面麻醉以及经气管阻滞的方式。舌咽神经
阻滞及喉上神经阻滞现已很少使用

（安心璨 译　于泳浩 校）

第 **53** 章

清醒状态下纤维支气管镜引导插管

Arthur Atchabahian, MD

经鼻插管与经口插管

经鼻插管的优点	经鼻插管的缺点
•更容易,因为从鼻咽到声门的路径更笔直	•潜在的鼻出血风险(如妊娠者避免使用)
•因为减少了与舌根的接触,较少引起恶心	•如果放置时间超过48小时,有发生鼻窦炎的风险
•患者不能咬损导管或支气管镜	

准备

- 关于整个操作过程必须向患者进行全面的解释,以增强合作性,缓解患者的焦虑情绪
- 建立充分的静脉通路
- 检查设备;准备所有药物,包括急救药物,需要时即可获得
- 备用的气道接入设备(LMA,环节软骨切开术包)需要时即可使用
- 如果条件允许,获得技术知识上的帮助
- 联系外科医生,必要时行气管切开术:
  - 对于气道处理特别困难的患者,可提前颈部备皮,外科医生穿上手术衣,准备在需要时行气管切开术

镇静

- 充分的镇静对于降低患者的焦虑和血流动力学的改变是非常重要的
- 然而,应避免过度镇静引起的气道阻塞和通气不足,否则对于困难气道和不能面罩通气的患者将是灾难性的
- 使用小剂量的咪达唑仑(1~2mg)提供遗忘作用
- 右美托咪啶输注的初始速度为 $4\mu g /(kg \cdot h)$,当患者闭目,身体放松时,将速度降至 $1.5~2\mu g /(kg \cdot h)$,可提供充分的镇静,且不引起或较少引起呼吸抑制和呼吸道梗阻
  - 监测心动过缓;必要时降低输液速度

气道准备

- 使用非重复呼吸面罩给予 100% 氧气至少 5 分钟
- 除速率相关性心绞痛外,均可使用止涎剂(格隆溴铵 $0.2~0.4mg$ IV),根据患者病情,酌情使用甲氧氯普胺(10mg IV)
- 是否使用气道神经阻滞技术(见第 52 章)取决于个人选择:
  - 和其他技术一样,使用经气管阻滞技术不再需要气管表面麻醉(声门下)
  - 舌咽神经和喉上神经阻滞现已很少使用。充分的气道表面麻醉和右美托咪啶的使用通常能够满足插管需求
- 经口途径插管前的准备:

➢ 要求患者用 3~4mL 4% 的利多卡因漱口,然后吐出,重复若干次,或者使用局部苯佐卡因或丁卡因制剂喷射口咽部

➢ 经手持雾化器雾化吸入 6mL 4% 利多卡因

- 经鼻途径插管前的准备:

➢ 患者自行使用鼻黏膜血管收缩剂[0.05% 羟甲唑啉(Afrin®)]向每侧鼻腔内喷三泵

➢ 将 5mL 2% 的黏性利多卡因置入每侧鼻腔内,让其停留尽可能长的时间,然后嘱患者吸入并咽下,重复上述操作一次

➢ 经手持雾化器雾化吸入 6mL 4% 利多卡因

经口途径操作方法

- 患者的体位能最大程度暴露口腔,口、咽、喉的轴线对齐,使患者呈"嗅物位":

➢ 通常患者呈仰卧位或半卧位,操作者站在患者头侧

➢ 有时,对于病态肥胖或伴有颈部肿物的患者,可取坐位,操作者站在患者面前,这样有利于操作并能够减少气道阻塞

- 充分润滑,选择合适大小的气管内导管(ETT),将导管放入 Berman 口腔通气道内,确保导管在气道腔内滑动顺畅:

➢ 也可以使用 Ovassapian 通气道(见图53-1),其优势是便于从 ETT 中取出

➢ 若使用 Berman 通气道,当需要清理气道时,需先将 ETT 的连接器断开

- 将 ETT 推出至 Berman 通气道边缘外,检查气囊,确保气囊没有被气道破坏,然后将导管退回到气道内,直到两端对齐

- 将 Berman 通气道与 ETT 放置在口腔的中线上,有利于顺利插管,使患者能够耐受插管过程,通过鼻导管吸入氧气,并吸引口咽部

- 推进纤维支气管镜(FOB)通过 ETT 的内腔,当其离开导管时,可见到相应气道结构,有需要时可通过 FOB 喷洒利多卡因至气道黏膜表面

- FOB 在离开气道后需先向上抬升(向前)大约45°,经过会厌下通向声门(见图53-3)

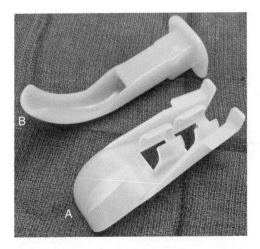

图 53-1　Ovassapian 通气道(A)和 Berman 通气道(B)

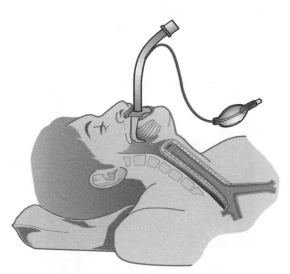

(Reproduced with permission from Ovassapian A. *Fiberoptic Endoscopy and the Difficult Airway.* 2nd ed. Philadelphia: Lippincott-Raven; 1996:77.)

图 53-2　纤维支气管镜引导插管的初始位置

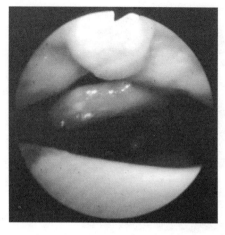

图 53-3 会厌的图像(见彩图)

- 确定声门开放(见图 53-4),继续推进 FOB,使其尖端通过声门进入气管内,通过识别气管环和隆突(图 53-5)来确认位置
- 然后 FOB 向下弯曲(向后)大约 45°,因为气管有一个由前向后的坡度(图 53-6 和图 53-7)

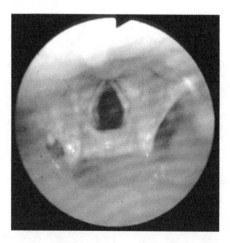

图 53-4 声门开放的图像(见彩图)

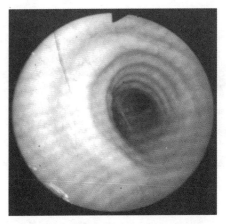

图 53–5　气管环和隆突的图像（见彩图）

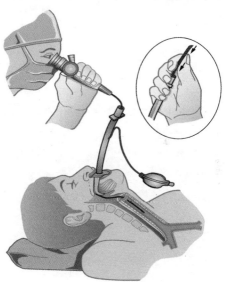

图 53–6　向下调整 FOB（向后）

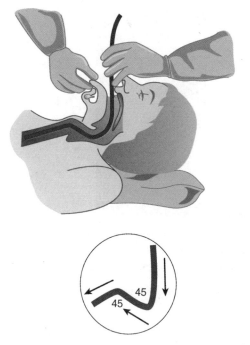

图 53-7　经口插管时 FOB
的方向变化

- 使用 FOB 作为引导,沿着纤支镜缓慢推进 ETT 通过气道,进入气管内
  (图 53 - 8)
- ETT 在盲探下被推进,其斜面有时会在喉部被卡住(杓状软骨、声带等)
  - ➢为了降低这种风险,ETT 应逆时针旋转 90°(Murphy 孔向上),这样斜
    面可以保持贴近纤支镜
  - ➢也可以使用尖端柔软的 ETT(LMA Fastrach® 的 ETT)或者锥形尖端
    (几种模型)的 ETT
- 将 ETT 放置在正确位置,这样可以通过 FOB 经 ETT 看到隆突,通过肺部
  听诊和呼气末 CO_2 确认其位置。理想情况下,ETT 应距隆突 3~6cm
- 当确定了 ETT 在气管内的位置,即可通过静脉注射麻醉药诱导全身麻
  醉,并且将 ETT 连接到呼吸回路

经鼻途径操作方法

- 患者体位:头部位于中线上,轻微伸展,使通向鼻腔的路径通畅
- 使用黏性利多卡因充分润滑两个鼻腔通气管(通气管大小为鼻腔能容纳
  大小),然后每一个鼻腔内放置一个通气管

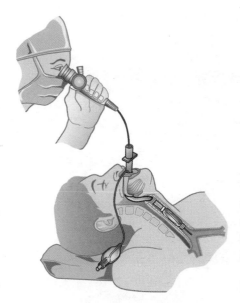

(Reproduced with permission from Ovassapian A. *Fiberoptic Endoscopy and the Difficult Airway.* 2nd ed. Philadelphia: Lippincott-Raven; 1996:77.)

图 53-8　沿着 FOB 推进 ETT

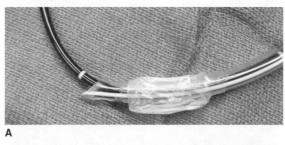

A

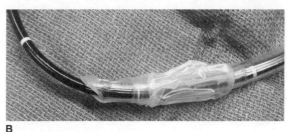

B

图 53-9　ETT 斜面沿着 FOB 未逆时针旋转 90°(A;斜面有被喉部结构勾住的风险)和逆时针旋转 90°(B;斜角贴服在纤支镜上)

- 选择大小合适的 ETT (便携型或鼻 RAE 管),最好略小于之前放置的鼻

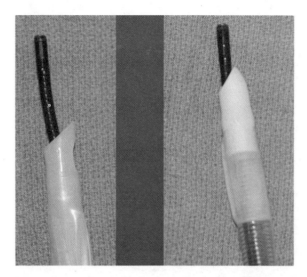

气管内导管沿着直径 4.0mm 的柔软支气管镜。这种导管为使用插管型喉罩（右）插管设计，有一个弯曲的尖端，有利于导管进入气管。（Reproduced from Longnecker DE，Brown DL，Newman MF，Zapol WM. *Anesthesiology*. Figure 35-26. Available at: http://www.accessanesthiology.com. Copyright © The McGraw-Hill Companies，Inc. All rights reserved.）

图 53-10　柔软尖端和锥形尖端

通气道大小，并充分润滑

- 选择放置阻力较小的一侧移除鼻通气道，使用鼻导管经另一侧通气道辅助供氧
- 将 ETT 插进鼻腔内，缓慢向后推进导管直到有轻微的突破感，表明导管通过了后鼻孔
- 推进 FOB 通过 ETT 的内腔进入鼻咽部，缓慢推进，识别表示声门开放的结构
- 确定声门开放，推进 FOB 的尖端通过声门进入气管内，识别气管环和隆突来确认位置
- 使用 FOB 作为引导，沿着纤支镜缓慢推进 ETT 通过气道，进入气管内：
  - ➢盲探下推进 ETT，其斜面有时会在喉部被卡住（杓状软骨、声带等）
  - ➢为了降低这种风险，ETT 应逆时针旋转 90°（Murphy 孔向上），这样斜面可以保持贴近纤支镜。然而一些学者主张鼻气管插管时顺时针旋

转 ETT

> 也可以使用尖端柔软的 ETT(LMA Fastrach® 的 ETT)或者锥形尖端的 ETT(几种模型)

- 将 ETT 放置在正确位置,这样可以通过 FOB 经 ETT 看到隆突,通过肺部听诊和 CO_2 的存在可确认其位置。理想情况下,ETT 应距隆突3~6cm
- 当确定了 ETT 在气管内的位置,即可通过静脉注射麻醉药诱导全身麻醉,并且将 ETT 连接到呼吸回路

镇静插管

- 经鼻途径,诱导前鼻腔准备同上
- 预吸氧和静脉麻醉诱导后操作过程基本同上(经鼻或经口)
- 插入 FOB 前需要吸引咽部
- 需要助手帮忙提起下颌,因为舌缺少肌张力回落可阻塞呼吸道

(张野 译　王国林 校)

第 54 章

逆行导引插管

Arthur Atchabahian, MD

适应证

- 适用于任何能够确认环甲膜位置的插管困难患者
- 尤其适用于有面部创伤的患者(经鼻插管禁忌者)

患者准备是关键

- 如果条件允许,与患者讨论操作过程的各个方面,以增强患者的合作,并将患者的焦虑降到最低
- 但是,该操作通常属于紧急操作程序

- 强烈推荐使用止涎剂（格隆溴铵）
- 主张使用抗焦虑药（咪达唑仑,右美托咪啶）,但不是必须使用
- 强烈推荐进行充分的气道黏膜表面麻醉

器械（见图 54－1）

- 25G 针头的 10mL 注射器内 2% 利多卡因 5mL
- 逆行导引插管入路工具包(如果不具备,这项技术可以使用硬膜外穿刺针和硬膜外导管来完成)：
  - ➤注意：一些套件包含能够吹入氧气的导管交换器；这些交换器只有一个锥形接头
- Magill 血管钳
- 适当大小的气管内导管
- 利多卡因软膏用于气道黏膜的表面麻醉及导管润滑

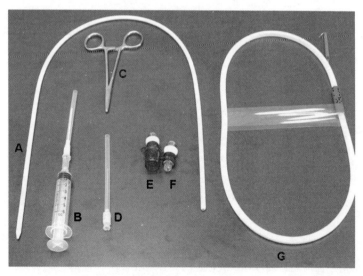

(A)空心的导管交换器 (注意左侧锥形接头);(B)带有静脉留置针的注射器;(C)血管钳;(D)穿刺针;(E)用于吸氧的标准 15mm 连接器通过导管交换器使用 Ambu-type 袋或麻醉机械回路;(F)吸氧用的 Luer Lock 调节器和连接器通过导管交换器使用喷射通气装置;(G)有 J 形端的导丝。

图 54–1　逆行导引插管工具包的组成

操作方法

- 建立静脉通路
- 鼻导管给氧
- 如果情况允许,黏膜的表面麻醉通过使用黏性利多卡因漱口来完成
- 患者取仰卧位,伸展头部,暴露颈部,通过触诊找到环甲膜并标记
- 使用 2% 的利多卡因在环甲膜标记处打一个皮丘,以拇指和示指固定住喉部,针头刺入环甲膜直到有空气被吸入注射器内,将 3 ~ 4mL 2% 的利多卡注射到气管内对声门下结构进行表面麻醉,该操作将会引起患者咳嗽,此时需要助手协助,确保患者不会出现能够导致针头损伤气管后壁的移动
- 一旦完成气道的表面麻醉,将逆行导引插管工具包中的引导针连接到装有 5mL 生理盐水的 10mL 注射器上,按上述方法固定住喉部,在环甲膜处插入引导针,针的斜面朝上,引导针偏向头侧,并与皮肤呈 45° 角,当穿透环甲膜时,会有明显的突破感,同时回抽有气泡进入注射器内 (见图 54 – 2)
- 一只手固定气管内的引导针,另一只手移除注射器,沿着引导针缓慢推进逆行插管工具包中的导丝(见图 54 – 3),方向指向头侧,同时,由助手观察口咽部是否出现导丝的一端(导丝需要通过几个关口才能到达口咽部)
- 导丝的一端是 J 形尖端,另一端是直的,还有两个标记,对应导丝距环甲膜处皮肤的长度,取决于哪端被插入
- 一旦在口咽部看到导丝的一端,即使用 Magill 血管钳夹住导丝将其缓慢地拉至口腔内,同时注意不要将导丝的另一端拉进气管内(见图 54 – 4)
- 当远端的标记到达皮肤处,移除环甲膜处的穿刺针,同时将血管钳置于标记处,防止气管内的导丝进一步从口腔中拉出(见图 54 – 5)
- 润滑气管内导管交换器后,将导管锥形端沿着气管内的导丝推进气管内,直到有抵抗感时,然后在导管交换器的边缘看见近端的黑色标记 (见图 54 – 6 和图 54 – 7)
- 将适当大小的气管内导管沿着导管交换器推进(同纤支镜插管一样逆时针旋转 90°),直到到达气管内的准确位置(见图 54 – 8 和图 54 – 9)确认导管交换器上的深度标记与 ETT 上的标记一致,以便确保 ETT 没有被喉部卡住,当它的尖端到达环甲膜水平时,ETT 刚好通过声带

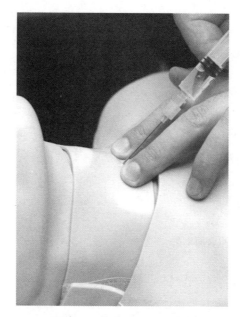

图 54-2 引导针插入环甲膜

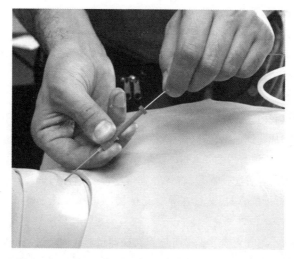

图 54-3 插入导丝

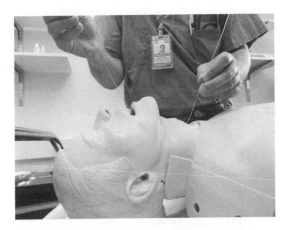

图 54-4　引导导丝

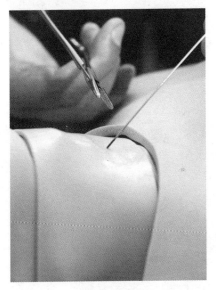

图 54-5　血管钳置于黑色标记处

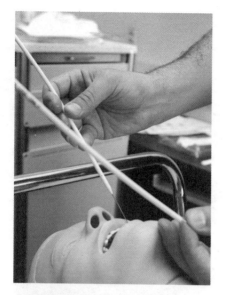

图 54-6 放置导管交换器

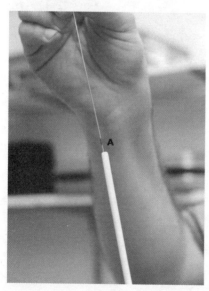

近端黑色标记(A)出现,表明导管交换器到达环甲膜处。

图 54-7 近端黑色标记

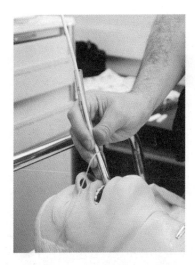

图 54-8　插入 ETT;记得要逆时针旋转 90°

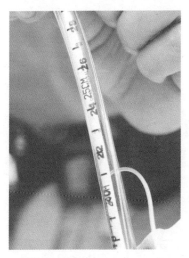

图 54-9　确认 ETT 上的深度标记与导管交换器一致

- 导管交换器和导丝一起被移除, ETT 被推入气管内, 通过 ETCO$_2$ 确认 ETT 的位置
- 在颈部的穿刺位置放置小块敷料

方法改进

- 经鼻插管时,导丝可经鼻腔引出。面部创伤的患者禁忌使用该项操作,因为筛板骨折可能导致导丝进入颅内
- 另一种技术是沿着导丝直接插入 ETT 而不使用导管交换器,这将使得 ETT 通过声带更加困难,因为斜面有可能被卡住,但是,如果导丝经 Murphy 孔而不是 ETT 的尖端通过,尖端将被插入得更深,而且更容易被推入到气管内
- 还有另一种方法是使用一根长的导丝(可从泌尿外科或血管外科手术用品中获得),导丝同上文一样插入,然后将它的尖端穿入纤维支气管镜的镜桥,在穿入导丝前不要忘记将 ETT 套在 FOB 上,然后在导丝的引导下插入 FOB,直到到达环甲膜。移除导丝,下推 FOB 进入气管内,找到隆突,像经典 FOB 辅助插管方法一样将 ETT 穿过 FOB

(张野 译 王国林 校)

第 55 章
高频喷射通气

Brooke Albright, MD

概述

- 打开机械通气系统,同常规通气相比,在气道压峰值和平均气道压较低的情况下能够提高气体交换
- 将潮气量(2~5mL/kg)调制到高频下(50~150bpm)
- 吸气:脉冲喷射气流通过小的套管到达肺部,喷射通气套管应足够小以避免"堵塞"气道,喷射导管套管一般通过声门放入气管内,但是在紧急情况下,可以将套管或大号静脉留置针经环甲膜插入

- 呼气:在喷射嘴周围被动呼气
- 高频喷射通气(HFJV)的参数及设置:
  - ➢驱动压:是潮气量的主要决定因素,对于成人,驱动压通常设置在 20 ~ 25psi,最高达 50psi
  - ➢吸气时间和呼吸频率:是"自主呼气末正压"(空气滞留)的主要决定因素,吸气时间通常设置为 30% ~ 40%,呼吸频率通常设置为 50 ~ 150bpm,增加二者中的任一值,自主呼气末正压均会升高,从而使肺泡恢复,V/Q 匹配最优化,提高氧合作用;自主呼气末正压在外科手术需要一个静止的手术视野时也是有利的,因为可使胸壁的运动减少
  - ➢FiO_2:通常设置为 100%,这是喷射嘴处的氧浓度,但是由于文丘里效应(气流周围的负压将环境中的空气吸入气道)和开放系统的使用,肺泡内的实际 FiO_2 明显低于 100%
  - ➢湿化:在需要长时间喷射通气时使用,可以避免出现黏膜的损伤或形成痰痂造成气道阻塞
- 气体交换的机制与常规通气不同:通过整体对流、分子弥散及对流流体湍流三者的结合,实现 CO_2 的消除
- 由于高频喷射通气中气道压峰值和平均气道压较低,导致胸腔内压力降低,使得静脉回流增加,可改善心脏功能

适应证

- 某些手术方法需要共享或静止的手术视野:
  - ➢支气管镜检查
  - ➢喉镜检查
  - ➢气管重建
  - ➢喉切除术
  - ➢单肺通气
- 呼吸衰竭的患者伴有以下情况:
  - ➢支气管胸膜瘘和气管食管瘘
  - ➢喉部肿瘤
  - ➢气压伤
  - ➢肺纤维化

> 严重的 ARDS

> 肺出血

> 持续胎儿循环的新生儿需强化 CO_2 的消除

> 新生儿先天性膈疝

- 困难气道:"不能通气、不能插管"的患者(通过环甲软骨切开术)

并发症/副作用

- 气压伤(高压力积聚在一个封闭的组织腔中):

    > 可能引起气胸、纵隔气肿、皮下气肿

    > 通过足够的呼气时间和保持呼吸道系统的开放来避免(上呼吸道阻塞者避免使用;如有需要,可放置口腔/鼻腔通气道以保持开放)

    > 保证自动关闭功能正常,在压力过高时可停止通气

- 气管损伤:

    > 通常通过充分的湿化来避免

- 过高的自主呼气末正压和动态充气过度:

    > 通常在频率高于 150bpm 时发生

    > 避免喷射通气导管顶端在近端传导气道处放错位置,应将其置于隆突水平

    > 自主呼气末正压通常是必需的特性,但也可能导致通气恶化,危害体循环

- 高碳酸血症:

    > 多见于使用高呼吸频率时

    > 避免应用于肥胖、胸壁的顺应性低、COPD、CO_2 水平基线高的患者:

        ▪ 然而,一些临床试验显示 HFJV 甚至可以安全地应用于 COPD 和大疱性肺气肿的患者

    > 考虑定期切换为 CMV 来检查 $PetCO_2$,如果动脉导管可用,可监测 ABG;可通过增加潮气量进行治疗(提高驱动压或吸气时间,或减少呼吸速率)

注意事项

- 呼吸机必须根据患者的肺顺应性及生理需求进行个体化设置:

➢可调节的 HFJV 参数包括:驱动压、呼吸频率、吸气时间

- 自主呼气末正压是 HFJV 所需的特性
- HFJV 不能使用吸入性麻醉剂;需使用全凭静脉麻醉
- 能够监测 FiO_2, $PetCO_2$, Paw;由于使用开放的呼吸道系统,且无效腔通气较大,所以潮气量是受限制的
- 需要"静止"手术视野时可使用 HFJV,或者在处理困难气道时使用

(张野 译　王国林 校)

第 56 章

解毒剂

Clement Hoffmann, MD, Jean-Pierre Tourtier, MD

新斯的明

- 适应证:拮抗非去极化肌松药的作用,用于有残余肌松作用的患者(TOF 比值 <0.9)
- 作用机制:可逆地抑制乙酰胆碱酯酶的作用,因此可增强乙酰胆碱的烟碱样作用和毒蕈碱样作用
- 仅当 TOF≥1 时使用
- 剂量:50 ~ 70μg/kg
- 格隆溴铵(10 ~ 15μg/kg)用于预防新斯的明引起的交感神经系统的副作用(毒蕈碱样反应:心动过缓,支气管痉挛,分泌物增加等)
- 阿托品也可能出现相同作用,但同格隆溴铵相比,易引起心动过速,止涎作用不强。此外,阿托品能够通些血脑屏障并引起中枢神经系统副作用
- 起效时间:10 分钟
- 目标:TOF 比值 >0.9
- 禁忌证:不稳定哮喘,帕金森病,TOF 无响应的深度神经肌肉阻滞,琥珀

酰胆碱

- 对于儿童,经常使用依酚氯铵($500\mu g/kg$)配以阿托品($20\mu g/kg$)替代新斯的明作用,其起效时间更短,虽然这种差异可能没有显著的临床意义

舒更葡糖

- 目前没有得到 FDA 的批准,在美国不可用
- 适应证:通过选择性地结合非去极化甾体肌松药逆转神经肌肉阻滞作用(氨基类固醇类)——罗库溴铵,维库溴铵和泮库溴铵
- 剂量:逆转罗库溴铵或维库溴铵的作用:
  - ➤ TOF 显示 4/4:$2mg/kg$(起效时间:1 分钟)
  - ➤ TOF 显示 2/4:$4mg/kg$(起效时间:2 分钟)
  - ➤ TOF 无反应:$16mg/kg$(起效时间:2 分钟)

纳洛酮

- 吗啡拮抗剂(μ – 阿片受体的竞争性拮抗剂)
- 适用于:
  - ➤ 阿片类药物过量
  - ➤ 治疗静脉注射吗啡或椎管内使用吗啡的副作用:呼吸抑制,CNS 抑制,尿潴留
- 禁忌证:对本药品过敏者,有心肌缺血风险的患者使用需谨慎,因为它可以引起交感神经系统兴奋性升高
- 剂量:静脉输注时 1 小瓶($1mL$ 内含 $400\mu g$)稀释于 $9mL$ 的生理盐水,缓慢滴定,直到呼吸频率 >12 次/分,避免给药超过所需量,因为会引起严重的头痛及躁动,且难以治疗
- 起效时间:1 分钟,药效可持续到 45 分钟(比大多数阿片类药物作用的持续时间短)——"吗啡成瘾"风险
- 连续输液维持,根据临床反应调整用量[如两瓶($800\mu g$)给药时间应超过 3 小时]

氟马西尼

- 适用于:拮抗镇静和苯二氮䓬类药物的催眠作用
- 禁忌证:对本药品过敏者,长期服用苯二氮䓬类药物治疗(戒断综合征

伴有癫痫发作的风险），癫痫发作药物引起的中毒（如三环类抗抑郁药），不能进行监测（氟马西尼作用持续时间比大多数苯二氮䓬类药物短）
- 剂量：单次注射 0.3mg，然后滴注 0.2mg/min（最大剂量为 2mg）；静脉输注 0.1~0.4mg/h 维持

脂肪乳剂（见第 119 章）

- 适应证：治疗局部麻醉药引起的心脏毒性，尤其是丁哌卡因和罗哌卡因——心律失常，严重的低血压或心脏停搏
- 脂肪乳剂用于营养支持的禁忌证：严重的脂肪代谢紊乱如严重的肝损伤，急性心肌梗死，休克，血脂异常，凝血功能异常，对脂肪乳剂过敏；当用于治疗局部麻醉引起的心脏毒性时，上述禁忌证均不适用
- 推荐剂量：20% 的脂肪乳剂单次静脉注射量为 1.5mL/kg（如果出现持续的心脏停搏则可重复给药一次），然后以 0.25mL/(kg·min) 速率持续输注给药 30 分钟[如果出现血压降低，可将输液速度提高到 0.5mL/(kg·min) 给药 60 分钟]
- 见 www.lipidrescue.org

亚甲蓝

- 适应证：治疗高铁血红蛋白症（由丙胺卡因和苯佐卡因引起），高铁血红蛋白超过正常值的 20% 或出现血氧饱和度低的相关体征
- 通过 NADPH 高铁血红蛋白还原酶加快高铁血红蛋白酶的还原作用，使高铁血红蛋白转化为血红蛋白
- 警告：高浓度可引起高铁血红蛋白症！
- 剂量：开始剂量为 1~2mg/kg，使用超过 5 分钟，在 20 分钟到 1 小时内即可见到治疗效果，如有必要可在 1 小时内重复给药，剂量为 1mg/kg（最大剂量为 7mg/kg）
- 禁忌证：肾衰竭，对亚甲蓝或其他成分过敏者；当 G6PD 缺乏时，请谨慎使用
- 治疗失败：持续暴露，患者缺乏 NADPH 高铁血红蛋白还原酶

（张野 译　王国林 校）

第 **57** 章

门诊手术麻醉

Jennifer Wu，MD，MBA

基础

- 患者可于手术当日来到门诊手术中心，且术后不久便可出院回家
- 门诊手术中心通常与住院手术中心分开，因此不具备以下条件：
  - ➤ 术后住院
  - ➤ 术后机械通气
  - ➤ 输血
  - ➤ 进行有创监测（动脉置管，中心静脉置管）
- 麻醉方法的选择应重点避免：
  - ➤ 过程冗长
  - ➤ 大量液体改变和（或）失血
  - ➤ 术后疼痛管理需要静脉给药
  - ➤ 长期机械通气
- 如果患者需要平稳恢复或被手术中心收治患者必须由救护车送至收治医院

术前

- 患者可以在手术当天进行麻醉前评估，也可于术前一周在麻醉门诊或者通过电话进行麻醉前评估
- 麻醉信息可以通过文字资料，电话或者视频管理
- 患者的选择：
  - ➤ ASA 分级 1 级和 2 级的患者
  - ➤ ASA 分级 3 级的患者，相对状况较轻者
- 识别不可预料需入院治疗的危险因素，考虑取消手术或住院行手术治疗：
  - ➤ 呼吸系统问题：
    - ▪ 需要家庭氧疗，睡眠呼吸暂停综合征，尤其是需要在家行持续气道正压通气的患者

- 困难气道史
- 延长通气史
- 严重的术后恶心呕吐
- 慢性疼痛或滥用药物史
- 精神疾病
- 术后谵妄
- 考虑选用局部麻醉以减少术后阿片类药物的使用

诱导

- 使用安全性高的短效制剂：
  - 丙泊酚：
    - 快速诱导和苏醒
    - 降低术后恶心和呕吐（PONV）的发生率
  - 避免使用依托咪酯，其与 PONV 相关
  - 琥珀酰胆碱是短效制剂，但是会引起肌痛
- 考虑使用 LMA 消除对肌肉松弛和恢复的需求
- 考虑监控麻醉管理和局部麻醉

维持

- 使用短效制剂
- 考虑选用全凭静脉麻醉，以减少术后恶心呕吐
- 给予预防性止吐药（见第 69 章）：
  - 诱导后静脉给予地塞米松 8mg
  - 手术结束前 30 分钟静脉给予昂丹司琼 4mg
  - 高风险患者静脉给予氟哌利多 0.625mg；黑盒子警示授权 EKG 术后监测

术后

- 通过积极避免恶心和使用非阿片方式治疗疼痛来减少留在麻醉恢复室的时间
- 患者是否需要术后排泄取决于手术类型和机构指南
- 出院的 Aldrete-based 标准（见第 69 章）
- 必须向患者说明基础护理和可能出现的紧急情况

- 患者必须由可靠的成年人护送回家

建议与忠告

- 不可预料的术后入院的最常见麻醉原因是恶心和呕吐。其次为疼痛
- 良好的局部麻醉管理系统不会延迟手术,其有利于术后疼痛管理和快速的出院回家
- 一个门诊手术中心应该有标准的麻醉设备,如吸引装置、氧气、紧急复苏设备、治疗恶性高热(行全身麻醉)和局部麻醉毒性(行局部麻醉)的治疗能力

(张野 译 王国林 校)

第58章

阿片类药物、诱导剂、神经肌肉阻滞剂

Brian J. Egan, MD, MPH

阿片类药物			
药物名称	药理学		临床要点
吗啡	种类	菲类	•静脉/肌内注射剂量均等
	剂量	1~3mg	•静脉注射给药较少引起恶心呕吐
	相对功效	1	•活性代谢产物(吗啡-6-葡糖苷酸)在肾功能不全或肾衰竭的患者体内蓄积
	起效时间/达峰时间	5/20分钟	
	代谢	肝脏	•蛛网膜下隙或硬脑膜外使用:其亲水性导致单剂量即可对大脑胶质内的μ受体产生长期作用(12~24小时)。迁移至脑干可引起延迟的呼吸抑制
	副作用	引起常见阿片类副作用[1],以及引起组胺释放	

(待续)

阿片类药物(续)			
药物名称	药理学		临床要点
氢化吗啡 （二氢吗 啡酮）	种类	菲类	• 对于肾功能不全者,是替代 　吗啡的最佳选择 • 相比吗啡,较少引起呕吐 　反应
	剂量	0.1～0.4mg	
	相对功效	7.5	
	起效时间/ 达峰时间	5/20 分钟	
	代谢	肝脏	
	副作用	常见的阿片类 药物副作用[1]	
哌替啶 （德美 罗）	种类	苯基哌啶类	• 减少术后寒战最有效的阿片 　类药物 • 肾功能不全者使用会导致代 　谢产物去甲哌替啶的蓄积, 　引起癫痫发作 • 阿托品样结构能引起心率增 　快;但不引起瞳孔缩小
	剂量	12.5～100mg	
	相对功效	0.1	
	起效时间/ 达峰时间	5/20 分钟	
	代谢	肝脏	
	副作用	与单胺氧化酶 抑制剂 MAOI 相互作用可 能引起致命 的高代谢 反应	
芬太尼 （Sublima- ze）	种类	苯基哌啶类	• 作为全凭静脉麻醉的镇静部 　分,使用剂量为 0.2～1.5μg 　/(kg·h) • 时–量相关半衰期(CSHT) 　导致输液超过 2 小时时出现 　延迟消除 • 比预期提前 30 分钟停止输 　液可使药物蓄积在其他隔室 　被消除
	剂量	25～50μg	
	相对功效	100	
	起效时间/ 达峰时间	1/5 分钟	
	代谢	肝脏	
	副作用	常见的阿片类 药物副作用[1] 和胸壁僵直	

（待续）

阿片类药物(续)			
药物名称	**药理学**		**临床要点**
舒芬太尼 (Sufenta)	种类	苯环己哌啶类	•作为 TIVA 的镇静部分,具有更有利的 CSHT,但是长时间输注将产生体内蓄积 •起效快速
	剂量	5~10μg	
	相对功效	1 000	
	起效时间/ 达峰时间	30 秒/1 分钟	
	代谢	肝脏	
	副作用	常见的阿片类 药物副作用[1]	
阿芬太尼 (Alfenta)	种类	苯基哌啶类	•单次给药效果良好,可代替瑞芬太尼作用于短期的强烈刺激 •当预期手术持续时间超过 8 小时情况时 [0.5~3μg/(kg·min)] 用于全凭静脉麻醉镇痛是很好的选择(但是瑞芬太尼在苏醒方面有其优越性)
	剂量	100~300μg	
	相对功效	15	
	起效时间/ 达峰时间	30 秒/1 分钟	
	代谢	肝脏	
	副作用	常见的阿片类 药物副作用[1] 在大剂量或快速使用的情况下引起胸壁僵直	
瑞芬太尼 (Ultiva)	种类	苯基哌啶类	•有平直的 CSHT,可以任意持续时间的输注,是 TIVA 的良好成分 •起效快并且消除快,有助于削弱短暂刺激对交感神经的影响 •小剂量即可产生镇静作用;但是与丙泊酚合用时有协同作用,引起呼吸抑制和呼吸暂停
	剂量	5~50μg IV	
	相对功效	100	
	起效时间/ 达峰时间	30 秒/1 分钟	
	代谢	组织酯酶	
	副作用	常见的阿片类 不良反应[1] 急性阿片类药物脱敏,痛觉过敏	

[1]常见的阿片类副作用包括恶心/呕吐,呼吸抑制,尿潴留,瘙痒症,便秘,镇静和瞳孔缩小。给药剂量是指常规单次给药剂量,不是指给药总量。

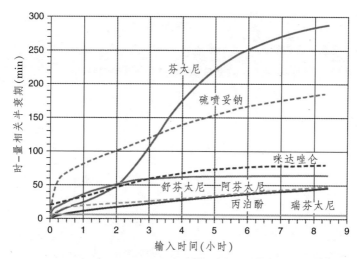

曲线是基于模拟药代动力学模型;实线和虚线只是用于辨别有重叠的曲线;添加丙泊酚和硫喷妥钠用于比较。(Reproduced from Longnecker DE, Brown DL, Newman MF, Zapol WM. *Anesthesiology*. Figure68-6. Available at: http://www.accessanesthiology.com. Copyright © The McGraw-Hill Companies, Inc. All rights reserved.)

图 58-1　阿片类药物的时-量相关半衰期(见彩图)

诱导剂

见下表。

诱导剂

药物名称	药理学		临床要点
丙泊酚	种类	烷基酚	• 不具有镇痛作用
	诱导剂量	1~2.5mg/kg（年龄相关）	• 70%的患者注射时会感到注射部位疼痛
	起效时间/持续时间	30秒/8分钟	• 打开后需在6小时内使用
	代谢	肝脏和肝外代谢	• 有利的 CSHT 使其可用于 TIVA [75~150 μg/(kg·min)]
	副作用	低血压	• 快速消除,可用于 ICU 患者的镇静和 MAC[25~75μg/(kg·min)]
			• 小剂量可止吐[如 10mg IV 或 10μg/(kg·min)]
			• 长期输液造成丙泊酚输注综合征（代谢性酸中毒,心动过缓,高脂血症,肝大,横纹肌溶解,肌红蛋白尿）
硫喷妥钠	种类	巴比妥类	• 在美国已经不再使用
	诱导剂量	3~5mg/kg（年龄相关）	• 药物浸润引起严重的疼痛和组织损伤
	起效时间/持续时间	30秒/6~10分钟	• 卟啉症患者禁用
	代谢	肝脏	• 可能引起组胺释放和支气管痉挛
	副作用	衰弱或血容量减少的患者易出现低血压	• 如果血压平稳,可作为神经保护剂,因为能降低 $CMRO_2$（EEG 显示爆发抑制时最大）,同时因为可以降低脑血流而降低颅内压
			• 由于延迟的 CSHT,导致持续输注无效
咪达唑仑	种类	巴比妥类	• 常用作术前用药或 MAC 的镇静催眠药（产生抗焦虑作用和顺行性遗忘）
	诱导剂量	0.2~0.3mg/kg	• 单独使用时,对通气和血压产生微小的影响
	起效时间/持续时间	1~3分钟/达峰5分钟,可能导致镇静时间延长	• 还有抗惊厥作用,用于局部麻醉的管理
	代谢	肝脏,随年龄增长而降低	• PO,0.5mg/kg,此剂量有助于儿科的麻醉诱导
	副作用	与阿片类药物及丙泊酚协同使用引起呼吸抑制	

（待续）

诱导剂(续)		
药物名称	药理学	临床要点
氯胺酮	种类 诱导剂量 起效时间/ 持续时间 代谢 副作用	PCP 衍生物 1 ~ 2mg/kg, IV 和 4 ~ 6mg/kg, IM 30s/3min 肝脏 致幻效应	• 特殊的镇痛属性(NMDA 受体 　拮抗剂) • 唾液和泪液分泌增加(可使用 　抗胆碱能药来拮抗) • 引起支气管扩张和中枢介导的 　交感神经兴奋(血压升高,心 　率加快,一氧化碳增多)但是, 　低血容量患者可出现低血压 • 单独使用时对通气的抑制作 　用最小 • 可用于局部麻醉无效时的补 　充(0.2 ~ 0.8mg/kg IV) • 最近新的临床应用,主要为亚 　麻醉剂量[1 ~ 3μg/(kg·min)] 　的阿片药物节约效应,以及降 　低阿片类药物耐受性
依托咪酯	种类 诱导剂量 起效时间/ 持续时间 代谢 副作用	咪唑类 0.2 ~ 0.3 mg/kg 3 0/100s (0.1mg/kg) 酯水解 肾上腺抑制 (诱导剂量 使用 4 ~ 8 小时后)	• 诱导剂量很少引起血压的下 　降,但是对于低血容量患者可 　导致低血压 • 无镇痛作用 • 注射后 4 ~ 6 小时产生肾上腺 　抑制作用,因此,输液或重复 　给药最好避免用于败血症 　患者 • 诱导时出现疼痛和肌阵挛样 　动作很常见(>50%) • 可能与 PONV 风险增加相关

神经肌肉阻滞剂

见下表。

神经肌肉阻滞剂

肌松药	分类	插管剂量 (mg/kg)	诱导剂量	开始作用时间	持续时间 (分钟)	代谢
泮库溴铵	氨基类固醇	0.1	NA	3～5 分钟	60～90	肾脏 >> 肝脏
维库溴铵	氨基类固醇	0.08～0.1	1.0μg/(kg·min)	3～5 分钟	20～35	肝脏 ≅ 肾脏
罗库溴铵	氨基类固醇	0.6～1.2	0.01～0.012mg/(kg·min)	1～2 分钟	20～35	肝脏 > 肾脏
美维溴铵	苄基异喹啉类	0.25	5～6mg/(kg·min)	2～3 分钟	12～20	酶法水解
顺阿曲库铵	苄基异喹啉类	0.15～0.2	1～1.5mg/(kg·min)	3～5 分钟	20～35	霍夫曼消除反应
阿曲库铵[1]	苄基异喹啉类	0.4～0.5	9～10μg/(kg·min)	3～5 分钟	20～35	霍夫曼消除反应
琥珀酰胆碱	去极化	1～2	2.5mg/min 滴入至出现抽搐反应	30～30 秒	6～9	假性胆碱酯酶

[1] 在美国不再使用。

非去极化肌松药的恢复

- 残余肌松作用的定性检测方法较差：
  - 四个成串刺激（TOF）4/4 消失仍然符合临床意义上的阻滞
  - 在 100Hz 下强直刺激 5 秒提示 TOFR ≥ 0.85
  - 呼吸参数（Vt，FVC，NIF，$EtCO_2$）不足以判定残余肌松作用
  - 使用强直刺激后 5 ~ 10 分钟内，TOF 或强直刺激的结果有所提高
- 残余肌松作用增加了围术期死亡和发病的风险：
  - 上呼吸道软弱无力，不足以防止误吸的发生
  - 增加在 PACU 发生严重低氧血症的风险（SpO_2 < 93%）
  - 可能是引起肺不张的危险因素
- 不要认为插管的单次剂量肌松剂在手术完成时会失效。罗库溴铵能够在 3 小时的时候仍产生临床残余肌松作用
- 抗胆碱酯酶药物拮抗有以下风险：
  - 用药过量可能会加剧患者的肌无力程度
  - 使用剂量为 0.04 ~ 0.07mg/kg 时达到天花板效应（上限效应），因为此剂量可以近似 100% 抑制酶的作用，可能无法充分逆转非去极化肌松药
  - 分泌物增加和心动过缓可被抗胆碱能类药物作用抵消，心律失常常见
  - 可能增加术后恶化呕吐的风险（不确定）
- 过于密集的阻滞（0 肌颤）是不能拮抗的，但是 4/4 肌颤时可能仍存在 TOFR < 0.4，此时需要拮抗：
  - 不要拮抗 0 颤搐，患者会虚弱无力。
  - 恢复 2 ~ 3 次肌颤给予新斯的明 0.05mg/kg
  - 可能拮抗一个肌颤，但是，请记住可能需要 30 分钟达到持续强直
  - TOF 恢复到 4 时，使用新斯的明约 0.03mg/kg
  - TOF 恢复到 4 且没有比值时，需要新斯的明 0.02mg/kg
- 琥珀酰胆碱也可在神经刺激器的引导下使用，通过监测消退的进展来避免二相阻滞的出现

非去极化肌松药的监测(图 58 – 2 和图 58 – 3)

注意:确保将黑色（负极）电极放置在肢体远端以得到最佳反应。

A.TOF

- 随着肌肉松弛的增加,抽搐逐渐消退
- 第 1 次和第 4 次颤搐的比值（很难估计）是非去极化肌肉麻痹的一个敏感指标
- 更便于直视下观察肌颤搐的序贯消退:
  - ➤ 第 4 次颤搐的消退代表 75% 的神经肌肉阻滞
  - ➤ 第 3 次颤搐的消退代表 80% 的阻滞
  - ➤ 第 2 次颤搐的消退代表 90% 的阻滞
- 临床肌肉松弛程度通常需要 75% ~95% 的神经肌肉阻断

B. 50Hz 或 100Hz 下的强直刺激

- 神经肌肉功能的灵敏测试
- 持续收缩 5 秒表明从神经肌肉阻滞充分恢复,不需要完全恢复
- 有意识的患者感到疼痛

C.双短强直刺激（DBS）

- 两次变化的强制刺激,患者产生较少的痛苦
- 对于消退的临床评价,DBS 比 TOF 刺激更灵敏（如视觉及触觉）
  膈肌,腹直肌,喉内收肌和眼轮匝肌从 NMB 中恢复比拇指内收肌早,此外,充分复苏的不完全可靠的指标包括:
- 保持抬头 5 秒
- 能够产生至少 $-25cmH_2O$ 的吸气压力
- 握持有力

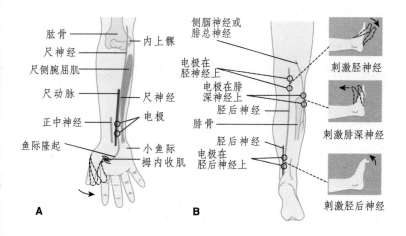

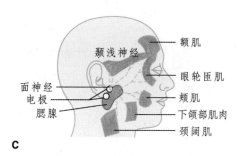

(A)尺神经；(B)胫神经，腓深神经，胫后神经；(C)面神经。（Reproduced with permission from Ali HH. Monitoring neuromuscular function. *Semin Anesth.* 1989; 8:158. © Elsevier.）

图 58-2　适合神经刺激的位点（见彩图）

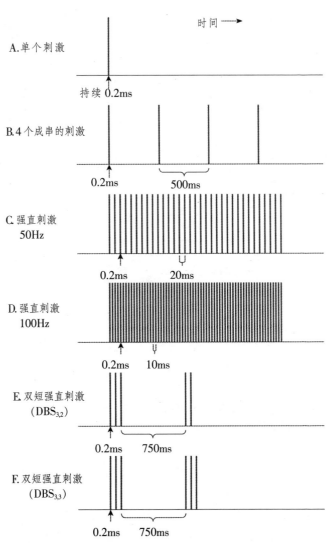

所有刺激的持续时间均为200ms,方波图样,相同的电流强度。(A)单个刺激;
(B)四个成串刺激;(Q)强直刺激 50Hz;(D)强直刺激 100 Hz;(E)双短强直刺激
(DBS$_{3,2}$);(F)双短强直刺激(DBS$_{3,3}$)。(Reproduced from Morgan GE,Mikhail
MS,Murray MJ. *Clinical Anesthesiology.* 4th ed. Figure 6–32. Available at: http://
www.accessmedicine. com. Copyright ⓒ The McGraw-Hill Companies,Inc. All
rights reserved.)

图 58–3 NBM 监测电脉冲模式

(张野 译 王国林 校)

第 **59** 章
手术室常用药物

Ruchir Gupta, MD

除非特别说明,所有药物都是成人剂量。儿童用药剂量参看第 167 章。
- 阿昔单抗(ReoPro):见抗血小板药物表格
- 乙酰唑胺片(Diamox):见利尿剂表格
- 螺内酯(Aldactone):见利尿剂表格
- 阿芬太尼(Alfenta):见阿片类表格
- 氨基己酸(Amicar):见抗纤维蛋白溶解药物表格
- 琥珀酰胆碱(Anectine):见神经肌肉阻滞药物表格

抗胆碱药物				
	心动过速	支气管扩张	镇静	抑制腺体分泌
阿托品	+ + +	+ +	+	+ +
东莨菪碱	+	+	+ + +	+ +
格隆溴铵(Robinul) (不通过血脑屏障)	+	+ +	0	+ + +

抗凝药物及逆转

见下表。

抗凝药物和逆转药物

药物

阿加曲班	直接凝血酶抑制剂	$(2 \sim 10)\mu g/(kg \cdot min)$（血小板减少症），$350\mu g/kg$ 抗凝药物静脉滴注超过 $2 \sim 5$ 分钟联合 $25\mu g/(kg \cdot min)$ 输注（血小板减少症患者经皮冠状动脉介入治疗）
抗凝血酶Ⅲ (ATⅢ, ThrombateⅢ)	与凝血因子相结合，预防血栓形成	按照如下公式计算输注前（基础输注）抗凝血酶Ⅲ和初始剂量（负荷量）：

$$初始剂量(U) = \frac{(理想的\,AT Ⅲ\,浓度 - 基础水平\,AT Ⅲ\,浓度(\%正常值)) \times 体重(kg)}{1.4}$$

给药给到公式计算出的药量的 120%

依诺肝素 (Lovenox)	促进抗凝血酶Ⅲ的活性	$30 \sim 40mg$ 皮下注射，一日两次（预防深静脉血栓），$1.5mg/kg$ 皮下注射，12 小时一次（急性冠状动脉综合征）
鱼精蛋白	与肝素结合（强酸），形成复合物（盐）	$1mg$ 鱼精蛋白对应 $1mg$ 活性肝素
华法林 (香豆素)	抑制凝血因子 2,7,9,10 和蛋白 C 以及 S	$5mg$ 口服，然后维持总国际标准化比值，$2 \sim 10mg$ 口服 $2 \sim 3$ 次

止吐药物

药物	剂量（静脉给药）	机制	麻醉考虑
昂丹司琼 (Zofran)	$4mg$（成人），$0.1mg/kg$（儿童）最多 $4mg$	5-HT3 受体拮抗剂	QT 间期延长 肝消除
格雷司琼 (Kytril)	$1mg$（成人），$10\mu g/kg$（儿童）	5-HT3 受体拮抗剂	
多拉司琼 (Anzement)	$12.5mg$（成人），$0.35mg/kg$	5-HT3 受体拮抗剂	
氟哌利多 (Inapsine)	$1 \sim 2\mu g/kg$（成人）$0.1mg/kg$（儿童）	DA 受体拮抗剂，阻滞去甲肾上腺素，5-HT，GABA 的释放	QT 间期延长（黑盒子警示），低血压，锥体外系效应，避免嗜铬细胞瘤，避免患者接受左旋多巴治疗

（待续）

止吐药物（续）			
药物	剂量（静脉给药）	机制	麻醉考虑
地塞米松 （Decadron）	4 ~ 12mg	止吐机制未明	有 DM 的患者慎用 重复插管时对气道伤 　有效 止吐有效（4mg）
甲氧氯普胺 （Reglan）	0.25mg/kg	中枢 DA 受体拮 　抗体 外周胆碱受体拮 　抗剂	嗜铬细胞瘤患者禁用 会导致锥体外系副作 　用，恶性安定类症状 不影响胃 pH 值
异丙嗪 （Phenergan）	12.5 ~ 25mg	H1 受体拮抗剂 DA 受体阻断剂 部分 α 受体阻断剂	抑制呼吸 中枢抑制 很少出现恶性安定症状

抗纤维蛋白溶解药物		
药物	剂量	作用机制
氨基己酸 （Amicar）	急性出血：第一个小时 4 ~ 5g，接下来 　的 8 小时 1g/h 直到出血得到控制 　（日用最大剂量30g） 血小板减少：0.1g/kg 超过 30 ~ 60 分钟	阻滞纤溶酶原激活形 　成纤溶酶
抑肽酶 （Trasylol）	两百万 KIU（280mg；200mL）负荷量 　静脉滴注 25 ~ 30 分钟 两百万 KIU（280mg；200mL）泵注 500 000 KIV/h（70mg/h；50mL/h） 　静脉注射	丝氨酸蛋白酶抑制剂， 　降低纤维蛋白溶解， 　并通过干预化学介质 　（凝血酶，纤溶酶，激 　肽释放酶）炎症通路

抗血小板药物		
药物	作用机制	剂量
阿昔单抗 （ReoPro）	通过抑制糖蛋白 ⅡB/ⅢA 　表面抗原结合来抑制 　血小板聚集	在经皮冠脉介入治疗前 10 ~ 60 分 　钟单次快速注射 0.25mg/kg， 　然后输注 10μg/min
氯吡格雷 （Plavix）	通过结合 5′-二磷酸腺 　普（ADP）抑制血小板	负荷量为口服 300mg，维持量为 　75mg/d

（待续）

抗血小板药物(续)		
药物	作用机制	剂量
埃替非巴肽 （Integrilin）	通过抑制糖蛋白ⅡB/ⅢA 表面 抗原结合来抑制血小板聚集	单次给药 180μg/kg 然后 输注 2μg/（kg·min）
噻氯匹定 （Ticlid）	通过结合 ADP 抑制血小板	口服 250mg 一天两次

- 抗凝血酶Ⅲ（Thrombate Ⅲ）：见抗凝药物和逆转药物表格

抗焦虑药物	
咪达唑仑(Versed)	0.01 ~ 0.1mg/kg
地西泮（安定）	0.04 ~ 0.2mg/kg

- 多啦司琼（Azemet）：见止吐药物表格
- 抑肽酶（Trasylol）：见抗纤维蛋白溶解药物表格
- 阿加曲班：见抗凝药物和逆转药物表格
- 阿曲库铵（Tracrium）：见神经肌肉阻滞药物表格
- 阿托品：见抗胆碱药物/逆转药物表格
- 苯海拉明（Benadryl）：见常用药物
- 顺式阿曲库铵（Nimbex）：见神经肌肉阻滞药物表格
- 氯吡格雷（Plavix）：见抗血小板药物表格

手术室常用药物		
药物	Ⅳ剂量（指征）	备注
靛胭脂（Indigo Carmine）	40mg 缓慢给药	用于评估尿量。可能会产生 一过性的脉氧下降和血压 上升,持续 15~30 分钟
亚甲蓝	高铁血红蛋白症时 1 ~ 2mg/kg 超过 10 分钟 100mg（胃大部切除术的标志）	产生短暂的脉氧下降,葡萄糖 -6-磷酸脱氢酶缺失的患 者伴溶血反应,高血压
胰高血糖素 （GlucaGen）	0.25 ~0.5mg（放松十二指肠） 单次快速给药 5mg（难以控 制的 β-阻滞毒性） 0.5 ~ 1mg（低血糖）	过敏性反应,高血糖,恶心, 呕吐

（待续）

手术室常用药物（续）

药物	Ⅳ剂量（指征）	备注
苯海拉明（Benadryl）	10～50mg（急性轻度过敏反应）	具有镇静的特征，可能产生低血压
氟哌啶醇（Haldol）	0.5～5mg（轻-中度兴奋） 10～20mg（严重兴奋） 1mg（术后恶心呕吐）	可能导致锥体外系症状，QT间期延长（尖端扭转型室性心动过速），恶性综合征
法莫替丁（Pepcid）	20mg	H_2受体拮抗剂

皮质类固醇类药物

药物	剂量指征	备注
地塞米松（Decadron）	脑水肿（10mg，每6小时给药4mg），气道水肿（4～6mg）	免疫抑制剂，延迟伤口愈合
氢化可的松（Solu-Cortef）	急性肾上腺功能不全（100mg，然后每8小时给药300mg），休克（术后24小时开始每天1.5～4mg/kg），生理性替代（500～2 000mg），应激剂量（1～2mg/kg，然后0.5～1mg/kg，每6小时一次）	突然撤药可能导致肾上腺皮质功能不全
甲强龙（Solu-Medrol）	脊髓损伤（30mg/kg静脉滴注15分钟，45分钟后，调整为5.4mg/(kg·h)×23小时 哮喘持续状态（2mg/kg）	非常有效，几乎没有盐皮质激素特性

- 华法林（Coumadin）：见抗凝药物和逆转药物表格
- 地塞米松（Decadron）：见皮质类固醇类药物表格
- 乙酰唑胺：见利尿剂表格
- 地西泮（Valium）：见抗焦虑药物表格
- 酚苄明（Dibenzyline）：见第 47 章
- 苯妥英钠（Dilantin）：见第 106 章
- 苯海拉明（Benadryl）：见常用药物表格
- 丙泊酚（Diprivan）：见诱导药物表格

利尿剂

药物	剂量(指征)	预防副作用	血浆pH值	Na	Cl⁻	K⁺	葡萄糖	尿酸	Ca²⁺	Mg
乙酰唑胺 (Diamox)	250～500mg 静脉滴注一天一次(充血性心力衰竭),250～375mg 静脉滴注一天一次(青光眼),125～250mg 口服6～12小时一次(高山病),8～30mg/kg 每天口服(预防癫痫)	耳毒性,Steven-Johnson综合征,癫痫发作,胃肠刺激,高氯血酸中毒病,抑制肠道蠕动	↓		↑	↓				
袢利尿剂 呋塞米 (Lasix)	10～20mg 静脉滴注超过1～2分钟,可能需要重复,不能超过200mg(充血性心力衰竭,水肿,高血压,非梗阻性少尿)	肝性脑病(伴随肝衰竭),胰腺炎,胃激惹,耳鸣,感觉异常,眩晕,再生障碍性贫血(罕见),硬红斑,紫癜,光敏感,Stevens-Johnson综合征,直立性低血压,胆固醇增高/TG	↑	↓	↑	↓	↑ －	↑ －	↓	↓

（待续）

利尿剂(续)

药物	剂量(指征)	预防/副作用	血浆pH值	Na	Cl⁻	K⁺	葡萄糖	尿酸	Ca²⁺	Mg
噻嗪类利尿药：氢氯噻嗪 (Aquazide)	25 mg 口服一天一次，可以增加到 50 mg (高血压，肾结石，骨质疏松)	痛风	↑	↓	↑	↓	↑	↑	↑	↑
醛固酮受体拮抗剂：螺内酯 (Aldactone)	50～100mg 口服一天一次，单次或者分次 (高血压)。25～100mg 口服 (低钾血症)。100mg 口服一天一次，单次或分次 (水肿)。最初 400mg 口服一天一次，连续四天 或 400mg 一天一次，持续 3～4 周 (醛固酮增多症，肾病综合征)	腹痛，粒细胞缺乏，闭经，嗜睡，红斑，胃炎，男性乳腺发育，多毛症 (阳痿勃起功能障碍)，不孕不育，皮疹，乳房胀痛，月经不调		↓	↑	↑	—			
保钾利尿剂：氨苯蝶啶 (Dyrenium)	100mg 口服 (水肿，腹水)	腹泻，头晕或坐起来时站立或头昏眼花；头痛；食欲缺乏；恶心			↓	↑ —	↑ —	↑	↑	

- 多拉司琼(Anzemet):见止吐药物表格
- 氟哌利多(Inapsine):见止吐药物表格
- 依酚氯铵(Tensilon):见逆转药物表格
- 低分子肝素(Lovenox):见抗凝药物表格
- 埃替非巴肽(Integrilin):见抗血小板药物表格
- 依托咪酯(Amidate):见诱导药物表格
- 法莫替丁(Pepcid):见常用药物表格
- 芬太尼(Sublimaze):见阿片类药物表格
- 呋塞米(Lasix):见利尿剂表格
- 胰增血糖素(GlucaGen):见常用药物表格
- 格隆溴铵(Robinul):见抗胆碱药物和逆转药物表格
- 格雷司琼(Kytril):见止吐药物表格
- 氟哌啶醇 Haldol):见常用药物表格
- 肝素:见第12章
- 氢化可的松(Solu-Cortef):见皮质类固醇类药物表格
- 靛胭脂(Indigo Carmine):见常用药物表格

诱导药物	
依托咪酯(Amidate)	0.2 ~ 0.4mg/kg
氯胺酮(Ketalar)	1 ~ 2mg/kg
丙泊酚 (Diprivan)	1.5 ~ 2.5mg/kg
硫喷妥钠(Pentothal)	3 ~ 5mg/kg

- 埃替非巴肽(Integrilin):见抗血小板药物表格
- 氯胺酮(Ketalar):见诱导药物表格
- 格雷司琼:见止吐药物表格
- 呋塞米:见利尿剂表格
- 低分子量肝素:见抗凝药物和逆转药物表格
- 咪达唑仑(Versed):见抗焦虑药物表格
- 亚甲蓝:见常用药物表格
- 甲强龙(Solu-Medrol):见皮质类固醇类药物表格
- 甲氧氯普胺(Reglan):见止吐药物表格

- 新斯的明(Prostigmine):见逆转药物表格

神经肌肉阻滞药物		
阿曲库铵 (Tracrium)	0.4~0.5mg/kg	输注:起始0.4~0.5mg 单次静脉给药, 后续给药9~10μg/(kg·min)
顺式阿曲库铵 (Nimbex)	0.15~0.2mg/kg	输注:起始0.15~0.2mg 单次静脉给药, 后续给药1~3μg/(kg·min)
罗库溴铵 (Zemuron)	0.6~1.2mg/kg	输注:0.01~0.012mg/(kg·min)
维库溴胺 (Norcuron)	0.08~0.1mg/kg	输注:起始静脉给药单次0.08~0.3mg/kg, 20~40 分钟后追加1μg/(kg·min), [常见范围:0.8~1.2μg/(kg·min)]
琥珀酰胆碱 (插管剂 量)(Anec- tine)	1mg/kg 4mg/kg IM	输注:2.5mg/min(0.5~10mg/min)

- 维库溴铵(Norcuron):见神经肌肉阻滞药物表格
- 昂丹司琼(Zofran):见止吐药物表格

阿片类药物	
芬太尼(Sublimaze)	0.5~2.5 μg/kg
舒芬太尼(Sufenta)	0.1~1 μg/kg
阿芬太尼(Alfenta)	50~70μg/kg
瑞芬太尼(Uitiva)	0.5~1.0 μg/(kg·min)

- 异丙嗪(Phenergan):见止吐药物表格
- 酚苄明(Dibenzyline):见第47章
- 酚妥拉明(Regitine):见第47章
- 苯妥英(Dilantin):见第106章
- 毒扁豆素:见逆转药物表格
- 氢氯吡格雷(Plavix):见抗血小板药物表格
- 异丙酚(Diprivan):见诱导药物表格
- 新斯的明(Prostigmine):见逆转药物表格
- 精蛋白:见抗凝药物和逆转药物表格

- （Regitine）酚苄明：见第 47 章
- 瑞芬太尼（Ultiva）：见阿片类药物表格
- 阿昔单抗（ReoPro）：见抗血小板药物表格

逆转药物	
新斯的明（Prostigmine）	0.05~0.08mg/kg
毒扁豆碱	0.01~0.03mg/kg
依酚氯铵（Tensilon）	0.5~1mg/kg
阿托品	0.007~0.014mg/kg
山莨菪碱（Robinul）	0.008~0.016mg/kg

- 罗库溴铵（Zemuron）：见神经肌肉阻滞药物表格
- 东莨菪碱：见抗胆碱药物表格
- 氢化可的松：见皮质类固醇药物表格
- 甲强龙：见皮质类固醇药物表格
- 螺内酯（Aldactone）：见利尿剂表格
- 芬太尼（Sublimaze）：见阿片类药物表格
- 琥珀酰胆碱（Anectine）：见神经肌肉阻滞药物表格
- 舒芬太尼（Sufenta）：见阿片类药物表格
- 依酚氯铵（Tensilon）：见逆转药物表格
- 巴比妥（Pentothal）：见诱导用药表格
- 抗凝酶Ⅲ：见抗凝药物表格
- 噻氯匹定（Ticlid）：见抗血小板药物表格
- 抑肽酶（Trasylol）：见抗纤维蛋白溶解药物表格
- 氨苯蝶啶（Dyrenium）：见利尿剂表格
- 瑞芬太尼：见阿片类药物表格
- 地西泮：见抗焦虑药物表格
- 维库溴铵（Norcuron）：见神经肌肉阻滞药物表格
- 咪达唑仑：见抗焦虑药物表格
- 华法林（Coumadin）：见抗凝药物和逆转药物表格
- 昂丹司琼：见止吐药物表格

（胡南 译　王国林 校）

第 **60** 章
吸入性麻醉药

Jennifer Wu, MD, MBA

基础

- 目前常用的有效(卤代)药物:异氟醚,七氟醚,地氟醚;传统药物:氟烷,安氟醚,甲氧氟烷
- 化学上不相关的氧化亚氮
- 血气分配系数是吸入药物的可溶性标准,溶解度越低,起效和失效越快:
  - ➢ 脂溶性:氟烷 > 异氟醚 > 七氟醚 > 地氟醚

麻醉药物的不同 MAC 值效果	
MAC 值	效果
1 MAC	使50%的患者在手术切皮的时候无体动反应
1.5 MAC	90%的患者无体动反应
0.3 MAC	唤醒MAC:如未使用其他麻醉药物,患者在此MAC值下即将清醒

影响 MAC 值的因素				
	年龄	体温	物质	其他
MAC 增加	幼龄(最大6个月)	高体温	•急性安非他明中毒 •慢性酒精中毒	
MAC 降低	老龄	低体温	•急性酒精中毒 •合并阿片类药物应用	怀孕 区域麻醉

挥发性麻醉药物的属性

见下表。

挥发性麻醉药物的属性				
	地氟醚	七氟醚	异氟醚	氧化亚氮
MAC(%)	6.0	1.7	1.2	105
血:气分配系数	0.45	0.65	1.4	0.47
刺激性气味	有	无	有	无
心率	继发性交感神经刺激增加	无改变	MAP降低,从而继发性压力感受器反射增加	中度继发性交感神经刺激增加
MAP	伴随浓度快速升高而短暂增加,随后下降	下降	下降	可变
收缩性	下降	下降	下降	下降
新陈代谢	低度	中度	低度	无
其他特点	• 与干燥 CO_2 吸附剂接触时最易形成一氧化碳	• 动物体内分解产物具有肾毒性(临床意义未知) • 避免流量 < 2L/min		• 增加空气体积(肺泡,肠管) • 增加肺血管阻力
临床优势	• 比七氟醚和异氟醚出现的快	• 适合吸入诱导	• 不贵	• 可能引起恶心 • 第二气体效应诱导和发生

心血管效应

- 所有的卤代麻醉药均有扩张血管的功能;浓度过高将引起低血压
- 地氟醚具有拟交感效应,特别是浓度快速增加的时候,可能伴有心动过速和高血压。该情况几分钟后缓解
- 氟烷也具有心肌抑制性(用于法洛儿四联征)
- 氧化亚氮具有轻微的拟交感效应,通常无临床意义

诱导药物对心间分流速度的影响	
分流	吸入诱导速度
从左向右	快
从右向左	慢

对呼吸的影响	
增加	减少
支气管扩张度	对心肌肥大的通气反应
呼吸频率	对低氧的通气反应
	低氧肺血管收缩
	潮气量
	分钟通气量

对神经的影响		
	脑血流动力学	脑代谢率
地氟醚	血管扩张	降低
七氟醚		
异氟醚		
氧化亚氮	血管扩张	升高

- 所有吸入麻醉药干扰体感诱发电位:见第 105 章
  - 振幅下降
  - 潜伏期延长
  - 将全麻药物维持在 1/2 MAC 或更低通常是可以接受的(经静脉丙泊酚输注)
  - 避免快速改变浓度

产科

- 孕期 MAC 降低
- 地氟醚、七氟醚和异氟醚松弛子宫

神经肌肉效应

- 地氟醚、七氟醚和异氟醚引起肌松作用,并增强非除极型肌松药物的作用
- 对于基因具有易感性的患者,地氟醚、七氟醚和异氟醚能够引起恶性高热

毒性			
	地氟醚	七氟醚	异氟醚	一氧化二氮
肝		无机氟化物代谢	几乎不引起肝毒性	
肾		动物肾毒性		
与碱石灰反应	产生 CO 与干碱石灰相关	长期低流量会生成化合物 A		
恶性高热	可能会触发	可能会触发	可能会触发	基因易感患者使用安全

（胡南 译　王国林 校）

第 61 章
术中突发事件

Tanuj P. Palvia, MD, Jason Lau, MD

心搏徐缓

- 是否稳定？
  - 患者是否心跳呼吸骤停？开始高级心脏生命支持（ACLS）方案
  - 评估气道，保证含氧量和通气量充足
  - 评估低血压。倘若患者发生低血压，立刻与手术医师沟通检查术野，寻找可能的病因。如有需要可遵循以下步骤：
    - 关掉麻醉挥发罐
    - 适当应用晶体液
    - 给予阿托品 0.01mg/kg
    - 考虑给予肾上腺素 10～50μg 单次快速静注
    - 必要的话，开始先以 2μg/min 速率输注肾上腺素，然后按需要滴定

➢考虑行术中心电图,动脉内持续血压测压,中心静脉压监测

➢考虑应用外置起搏器(经心室或经皮)

- 一旦患者病情稳定,须明确病因以及治疗对策:辨认 P 波与 QRS 复合波(见第 5 章):

  ➢每一个 QRS 波都跟在 P 波后面

  - 窦性心动过缓,窦性间歇

  ➢看不到 P 波

  - QRS 波不规则:心室反应迟缓伴房纤维颤动

  - QRS 波宽:窦房结传导阻滞

  ➢P 波比 QRS 波多:

  - PR 间期逐渐延长,然后 P 波后无 QRS 波:Ⅱ度房室传导阻滞,即莫氏 Ⅰ 型(文氏阻滞)

  - PR 间期不变,偶尔 P 波后不见 QRS 波:Ⅱ度房室传导阻滞,即莫氏 Ⅱ 型

  - P 波与 QRS 波无关系:Ⅲ度房室传导阻滞

- 可能的原因:

  ➢气道原因:

  - 低通气量? 增加呼吸频率和(或)潮气量

  - 低氧? 增加吸入气氧含量和(或)呼气末正压

  ➢低血压:

  - 看如下事件

  ➢考虑心肺事件:

  - 张力性气胸

  - 血胸

  - 心包压塞

  - 栓塞——气栓,羊水栓塞,血栓,脂肪栓

  - 脓毒症

  - 心肌无力——药物,缺血,电解质,创伤

  ➢药理学原因:

  - 挥发性麻醉药过量(或者对于易感的患者剂量过多),诱导药物,琥珀酰胆碱(特别是重复给药),新斯的明、阿片类。术者鉴别手术用

药(比如缩血管药物)

➢迷走反射:

　■停止刺激;若需要给予阿托品

➢未被发现的失血

　■获得额外的Ⅳ型途径并且采用液体替代。确保交叉配血可行;若有需要可以输血

➢考虑其他原因:

　■局部/轴索性麻醉药:B-J反射导致血管舒张 + 心动过缓。保证正常的血容量;给予肾上腺素(10 ~ 50μg,按需要增加)

　■手术因素:压迫下腔静脉,牵引器的放置,气腹

心动过速

• 是否稳定?

　➢患者是否心跳呼吸骤停(比如:室颤、无搏动性室性心动过速)? 立刻开始 ACLS 方案

　➢血压如何?

　　■高血压?(结合"高血压章节"进行讨论。)

　　■低血压?

　　　◆再次确认血压

　　　◆关闭挥发罐

　　　◆适当时候补充晶体

• 诊断节律:见第 5 章和第 16 章

　➢QRS 间期 <0.08 秒:

　　■节律规律:尝试刺激迷走神经(颈动脉按压,压迫眼球,瓦氏动作,除非有禁忌证)

　　　◆每一个 P 波后面都跟着 QRS 波:室上性心动过速

　　　◆P 波数量多于 QRS 波:房扑或再发性心动过速

　　■不规律:

　　　◆没有 P 波:房纤维颤动

　　　◆每一个 QRS 波都跟着 P 波:再发性心动过速

　➢QRS 间期 >0.12 秒:

- 规律:
  - 未见 P 波,或者 QRS 波与 P 波分离:室性心动过速
  - 每一个 QRS 波跟在 P 波后面:室上性心动过速 + 束支传导阻滞
  - P 波比 QRS 波多:房扑 + 束支传导阻滞或者再发性心动过速 + 束支传导阻滞
- 不规律:
  - 没有 P 波:房颤 + 束支传导阻滞
  - 每个 P 波后面都跟着 QRS 波:再发性心动过速 + 束支传导阻滞
- 治疗
  - 无法忍受的心动过速(精神状态改变,休克,胸痛),窦性的还是其他的?
  - 窦性心动过速? 鉴别原因(如下)并进行处理。若鉴别不出可考虑 β - 受体阻滞剂
  - 心律不齐?
    - 室性心动过速:利多卡因 1mg/kg 静脉给药。若是不能忍受,直流心律转复
    - 房颤:滴定 β - 受体阻滞剂/钙通道阻滞剂
    - SVT:腺苷 6 ~ 12mg 静脉给药
  - 采取同步电复律(100J 开始,然后 200J)
- 一旦患者稳定下来,鉴别原因并给予治疗:
  - 反射刺激:
    - 手术刺激,喉镜? 保持足够的麻醉/镇痛
  - 低容量? 回顾液体情况:
    - 失血:检查红细胞比容,交叉反应,输血制品
    - 脱水:改善静脉入路并开始液体输注
    - 考虑尿量过多或脓毒症
  - 药理学原因:
    - 考虑诱导/吸入药物,阿托品/山莨菪碱,局麻药物毒性,肾上腺素,缩血管药物
    - 考虑患者病史,是否有可卡因/冰毒吸毒史
  - 气道:
    - 低通气? 增加潮气量和(或)呼吸频率

- ▪ 低容量? 增加吸入气氧含量和(或)呼气末正压
  - ➤ 其他原因:
    - ▪ 心肺问题:血气胸,张力性气胸,压塞,血栓,心肌敏感性增强(由药物,缺血,电解质紊乱创伤),肺水肿
    - ▪ 过敏性反应
    - ▪ 恶性高热

低血压

血压下降超过基础值20%或低于事先测量的下限(比如收缩压90mmHg,平均动脉压60mmHg)。

- 对于不稳定的患者:
  - ➤ 确保足够的氧量/通气量
  - ➤ 确认血压测量;脉搏(如果很强则不可能为低血压);如果是严重的血管收缩,考虑在大动脉中置入动脉导管,因为半径测量可能不可信
  - ➤ 患者是否发生心跳呼吸骤停? 开始 ACLS 方案
  - ➤ 关闭挥发罐;停用所有舒血管药物
  - ➤ 增加回心血量:平躺,抬腿
  - ➤ 给予晶体液 10mL/kg;适当重复
  - ➤ 给予去氧肾上腺素 1µg/kg(倘若心率低,给予肾上腺素 5～10mg),若无效,给予肾上腺素 10～50µg
  - ➤ 若有必要,输注肾上腺素,以 2µg/min 速率开始
  - ➤ 考虑心电图,直接动脉测压,中心静脉监测,插入肺动脉导管,行经胸腔心脏超声/经食管心脏超声评估心脏情况
  - ➤ 还要考虑过敏,心动过缓,低血氧
- 一旦患者稳定下来,鉴别原因并给予治疗:
  - ➤ 低血容量? 回顾给液情况,尿量,血细胞比容:
    - ▪ 失血——检查 Hct,交叉匹配,输入血制品
    - ▪ 脱水——如有需要给予额外静脉输注,开始液体输注
    - ▪ 考虑多尿和脓毒症
  - ➤ 药理学原因:
    - ▪ 吸入麻醉药,阿片类,琥珀酰胆碱,抗胆碱酯酶,局麻药物毒性,万古霉素,鱼精蛋白

- ■ 其他失误:灌注泵故障,用药错误,术者测量失误额外用药
  - ➢ 其他原因:
    - ■ 心肺问题:缺血/心肌缺血,血气胸,张力性气胸,压塞,血栓,心肌无力(药物,缺血,电解质紊乱,创伤),脓毒症
    - ■ 局麻药物/椎管内麻醉药物:交感神经切除术,血管舒张,心动过缓,呼吸衰竭。检测:血容量,血管痉挛,气道支持,临产孕妇左侧卧
    - ■ 手术因素:迷走反射,下腔静脉受压/静脉回流受阻,放置牵引器,气腹,体位

高血压

血压超出基础值的 20% 或高于规定的上限。

- 立即处理:
  - ➢ 确保足够的氧供和通气
  - ➢ 保证测量血压(无创血压或其他位置,传感器水平/刻度等。)
  - ➢ 停用正在使用的缩血管药物
  - ➢ 评价麻醉的深度并按需要增加
    - ■ 检查是否给错麻醉药
- 鉴别突发因素:
  - ➢ 麻醉深度:
    - ■ 适当滴加麻醉药
  - ➢ 反射刺激:
    - ■ 考虑手术刺激还是喉镜刺激? 与手术大夫商讨;减轻刺激。适度增加阿片类药物的剂量
  - ➢ 气道问题——高碳酸血症是否与高血压相关
  - ➢ 考虑是否由手术医师用药失误、药物剂量错误引起
  - ➢ 考虑以下情况:
    - ■ 既往存在高血压
    - ■ 嗜铬细胞瘤
    - ■ 甲状腺功能亢进
    - ■ 恶性高热
    - ■ 颅内压高
    - ■ 液体负荷过量

- 考虑抗高血压治疗——确定给药效果：
  - 心率正常：给予拉贝洛尔 0.1～0.25mg/kg，或按照 5mg/h 速度输注尼卡地平
  - 心率过快：给予美托洛尔 0.01～0.3mg/kg 或者艾司洛尔 0.25～1mg/kg

低碳酸血症

- 患者情况是否稳定？
  - 是否发生了心跳呼吸骤停？ 如果是，请立刻开始 ACLS 方案
  - 考虑心肺事件：
    - 张力性气胸
    - 血胸
    - 压塞
    - 栓塞——气栓，羊水栓，血栓
    - 脓毒症
    - 心肌无力——由药物，缺血，电解质紊乱以及创伤造成
  - 排除了心肺的病因，下一步评价气道：
    - 确保足够的氧供和通气
    - 手动通气
    - 检查回路，吸收装置，活瓣，挥发罐，监控器，二氧化碳监测仪
    - 检查气管插管/喉镜
  - 评价呼吸/循环
- 一旦稳定下来，确定原因：代谢性还是呼吸性碱血症：
  - 代谢性：
    - 利尿剂的使用，呕吐，肠梗阻，腹泻，多尿
    - 类固醇，支气管扩张剂，儿茶酚胺，全胃肠外营养，胰岛素使用
    - 低血容量
    - 大量输血以后
  - 呼吸性：
    - 过度通气
- 治疗：
  - 对因治疗

> 保证足够通气:
  - 如果通气已经得到了控制:
    - 调整呼吸频率和(或)潮气量
    - 如果呼吸盖过了呼吸机,给予肌松药/镇痛药物
  - 若是自主呼吸(喉罩/监测麻醉)
    - 给予镇痛药物
    - 加深麻醉深度
> 液体输注——考虑胶体
> 每小时检查阴离子间隙电解质
> 考虑给硫酸镁 $0.1 \sim 0.2$ mmol/kg 静脉输注
> 考虑给静脉输注氯化钾和磷酸盐

高碳酸血症

- 评估气道:
  > 确保足够的氧量和通气量
  > 手动通气
  > 检查回路,吸收装置,活瓣,挥发罐,监控器,二氧化碳监测仪
  > 检查气管插管/喉镜
- 鉴别原因:代谢性还是呼吸性:
  > 代谢性:
    - 休克状态:心源性,低容性,脓毒症性,分配性休克
    - 脓毒症
    - 创伤
    - 糖尿病急症
    - 缺血
    - 肝/肾衰竭
    - 乙酰唑胺
    - 输注肾上腺素
    - 甲醇/乙醇/乙二醇摄取
  > 呼吸性:
    - 腹腔镜造成的二氧化碳吸收

- 低通气量：
  - 解剖性：腹腔扩大，胸壁/横隔完整性下降
  - 截石位/Trendelenburg 体位
  - 中枢神经系统功能下降
  - 肌无力
  - 先前存在的问题
  - 药理学因素：肌松药，高位脊柱损伤
- 咳嗽/呃逆/浅麻醉：
  - 迅速加深麻醉
- 气道阻塞——喉痉挛，支气管痉挛：
  - 喉痉挛：保持正压，静注丙泊酚 20～40mg，琥珀酰胆碱 20～30mg
  - 支气管痉挛：见相应章节"支气管痉挛"。加深麻醉，吸入 β2 受体激动剂，类固醇激素
- 治疗：
  - 考虑以下原因
  - 确保足够通气(如果通气过低的话)：
    - 控制通气：
      - 调节潮气量和(或)呼吸频率
    - 自主呼吸(喉罩/监测麻醉)：
      - 评价梗阻：抬高下颌，口咽气道，鼻咽通气道
      - 减轻麻醉
  - 以扩容和缩血管维持循环
  - 采用动脉血气并测量阴离子/渗透间隙
  - 在重碳酸盐缺失阴离子间隙正常的情况下静脉输注碳酸氢钠溶液(例如肾小管性酸中毒)

气道峰压增高

定义：俯卧位通气的时候气道峰压增加 $5cmH_2O$ 以上或者气道峰压大于 $40cmH_2O$。

原因：梗阻/呼吸回路抵抗力增加，气管导管或患者因素。

- 回路：软管弯曲，按压检查活瓣失败，关闭的吸入端、呼出端或者 pop-off

活瓣

- 气管内导管(ETT):弯曲的 ETT,支气管内置管,异物,分泌黏液堵塞 ETT,ETT 套囊形成疝阻塞 ETT 出口
- 患者:腹内压增高,肺误吸胃内容物,支气管痉挛,肺不张,胸壁或横隔依从性下降,体位异常或解剖结构异常(脊柱侧凸),肺水肿,气胸
- 药物引起:阿片类药物导致的胸壁坚硬,肌松药不充足,恶性高热

管理

- 吸入气体氧浓度增加到100%
- 手动通气并排除阻塞原因

回路阻塞:

- 将 Y 型部位从气管导管上面拆开然后压缩皮球:
  - ➤ 假如气道压力高,呼吸循环中存在阻塞
  - ➤ 用备用的装置通气,直到呼吸机安装好

气管导管阻塞:

- 平台压力增加,有可能是管道弯曲
- 当移走导管的时候将一个吸引导管从下穿过气管导管来评价梗阻程度和吸引
- 如果气管导管阻塞了,移走该气管导管,用新的代替;如果置管困难可用 FOB 或 ETT 交换器

患者相关因素:

- 通常平台压力没有改变
- 听诊双侧胸壁检测呼吸音、喘息和水泡音是否一致:
  - ➤ 如果呼吸音不一致,考虑支气管内置管,检查管子的类型
  - ➤ 如果有喘息声,考虑支气管痉挛
  - ➤ 如果有水泡音,考虑肺水肿
- 检查心率和血压;胸腔叩诊;考虑气胸

其他考虑:

- 恶性高热
- 确保足够的麻醉深度
- 应用非去极化肌松药排除阿片类药物或者肌松不充分引起的胸壁僵直
- 手术部位/牵拉,异常解剖结构

少尿

定义:尿量少于 0.5mL/(kg·h)。

原因:

- 由于血容量不足或心脏原因造成的肾灌注量不足
- 血管升压素升高(手术应激反应)
- 肾衰竭
- 尿路梗阻

管理

机械性:

- 不规则的弯曲,凝结或导管位置不对(高于膀胱水平等。)
- 与外科医生沟通:动脉夹,是否压迫输尿管?
- 静脉输注亚甲蓝/靛红到输尿管

血容量低:

- 可能伴随着心动过速,低血压
- 输注 300~500mL 胶体或晶体;若无反应且无容量负荷过度表现则可以再给予一次
- 考虑行经胸超声心动/经食管超声心动或者有创检测评价血容量

心源性:

倘若患者有心脏病史或者考虑为心源性少尿,请考虑:

- 肺动脉导管或者经食管超声
- 将血容量调整到最优
- 如果心排血量持续低,提高心肌收缩力:多巴酚丁胺,多巴胺(2~10)μg/(kg·min)
- 将平均动脉压维持在 80mmHg 以上,因为肾功能具有压力依赖性,特别是那些有慢性高血压的患者

其他因素:

- 急性肾衰竭:休克或者低血压,挤压综合征(肌红蛋白尿),或者输血反应(血红蛋白尿)
- 检查血红蛋白/血细胞比容,严重贫血的请输血
- 排除其他原因后,考虑利尿剂(呋塞米 5mg 静脉输注或者甘露醇)。长期应用患者可能需要将这一结果维持至尿量正常
- 在排除肾衰竭之前不要给钾

低血氧

定义:血氧饱和度 $SaO_2 < 90\%$ 或者 $PaO_2 < 60mmHg$。

原因:

- 低血压
- 吸入气体氧浓度低
- 通气血流比低,比如,急性肺栓塞
- 分流增加
- 氧运输能力下降(比如,低心血排量)可能导致脉氧饱和度下降,尽管患者动脉血气结果显示血氧饱和度正常

管理

- 将吸入气体氧饱和度提升到100%
- 考虑检测动脉血气
- 如果刚刚插管不久,检查是否插入食道

低通气:

- 检查呼气末二氧化碳
- 评价通气是否足够(呼吸音);检查回路有无漏气

分流:

- 肺不张:重新设定机器,增加呼气末正压 PEEP
- 支气管狭窄:手动通气感受肺顺应性;巨大的气道峰压和平台压
- 肺损伤(分泌/肺炎/大气道梗阻):
  - ➢ 听诊双侧呼吸音;视诊胸廓运动
  - ➢ 检查气管插管位置,如有需要重新插管
  - ➢ 吸入阻塞性分泌/可能需要支气管镜辅助
  - ➢ 增加呼气末正压
  - ➢ 间歇的症状(正常呼吸之间的用力呼吸)

其他:

- 波形不规则的时候调整脉氧探头
- 低心排血量:
  - ➢ 补液扩容
  - ➢ 低红细胞比容的输血
  - ➢ 考虑使用强心药物
- 评价有无高铁血红蛋白症和碳氧血红蛋白
- 减少吸入麻醉药来降低对于低氧肺收缩的抑制

支气管痉挛(见第 205 章)

定义:由有害刺激,哮喘,慢性阻塞性肺疾病造成的部分可逆性支气管收缩。

症状:

- 喘息
- 气道峰压高而平台压力不变
- 呼出潮气量下降
- 二氧化碳分析仪显示波形缓慢上升

管理

- 增加吸入气体氧浓度到 100%
- 诱导前/中,在给硫喷妥后用丙泊酚
- 手动通气评价顺应性
- 听诊喘息音和呼吸音
- 直喉镜或者纤支镜检查气管插管位置(确认不要插到一侧支气管或碰到气管隆凸)
- 气管插管下面通过一个吸引导管防止打弯,阻塞和吸引分泌物。

中度支气管痉挛:

- 增加麻醉深度
- 喷雾给 $\beta 2$ 受体激动剂(4~8 次);如有需要 5 分钟后重复

严重的支气管痉挛:

- $\beta 2$ 受体激动剂 MDI 或者喷雾器;如果未成功,应用 SQ 肾上腺素
- 静脉给进糖皮质激素(给药后立刻达到顶峰并持续 3~4 小时);静脉冲击给药甲泼尼龙 100mg
- 停用引起组胺释放的药物(比如吗啡,硫喷妥钠,哌替啶)

反流/误吸

定义:不能保护气道的患者误吸胃内容物。

A.预防措施

- 非紧急手术:术前禁食 6 小时以上,禁水 2 小时以上
- 麻醉以前减轻 pH 值和胃体积:
  - ➢ 非颗粒抗酸剂:将增加胃容量
  - ➢ H_2 受体拮抗剂
  - ➢ 质子泵抑制剂

➢促动剂

➢考虑在麻醉诱导前应用胃药

- 按压环状软骨直到气管导管位置确定(效力不定)
- 插管后立刻套囊充气
- 拔管前胃吸引
- 患者出现保护性喉反射后再行拔管

B.管理

- 假若气管插管位置不对,将头部位置降低,将头部偏向一边,吸引大气道,然后置管并通过气管插管吸引
- 正压通气前先行吸引,防止异物被吹向远端小气道
- 吸入气体氧浓度增加到100%
- 为改善氧饱和度可考虑呼末正压通气
- 倘若存在误吸的风险,行支气管镜检,可能的话灌洗并吸引
- 倘若已知误吸了不洁物,考虑抗生素的应用
- 对于流动的门诊手术患者假如 6h 内没有出现低氧血症,咳嗽,喘息或 X 线异常,可继续按照门诊手术麻醉处理
- 如果高度疑似误吸,需要监测 24~48h
- 严格地检查体温,白细胞,胸部 X 线检查,以及动脉血气
- 提供支持性监护;考虑急性呼吸窘迫综合征的治疗
- 不要给类固醇
- 除非循环血量过多表现出来,否则不要去针对肺水肿

(胡南 译　王国林 校)

第 62 章

术后并发症

Teresa A. Mulaikal, MD, Sansan S. Lo, MD

非眼科手术围术期失明

围术期眼睛损伤,发生率为 0.002%~0.2%,心脏和脊柱手术中最多见。

在非眼科手术中最常见的眼科损伤是角膜磨损。

永久性围术期视力丧失的最常见病因是缺血性视神经炎。

	围术期视力丧失最常见原因		
	角膜磨损	视网膜缺血	缺血性视神经炎
症状	异物感疼痛,视觉敏感性可能良好	无痛性视觉消失单侧眼眶周围水肿眼球突出球结膜水肿眼外肌损伤瘀斑	无痛性视觉消失双侧
病因学	角膜上皮节段性缺失	视网膜中心动脉堵塞视网膜分支动脉堵塞(视网膜微栓塞或者血管痉挛)眼内压升高	不详与视神经缺血有关血管不足,尽管经常没有其他临床上明显的末端器官损伤
风险因素	无防护的眼睛暴露术中应用接触透镜	俯卧位脊柱手术心脏手术,旁路外部眼眶压迫	俯卧位脊柱手术(PION)心脏手术(AION)手术延长? 蓄意低血压? 缺氧? 血液稀释? 缩血管药物? 贫血? 静脉压升高(大隐静脉瓣膜功能不全)
诊断	荧光素裂隙灯检查	瞳孔反射缺失视盘苍白肿胀视网膜樱桃红毛玻璃视网膜	传入瞳孔反射缺失或瞳孔无反应AION:视盘水肿PION:视盘正常异常视觉诱发电位

(待续)

| 围术期视力丧失最常见原因(续) | | |
治疗	角膜磨损	视网膜缺血	缺血性视神经炎
治疗	抗生素	静脉滴注乙酰唑胺 5% CO_2 + O_2 吸入 眼部按摩 ? 眼部动脉纤维 蛋白溶解	尝试最佳氧含量和眼部 灌注压,虽然没有明确 治疗
预后	预后佳 恢复理想	预后差 永久视力丧失	预后差 永久视力丧失
预防	用眼贴保护双 眼不需要应 用润滑液取 下隐形眼镜	避免外部增加眼 压 俯卧时经常检查 眼睛	进行长时程脊柱式 最低血细胞比容在缺血 性视神经病变和那些 自然的非心脏手术患 者中不会不同 大量液体替代可能是缺 血性视神经病变的一 个风险因素(证据还不 确定)

PION,晚期缺血性视神经病变;AION,早期缺血性视神经病变;CN Ⅱ,视神经;?,可能,尚未确定。

全麻术常见围术期神经病变

神经损伤机制:拉扯,挤压,横断,缺血,代谢性的,赘生物,放射损伤。

双重打击:先前存在的神经病变增加继发性神经损伤。

预后:感觉丧失预后最好,运动受损预后比前者差,神经横断预后最差。

全麻术常见围术期神经病变

	尺骨，C8~T1	桡骨，C5~C8和T1	臂丛神经，C5~T1	坐骨神经，L4~S3	股神经，L2~L4	闭孔神经，L2~L4（腹侧分支）
症状	第四、第五指节感觉异常，小鱼际萎缩，屈腕无力	手背和前臂感觉异常，垂腕，伸肘受限	感觉异常无力，特异性应对应的经根萎缩	无法伸髋屈膝腓总：背屈、足外翻障碍，足背感觉障碍胫神经：跖屈以及倒置障碍，足底感觉异常	无法屈髋、内收、伸膝大腿的前段中段以及小腿中段感觉异常股外侧皮神经：L2~L3，单独的感觉神经，大腿外侧感觉异常	无法内收髋关节大腿中间和远端2/3，包含生的，较晚发感觉异常区域感觉异常
病因学	外部压力作用在肱骨后神经沟的上和中可能由于频繁内的尺后结节的肱骨冠突	在肱骨的螺旋槽的压力损伤神经正中胸的袖带无气前臂过伸	手臂外展超过90°"牵拉伤"颈内动脉切开中的正中胸骨切开术特伦德伯格卧位+肩膀支持物腋下置管	切石术：大腿过分外展牵拉，坐骨神经或者髋关节过度外旋腓骨外侧神经受压迫全髋关节置换术全膝关节置换术翻膝关节复位	腹部收缩切石术：股神经在腹股沟韧带和髋部的极度屈曲由外展、外旋腓骨外侧神经受压迫腹膜后血肿全髋关节置换术	切石术

（待续）

全麻术常见围术期神经病变（续）

	尺骨，C8~T1	桡骨，C5~C8 和 T1	臂丛神经，C5~T1	坐骨神经，L4~S3	股神经，L2~L4	闭孔神经，L2~L4（腹侧分支）
诊断	体格检查 EMG NCS					
治疗	物理治疗 神经变异	肌腱迁移		物理治疗		
预防	压迫点软垫支撑 神经生理学检测 反掌或中立的准备位置	压迫点软垫支撑 生理学检测	防止手臂过伸 避免不对称胸骨回收 肩锁关节绑肩带	切石术，限制屈髋和外展大腿，最小限度的旋髋 限制取石手术小于2小时	切石术，限制屈髋和外展大腿，最小限度的旋髋 限制取石手术小于2小时	限制取石手术小于2小时
风险因素	以前存在的神经病变问题 男性 肥胖 手术延长				用侧方牵引器 以前存在的神经病变问题 身体素质差	以前存在的神经变问题

EMG：肌电图学；NCS：神经传导研究；IMA：乳内动脉。

术中牙齿损伤

病因和损伤时段	喉镜(50%~70%) 紧急情况和拔管(9%~20%)
风险因素	Mallampati Ⅲ级和Ⅳ级 急症手术 全麻和气管内插管 上颌牙突出(极易损伤) 放置口咽气道 有创吸引 牙槽骨疏松
预防	用缝线固定松动的牙齿,包住不松动的牙齿。用胶带 　　黏在同侧颊上 插管前拔掉松动的牙齿 在上下磨牙之间放置软的可咬合物
治疗	用盐水或冰牛奶存贮沉积槽牙 牙科手术再植
预后	损伤30分钟内再植预后最佳

医源性气道损伤

不利的结果	喉炎 声带冷伤 杓状软骨移位 气管支气管的破裂 黏膜坏死 血肿形成 会厌穿孔 膜状气管形成伪腔(比如探针造成)
风险因素	双腔管置入 套囊过度充气 气管内插管型号过大 红色橡胶气管内管
诊断	体格检查:声嘶,尖锐的声音,捻发音 纤支镜 影像学
预防	应用适合年龄的型号适当的气管内插管避免套囊过分膨胀 在小儿麻醉中保证足够的泄露压力存在于气管内插管的 　　周围
治疗	请胸外科会诊 请耳鼻喉科会诊

术中知晓

定义:能够清楚的回忆全麻过程中的事情。

术中知晓发生率为0.1%~0.2%,大多数患者从PACU出来后还能清楚的回忆。

大多数发生在麻醉维持期间,那些不常采用苯二氮䓬类药物,阿片类药物,吸入麻醉药和静脉麻醉药的患者更易发生。

采用脑电图检测(比如BIS,熵)来降低术中知晓的做法是存在争议的。

术中知晓的征兆和治疗	
术中的征兆	高血压
	心动过速
	患者体动
病因	浅麻醉
	机器故障
患者症状	无法移动
	感到无力,瘫痪
	听到声音,噪音,讲话
	感到焦虑和厄运降临
诊断	改良的Brice问卷调查
风险因素	术中知晓病史
	浅麻醉
	神经肌肉接头阻滞剂
	女性
	阿片类药物,酒精,苯二氮䓬类或其他中枢神经系统镇静药物的长期应用
	心脏手术
	全麻醉下剖宫产
	创伤手术
	硬的支气管镜或者微喉部内镜手术
	困难插管
预防	除非手术需要否则不要给予肌松药物
	有争议的脑电图检测
治疗	推荐精神疗法
	心理疗法来治疗创伤后应激紊乱

改良的 Brice 问卷调查

* 在你手术睡着以前你记得的最后一件事情是什么?
* 术后你想起的第一件事是什么?
* 在两个时间点之间你记得什么?
* 术中你做梦了吗?
* 术中你所记得的最不舒服的事情是什么?

（胡南 译 王国林 校）

第 63 章

手术室火灾

Jean Charchaflieh, MD, DrPH, FCCM, FCCP

发生

* 2010 年最新估算:美国每年发生 550~650 起手术室失火事件
* 72%~74% 的火灾发生与富氧环境(OEA)有关;酒精溶液和窗帘是最常见的燃料
* 大多数火灾引起的爆炸发生在监测麻醉给氧的面部整容手术中——当电刀接触酒精纱布的时候容易引起火灾

风险因素

着火的 3 个必须因素:火源,燃料,氧化剂。

APSF 防火演算法建议应用气管内导管或者喉罩确保气道安全以使得氧饱和度超过 30%。

表 63 - 1　手术室着火三因素举例

火源(温度)	燃料	氧化剂
电刀 光纤的光源 激光束 电钻 体表除颤	手术前溶液:乙醇,氯己定安息香胶,玛蒂 　树胶,丙酮,矿脂产物 手术纱布,长袍,海绵,包装纸,缝线,滤网 塑料/聚氯乙烯/乳胶制品(ETT,面罩, 　鼻导管,插管) 肠内气体(CH_4,H_2) 头发,身体其他组织	氧气 一氧化亚氮 空气

机制和预防

表 63 - 2　手术室着火因素:机制和预防

机制	预防
氧气: •$FiO_2 \geq 21\%$,增加点火,温度,燃烧 　的可能 •氧气比空气重,在消毒帷下聚集 •正常环境中氧气 3L/min,则在消 　毒帷下就是 $FiO_2 70\% \sim 80\%$ •关闭正常环境的氧气,FiO_2 会在 　30s 内下降到 30%	氧气: •提供保持正常血氧的最低吸入氧 　含量 •氧气"只用于抢救" •将 NC 胶带固定到位,避免将氧气 　吸入手术区域 •用电刀的前氧气持续不要超 　过 60s
N_2O: •$FiO_2 25\% + N_2O 75\% \approx FiO_2 100\%$ 　助燃能力 •当 N_2O 联合肠道气体($CH_4 + H_2$) 　时,充当燃料时将增加火灾风险	N_2O: •避免在电刀切割充气肠管(胃肠 　梗阻)的时候给 N_2O
挥发性麻醉药: •七氟醚 + 干燥巴拉林(一种二氧 　化碳吸附剂)→失火	挥发性麻醉药: •每周一早上定期更换巴拉林

(待续)

表63-2　手术室着火因素机制和预防(续)	
机制	预防
毛发： •消毒液保持时间越久,越容易点燃	毛发： •修建术野毛发或用水溶性润滑凝胶处理一下使其不易燃烧 •叮嘱患者不要用易燃的面霜或毛发用品
纱布和毛巾： •由于可以吸收氧气和乙醇因此易燃 •防火棉毛巾表面纤维燃烧传递即,火焰在纱布下,纱布不在火里。导致远端着火。("神秘的火花")	纱布和毛巾： •把术野彻底用纱布浸湿 •减少消毒帷空间防止存有氧气和乙醇的挥发蒸汽
术前处理皮肤的溶液： •含乙醇的溶液非常易燃(氯己定：2%葡萄糖酸氯己定+70%异丙醇)	术前处理皮肤的溶液： •在皮肤彻底干爽以前不要用易燃物(没有毛发的皮肤时间最短为3分钟,头发可能长达1小时)也别挂消毒帷 •准备颈部的时候,两侧均放置毛巾吸收多余液体 •使用易燃物之前移开所有湿的材料 •悬挂消毒帷之前擦干净多余液体防止蒸汽聚集
电刀： •单极电刀比双极电刀温度高 •顶端只要20%的乙醇就会易燃(氯己定含有70%乙醇)	电刀： •在富氧环境中,避免将易燃物和电刀一起使用 •尽可能在最低温度下使用双极电刀 •不用的时候将电刀放进套子里收好 •在电刀的顶端离开手术部位前关闭电刀 •常常擦洗电刀顶端防止碳蓄积造成热量蓄积
气管内插管： •易燃程度:聚氯乙烯>红色橡胶>硅胶>金属管(FDA未批准的金属外包装) •聚氯乙烯产生的毒性产物最多 •硅胶产生的硅土晚期形成硅肺 •薄的气管插管套囊易被激光穿破,在手术部位形成富氧环境	气管内插管： •用有色盐填充套囊指示破损 •用湿的薄纱布覆盖可见套囊 •套囊尽可能远离气管 •考虑通过支气管镜喷射通气 •氦只降低1%~2%的易燃指数

火灾现场的即刻干预措施

- 立刻将火源挪出手术室
- 麻醉医师停止并断开挥发性麻醉药的供应
- 用水扑灭燃烧的材料
- 用水／盐水扑火
- 救火四大策略缩写：RACE——救人（rescue），报警（alarm），控制火情（confine），熄灭（extinguish）
- 采用 PASS 四法操纵灭火器：P（pull）——拉开，A（aim）——瞄准，S（squeeze）——按压，以及 S（sweep）——清扫。
- 用 FM 自动灭火系统和100% 氧气通风然后继续麻醉
- 采用肺弥散功能测定和支气管镜检查损伤并清理残骸
- 在喷灯类型的火灾中采用支气管灌洗液和纤支镜来评价远端气道
- 若气道损伤了需要重新插管
- 考虑低气管切开治疗严重的气道伤
- 获得胸部 X 线资料
- 对于热量和烟雾造成的肺损伤考虑适当延长插管时间和通气时间
- 评估包含口咽和面部在内的任何灼伤面积
- 深入治疗见第 218 章

（胡南 译　王国林 校）

第 **64** 章
血液制品及输血

Ruchir Gupta, MD, Gebhard Wagener, MD

注意:Hb (g/dL) ~ Hct (%)/3。

血液制品

见下页的图表

血液制品

成分	定义	适应证	优点	风险
红细胞（RBC）		适用于多种输血指征 ●ASA I 级或 II 级时，脏病记录或疑似患者（例如：老年人）（存在争议） ●在手术室中，常根据临床判断（实验室检查花费时间），且在急性出血时，血细胞比容不会立即下降）可允许的血液丢失量（ABL）：体重（kg）× 有效血容量（EBV）（男性 70 mL/kg，女性 65 mL/kg）×（$H_{初始}$−$H_{结束}$）	250 mL，Hct 70%；每单位约增加 Hct 4%	●低钙血症（枸橼酸盐） ●高钾血症 ●血小板减少症 ●丙型肝炎 ●ABO 血型不相容 ●供血者感染引起细菌感染或内毒素
血小板		血小板计数应 >100 000，手术最小需要量 50 000	每个"大"单位（6 个独立单位）增加血小板 10 000	细菌污染的风险增高与储存温度 20℃~24℃ 的储存有关。输注血小板的任何 6h 内出现发热反应后患者都应考虑此症，小板导致的脓毒症，证实为其他原因的除外
新鲜冰冻血浆（FFP）	从单份全血中分出，全血采集后 6h 内冰冻，含有所有的血浆蛋白，包括血小板以外的所有凝血因子	●单独的凝血因子缺乏症 ●华法林治疗法的紧急逆转 ●纠正肝脏疾病相关的凝血障碍 ●大量输血以及持续出血后的血小板输注 ●抗凝血酶 III 缺乏（血栓性血小板减少性紫癜（TTP） ●肝素抵抗的治疗	成人每单位增加凝血因子约 2%~3%；初始治疗剂量 →10~15 mL/kg；目标 = 正常血浆因子浓度的 30%	与全血单位相同的感染风险；对血浆蛋白致敏；通常应该给予 ABO 相溶的单位，但非相强；输注前应加温至 37℃
冷沉淀物	当 FFP 在 4℃ 融化时血浆的沉淀物	●血友病 ●von Willebrand 因子（vWF）缺乏 ●低纤维蛋白原血症	VIII 因子 80~100 U，纤维蛋白原 100~250mg，50~60mg 纤维连接蛋白，vWF 正常水平的 40%~70%，以及抗 A 和抗 B 抗体	

血液制品预处理及适应证

类型	定义	血液制品	适应证
减白细胞类 自20世纪90年代以来大多数血液制品都是减白细胞的	过滤减少白细胞使每单位红细胞中的白细胞个数从10亿~20亿降到500万左右	RBC,血小板	预防 •人类白细胞抗原（HLA）免疫 •非溶血性发热反应 •免疫抑制 减少巨细胞病毒（CMV）传输
表型类	ABO和Rh以外的抗原交叉配对	RBC,血小板	长期输血治疗的患者（镰刀形细胞疾病、地中海贫血等）
辐射类	细胞成分（淋巴细胞）接受γ辐射以减少对免疫功能低下者诱发的移植物抗宿主疾病（GVHD）	RBC,血小板(有活力的血小板生存率降低)	高危患者 •接受骨髓移植患者 •严重的先天性免疫缺陷综合征 中度危险患者 •经受换血疗法的早产儿 •白细胞过多症/淋巴瘤 •化疗诱导的骨髓抑制
巨细胞病毒（CMV）筛选	经过CMV筛查的供血者的血液	RBC,血小板	•孕妇 •早产儿,母亲CMV血清抗体阴性 •CMV血清抗体阴性的同种异体移植物受者,供者亦为CMV血清抗体阴性 •CMV血清抗体阴性的获得性免疫缺陷综合征患者

血液成分ABO相容性

受血者血型	适用的RBC	适用的血浆制品	适用的血小板	
			第一选择	第二选择
A	A,O	A,AB	A,AB	B,O
B	B,O	B,AB	B,AB	A,O
O	O	O,A,B,AB	O	A,B,AB
AB	O,A,B,AB	AB	AB	A,B,O

输血反应			
反应	起因	体征	治疗
荨麻疹伴瘙痒	供血者血浆中的过敏原与受血者体内先前存在的IgE抗体反应	瘙痒,荨麻疹	减慢或停止输血
非溶血性发热反应	受血者的抗体同供血者粒细胞及血小板上存在的抗原相互作用	体温升高,很少>38℃ 发冷,寒战 有时需要不连续输血	给予退热剂 氧气和循环支持,保证尿量(可考虑利尿剂) 送血液样本检测游离血红蛋白和重复交叉反应 如果过程中必须输血,仅使用O型阴性血 送检PT,PTT,血小板,纤维蛋白原 如果有反复发热反应的病史,改为输注经离心、过滤和冻融技术去除了WBC的RBC
溶血性发热反应	受血者的抗体同供血者RBC上存在的抗原相互作用	体温升高 低血压 血红蛋白尿 DIC	氧气和循环支持,保证尿量(可考虑利尿剂) 送血液样本检测游离血红蛋白和重复交叉反应 如果过程中必须输血,仅使用O型阴性血 送检PT,PTT,血小板,纤维蛋白原
过敏反应	抗原抗体反应导致肥大细胞和嗜碱性粒细胞大量释放颗粒	哮喘和低血压	停止输血,如果需要,保证氧气、通气支持,以及使用血管升压药(肾上腺素10~100μg IV)保证血管收缩性;皮质激素亦有效 送血液样本检测游离血红蛋白和重复交叉反应 如果过程中必须输血,仅使用O型阴性血 送检PT,PTT,血小板,纤维蛋白原

（待续）

输血反应(续)			
反应	起因	体征	治疗
输血相关性急性肺损伤(TRALI)	病因尚未完全明确,但与人类白细胞抗原的抗体相关	输血后继发的非心源性肺水肿	主要是机械通气支持疗法 最好避免使用利尿剂
细菌感染	通常为皮肤相关细菌(即,革兰阳性球菌) 大多数常存在于血小板中	发热,寒战,低血压,恶心,呕吐,腹泻,少尿,以及休克 呼吸困难,哮喘,DIC引发的出血	使用抗生素,支持疗法,最好是预防细菌感染的发生
迟发型溶血性输血反应(DHTR)	发生于先前的抗原同种异体免疫之后。经过一段时间,抗体水平降低,再次暴露于抗原会触发免疫反应	输血后3~14天突发的Hb降低,低于前次输血水平(严重贫血),严重高胆红素血症(黄疸),发热	支持疗法
输血后紫癜	供血者血小板的异体抗体导致血小板减少	重度血小板减少,黏膜出血,发热,寒战	类固醇,静脉免疫球蛋白(IVIG)治疗 不能接受IVIG治疗的患者,更换血浆治疗

输血风险	
类型	输注每单位数量 RBC 后的发生率
感染	
人类免疫缺陷病毒	$1:(1.4 \sim 2.4) \times 10^6$
乙型肝炎	$1:(58\,000 \sim 149\,000)$
丙型肝炎	$1:872\,000 \sim 1.7 \times 10^6$
细菌感染	$1:2\,000$
免疫反应	
非溶血性输血发热	$1:100$
输血过敏反应	$1:(20\,000 \sim 50\,000)$
ABO 不匹配	
溶血	$1:60\,000$
死亡	$1:600\,000$
白细胞相关的靶器官损伤	$1:20 \sim 1:50$
输血相关性急性肺损伤	$1:2000$
输血后紫癜	罕见
输血服务失误	
供血者筛选失误	$(1:4) \times 10^6$
输血服务失误	$1:14\,000$

美国麻醉医师协会关于成人输注 RBC 指征
• 体外循环患者 Hb ≤ 6.0 g/dL 是输血指征
• 年龄大于 65 岁的患者以及有慢性心血管疾病或呼吸系统疾病的患者, Hb ≤ 7.0 g/dL, 需要输血
• 对于 Hb 在 7 ~ 10g/dL 之间的患者, 输血的好处尚不明确
• 对于急性失血超过 1 500mL 或者血容量 > 30% 的患者, 建议输血
• 未经控制的快速失血需要保证输血

Reproduced with permission from Ferraris VA, et al. Perioperative blood transfusion and blood conservation in cardiac surgery: the Society of Thoracic Surgeons and The Society of Cardiovascular Anesthesiologists clinical practice guideline. *Ann Thorac Surg.* 2007;83 (5 Suppl):S27.

四种晶体溶液的电解质组成

溶液	Na⁺ (mmol/L)	Cl⁻ (mmol/L)	K⁺ (mmol/L)	Ca²⁺ (mmol/L)	Mg²⁺ (mmol/L)	HCO₃⁻ (mmol/L)	乳酸 (mmol/L)	葡萄糖 (mg/dL)
乳酸林格液	130	109	4	3	–	–	28	–
生理盐水	154	154	–	–	–	–	–	–
D5W	–	–	–	–	–	–	–	5 000
血浆电解质	141	103	4	5	2	26		–

（敖吉莹 译　王国林 校）

第65章

大量输血,凝血因子Ⅶ(包括血管性血友病)

Gebhard Wagener, MD, Ruchir Gupta, MD

出血的处理和大量输血

A.丢失大量血液和大量输血

- 定义:在12~24h内,通过输血替换患者全血容量的50%以上
- 联系血库,在可能情况下启动快速输血程序:这样血库将一直为该患者保留一定量的血制品

B.治疗

避免酸中毒:

- 酸中毒影响凝血因子包括钙离子和磷脂类

避免低体温

- 低体温降低酶活性,包括凝血因子以及 von Willebrand 因子(vWF),激活血小板
- 实验室检查不能检测到:样品应加温至 37℃
- 血浆和因子凝聚不可校正

经常检查凝血曲线(包括纤维蛋白原水平)。

避免枸橼酸盐中毒

- 代谢性碱中毒:
  - 由于柠檬酸以及 RBC 在储存过程中产生的乳酸盐产物,37℃ 时 PRBC 的 pH $= 7.10$;而 1mmol 柠檬酸盐代谢会产生 3mEq 的碳酸氢盐(23 mEq 碳酸氢盐/1U PRBC)
- 低钙血症:
  - 枸橼酸盐结合离子型钙:频繁检测钙离子水平并大量置换

避免高钾血症

- 储存的 PRBC 中钾水平增加 1mEq/L
- K^+ 浓度峰值:在 PRBC 中 90 mEq/L
- 频繁检测 K^+ 浓度
- 有效治疗高钾血症:胰岛素/葡萄糖,钙剂,呋塞米,透析(持续静脉血液透析)
- 如果血浆 $K^+ > 5$ mmol/mL 或快速上升,考虑用细胞回收器清洗 PRBC
- 考虑在术前准备 2～3U 洗过的 PRBC,以防大量出血和高钾血症加重
- 大量置换钙离子

C.输血

考虑 1:1:1 复苏:1U PRBC 联合 1U 血浆及 1U 血小板。近来在战争和平民创伤上的研究已经显示了 1:1:1 输血法在存活率上的优势。

血浆

稀释性凝血功能障碍:丢失 500mL 血液导致凝血因子下降 10%。凝血因子下降 25%(通常 8～10U 血细胞比容)会发生凝血障碍。

抗凝剂逆转所需剂量

- 确定最近水平和目标国际标准化比值

- 将 INR 转换至近似的凝血酶原复合物的浓度:
  - INR 1 = 100(%)
  - INR 1.4 ~ 1.6 = 40
  - INR 1.7 ~ 1.8 = 30
  - INR 1.9 ~ 2.1 = 25
  - INR 2.2 ~ 2.5 = 20
  - INR 2.6 ~ 3.2 = 15
  - INR 4.0 ~ 4.9 = 10
  - INR > 5 = 5(%)
- FFP(mL)总量 = [目标水平(%) – 最近水平(%)] × 体重(kg)

血小板

10 ~ 12U 血细胞比容中血小板减少 50%。如果血小板 < 50 000 伴随出血,或者血小板 < 20 000 不伴出血时需要输血。6 个单位血小板(= 1 个"大"单位)增加血小板计数 5 ~ 10 000。

避免以及治疗弥散性血管内凝血(DIC)

- 凝血因子耗尽,从受损组织释放组织因子
- 消耗性的凝血障碍引起广泛的凝血障碍和血栓形成
- 红细胞碎裂产生裂细胞和溶血
- 头部创伤,产科出血,败血病和恶性肿瘤的共同症状
- 如果给予足够输血后仍然出血,考虑 DIC
- 观察静脉注射和中央静脉导管置入点的出血
- 发送凝血概况时通常要检查纤维蛋白原水平
- 检查:升高的 D – 二聚体,血小板减少症,延长的凝血酶原时间(PT),部分凝血活酶时间(PTT),INR,减少的纤维蛋白原

弥散性血管内凝血(DIC)评分			
血小板计数	> 100 000 = 0	50 000 ~ 100 000 = 1	< 50 000 = 2
升高的纤维蛋白降解产物	正常 = 0	中度升高 = 2	大幅度升高 = 3
PT 超过推荐范围的上限	< 3s = 0	3s ~ 6s = 1	> 6s = 2
纤维蛋白原	> 100mg/dL = 0	< 100mg/dL = 1	

评分≥5:符合 DIC 诊断标准。

冷沉淀物

- 血浆融化后沉淀物可通过离心法分离,然后冰冻生成冷沉淀物
- 1 单位冷沉淀物(= 10 ~ 15mL)包含高浓度的因子Ⅷ(80 ~ 110IU),200mg 纤维蛋白原,纤维连接蛋白,因子ⅩⅢ,和 vW 因子
- 10 单位冷沉淀物可以使纤维蛋白原水平增加约 70 mg/dL
- 不能耐受 DIC 指征、低纤维蛋白原水平以及大容量的血浆输注

去氨加压素(DDAVP)

- 合成的加压素引起内皮细胞释放 vW 因子
- 治疗 vW 因子缺乏,血小板功能障碍,和轻度血友病
- 尿毒症性凝血障碍
- 轻 – 中度血管性血友病,伴有因子Ⅷ凝血活性水平 >5%
- A 型血友病(因子Ⅷ活性水平 >5%)
- 剂量:0.3μg/kg 缓慢静脉注射

凝血酶原复合物浓缩剂

- 包含因子Ⅱ,Ⅶ,Ⅸ,Ⅹ,以及蛋白 C 和 S
- 在逆转口服抗凝剂毒性方面优于血浆:更加有效且避免大容量输注
- 在治疗创伤和大出血方面的优势仍需进一步研究

重组因子Ⅶa

- 高水平的活化因子Ⅶ激活因子Ⅹ级联反应,甚至包括低水平的因子Ⅶ、Ⅸ,触发凝血机制
- 需要暴露于组织因子:不太可能自发凝血,除非暴露组织因子(血管吻合术)
- 使用因子Ⅷ或因子Ⅸ抑制剂治疗血友病患者的出血已获得批准
- 频繁使用于大出血的危急情况
- 随机试验:
  - 颅内出血:缩小血肿但不能提高生存率
  - 肝移植:单次或重复剂量的重组因子Ⅶa 无优势
  - 创伤:减少输血需要量,但在钝器伤和锐器伤的致死率上无差别
- 剂量和治疗规则

表 65-1 因子Ⅶ治疗大出血的规则

1. 患者是否适用因子Ⅶ？

a. 患者所在位置:ICU,OR 或 ED
- NO:不给予因子Ⅶ
- Yes:进行下一步

b. 已经利用了所有可用的加温方法,手术干预,液体密封剂和(或)常规止血方法?
- NO:不给予因子Ⅶ
- Yes:进行下一步

c. 输血需求量:在 6h 内 FFP >10 单位,以及在 6h 内 pRBC >10 单位
- NO:不给予因子Ⅶ
- Yes:进行下一步

d. 纤维蛋白原水平?
- 低于 100mg/dL:给予更多冷沉淀物
- 大于 100mg/dL:进行下一步

e. 血小板计数?
- 低于 70 000/mm^3:给予更多血小板
- 大于 70 000/mm^3:进行下一步

f. 纤维蛋白降解产物(Fibrin Split Products ,FSP)?
- 大于 160μg/mL: 不给予因子Ⅶ
- 低于 160μg/mL:开始给予重组因子Ⅶa

2. 因子Ⅶa 使用剂量指南:

a. 开始时 90μg/kg 静脉推注 ×1(结束时增至 1200μg)
b. 重复 120μg/kg 静脉推注 ×1(结束时增至 1200μg)
c. 2h 后重复相同的剂量
d. 2 次剂量之后再次评估患者情况
- 每一轮循环,要再检查患者其他手术来源的出血
- 如果给予 2 次剂量之后无止血指征出现,不再继续使用重组因子Ⅶa

这个规则只是建议,需要根据具体机构、所在位置和患者情况而改变

(敖吉莹 译 王国林 校)

第 66 章

自体输血

Rita Parikh，MD

- 供血来自计划受血者自身
- 最安全的血：避免了外来的异体抗原和血液传播的病毒感染
- 能够避免形成红细胞、白细胞或 HLA 抗体团
- 如果患者是稀有血型或存在同种异体抗体，自体输血特别有用
- 自体供血的四大分类：
  - ➤ 术前自体血储备
  - ➤ 术前血液稀释［急性等容血液稀释（ANH）］
  - ➤ 术中失血回收（AKA 细胞回收器）
  - ➤ 术后补救

决定患者是否应该进行术前自体供血（PAD）的因素：

- 手术日期：
  - ➤ 通常患者每周采血 1U，每次采血前 Hgb > 11g/dL，且 Hct ≥ 33%
  - ➤ 2 次采血时间最少间隔 3 天
  - ➤ 最后一次采血必须早于术前 72h，以保证血容量的恢复
- 预期的术中失血量
- 患者的血红蛋白和血细胞比容
- 可供给的血量（稀有血型，抗体）
- 宗教信仰（一些耶和华见证人愿意接受自体血，而另外一些人只能接受由持续的回收血袋提供的血液稀释）
- 有可接受的外周静脉通路
- 供血可能加重病情或者需要排除供血等潜在情况的存在

为了避免或减少使用异体血而采用自体输血技术，需要提前与患者商讨，并告知其风险和优势。

术前自体供血

A.适应证

- 经常适用于一些手术例如，矫形外科手术、选择性妇产科手术、心血管手

术或前列腺手术中要求使用自体输血
- 主要适应证:预期术中或术后至少需要 1U 的血

B.方法
- 血红蛋白≥11g/dL
- 给予 3 周口服铁剂,也可以补充重组 EPO,7 天一次,单次剂量 40 000U
- 通过静脉放血或红细胞分离置换完成 PAD
- 采血的频率:不能高于 1 次/3 天,最后一次必须早于择期手术 72h
- 按时间先后顺序管理所采的血

C.风险
- 采血后导致医源性贫血
- 采血后导致医源性血容量不足
- 采血后可能加重一些潜在的医学问题
- 可能发生与输异体全血或血浆分离置换供血相同的不良反应
- 如果备皮不充分或者患者是菌血症患者,则有细菌感染的风险
- 管理记录错误导致输注了另一单位的血

D.优点
- 年龄:不要超出或低于临界
- 17 岁以下的患者需得到父母/监护人的许可
- 体重:无最低体重
- 如果体重 <50kg,调整采集的血量
- 如果需血量 <300mL,调整抗凝血药的用量
- 保存未输注的血液,为术后期做准备
- 有慢性病毒感染或有非细菌感染风险(肝炎或 HIV)的患者,在许多情况下也有供血资格

E.禁忌证
- 原有疾病:有症状的冠状动脉疾病(CAD),充血性心力衰竭(CHF),6 个月内有心肌梗死病史,和(或)有药物治疗心血管疾病性肺气肿,或有 COPD
- 未经控制的高血压(HTN),已知的脑血管疾病(包括 6 个月内有脑血管意外病史),和主动脉狭窄
- 有细菌感染存在或相关证据存在

相对禁忌证
- 初始的血细胞比容和血容量低(体重 <50kg)

- 不合适的外周静脉通路

急性等容血液稀释(ANH)

A.适应证
体外循环。

B.方法
- 手术或麻醉人员在术前采集血液,然后用晶体和胶体溶液替代
- 血液在术中或术后再输注
- 血液采集在标准血袋中,其中包含抗凝血药/防腐剂,室温中储存
- 该技术必须确保无菌
- 在手术室中,血液可以在室温下储存 <8h,或在 $1℃ ~6℃$ 下储存 24h(保存血小板和凝血因子)
- ANH 的血液回输顺序与采血顺序相反,这样最后回输的血液血细胞比容最高(最后采的血液最先输注)

C.优点
- 产生等容稀释性血液
- 血液可以在室温下储存 <8h,如果在手术结束时没有输注,可以储存在冷藏库中
- 如果在静脉切开前手臂未准备充分或者情况未知,血液不能储存 >24h

D.禁忌证
- 手术期间血液不能用于其他患者的输注

术中血液回收(IBS;也被称为“细胞回收器”)

A.适应证
该技术通常用于心血管手术、大动脉重建、脊柱内固定、关节成形术、肝移植、动静脉畸形切除术等手术过程中,偶尔用于创伤病例。

B.方法
- 包含血液的液体(典型的生理盐水或林格液)从手术区吸取,经过离心或洗涤,在术中或术后通过应用过滤器再输注
- IBS 在手术过程中最有效,因为术中体腔中有相对大量的血池(例如血

管手术),这就使得回吸血液相对容易,而不会吸进大量空气产生泡沫和继发性溶血

- 再输注前通过洗涤血液去除纤维蛋白、活化凝血因子、细胞碎片和其他代谢产物
- 大多数设备可以浓缩 RBC,使血细胞比容在 45% ~65%

C.风险

- 溶血、DIC、菌血症和空气栓塞
- 可能的 IBS 并发症是由于再输注了脂肪、微团聚体(血小板和白细胞)、空气、红细胞基质、游离 Hb、肝素、细菌和碎片。这些物质大部分可以通过细胞回收设备和过滤器的使用而去除
- 回收血液中缺乏血小板和凝血因子

D.优点

- 术中由血液回收设备在无菌条件下回收处理的血液经 0.9% 生理盐水洗涤后,可以立即输注,或者在室温下储存 6h,或在血液回收后 4h 内冷冻储藏,1℃ ~6℃ 条件下可储存 24h
- 围术期回收红细胞输注后存活率已经证实相当于异体红细胞

E.禁忌证

- 感染
- 恶性肿瘤细胞
- 手术术野中有肠内容物,羊水和促凝物质

术后血液回收(PBS)

A.适应证

- 体外循环
- 心血管和胸部手术
- 关节成形术

B.方法

- 从手术区回收的血液经过或未经过处理重新输注到患者体内,这种方法通常只对出血流入闭合区域(例如 CPB 后的胸腔,关节腔引流)的患者,术后 24h 或 48h 内有效

- 装在塑料容器中的血液在返回到患者体内前必须经过过滤(或洗涤)

C.风险

- 如果血液在输注前未经过滤,则有引入细胞碎片和血小板聚集物的危险
- 如果血液在回收后 6h 内没有输注,则有细菌增殖的危险
- 未经洗涤的回收血液含有促凝物质、白介素、补体、纤维蛋白降解产物以及活化粒细胞和血小板释放因子,这些物质将会在受血者体内激活凝血机制

D.优势

- 血液通常是去纤维蛋白的,在输注前不需要抗凝
- 尽管稀释,血液仍然是无菌的,且包含有活性的红细胞

E.禁忌证

- 血液回收部位有感染或恶性肿瘤细胞,或者失血速率 <50mL/h

自体输血前后用于预防贫血的药物			
药物	适应证	剂量	禁忌证
铁剂	有供血的情况	2 00mg 铁口服,每天 1 次(即 300mg 延胡索酸铁口服,1 天 2 次,或者 325mg 硫酸铁口服,1 天 3 次)	副作用:胃肠道不耐受,黑便
叶酸	有供血的情况	1mg 口服,1 天 1 次	恶性的/再生障碍性贫血(除非同时补充 vit B_{12})
红细胞生成素(EPO)	供血或术前贫血患者可以额外供血 1~2U。衡量适应证很重要;主要对大出血以及稀有血型或抗体有效	每周 600IU/kg(术前 $D_{21,14,7}$ 以及手术当天) •有供血的情况 •没有供血时只有当 Hb <13g/dL 时才使用,通常 2 个剂量就足够	未控制的高血压 •过敏 •EPO 后幼红细胞减少症 •血栓预防的禁忌证

(敖吉莹译　王国林 校)

第 **67** 章

静脉血栓形成的预防

Jessica Spellman, MD

- 静脉血栓栓塞症(VTE)是围术期发病(静脉炎后综合征)和死亡(肺栓塞)的一个主要的可预防起因
- 已经证实血栓预防以及使用预防剂量在使得临床重要出血无或只是少量增加方面的有效性

VTE 的危险因素	
• 手术	• 高雌激素状态[怀孕或产后, 口服避孕药(OCPs), HRT, 雌激素受体调节剂]
• 大创伤或下肢损伤	• 促红细胞生成素
• 不活动	• 骨髓增生紊乱
• 癌症及癌症治疗	• 急性内科疾病
• 静脉压迫	• 炎症性肠病
• VTE 前体	• 肾病综合征
• 年龄 >60 岁	• 发作性夜间血红蛋白尿
• 肥胖	• 血栓形成倾向(先天性或后天形成的)
• 中心静脉导管插入	

手术患者可以基于 VTE 风险水平分组。

手术 VTE 风险水平		
风险水平	患者分组	无预防时深静脉血栓形成(DVT)的风险(%)
低	活动患者的较小手术	<10
中	大多数普通患者、开放性妇产科或泌尿外科手术患者	10~40
高	髋或膝关节成形术 髋部骨折手术 较大的创伤 脊髓损伤	40~80

美国胸科医师学会(ACCP)2008 年针对 VTE 风险水平推荐的血栓预防方法	
风险水平	建议的血栓预防选项
低	无特殊预防方法 早期和积极的离床活动
中	低分子肝素(LMWH) 低剂量普通肝素(LDUH),1 天 2 次或 3 次 磺达肝癸钠
中度伴有高度出血风险	机械性血栓预防 当高出血风险降低时考虑抗凝剂预防血栓
高	LMWH 磺达肝癸钠 口服 Vit K 抗凝剂(INR2 ~ 3)
高度伴有高出血风险	机械性血栓预防 当高出血风险降低时考虑抗凝剂预防血栓

当出现其他危险因素(见 VTE 危险因素表),考虑增加预防的强度或持续时间。

机械性血栓预防策略

表 67 – 1　机械性血栓预防策略
早期及频繁的离床活动
逐级加压弹力袜(GCS)
间歇性充气加压(IPC)装置
足底静脉泵(VFP)

- 一般预防血栓形成效果较抗凝剂差
- 对于有高度出血风险的患者很重要(如果高出血风险解除,考虑使用抗凝剂预防血栓)
- 作为抗凝药预防血栓的辅助药有效
- 设备未经标准化,在投入市场前可能缺乏证明其有效性的证据
- 患者经常顺应性差(推荐 1 天穿 18 ~ 20h)
- 对于小腿 DVT 的有效性大于近端 DVT,对于 PE 和死亡的作用未知
- 应当在麻醉诱导前使用,直到术后

抗凝血药预防血栓形成

见以下图表。

抗凝血药预防血栓形成

药物	LDUH - 低剂量普通肝素	LMWH - 低分子量肝素（依诺肝素，达肝素）	选择性抑制因子 X a
作用机制	结合抗凝血酶Ⅲ，激活因子 X a 和凝血酶	与 LDUH 相比发生 HIT 的风险较小	
注意事项（包括推荐的椎管内阻滞）	肝素诱导血小板减少症（HIT）发生风险 •无椎管内阻滞禁忌证，最好是延缓剂量直到阻滞发生以后	•依诺肝素：因为体内蓄积作用，在肾功能不全时调整剂量 •在使用最后一次剂量 LMWH 之后可使椎管内阻滞延缓 12h	
预防 VTE 的剂量	每8~12h SQ 5 000 U，在术前 2h 开始	依诺肝素： •髋关节置换术:30mg SQ, q12h, 术后 12~24h 开始；或者 40mg SQ 每天一次, 术前 9~15h 开始 •膝关节成形术:30mg SQ q12h, 术后 12~24h 开始 •腹部手术:40mg 每天一次, 术前 2h 开始 达肝素： •髋关节置换术:术后 4~8h 2 500U, 术后 5 000U 24h 一次, 或者术前 2h 给予 2 500U, 术后 4~8h 2 500U, 然后术后 5 000U 24h 一次, 或者术前 10~14h, 术后 4~8h 以及每 24h 分剂给予 5 000U •腹部手术:每 24h 给予 SQ 2 500 U, 术前 1~2h 开始 •高风险:术前一晚每 24h SQ 5 000 U 或者术前 1~2h, 12h, 给予 SQ 2 500 U, 之后每 24h 给予 5 000U	
解毒剂	鱼精蛋白	无	

其他的抗凝血药

药物	磺达肝素（Arixtra®）	口服 VitK 拮抗药（华法林）	利伐沙班（Xarelto®）	达比加群（Pradaxa®）
作用机制	间接因子 X a 特异性抑制剂	抑制因子 II、VII、IX、X 的合成	直接因子 X a 抑制剂	直接凝血酶抑制剂
注意事项（包括推荐的椎管内阻滞）	• 低 HIT 风险 • 半衰期（17h） • 肾功能不全时可能蓄积 • 如果肌酐清除率（ClCr）<30mL/min 禁忌使用 • 椎管内阻滞禁忌	• 需要治疗监测 • 治疗的第三天或第四天才能达到抗凝效果 • 多种食物和药物的相互作用 • 如果 INR <1.2，可以使用椎管内阻滞	• 肾或肝损伤的患者需慎用。ClCr <30mL/min 或肝功能分级（Child-pugh）B 或 C 级的患者禁忌使用 • 有椎管内导管的患者应避免使用，最后一次使用药后 18h 去除硬膜外导管，导管移除 6h 后再用药	• 如果 ClCr 15～30mL/min，减少剂量至 75mg；如果 ClCr <15mL/min，不要使用；ClCr >30mL/min，不需调整剂量 • 如果肝损伤严重，不要使用。老年人减少剂量 • 有椎管内导管的患者不推荐使用，第一次使用应在导管移除后 4～6h
预防 VTE 的剂量	成人 >50kg:2.5mg,SQ,每天一次,在确定止血后，术后 6~8h 开始使用	2 ～5mg,PO,依据 INR 调整	每天 10mg,PO	每天 220mg,PO（在加拿大；2012 年早期末经 FDA 批准作为 VTE 预防用药）
解毒剂	无 可能 r 因子 VIIa	Vit K FFP	无 木炭进行血液过滤、透析、凝血酶原复合体浓缩物（PCC） 可能 r 因子 VIIa	无 木炭进行血液过滤、透析、浓缩 PCC

特殊患者群体考虑事项和 ACCP 建议	
手术患者分组	**考虑事项**
中度风险患者	•应该接受预防血栓治疗直至出院
VTE 前期	•28 天 LMWH 预防血栓可能有效
较大的癌症手术	•28 天 LMWH 预防血栓可能有效
所有的髋关节置换术,所有的膝关节置换术,以及髋部骨折手术	•预防血栓治疗 10～35 天
腹腔镜手术[1]	•低风险
住院患者去脂手术[1]	•中度风险
	•抗凝血药剂量不确定:高于 LM-WH 和 LDUH 推荐的标准剂量
血管手术[1]	•低风险
胸部手术[1]	•中度风险
冠状动脉旁路移植术(CABG)[1]	•LMWH,LDUH,GCS 或 IPC
选择性脊柱手术[1]	•低风险
独立的下肢膝部远端损伤[1]	•低风险
较大的神经外科手术[1]	•IPC
	•术后 LMWH 或 LDUH 与 IPC 联合用药
创伤	•如果可能且安全的情况下预防血栓形成
急性脊髓损伤	•一旦首次达到止血效果后用 LM-WH 预防血栓形成
烧伤患者	•如果可能且安全的情况下,当存在额外的危险因素时,预防血栓形成

[1] 没有额外的 VTE 危险因素。

下腔静脉(IVC)过滤器

• ACCP 指南建议对于创伤和脊髓损伤患者,IVC 过滤器置入可作为预防血栓形成的方法

- 对于急性近端 DVT 或 PE,如果存在出血风险而不能使用抗凝药物治疗时,可置入 IVC 过滤器(当出血危险解除后,应当引入抗凝药物治疗)

(敖吉莹 译　王国林 校)

第 68 章

肝素诱导的血小板减少症

Rita Parikh,MD

- 第 1 类:肝素治疗早期发生独立的良性的 HIT,不会引起出血或血栓形成复合物。免疫系统不参与介导:肝素被动与血小板结合,导致血小板寿命适度的缩短,血小板计数很少会降至 $100 \times 10^9/L$
- 第 2 类:肝素诱导血小板减少和血栓形成综合征(HITTS)会伴随着重度的血小板减少症以及与之相矛盾的血栓形成偶发事件,而并非伴随出血并发症。此种情况发生于给予肝素超过 5 天的患者,如果肝素治疗前暴露 <100 天,也可能在 1 天之内发生

基于使用肝素类型及患者组别不同,发生率相差很大:

- 普通肝素比低分子量肝素发生 HIT 的概率高
- 在同样肝素暴露的情况下,手术患者比内科或产科患者发生 HIT 的概率高
- 接受普通肝素的矫形外科患者发生 HIT 的概率最高(<5%),需要更加密切的血小板计数监测
- 接受 LMWH 的孕妇发生率几乎可以忽略不计

病理生理学(图 68 -1)

- 肝素暴露能够诱导病原性 IgG 抗体的生成,IgG 抗体可以识别血小板表面血小板因子 4(PF4)和肝素的复合物,从而激活血小板。

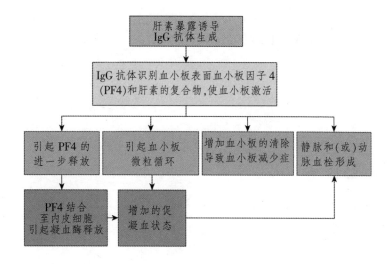

图 68-1　HIT 的病理生理学

- 血小板活化导致 PF4 的进一步释放以及循环中血小板微粒的出现,这两者放大了 HIT 的促凝血状态。PF4 复合物结合至内皮细胞,激发了凝血酶的释放。血小板清除率增加引起血小板减少症,同时有潜在的重度器官损伤(截肢,脑卒中,MI)时,会引起静脉/动脉血栓形成,此外,还有罕见位点的血栓形成(肾,肝门静脉,皮肤)
- 有重度器官损伤(截肢,脑卒中,MI)和罕见位点(肾,肝门静脉,皮肤)的血栓形成的可能性
- 在罕见的案例中,涉及了靶点(NAP-2,IL8)而非 PF4
- 发生 HIT 的风险远低于抗体生成的发生率,产生肝素-PF4 复合体的患者中,不到 10% 的患者会形成血栓
- PF4 抗体在偶发 HIT 后,通常会在几周或几个月内减少至不可检测的水平,同时不会有记忆反应

实验室诊断

- 当临床怀疑 HIT 时应当做实验室检查。使用 PF4 依赖性抗原免疫测定(PF4-肝素抗体 ELISA)或者血小板活化和凝集的功能性测定(5-羟色胺释放测定)来检测 HIT。两种检测方法都是敏感性很强但特异性差

- 临床无关重要的 HIT 抗体常见于早期接受肝素治疗 5～100 天的患者。在 ICU,HIT 并不常见(0.3%～0.5%),反而其他原因引起的血小板减少症非常常见(30%～50%)

临床诊断

- HIT 的诊断应当基于临床异常情况(血小板减少伴或不伴血栓形成)和 HIT 抗体的阳性测试
- 接受肝素治疗的患者 HITTS 的发生率<1%。血小板计数低至 20×10^9/L 能够导致动静脉血栓,发展为 HITTS 的患者有 20% 的发病率和死亡率
- 大约有 25% 的 HIT 患者快速推注肝素时会有发热、寒战、呼吸困难或高血压等体征或症状,也有报道出现暂时性全面遗忘和心跳呼吸骤停,大约有 5%～15% 的 HIT 患者出现失代偿性 DIC
- 血小板减少通常出现于肝素治疗 5～10 天,血小板计数达到中间最低点 55×10^9/L。在 90% 的 HIT 患者中血小板计数降至 150×10^9/L 以下
- 出血且血小板计数低于 10×10^9/L 时,提示可选择的病因,例如输血后紫癜
- 在最近 100 天内接受肝素治疗的患者,在肝素再次暴露后的一天内可能会有血小板计数的降低

HIT 的治疗方法

- 对于血小板减少至 100×10^9/L 或最初的血小板计数下降 50% 的患者,立即停用肝素,并且日后禁用
- 血小板计数应当在 4～6 天内回归正常
- 当 HIT 联合血栓形成时,应当引入一种可选择的抗凝剂,开始时使用羟嗪,然后使用华法林:
  - 使用直接凝血酶抑制剂——来匹卢定和阿加曲班——和类肝素达那肝素(在美国未获批准)。HIT 患者能够与达那肝素钠(体外 10%,体内不常见)交叉反应。应当持续 DTI 监测直到血小板计数恢复到 100×10^9/L(此时可以开始华法林治疗),以及使用华法林直到 INR 达到 2～3
  - 比伐卢定和磺达肝素 HIT 治疗的探索性药物(图 68－2):
    - 磺达肝素是一种戊多糖,能够抗血栓和抗 Xa。尽管是一种合成的

肝素衍生物,它不会产生 HIT 抗体,对于怀疑或确诊为 HIT 的患者使用安全

> 无抑制剂:治疗不能轻易纠正,可能发生出血。直接凝血酶抑制物血浆半衰期短,因此它们的药效能相对快速消退

> 尽管 HIT 患者给予可选择性抗凝药治疗,仍然有 5% ~20% 的概率形成新的血栓

• 预防性血小板输注是相对禁忌的

• 口服抗凝药只能在有监测直接凝血酶抑制剂的情况下使用:

> HIT 患者,尤其是伴有血栓的,经常有凝血酶增加的证据,可导致蛋白 C 的消耗。如果这些患者给予华法林,却没有给予相伴随的羟嗪抗凝剂以抑制凝血酶及其生成,VitK 拮抗剂诱导蛋白 C 水平进一步下降,从而加重了血栓形成和触发皮肤坏死

> 由于血栓形成风险甚至在血小板计数恢复后仍持续存在,因此华法林应至少持续使用 30 天。对于曾出现过血栓的患者,抗凝剂伴华法林应至少持续使用 3 个月

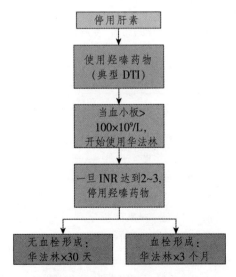

图 68-2 HITTS 的治疗规则

获得批准用于治疗 HIT 的药物

抗凝剂	剂量(治疗的范围)	药代动力学 ($t_{1/2}$)	评价
达那肝素钠 (Orgaran)	推注(根据体重调整): <60kg:1 500U 60~75kg:2 250U 75~90kg:3 000U >90kg:3 750U	肾代谢 25h 抗因子 Ⅹa 活性 2~4h 抗因子 Ⅱa 活性	在美国以外的国家被批准使用,在美国由于存在体内交叉反应的可能性(罕见,在体外实验不可预见)而退出市场
	输注:400U/h×4h, 然后300U/h×4h, 再然后200U/h,同时通过抗因子Ⅹa监测(0.5~0.8抗 Ⅹa U/mL)		监测抗凝剂并不总是必需的,而是优先用于非常小或老年患者,肾衰患者,以及存在肢体血栓形成威胁的患者
来匹卢定 (Refludan)	推注:0.4mg/kg 输注:0.15mg/(kg·h) (目标aPTT在1.5~2.5 倍基线范围) 当没有血栓形成威胁时,可以谨慎地省略初始时的推注,使得目标aPTT在1.5~2.5倍基线范围内	肾脏排泄:80min	获得 FDA 批准用于治疗 HIT 相关的血栓形成 肾衰患者 $t_{1/2}$ 有相当大的上升 高比率的抗水蛭素抗体(40%~60%)通常没有意义 据报道,过敏反应发生于使用来匹卢定特别是重复治疗后
阿加曲班 (Novastan)	初始无推注, 2μg/(kg·min) (目标aPTT在 1.5~2.5倍基线范围内)	肝胆管排泄 40~50min	获得 FDA 批准用于预防和治疗 HIT 相关的血栓形成(两种适应证使用相等的用药剂量) 阿加曲班增加 INR, 所以据报道,在阿加曲班和华法林重叠时,有一个更高的治疗范围

治疗 HIT 的探索性药物			
比伐卢定 (Angiomax)	初始无推注,0.15～ 0.2mg/(kg·h) (目标 aPTT 在 1.5～2.5倍基线 范围内)	酶的>肾脏的, 正常肾功能 25min,严重 肾功能不 全57min	在美国获得批准用于 PCI 期间的抗凝治 疗(无 HIT 情况) 对于存在 HIT 的心脏 手术患者,短 $t_{1/2}$ 和 酶代谢在理论上优 于来匹卢定
磺达肝癸钠 (Arixtra)	不确定	肾脏 17～20h	经批准用于矫形外 科术后 DVT 过敏 理论上,缺少体外与 HIT 抗体的交叉反 应,表明它可能对 HIT 患者有效(这种 适应证尚未研究)

（敖吉莹 译　王国林 校）

第 69 章
常见 PACU 问题,PACU 转出标准
Jan Boublik, MD, PhD

当前问题	
呼吸道	气胸,气道阻塞,血肿
呼吸功能	肺通气不足,PE(肺栓塞),低氧血症
循环功能	低血压/高血压,MI(心肌梗死),心律失常,CHF(充血性 心力衰竭),心包压塞
内分泌/代谢	全身炎症反应综合征(SIRS)/脓毒血症,肾上腺皮质功能 不全,甲状腺分泌失调,过敏性休克,残余麻醉药效应
其他	术后恶心和呕吐(PONV),外伤,精神状态的改变/术后 认知功能障碍

最常见的问题是 PONV(9.8%),上呼吸道阻塞(6.8%),高血压(2.8%)。

呼吸道及呼吸系统问题		
上呼吸道阻塞	肺通气不足	低氧血症
咽肌张力丧失	麻醉药或肌松剂残留	膈肌伤/麻痹
肌松剂残余效应	术后阿片类药物,疼痛后夹板固定	误吸
气道水肿/气道伤	肥胖症,阻塞性睡眠呼吸暂停	哮喘/COPD 急性加重
分泌物阻塞	早产儿/新生儿	急性肺损伤/急性呼吸窘迫综合征
喉痉挛	腹带过紧/腹腔室隔综合征	甲状旁腺切除术,胸腔积液
VC 麻痹,杓状软骨脱位		肺炎
异物		充血性心力衰竭,体液潴留
焦躁		

A.诊断和术前管理(全身状况)

- 气道、呼吸、循环评估
- 提高 FiO_2、增加气流量、可以考虑使用 NRB 或面罩通气使 SaO_2 达到 93%~97%(PaO_2 达到 80~100mmHg)
- 可以考虑推下颌关节、仰头提颏、经口/鼻气道位置,或者正压通气
- 复习病历、术中或术后记录,液体和药物治疗情况
- 考虑无创性通气(CPAP 或 BiPAP)或气管插管
- 考虑动脉血气分析和胸部 X 线检查

B.特殊情况的管理

PACU 常见呼吸系统问题			
病情	诊断	治疗	
		可疑原因	治疗
肺通气不足	•不能进行足够的气体交换（$PaCO_2$ 过高和呼吸性酸中毒）	肌松剂残留	给予 ACh 抑制剂
		阿片类药物过量	纳洛酮静注 20 ~ 40μg
		吸入/静脉麻醉药残留	唤醒患者
		腹带绑扎过紧	松弛腹带
		阻塞性睡眠呼吸暂停/肥胖症	改变患者体位，CPAP/BiPAP
		由于疼痛使用夹板	止疼
		早产儿/新生儿	避免使用阿片类药物,替代治疗
上呼吸道阻塞/喘鸣音	•水肿/创伤,肺活量停顿,杓状软骨脱位 •分泌物(血液/液体) •可疑异物	•雾化吸入,类固醇激素,外消旋肾上腺素气雾剂 •吸取分泌物/格隆溴铵(干燥剂) •严重水肿/创伤再插管 •向耳鼻喉科咨询肺活量停顿/杓状软骨脱位/异物去除术	
哮喘/COPD 急性加重	•哮鸣音听诊	•沙丁胺醇/定喘乐雾化吸入、类固醇激素、色甘酸钠、氨茶碱、肾上腺素作为最后的措施 •CPAP/BiPAP,支气管痉挛后行气管插管	
喉痉挛	•喉括约肌和声带非自主性收缩 •危险因素:年龄小、上呼吸道感染、胃食管反流病、阻塞性睡眠呼吸暂停/肥胖症耳鼻喉科手术	•正压通气 •过量给丙泊酚(10 ~ 20mg)或琥珀酰胆碱(0.1mg/kg) •密切观察负压性肺水肿(约有 4%的患者)	

（待续）

PACU 常见呼吸系统问题(续)

病情	诊断	治疗	
		可疑原因	治疗
肺不张	• 呼吸音降低, CXR 检查示肺部不透明	• 诱发性肺量测定法 • 肺复张的患者 • N - 乙酰半胱氨酸吸入治疗, 胸部 PT 检查 • CPAP/BiPAP	
肺栓塞	• ECG(S1Q3T3) • 下肢多普勒 • TTE/TEE • 胸部血管造影 • VQ 扫描(可能性高的话)	• 谨慎输液、有创性监测、考虑使用正性肌力药/升压药 • 可考虑使用抗凝药物, 下腔静脉滤过器 • 考虑行取栓术/溶栓术	
急性肺损伤/急性呼吸窘迫综合征的输血相关急性肺损伤(TRALI)	• 无心力衰竭性急性呼吸衰竭 • 胸部 X 线示双肺浸润影 • ALI: $PaO_2/FiO_2 <$ 200, ARDS < 300	• 保护性肺通气(潮气量 5~7mL/kg) • 根本性治疗	
气胸/血胸/胸腔积液	• 胸部 X 线诊断	• 穿刺减压, 插入胸导管 • 若血胸严重, 则手术探查	
焦虑性喘鸣(Munchausen 性喘鸣)	• 正常呼吸过程中出现情节性吸气喘鸣 • 危险因素: 女性、焦虑、胃食管反流症、A 型性格	• 患者的受教育情况、谈话治疗、苯二氮䓬类药物(劳拉西泮)	

心血管系统的并发症

A.低血压

低血容量(前负荷降低),分流性(后负荷降低),或者心源性(泵衰竭)。

心血管问题	
血管内容量减少	手术出血 持续丢液 第三间隙 肠道准备 胃肠道损失
毛细血管通透性增加	败血症 烧伤 输液相关急性肺损伤
血管张力下降	败血症 过敏反应 肾功能不足 药物(ACEI)
心排血量降低	心肌缺血 心律失常 瓣膜病 心包填塞 心包疾病 肺栓塞 张力性气胸 药物作用(β-受体阻滞剂,钙离子通道阻滞剂)

特殊情况的管理

PACU 中常见的心血管问题		
症状	诊断	治疗
低血容量	•心动过速,低血压 •低中心静脉压(CVP)/肺动脉楔压 •在动脉波中呼吸的变化 •少尿	•液体复苏/输血 •病因治疗(出血,高胃管排出量,利尿)
出血	•心动过速,低血容量 •贫血 •血性排出液	•液体复苏/输入血制品 •考虑重返手术室
败血症	•心动过速,低血容量 •发热,白细胞增多 •乳酸酸中毒	•液体复苏 •细菌培养,使用广谱抗生素 •必要时使用升压药(如去甲肾上腺素 5~20μg/min,血管升压 0.01~0.1U/min)

(待续)

PACU 中常见的心血管问题(续)		
症状	诊断	治疗
心肌缺血	•12 导联心电图 •心肌酶 •TTE/TEE •危险分级;低危(<45 岁,无心脏病,无或一个危险因素)与高危-在高危时可无症状	•可耐受时给予阿司匹林,β-受体阻滞剂,硝酸甘油 •术后心内科会诊 •注意输液量 •与外科医生会诊后考虑行肝素化治疗 •心脏病患者可行左心导管插入术 •考虑正性肌力药/血管升压素/主动脉球囊反搏泵支持
心律失常	•12 导联心电图,心肌酶监测 •检查电解质、血气分析 •房性心律失常:占非心胸外科手术 10% 以上,非良性,与死亡率升高及住院时间延长有关 •室性心律失常:最常见于心脏交感神经兴奋导致的室性早搏(PVC) •心房纤颤 •医源性(药物 β-受体阻滞剂,抗胆碱酯酶抑制剂,阿片类药物,右美托咪啶)或操作/患者相关(肠管扩张,ICP/IOP 升高,脊椎麻醉阻滞 T1~T4 神经)	•病因治疗,ACLS 指南 •心内科会诊 ▷心动过速:电/化学复律、纠正电解质紊乱 ▷心房纤颤:控制心室率,血流动力学不稳定时心律复律使用 β-受体阻滞剂或钙离子通道阻滞剂 ▷心动过缓:可使用阿托品/多巴胺/肾上腺素/经皮心脏起搏
肺栓塞	•心电图(S1Q3T3) •下肢超声 •血管 CT •TTE/TEE	•注意输液量,行有创监测 •抗凝 •考虑正性肌力药/升压药 •考虑栓子切除术/溶栓术,下腔静脉滤网
过敏性休克	•心动过速,血管舒张性休克 •检查血清胰蛋白酶及嗜酸性粒细胞	•远离过敏源 •液体治疗 •使用苯海拉明,肾上腺素,类固醇激素类药物

(待续)

PACU 中常见的心血管问题(续)		
症状	**诊断**	**治疗**
药物		• 停药并给予拮抗剂(如,吗啡拮抗剂纳洛酮)
气胸	• 患侧无呼吸音及肺界	• 穿刺减压(张力性气胸补救措施),胸腔导管,必要时行外科手术
心包填塞	• Back 氏三联征[低血压,颈静脉扩张(JVD),心音遥远] • 奇脉 • 非特征性心电图改变 • 心影增大 • 回波	• 高前负荷,高后负荷及心动过速 • 心包穿刺 • 考虑外科引流
充血性心力衰竭	• 查体:(肺底湿啰音,泡沫痰) • 心影增大(血管集中,肺水肿) • 心排血量减少,充盈压升高	• 吸氧 • 利尿 • 地高辛/正性肌力药
管理失误	• 袖套尺寸不合/转换器位置不当 • 波形差(欠阻尼/过阻尼) • 转换器故障	• 选择合适的袖套尺码 • 可行人工测量 • 转换器校零 • 检查体循环动脉导管的波形

B.高血压

常见于颈动脉内膜剥脱术及颅内手术。

引起术后高血压的原因	
术前高血压	交感神经活性增加(如疼痛,激动,焦虑,尿潴留,肠麻痹,高碳酸血症)
低氧血症	药物作用
寒战	颅内压升高
应激兴奋	高血容量
内分泌问题(甲状腺危象,嗜铬细胞瘤)	管理失误(如袖带尺码不合适)

诊断与处理

- 根本病因的治疗
- 尽快恢复日常用药
- 初次时用药可考虑使用拉贝洛尔 5 ~ 30mg IV q10min，肼屈嗪 2.5 ~ 20mg IV q10 ~ 20min，美托洛尔 2.5 ~ 10mg IV 单次注射 q5min
- 对重度高血压可考虑静脉给予血管扩张药[硝普钠 0.25 ~ 10μg/(kg·min)，尼卡地平 5 ~ 15mg/h]；以及艾司洛尔[负荷剂量为 0.5 ~ 1mg/kg，然后以 50 ~ 300μg/(kg·min)输入]或地尔硫䓬(负荷剂量为 0.25mg/kg，2min 后以 5 ~ 15mg/h 输入)

术后肾功能不全或(其他问题)

多种原因所致原有肾功能不全患者在手术损伤后病情加重。

肾功能不全的病因		
肾前性	**肾性**	**肾后性**
低血容量	急性缺血性肾小管坏死	导尿管机械性阻塞或故障
低心排血量	放射性造影剂	尿路阻塞(凝血块或结石)
腹内压升高	横纹肌溶解综合征	手术致尿道损伤
肾血管阻塞	溶血	
肝肾综合征	肿瘤坏死(尿酸结晶)	

A.诊断和治疗

注意是否存在引起少尿[< 0.5 mL/(kg·h)]的并能逆转的原因如尿管阻塞、潜在解剖结构阻塞/中断/损伤(可与外科医生商讨)。

- 若怀疑循环血量不足时需给予液体治疗，并排除术中是否出血并考虑行血常规检查(CBC)
- 若肾小管重吸收导致的少尿可给予呋塞米
- 可用膀胱超声检查是否有阻塞
- 未行手术治疗时，若怀疑是造影剂肾病[碳酸氢钠以 3mL/(kg·h)输注 1 小时后，再以 1mL/(kg·h)维持输注 6 小时]而出现严重 hydration 作用，可考虑给予 N-乙酰半胱氨酸(PO:曾服用造影剂 1 200mg 一次，或服用造影剂前后 600mg q12h,IV;将造影剂以 150mg/kg 溶于 500mL 生理盐水,并快速输注 30 分钟以上,而后以 50mg/kg 溶于 500mL 生理盐水维持输注 4 小时)

- 疑出现腹腔间隔室综合征时可考虑行膀胱减压
- 评估横纹肌溶解的可能危险因素;可考虑积极水化、碱化尿液,使用袢利尿剂及甘露醇

神经系统疾病		
谵妄	在年龄 > 50 岁的患者中 10% 会在术后 5 天内出现谵妄(髋关节置换为 35% , 双侧膝关节置换为 41%) 危险因素:年龄 >70 岁;术前认知功能障碍;脑功能状态降低;酗酒;既往存在术后谵妄	诊断和治疗: 评估患者基本状况及代谢(肝和肾)是否紊乱 排除医源性因素(如疼痛、用药、不恰当的水化、低氧/高二氧化碳、电解质紊乱)
焦虑	术后出现与全身麻醉相关(通常在复苏后 10 分钟之内)的一过性意识模糊,2 ~ 4 岁儿童为发生高发人群 可能的原因:快速苏醒、手术类型、术后疼痛、年龄、术前患者焦虑、潜在的易怒性格以及药物副作用	最好的治疗是预防。减少术前焦虑、治疗术后疼痛并为患者减压
苏醒延迟	代谢因素 神经因素	药物因素
	低体温 颅内压升高	神经肌肉阻滞剂残留
	低血糖 脑卒中	阿片类及苯二氮䓬类药物的残留镇静作用
	电解质紊乱 癫痫	中枢胆碱能镇静

术后恶心和呕吐(PONV)

- 缺乏预防的情况下平均发生率为 20% ~30%
- 影响患者术后满意度
- 将延长 PACU 的时间及计划外收治而增加花费
- 存在严重并发症如误吸、伤口裂开、食管破裂,视网膜剥脱也可能出现

A.病理生理学

- 多方面因素导致
- 大脑呕吐中枢位于延髓网状结构的外侧区并接收来自催吐化学感受器区、前庭器官、小脑、孤束核及大脑皮质的信号
- 受体包括多巴胺受体、乙酰胆碱受体、组胺受体及 5-羟色胺受体

B.降低 PONV 发生率的措施

简化的危险因素量表
•女性患者 •既往有 PONV 病史或患有晕动症 •非吸烟者 •术后使用阿片类药物

预防 PONV 的干预措施		
危险因素的数目	无预防出现 PONV 风险(%)	措施
0	10	无
1	20	地塞米松
2	40	地塞米松 + 5-HT3 拮抗剂
3	60	全凭静脉麻醉(TIVA) + 地塞米松 + 5-HT3 拮抗剂
4	80	全凭静脉麻醉 + 地塞米松 + 5-HT3 拮抗剂 + 氟哌利多

- 地塞米松:诱导后静脉输注 10mg;由于可引起会阴部疼痛及烧灼感应避免在患者清醒时输注
- 5-HT3 拮抗剂:如,预计手术结束前 30 分钟静脉给予昂丹司琼 4mg
- 全凭静脉麻醉(TIVA):丙泊酚静脉输注而不使用吸入性麻醉药及一氧化二氮
- 氟哌利多:手术结束时静脉给予 0.625mg。注意:氟哌利多由于会延长 QT 间期而带有 FDA 黑框警示标志。然而,低剂量的氟哌利多可用于预防 PONV(相关治疗剂量常被用作抗精神类药物)而不存在明显的 QT 间期延长

PACU 的转出/护理问题的过渡

转出标准应根据患者患有疾病和(或)并发症、恢复情况及术后监护水平制订。普遍适用的准则是：

- 患者应意识清醒或精神状态正常
- 气道反射及呼吸肌运动功能明显恢复且能防止误吸,氧饱和度在可接受范围内并有足够的通气储备
- 生命体征稳定并在可接受范围(通常在术前指标 20% 以内)
- 只有符合制订标准时才可转出
- 门诊患者必须有能负责的成年人陪同并获得术后护理指导以及留有紧急联系电话时才能转出
- 评分系统便于快速转出时作为证明文件
- 主治医师应为病房内转出的患者负责
- 排尿及摄水和储水能力不是转出的要求。没有强制性限制最少停留时间

A.评分系统

由于患者之间较大的变异性,利用临床判断来评分。

PACU 转出评分系统	
修改后 Aldrete 评分	**术后麻醉恢复室转出评分系统**
呼吸	生命体征
2:可深呼吸及咳嗽	2:BP + 脉搏在基线 20% 以内
1:呼吸困难/浅呼吸	1:BP + 脉搏在基线 20% ~ 40% 以内
0:窒息	0:BP + 脉搏在基线 40% 以上
氧饱和度	活动
2:空气吸入时保持 $SpO_2 > 92\%$	2:步态稳定,无眩晕或符合术前水平
1:需要吸氧以维持 $O_2 > 90\%$	1:需要协助
0:即使充足吸氧 $O_2 < 90\%$	0:不能行动
意识	恶心呕吐
2:完全清醒	2:轻度/用口服药治疗
1:能唤醒	1:中度/静脉药物治疗
0:无反应	0:重度/治疗后仍继续恶心呕吐

(待续)

PACU 转出评分系统（续）	
修改后 Aldrete 评分	**术后麻醉恢复室转出评分系统**
循环情况 2：术前 BP ±20mmHg 1：术前 BP ±20~50mmHg 0：术前 BP ±50mmHg	疼痛 口服药物能治疗疼痛且能被患者接受 2：是 1：否
活动 2：可以活动四肢 1：可活动双肢 0：不能活动	手术出血 2：轻度/无须换药 1：中度/2 次以上换药 0：重度/3 次以上换药
9 分及 9 分以上可转出	9 分及 9 分以上可转出

（李楠 译　王国林 校）

第 5 部分

专科麻醉

第 70 章

骨科手术,骨水泥植入综合征,充气止血带的使用

Arthur Atchabahian,MD

骨科手术

A.门诊手术

- 大部分的非重大手术可以在门诊上完成
- 区域麻醉,周围神经阻滞或者椎管内麻醉:
  - 周围神经阻滞,单次注射或持续性给药皆可:
    - 神经阻滞 + MAC 下以及除 PACU 第一阶段外行手术
    - 术后镇痛
  - 椎管内麻醉:使用低剂量的丁哌卡因、氯普鲁卡因;出院前可以不必代谢完全
- 预防 PONV:主要原因是未经允许使用止痛药

B.体位

- 仰卧位
  - 过伸引起腰椎痛
  - 肘部仰卧位时会有压迫尺神经的风险
  - 肩部外展不能超过 90°
- 骨折评断量表(髋骨关节骨折,前髋骨关节置换术、髋关节镜手术):
  - 会阴部受压
  - 术侧上肢至于胸部

- ■ 衬垫物压迫
- ■ 确保静脉通畅
- 侧卧位(髋关节置换术、肩部手术、肘部手术):
  - ➢ 保持颈部处在中立位
  - ➢ 确保眼部不受压(眼部极易受损)
  - ➢ 使用腋窝保护垫为肩部减压:注意降低保护垫的位置,使腋窝和保护垫之间可容纳一手的距离
  - ➢ 托手板上的手臂应有衬垫的保护:衬垫能有效地防止神经压迫
- 俯卧位(脊柱)
  - ➢ 头部固定器等设备使用时要确保眼部不受压以及保持颈部中立位;避免身体侧转
  - ➢ 若手术时间延长会有视觉丧失的风险见第 62 章
  - ➢ 使体重均匀分布
  - ➢ 避免腹部和胸部受压而抑制呼吸和导致静脉回流;用髂嵴和上胸部支撑体重
  - ➢ 避免生殖器和乳房部位受压
  - ➢ 肩部外展不能超过 90°
- 坐位(肩部手术):
  - ➢ 确保头部和肩部固定
  - ➢ 改善呼吸
  - ➢ 注意上臂(有时小腿)袖带压与大脑 Willis 循环压水平(或者外耳道压水平)间的差别;注意存在大脑缺血的风险

C.镇痛

- 骨科和关节手术的疼痛
- 多模式镇痛的重要性:
  - ➢ 区域阻滞
  - ➢ 应用阿片类药物
  - ➢ 非甾体类抗炎药,环化酶抑制剂(脊髓融合术患者避免使用)
  - ➢ 使用对乙酰氨基酚
  - ➢ 使用加巴喷丁和普瑞巴林
  - ➢ 使用小剂量的氯胺酮
- 截肢术:

> 预防幻肢痛
> 麻醉医师或外科医生安置周围神经导管
> 多模式镇痛

D.失血

- 有可能会出现大量失血,尤其是在脊柱手术、髋骨和肩部手术以及肿瘤切除术
- 和外科医生讨论手术方案
- 确保输血时先交叉配血,术前适当输血避免出现大出血的风险
- 可以选择预存自体输血(±EDO)和自体血回输,等容性血液稀释现在很少使用
- 氨甲环酸的使用(膝/髋关节置换术和脊柱外科的抗纤溶治疗)
  > 多种方案,比如切皮前以 10mg/kg 静脉注射,接着:
    - 对于脊柱外科手术,以 10mg/(kg·h)注射直到手术结束
    - 对于髋关节的手术,以 1mg/(kg·h)注射直到手术结束
    - 对于膝关节的手术,以 1mg/(kg·h)注射直到术后 6h

E.脂肪栓塞

- 10% ~20% 的死亡率
- 典型的脂肪栓塞常发生在长骨骨折或盆骨骨折后 72h 内
- 游离脂肪酸对肺泡毛细血管膜有毒性兴奋作用,从而导致血管活性胺和前列腺素的释放以及参与 ARDS 的发生发展
- 由于毛细血管受损会导致脑循环障碍和脑水肿,从而引起神经系统表现改变(烦躁、混乱、昏睡、昏迷)
- 诊断:
  > 在胸部,上肢,腋窝,及眼结膜上存在瘀点
  > 在视网膜、肾脏或痰中发现脂肪颗粒
  > 血小板减少和(或)凝血时间延长
  > 血清脂肪酶的活性可能会升高;但与病情轻重没有关系
  > 轻度低氧血症时胸部 X 线检查正常,而重度低氧血症时胸部 X 线显示肺弥漫性斑片状浸润阴影
  > 在全身麻醉期间,$EtCO_2$ 和 SpO_2 会降低,肺动脉压升高
  > 心电图显示:ST 段改变和右心顺应性改变

- 治疗:
  - 预防:骨折早期固定
  - 支持治疗:CPAP 通气,PEEP 气管内插管通气
  - 大剂量的类固醇激素,尤其是出现脑水肿

F.髂骨棘移植收获

- 通常在全麻下进行并引流 $24 \sim 72h$
- 麻醉相关的副作用:
  - 疼痛(比首次骨移植痛)
  - 神经病变(臀部,股外侧皮下,肋下,髂腹下病变),可能演变为慢性疼痛
- 可选择的镇痛方法:
  - 局部浸润麻醉
  - 局麻药滴注法(在移植封闭期间,外科医生将导管插入到邻近的骨旁和骨膜下)
  - 腹横肌膜表面神经阻滞(带或不带导管)

骨水泥

甲基丙烯酸甲酯(MMA),也称"骨水泥",常被安全植入到骨髓腔内(如膝关节和髋关节植入术)以及有时用来替代缺失的骨组织(如病理性骨折、脊柱后凸成形术)。这与异体移植物所使用的磷酸钙性骨水泥不同。

A.优点

- 良好的生物相容性
- 使骨皮质和骨松质之间迅速聚合增加骨的硬度
- 均衡假体和骨之间的作用力
- 骨水泥植入后产生热量,从而破坏了神经末梢而产生局部麻醉作用

B.弊端

- 骨水泥植入后会发生化学反应,从而产生热量,将会杀死骨成骨细胞
- 骨水泥植入后可能会发生严重的危及生命的不良反应

C.骨水泥植入综合征

- 髋关节置换术中,将骨水泥植入到股管内时最常发生骨水泥植入综合征;但是也可能会在其他情况下发生,如加固髋臼时或膝关节置换术中

松止血带时

- 将骨水泥植入到骨髓腔里,并向股骨假体内加压注射骨水泥会导致 MMA 嵌入骨髓腔内的骨小梁中
- 植入骨水泥后会升高髓腔内的压力甚至使骨裂开,从而导致各种栓塞的形成,如 MMA 单体栓塞、气体栓塞、骨碎片栓塞、骨髓栓塞、脂肪栓塞和凝血成分的栓塞(纤维素和血小板栓塞)
- 组胺释放和补体激活也发挥了作用

D. 术中出现骨水泥植入综合征的指征(与水泥浇筑有关的时间)

- 一过性低血压
- 低氧血症
- 血管扩张
- 支气管痉挛
- 心血管功能衰竭/心脏骤停
- 与血管扩张相关的术后病理生理学功能紊乱

E. 危险因素

- 患者的状况(与病情的严重性成正相关)
  - ➢ 肺动脉高压
  - ➢ 严重的心脏疾病(NYHA3～4 级)
  - ➢ 患有骨质疏松
  - ➢ 患有病理性骨折
  - ➢ 患有粗隆间骨折
- 手术(增加疾病发生的可能性):
  - ➢ 初次手术
  - ➢ 长骨关节形成术
  - ➢ 流体状态时植入骨水泥
  - ➢ 骨水泥植入髓腔时准备不足

F. 治疗

- 100% 纯氧吸入,如有必要行气管插管或呼吸机支持通气
- 必要时给予血管升压药(麻黄碱、去氧肾上腺素)
- 若血容量减少,积极输液,液体复苏
- 支气管扩张剂(沙丁胺醇,异丙托溴铵雾化吸入,特布他林皮下注射)

G.预防和缓解

- 麻醉管理
  - 在骨水泥植入的关键阶段保持高度的警惕;考虑有创性监测的风险
  - 术中保持血容量的稳定
  - 在髋关节或股骨植入骨水泥之前,将 FiO_2 增加到 100%;避免 N_2O 麻醉
- 手术管理
  - 灌洗髓腔
  - 骨水泥植入前需有效止血
  - 尽可能减少植入假体的长度
  - 使用无须骨水泥植入的假体(尤其是长骨干植入的假体)
  - 放空髓质(但这样会增加股骨骨折的风险)
  - 用骨水泥枪植入骨水泥,植入时要逆行植入
  - 在部分真空的环境下混匀骨水泥

充气止血带的使用

- 在骨科手术中使用止血带能为手术获得干净的视野:
  - 通常使用埃斯马赫(Esmarch)止血带止血
  - 止血带充气的压力比收缩压高 100mmHg(1mmHg = 0.1333kpa)以上,通常上肢的充气压力是 250mmHg,下肢的充气压力是 300mmHg
  - 止血带的持续时间极限值是上肢 90 分钟,下肢 120 分钟
  - 尚未明确松止血带后再次充气会降低骨水泥综合征发生的风险
- 尚未有证据说明充气止血带对手术持续时间(除显微操作手术外)或术中失血有明确的影响:手术操作不当以及纤溶作用(由体温过低,缺氧和酸中毒引起)都会增加术后出血
- 充气止血带引起疼痛的多种机制:
  - 全麻过浅(阻滞不全):使用止血带 20～30min 后心率和血压上升
  - 手术过程中,即使麻醉完全也能感觉到疼痛,甚至在局部麻醉下,使用止血带 60～80min 后,疼痛程度会增加
  - 也可能是术后痛觉过敏引起的疼痛
- 增加血栓形成的风险
  - 若术前存在深静脉栓塞(制动、栓子脱落等原因引起),在止血带开始放气时会发生栓塞,从而导致大面积的肺栓塞和心搏骤停

> 栓子一旦脱落,包括手术过程中产生的碎片或脂肪形成栓子造成栓塞,会导致大面积的肺栓塞和心搏骤停
> 使用 TEE 研究时发现在给止血带充气时将会出现栓塞(通过骨血管),尤其会发生在膝关节置换术中股骨干嵌入时
> 肺栓塞将会增加右心压,可能会使卵圆孔重新开放从而导致栓子进入体循环,因此可能会发生脑血管意外或器官栓塞

- 止血带松开后,会出现代谢性酸中毒,以及冷血的释放流通,将会使 $PaCO_2$ 升高,这需要 $4\sim5min$ 才能恢复正常
  > 很少出现心律失常
- 止血带充气后给药,药物将不能到达肢体末端
  > 例如,止血带充气之前 5 分钟给抗生素
  > 同样的,止血带放气后可能会将麻醉诱导后使用的麻醉药储存,然后释放入血
- 肌肉缺血,可能会发生缺血再灌注损伤和骨筋膜室综合征
- 可能会发生动脉闭塞:
  > 动脉粥样硬化斑块破裂
  > 镰状细胞性贫血
  > 充血带放气后检查脉搏
- 可能出现神经性病变:
  > 止血带充气后的持续时间和先前存在的神经性病变相关("双挤压"损伤)
- 由于缺血和体温过低,将会增加手术感染的发生
- 禁忌证:
  > 周围血管性疾病,特别是有下肢支架或做过旁路血管移植术
  > 镰状细胞性贫血
  > 患有神经性病变(DM 等)

(李楠 译　王国林 校)

第 **71** 章

耳鼻喉科手术

Nasrin N. Aldawoodi, MD, Claude McFarlane, MD, MA

扁桃/腺样体切除术

A.术前注意事项

- 询问有无阻塞性睡眠呼吸暂停(OSA)、出血性疾病、牙齿松动、镰状细胞性贫血病史
- OSA + 扁桃体肥大 = 呼吸道阻塞
- 口咽部的检查:扁桃体肥大所占口咽部的比例与面罩通气的关系
- 检查血细胞比容,是否使用阿司匹林或其他抗凝血药物
- 术后 PONV 发生率高
- 充足的静脉输液以抵消进食而引起的脱水

B.麻醉方案

- 目的:患者离开手术室之前应保持高度的警惕性。关键是要及时清除分泌物和保护气道
- OSA 患者或扁桃体肥大患者术前用药时应避免使用镇静药等
- 成年人应选择静脉诱导麻醉;而儿童应选择 N_2O 与 O_2 混合,和挥发性麻醉药面罩吸入行麻醉诱导
- 考虑预成型 RAE
- 使用昂丹司琼、地塞米松预防 PONV
- 事先插入胃管行胃肠减压(咽下去的血液是强有力的催吐剂)

C.围手术期要点

- 8% 以上的患者出现术后出血,通常在术后 24h 以内发生,也有可能在术后 5～10 天出现
- 慢性低氧血症、高碳酸血症 = 气道阻力增加导致肺源性心脏病
- 注意 EKG,观察是否存在肾血管性高血压(RVH)、室上性心律失常;观察 CXR 是否有心脏肥大

- CXR 或 TEE 能显示患者是否患有肺心病

扁桃体出血

A.术前注意事项
- 成年患者、男性患者出血发生率更高,并且会发生扁桃体周围脓肿
- 检查血红蛋白,血细胞比容(急性出血时可能不会下降;根据血流动力学反应估计出血程度)和凝血情况
- 查血型和做交叉配型实验
- 低血压的晚期症状

B.麻醉方案
- 首先吸氧和准备复苏
- 选择可靠的大静脉输液通路
- 可能会出现困难喉镜检查的情况:凝血块,出血,肿胀和水肿
- 使用小号的气管导管
- 快速诱导插管(RSI):首选,但有可能是患者吸入血液,血容量不足导致 CV 降低
- 可选用两面性的抽吸
- 头低位气管插管
- 气道保护后,插胃管清除血液行胃肠减压
- 完全清醒后拔除气管导管并且注意保护气道

C.围术期要点
- 术后 6h 内通常会发生再出血
- 隐秘性出血
- 误吸、低血容量和困难插管时常出现问题

鼓膜切开术/耳管插入术

- 小儿复发性中耳炎经常伴有上呼吸道感染
- 患有上呼吸道感染的大部分患者均可进行手术,只需要术后充足吸氧即可
- 手术时间短,当天即可完成手术
- 因手术时间短,所以应避免术前给药

- 手术时可考虑使用挥发性麻醉药面罩通气或者 N_2O 和 O_2 混合面罩吸入
- 这是唯一不用行静脉输液的手术

鼓室成形术、乳突根治术

A.术前注意事项
- PONV 的发生率高
- 乳突手术:通常要注意监测面神经的情况

B.麻醉方案
- 儿童应在面罩吸氧下静脉诱导,成年人可直接静脉诱导
- 颈部偏向同侧,因此要特别注意体位
- 注意监测面神经的情况 = 手术中没有使用神经肌肉阻滞剂
- 避免使用 N_2O:因为中耳内充满空气,是一个不可膨胀的空间
- 无神经肌肉阻滞剂和 N_2O 的使用说明要使用大剂量的挥发性麻醉药或者丙泊酚静注
- 平均动脉压(MAP)低于正常的 20% 为相对低血压,此时应避免过度出血;然而,大剂量的使用挥发性麻醉药或丙泊酚导致血压过低时,要使用升压药(如肾上腺素静注)
- 考虑出现插管过深的情况,避免出现紧张、咳嗽等
- 使用昂丹司琼、地塞米松预防 PONV

C.围术期要点
- 平均动脉压低于正常的 20% 能降低脑灌注压(CPP)。先前患有脑血管意外(CVA)或短暂性脑缺血发作(TIA)的患者要注意这种潜在的问题

喉镜或支气管镜检查

A.术前注意事项
- 详细的术前气道评估,并与外科医生讨论患者情况
- 休息期出现喘鸣 = 存在严重的气道阻塞
    - ➢ 喘鸣的鉴别诊断:喉气管软化、声带麻痹、肿块、误吸异物和气管狭窄
- 不能平卧:说明存在严重的气道阻塞
- 回顾术前纤维支气管镜或喉镜检查结果

- 回顾相关的影像学检查
- 最小刺激后紧接着是手术带来的强刺激,此时应考虑静注丙泊酚或瑞芬太尼
- 考虑阻滞喉上神经,减少对血流动力学的影响

B.麻醉方案

- 避免术前用药:因手术持续时间短,并且能降低气道反应发生的风险
- 目的:深麻醉和肌松剂能降低术中的气道反应
- 术前考虑使用抑酸剂:因麻醉后气道保护功能降低
- 考虑使用抑制唾液腺分泌的药物(止涎剂)
- 若遇到困难气道的患者可考虑清醒气管插管或行气管造口术
- 全气管内麻醉(GETA):可考虑喉部显微内视镜气管导管术(MLT)
- 儿童可采用面罩吸入麻醉剂或静脉诱导麻醉,成人可选用静脉诱导麻醉
- 在理想的呼吸体位诱导患者喘鸣(如,坐位)
- 手术结束后的首要目的是要患者迅速恢复意识和气道保护性反应
- 支气管镜检查时的通气可以通过:
  - ➢ 在支气管镜的侧孔通气
  - ➢ MLT
  - ➢ 周期性的呼吸暂停2~3min后使用面罩或ETT通气
  - ➢ 使用喉咽导管高频喷射通气
- 在手术过程中使用高流量新鲜气体、大潮气量通气以及高浓度挥发性麻醉药吸入
- 术后插入ETT来保护气道直到患者苏醒

C.围术期要点

- 备有气管切开包
- 手术室内潜在污染

自主呼吸时喉镜检查/支气管镜

A.术前注意事项

- 需喉镜检查/支气管镜检查的外科手术

B.麻醉方案

- 避免术前用药:手术持续时间短以及自主呼吸时存在降低气道反应的

风险

- 考虑术前使用抑酸剂:麻醉时气道保护反应降低
- 考虑使用抑制唾液腺分泌的药物(止涎剂)
- 考虑七氟醚面罩吸入诱导维持自主通气
- 在理想的呼吸体位诱导患者喘鸣(如,坐位)
- 支气管镜检查时的通气可以通过:①注气法;②鼻咽气道;③支气管镜。局限:存在潜在的气道污染,缺乏控制通气

C.围术期要点

- 手术室污染
- 气道通气形成后考虑使用全凭静脉麻醉(TIVA)

鼻腔/鼻窦手术

A.术前注意事项

- 鼻息肉可能存在潜在的面罩通气困难
- 鼻息肉与哮喘和慢性心力衰竭(Samter 的综合征)存在相关关系
- 鼻黏膜:血液供应丰富
- 询问是否使用抗凝药物或者有无凝血功能障碍
- 评估是否存在 OSA,CAD 以及鼻血管收缩剂的潜在影响

B.麻醉方案

- 小型手术可考虑使用局部麻醉,以及静脉输注镇静药并前筛骨和蝶腭神经阻滞
- 全气管内麻醉(GETA):可考虑口服 RAE
- 因多数患者存在鼻腔阻塞,因此在气管插管以前可考虑插入口腔气道行面罩通气
- 用眼垫和胶布保护眼睛
- 肾上腺素或可卡因浸泡纱布减少鼻黏膜出血
- 拔管的目的:使咳嗽或紧张最小化,减少出血
- 术前询问外科医生鼻导管的安放位置

C.围术期要点

- 若使用可卡因作为鼻血管收缩剂,应注意其毒性反应。禁用 β-受体阻滞剂治疗高血压详见第 52 章

气道激光手术

详见第 72 章。

头颈部肿瘤手术

A.术前注意事项

• 详细的术前气道评估,并与外科医生讨论患者情况
• 注意喉镜检查的临床报告,了解肿物相对于声带和勺状软骨的位置。条件允许可行 CT 检查
• 这些患者(COPD、CAD、HTN、营养不良)大部分伴有并发症,因此需要选择最适合的麻醉
• 术前射线检查发现,气道肿物常使面罩通气和气管插管复杂化
• 手术中可能会出现大出血,因此术前要配血型和做筛查
• 术中可考虑行有创动脉压监测和中心静脉穿刺置管

B.麻醉方案

• 存在困难气道的患者避免术前过度用药
• 患者可考虑行清醒纤支镜气管插管或保持自主呼吸的吸入麻醉药诱导
• 备有紧急气管造口术包,外科医生可行紧急气管造口术
• 若 CN Ⅶ监测时行颈淋巴结清扫术应避免使用肌松剂
• 微血管游离皮瓣吻合术:需要维持正常血压;避免使用去甲肾上腺素和直接缩血管剂;避免使用直接扩血管剂(SNP),它可以降低皮瓣的灌注压;避免使用利尿剂,并维持血细胞比容(Hct)在 27% ~ 30% 水平以维持皮瓣灌注压
• 若为颈动脉或颈静脉瘤,应保持头高位以防静脉空气栓塞。维持血压正常以避免 CPP 降低
• 要有支气管切开的准备

C.围术期要点

• 要有紧急气管造口的准备
• 去除双侧颈动脉窦和颈动脉体神经将导致术后高血压和低氧血症
• 手术时对星状神经节和颈动脉窦的操作可导致血压波动、心律失常、心脏骤停和 CV 等其他指征不稳定
• 左心颈动脉鞘浸润能减轻 CV 的不稳定

颌面部/正颌外科手术

A.术前注意事项
- 详细的术前气道评估,并与外科医生讨论患者情况
- 检查张口度,颈部活动度,下颌骨的大小和活动度,舌头大小
- 术中可能会出现大出血
- 术前要配血型和做筛查

B.麻醉方案
- 患者若有证据说明存在困难面罩通气或困难气管插管可考虑行清醒纤支镜气管插管或气管造口术
- 可考虑经鼻给 RAE
- 颅底骨折时禁忌经鼻气管插管
- 微抬头体位,以减少失血。若行截骨术且患者其他并发症情况允许时,可考虑控制性降压(用尼卡地平或硝普钠静脉滴注,同时行动脉血压监测)
- 注意保护眼睛(使用眼垫和胶布)
- 注意气管导管有无弯折、断开或气囊撕裂
- 移除咽部填塞物,术后胃管引流以移除血块
- 评估气道肿胀程度;可考虑给予地塞米松;术后患者可带管离开
- 上下颌固定的患者术后附近应备有紧急剪线钳

会厌炎

A.术前注意事项
- 通常发生在 2 ~ 8 岁的男孩,但成人也可发生
- 病因:流感嗜血杆菌
- 征兆/症状:发烧,流口水,坚持坐立,吞咽困难
- 未行麻醉时不要试图在直视下检查会厌
- 儿科患者:为避免焦躁导致的气道阻塞以保护气道前应避免静脉穿刺

B.麻醉方案
- GETA
- 应有紧急气管切开术的医护人员
- 在麻醉诱导之前患者应保持坐位

- 使用七氟醚面罩吸入诱导剂
- ETT 应选择比平时使用的最适用号码小一半以上的导管
- 可能的话应避免使用神经肌肉阻滞剂

C.围术期要点

- 在未实施麻醉的情况下应避免任何气道上的操作
- 患者术后应带管送入 ICU
- 患者 48h 后在直视下评估炎症反应后需返回手术室拔管
- 拔管前应检查导管气囊有无漏气

（李楠译　王国林 校）

第 **72** 章
激光手术的麻醉
Albert Ju，MD

基础知识

- 激光:受激辐射而产生放大的光
- 聚焦的高能量→瞬间凝固→减少出血,保留健康的组织

激光的类型			
激光类型	波长(nm)	特征	手术类型
CO_2	10 600	高表面蒸发性,对深部组织的损伤小	口咽部手术声带手术
Nd:YAG	1 064	传播速度更快,相对于蒸发更易凝固	肿瘤切除术,气管手术
Ruby	694	主要吸收黑色素	视网膜手术
Argon	515	经水传播,由血红蛋白吸收	下肢血管病变

声带手术：

- 声带需肌松完全
- 抑制咽反射
- 减少分泌(胃肠宁 0.2～0.4mg，静脉输注)
- 如果插管，优先选择特殊激光经鼻气管插管(金属外套，双套囊，直径小)；充有有颜色生理盐水的充气套囊
- 如果没有插管，通常经声门喷射通气

麻醉要点

组织损伤：

- 激光会对患者造成医源性损伤：
    - 气胸，血管刺穿，空腔脏器(气管)破裂
    - 牙齿损伤
- 对患者和医护人员来说，都需要特别注意眼睛有无损伤：
    - 遮蔽手术室的门窗
    - 手术室里的每个人(包括患者)都应该戴上合适得紧裹式护目镜(下面是关于如何适当的保护眼睛的表格)
    - 在患者佩戴的护目镜下面放置湿润护眼垫

适当的眼睛保护		
激光类型	损伤的结构	防护措施
CO_2	眼角	清晰的焦距
Nd：YAG	视网膜	绿色护目镜
Ruby	视网膜	红色护目镜
Argon	视网膜	琥珀色护目镜

静脉气体栓塞：

- 气体通常用于冷却激光电极端
- 气体栓塞可以出现于(尤其是在腔镜子宫手术中)：
    - 可以使用生理盐水充气法，但是可能出现液体超负荷
- 严密观察呼吸末 CO_2 分压。若怀疑出现栓子，停止使用激光并立即循环

支持直至栓子被处理

激光羽：

- 手术室人员需吸走蒸发的组织
- 理论上，激光羽可能成为感染（病毒）或恶性细胞的载体
- 考虑使用高效过滤口罩

气道着火（ETT 点燃引起）：

- 预防气道着火：

  ➤ 限制 FiO_2 至最低且能使患者的氧含量达到最佳（21% ~ 40%）

  ➤ 避免使用 N_2O（助燃）

  ➤ 使用专门设计的管（如果没有，在管周缠绕一层金属箔）

  ➤ 提倡医生在袖口放置湿纱布

  ➤ 在袖口涂抹亚甲蓝染色的盐水为外科医生提供可见的袖口穿刺标识

- 气道着火的处理：

  ➤ 立即停止使用激光

  ➤ 立即切开激光管的电路。这样能迅速灭火：

    ▪ 灭火后立即拔管。若切断电路后仍着火，应立即向患者口内灌入生理盐水

  ➤ 拔管后将导管放入水中

  ➤ 重新插管：

    ▪ 气道损伤将会增加插管的难度，此时应考虑使用困难气道的设备和仪器。如有必要，医生应准备行气管切开术

  ➤ 用支气管镜评估肺部受损情况，患者应术后带管。监测患者的动脉血气以及胸片；评估患者气道肿胀程度（可考虑给予类固醇激素）

（李楠 译　王国林 校）

第 73 章

眼科手术

Manuel Corripio，MD

基础知识

- 调节眼内压(IOP)，正常眼内压值:1.6~2.7kPa

影响 IOP 的因素	
影响因素	IOP 的变化
中心静脉压 　升高 　降低	↑↑↑ ↓↓↓
动脉压 　升高 　降低	↑ ↓
PaCO₂ 　升高 　降低	↑↑ ↓↓
PaO₂ 　升高 　降低	0 ↑

- 临床要点:面罩过紧、不当俯卧位或者球后出血产生的压力都会导致 IOP 升高
- IOP 降低的机制:血压降低引起脉络膜的容量下降,同时眼外肌(EOM)松弛降低眼壁张力以及视盘收缩有利于房水外流
  - ➢ 临床要点:琥珀酰胆碱通过使 EOM 长时间收缩而使 IOP 在 5~10min 内升高 0.8~1.35kPa。这导致:
    - ▪ 开放性手术或者眼外伤导致眼内容物受压

麻醉药对 IOP 的影响	
药物	**对 IOP 的影响**
吸入性麻醉药	
挥发性麻醉药	↓↓
N_2O	↓
静脉麻醉药	
巴比妥类药物	↓↓
苯二氮䓬类药物	↓↓
氯胺酮	?
阿片类药物	↓
肌松剂	
去极化肌松剂(琥珀酰胆碱)	↑↑
非去极化肌松剂	O/↓

O,无影响;↑,IOP 升高(轻度、中度升高);↓,降低(轻度、中度);?,尚存争议

- 20 分钟的异常被动牵拉试验(常在测试斜视手术中使用)
- 眼心反射:
  - 反射途径:三叉神经传入支(V1)/迷走神经传出支(X)
  - 最常见于:小儿的斜视矫正术
  - 症状/体征:心律失常包括心动过缓、室性心律失常、窦性停搏。清醒的患者常出现嗜睡、恶心
  - 预防:
    - 抗胆碱能药物,静脉注射比肌内注射效果更佳
    - 球后神经阻滞和(或)深吸入麻醉可能也有效
    - 外科医生可行局部浸润麻醉
  - 术中管理:
    - 应立即通知医生并暂时停止手术刺激直到血流动力学恢复稳定
    - 确认有足够的通风,氧合和麻醉深度
    - 若出现血流动力学不稳定时需静脉注射阿托品(10μg/kg)
    - 若出现多个症状,可局部浸润麻醉阻滞眼直肌
- 眼内气体膨胀:
  - 外科医生手术过程中可能会将空气或气体注入眼后房,导致视网膜分离,因此眼部手术需要更好的愈合

➤气泡通常在扩散后 5 天内被吸收

➤若患者吸入 N_2O,会使气泡的体积增大从而使 IOP 升高

➤ N_2O 在血液中的溶解度是氮气(空气的主要成分)的 35 倍以上

➤六氟化硫(SF_6)是一种惰性气体,它在血液中的溶解度小于氮气和 N_2O。它的作用时间可以持续 10 天

➤空气注射 24h 后其气泡的体积是 SF_6 的两倍,因为空气中的氮气比 SF_6 弥散入血后气泡的体积增大的快

➤若大量注入 SF_6,气泡变大的速度慢,这样将不会增加 IOP

➤相反,若患者吸入 N_2O,气泡将迅速变大,从而使 IOP 升高

➤在注入空气之前,N_2O 应停止吸入至少 15min 以上,并且在注入空气至少 5 天内都应避免使用 N_2O;在注入 $SF_6$10 天内应避免使用 N_2O

• 眼科药物引起的副作用

药物	作用机制	副作用
乙酰胆碱	胆碱能受体激动剂(使瞳孔缩小)	支气管痉挛、心动过缓、低血压
乙酰唑胺	碳酸酐酶抑制剂(降低 IOP)	多尿,低钾性代谢性酸中毒
阿托品	抗胆碱能药(使瞳孔放大)	中枢抗胆碱能综合征
环戊通	抗胆碱能药(使瞳孔放大)	定向力障碍、精神异常、抽搐
乙膦硫胆碱	胆碱酯酶抑制剂(使瞳孔缩小,降低 IOP)	延长琥珀酰胆碱和米库氯铵肌无力的作用时间、支气管痉挛
肾上腺素	交感神经受体激动剂(使瞳孔放大,降低 IOP)	高血压、心动过缓、心动过速、头痛
去甲肾上腺素	α-肾上腺素受体激动剂(使瞳孔放大,使血管收缩)	高血压、心动过速、心律失常
东莨菪碱	抗胆碱能药(使瞳孔放大,使血管收缩)	中枢抗胆碱能综合征
噻吗洛尔	β-肾上腺素受体阻滞剂(降低 IOP)	心动过缓、哮喘、充血性心力衰竭

术前注意事项

- 患者年龄不同,其麻醉前用药也发生相应变化
  - ➤ 儿童:通常患有先天性异常(Down 综合征、Goldenhar 综合征、风疹)
  - ➤ 成年人:通常是老年人,常合并多种系统疾病(如高血压、糖尿病、冠状动脉性心脏病)

术中监测

- 由于患者的头部远离麻醉医生,因此监测脉搏血氧饱和度和呼吸末二氧化碳分压是非常重要的
- 术中出现 ETT 弯折、通气通路断开和意外脱管的可能性非常大
- 通过使用预成型的 RAE/ETT 可使导管发生弯折和阻塞的可能性降到最低
- 术中发生心律失常的可能性增加(眼心反射):需要监测脉冲音以及行持续性 EKG 监测
- 婴儿的体温通常升高,这是由于他们从头至脚都被铺巾覆盖以及无意义的身体接触

麻醉诱导

- 诱导方法的选择更多是取决于患者所患的并发症而不是所要实施手术的类型
- 控制 IOP 和平稳的麻醉诱导对眼球破裂或开放性手术的患者有益
  - ➤ 深度麻醉和充分肌松能有效地避免患者发生咳嗽
  - ➤ 预先注射利多卡因(1.5mg/kg)或阿片类药物能避免因喉镜检查所致的 IOP 反应
  - ➤ 罗库溴铵比琥珀酰胆碱更为常用的原因是后者能升高 IOP
  - ➤ 大多数开放性眼外伤的患者伴有"饱胃",因此需要行快速诱导插管

麻醉维持

- 这类手术的疼痛和应激反应一般比其他类型的手术要小
- 老年患者由于其对心血管刺激的反应降低以及手术需要维持足够的麻醉深度,从而导致低血压的发生。充足的静脉输液、小剂量的麻黄碱

(2 ~ 5mg)以及在麻醉深度监测下使用非去极化肌松药,从而达到一个较浅的麻醉深度程度,这样能使低血压发生的可能性降到最低

- 术中静脉注射甲氧氯普胺(成人 10mg)或 5-羟色胺拮抗剂(成人在手术结束前 30min 注射昂丹司琼 4mg)能降低 PONV 的发生率
- 给予患者地塞米松(成人诱导后给药 4mg)后会出现强烈的 PONV

术后管理

- 平稳的苏醒期旨在降低伤口裂开的风险
- 患者在 3 期麻醉深度时拔管,能有效地避免苏醒期发生呛咳:
  - ➤ 手术即将结束时,肌松药的作用被拮抗,此时可恢复自主呼吸
  - ➤ 停止吸入 N_2O 以及注射利多卡因(1.5mg/kg)能暂时减弱咳嗽反射
  - ➤ 注射利多卡因后拔管可在 1 ~ 2min 内进行,以及患者在自主呼吸恢复期间需吸入 100% 纯氧
  - ➤ 可以选择使用喉罩(LMA)(Bailey maneuver)来代替 ETT
  - ➤ 直到患者恢复咳嗽和吞咽反射前,适当的气道管理都是非常重要的
  - ➤ 这种方法不适用于有较高误吸风险的患者
- 小剂量的静脉麻醉药对于术后镇痛作用是十分有效的。严重的疼痛可能是出现眼压增高、角膜损伤或出现其他手术并发症的标志

局部麻醉

- 眼球后阻滞(见图 73 - 1):
  - ➤ 局麻药注射至眼外肌形成的肌圆锥体内
  - ➤ 将 25 号注射器的钝针头刺入眼球眶下缘中、外 1/3 交界处
  - ➤ 当针朝向圆锥体顶端进针约 3.5cm 的过程中嘱患者向内上方看
  - ➤ 进针回抽确定无血管内注射后,可注射 2 ~ 5mL 的局部麻醉药并拔出针头,然后向眼球加压 90 ~ 120s,这样可降低出血的风险
  - ➤ 局麻药的使用:2% 利多卡因和 0.75% 丁哌卡因或罗哌卡因,加用肾上腺素(1:200 000 或 1:400 000)可能会减少出血及延长麻醉作用时间
  - ➤ 透明质酸酶,是能水解结缔组织中多糖类的酶,需要经常添加(3 ~ 7IU/mL)以提高麻醉药的扩散速率

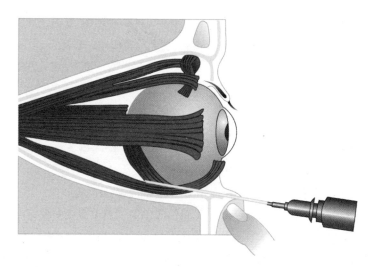

图 73-1　眼球后神经阻滞术

- ➢ 阻滞成功的标志是常伴有麻醉成功、眼球不能运动以及眼脑反射的消失
- ➢ 有时需阻滞面神经以防止眨眼(图 73-2)
- ➢ 并发症:球后出血、眼球穿孔、视神经萎缩、面肌痉挛、眼心反射、急性神经性肺水肿、三叉神经阻滞和呼吸骤停
- ➢ 球后神经阻滞后呼吸暂停综合征可能是由于麻醉药注入视神经鞘后并扩散至脑脊液中。中枢神经系统暴露在高浓度的麻醉药中,患者从而出现恐惧和意识不清。呼吸暂停可能在给药 20min 内出现,且在 1h 内得到缓解。此时,需对患者行支持治疗,予以正压通气以预防发生缺氧、心动过缓和心搏骤停
- ➢ 禁忌证:出血性疾病、高度近视(眼轴较长将会增加眼球穿孔的风险)或开放性眼外伤(自球后注射药物产生的压力可能导致眼内容物通过伤口流出)
- 眼球周阻滞(见图 73-3):

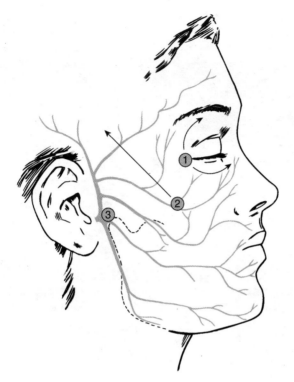

(1)van Lint, (2)Atkinson, (3)O'Brien.(Reproduced from Morgan GE,Mikhail MS,Murray MJ:*Clinical Anesthesiology*. 4th ed. Figure 38-2. Available at：www. accessmedicine com. Copyright Ⓒ The McGraw-Hill Companies,Inc. All rights reserved.)

图 73-2　面神经阻滞的技术

➢ 与球后阻滞相比,针头不需要穿至眼外肌形成的肌圆锥体中,这两种阻滞方法都能较好的使眼球不能运动

➢ 这种阻滞的优点包括减少眼球穿孔、视神经和动脉被划伤的风险,以及减少注射时产生的疼痛

➢ 缺点包括起效慢和增加淤血的可能性

- 行此方法阻滞时嘱患者仰卧位,眼睛直视正上方

- 结膜表面麻醉后,需要再给予 1～2 次经结膜注射麻醉药

- 当出现眨眼时,中途可在眼外眦和下睑缘之间行颞下阻滞

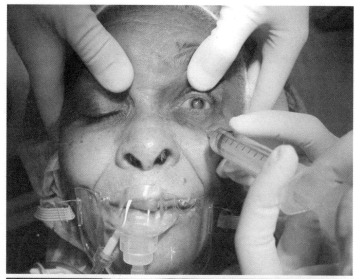

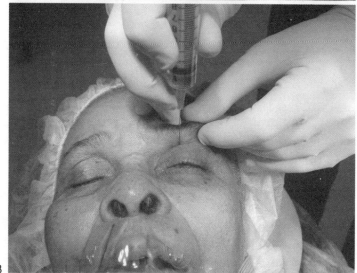

经典的球周阻滞包括两次注射。(A)第一次注射是在眶下缘和颞侧,进针位置和球后神经阻滞位置相同,但有一个向上偏内的角度。(B)第二次注射是在眶上缘和鼻侧,在眶顶缘 1/3 与 2/3 交界处。(Reproduced from Hadzic A: *The New York School of Regional Anesthesia Textbook of Regional Anesthesia and Acute Pain Management*. Figure 21-4. Available at: www.accessanesthesiology.com. Copyright © The McGraw-Hill Companies, Inc. All rights reserved.)

图 73-3 球后阻滞(见彩图)

- ■ 平行于眼眶底向眼球进针,当进针至眼球正中时针头稍偏向内侧
  (约 20°)和头侧(约 10°)
- ■ 注射 5mL 麻醉药

(李楠 译　王国林 校)

第 74 章

内分泌科手术

Brooke Albright, MD

甲状腺

- 甲状腺功能亢进(简称甲亢)
  - ➤ 病因
    - ■ 在 Graves 病,结节性甲状腺肿,毒性腺瘤,甲状腺炎,垂体促甲状腺激素增多症中甲状腺激素释放过剩。缺碘(胺碘酮或血管造影),妊娠
  - ➤ 症状和体征
    - ■ 甲状腺肿
    - ■ 出汗
    - ■ 心动过速,神经质
    - ■ 肠或月经问题
    - ■ 眼部症状(眼病)
    - ■ 皮肤病
    - ■ 骨骼肌无力
    - ■ 血管舒张
    - ■ 怕热
  - ➤ 术前
    - ■ 用抗甲状腺药物,手术或放射疗法,减少甲状腺组织

- 丙硫氧嘧啶(PTU),甲巯咪唑和卡比马唑可以用来抑制碘化物的有机化和激素合成
  - 大多数甲亢患者至少需 6~8 周调节甲状腺激素的水平
  - Graves病最佳治疗时段是抗甲状腺激素低剂量治疗 12~18 个月,以防止复发
  - 除非有禁忌证,β-受体阻滞剂应该用在所有甲亢患者以降低过高的交感神经活性。目标是 HR <90 次/分
    - 普萘洛尔用药 1~2 周以上也可减少游离的 T4 转化为 T3
  - 碘化钾可用于手术之前,以减少循环中的甲状腺激素及心血管症状
  - 糖皮质激素(地塞米松 8~12 mg/d)可以应用在严重的甲状腺功能亢进症中,以减少激素的分泌及游离 T4 转化为 T3
  - 为了评估甲状腺肿患者,特别是胸骨后甲状腺肿的患者的气道状态,需要进行彻底地呼吸道检查。可能有必要进行清醒纤支镜插管或吸入诱导
- 术中
  - 所有抗甲状腺药物应在监测下继续给药
  - 在甲状腺切除术中最常用的麻醉技术是给予气管插管和肌肉松弛的全身麻醉。如果有某种程度的气管受压,可能需要加强型气管导管
  - 由于损伤喉返神经(RLN)而导致临时的单侧声带麻痹的发病率占 3%~4%。使用在声带水平有肌电电极的气管导管可以进行喉返神经损伤的电生理监测。当神经受到刺激,即可获得肌电反应,进而确定喉返神经损伤
  - 麻醉的目标是保持足够的深度,以避免手术刺激引起过强的交感反应
    - 甲亢不增加 MAC 值
  - 避免可以刺激神经系统的药物,如泮库溴铵和氯胺酮
    - 避免释放组胺的药物,如阿曲库铵和万古霉素
  - 用直接作用的升压药治疗低血压,而不是间接释放儿茶酚胺的药物
  - 初期可能需要使用的肌松药剂量减少,并使用神经刺激器指导后

续的肌松药剂量

- 一些外科医生在颈丛神经阻滞和监测的麻醉管理下行甲状腺手术。通常情况,在甲状腺肿或结节较小侧行颈浅丛阻滞,而在结节较大的一侧同时行颈深、浅丛阻滞。避免进行双侧深丛阻滞,因为这会导致膈神经双侧阻滞

➢ 术后

- 甲状腺切除术的并发症包括喉返神经损伤、由于血肿或气管软化而致的气管受压、甲状旁腺功能减退
- 术后第一个 24～96h 可出现医源性甲状旁腺功能减退,可能导致低钙血症,表现为喉喘鸣,严重者表现为喉痉挛
- 通过在术前和术后让患者发" ee "音,评估喉返神经是否损伤。双侧喉返神经损伤导致失声,需要立即重新插管。单侧损伤可引起短暂的声音嘶哑

➢ 警告

- 甲状腺危象:是甲状腺功能亢进可能危及生命的急性发作。症状包括高热、心动过速、心律失常、心肌梗死、慢性心衰、躁动、谵妄、黄疸、腹痛、严重腹泻、昏迷等。主要是支持治疗,包括给予大剂量 PTU。它与恶性高热、嗜铬细胞瘤和浅麻醉有区别
- 妊娠期甲亢:增加流产、死胎、早产、胎儿宫内发育迟缓、重度子痫前期或胎盘早剥的风险。通常不建议手术。妊娠的过程中避免放射性碘治疗,因为它可能会破坏胎儿甲状腺而造成永久性甲状腺功能减退。PTU 在妊娠期可以应用,因为它比甲疏咪唑有较少的致畸作用。然而,随着越来越多的报道称服用 PTU 可损坏肝脏,有些女性可能会在妊娠期前 3 个月用 PTU,后又改为甲疏咪唑

• 甲状腺功能减退

➢ 病因

- 原发性:甲状腺激素分泌减少(如,桥本氏甲状腺炎、自身免疫性、放射性 、手术或特发性等原因)
- 继发性:下丘脑或垂体疾病

➢ 症状和体征(见表74 –1)

➢ 术前

- 用 L-甲状腺素治疗(左甲状腺素,优甲乐),6～12h 起效,10～

12 天达峰值,半衰期 7.5 天

- 避免给嗜睡患者实施术前用药法
- 做电解质等实验室检查

➤ 术中

- 吸入麻醉药可增加对于心肌抑制药物的敏感性,可能需要动脉置管监测血压
- 患者可有低通气反应导致低氧血症和高碳酸血症
- 有骨骼肌无力症状的患者,可能会延长神经肌肉的阻滞。大多数神经肌肉阻滞患者可以接受低剂量的肌松药。但需用神经刺激器指导给药
- 倾向体温过低:维持患者术中体温
- 减少药物的肝脏代谢和肾脏排泄

➤ 术后

- 在重症甲状腺功能减退患者中,由于呼吸肌无力(甲状腺功能减退性肌病)和对于高碳酸血症的反应降低,预期需延长术后通气时间,这可能继发紧急事件或通气降低

➤ 警告

- 黏液性水肿昏迷:甲状腺功能减退症罕见的严重情况,死亡率为50%,特征是谵妄、昏迷、通气不足、低体温(主要特征,见于80%的患者)、心动过缓、低血压、严重稀释低钠血症。主要治疗是静脉注射甲状腺素

甲状旁腺

- 甲状旁腺功能亢进

  ➤ 病因

  - 原发性:多发性内分泌瘤病(MEN)1 型或 2A 、腺瘤、癌
  - 继发性:肾衰竭或垂体腺瘤

  ➤ 症状和体征

  - 高钙血症的症状如骨骼肌无力、疲乏、食欲减退、精神障碍、抑郁症、胃肠不适、脱水、肾结石、骨质疾病、心血管疾病

  ➤ 术前

  - 术前高品质的异丁基异腈扫描和(或)甲状旁腺超声对于指导医生

决定是否执行微创甲状旁腺切除术(MIP)或完整的双侧颈部探查(BNE)是极其重要的。对于 MIP,只有单一的功能失调的腺体被除去,保留其余的部分。另外,一些外科医生喜欢 BNE 手术,对四个甲状旁腺都进行探查,并进行扩大的腺体切除

- 微创甲状旁腺切除术的排除标准包括大肿瘤、甲状腺相关疾病、怀疑为癌、锂治疗、慢性肾衰竭和之前做过颈部手术的患者

■ 获取基础心电图,与以前的心电图比较

■ 纠正电解质紊乱

■ 获取基础甲状旁腺激素水平,利于手术当天麻醉的管理

■ 记录术前是否存在声音嘶哑,正确评价术后喉返神经是否损伤

■ 患者提出手术治疗甲状旁腺功能亢进症的次要原因有显著心血管和肾脏并发症,可能需要最佳的医疗和透析

- 活性维生素 D 治疗(骨化三醇,帕立骨化醇)和磷酸盐结合剂可能可用于术前抑制 PTH 水平

➢ 术中

■ 区域麻醉、颈浅丛阻滞和 MAC 镇静是 MIP 麻醉的主要方式。与患者讨论麻醉计划之前,与外科医生确认是否采用微创手术方式

- 有研究报道,区域麻醉的患者有更好的能量水平,与全麻的患者相比可以更早开始工作

- 在 MAC 下的局部麻醉的另一个好处是可通过术中发音减少喉返神经的损伤

■ 对于不能采取 MIP 麻醉或不能耐受在 MAC 下的区域麻醉的患者,可以考虑采用 LMA 的全麻。最好避免使用肌松药,因为手术时间短暂,难以估计剂量。并且难以区别喉返神经损伤和术后残留的肌松效应

■ 对于甲状旁腺的手术,手术区域非常接近面部,可能会有高浓度的氧气聚集在帷幕下。因为氧气比空气的密度更大,所以它经常聚集在大部分空隙,通常沿着患者的颈部最接近手术中使用电凝的地方。为了避免严重的气道起火,可以低流量给氧及沿着患者面部高流量的空气流通,可以阻止危险区域的氧蓄积

■ 在切除甲状旁腺组织后,在术中快速化验 PTH,应该监测完全切除

甲状旁腺组织的患者的甲状旁腺激素指数降低的水平从而治疗原发性甲状旁腺功能亢进。血样应该根据手术时间,在切除腺体即刻、后 5min、10min、15min、20min 取。如果 PTH 的水平仍然很高,没有呈指数下降,那么应该重新探查仍存的甲状旁腺,或者考虑其他诊断

- 因为大部分患者在术中胳膊被垫着裹在体侧,所以难以频繁的取血样。最可信的方法是通过静脉置管取血样。所有的血样可以通过静脉置管取,免去患者额外的穿刺以及术中体位变换的需要,注意不要用静脉输注的液体稀释样本,可以弃去第一个 10mL 的血,并且在静脉导管取血轻柔一点以避免溶血
- 异丙酚最初被认为干扰 PTH 测定所以过去被避免使用。然而,最近的前瞻性随机试验表明异丙酚镇静剂可能可以使用

➢术后

■许多研究表明,相比于 BNE,采用 MIP 的患者术后住院时间缩短,大部分 MIP 患者术后同一天或在 23h 之内出院回家

■如果 MAC 镇静使用了阿芬太尼或其他短效阿片药,术后应该充分预防恶心、呕吐。一些麻醉医师提倡至少使用 2~3 种预防药(如甲氧氯普胺,昂丹司琼和茶苯海明)

■通过让患者发"ee"评估喉返神经损伤

■大部分外科医生建议术后即刻使用碳酸钙预防低钙血症。如果低钙血症比较严重,可以添加维生素 D

• 甲状旁腺功能减退

➢病因

■医源性(甲状腺、颈部手术意外切除或放射的并发症),特发性或先天性(迪乔治综合征、自身免疫性多腺体衰竭综合征、钙敏感受体缺陷)

➢症状和体征

■肾脏对钙的重吸收导致反射性钙降低和异常的矿物质代谢,包括低钙血症、高磷血症和低镁血症。临床表现包括神经肌肉可激性、肢体麻木、手足搐搦(手足痉挛)、喉痉挛、骨痛、乏力、关节痛、肌肉痉挛、骨质疏松症、癫痫、心动过缓、低血压和 QT 间期延长。慢性高尿钙症可导致肾功能损伤,肾钙化和肾功能不全

➢ 术前

- 本病的管理包括补充缺乏的矿物质,以及近日补充甲状旁腺激素。患者必须被监控防止过度治疗,因为高尿钙症可导致肾钙化和永久性肾损害

  • 此时唯一被 FDA 批准的治疗方法是给予维生素 D 类似物。合成的人 PTH 最近被美国 FDA 批准用于治疗严重骨质疏松,目前正在被用来治疗难治性的甲状旁腺功能减退症

- 实验室检查应包括钙、磷酸盐、和镁——任何不正常应予以纠正。肌酐水平也应当被测定评估基础肾功能

➢ 术中

- 手术治疗甲状旁腺功能低下症是罕见的。然而最近,甲状旁腺同种异体移植更受欢迎,因为移植组织缺乏免疫原性抗原,省去了免疫抑制剂的使用

  • 异体移植是在局部麻醉下在非优势前臂的皮肤和皮下组织用一个微小的切口进行。选择手臂是因为便于监测移植功能并且有可用的发达血管网

- NMB 可以持续很长时间,所以建议使用保守剂量

➢ 术后

- 患者 S / P 全甲状腺切除手术因术中不慎切除甲状旁腺,有很高的风险出现短暂的或长期的低钙血症。研究表明低水平甲状旁腺激素(PTH)可以预测即将发生低钙血症。有些耳鼻喉外科医生认为应常规术后给予钙、维生素 D,而另一些医生认为当 PTH 水平 < 15 mg/dL 时应给予钙进行治疗,还有其他医生根据钙的水平趋势给予

垂体

- 病因
  ➢ 垂体腺瘤、颅咽管瘤、双侧肾上腺切除部分负反馈的结果(纳尔逊氏综合征)
- 症状和体征
  ➢ 临床表现取决于肿瘤是否分泌激素
    - 非分泌激素的肿瘤有占位问题,包括视觉变化(即双颞侧偏盲)

和头痛。它们也可以呈现与垂体功能低下的特点(即皮肤的变化、体毛、阳痿、不孕、闭经、甲状腺功能减退以及肾上腺功能减退)

- ▪ 分泌性肿瘤包括:
  - • 分泌生长激素(GH)(肢端肥大症)——面部骨骼、软腭、会厌及鼻甲肥大。鼻、舌、唇及软组织增厚。声音嘶哑应提示可能为喉狭窄、声带固定、或喉返神经麻痹。慢性病肢端肥大症可能导致严重的慢性心衰,严重的糖尿病和肾功能不全
  - • 促肾上腺皮质激素(ACTH)分泌(库欣症)——高血压、缺血性心脏疾病、左心室肥大、非对称性室间隔肥大、钠和水潴留、糖尿病、皮肤薄、容易瘀伤、虚弱和盆腔带肌疼痛、低钾血症、严重骨质疏松
  - • 促甲状腺激素(TSH)分泌——甲亢症状(见甲亢前述的"症状和体征")

- • 术前
  - ➢术前血液检查应包括血糖,肾功能检查,电解质包括钾、钙和钠含量
  - ➢内分泌检查垂体前叶的功能、激素活性,而在垂体机能减退病例中,优先选择替代治疗
    - ▪ 在生长激素分泌性肿瘤,建议术前给予生长抑制素类似物奥曲肽治疗见第75章,这可能扭转一些喉的变化,改善睡眠呼吸暂停,并避免术前气管切开术,改善睡中呼吸抑制。此外,患有严重肢端肥大症患者可引起的CHF,术前用奥曲肽治疗可改善心功能
    - ▪ 在分泌促肾上腺皮质激素和促甲状腺激素的肿瘤,外科手术所致的应激反应可能需要术前皮质醇替代治疗,这可以抑制激素释放,利于控制症状和体征
    - ▪ 在分泌促甲状腺激素的肿瘤,术前可能需要β-受体阻滞剂(普萘洛尔)和抗甲状腺药物
  - ➢所有肿瘤累及到蝶鞍上的眼科患者应进行视野检查和视力测试
  - ➢应检查催乳素水平,以排除泌乳素瘤,如果确诊,应给予多巴胺受体激动剂,而不是手术
    - ▪ 催乳素、促卵泡激素(FSH)和促黄体激素(LH)分泌激素似乎并没

　　有与需要考虑的麻醉医学症状相关

> 有些机构建议术前用药给予格隆来减少鼻咽部分泌物

> 应告知患者术后鼻腔填塞,需要通过嘴呼吸,以避免在恢复期中可能的痛苦

- 术中

> 90% 的垂体瘤是通过经蝶入路切除。剩余的 10% 需经颅切除的肿瘤通常较大,预后不佳且有较高的并发症发生率

> 在分泌生长激素的肿瘤手术中,需评估困难气道。在可选择的情况下,应该执行清醒术前气管切开术

> 在分泌促甲状腺激素的肿瘤,高度怀疑可能出现甲状腺危象

> 气管插管后,为了从鼻咽部吸引血液,并防止血液进入气管和食道,通常会堵塞口咽

> 为了即时监测血压和抽血要进行动脉置管

> 应避免使用氧化亚氮,特别是患者在半坐体位,会增加静脉空气栓塞的危险

> 内镜经鼻蝶垂体手术麻醉要求包括:

- 血流动力学稳定
  - 因为用血管收缩剂治疗鼻塞,所以要做好治疗高血压和应对紧急情况的准备
  - 为了避免血压突然升高,积极控制疼痛刺激是必要的,特别是当外科医生手术过程中经蝶窦接近鞍底时,建议使用短效阿片类药物(如瑞芬太尼)防止稍后出现的紧急情况

- 方便术野暴露
  - 由于手术视野小而窄,有效的控制动脉压,限制出血是必需的,即使是最少的出血量都可使垂体腺瘤切除术复杂化
  - 为了尽量减少鼻腔黏膜的出血风险,在通过鼻道插入外科器械之前,优先应用可卡因或利多卡因混合肾上腺素
  - 对于有显著鞍上扩展的肿瘤,放置腰椎脑脊液漏,可以允许注射浓度为 0.9% 的生理盐水 20 ~ 30mL,向下朝蝶窦以降低鞍膈,利于更完全的切除

- 神经系统评估平稳迅速
  - 该过程通常是短暂的,所以神经肌肉阻滞和阿片类药物合理运

用是必要的

- 因为鼻腔填塞,患者应完全清醒后拔管,以防止气道损害
  - 颅内压升高通常在经蝶垂体切除术中不是核心问题,但是如果肿瘤较大,在经颅切除中就会是一个问题
  - 为避免血液误吸,在拔管前,应迅速移除口咽堵塞物,小心吸入口鼻咽部

- 术后
  - 因鼻腔填塞有潜在的通气困难风险
    - 避免阿片类药物过量,并保证充分的神经肌肉阻滞的逆转,防止术后呼吸抑制
  - 这些患者术后应避免正压通气,因为有张力性积气、静脉空气栓塞、以及引入蛛网膜下腔细菌的风险
  - 术后检查视力和视野,观察在肿瘤切除后是否恢复或改善
  - 术后有激素分泌功能不全或垂体功能缺陷持久存在的可能性
    - 尿崩症(DI)为垂体柄或下丘脑损伤的结果,经颅手术比经蝶窦手术更常见
    - 抗利尿激素的分泌减少导致低钠血症,最常见于手术后的前几天
  - 由于中断血液供应或直接手术损伤伤害到下丘脑,可表现为术后 DI 和体温调节障碍、进行性肥胖、记忆功能丧失、昼夜睡眠节律中断
  - 脑脊液漏(视为流涕)可以通过放置腰椎脑脊液漏来处理,促进漏的愈合
  - 切除后,如果患者需返回进行后续手术,患者将最有可能保持糖皮质激素和甲状腺激素替代,且这两者都需要在围术期给予。由于后垂体通常被保留,垂体后叶素或催产素通常不需要替代
  - 警告:
    - 垂体卒中是一种急性起病的垂体功能低下,因为肿瘤出血或梗死形成。它被认为是外科急症,因为它可以导致失明,颅神经麻痹和颅内压增高

建议

- 在甲亢中减少外周 T4,T3 转化的 3 种常用药物是 PTU,普萘洛尔,糖皮质激素

- 甲亢不增加 MAC 的需要
- 甲状腺危象是甲亢威胁生命的表现,治疗包括支持治疗和大剂量 PTU
- 黏液性水肿昏迷是甲减的一个少见的严重表现,有 50% 的致死率,静注甲状腺激素治疗
- 在某些内分泌手术(如,甲状腺肿,肢端肥大症)的患者中应该评估困难气道
- 随着成像技术的发展及对甲状旁腺腺瘤或功能障碍甲状旁腺的定位功能,可进行高选择性及小浸润性手术
- 在决定将 MAC 下的区域麻醉作为甲状旁腺切除术最终麻醉方式之前,应该与外科医生确认患者要进行的是微创手术
- 通过降低氧气流量防止甲状旁腺切除术中气道起火,增加患者头颈部空气循环以避免氧气蓄积,并且避免使用氧化亚氮
- 由于可引起视盲,脑神经麻痹及颅内压升高,垂体卒中是手术急症
- 在 s/p 垂体前叶切除术患者围术期替代使用糖皮质激素及甲状腺素是必要的

表74-1　甲状腺功能低下的症状和体征

轻度	中度	重度
•疲劳	•昏睡,精神萎靡	•低甲心肌病伴随心搏量及收缩力减低
•体重增加	•语速减慢,反应迟钝	•室性心律失常增多
•皮肤干燥粗糙	•畏寒	•收缩期血管阻力增加,血容量降低,心包及胸膜积液,呼吸及一氧化碳弥散量降低
•毛发易断	•便秘	
•声嘶	•月经量过多	
•舌体肥大	•运动缓慢	
•面部粗糙	•眶周非凹陷性水肿	
	•心电图 T 波低平,P 波/QRS 波群振幅减低(心包积液中胆固醇聚集)	
	•心律缓慢	

(王志芬 译　王国林 校)

第 75 章

良性肿瘤、生长激素抑制素和奥曲肽

Ruchir Gupta，MD，Arthur Atchabahian，MD

病理生理学

良性肿瘤异常分泌血管活性物质（如组胺、血管舒缓素、血清素）
最常见的肿瘤发生部位：小肠、胃、卵巢。

分泌的激素作用		
	血清素	激肽释放酶	组胺
临床表现	冠状动脉痉挛、高血压、腹泻	低血压、面色潮红、支气管收缩	血管舒张、支气管收缩、心律失常

术前

- 测量 5-羟吲哚乙酸（5HIAA）是最常用的良性肿瘤的诊断方式
- 超声心动图可以帮助划定是否心脏受累（肺动脉水平狭窄和三尖瓣反流最常见）
- 如果腹泻，可能低血钾
- 于手术前 2 周，每日 3 次给予奥曲肽 100mg，如果需要可增加剂量，直到500mg，每日 3 次，直到症状消失
- 监测肝功能和血糖
- 患者服用奥曲肽应该持续到手术日清晨
- 应给予苯二氮䓬类镇静剂防止压力诱导释放的血清素
- 也应给予 H1 和 H2 受体阻滞剂（如：苯海拉明 25mg 静注，雷尼替丁50mg 静注）

麻醉

监测：动脉置管是有用的，因为在肿瘤旁边操作可引起广泛血流动力学的

波动。

中心静脉置管和放置肺动脉导管也可能是有益的;如果心脏功能改变考虑应用经食管超声心动图。

诱导:要维持血流动力学稳定,可以使用依托咪酯或异丙酚。因为可能会导致组胺释放,应该避免使用琥珀酰胆碱。

术中:所有吸入药均可以应用但地氟醚可能会更好,因为万一肿瘤有肝脏转移,地氟醚很少经肝脏代谢。

多次测量电解质。

避免药物引起介质的释放。

肿瘤切除前应使用奥曲肽 25 ~ 100μg,以减少对血流动力学的影响。

麻醉药物和良性肿瘤	
药物诱发介质释放(避免)	未知药物释放介质(使用)
琥珀酰胆碱、美维库胺、阿曲库铵、肾上腺素、去甲肾上腺素、多巴胺、异丙肾上腺素、硫喷妥钠、吗啡	依托咪酯、异丙酚、维库溴铵、顺阿曲库铵、罗库溴铵、舒芬太尼、阿芬太尼、芬太尼、挥发性药物

低血压应该给予容量扩增和奥曲肽治疗,而不是儿茶酚胺/ 拟交感药物。

高血压:加深麻醉,静注艾司洛尔。

术后

在 ICU,有创血流动力学监测 48 ~ 72h。

奥曲肽逐渐减量持续 3 ~ 4 天。

为了防止刺激诱导的介质释放,控制疼痛是很必要的,但避免使用吗啡。

建议与忠告

良性肿瘤的紧急事件可以因为应激、肿瘤坏死、或手术刺激以及麻醉药品如琥珀酰胆碱而显现出来。

可以静注奥曲肽 50 ~ 100μg/h,或静注 25 ~ 100μg 处理紧急情况。

生长激素抑制素和奥曲肽

奥曲肽是一种合成的长效生长激素抑制素的类似物,由胰岛产生的 δ 细胞、胃肠道细胞、中枢神经系统(垂体)自然产生的激素,它们抑制多种内分泌和外分泌分泌物,包括垂体释放的 TSH 和 GH、胃泌激素、胃动素、血管升压素、肠高血糖素、胰岛素、胰高血糖素和胰岛胰多肽。

奥曲肽服用每日 3 次,奥曲肽的缓释片善得定,仅每 4 周 1 次。

适应证:
- 转移性良性肿瘤的患者需要控制症状(腹泻和呕吐)
- 治疗分泌舒血管活性肠肽的肿瘤引起的腹泻
- 肢端肥大症的治疗
- 静脉曲张的出血:减少肝门血流量和静脉曲张的压力;机制不明(标示外)
- 减少小肠动静脉瘘输出量(标示外)
- 治疗与磺酰脲类摄入有关的严重低血糖
- 预防和治疗急性胰腺炎(标示外)
- 一些胃手术后和幽门成形术后患者的"倾倒综合征"

长期使用的并发症:
- 胆囊异常(胆结石和胆泥)
- 胃肠道症状(腹泻、恶心、腹痛)
- 低血糖或高血糖
- 甲状腺功能减退、甲状腺肿

生长激素抑制素和奥曲肽	
生长激素抑制素	奥曲肽(善宁 0.05 mg/mL)
半衰期:3~6 min	血浆半衰期:1~2 h 持续:12h
典型剂量:100~250 μg/h 静注	50~100μg,每日 3 次,最高 500 μg
静脉出血:250μg/h 静注,3~5 天	50μg/h 静注,3~5 天

(王志芬 译 王国林 校)

第 **76** 章

嗜铬细胞瘤

Neelima Myneni, MD

基础知识

- 肿瘤位于肾上腺髓质上,可产生、分泌、储存儿茶酚胺
- 主要分泌去甲肾上腺素同时还有少量肾上腺素,偶尔还有多巴胺
- 据报道因为心血管原因造成术前死亡率高达 45%,与肿瘤大小和儿茶酚胺的分泌水平有直接关系。如果管理适当死亡率是很低的
- 探查手术可以治愈 95% 的患者,死亡率下降到 3%
- "10" 的规律:10% 是恶性的,10% 是肾上腺外的,10% 是双侧肾上腺的
- 偶尔伴随疾病:多发性内分泌腺瘤病ⅡA 型、ⅡB 型,家族性视网膜及中枢神经系统血管瘤病,极罕见伴有多发性神经纤维瘤病、结节性硬化、斯威氏综合征
- 典型临床表现是 30 ~ 50 岁的年轻患者持续性高血压(偶尔是阵发性的)、心动过速、心悸、手颤、出汗、脸红、高血糖(由于刺激 α 细胞引起抑制胰岛素的分泌)
- 有可能发生脑血管意外和心肌梗死
- 对有胸痛和呼吸困难的患者,应该排除儿茶酚胺心肌病的存在。在心肌纤维化之前除去儿茶酚胺的刺激这种心肌病可以逆转
- 诊断:血浆儿茶酚胺水平以及尿香草苦杏仁酸的升高并结合 CT 的发现
- 间位碘代苄胍核素(MIBG)显像可以定位肿瘤

术前注意事项

- 评估终末器官损害迹象,优化内科治疗,降低风险
- 术前至少持续使用 α 肾上腺素受体阻滞剂 10 ~ 14 天
  - ➢ 非选择性 β – 受体阻滞剂(酚苄明)和选择性 α – 受体阻滞剂(哌唑嗪)具有相同效果的控制血压作用
- 持续 β – 受体阻滞剂治疗(通常用于持续性心动过速和节律异常)但必

须同时使用 α – 受体阻滞剂避免刺激 α 受体引起的血管收缩

- 理想的内科治疗效果如下:
    - 术前 48h 入院血压不高于 165/90mmHg
    - 直立性低血压出现时站立血压不低于 80/45mmHg（典型表现是血管扩张造成的鼻塞）
    - 心电图没有 ST-T 改变
    - 室性早搏每 5min 不超过 1 次
- 术前检查应包括
    - 经胸超声心动图以评估左室收缩和舒张功能
    - 实验室检查:Na、K、葡萄糖
- 正常的血容量以及红细胞比容的正常化

除了全身麻醉药物外必备的药物简表		
药物	稀释度	输入范围
硝普钠	50mg 配成 250mL = 200µg/mL	0.5 ~ 10µg/(kg·min)
硝酸甘油	50mg 配成 250mL = 200ug/mL	0.5 ~ 10µg/(kg·min)
尼卡地平	25mg 配成 250mL = 100µg/mL	起始量 5mg/h
		按需加量 2.5mg/h
		最多加到 15mg/h
艾司洛尔	2.5g 配成 250mL = 10µg/mL	5 ~ 200µg/(kg·min)
去氧肾上腺素	20mg 配成 250mL = 80µg/mL	0.2 ~ 1µg/(kg·min)
去甲肾上腺素	4mg 配成 250mL = 16µg/mL	0.2 ~ 20µg/(kg·min)

- 病房中给药
    - 酚妥拉明[注射:2 ~ 5mg,输注:1 ~ 30µg/(kg·min)]
    - 利多卡因(注射:100mg,常用浓度:20mg/mL)
    - 胺碘酮(在 10min 之内缓慢给予 150mg,常用浓度:50mg/mL)

监测

- 诱导前动脉置管
- 中心静脉置管 TLC(最好位于横膈以上),另外有至少 2 个以上的大孔径静脉留置管路

- 根据并发症选用肺动脉导管或经食管超声心动图
- 脑电双频指数帮助鉴别急性高血压是肿瘤还是麻醉过浅引起
- 导尿

麻醉诱导

- 开放入路性手术应考虑放置中号(T7~T9)胸部硬膜外导管用以术后镇痛。肿瘤切除之前不要在局部麻醉进行时放置硬膜外导管以防严重低血压发生
- 有效的镇静催眠药与阿片类镇痛药和无心血管副作用的肌松药联合运用(如,依托咪酯 + 芬太尼 + 罗库溴铵)
- 插管之前确定有足够的麻醉深度
- 诱导和插管期间尽量减小血流动力学波动,起始可以根据动脉置管的读数用小量硝普钠进行输注或者其他作用时间短、可以注射的药物如硝酸甘油、艾司洛尔、去氧肾上腺素
- 避免使用组胺释放性麻醉药(如,吗啡);避免使用刺激交感系统药物(如,地氟烷)或抗胆碱能药(如琥珀酰胆碱、泮库溴铵)
- 七氟烷进行维持

麻醉管理

- 运用阿片类镇痛药与吸入性麻醉药进行平衡麻醉
  - 关键时刻:诱导、插管、切开、气腹、对肿瘤进行手术操作
  - 肿瘤操作
    - 能引起高血压危象(要求外科医生立即停止手术),可以输注硝普钠或酚妥拉明处理,硝酸甘油不如前两者有效。使用血管扩张剂时谨防心动过速
    - 能引起节律异常;用利多卡因、胺碘酮或注射作用时间短的 β - 受体阻滞剂艾司洛尔,作用时间长的药物在肿瘤切除后会造成持续性心动过缓以及低血压
- 肿瘤切除
  - 结扎静脉血流供应导致血压突然下降可以由前期预防性有效的液体管理得到纠正。如果肺动脉导管位置适当,争取肿瘤切除这一阶段前肺动脉楔压保持在 16~18mmHg

- ■ 必要时给予去氧肾上腺素和去甲肾上腺素
- ■ 如果动脉血压没有下降,考虑切除不完全或其他肿瘤
- ■ 监测低血糖,改用含葡萄糖液体防止低血糖的发生
- 腹腔镜手术
  - ➢ 典型的30°头高脚低位,可能引起下肢血液瘀滞
  - ➢ 起始气腹压力应较低(8~10cmH₂O)(1cmH₂O = 0.098kPa)

术后管理

- ICU 监测至少 24h
- 胸片以排除气胸
- 留意
  - ➢ 高血压(50%的患者术后数天仍持续高血压状态,25%患者高血压状态永远持续)
  - ➢ 低血压(由于血浆中儿茶酚胺的减少,第3空间体液的丢失,酚苄明长时间的作用);造成死亡最常见的原因
  - ➢ 低血糖

(王志芬 译 王国林 校)

第 77 章
腹腔镜手术
Jennifer Wu,MD,MBA

基础知识

- 优点
  - ➢ 手术切口小
  - ➢ 对腹部肌肉损伤小
  - ➢ 术后恢复快

　　　➢通气功能恢复快

　　　➢术后疼痛轻

- 适用范围

　　　➢阑尾切除术

　　　➢胆囊切除术

　　　➢肾切除术

　　　➢前列腺切除术

　　　➢多种妇产科和胃肠道手术

- 孕妇和婴幼儿均可安全行此种手术。注意避免术中发生高碳酸血症和酸中毒

术前

- 牢记随时可能变成开放性手术
- 通常不需要神经阻滞麻醉
- 术前充分补液:气腹过程中血容量不足易造成血压过低
- 对于心血管事件(充血性心力衰竭,冠心病)或呼吸耐受性欠佳(限制性或阻塞性综合征)的危重患者手术方法应该优化,因为腹腔镜检查会引起血流动力学的改变,包括降低心排血量和增加收缩压
- 预防血栓形成的方法同开放性手术相似
- 腹腔镜手术的禁忌证

　　　➢肺气肿伴随肺大泡

　　　➢复发性气胸

　　　➢房间隔缺损(ASD)或室间隔缺损(VSD)的患者

　　　➢脑室 – 腹腔(VP)分流术,腹膜颈静脉分流术

　　　➢颅内压(ICP)增高,急性青光眼

　　　➢膈疝

监测

- 全麻过程中密切监测通气功能和呼气末 CO_2

　　　➢因为气腹过程中打入的 CO_2 会被全身吸收,呼气末 CO_2 升高,因此需要增加每分通气量(通常通过增加呼吸频率来实现)

　　　➢呼气末 CO_2 在约 30min 之后应该达到稳定水平。这段时间后若呼气

末 CO_2 明显增加则意味着出现了皮下气肿

> 腹内压的增高和头高脚低的体位可能使患者的潮气量减少,特别是在使用压力控制性呼吸的情况下。为了维持足够的通气量,必要时需要调整呼吸机设置的呼吸频率

> 特别是患有呼吸系统疾病或是有充血性心力衰竭(CHF)的患者,动脉血 CO_2 分压和呼气末 CO_2 之间的坡度增加

• 对于有心血管事件的危重患者或是不能耐受腹腔镜引起的心排血量减少和收缩压增高的患者,需要施行有创动脉血压监测,甚至肺动脉导管(PAC)/经食管超声心动图(TEE)

诱导

• 气管插管和肌松药必备

• 随时关注体位

> 不符合生理的头高脚低位可能导致肩颈部受压

> 上肢应舒适的裹在里面或是确保有垫臂板

• 在插套管针之前先置入 OGT 使胃部减压

• 术后恶心呕吐风险很高。除非有禁忌,诱导后静脉给予 10mg 地塞米松,然后于拔管前 30min 给予一种 HT5-抑制剂(例如,昂丹司琼 4mg 静注)

维持

• 手术早期应关注患者心率,因为打气过程中会引起迷走神经反射

> 与外科医生协商释放腹内气体,降低腹内压力

> 如若心动过缓没有缓解,静脉给予 0.5 ~ 0.7 mg 阿托品

> 特别的是,腹部在膨胀的过程中将不再会引发心动过缓,或即使引发迷走神经反射,反射也会衰减

• 维持足够的麻醉深度和肌肉松弛度

• 手术时间过长,神经体液因素会引起心率和血压再次升高,在停止腹腔镜手术时这种情况会减少。过度治疗高血压和心动过速可能会导致移除套管针后低血压的发生

• 脑电双频谱指数(BIS)/熵的监测有助于确保足够的麻醉深度

• 密切监测潮气量(Vt),肺动脉压(PAP),和呼气末 CO_2($EtCO_2$)的变化。

　　根据腹内压力情况,头高脚低的体位和腹内 CO_2 全身吸收后的呼气末 CO_2 调整呼吸机设置。以呼气末 CO_2 分压($PEt\ CO_2$) ≤ 38 mm Hg (有长期高碳酸血症的患者除外) 和肺动脉压(PAP) ≤ 25 mmH_2O 为目标。使用 5 cmH_2O 的呼气末正压(PEEP)以防止肺不张的发生

- 积极预防体温过低
- 并发症:
  - ➢ 由于横膈抬高导致气管插管进入支气管内
    - ▪ 腹部打气和变成头高脚低位后再次评估呼吸音(BS),必要时把气管内插管拉出到指定位置
  - ➢ 皮下气肿和(或)气胸
    - ▪ 气道峰压增压,低血压
    - ▪ 可能发生了张力性气胸:STAT 针排气,然后置入胸腔管
  - ➢ CO_2 气体栓塞
    - ▪ 任何时间均能发生:最常见于腹部打气时
    - ▪ 亚急性:呼气末 CO_2 ($PEtCO_2$)升高,增强通气后变化不明显
    - ▪ 急性:心动过速、低血压直至心跳停止、呼气末 CO_2 降低
    - ▪ 治疗措施:排气、支持治疗
  - ➢ 心血管性虚脱
    - ▪ 大血管撕裂（特别是髂血管）
    - ▪ 静脉回心血量减少、全身血管阻力(SVR)增加和术前患有心脏疾病同时发生
  - ➢ 心律失常
    - ▪ 通常源于高碳酸血症

术后

- 拔管前,检查胸部和颈部是否有皮下气肿
- 长时间的头高脚低位或大量输液可能引起气道水肿增加拔管困难
- 腹膜内的气体刺激横膈可能会引起肩部疼痛。如若没有禁忌,非甾体类抗炎药(NSAID)能有效缓解此种疼痛
- 预防性的应用止吐药和充分补液能减轻发生术后恶心和呕吐(PONV)的风险

- 与开放性手术相比,腹腔镜术后通气功能更好。然而腹腔镜术后会出现肺不张,尤其是肥胖的患者。呼气末正压通气和肺泡复张练习能有效增加术后氧合功能
- 直到手术快完成时都需要完全的神经肌肉阻滞。拔管前确保神经肌肉阻滞作用完全逆转;如若必要,将延迟拔管的患者带管送到麻醉恢复室

建议与忠告

- 腹膜内 CO_2 充气时发生的并发症包括气管插管进入支气管内、皮下气肿、CO_2 栓塞和气胸
- 置入套管针和操作器械时可能会损伤大血管或发生腹膜后血肿

(王志芬 译　王国林 校)

第 78 章

机器人辅助下经腹腔镜前列腺切除术

Nitin K. Sekhri，MD，Ervant Nishanian，PhD，MD

基础知识

- 由于器械的精密,机器人使手术可控性和损伤性得到改善。
- 优点
  - ➢疼痛减少
  - ➢损伤小
  - ➢失血量少(平均 150mL 和开腹 1200mL)以及输入量少
  - ➢住院时间缩短(1 天和 3 天)
  - ➢恢复更快
  - ➢术后外观以及功能情况(性功能,失禁)改善(尚无最终证明)

术前

- 相对禁忌证
  - ➤ 由于术中心血管方面的变化(见下文),应该进行全面的心血管功能评估
  - ➤ 充血性心力衰竭(应得到改善)
  - ➤ 瓣膜疾病(可能手术前需进行瓣膜修补或置换)
  - ➤ 术中出血可能难以控制,因此,应备有抗凝及抗血小板措施
  - ➤ 腹部手术史可能因粘连问题而使手术时间延长
- 对于有中风或脑动脉瘤病史的患者,长时间的头低臀高体位为相对禁忌
- 肺动脉压力增加的患者可能不能很好地耐受手术体位

术中

- 由于气腹和体位,推荐全麻插管
- 监测
  - ➤ 动脉置管用于采集血液标本及连续血压监测
- 术中维持
  - ➤ 患者处于头低臀高体位
    - ▪ 功能余气量减少,肺不张增加
    - ▪ 肺血量的增加引起更严重的功能余气量与肺顺应性的降低
    - ▪ 中心静脉压、颅内压、眼内压、心脏做功和肺静脉压力均增加
    - ▪ 气管位置的上移可能导致气管插管误入一侧主支气管
  - ➤ 双下肢充分分开外展以便于手术器械的置入
  - ➤ 患者的双上肢应分别裹于身体两旁,这可使患者不能接触麻醉医生;谨慎摆放体位(有造成神经损伤的危险)
  - ➤ 外周神经的损伤是相对常见的(最为常见:正中神经麻痹)
  - ➤ 静脉内和各种监测的线路,以及气管内插管应小心看护以免扭曲或脱出
  - ➤ 当手术仪器已经准备就绪,此时无法搬动患者,而要采取一些急救措施只能靠移动仪器来进行,而这是需要一段时间的
  - ➤ 对于一个经验丰富的外科医生来说,一个单纯的前列腺切除术只需

2.5 小时

> 应有大口径静脉留置管路用来预防大量的血液丢失

> 用于造气腹所需的大量 CO_2 的影响

  ▪ 中心静脉压,肺动脉楔压以及肺动脉压力会相应增高,心排血量相应减少

  ▪ 并存的心血管疾病可能会导致更加显著的心功能损害,如:代偿期的心衰可演变成失代偿性,或轻微的心肌灌注不足可能演变成急性心肌缺血事件

  ▪ 由于机械压迫作用,腹腔内器官血流量因充气而将减少

  ▪ 若过度充气持续存在,可发生心动过缓(阿托品常能改善)

> 高碳酸血症

  ▪ CO_2 大量扩散入腹腔血管

  ▪ 只有非常严重的高碳酸血症才会导致心动过速以及不可逆转的高血压,此时需要转变术式为开腹

> 在有 CO_2 和混合静脉血氧饱和度监测情况下,容量控制性通气和压力控制性通气之间无明显差别

> 静脉气栓(开腹手术也可发生)

  ▪ 发生急性心血管事件时需考虑气栓发生的可能性

  ▪ 治疗措施

    ◆ 中断充气

    ◆ 必要时进行心肺复苏

    ◆ 只有在手术器械解锁,为了复苏患者时,才可恢复患者体位为水平位

> 失血量

  ▪ 通常失血量在 150 ~ 250mL

  ▪ 然而,就像所有机器人操作的手术一样,此手术过程中失血也难以控制

术后

• 通常,手术当日或隔日即可下床活动

• 若患者恢复良好,手术第 2 日即可出院

- 很少一部分患者由于一些并发症,如:短暂且自限性的肠梗阻,需要继续住院
- 临床可见的面部、眼睑、结膜和舌头的肿胀以及颈部和头部静脉的充血都是常见症状
- 如果怀疑有明显的上呼吸道水肿,应推迟拔管时间,直到水肿已恢复到安全程度
- 常见皮下气肿
  - 如果使用过大的充气压力,可能导致气胸或纵隔气肿,但这在临床上并不常见

建议与忠告

- 患者一旦被无菌单覆盖,手术准备开始,麻醉医生会很难接触患者
  - 气管内插管和各种管路应小心看护
  - 在把患者摆放成手术所需头低臀高体位时,气管插管可大距离地移动
- 在手术过程中,随着前列腺被切除,膀胱和尿道是分离的
  - 此时,尿液会流入盆腔间隙,对尿量的监测会造成困难
  - 在进行尿道和膀胱吻合之前,尿量的增加(由于利尿剂的使用或摄入液体过多)会对术野造成干扰

(王志芬 译　王国林 校)

第 79 章

减肥手术

Jamey J. Snell, MD

基础知识

- 适应证:非手术治疗无效后,如果有并发症 BMI 30 ~ 35 kg/m^2,或者没有

并发症 BMI 大于 35 kg/m²

- 手术方式:绝大多数患者采用 Roux-en-Y 胃旁路手术、胃束带手术、袖状胃切除、局部胃大部切除术、胃成形术,除非患者体重过大,绝大多数可以在腹腔镜下进行
- 通过药物和(或)通过代谢来控制体重
- 了解病理生理因素和药物因素对肥胖的影响
- 明白麻醉师在减肥手术中的作用,注意观察显示器和仪器设备

术前

- 术前测试
  - 进一步检查评估肥胖的并发症的状况
  - 在外科手术时一些机构允许患者携带和使用自己的 NIPPV 通气装置
- 术前控制
  - 病史
    - 许多患者的阻塞性睡眠呼吸暂停(OSA)是未确诊的见第13章
    - 如果患者在晚上使用持续正压通气,那么在麻醉后监测治疗室也需要使用。如果高度怀疑但未经确诊也可以使用
    - 询问平卧呼吸的能力,考虑如何实施麻醉诱导
    - 询问胃食管反流病的症状
    - 在减肥手术前评估营养缺乏和电解质紊乱情况
    - 判断患者是否须使用液体饮食或者针对低血容量进行肠道准备
  - 体格检查
    - 评估潜在的血管通路困难
    - 高度困难气道评估:mallampati 气道分级≥3,颈围增大(>40~60cm),BMI>30
    - 肺部听诊是重要的以确定基础的呼吸音及确诊是否存在肺淤血
  - 实验室检查
    - 血细胞比容和碳酸氢盐浓度升高提示慢性低氧血症,睡眠呼吸紊乱和呼吸性酸中毒
    - 通过心电图和 X 线胸片检查是否存在心脏肥大,右心负荷过重的肺动脉高压,或左室功能障碍,如果有必要,可重复检查。白天在

清醒状态下低氧和高碳酸血症的血气分析的证据提示肥胖低通气综合征和 OSA,甚至存在更大的术后呼吸并发症的风险

- ■ 回顾并发症的相关材料
- ➢ 与患者和手术人员讨论麻醉计划因为经常需要额外的诱导时间

- 术前用药
  - ➢ 如果清醒或镇静下进行气管插管,在开始前 30min 进行气道处理。为减少分泌物,手术前 10min 应用胃肠宁,0.4mg 静脉注射
  - ➢ 可乐定(在手术前夜及诱导前 2h 给予,2μg/kg 口服)可减少术中麻醉和镇痛的需求

监测

- 如果臂围过大血压袖套可以放置在手腕前臂,防止测量血压偏高(充气袋应该覆盖 80% 的肢体)
- 有创监测只适用于有并发症情况下不能耐受大量液体转移,前负荷降低,或高碳酸血症
- 如果不能获得足够的外周途径,就放置中心静脉导管,通常定位不准时使用超声进行指导
- 神经肌肉检测表明
  - ➢ 气腹需要肌松,通过注入 CO_2,为了保证术野需注入足够体积(约 3L),压力应限制在 $< 15 \sim 18mmHg$ 以避免阻断下腔静脉的回流
  - ➢ 手术肌松的评估与神经肌肉阻滞监测器之间的差异
  - ➢ 应用电极刺激面神经而不是尺神经(皮下脂肪组织增加了电阻抗)
- 避免食道听诊器和温度探针意外通过伤口缝合处进入腹中
- 口胃管在初次吸痰后可能会被移走,在手术需要时可以被保留。但是可能会被意外保留,需要时应部分移除或不用时应该移除
- 连续的 EEG 监测可以减少麻醉剂的剂量和加速恢复

诱导

- 体位
  - ➢ HELP(头抬高喉镜检查体位):DL 的最佳位置是耳朵与胸骨等高,下颌处稍高于胸部
  - ➢ 置手术为 $25° \sim 30°$,采用头高脚低位

- ➢ 确保在所有受压处放置软垫,包括袖带处
- ➢ 确保在下肢有连续压缩设备以防止深静脉血栓形成,应该固定足部以防止患者从头高脚低位滑动
- 预充氧,去氮
  - ➢ 在患者无意识状态时和使用面罩吸氧时使用头带保证足够的密封
  - ➢ 关闭 APL 阀在 $5 \sim 10cmH_2O$ 保持上呼吸道通畅
  - ➢ 低功能残气量:降低通气比例,使迅速缺氧,呼吸暂停
- 诱导对于患者而言通气是困难的
  - ➢ 标准的静脉诱导;同时给予诱导药与神经肌肉阻滞剂
    - ▪ 低氧血症发展十分迅速,有效地通气往往比插管更加困难
  - ➢ 快速诱导插管(并不适合所有的患者,如果是 GERD 应考虑是否是困难气道)
  - ➢ 手中常备口腔和鼻腔通气道和喉罩
- 考虑患者为困难气道时(桶状胸、睡眠呼吸暂停综合征、仰卧位不耐受等)清醒/镇静下纤维支气管镜辅助插管
  - ➢ 充分的局部麻醉
  - ➢ 短效阿片类药物缓慢滴定比苯二氮䓬类药物或异丙酚更好,前者抑制喉反射和轻度镇静而后者只引起镇静但可以导致去抑制;根据实际情况使用小剂量的镇静即可
  - ➢ 如果联合麻醉药和苯二氮䓬类药物或异丙酚应该谨慎使用,因为会出现非线性的剂量依赖性呼吸暂停和 CO_2 抑制
  - ➢ 瑞芬太尼和右美托咪定静脉滴注以及小剂量的氟哌利多或氟哌啶醇曾经成功用于保持呼吸通畅
    - ▪ 应用鼻塞、鼻气道输送 O_2 同时确保气道通畅
- 气管插管没有插管困难的患者
  - ➢ 标准喉镜(在把手上有直的叶片,可以翘起软组织,进而可以挑起会厌)
  - ➢ 有随时可用的辅助方法
- 气管插管怀疑是困难气道的患者
  - ➢ 可视喉镜
  - ➢ 灵活的纤维支气管镜开放口腔气道或喉罩气道(口或鼻途径)
  - ➢ 纤维喉镜辅助设备(刚性支撑有利于多余的软组织的位移)

➢喉罩气道

维持

- 麻醉剂/药物
  - ➢气管内(插管)全身麻醉下腹腔镜手术(多数),结合椎管内麻醉可减少术后疼痛和减少剖腹手术的麻醉/镇痛药(罕见)
  - ➢没有有效地证明挥发性麻醉剂之间存在显著差异;代表药物有地氟烷或七氟烷
  - ➢避免长时间的 N_2O,防止扩散到腹部或其他气体间隙中
  - ➢如果没有禁忌证,利用辅助药物(30 ~ 60mg 酮咯酸肌注/静注,对乙酰氨基酸1g 静注,右美托咪定 $0.2\mu g/(kg \cdot h)$ 减少阿片类药物的用量
  - ➢有手术指征和 TOF > 2 可重复使用神经肌肉阻滞。最小的肌肉松弛的 TOF < 2,拔管有风险
  - ➢知道哪些药物剂量是基于 TBW VS IBW 见第 14 章
  - ➢如果没有禁忌证,在切口前使用头孢唑啉2g 静注和肝素 5000 单位
- 心血管系统
  - ➢低血压:腹腔内充气和急剧逆转头低脚高位都可以减少前负荷引起的低血压。治疗用有限的液体扩容,血管升压素,避免容量负荷
- 呼吸
  - ➢通气模式
    - ▪腹内压增高 + 胸壁增厚 = 生理性限制,导致肺顺应性下降,机械通气时气道压增高
    - ▪容量控制通气(TV 8 ~ 12mL/kg IBW)比压力控制通气更方便,可以实施持续每分通气。避免了通气不足或容量伤
  - ➢气道压力升高
    - ▪容许升高到 $30cmH_2O$ + 腹内压
    - ▪不仅平稳状态的压力升高,而且跨肺压可以引起气压伤($P_{trans-pulmonary}$ = $P_{alveolar}$ – $P_{pleural}$;$P_{pleural} \approx Pi_{intra-abdominal}$)
  - ➢高碳酸血症
    - ▪由于 CO_2 气腹,要维持正常的 $EtCO_2$ 需增加 RR
    - ▪增高 RR,缩短呼气时间,导致呼吸浅快、低血压、低血氧,反而增加 CO_2 浓度

- 呼吸蓄积导致低血压,低氧血症和 CO_2 反常增加
- 如果怀疑出现高碳酸血症,延长呼气时间(I: E1: 3/4)和(或)减少 RR

> 低氧血症

- 处理低氧血症可以通过增加 FiO_2,用呼气末正压(5~15cm H_2O)定期补充练习(维持 8s 40cmH_2O)后者可以增加胸膜腔内压,降低前负荷
- 考虑 FOB 以避免发生导管向头侧偏移导致继发性顽固性低氧血症

- 肾
  > 少尿,急性肾小管坏死
  - 腹内压增加可以阻碍液体流过肾血管损害肾小球/小管功能,应密切监测尿量

- 外科援助(如果要求胃部分切除术或旁路手术)
  > 早期:提前进行 OGT 可以促进胃的消化功能
  > 中期:及早经口营养可以促进胃囊的形成,注意损伤牙齿、咽和食管
  > 最后:加入 5mL 1% 浓度的亚甲基蓝到一瓶 500mL 的无菌水或生理盐水中,用 60mL 的球形注射器加 100mL 的液体到经口胃管。吸引,当在接缝处没有看到泄漏时移除管

术后

- 拔管
  > 拮抗所有非去极化神经肌肉阻滞剂。即使 TOF 值可能已经达到 70% ~75% 的受体被阻滞。只在 TOF≥2 时进行干预。为了防止出现过量导致的外周虚弱,使用基本剂量(新斯的明 40~70μg /kg)
  > 采用头高脚低位或者俯卧位
  > 使用严格的拔管的标准(完全清醒,服从命令,抬头可以保持 5s,潮气量规律或等于基础水平或 >6mL/kg,肺活量 >10mL/kg)
  > 区分肺活量和潮气量,如把前者作为后者会高估呼吸功能/强度
  > 在拔管之前用机控或正压通气
- 麻醉后监测治疗室
  > 如果患者在手术结束时给了肌松药或者没有恢复肌力,提前打电话让呼吸机待机

➢ 无创正压通气

- 如果之前确诊或怀疑患者为呼吸睡眠暂停综合征,提前打电话启动 CPAP。最初设置为 10cmH$_2$O,浓度 50% 的 FiO$_2$。根据动脉血气分析调整参数
- 双水平 PAP 同样有效,初始设置 10 ~ 12cmH$_2$O/4 ~ 5cmH$_2$O,浓度 50% 的 FiO$_2$
- 甚至对于无 OSA 肥胖患者有用
- 没有证据表明手术吻合的不好的效果
- 小剂量的阿片类药物静脉 PCA 证明是安全和有效的
- 有重度 OSA 病史的患者应 24 小时观察

➢ 长时间注入二氧化碳(> 4 小时)会发生皮下气肿、黏膜下气肿、纵隔气肿

- 影响因素包括减小的上呼吸道直径,延迟拔管,CO$_2$ 蓄积引起的嗜睡、昏迷,在麻醉后监测治疗室中进行二次插管,血流动力学不稳定
- 术中和术后通过按压皮肤定期评估,在锁骨上窝闻及噼里啪啦声,在拔管前进行 ETT 漏气实验

➢ 嘱患者采用坐位/斜倚或侧卧,使用肺活量测定法防止肺部感染、肺不张

➢ 注意其他的并发症、吻合口漏、气体栓塞、血栓、胃肠道出血、气胸等

建议与忠告

- 与临床医师沟通是防止仪器有关的并发症的关键。证明所有由口腔插入的管完整取出,在法医学上得到保护
- 对于充气压力或时间限制,大隐静脉瓣膜功能试验,或肌肉松弛剂给药,麻醉师和外科医生之间的沟通是必需的
- 如果有过量的肌肉松弛剂需要提前清除,考虑加用吸入药物或者用 3 ~ 5mL 丙泊酚(如果血压允许)代替
- 气道并发症发生在这些患者人群中更频繁,但通常是可以预防的。有一个深思熟虑的计划,及时与患者和外科手术人员沟通,准备 LMA 和其他插管方法可做预防
- 与有潜在的困难气道或通气的患者进行沟通,进行气管插管和拔管时有

上级麻醉师在旁边可以大大减少风险
- 困难插管＝困难拔管。准备相同的气道装置用来拔管时保护气道。通知麻醉后监测治疗室

（王志芬 译 王国林 校）

第80章

肾移植

Brooke Albright，MD

基础知识

- 肾衰竭的 5 个阶段

阶段	描述	$GFR[\ mL/(\ min \cdot 1.73m^2)\ ]$
1	肾损害伴有或不伴有 GFR 增加	≥90
2	肾损害伴有 GFR 轻度减少	60 ~ 89
3	GFR 中度降低	30 ~ 59
4	GFR 严重降低	15 ~ 29
5	严重肾衰竭	<15(或者更低)

  ➢终末期肾病最常见病因:糖尿病、肾小球肾炎、多囊肾和高血压肾病
- 肾血流量:正常组织 3 ~ 5 mL/(min · g)
  ➢如果 RBF <0.5mL/(min · g),肾细胞会局部缺血、药物清除会变慢
- 肾移植后患者的存活率取决于供体肾的来源
  ➢从活体供者移植的肾比从尸体移植的肾在第一和第五年要好
- 引起肾移植后患者的发病和死亡的共同病因包括高血压(75%)、冠状动脉疾病(15% ~ 30%)、败血症(27%)、糖尿病(16% ~ 19%)、赘生物

（13%）、卒中（8%）

> 肾移植术后第一年内死亡的主要原因为感染

术前

- 活体供者：
  > 需要双侧肾功能正常，无糖尿病，无肿瘤，无严重高血压
  > 与肾移植患者有相似的 HLA 和 ABO 血型抗原。
  > 术前 1 天晚上建立静脉通道，为了充分的水合作用，术前加倍灌注 3~5h
- 接受移植者：
  > 大部分终末期肾病患者有高血压，如果患者出现低血压，怀疑细胞外液丢失，需要控制血压。理性的情况下，患者肾透析之后体重应增加 2~4kg
    - 降血压方案：α-受体阻滞剂，例如：可乐定、哌唑嗪、硝普钠和静脉输注拉贝洛尔
  > 电解质紊乱：高血钾、高血镁等
  > 胃肠紊乱：胃排空延迟、胃轻瘫、恶心、呕吐、胃出血、呃逆
  > 血液系统紊乱：贫血、血小板功能障碍、血小板减少症
  > 心功能：左心室肥大、充血性心力衰竭、左心室功能障碍、冠心病、心脏传导异常、尿毒症性心包炎
    - 尿毒症性心包炎与透析相关，并且很少导致心包填塞。透析性心包炎常常引起疼痛，发热，白细胞增多，更易发生心包填塞
  > 呼吸道评估
    - 长期的 2 型糖尿病更难插管，因为糖尿病患者关节僵硬，以身材矮小，关节僵硬，绷紧的蜡状皮肤为特征，如果他们不能弯曲手指（祷告手指），那么他们会存在插管困难的风险
  > 注意抑制免疫的治疗：有些免疫抑制药与麻醉药存在相互作用（例如：环孢霉素）
    - 钙通道阻滞剂和一些抗生素（例如：红霉素、多西环素、酮康唑）增加环孢霉素的水平，从而导致肾毒性。其他药物，包括某些抗生素（萘夫西林、异烟肼）和抗痉挛药（例如：苯妥英、苯巴比妥），减少环孢霉素水平，可用于患者预防感染

监测

- 除了标准的美国标准协会监护之外,可进行有创性的监护
  - 中心静脉监测对于术中静脉输注的速率和容量是有指导作用的,颈内静脉更好,可以避免动静脉瘘的风险
  - 如果需要,可动脉置管最好在股骨位置穿刺
- 做好动静脉瘘的防护,不静脉注射,不绑袖带,最好不在动静脉瘘侧测量 SpO_2

诱导

- 在确定移植安排妥善后或者对供者开始进行切口时开始诱导
- 全身麻醉
  - 避免使用七氟烷,因为它的代谢产物为无机氟化物,尽管无临床报道其肾毒性作用
  - 肌松药常选顺 – 阿曲库铵,因为它的清除不依赖肾功能
    - 尽量避免使用琥珀酰胆碱:有报道显示尿毒症性神经病患者使用琥珀酰胆碱后会诱发室性心动过速和心脏停搏
  - 如果出现严重的胃痉挛,需要快速诱导插管
- 区域麻醉
  - 证据表明,椎管内麻醉比得上全身麻醉,在肾移植时,在麻醉时间和血流动力学改变上两者没有差异
  - 若无禁忌,对供体采用低位胸椎硬膜外麻醉。在全身麻醉前插尿管,直到取出肾脏才可以给硬膜外麻醉,以避免血流动力学改变
- 术前采用抗生素预防感染是必要的,最好供者肾切除后抗生素覆盖24h防止伤口感染

维持

- 活体供者:
  - 保持正常的血压:使用液体维持,避免使用降压药
    - 在0.9%生理盐水,林格液,血浆三者当中,在肾移植早期,血浆表现出更好的新陈代谢结果(pH,乳酸盐,血钾)

➢ 保持适当的尿排出量(UOP):如果滴速小于 1.5mL/min,应该使用 12~25g 的甘露醇,虽然缺乏证据表明其有效

➢ 维持正常血气:高碳酸血症、低碳酸血症都是肾动脉痉挛的影响因素

➢ 取肾前、尿管前、休眠期,肾切除前 30min、输尿管切开前以及肾脏置入期间都需要给予甘露醇以保护肾脏

➢ 在钳住肾血管之前,注入肝素,移除肾脏后缓慢输注鱼精蛋白

➢ 拔管前行胸部 X 片,排除气胸,排除时候需要插胸导管引流

➢ 当逆转肌松药时,要注意肾功能不全时新斯的明的作用会延长

- 尸体捐献者:
  - ➢ 尸体捐献的肾脏可以在低温灌注下保存 48h 直到移植
  - ➢ 麻醉组工作人员需要支持离体肾脏直到肾主动脉十字钳闭
    - ■ 保持 MAP>60,UOP>0.5mL/(kg·h)
      - • "100 原则":SBP>100mmHg,UOP>100mL/h,PAO_2>100mmHg
    - ■ 首先通过最佳的水合作用维持血压,可以使用大量的平衡盐溶液(可达到 1000mL/h),特别是出现糖尿病尿崩症时。如果绝对有必要时,多巴胺用到 10μg/(kg·min)
      - • 警示如果需要使用血管升压药时,它会增加肾小管急性坏死和导致移植失败
- 肾移植接受者:
  - ➢ 肾动脉吻合后应做好血管钳松开的准备!
    - ■ 如果出现低血压(缺血组织释放化学物质),首先使用 IVF 治疗
      - • 松开血管钳可能导致心脏停搏,原因是新肾当中防腐液突然冲刷导致的高血钾

术后

- 液体复苏:使用 U/O 比体积代替液体量来避免血容量不足
- 如果使用吗啡静脉推注镇痛:没有最低限,最高增加到 15min(有吗啡-3 葡萄糖苷,吗啡-6 葡萄糖苷堆积的风险)
- 避免非甾体类抗炎药的使用
- 关于术后血栓形成和肾静脉处血栓形成,目前没有统一的预防方案,主要取决于肾移植中心,和术前患者的危险因素

> 有些移植中心预防血栓形成使用肝素(TID)加上机械性预防。其他机构都有个案报道

> 有研究表明术后阿司匹林 75mg/d,术后服用 28 天,可以预防术后肾静脉血栓形成

- 肾脏排斥

> 急性排斥(过敏、休克、弥漫性血管内凝血):摘除移植肾

> 延迟的排斥反应(发热、局部疼痛、UOP 降低):大剂量激素和抗淋巴细胞球蛋白 Rx

> 少尿或无尿:肾动脉多普勒、膀胱超声;低血容量、急性肾小管坏死;呋塞米证明无效。如果需要考虑透析

- 伤口感染 – 术前使用抗生素,用到术后 24h

> 术后免疫抑制剂的使用可能导致二次感染的发生

建议

- 局麻和全麻都可以使用
- 牢记一些靠肾脏代谢和排除的药物
- 预防低血压首选 IVF,使用甘露醇保持肾脏灌注
- 准备好处理高血钾的发生和血管钳松开后低血压的发生

(王志芬 译　王国林 校)

第 **81** 章

肝移植

Gebhard Wagener，MD

术前评估

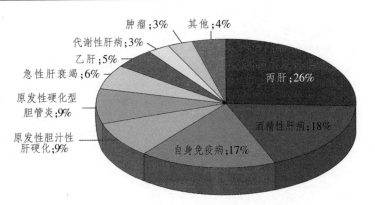

在过去的 10 年里,美国每年有 4000~6000 例肝移植,但这其中只有 300~400 例是活体肝移植。

图 81-1　肝移植适应证(见彩图)

禁忌证

绝对禁忌证

肺动脉高压:平均肺动脉压 >45mmHg

- 酗酒和药物滥用
- 肝外恶性肿瘤
- 全身性脓毒症

相对禁忌证

- 肺动脉高压:平均肺动脉压 >35mmHg
- 明显的心肺疾病
- 患有精神类疾病或依从性差者

- 肝癌("Milan 标准")
  - ➢ 1 个肿瘤,直径 >5cm
  - ➢ 3 个以上肿瘤,直径 <3cm
  - ➢ 有肝外肿瘤
  - ➢ 有血管侵袭

表 81-1　肝衰和其相关疾病

神经	•肝性脑病 •颅内压增加(伴暴发性肝衰竭) •昏迷
呼吸	•肝肺综合征 ▼肺内分流,仰卧位时血氧饱和度反而增加(直立性低血压) •腹水性肺不张 •误吸
心脏	•肝硬化高动力状态 ▼全身血管阻力低、心排血量高、内脏血管扩张 •肝移植 PAP >35mmHg 的相对禁忌证 •肝性肺性高血压
胃肠	•胃排空延迟和胃内压增加(腹水) ▼快速顺序诱导 •食管胃底静脉曲张
肾	•肝肾综合征 ▼Ⅰ型:2 周内血清肌酐含量翻倍 　■平均生存时间:1 个月 ▼Ⅱ型:血清肌酐增加 >1.5mg/dL 　■平均生存时间:6 个月 •相对低血容量 •低钠血症
免疫缺陷	•免疫抑制 •自发性细菌性腹膜炎
血液学	•骨髓抑制 ▼贫血 ▼白细胞减少 •脾亢性血小板减少 •肝病性凝血病 ▼经常性的低/高凝性疾病

麻醉

哥伦比亚大学医学中心肝移植手术室常规设置（Courtesy of Dr. Trida Brentjens）。

药物

诱导和维持

- 丙泊酚
- 依托咪酯
- 咪达唑仑（备 10mg）
- 芬太尼（备 3mg）
- 琥珀酰胆碱
- 顺阿曲库铵（备 200mg）
- 异氟烷（备 2 瓶）

血管活性药物

- 肾上腺素 $100\mu g/mL$，10mL
- 肾上腺素 $10\mu g/mL$，10mL
- 氯化钙 1g/10mL（备 10 安剖）
- 去氧肾上腺素 $40\mu g/mL$，10mL 注射器，250mL 生理盐水
- 盐酸麻黄素 5mg/mL，10mL
- 阿托品 $100\mu g/mL$，10mL
- 碳酸氢钠 50mEq（备 10 安剖）

其他

- 2g（0.5g/mL ∗ 4mL）硫酸镁
- 500mg 甲泼尼龙
- 甘露醇 12.5g/20mL
- 乙酰半胱氨酸：跟主治医生讨论
  - 负荷量：150mg/kg，稀释到 200mL，1 个小时滴注完
  - 维持量：50mg/kg，溶于 500mL 5% 的葡萄糖溶液里，4 个小时滴注完
  - 然后 100mg/kg，溶到 1000mL 5% 的葡萄糖溶液中，16 个小时滴注完

需要输注的药物

- 4mg 去甲肾上腺素稀释到 250mL 生理盐水中
- 100U 血管升压素稀释到 100mL 生理盐水中
- 100mg 呋塞米稀释到 100mL 生理盐水中

备用的

- 200mg 的多巴胺提前稀释到 250mL 生理盐水里
- 250mg 多巴酚丁胺提前稀释到 250mL 生理盐水里
- 50mg 硝酸甘油提前稀释到 250mL 生理盐水里
- 氨基乙酸—抗纤维蛋白溶解:各种预案

监护仪

常规监测

- 3 导联心电图:I,II,V
- 脉搏血氧饱和度
- 中号,大号,超大号无创血压袖带

血流动力学监测

- 有创压导管/加压袋不要肝素化!
- 右侧 3 个压力换能器:监测右侧股动脉压,肺动脉压,中心静脉压
- 左侧 1 个压力换能器:监测左侧桡动脉压
- 小儿 CVL 试剂盒(20g),监测股动脉压
- 多种桡动脉置管用的 20G 套管
- 放置双腔心脏导管
- 肺动脉导管(放置前需要校准)

IV(静脉注射)设置

- 除非另有特殊说明,否则所有的静脉都用生理盐水预充
- 提前准备好快速输血器 FMS2000
- 准备 2 条静脉通路,并置于加温器上
- 微量输液器上的静脉输液港(VIP)有 6 个用于静脉滴注的端口
- 给血库打电话,并且核实可用的血液制品:
  - ➢ 10 个单位的浓缩红细胞,10 个单位的新鲜冰冻血浆,12 个单位的血小板

其他

- 动脉血气(ABG)分析仪的检测项目点至少要有 20 项
- 用于全血细胞计数(CBC)和凝血功能分析的多功能检测管
- 两个配有全身用加温毯的空气加温仪
- 连续静脉－静脉血液透析(CVVHD):血液加温仪放在手术台左侧,流量调大用于对 CVVH 回流管道加温

监护

- 动脉导管(股动脉和桡动脉)
  - ➢桡动脉导管在无肝期常常受到限制
- 肺动脉导管
  - ➢使心排血量最大
  - ➢测量肺动脉压
- 脉压变异度
  - ➢可以评估容量响应度
- 动脉血气分析仪检测项目
  - ➢ pH 值,酸中毒,血细胞比容,钾含量
- 凝血监测关注项目:血栓弹性图或者旋转性血栓弹性图(ROTEM®)
  - ➢可以评估全身在体凝血状态,包括凝血因子缺乏,血小板功能,纤维蛋白原聚合异常,抗凝血物质缺陷和纤溶亢进

诱导

- 几乎所有的患者(腹水)都行快速顺序诱导
- 患者是低外周阻力性高动力循环,因内源性的儿茶酚胺增加而维持心排血量:注意诱导后的低血压
- 大多数的诱导药物所需剂量较大,并且起效慢(分布容积大),但是半衰期延长(肝代谢降低)

维持

手术技术

腔静脉全部阻断

完全阻断肝脏上下的腔静脉,供者和受者的腔静脉端端吻合。

优点:

- 快
- 腔静脉吻合较简单(可能更好)

缺点:

- 由于无肝期无前负荷,导致严重低血压
- 肾脏排出受阻和肾脏损伤

静脉 - 静脉转流

门静脉和股静脉置管,通过转流泵,将血液导入腋静脉或者颈内静脉导

管。如果使用肝素化的环路,则几乎很少用到抗凝药。

优点:
- 无肝期血流动力学稳定
- 充分的肾静脉引流
- 因门静脉阻断,因此肠道充血较少

缺点:
- 复杂
- 搭桥技术上的并发症

背驮式肝移植术

这种技术不需要用一个特别的双腔通路来替代腔静脉,而是保留受者的腔静脉,并且在供者的肝上腔静脉和受者的肝静脉袖之间进行吻合。腔静脉在肝静脉水平部分阻断。维持整个过程中部分腔静脉内的血流。

优点:
- 血流动力学较稳定
- 可以维持肾静脉引流

缺点:
- 腔静脉接口在技术上较难
- 门静脉阻断仍会引起肠道充血(短暂的门腔静脉分流可以减轻)

表81-2　肝移植的4期	
无肝前期/解剖期	• 由于解剖门静脉高压区域引起的出血 • 纠正凝血障碍,贫血,调整血容量到最佳
无肝期	• 低前负荷和心排血量,尽管全身血管阻力低 • 酸中毒:无法代谢乳酸
再灌注期	• 可能的紧急情况 ▼酸中毒 ▼高钾血症 ▼肺动脉高压 ▼右心室扩张和衰竭 ▼心跳搏停
新肝期	• 如果肝功能好:经过几小时,纠正以下情况 ▼酸中毒 ▼凝血障碍 ▼血管舒张状态

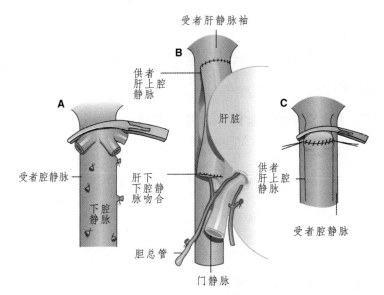

保留受者腔静脉,在供者肝上腔静脉和受者肝静脉袖之间进行吻合。(Reproduced from Minter RM: *Current Procedures: Surgery*. Figure 32‑7A‑C. Available at: www.accesssurgery.com. Copyright © The McGraw-Hill Companies, Inc. All rights reserved.)

图 81-2　背驮式肝移植术

无肝前期

由于解剖门静脉高压区引起的出血

- 仅仅处理临床出血,实验室性出血不处理:
  - INR 增加可能与高凝状态有关(肝脏合成蛋白 C,S 以及其他抗凝血因子)
  - 血栓弹性描记法/旋转型血栓弹性描记法(ROTEM)可以检测到具体缺乏哪种凝血因子
- 维持血液等渗状态,将血流状态调整到最佳:
  - 腹膜后切开引起的潜/隐血或者并行静脉出血
  - 抽完腹水后急性容量减少
- 除非血小板计数减少,或者有临床出血证据,或者跟外科手术组沟通过,否则不输血小板

> 脾脏里存在大量血小板,输注血小板可能增加血栓形成性并发症的风险

- 为了维持尿量,给输注凝血因子(血浆)建立血管内"空间",需要经常利尿

无肝期

尽管全身血管阻力低,前负荷和心排血量低

- 需要足够的前负荷,尤其当腔静脉阻断时候
  > 目标中心静脉压:12～15mmHg
- 麻醉医师要相信自己在移除肝脏之前的无肝期能够维持血流动力学稳定
- 需要多次使用高剂量的升压药
  > 去甲肾上腺素 2～10μg/min
  > 加压素 1～4 U/h
  > 目标:平均动脉压 60mmHg 或者维持在术前血压的 20% 之内
  > 无肝期无尿量提示肾脏预后不好
- 酸中毒:无肝期不能清除乳酸
  > 积极地使用碳酸氢钠治疗(50～100mEq,至少 20min),因为再灌注时酸中毒的情况会更糟
- 无肝期大量的液体输入会引起容量负荷过大以及右心衰
  > 优先使用升压药维持血压
- 在无肝期,我们常规静脉给予 2g 的硫酸镁,10min,防止再灌注期间的心律失常
- 再灌注前 20min 监测动脉血气,以发现可处理的异常情况:酸中毒,高钾血症,低钙血症

再灌注期

移植物的失败常常与如下紧急情况有关:
- 酸中毒
- 高钾血症:密切关注 T 波
- 肺动脉高压
- 右心室扩张和衰竭
- 心搏骤停
  > 长时间的冷缺血和热缺血,脂肪变性的移植肝或者心脏死亡后捐赠的器官都会使得再灌注变得更糟
  > 考虑外科医生的需求,在完成腔静脉接口之前用门静脉的血液冲洗

移植肝,或者延迟开放门静脉
- ➢ 积极地处理:
  - 高钾血症:胰岛素/胰高血糖素,重碳酸盐,氯化钙
  - 低钙血症
  - 酸中毒:重碳酸盐和过度通气
  - 低血压:升压药,肾上腺素 $10 \sim 30 \mu g$ 静脉输注

新肝期

如果肝功能正常:几小时内改善。
- 酸中毒
- 凝血障碍
- 血管舒张状态
  - ➢ 纤维蛋白溶解过多可能是由于移植肝再灌注和组织纤溶酶原激活物(tPA)释放:考虑输注冷凝蛋白质
  - ➢ 避免输注血小板,尤其当肝动脉或者门静脉接口不稳定时,和外科小组讨论

术后

可以在手术室拔管,但是没有什么益处
早期并发症的诊断治疗

表81-3　肝移植后早期并发症	
0~24h	• 出血
	• 移植肝衰竭
	▼ 肝动脉血栓形成
	▼ 门静脉血栓形成
	▼ 早期的移植肝衰竭/移植肝延迟发挥作用
	• 血管舒张性休克
1~5 天	• 急性肾损伤
	• 感染
	• 胆汁泄漏
	• 持续的呼吸衰竭
>5 天	• 排斥
	• 营养不良
	• 持续的肝衰竭
	• 不能健康生活

出血

诊断:

- 引流量增加(考虑检查引流液体的血细胞比容)
- 腹围增加(每小时测量)
- 腹内压增加(每小时测量)

治疗:

纠正凝血障碍

如果持续出血或者出血很多:重新探查

肝动脉或者门静脉血栓形成

诊断:

- 持续的
  - 代谢性(乳酸)酸中毒
  - 总胆红素升高
  - 凝血障碍
  - 腹水
  - 血管舒张状态和升压药需求增加
  - 尿量少和急性肾脏损伤恶化
  - 迟发的和严重的情况:
    - 持续的低血糖
    - 精神状态低落/肝性脑病
    - 低体温
- 多普勒超声确诊的诊断
- 转氨酶升高是提示肝脏(缺血性)损伤,但不一定是肝功能障碍的体征

鉴别诊断

- 早期的异体移植物功能障碍是由于
  - 早期无功能
  - 小肝综合征

治疗:

- 重新探查
- 几乎不能进行血管内的干预

胆汁泄漏

诊断:

- 持续的
  - 引流物中有胆汁
  - 总胆红素,碱性磷酸酶和增加,γ-谷氨酰转肽酶升高(γ-GT)
  - 发热,不适
- 超声确诊的(腹腔内液体)和引流液体中总胆红素含量

治疗:
- 重新探查(胆囊的缺血性损伤常常会导致胆管接口破开)以及空肠吻合术修复
- 经皮引流
- 内镜下的胆道支架置入术

急性排斥

诊断:
- 术后几天
  - 肝功能恶化
  - 总胆红素和转氨酶升高
  - 不适和发热
- 活检诊断

治疗:
- 增加免疫抑制剂
- 激素冲击治疗
- 鸟氨酸酮酸转氨酶-3(OKT-3)(鼠单克隆抗体-CD3 抗体)

建议与忠告

- 无肝期镁(2g 静注,20min 以上)能稳定细胞膜,减轻再灌注时的心源性心律失常
- 如果担心肝动脉接口开放,术后避免输注血小板

(张智申 译　于泳浩 校)

第 **82** 章

电休克疗法(ECT)

Tony P. Tsai，MD

基础知识

- 用于治疗重度抑郁,躁狂和精神分裂症
- 治疗基于它促进神经递质的释放或者恢复神经递质水平
- 通常急性期 1 周 3 次,连续 2 ~ 4 周,然后视需要调整
- 治疗开始时患者通常需要住院,随后在必要时可以门诊治疗
- ECT 治疗通常需要全身麻醉

术前

- 按照标准的 ASA 指南禁食
- 手术前让患者灌肠
- 禁忌证
  - ➢ 3 个月内的心肌梗死,严重的心绞痛
  - ➢ 充血性心力衰竭,任何部位的大血管血管瘤
  - ➢ 嗜铬细胞瘤
  - ➢ 脑肿瘤,颅内压升高
  - ➢ 脑血管瘤
  - ➢ 近期的脑血管意外
- 注意事项:
  - ➢ 孕妇
  - ➢ 甲状腺功能亢进
  - ➢ 心源性心律失常
  - ➢ 青光眼和视网膜剥脱
  - ➢ 起搏器,埋藏式复律除颤器(手术前关闭)
- 药物治疗:
  - ➢ 三环类抗抑郁药会增加甲状腺结节功能亢进风险,并且可能引起节

律,传导和意识模糊

- ➤选择性 5 – HT 再摄取抑制剂(SSRIs)和可逆性单胺氧化酶抑制剂
  (MAOI)可以增加惊厥的风险
- ➤锂会增加意识模糊的风险,延长琥珀酸胆碱的作用时间:锂维持在
  0.6mEq/L左右
- ➤卡马西平会延长琥珀酸胆碱的作用时间
- ➤长期的苯二氮䓬类药物治疗可以减少癫痫发作。诱导时使用0.2 ~
  0.3mg 的氟马西尼通常能够有效地避免戒断症状或者癫痫持续状态

诱导

所需药物有诱导药物和肌肉松弛剂

ECT 常用的诱导药物		
药物	剂量	备注
依托咪酯	0.15 ~ 0.3mg/kg	术后恶心呕吐的风险增加
氯胺酮	0.5 ~ 2mg/kg	交感神经放电增加
美索比妥	0.75 ~ 1mg/kg	卟啉症的患者避免使用
丙泊酚	0.75 ~ 1mg/kg	剂量可以增加或者减少,以使癫痫发作时间最长
罗库溴铵	0.45 ~ 0.6mg/kg	如果琥珀胆碱禁忌时可以使用
琥珀胆碱	0.2 ~ 0.5mg/kg	心动过缓时避免使用,注意低钾血症

- 放置牙垫以避免癫痫发作时损伤到牙齿和舌头(见图82 – 1)
- 顺序:开通静脉通道,预先吸氧,静脉给予诱导药物和肌松药,放置牙垫,
  如有必要辅助通气;持续面罩或者鼻导管吸氧
- ECT 会导致全身强直阵挛发作和继交感神经放电(SD)之后短暂的副交
  感神经放电(PSD)。短暂的脑血管收缩之后血管会舒张,同时脑血流
  量,颅内压和氧耗增加
- 副交感神经放电会导致心动过缓,心脏停搏(罕见),分泌物增加,胃内
  压和眼压增加
- 交感神经放电会导致心动过速,高血压,心肌耗氧量增加和心律失常

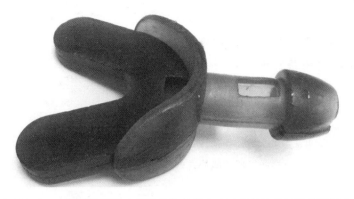

图 82-1　口腔保护器防止癫痫发作过程中咬舌或者长骨骨折(见彩图)

- 因此,以下的药物应该随时可以拿到:
  - ➢拉贝洛尔,艾司洛尔,尼卡地平,维拉帕米,阿托品
- 如果癫痫发作时间很短(<20s):
  - ➢减少安眠药的剂量后者使用不同的药物,电击前过度通气
- 如果癫痫发作时间很长(>90s):
  - ➢注射更多的催眠药(丙泊酚),或者咪达唑仑
- 可能的并发症(除了上述所列):
  - ➢喉痉挛,呼吸暂停
  - ➢误吸
  - ➢咬舌,下颌骨脱位,长骨骨折,肌肉痛

术后

- PACU 里的监护仪。和外科患者相同的出院标准
- 副作用有:
  - ➢遗忘
  - ➢兴奋
  - ➢迷惑
  - ➢头痛
  - ➢恶心和呕吐
- 罕见的并发症:

➢ 心肌缺血和(或)梗死

➢ 暂时性的神经功能缺损

➢ 颅内出血

➢ 失明

➢ 肺水肿

➢ 脾破裂

(张智申 译　于泳浩 校)

第 83 章

手术室外麻醉

Neelima Myneni，MD

挑战

- 位置较远,并且紧急情况出现时缺少训练有素的人员帮忙
- 对不同的设备或者特殊的监护仪不熟悉
- 在手术结束的时候,患者要经过比平常更远的距离才能到麻醉复苏室(PACU)

场所要求

- 需要帮助的时候,能够立即联系到中心位置的医疗团队
- 足够的监护能力,能够提供机械通气的设备,提供氧气、吸引器和其他设备,能够提供药物和空气净化
- 使用辐射性设备时,有保护措施
- 有转运患者所需的备用设备,人员和必要的监护

辐射安全

- 辐射强度与距离辐射源的距离的平方成反比

- 穿上铅防护服,甲状腺保护设备,并且远离辐射源 1～2m
- 每月的辐射暴露量不超过每项 FDA 指南 50mSv,测量标准同辐射测量标准

麻醉

- 使患者固定,减轻患者的痛苦和焦虑
- 对于成年患者来说,通常不需要麻醉,但是对于儿童和不能保持不动的成年患者(焦虑,迟钝,和精神错乱)来说则需要麻醉
- 可以使用镇静或者全身麻醉
- 最主要关注气道管理和维持足够的氧合
- 应该考虑并存疾病,并且应该特别关注气道,因为在这些情况下,气道通气经常受限
- 持续输注丙泊酚用于镇静
- 镇静作用可导致通气不足和气道阻塞,因此多首选 ETT 或 LMA
- 经常会用到右美托嘧啶,尤其是对于可能气道梗阻和呼吸暂停的患者,或者需要不断评估精神状态的患者

磁共振(MRI)

磁共振房间磁场强度为 0.5～1.5T

磁共振的危害

- 任何含铁的材料都可能被磁铁吸出,冲击力(枪弹伤)通常是致命性的。这会伤到患者和房间里的其他人员
- 起搏器,埋藏式复律除颤器,耳蜗状的植入物,整形手术的硬件设备,脑血管夹同样有被移位,引起出血,或者损伤相邻脆弱结构的风险
- 有磁性的金属(镍,钴)危害性最大,但是铝,钛,铜,银除外
- 有可供选择的(兼容 MRI)的设备和监护仪
- 扫描仪产生的无线电能量会被组织吸收,产生的热量会导致组织损伤
- 产生的高分贝声音(65～95dB),会导致听力丧失;患者应该戴耳塞

监护

- 当直视受限的时候非常重要

- 应该放在距离磁性钻至少 5 ~ 8 英尺（1 英尺 = 0.3047 米）的地方,以使磁性的拉力最小
- 心电图经常被无线电能量和静态磁场干扰
- 监护的部位,比如心电图垫放的部位,有被磁场加热的风险,而这会灼伤患者
- 电子监护仪本身会产生无线电波,干扰 MRI 的图像质量
- 用于作标准的血氧定量计的 MRI 兼容性的光纤脉冲血氧计可能引起烧伤
- 无线电脉冲能够产生人为的峰值,在无创性血压监护仪上产生错误的高血压数值

复苏

- 将患者移出 MRI 检查室,交接班,并且开始在另一个麻醉场所开始复苏（该场所应位于 MRI 检查室附近）
- 如果有必要,关闭磁场,磁场消退大概需要 10min
- 恢复磁场需要 4 天时间,并且资金耗费很大;因此关闭磁场属于应急措施

体外冲击波碎石术(ESWL)

- 使用短时间的高强度压力波将肾脏或者输尿管的结石击碎成小的碎块,然后经尿道冲出体外
- 患者躺在一个水池中的特定手术床上。这与以往将患者浸泡在水里的碎石术不同。
  - ➢通过浸泡,外周静脉收缩可以提高中央血管内的容量,增加中心静脉压和主动脉压
  - ➢呼吸做功增加。外在的压力减少了功能残气量和潮气量,这对于已有肺部疾病的患者是难以承受的
  - ➢应该严密的控制水温。温水会引发血管舒张性低血压
  - ➢浸入和离开水浴会引起心源性心律失常
  - ➢通常,这种方法不应该用于充血性心力衰竭或者心肌梗死的患者
- 患者保持不动对手术的成功非常重要;需要使用短效的阿片类药物减轻

皮肤疼痛

- 氧供充足时,轻度镇静就可以
- 维持足够的血管内容量,为结石碎块提供一个排出通路
- 心律失常(尤其是室性心动过速)的风险。R 波后 20ms(绝对不应期)开始冲击可以减少这种风险。因此,心率就决定了冲击的速率和操作的时间。有时候,会要求麻醉医师增加心率(静脉推注 0.2 ~ 0.4mg 胃肠宁)以缩短操作时间
- 如果心脏起搏器备用的模式能发挥作用,则不会被检测到异常,但是埋藏式复律除颤器在这种情况下会被检测到异常(这种情况下如果使用了体外的除颤器垫,术前应该将他们关闭,并要持续使用,直到 ICD 重新开启)

心脏复律

- 由于电击时的不适,需要一段短时间的镇静和遗忘
- 最好通过减少丙泊酚用量加以实现;如果射血分数低,重复给一次丙泊酚,考虑到循环时间长,每次给药后等待几分钟
- 确保备有急救药物,提供预吸氧,并且必要的时候,电击后提供辅助通气
- 由于依托咪酯继发的肌阵挛,最好不要选用。避免使用苯二氮䓬类药物,因为它们起效慢,作用时间长

内镜检查/内镜逆行胰胆管造影术

- 上消化道内镜检查仰卧位或侧卧位
- 下消化道内镜检查侧卧位
- 大部分的内镜检查不需要麻醉医师在场。通常遇到难以镇静的患者或者医疗问题才会需要麻醉医师
- 内镜逆行胰胆管造影术大部分是俯卧位 + 荧光透视法;胆管扩张时刺激
- 通常监护性麻醉(+ 上消化道内镜检查),但是在一些情况下(饱胃,上消化道出血等),可能插管困难

(张智申 译　于泳浩 校)

第 **84** 章

整形手术

Brooke Albright，MD

基础知识

- 从 1997 至 2007 年，门诊患者中，整形手术增加了 45.7%。
- 在这 45.7% 的整形手术患者中，有 54% 的手术是在门诊办公室级别的配备中完成，29% 是在救护车级别的配备中完成，17% 是在医院级别的配备中完成

术前评估

- 由于整形手术属于择期手术，患者大部分是 ASA 1 级和 ASA 2 级，只罹患单一疾病的相对健康的患者
- 门诊办公室配备的手术患者必须优化医疗
- 既往史和体格检查必须是在 30 天之内进行的
- 如果患者有明显的并存疾病，麻醉评估必须在手术计划之前进行
- 对于 ASA 3 级以上的患者，不推荐在门诊办公室配备的条件下行局部麻醉（没有镇静）以外的麻醉操作

监护

- 整形手术需要包括心电图，无创血压，脉搏血饱和度，体温，二氧化碳曲线图在内的标准麻醉监护仪。气道管理设备，吸引器，急救药品和心脏除颤器应该准备好

排名前 5 位的整形手术

吸脂术

- 概述

➢ 经预留的小切口行皮下脂肪经皮置管吸引术

➢ 膨胀抽脂术:几升含有高度稀释的利多卡因(0.05% ~0.1%)和肾上腺素(1∶1 000 000)的浸润溶液形成的快速的压力导致皮下浸润

- 诱导

  ➢ 最常用区域阻滞或者浸润性局麻

  ➢ 有些患者要求镇静和镇痛以缓解因皮下置管引起的不适感

  ➢ 考虑到可能出现的血管扩张,低血压和液体负荷过大,门诊办公室配备下不推荐行硬膜外麻醉和椎管内麻醉

- 维持

  ➢ 液体替代和正常体温的维持

  ➢ 一个极端情况是较大体积的脂肪抽吸后,不恰当的液体管理可能引起低血容量性休克,另一个极端情况是,血液稀释引起肺水肿

  ➢ 60% ~70%的浸润液体因为皮下灌注术而被吸收;因此,当浸润的液体量超过抽吸的脂肪量,就不必再补充液体

  ➢ 术中对患者保温,防止因大量室温的膨胀液体浸润引起的低体温

- 并发症(总体比例0.7%)

  ➢ 肺动脉栓塞(23%),脏器穿孔(14.6%),脂肪栓塞(8.5%),局麻药中毒引起的心肺衰竭(5.4%),吸引器导致的血管损伤引起的出血(4.6%)

  ➢ 利多卡因的肝脏药物清除(估计250mg/h)是药物清除的限制因素。如果肝功能受损,利多卡因就会在循环中积累

  ➢ 利多卡因的血浆峰值出现在注射后的12 ~14h,并在随后的6 ~14h内下降

乳腺手术

- 描述

  ➢ 隆胸,填充物替换,缩小乳房,横行腹直肌肌皮瓣乳房再造术(TRAM)的补充完善

- 诱导

  ➢ 在门诊办公室配备的条件下越来越多的应用利用单一平面(T4)注射的椎旁阻滞麻醉性监护和局部麻醉

  ➢ 然而,由于隆胸时分离胸肌和胸壁时的疼痛,使用喉罩或者气管内插

管的全身麻醉通常较好
- 维持
  - 止吐药和术后镇痛
  - 有 3 种方法证实在术后 48h 的疼痛管理中有效：
    - 术中 0.25% 的丁哌卡因最后于缝皮前置于 10mL 的 Jaclcson-Pratt 引流管中,在伤口中停留 10min
    - 椎旁阻滞
    - 术前类固醇(地塞米松 10mg,静脉注射),非甾体类抗炎药(例如,环氧合酶-2 抑制剂:罗非考昔 50mg,术后口服)
- 并发症
  - 手术切开导致的气胸
  - 术后难以控制的疼痛

眼睑成形术(眼睑手术)
- 描述
  - 将多余的皮肤和脂肪去除或者移位,加固周围的肌肉和肌腱
- 诱导
  - 在门诊办公室配备下行局部麻醉和口腔镇静
  - 口腔镇静包括口服 10mg 地西泮和在每个眼睑缓慢注射 2mL1% 利多卡因和 1:100 000 肾上腺素前 30min 给予丙氧酚联合对乙酰氨基酚(100mg/650mg)
- 维持
  - 监护性麻醉和(或)局部麻醉
- 并发症
  - 术后即刻发生的并发症包括角膜摩擦和视力受损、眼球后出血

腹腔成形术(腹壁整形术)
- 描述
  - 从腹腔的中部和下部去除多余的腹部皮肤和脂肪,使腹部更加的坚固。偶尔腹直肌需要缝合拉紧。有时候需要联合腹腔内的手术
- 诱导
  - 可以安全地使用全身麻醉和镇静

- 维持
  - 通过吸入或者静脉全身麻醉,或者镇静
- 并发症
  - 静脉栓塞和伤口愈合欠佳。静脉栓塞的风险会随着手术时间的延长而增加,腹部手术部位以及癌症的出现。早期的移动会降低术后并发症的风险
  - 吸烟会影响伤口愈合
  - 妇科手术联合腹部整形手术的风险并不比单独行妇科或者腹部整形手术的风险高

面部手术

- 描述
  - 激光换肤术,皱纹去除术(面部拉皮),耳成形术(耳朵),颏成形术(下巴),鼻成形术(鼻子),颊成形术(颊部),其他
- 诱导
  - 全身麻醉,镇静联合局部恩纳麻醉乳膏和散热技术,或者应用膨胀性麻醉药物行区域阻滞都可以选用
  - 如果皱纹去除术应用全身麻醉,中线位置带状气管内插管以防面部扭曲,配合外科医生尽可能暴露面部;当外科医生从一侧向另一侧移动头部时保护气管内插管
- 维持
  - 一旦相应位置阻滞,麻醉就可以减轻
  - 当应用全身麻醉时,应该用患者能够承受的最低浓度的氧气混合物。使用激光的时候避免使用氧化亚氮
  - 在苏醒的时候避免呛咳/干呕(淤血危险)。保证面部的遮盖不会挤压气道
  - 右美托咪定(1μg/kg,静脉注射 10min,然后 0.2 ~ 0.6μg/(kg·h)维持)可以减少术后的恶心/呕吐,维持血流动力学稳定,使患者能够维持自主呼吸和吸入空气时的氧合,这样可以减少使用氧气时引起火灾的危险
- 并发症
  - 由于靠近面部的地方氧化物(比如,氧气)的浓度是最高的,因此可燃

源(比如,电刀)的使用引发的手术室火灾是进行面部手术患者主要担忧之一

建议

- 局部麻醉成人利多卡因 + 肾上腺素的 FDA 最大剂量是 7mg/kg。但是,用于皮下浸润麻醉的加有肾上腺素(1mg/L)的高度稀释的利多卡因(0.1%)最多可以用到 35 ~ 55mg/kg
  - ➢ 膨胀性吸脂术中利多卡因的毒性引发的中枢神经系统症状(例如,抽搐)在心脏症状(终末性心室停搏和其他严重的心律失常)之前可能不会被发现
- 限制氧气的浓度和在使用激光的时候关闭氧化亚氮气流以防手术室发生火灾
- 面部是手术室火灾时第二个最常见的损伤部位(扁桃体是最常见的损伤部位)

(张智申 译　于泳浩 校)

第 6 部分

心胸外科

第 85 章
体外循环基础

Jennie Ngai,MD

体外循环术(CPB)

- 保留其他器官灌注的时候,分流心脏和肺脏的血液循环
- 通过与身体衔接的一个体外的回路分流
- 最主要用于心脏手术,但是也用于较大的血管手术,神经外科手术和移植手术

主要的内容(见图 85 - 1)

- 静脉置管将患者的血液引出体外
- 静脉储存
- 将血液泵回
- 氧气生成器添加氧气(去除二氧化碳)
- 热交换器对血液加温或者降温
- 过滤器去除残渣和空气
- 动脉置管将血液输回患者体内

心脏手术时候用到的监护仪

- 脉搏血氧饱和度——外周血氧饱和度监测
- 心电图——监测心律不齐,ST 段改变
- 动脉通路——心脏手术体外循环(非波动性血流),无创袖带血压不能使用时非常必要
- 中心静脉通路——监测血容量状态,节律干扰,上腔静脉(SVC)综合征,

体外循环术时足够的静脉排液。用于快速的容量复苏和药物注射

- 肺动脉(PA)置管——应该放于非体外循环的冠状动脉旁路移植术,肺动脉高压,和低心脏射血分数的患者。肺动脉导管被非常规放置;要取决于术后护理患者的外科团队的偏好

- 经食管超声心动(TEE)——如果条件允许,每例心脏手术都应该放置。如果条件有限,应该优先用于瓣膜手术。监测心肌收缩力,容量状态,瓣膜完整性,体外循环术分离前通气。这些现在已经是护理的标准

- 处理过的脑电图监护仪——麻醉深度的监测

- 脑血氧——脑氧气和灌注的监测

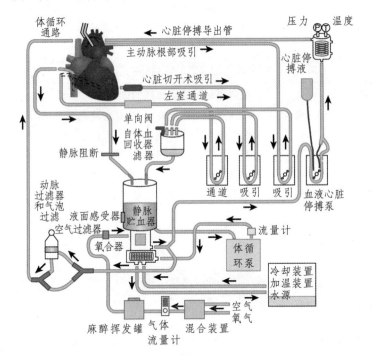

图 85-1　体外循环示意图

监护仪具体放置位置

动脉通路放置

根据动脉置管的位置决定动脉通路的位置	
动脉置管的位置	**监测用动脉通路可能的位置**
升主动脉	左侧或者右侧桡动脉;右侧或者左侧股动脉
腋动脉/无名动脉	左侧桡动脉;右侧或者左侧股动脉
股动脉	右侧或者左侧桡动脉
升主动脉球囊阻断	两条动脉通路,右侧和左侧桡动脉

根据手术类型决定动脉通路的位置	
手术类型	**监测用动脉通路可能的位置**
冠状动脉搭桥手术	右侧或者左侧桡动脉、除非用桡动脉移植 右侧或者左侧股动脉
瓣膜手术	右侧或者左侧桡动脉;右侧或者左侧股动脉
升主动脉手术	右侧或者左侧桡动脉;右侧或者左侧股动脉
主动脉弓手术	可能需要两条动脉通路,与外科医生讨论位置

放置中心通路

中心静脉通路位置	
中心静脉压放置位置	**理论**
右颈内静脉	足够的中心静脉监测;减少肺动脉置管 如果右侧颈内(RIJ)用于静脉置管,需要找可供选用的位置
左颈内静脉	足够的中心静脉压监测;肺动脉置管有更大的难度
锁骨下静脉	能够监测中心静脉压;可能因为胸骨牵引器导致通路脱出;肺动脉置管难度增加
股静脉	在体外循环术过程中足够的头部静脉引流的监测不太精确;足以进行容量复苏

抗纤溶药

在心脏手术中,除非弊大于利,也就是说患者有引发血栓的倾向,否则常规使用氨基乙酸(10g 负荷剂量输注 30min,然后以 1g/h 的速度输注 15g)。然而这要取决于规定和外科医生。抗纤溶药应该在胸骨切开术之前使用,以增加疗效。

二次手术

- 如果患者之前有做过心脏手术,那么患者因再次开胸时候心脏或者大血管损伤导致的出血的危险取决于手术的方式
- 经原切口的胸骨切开,其风险高于经其他入路的胸骨切开
- 如果重新进行手术,要制订较大的静脉进口的准备,因为出血的风险比较大。在手术室里备好血制品

继续进行体外循环术之前的准备

- 需要能够监测动脉血压和中心静脉压
- 需要放置静脉和动脉导管
- 需要肝素化(初始剂量 400 U/kg),目标活化的凝血时间(ACT)>450
- 如果 600 U/kg 的肝素后达不到目标 ACT,考虑使用新鲜冰冻血浆或者 ATⅢ
- 使用肌松药和引起遗忘的药物(因为血液会被初始的溶液稀释,这样很可能引起术中知晓和移动)

根据切口和手术的类型放置的动脉和静脉导管			
手术途径	动脉置管	静脉置管	评价
胸骨切开术	升主动脉	双腔置管	最常见,标准入路
胸廓切开术	升主动脉,腋动脉,股动脉	股动脉(从股静脉至锁骨下静脉导管放置多孔导管)	外科医生倾向于放置动脉导管。股动脉置管增加了后续灌注引发血栓栓塞的风险
重新做手术	升主动脉,腋动脉,股动脉	右心房,双腔,股动脉	重新手术时出血风险很高,在开胸之前,继续置管和 CPB。如果在静脉置管时大量出血,静脉回流时使用吸引器

(待续)

根据切口和手术的类型放置的动脉和静脉导管（续）			
手术途径	动脉置管	静脉置管	评价
机器人心脏手术	股动脉	股动脉	
升主动脉和动脉弓血管瘤/切开、钙化的主动脉	腋动脉、股动脉	双腔	如果主动脉钙化，由于存在潜在的栓子，尽量不要操作

体外循环术期间

- 给予肌肉松弛药和引起遗忘的药物
- 当体外循环术全流量开放时停止通气，然后跟管理灌注的医师沟通，确保体外循环术的启动没有问题
- 监测平均动脉压（MAP），通常在 50～70mmHg 之间；如果有颈动脉粥样硬化或者其他需要较高灌注压的病理改变，则维持较高的压力，大约为 60～80mmHg
- 监测脑电双频谱指数（BIS）和脑氧饱和度
- 监测动脉血气，血细胞比容——应该较低以抵消因低体温引起的血黏度增加；血糖——应该在正常范围内，根据胰岛素方案治疗
- 体外循环术期间的血流流量根据操作程序和置管的位置调整
  - ➤有些部位需要低流量，也就是说钳夹主动脉
  - ➤流量指数通常为 $1.8～2.4L/(min \cdot m^2)$
- 体温需根据操作过程和先前的心脏手术；通常降温到 $32°C～34°C$
  - ➤如果操作中涉及头部血管（主动脉血管瘤），则可能需要暂停循环
    - ▪ 如果必须暂停循环，应将患者体温降到 $18°C～20°C$
    - ▪ 循环暂停时间最长可以到 45min
  - ➤循环暂停的一个选择是可以选择性的进行脑灌注以减少脑缺血
  - ➤如果先前的冠状动脉旁路移植术（CABG）用的是内乳动脉（IMA），则可能需要较低体温，因为内乳动脉内的血（源于锁骨下动脉，十字钳夹下游）能够将心脏停搏期间的液体冲出
- 当准备好行心脏停搏的时候，可能需要十字钳夹主动脉；右心的手术操作不需要心脏停搏，因此不需要十字钳夹和心脏停搏
- 主动脉十字钳夹后行心脏停搏。单位不同，所用的心脏停搏液不同，但是大部分的中心使用基于钾的停搏液。心脏停搏去极化液体（基于钾）的一个替代是使用腺苷，利多卡因，和镁的非去极化停搏液。需要心脏停搏的有：

> 顺行的,需要进入接近主动脉钳夹处的升主动脉,冠状动脉以下
> 单独处理每个冠状动脉入口
> 逆行的,经过冠状动脉窦;对中至重度 AI 或者重度冠状动脉病

体外循环的撤机

体外循环术前,检查
- 收缩性——如果无力,增加收缩力
  > 肾上腺素[0.01 ~ 0.1μg/(kg·min)]
  > 米力农[0.3 ~ 0.7 μg/(kg·min)]
  > 去甲肾上腺素[0.01 ~ 0.1 μg/(kg·min)]
  > 多巴酚丁胺[2 ~ 20 μg/(kg·min)]
- 心率和心律——如果左室肥大、心房收缩有益,则需要房性和(或)室性起搏导线。一般需要防止起搏导线,如果组织水肿,术后可以使用临时起搏,放置起搏导线的风险低
- 血压——如果低,可能需要血管收缩药物,但仍然要检查 SAM 见第 20 章;如果高,增加血管舒张剂 ± β - 受体阻滞剂
  > 加压素(0.04 ~ 0.08 U/min)
  > 去氧肾上腺素(25 ~ 200μg /min)
  > 硝酸甘油[0.1 ~ 7μg /(Kg·min)]
  > 硝普钠[0.1 ~ 2μg /(kg·min)]
- 氧合和通气——确保通气机开启并且正常工作
- 体温——体温在 35℃ ~ 37℃ 之间体外循环术容易成功,否则有心律失常和出血的风险
- 电解质——应该在正常范围内,否则有心律失常的风险
- 血细胞比容— 患者离开前应该在可以接受的范围,否则输血流量减少到 2L/min,评估血流量和心功能;如果状态好,逐渐停止体外循环
根据肝素浓度测定给予鱼精蛋白(缓慢地)拮抗肝素,1∶1 拮抗
- 1% 的接受过含有鱼精蛋白的胰岛素的糖尿病患者过敏,但是在非糖尿病患者中也可能(尤其是对鱼过敏者)发生
- 不常见的反应(由于肝素 ~ 鱼精蛋白复合物引起的血栓烷产物):肺血管收缩,右心室(RV)功能障碍,全身低血压以及暂时性的中性粒细胞减少症:停止输注,给小剂量的肝素去结合鱼精蛋白,支持性治疗
- 体外循环术进行中给予鱼精蛋白会导致骤死

体外循环术中的分离困难

问题	处理
低氧饱和度	麻醉机和呼吸机是否启动
	氧流量是否足够
	气管内插管是否连接到呼吸回路和麻醉机
	气管内插管是否堵塞? 吸引和支气管镜检查收缩力和肺栓子
	如果患者情况不稳定,可能需要体外循环术
低潮气量/高气道压	行支气管镜检查
	如有必要,调整气管内插管
	如果患者不稳定,可能需要体外循环术
呼气末 CO_2 异常	呼气末 CO_2 检测仪是否连接?
	检查低心排血量的证据
	如果血压低,见下
	检查气管内插管是否堵塞
	超声检查肺动脉是否堵塞
收缩无力	增强收缩力支持
	如果收缩力支持的药量已经很大,考虑使用大动脉内的球囊泵或者心室辅助设备
心率低(心率 <70)	增加心率
心率过快,HR >100,血压稳定	使用 β 阻滞剂
心率过快,血压不稳	心律转复术(体内电极 10~20J,体外电极 200~300J)
低血压	收缩力和容量状态的超声检查
	超声检查严重的瓣膜异常
	如果收缩之力,增加收缩力支持
	如果心室不充盈(低容量),增加容量
	如果动脉和心室扩张,可能需要容量纠正 starling 曲线的位置
	如果心排血量正常/高,每搏变异度低,增加血管升压素
	如果血管升压素的剂量已经很高,考虑亚甲蓝(2mg/kg),鸟苷酸环化酶介导的血管舒张抑制剂
	超声检查心室期前运动
经食管超声心动图上检查到的心室期前运动(前冠状叶的心室期前运动,见于左心室传出纤维束)	减小收缩力,考虑使用 β-受体阻滞剂
	增加容量
	降低心率
	使用血管收缩药物增加后负荷

转到 ICU

- 手术快结束时大部分患者仍然处于全麻和带管状态
- 当转向 ICU 时,应该使用监护设备(心电图,脉搏血氧饱和度,动脉通路),氧气,气囊通气
- 在中转的时候注意所有的通路和气管内导管(ETT)没有脱出
- 如果有必要,建立静脉通路以便给药
- 中转的时候继续使用所有的血管活性药物,并且携带急救药品和插管器械
- 检查 2h 内是否出血,血流动力学是否稳定,是否准备好应对紧急情况和拔管(取决于患者和手术操作)
- 快通道的患者血流动力学应该稳定,无出血,输注最小剂量的血管活性药物,准备好 6h 内拔管

（张智申 译　于泳浩 校）

第 86 章

经食管超声心动图(TEE)

Sanford M. Littwin,MD

术中经食管超声心动图(TEE)的应用	
非心脏手术	**心脏手术**
• 局部室壁运动异常(RWMA)的评估	• 与非心脏手术相同 • 基本的 TEE 检查 • 瓣膜功能评估,修复/替换评估 • 近主动脉十字钳夹耐受情况评估
• 容量状态的评估	• 不能停止体外循环的诊断和治疗评价

基本技术

相对禁忌证:食管损伤(例如,憩室,静脉曲张)或者近期手术史,或不稳定的颈椎损伤。

口胃吸引将胃内容物排空之后,将经润滑的探头置入

一开始放于食管中段位置,大约进入食管深度约 25～30cm

- 操作探头(图 86 – 1)
  - ➢探头旋转
  - ➢调整

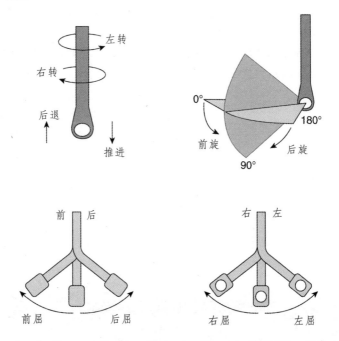

(Reproduced with permission from Shanewise JS, et al. ASE/SCA guidelines for performing a comprehensive intraoperative multiplanetransesophageal echocardiography examination: Recommendations of the American Society of Echocardiography Council for Intraoperative Echocardiography and the Society of Cardiovascular Anesthesiologists Task Force for Certification in Perioperative Transesophageal Echocardiography. *Anesth Analg.* 1999;89:870.)

图 86-1 探头操作示意图

- ▪ 前屈/后屈
- ▪ 探头前端向左/右弯曲
  - ➤ 探头按钮
    - ▪ 扫描角度:图像可以从 0° 旋转到 180°
- • 探头位置和切面
  - ➤ 位置
    - ▪ 食管上段
    - ▪ 食管中段
    - ▪ 经胃
  - ➤ 切面
    - ▪ 20 个标准切面(见图 86 – 2)
- • 依次切换切面以获得心脏病理和功能变化的信息
- • 局部切面常用于非心脏手术
  - ➤ 食管中段 4 腔切面
    - ▪ 能够评估整个心腔的大小(右心房和左心房,右心室和左心室)
    - ▪ 心功能局部室壁运动异常(RWMA)
    - ▪ 瓣膜病变
      - ✦ 三尖瓣反流
      - ✦ 二尖瓣反流
  - ➤ 经胃中乳头切面
    - ▪ RWMA 评估
    - ▪ 容量状态

血流动力学评估

应用 TEE 可以对接受非心脏手术患者的心血管病理过程进行即刻评估。

- • 心肌缺血
  - ➤ 术中新发:RWMA
  - ➤ 心肌损害进一步的进展:射血分数降低
- • 瓣膜功能障碍
  - ➤ 反流(彩色多普勒)
  - ➤ 左室流出道梗阻伴二尖瓣前叶期前收缩;临床表现类似肥厚型心肌病(HCM)见第 20 章

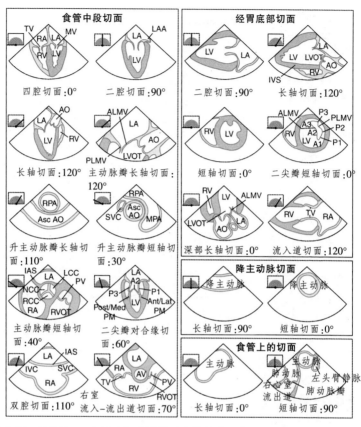

组合在一起的这 20 个标准切面是基于食管的位置得到的,食管上段(UE),食管中段(ME),经胃(TG),以及降主动脉(DA)。标记的心脏主要结构包括:右心房(RA);左心房(LA);二尖瓣(MV);三尖瓣(TV);右心室(RV);左心室(LV);左心耳(LAA);主动脉(AO);二尖瓣前叶(ALMV);二尖瓣后叶(PLMV);升主动脉(Asc AO);右肺动脉(RPA);上腔静脉(SVC);肺主动脉(MPA);房间隔(IAS);肺动脉瓣(PV);右心室流出道(RVOT);主动脉的非冠状窦(NCC);主动脉瓣右冠状窦(RCC);主动脉瓣左冠状窦(LCC);二尖瓣后扇叶 P1,P2,P3;二尖瓣前扇叶 A1,A2,A3;乳头肌后内侧(Post/Med PM);乳头肌前内侧(Ant/Lat PM);乳头肌前外侧(IVC);下腔静脉(Desc AO);左头臂脉(BCV)。(Reproduced from Wasnick JD,Hillel Z,Kramer D,Ltttwin S,Nicoara A *Cardiac Anesthesia and Transesophageal Echocardiography.* Figure lntro-6.Available at: www.accessanesthesiology.com. Copyright © The McGraw-Hill Companies,Inc. All rights reserved.)

图 86-2 标准切面

实用容量状态评估	
替代指标	前负荷依赖性评价(例如,血容量减少)
左室大小	• 舒张末期容积(LVEDA) <5cm²/m² • 左室闭合("吻乳头肌征")[也见于后负荷减小和(或)EF升高]
下腔静脉直径大小和塌陷程度	自主通气: • 下腔静脉吸气性塌陷 正压通气: • 下腔静脉直径呼吸性改变 >12%¹ • 下腔静脉扩张指数 >18%²
上腔静脉塌陷程度	• 上腔静脉塌陷程度 >36%³
主动脉峰速率	主动脉峰速率的呼吸可变性 >12%⁴
二尖瓣流量	E/E'速率比 >8[与左室舒张末压(LV-EDP)有关,(LVEDP) <15mmHg] 　　E:二尖瓣流入模式波 　　E':二尖瓣环组织多普勒影像
每搏量(如,通过对左室舒张末压求速率–时间积分(VTI)估计)	被动抬腿每搏量 >12%

1. 下腔静脉直径呼吸性变化 $= \dfrac{下腔静脉_{最大} - 下腔静脉_{最小}}{\dfrac{下腔静脉_{最大} + 下腔静脉_{最小}}{2}}$

2. 下腔静脉扩张指数 $= \dfrac{下腔静脉_{最大} - 下腔静脉_{最小}}{下腔静脉_{最小}}$

下腔静脉_{最大} = 呼吸周期中下腔静脉的最大直径,

下腔静脉_{最小} = 呼吸周期中下腔静脉的最小直径。

3. 上腔静脉塌陷指数 $= \dfrac{上腔静脉_{最大} - 上腔静脉_{最小}}{上腔静脉_{最大}}$

上腔静脉_{最大} = 呼吸周期中上腔静脉的最大直径,

上腔静脉_{最小} = 呼吸周期中上腔静脉的最小直径。

4. 主动脉峰速率呼吸变异性 $= \dfrac{速率_{峰最大} - 速率_{峰最小}}{\dfrac{速率_{峰最大} + 速率_{峰最小}}{2}}$

速率_{峰最大}和速率_{峰最小}分别是主动脉的最大最小速率。

5. 见图 86–3。

- 容量状态(见下)
  - ➢评估与血管内容量相关的心室大小
  - ➢可以评估液体管理的反应性
- 评估射血分数
  - ➢术前,术中,术后
  - ➢保证无肝期的管理和手术干预不影响心脏功能

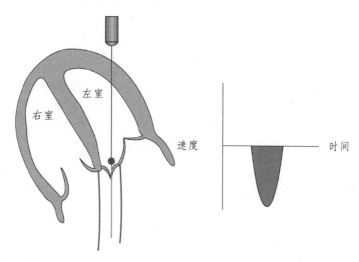

备注:这种方法不能用于有严重主动脉瓣膜疾病的情况。使用深部经胃切面,样本容量放在左室(LV)流出道紧靠主动脉瓣的位置。产生的追踪频谱在右侧显示。阴影面积表示速率-时间积分(VTI)。左室流出道的直径用食管中段长轴切面（ME AV LAX 120°, 标准切面）测量。(Reproduced from Mathew JP, Swaminathan M, Ayoub CM. *Clinical Manual and Review of Transesophageal E-chocardiography*. 2nd ed. Figure 6–2. Available at:www.accessanesthesiology. com. Copyright Ⓒ The McGraw-Hill Companies,Inc. All rights reserved.)

图 86-3　基于左心室流出道流量的心排血量测量法

左室充盈压估测	
替代指标	左室充盈压估测
左室大小	• 累计 (辛普森法则) 耗时 • 如有扩张型心肌病, 结果不可靠
二尖瓣流出模式	E/A 速率比 > 2 (与 LVEDP > 20mmHg 有关) : 见图 6 - 2
根据连续方程估测的压力	• MPAP = 4 (峰 PI 速率^2) + RAP • PADP = 4 (舒张末 PI 速率^2) • LAP = 收缩压 ~4 (峰 MR 速率^2) • LVEDP = 舒张压 ~4 (舒张末 AI 速率^2)

MPAP, 平均肺动脉压; PI, 肺动脉瓣关闭不全; PADP, 肺动脉舒张压; LAP, 左房压; MR, 二尖瓣反流; LVEDP, 左室舒张末压; AI, 主动脉瓣关闭不全。

（张智申 译　于泳浩 校）

第 87 章

冠状动脉旁路移植术 (CABG/OPCAB)

Jennie Ngai, MD

基础知识

- 对冠状动脉进行血运重建治疗慢性冠状动脉疾病(CAD)
- 移植选用的血管桥可以是静脉(如腿部的大隐静脉)或者动脉(如桡动脉,乳内动脉,胃网膜动脉)
- 可以在体外循环(CPB)或者非体外循环条件下完成(治疗效果不明确,取决于所应用的技术)
- 是否使用体外循环或非体外循环技术的标准

术前评估

- 运动耐量如何？
- 目前有何症状,如心绞痛,呼吸困难,疲劳？
- 症状在何种条件下缓解,如休息或者服用药物？
- 心脏导管检查,心脏超声检查,心脏负荷试验检查结果如何？左心室射血分数(LVEF)如何？闭塞的血管有哪几支？
  - ➢ 冠状动脉解剖学知识(图 87 – 1)
    - ■ 右侧冠状窦前面和左侧冠状窦侧面以部分后侧
    - ■ 左冠状动脉(LCA)分为左前降支(LAD)和左回旋支(LCx)
      - ◆ 左前降支分出对角支,为右心室前壁,室间隔前 2/3,左心室前壁以及心室顶点供血。
      - ◆ 左回旋支分出钝缘支动脉,为左心房和左心室后外侧壁供血。

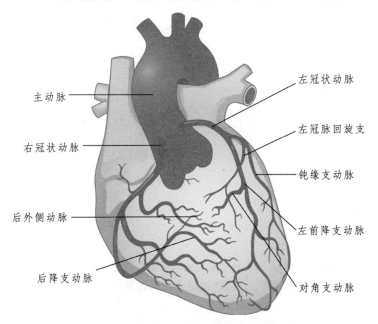

左冠状动脉

左冠脉回旋支

钝缘支动脉

左前降支动脉

对角支动脉

主动脉

右冠状动脉

后外侧动脉

后降支动脉

(Reproduced from Longnecker DE, Brown DL, Newman MF, Zapol WM. Anesthesiology. Figure 51–1. Available at: www.accessanesthesology.com. Copyright ⓒ The McGraw-Hill Companies, Inc. All rights reserved.)

图 87–1 冠状动脉解剖

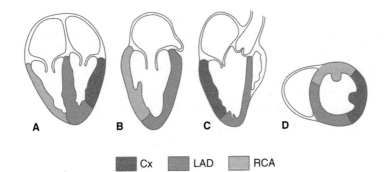

上图所示为经食管中段四腔心切面(**A**),经食管中段两腔心切面(**B**),经食管中段心脏长轴切面(**C**)和经胃心脏中短轴切面(**D**)。每个切面都显示出了三支主要的冠脉血管对心肌的供血情况,即左回旋支(Cx),左前降支(LAD)和右冠状动脉(RCA)。心肌灌注区域受损的征象为心脏收缩时心肌无法变厚或者向内移动。图 D 能够将三支主要的冠脉血管对左心室心肌的血供情况在同一张图上显示,因此用于术中监护十分有价值。(Modified from:Shanewise JS, Cheung A, Aronson S, et al. ASE/SCA guidelines for performing a comprehensive intraoperative multiplane transesophageal echocardiography examination; recommendations of the American Society of Echocardiography Council for Intraoperative Echocardiography and the Society for Cardiovascular Anesthesiologists Task Force for Certification in Perioperative Transesophageal Echocardiography. *Anesth Analg.* 1999;89:870–884, with permission.)

图 87-2 心外膜冠状动脉血流灌注典型示意图

- ◆ "左主干病变"是指左冠状动脉显著受损(发生心肌缺血风险较高,影响左心室的大部分,从而引起迅速的血流动力学障碍和心搏骤停)。
- ◆ "左主干等效病变"是指左前降支和左回旋支均高度阻塞:与左主干病变患者具有相似的风险。
- 是否患有其他疾病? 如,糖尿病(DM),慢性阻塞性肺疾病(COPD),肾功能不全
- 正在服用何种药物? 是否应停药(如,二甲双胍)

监护/设备

- 脉搏血氧饱和度
- 心电图(EKG)

- 动脉导管(通常于麻醉诱导前置入)
- 中心静脉导管(通常于诱导后置入)
- ±经食管超声
- ±肺动脉导管(PAC)
- ±脑电双频谱指数(BIS)
- ±脑氧饱和度仪
- 尿量
- 体温
- 体外起搏器
- 血细胞回收器(用于冠状动脉旁路移植术)
- 可使用的典型药物:
  - 去氧肾上腺素(100 mg /250 mL)(400 μg/mL)
  - 肾上腺素(2 mg /250 mL)(8 μg/mL)
  - 去甲肾上腺素(2 mg / mL)(8 μg/mL)
  - 朱力农(20 mg /250 mL)(80 μg/mL)
  - 血管升压素(40 units /250 mL)(0.16 units/mL)

脑氧饱和度监测是一种用来评价脑血流灌注是否充分的无创方法。如果脑灌流低,则考虑进行以下措施:

- 增加血细胞比容
- 增加 FiO_2
- 减少每分通气量从而提高 $PaCO_2$
- 升高全身血压

麻醉诱导

- 目标是维持血流动力学稳定(血压和心率)
- 选择对心肌收缩力,全身血管阻力(SVR)和血流动力学稳定性影响最小的诱导药物
  - 如果患者的 LVEF 维持在正常水平,可使用丙泊酚进行诱导
  - 如果患者的 LVEF 低于正常范围水平,可选用依托咪酯进行诱导,从而将心肌收缩力和全身血管阻力的波动程度降至最低
  - 关键点是对药物进行有效滴定
- 通过积极地处理各种低血压情况来使得血流能通过冠状动脉狭窄部分以维持冠状动脉灌注压

- ➤ CPP = AoDBP – LVEDP(冠脉灌注压 = 主动脉舒张压 – 左心室舒张末期压力)
- 经食管超声(TEE)的置入
- 中心静脉导管和(或)肺动脉导管(PAC)的置入
- 导尿管的置入
- 采集血样检查动脉血气(ABG)的基础状态和活性化血时间(ACT)基础值

麻醉维持

- 目标是维持冠状动脉血流灌注
- 所选吸入麻醉药应能够保护心肌免受缺血再灌注损伤;不使用 N_2O
- 使用抗纤溶药物能够减少术中出血和血液制品的使用
    - ➤ 氨基己酸,氨甲环酸
- 使用平衡麻醉技术,从而快速达到手术所需的麻醉状态
    - ➤ 如果患者没有并发症或者显著的并存病,则可以考虑使用快通道麻醉
    - ➤ 患者应该能够在术后 6 小时内拔管
- 针对危重的心脏病患者使用大剂量阿片类药物
- 胸骨切开时应控制通气以降低发生肺损伤的风险
- 监测冠脉灌注压有无不足:
    - ➤ TEE—心室壁运动改变(最敏感)
    - ➤ EKG—ST 段改变
    - ➤ PAC—肺动脉压(PA)升高,肺毛细血管楔压(PCWP)升高,大 a 波,大 v 波(最不敏感)
- 体外循环条件下行冠状动脉旁路移植术的注意事项:
    - ➤ 体外循环造成的血液稀释
    - ➤ 血液暴露于泵管路可导致炎性因子的释放
    - ➤ 体外循环时存在患者术中知晓的风险,因为麻醉药的血药浓度被稀释
    - ➤ 体外循环时患者发生体动
    - ➤ 心肌保护
    - ➤ "Pump Head"(体外循环后患者出现认知功能障碍,可能是微小碎片和微小气泡所致的血管栓塞引起)

表 87-1 体外循环与非体外循环条件下行 CABG 的区别	
体外循环 CABG	**非体外循环 CABG**
监护	动脉置管,中心静脉压(CVP),±PAC,±TEE,BIS,脑氧饱和度,ECG,脉搏氧饱和度(sPO$_2$),呼气末 CO$_2$ 分压(ETCO$_2$)	动脉置管,CVP,PAC,±TEE,BIS,脑氧饱和度,ECG,sPO$_2$,ETCO$_2$
液体管理	限制液体输入;自体血回输;体外循环时血液稀释	抬高心脏时,补充液体以防血流动力学不稳定
体温	体外循环期间降温,导致低体温	维持患者的正常体温
通气	在完全体外循环时关闭麻醉机,体外循环即将结束时恢复通气	全程保持流量阀开启
血压	维持 CPP,平均动脉压(MAP)在 50~70mmHg 之间	抬高心脏时注意血压变化;可能需要改变心脏位置;如果患者不耐受(出现室颤),可能需要进行体外循环。近端吻合-保持动脉收缩压在 80~90mmHg 之间,远端吻合-保持动脉收缩压在 110~120mmHg 之间
心率	不适用	如果心率过快,可通过输注艾司洛尔[50~300μg/(kg·min)]或者地尔硫草(3~5mg/h)来缓解吻合术时出现的心率过快
心律失常	不适用	可注射利多卡因来提高发生心律失常的阈值
肝素化	ACT 目标值 >450;起始肝素剂量为 300 units/kg	ACT 目标值 250~>450;根据外科医师习惯调整;起始肝素剂量为 100~300 units/kg;每30min 检查一次 ACT 值
肝素逆转	在体外循环结束后使用鱼精蛋白,使 ACT 回归至基础状态	在移植结束后使用鱼精蛋白,使 ACT 回归至基础状态
快速通道	如果术中未出现任何问题,应考虑快速通道麻醉,在 6h 内拔管	如果术中未出现任何问题,应该能够在手术结束后拔管

注:如果希望对 CPB 进行更多了解,请参阅第 85 章。

- 即便原计划进行非体外循环,麻醉医师仍应当像进行体外循环那样进行监护,建立静脉通道以及对患者进行麻醉。如果患者对非体外循环不耐受,则应启用体外循环从而使手术得以安全完成。
- 患者不耐受 OPCAB 的征象:
  - ➢ 全身低灌注
  - ➢ 肺动脉压升高
  - ➢ 心室壁运动变化
  - ➢ EKG 变化

以上征象提示可能需要重新放置心脏的位置以保证更好的灌注情况,控制好液体出入量以降低静脉梗阻的风险,或者可能需要进行体外循环

- 血运重建之后:
  - ➢ 检查 ECG 变化
  - ➢ 检查 TEE 所示有无心室壁运动异常
  - ➢ 检查肺动脉压是否升高
  - ➢ 使用血管探头检查重建血管内血液流动情况

术后处理

- 与其他心脏手术相似,转送至 ICU 进行监护
- 评估患者的血流动力学稳定情况,出血情况以及所需血管活性药物的水平
- 获取实验室检查和胸部 X 线片
- 镇痛——阿片类药物,静脉注射对乙酰氨基酚,有出血风险的患者慎用非甾体类抗炎药(NSAID)
- 拔管时机
- 如果存在易破损组织,则避免血压过高以防止出血过多

(杨涛 译　于泳浩 校)

第88章

心脏瓣膜手术

Jennie Ngai，MD

瓣膜病变分为先天性和后天性

先天性和后天性瓣膜病变	
先天性瓣膜疾病	**后天性瓣膜疾病**
•二叶式主动脉瓣－主动脉瓣狭窄(AS)，主动脉瓣关闭不全	•风湿性心脏病－二尖瓣狭窄，二尖瓣关闭不全，AS，主动脉瓣关闭不全
•先天性二尖瓣狭窄	•二尖瓣脱垂－二尖瓣关闭不全
•马方综合征－主动脉瓣关闭不全	•心肌梗死，乳头肌断裂－二尖瓣关闭不全
•肺动脉瓣狭窄	•二尖瓣瓣环钙化－二尖瓣狭窄，二尖瓣关闭不全
	•老年人－主动脉瓣狭窄
•二尖瓣断裂（房室瓣缺损）－二尖瓣关闭不全	•升主动脉瘤－主动脉瓣关闭不全
	•心内膜炎－二尖瓣关闭不全，主动脉瓣关闭不全

* 与右侧心瓣膜病变相比，左侧心瓣膜病变更不易耐受
* 瓣膜病变可分为关闭不全性或狭窄性
  * 瓣膜关闭不全可由穿孔，赘生物，腱索断裂，瓣叶脱垂或冗余，瓣环扩大或者瓣叶活动受限所致的瓣叶对合失败引起
  * 瓣膜狭窄主要由瓣叶钙化所致；如果瓣膜已经融合（如，双叶性主动脉瓣），则该瓣膜可能发生钙化

血流动力学参数

瓣膜病变患者的血流动力学管理				
病理学	后负荷	前负荷	心率	心肌收缩力
主动脉瓣狭窄	维持	维持	标准低值 (50~70bpm)	维持
主动脉瓣关闭不全	降低	维持	标准高值 (70~90bpm)	维持
二尖瓣狭窄	维持	维持	标准低值 (50~70bpm)	维持
二尖瓣关闭不全	降低	维持	标准高值 (70~90bpm)	维持

- 肺动脉瓣病变中约有 90% 以上的为先天性
- 右侧心脏瓣膜病变治疗原则与左侧瓣膜病变一致。然而,如果存在肺动脉高压,则肺血管阻力(PVR)将会比全身血管阻力(SVR)更加难以控制和处理。维持患者氧合情况并提供充足的通气支持对于此类患者尤为重要

右心瓣膜病变患者的血流动力学管理				
病理学	后负荷	前负荷	心率	心肌收缩力
三尖瓣狭窄	维持	维持	标准低值	维持
三尖瓣关闭不全	降低	维持	标准高值	维持
肺动脉瓣狭窄	维持	维持	标准低值	维持
肺动脉瓣功能不全	降低	维持	正常标准值 (60~80bpm)	维持

主动脉瓣狭窄(AS)

- 后负荷增加导致左心室(LV)肥厚
- 维持后负荷以保证冠状动脉血供。降低后负荷将会降低冠状动脉灌注压。较高的冠状动脉灌注压对于心肌肌层较厚的心室肥厚患者来说也是必需的

- 通过保持较低的心率来延长心室舒张期,以保证冠状动脉灌注并且使增厚变硬的左心室充盈。心脏收缩的持续时间并不受心率影响
- 使患者保持窦性心律也十分重要。LVH 患者更加依靠心房收缩(左心室充盈)来保证心排血量。正常情况下,心房收缩约占心排血量的 20%,但是在 LVH 患者,心房收缩能占到 40%
- 重度主动脉瓣狭窄患者禁忌腰麻,因为腰麻易导致患者血压下降。硬膜外麻醉是否安全仍存在争议:后负荷下降的情况虽然少见但仍存在
- 在严密的监护条件下,则允许使患者保持镇静状态。镇静程度的增加能够导致后负荷剧烈下降
- 无论何种手术,适当的监护应始终考虑在内。重度 AS 患者在全麻下行小手术仍需要有创血压监测

主动脉瓣关闭不全

- 反流所致的心室容量增加引起左心室扩大
- 增加后负荷可降低反流入 LV 的血流量。然而,为保证足够的冠脉灌注压,依然应保持充足的后负荷
- 保持较高心率是有益的,因为这样可以缩短心室舒张期从而缩短反流时间
- 麻醉方式以及监护级别并不如 AS 患者那般重要

二尖瓣狭窄

- 与 AS 相似,后负荷的维持极为重要
- 患者应维持窦性心律,否则左心房增大会导致房性心律失常
- 通常 LV 射血分数正常
- 保持较低的心率十分重要,可以使血液有更多时间通过狭窄的二尖瓣进入心室
- 重度二尖瓣狭窄患者禁忌腰麻,因为后负荷易发生下降。是否使用硬膜外麻醉备受争议。更适合选择谨慎的全麻或者采用局部麻醉合并轻度镇静

二尖瓣关闭不全

- 患者对于后负荷减低更易耐受,这一点与主动脉关闭不全类似

- 维持较高的心率是有益的
- 麻醉方式和监护水平由手术过程所决定

手术指征

- 瓣膜病变修补术应当在瓣膜重度病变情况下进行,但是心功能恶化的患者更适合手术
    - 例如,重度二尖瓣关闭不全与 LV 功能障碍相比更应优先考虑修补术
    - 重度 AS 患者如果出现症状或者行其他心脏手术或者 LV 出现收缩功能障碍,可进行瓣膜替换术
- 瓣膜可进行修复或者置换。这由患者年龄,并存疾病,依从性以及抗凝等多种因素决定
    - 简单来讲,瓣膜修补是不切除瓣膜。瓣膜受损部分切除并修补。外科医师可能会在瓣环处放置一些带状或环状植入物。已修复的瓣膜能维持多年。患者通常不做抗凝处理。通常只有反流的瓣膜才做修补手术
    - 狭窄性瓣膜通常做置换术,因为钙化的瓣膜移动性差且不可修复。(如果瓣膜未出现钙化,则外科或球囊连合部切开术可以选择。)原位的瓣叶被摘除,瓣环被清除,将人工瓣膜放置于合适位置
        - 人造生物瓣膜或者组织瓣膜能够持续使用 10～15 年,通常患者在术后数周便不需抗凝治疗
            - Ross 手术:使用患者自身的肺动脉瓣以替换病变的主动脉瓣;用人工生物瓣膜替换肺动脉瓣。
        - 机械瓣膜可持续应用多达 20 年(也表明该类患者具有较长的生存时间),但患者须终身抗凝治疗

对于进行非心脏手术的心脏瓣膜病患者而言:

- 确定瓣膜疾病的严重性
- 如果瓣膜病变严重,则瓣膜修补术可能会优先于择期的非心脏手术
- 监护水平由瓣膜病变严重程度决定而不仅仅取决于手术过程
- 对于任何瓣膜病变,全麻均应安全进行
- 如果手术过程允许,局部麻醉辅以镇静也可应用
    - 镇静水平应严密监控

> ➢低通气量会升高 PA 压力
>
> ➢增加镇静水平会降低后负荷
>
> ➢如果镇静水平不断上升,则考虑转为全麻

- 轻中度瓣膜疾病患者可安全使用区域麻醉
- 对于中度主动脉瓣或者二尖瓣狭窄患者,应避免使用椎管内麻醉,因为该麻醉方法会导致血管扩张

术前准备

- 心脏瓣膜病患者术前评估大致相似,不考虑患者将进行的手术术式。术前评估能够表明瓣膜病变的严重性和剧烈性,并且可能需要更多的病情检查
- 目前有何症状? 胸痛,呼吸困难,疲劳
- 运动耐量如何?
- 症状如何缓解? 休息或者药物治疗
- 心脏导管,经食管超声和负荷试验的结果
- 其他显著的疾病问题

经食管超声辅助评估重度瓣膜病变

左侧瓣膜病变的超声心动图评估				
瓣膜病变	主动脉瓣狭窄	主动脉瓣关闭不全	二尖瓣狭窄	二尖瓣关闭不全
临床症状	心绞痛,呼吸困难,晕厥,心衰,疲劳,运动耐量↓	呼吸困难,疲劳,端坐呼吸	疲劳,运动耐量↓,呼吸困难,咳嗽,气喘	疲劳,慢性虚弱,衰竭
瓣膜开口面积	$<1cm^2$		$<1cm^2$	
平均梯度差	$>40mmHg$		$>10mmHg$	
缩流宽度		$>0.6cm$		$>0.7cm$
反流分数		$>50\%$		$>50\%$

右侧瓣膜病变

右侧瓣膜病变的超声心动图评估			
三尖瓣狭窄	三尖瓣关闭不全	肺动脉瓣狭窄	肺动脉瓣关闭不全
瓣膜开口面积 <1cm²	反流口宽度 >0.7cm	连续多普勒峰流速 >4m/s	肺动脉流出道被反流颜色所填充
连续多普勒流速 >2.5m/s 平均梯度差 >5mmHg	心肌收缩时血液反流入肝静脉	连续多普勒峰梯度 >60mmHg	带有陡峭下降波形的致密连续多普勒

监护

监护取决于所选择的麻醉方式和预计的手术进程

以下监护项目适用于心脏手术

- 脉搏氧饱和度
- EKG(5 导联)
- 动脉置管(诱导前)
- 中心静脉置管
- 经食管超声(采用心脏瓣膜手术的标准)
- ±肺动脉置管
- ±脑电双频谱指数(BIS)
- 脑氧饱和度(取决于医疗机构)
- 尿量
- 体温

麻醉诱导

- 目标是维持血流动力学稳定
- 选择能够维持血流动力学稳定的诱导药物有利于损伤的瓣膜
  - 例如,对于 AS 患者来说,依托咪酯是一种很好的诱导药物,因为其能够维持后负荷和冠脉灌注压

> 对于 MR 患者来说,丙泊酚是一种合适的诱导药物,因为其能够降低后负荷从而减少反流量
> 仔细地滴定诱导药物与选择诱导药物种类一样重要

麻醉维持

- 选择不影响心功能的麻醉方法
- 使用吸入麻醉药,阿片类药物和肌松药进行平衡麻醉以维持麻醉状态
- 应用有利于瓣膜的麻醉方式直至 CPB 开始
- 监护 ECG,TEE 和肺动脉压作为患者是否耐受的指征

体外循环后

- 使用 TEE 检查
  > 关闭不全或者狭窄的瓣膜功能
  > 左心房和左心室的空气量
  > 心室功能
- 检查出凝血指标
- 纠正活化凝血时间(ACT)和动脉血气(ABG)的异常状态
- 继续给患者加温以保持其正常体温
- 狭窄性瓣膜病变一旦纠正,通常不再需要强心剂支持
- 然而对于关闭不全性瓣膜病变患者,可能需要强心剂支持

术后处理

- 不拔管送入 ICU 并持续监护
- 可能需要容量管理
- 继续监测出血情况,有无心包填塞

建议与忠告

- 所有瓣膜手术,术前和术后均应进行经食管超声检查
- 低心排血量可能并非由低血容量或者心肌收缩力降低所致,也可能是由于二尖瓣在收缩期前向运动所致(SAM 征,第 20 章)。这种情况下,二尖瓣前叶在收缩期会进入左室流出道从而妨碍血液泵出心脏。加大强心药剂量会恶化这一情况。经食管超声检查能够显示出这种前叶阻碍左室流出道(LVOT)的情况和 LVOT 血液由层流变为湍流的改

变。治疗方法是补充血容量,降低心肌收缩力,如果有必要则使用 β -
受体阻滞剂
- 用来确定是否需要强心剂支持的最好办法是使用经食管超声观测心室
功能。如果心室功能较差,则在 CPB 末使用强心剂是必要的。也可以
使用肺动脉导管连续性监测或热稀释法监测心排血量

(杨涛 译　于泳浩 校)

第 **89** 章

心脏移植

Meghann M. Fitzgerald, MD, Sumeet Goswami, MD, MPH

术前回顾

- 日常活动,包括既往心脏手术史
- 机械辅助装置,起搏器以及心脏内置自动除颤器对患者所起的作用

诱导与维持

- 诱导前准备:局部麻醉下进行动脉置管,如果需要则轻微镇静。患者应
接受免疫抑制剂治疗,通常包括咪唑硫嘌呤和皮质类固醇
- 根据患者禁食情况考虑行"温柔"地快速诱导
- 选择对心肌收缩力影响小的诱导药物;通常使用依托咪酯,阿片类药物
和苯二氮䓬类药物联合进行诱导
- 诱导后处理:肺动脉置管(选择左侧颈内静脉(IJ)置入肺动脉导管,因为
右侧 IJ 会被用于进行一系列的心肌活检,并且锁骨下静脉会因胸骨收
缩运动而扭曲)和 TEE
- 使用 CPB 所能耐受的挥发性麻醉药,阿片类药物和苯二氮䓬类药物联合
进行麻醉维持

手术基本技巧

- 原位移植:标准的双房原位心脏移植或者主动脉和肺动脉末端吻合法心脏移植
- 起搏器/植入式心脏除颤器(ICD)作为手术移植的一部分
- 移位移植(罕见)适用于器官供者 – 受者心脏大小的差异和不可逆转的肺动脉高压

CPB 脱机

- 控制好右心衰和肺动脉高压是关键环节,因为供者的心脏右心室对增加的后负荷十分敏感
  - 通常在 CPB 脱机前给予强心剂[通常为米力农 $0.375\mu g/(kg \cdot min)$]。根据 TEE 监测结果,可以第二次使用强心药物如多巴酚丁胺[$3 \sim 5\mu g/(kg \cdot min)$]或者肾上腺素($1 \sim 2\ \mu g/min$)
  - 有时即使使用两次强心剂,患者仍可能继续出现右心室(RV)衰竭的征象(CVP升高,心指数降低,RV 收缩力下降,大剂量的升压药物)。如果出现上述情况,那么可以使用肺血管扩张剂如吸入性氧化亚氮和吸入性伊洛前列素。氧化亚氮与伊洛前列素相比优点在于,前者并不引起任何的全身血管扩张效应
  - 假如使用强心剂和肺血管扩张剂后患者仍继续出现 RV 衰竭的征象,那么机械辅助装置对于增强右心功能可能是必要的
- 左心室衰竭也能够使用强心剂和机械辅助装置进行控制。CPB 脱机后管理关注于维持充足的前负荷而不引起右心室扩张,以及管理凝血障碍

术后管理

- 当血流动力学稳定以及无补充需重复探查的出血时,可以在 ICU 中进行拔管
- 强心药物支持在数天内逐渐减量至停用,撤除有创监护
- 抗排斥治疗和免疫抑制治疗应立即进行

免疫抑制治疗

三联疗法

- 神经钙调蛋白抑制剂能够阻断白介素-2 基因的转录[环孢菌素 A,他克

莫司(普乐可复)]
- 嘌呤合成抑制剂[咪唑硫嘌呤(依木兰)或者麦考酚吗乙酯(骁悉)]
- T 细胞依赖性免疫抑制,白介素-2 产物抑制剂(甲泼尼龙)

上述药物的不良反应包括免疫缺陷所致的感染和肿瘤,非免疫性毒性反应如糖尿病,高血压和肾功能不全。单克隆抗体—白介素-2 受体阻断剂[巴利昔单抗(舒莱),达利珠单抗(赛尼哌)]已经用于诱导治疗。这些药物似乎能够减低术后早期的排斥反应而不增加感染率。

通过一系列的心内膜心肌活检进行评价与监测。

长期疗程
- 心脏移植后存活时间中位数为 10 年
- 死亡高危期为移植后最初的 6 个月内
- 移植后第一年内死亡主要原因包括:非巨细胞病毒感染,移植器官衰竭和急性排斥反应
- 移植后 3～10 年内常见死因包括:移植器官衰竭,同种异体心脏血管病变

心脏移植受者进行非心脏手术

移植心脏的生理特点
- 移植的心脏是去神经支配的器官,但是仍保留着心脏固有的调控机制。随时间推移,神经再支配能够发生某种程度上的重建
- 静息时心率较快(90～110),因为迷走紧张消失
- 应激时心动过速发生迟缓
- 心脏对负荷条件改变十分敏感
- 由于缺少传入性神经支配,因冠状动脉同种异体血管病变所致的患者心肌缺血难以发现

术前评估
- ECG:可能会发现双 P 波
- 经食管超声心动图:评价心室功能
- 实验室检查:评价:血细胞计数以排除骨髓功能抑制,肾功能,主要电解质水平
- 继续进行免疫抑制治疗

术中管理

- 只要前负荷能够维持,全身麻醉和局部麻醉均可选择
- 所用药物必须根据肝肾功能障碍的程度来考虑
- 快速缩血管升压药和变时效应药物备用(例如,麻黄碱和抗胆碱能类药物)

术后护理

- 注意前负荷,肾功能和感染
- 继续免疫抑制治疗

（杨涛 译　于泳浩 校）

第 90 章

腹主动脉瘤(AAA)开放手术

Megan Graybill Anders，MD，Harendra Arora，MD

概况

- 大型开腹手术会导致血流动力学迅速改变以及存在大量出血的风险
- 目标是维持血管内容量以及脑,心肌,肾脏和中枢神经系统的血流灌注,同时控制血流动力学变化以防腹主动脉瘤破裂
- 修复指征包括尺寸 >5.5cm(女性 >4.5cm),6 个月内扩张超过 0.5cm,或者出现症状
- 常见并存病包括慢性冠状动脉疾病(CAD),周围血管疾病(PVD),慢性阻塞性肺疾病(COPD)和高血压(HTN)
- 择期手术修复的死亡率 <5%(由手术经验较多的医学中心的血管外科医生施行,预后更好),对于急诊手术修复,腹主动脉瘤破裂发生率 >50%
- 对于高危手术患者来说,尽管研究表明两种修复方式的长期生存率相

同,但是血管内修复能降低短期死亡率(例如,CAD 和 COPD)

术前准备

- 评估并治疗患者的并存疾病,从而明确并且最大限度地降低风险
- 继续 β – 受体阻滞剂治疗;如果开始治疗,缓慢地加量,心率(HR) < 70 时应避免低血压的发生
- 继续或者考虑启动他汀类药物治疗,该类药物可能能够通过降低炎症反应和稳定斑块来降低围术期心血管并发症的发生
- 对于无诱因呼吸困难患者或者有心衰病史且临床状态较差且 1 年内未进行评估的患者,应考虑对 LV 功能进行无创监护评估(食管超声心动图)
- 如果更改治疗策略则推荐进行心脏检查;然而,在手术前通过经皮冠脉介入(PCI)或者 CABG 来进行预防性冠脉血管再通,这种方法对短期或者长期生存率均无明显提升。(CARP 试验,2004)
- 除通常的全麻装置外,所需准备的设备与药物清单:
  - ➤ 如果是胸腹主动脉瘤(TAAA),可能行双腔(DL)气管内插管(ETT),使用纤维支气管镜检查气管导管位置
  - ➤ 如果需要进行脑脊液(CSF)引流,则准备腰椎引流包(与手术医师协商)
  - ➤ 动脉置管,中心静脉置管(CVL)/心脏支架(Cordis),± 肺动脉导管(PAC)
  - ➤ 如果可能,进行 TEE 检查
  - ➤ 硬膜外麻醉包
  - ➤ 血细胞回收器
  - ➤ 快速输液装置
  - ➤ 只针对上半身的加温装置(不对缺血的下肢复温)
  - ➤ 硝普钠[50mg 250mL 装:200μg/mL;0.5 ~ 10μg/(kg·min)]
  - ➤ 硝酸甘油[50mg 250mL 装:200μg/mL;0.5 ~ 10μg/(kg·min)]
  - ➤ 艾司洛尔[2500mg 250mL 装:10mg/mL;50 ~ 200μg/(kg·min)]
  - ➤ 去甲肾上腺素[4mg 250mL 装:16μg/mL;1 ~ 10μg/(kg·min)]
  - ➤ 去氧肾上腺素[20mg 250mL 装:80μg/mL;0.2 ~ 1μg/(kg·min)]

监护

- 按照 ASA 标准,诱导前动脉置管[支持最高的无创血压(NIBP)检测]和最低 8.5Fr 的中心静脉置管
- 对于具有全身性功能障碍的患者考虑行 PAC 监测(可能有助于术中和术后的液体治疗)
- 对于术前负荷试验表明有心肌风险或者严重 LV 功能障碍的患者,考虑行 TEE 检查
- 脊髓体感诱发电位(SSEP)能够有助于诊断进展性脊髓缺血(尤其是上腹部血流阻断,持续性低血压,术前已经诊断脊髓副动脉起点较低),并且能够有助于提示术中是否有进行旁路移植或者动脉再植入术的需要

麻醉诱导

- 考虑手术前或者术后在行胸椎中段(T8~T9)行硬膜外镇痛。通常不进行硬膜外麻醉,直至解除动脉血流阻断后,否则有过度低血压的风险。许多血管病患者在服用抗血小板药物,这会妨碍椎管内麻醉的进行
- 对于有截瘫高风险的患者,应放置腰椎引流 Crawford Ⅰ型或者Ⅱ型动脉瘤;见第 91 章
- 选择对患者心功能可以耐受的诱导药物
- 目标是在诱导和喉镜检查过程中使血流动力学波动较小(考虑气管内滴入利多卡因,使用短效药物如硝普钠,艾司洛尔和苯氧肾上腺素的丸剂)
- 可能需要进行双腔气管内插管将肺隔离,进行高位(胸腹部)动脉瘤修复

麻醉维持

- 全麻或者全麻 – 硬膜外联合麻醉(术中硬膜外给药剂量应限制,以防血流动力学波动)
- 预先估计失血量;使用血细胞回收装置,确保可以获得血液制品
- 维持生理体温,因为低体温与围术期心肌梗死(MI),感染和凝血障碍的发生存在联系。禁止在主动脉血流阻断水平面以下使用空气加温设施,因为这会增加缺血组织的损伤。应该使用上半身加温设施

- 发生急性肾衰竭的风险为 3% ~13%,对于肾下腹主动脉瘤阻断时也是如此。肾功能可能通过以下方法得以改善
  - ➢ 尽量缩短血流阻断时间(理想状态下短于 30min)
  - ➢ 保证充足的血容量
  - ➢ 无证据支持使用呋喃苯胺酸(呋塞米)、甘露醇或"低剂量"多巴胺等药物有益。但是,实际上在主动脉阻断的前 10 ~ 15min 给予 12.5g/70kg 的甘露醇Ⅳ并且开始泵注多巴胺 3μg/(kg・min)或者非诺多泮 0.1μg/(kg・min)这种做法是很常见的
- 防止脊髓缺血[AAA 截瘫发生率为 1%,胸主动脉瘤(TAA)和 TAAA 截瘫发生率为 7% ~40%]。Adamkiewicz 动脉绝大多数起源于胸椎 T9 和 T12 之间。各种解决方案:
  - ➢ SEEP/运动诱发电位(MEP)鉴定脊髓缺血
  - ➢ 部分血管再植入术
  - ➢ 顺序性动脉阻断
  - ➢ 分流或者旁路移植以保证冠脉末梢灌注
  - ➢ 通过腰椎引流管排放 CSF
  - ➢ 硬膜外降温
  - ➢ 深低温停止循环
- 动脉阻断(图 90 - 2)
  - ➢ 动脉血流阻断会引起后负荷和 LV 张力的骤增,从而导致 LV 衰竭或者心肌缺血
  - ➢ 使用硝普钠[NTP 0.5 ~10μg/(kg・min)]有助于减低后负荷和血压(BP)
  - ➢ 使用硝酸甘油[NTG 0.5 ~10μg/(kg・min)]能够降低前负荷,导致心排血量(CO)减低,并能够扩张冠脉
  - ➢ 低剂量的 NTP 和 NTG 泵注联合使用能够控制 BP,优化心肌氧供需平衡;如果 LV 功能良好,单独使用挥发性麻醉药进行麻醉即可
  - ➢ 血流阻断水平影响术中和术后的处理过程(肾脏血管微栓子和低灌注,腹外阻断失血更为严重)
  - ➢ 对于高危患者(高位阻断或者心功能储备较低)可行左心旁路移植(主动脉 - 股动脉),能够降低后负荷并增加末梢灌注
- 主动脉未阻断(图 90 -3)

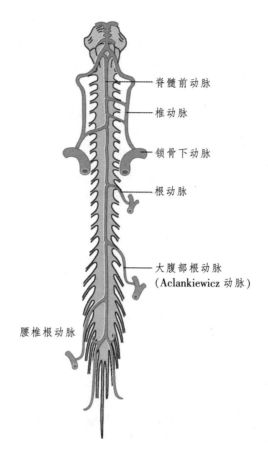

脊髓前动脉

椎动脉

锁骨下动脉

根动脉

大腹部根动脉
(Aclankiewicz 动脉)

腰椎根动脉

图 90-1　脊髓血液供给示意图

➢ 血流阻断的释放会导致全身血管阻力(SVR)降低,静脉回流降低/CO 降低,这会导致低血压,尤其在低血容量患者中更易出现;保证充足的液体管理,液体补充的多少取决于阻断水平

➢ 考虑使用去甲肾上腺素(2 ~ 20μg/min)或者去氧肾上腺素[0. 2 ~ 1μg/(kg · min)]输注。应注意的是,这类药物对血管的作用在机体非缺血部分体现得更为显著,从而引起血流再分布

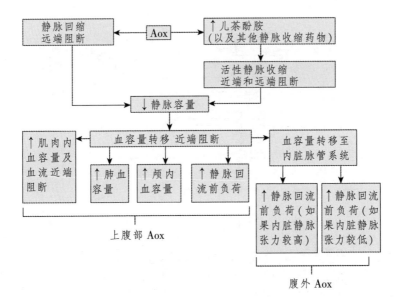

(Reproduced with permission from Gelman S. The pathophysiology of aortic crossclamping and unclamping. *Anesthesiology.* 1995;82:1026.)

图 90-2　主动脉阻断(Aox)的病理生理学

> 阻断水平以下的组织无氧代谢产物的冲洗出会导致进一步的血管扩张和低血压

> 对进行高位血流阻断(和随之引起的肝脏/肠缺血)的患者,应密切监控 pH 值,并且如果有必要,则使用碳酸氢钠或者氨基丁三醇(THAM)进行纠正

> 对于高危患者,推荐缓慢释放和血液再通

术后护理

• 如果 pH 值和体温正常,无大量持续性液体复苏,血流动力学稳定并且无严重的潜在肺疾病,则考虑早期拔管

• 如果麻醉计划中包括硬膜外镇痛,则按计划进行。硬膜外/蛛网膜下腔注射阿片类药物所产生的不良反应多于其优点

• 根据肾功能情况,如果需要则行支持治疗

• AAA 修复后的常见与少见并发症:

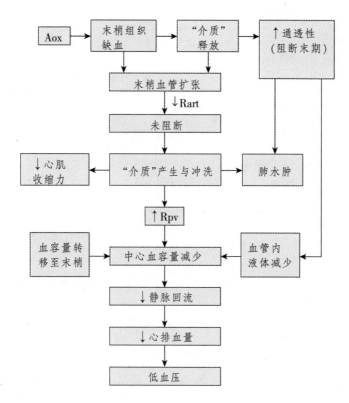

Cven，静脉血管容量；Rart，动脉阻力；Rpv，肺血管阻力。(Reproduced with permission from Gelman S. The pathophysiology of aortic crossdamping and undamping. *Anesthesiology*. 1995;82:1026.)

图 90-3　主动脉未阻断的病理生理学

➢心肌缺血与心肌梗死(最为常见)
➢肾功能不全
➢呼吸衰竭
➢出血
➢胃肠道并发症如肠缺血
➢脊髓缺血
➢移植物感染
➢性功能障碍

> ➢多器官衰竭

> ➢肢体缺血,通常由末端血管栓塞引起

> ➢卒中

建议与忠告

- 与 CAD 非常相似

- 术前与手术医师讨论病例,了解相关解剖学知识和拟定计划

- 主动脉阻断的水平和耐受性影响具有发生缺血/损伤风险的器官(例如,上腹阻断后发生肾衰竭风险较高)

- 在阻断平面以上避免过度的 HTN 发生,以防发生 LV 衰竭和心肌缺血;同时,对于阻断平面以下的器官,维持其充足的血液灌注(肾脏,肠,脊髓)

（杨涛 译　于泳浩 校）

第 **91** 章

胸腹联合动脉瘤

Ervant Nishanian, PhD, MD, Shahzad Shaefi, MD

基础知识

- 通常与 HTN,动脉粥样硬化以及结缔组织病如马方综合征有关

- 即使最好的外科手术团队也会有 10% 的死亡率

- 动脉瘤破裂伴随主动脉夹层具有高风险。未治疗的主动脉夹层在最初几天内死亡率为 25%~30%

- 并存病

  - ➢ PVD

  - ➢ CAD

  - ➢ HTN

➢慢性阻塞性肺疾病(COPD)(吸烟者)

➢肾损伤(术后肾衰竭和死亡的独立指标)

- 警惕快速大量失血和血流动力学波动的潜在风险。想要达到成功的治疗效果,需要维持足够的心排血量并保持重要器官的血流量,包括脊髓,同时避免血压升高和主动脉破裂

- 截瘫发生率≥3.5%,其发生与脊髓前动脉血供情况有关。

降低截瘫发生率的方法包括:

➢术中通过硬膜外使脊髓降温

➢脑脊液引流

➢肋间动脉再植入术

➢ SSEP 监测

➢术中使用主动脉-股动脉(左心房)旁路保证末端主动脉血流灌注

- 对于有适合解剖结构的患者,可以进行血管内修复。然而,应做好转为开放手术的准备

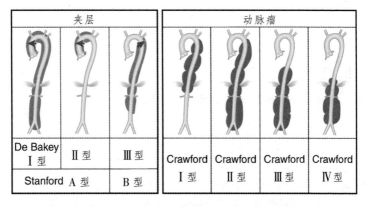

图 91-1 主动脉夹层与胸腹动脉瘤分类

术前准备

- 积极纠正心血管疾病,贫血,肾功能[如果合适考虑行血液透析(HD)],肺功能(理想状态为术前戒烟 4～6 周)和心衰
- 行择期血管手术前进行冠脉血管再通并不能改变预后,因此也不推荐。然而,进行心脏彩超检查有利于评估心脏其他的病理情况;β 受体阻滞剂和他汀类药物酌情服用
- TAAA 会扭曲左侧主支气管;检查胸部 X 线片和 CT 扫描结果能够预测双腔气管内导管(DLETT)的困难程度
- 注意血库中剩余的红细胞(RBC),新鲜冰冻血浆(FFP)和血小板是否充足
- 除全麻设备外,所需准备设备与药物清单:
  - DLETT(或者 Univent 导管,或者支气管堵塞导管),使用纤维支气管镜检查气管导管位置
  - 如果需要行 CSF 引流,则准备腰椎引流包(与手术医师协商)
  - 动脉置管,CVL/Cordis,±肺动脉置管
  - TEE 检查
  - 硬膜外麻醉包
  - 血细胞回收器
  - 快速输液装置
  - 只对上半身进行加温的装置(不对缺血的下肢复温)
  - 硝普钠[50 mg 250mL 装:200 μg/mL;0.5～10μg/(kg·min)]
  - 硝酸甘油[50 mg 250mL 装:200 μg/mL;0.5～10μg/(kg·min)]
  - 艾司洛尔[2500 mg 250mL 装:10 mg/mL;50～200μg/(kg·min)]
  - 去甲肾上腺素(4 mg 250mL 装:16 μg/mL;1～10μg/min)
  - 去氧肾上腺素[20 mg 250mL 装:80 μg/mL;0.2～1μg/(kg·min)]

建立动、静脉通道与监护

- 右侧桡动脉以及股动脉或者足背动脉压监测
- 颈内静脉置管,使用 7 - Fr 快速输液通道(RIC)使外周静脉大量开放,最快输液极限速度为 50 mL/min;考虑行"双节"法,即,在同一条静脉上置入两个输液器

- 如果 LV 收缩与舒张功能不全,则考虑行肺动脉置管
- 术中行 TEE 以检查血流动力学情况
- 当使用左侧主动脉 – 桡动脉(左心)旁路到达末梢主动脉时,进行快速输液能够补偿左心血液的转移。这种旁路会使左心血液排空。心脏所排出血量是头部以及上肢所需的全部血量。快速输液器能够提供足够的血量来满足脑部灌注
- 脊椎引流位置在腰椎 L4 ~ L5。引流保持 CSF 压力 < 10 ~ 12 mmHg。应警惕过度的 CSF 排出会导致硬膜下血肿
- SSEP/MEP 监测能够警惕脊髓前动脉血流变化情况

麻醉诱导

- 大部分患者有心脏病变;心脏手术麻醉诱导时使用芬太尼 10 μg/kg 和咪达唑仑 0.1 mg/kg 也应非常谨慎。其目的是避免血压的剧烈波动而影响主动脉瘤瘤壁的稳定性
- 喉镜检查时避免不必要的刺激
- 插入双腔气管导管有利于经左侧胸廓切开术行外科暴露和左肺塌陷,这也是使用双腔气管导管的适应指征。理论上,应优先使用右侧 DLT,因为手术操作邻近气管隆嵴和(或)动脉瘤侵蚀处,必须行纤维支气管镜检查以确定气管导管位置。可以使用 Univent ETT 或者支气管堵塞导管,尤其是当预计术后患者不拔管时

麻醉维持

- 如果血压允许,可以使用吸入麻醉药维持麻醉
- 如果使用 SSEP/MEP 进行监护(见脊椎手术相关章节),则全凭静脉麻醉(TIVA)可能是必要的
- 如果患者不存在贫血,则考虑急性血容量正常型血液稀释。确保足够的血管内容量
- 在行 LAFA(左侧主动脉 – 股动脉旁路移植术,见下文)时,使用 TEE 监测 LV 容量
- 利用较大之间的管路将快速输液装置与 RIC 通道和 IJ 通道相连接。调整缩血管药物和扩血管药物使用量从而在手术各时间点调节血压(BP)
- 预计有大量失血风险时,准备血细胞回收仪

主动脉血流阻断

- 在阻断主动脉之前进行快速输液补充循环储备
- 主动脉阻断会增加后负荷;效果的好坏程度取决于阻断装置的放置点
- 有发生心衰的可能,最好进行试验性阻断以观察是否需要提高冠状动脉灌注压或者强心药物的用量[如果需要,可以使用米力农 0.375 ~ 0.75μg/(kg·min) 和(或)多巴酚丁胺 3 ~ 10μg/(kg·min) 之类的药物];常规使用 TEE 监测心室壁运动异常和(或)心脏舒张功能障碍
- 控制 BP 和心率。硝普钠[0.3 ~ 10μg/(kg·min)] 和艾司洛尔[50 ~ 200μg/(kg·min)] 为超短效药物,药效起止较快。硝酸甘油或者尼卡地平也可使用。不应过度降压,因为冠状动脉和脑血流灌注也会因此受影响
- 使用硝酸甘油提前进行静脉扩张(10 ~ 30μg/min)
- 考虑在阻断之前给予 0.5g/kg 的甘露醇,能够具有肾脏保护效应(有争议)。非诺多泮[0.03 ~ 0.1μg/(kg·min)] 和碳酸氢盐对肾脏和肠系膜也有保护效应
- 阻断时间短于 30min 效果最好
- 监测脑脊液压力,因为在阻断时脑脊液压可能会随着 CVP 的上升而急速升高
- 一旦阻断,则通过足动脉置管监测末梢压力并且通过 LAFA 旁路循环来控制非搏动持续灌注压
- 使用右侧桡动脉压置管来监测主动脉阻断水平以上的血压,使用药物调控血压,但是阻断水平以上的血管缺乏大量的血管平滑肌来调节血压。每搏输出量和心率基本上决定着中枢神经系统(CNS)的血流灌注压

左侧主动脉 - 股动脉旁路(LAFA)

- 在阻断之前进行使 LV 处于无负荷状态,并且使血管扩张药物的使用需求最小化
- 在左心室前负荷降低的前提下,LAFA 能够提供末端血流
- 冠状动脉,脑和上肢的血流量在 LAFA 时依赖于固有心排血量
- 使用 TEE 评估 LV 充盈情况有助于指导液体管理
- 在过度 LAFA 过程中快速输注 FFP 平衡过的 RBC 对于维持前负荷是必

要的
- 保证充足的主动脉末梢压力和脑脊液引流能够预防脊髓缺血的发生
- 脊髓冷却法能够有效预防脊髓缺血

主动脉末阻断

- 下半身缺血部位进行补液稀释可能会导致低血压和代谢性酸中毒
- 通过补充血容量(全血)和使用升压药物(去甲肾上腺素 $1 \sim 10 \mu g/min$)来维持冠状动脉灌注压
- 根据动脉血气分析(ABG)和乳酸盐水平来确保充足的全身血液灌注
- 纠正任何的电解质紊乱,并维持充足的氧合能力
- 保持收缩压(SBP)在 $105 \sim 120 mmHg$ 水平以避免血管缝合处压力过高

术后处理

- 必须注意心脏,呼吸系统,肾脏,肠系膜和神经系统
- 在术后通常进行短期的多药物联合降压治疗
- 呼吸衰竭较常见(50%),原因为伴随疾病,手术切口和偶发性一侧横膈麻痹
- 脊椎引流保持 $24 \sim 48$ 小时,如果出现模糊的神经功能异常则延长引流时间。CSF 引流可提高下肢瘫痪的风险
- 频繁进行下肢检查(血流灌注和神经功能)
- 肾衰竭是预后不良的标志

(杨涛 译　于泳浩 校)

第 92 章
血管内手术麻醉

Jamey J. Snell, MD, Brooke Albright, MD

注:更多详细内容可见于神经部分颈动脉内膜剥脱术(CEA)的相关章节。

基础知识

血管内手术		
	颈动脉手术	主动脉手术	外周/其他血管手术
类型	颈动脉支架植入术和血管成形术	腹主动脉血管瘤（AAA），胸主动脉血管瘤（TAA），胸腹主动脉血管瘤（TAAA）	血管造影术，经皮腔内血管成形术（PTA）±支架植入术，主动脉内溶栓治疗，锁骨下动脉栓子切除术或者支架植入术，肾动脉，髂动脉，股动脉，腘窝动脉或者肠系膜动脉以及静脉手术，经颈静脉肝内门体分流术（TIPS[1]），下腔静脉（IVC）支架植入术等
适应证	血管再形成术预防卒中；血管内手术可选择开放性CEA（例如，颈部放疗史）	排除动脉瘤以防动脉瘤破裂或者破裂修复	动脉粥样硬化或者血栓栓塞患者行血管再形成术治疗下肢跛行，外周血管病，充血，器官低灌注
开放性手术与血管内手术的比较	两者发生大卒中的长期风险相似；血管内手术发生小卒中的风险略高；因此CEA被认为是标准处理方式	与开放性手术相比，血管内手术可能具有以下优点：能够减少术后疼痛，术后恢复时间，降低与血管阻断和较大切口相关疾病的发生率；然而，设备失效和设备放置处所发生的并发症是其唯一的并发症；当患者有显著的并存病时，这种并发症尤为突出	
发病率与死亡率	通常是由于对心脏，肾脏和神经系统的二次打击所致		

[1] Transjugular intrahepatic portosystemic shunt.

术前准备

血管内手术的术前评估		
	颈动脉手术	主动脉手术	外周/其他血管手术
病史及生理学	询问运动耐量,并存病,存在的神经功能缺陷,碘/对比过敏,检查心脏,肺脏和神经系统		
心脏发病风险	·回顾所检查出的可能会增加围术期发病率与死亡率的临床危险因素(缺血性心脏病,脑血管病,Cr >2,心衰等)和肺功能 ·如果患者具有风险因素 >1 的限制性功能障碍,如果自发现功能下降后所行检查的数据丢失或者未更新,则需要进行额外的检查,根据病情信息指导治疗 ·在所有患者中,进行预防性冠状动脉再通并不优于围术期使用药物维持治疗 CAD(β-受体阻滞剂,他汀类,阿司匹林);如果患者近期已行冠状动脉再通治疗,则等 6 周后再行手术		
实验室检查	·凝血功能-患者可能在服用抗凝药物并且将在术中使用肝素抗凝 ·肌酐-评估是否存在急性或慢性肾功能不全;警惕术中发生异物所致肾毒性的可能性 ·血红蛋白/红细胞比容-评估最大允许失血量,尤其是怀疑动脉瘤破裂时;对于缺血性心脏病(IHD)或者疑似冠心病的患者,进行输血的极限值是 Hb 为 10g/dL ·活化凝血时间-肝素化之前应检测其基础值。 ·血型与交叉配型-确保活性;如果有术前贫血,准备2U 的血		
X 线检查	回顾患者的脑血管造影和多普勒超声检查以评估 Willis 环通畅性,对侧颈动脉疾病及其病变特点	回顾以评估手术的适宜规模大小,位置,所涉及的分支和斑块负荷	不更改麻醉管理方式,但是在严重情况下,评估疾病程度和斑块负荷十分有用
治疗方案	继续 CAD 治疗,除了血管紧张素转换酶抑制剂(ACEI)之外,持续使用口服降糖药物;手术前一晚甘精胰岛素用量应减半;如果使用抗血小板药物,则在围术期维持使用;然而,麻醉医师和手术医师的协商一定要谨慎,应考虑对神经轴索的影响见第 119 章		

(待续)

血管内手术的术前评估（续）		
	颈动脉手术	主动脉手术	外周/其他血管手术
围术期使 用 β - 受体阻 滞剂	• 能够显著降低发病率和死亡率（在 AAA 患者研究得最为广泛）。其作用机制表明：该药物能够降低心肌氧需，减少脉搏波动对血管壁的冲击，具有抗炎作用，能够稳定斑块 • 术前和术后治疗达到最大疗效的同时具有更长的耐受性；术前停用该药物的长期治疗会出现缺血 • 第一类：建议对于已经服用该药物的患者继续原有治疗 • 第二类 a：建议对于认为有高心脏病风险的患者应开始使用该药物治疗，按 HR（<85）和 BP（取决于患者的基础值）的变化来调整。术前至少开始治疗调整达 1 周以上 • 第三类：建议起始为常规的高剂量 β - 受体阻滞剂治疗，不进行调整 • 维持疗效的重要方法是避免低血压和相对心动过缓（<60 ~ 70bpm） • 如果禁忌使用 β - 受体阻滞剂，则可选择可乐定代替治疗		
术中辐射 安全	• 确保有足够的辐射保护设备：铅防护板，甲状腺遮板，通透可移动铅遮板和防辐射护目镜 • 事先检查手术室，确保可移动的荧光镜 C 臂和术中辐射板不干扰或者风险隔离麻醉设备		

建立血管通道与监护

血管内手术血管通道建立与监护		
	颈动脉手术	主动脉手术	外周/其他血管手术

血管穿刺	• 2 支粗大针头（14 ~ 18G）行外周静脉穿刺
	• 动脉置管
	  ▸ 如果需要更多的穿刺置入，则预留出左臂而选择右侧桡动脉置管
	  ▸ 持续血压监测，采集外周血样（ABG 分析，乳酸盐和糖尿病患者血糖监测）
	  ▸ 对于心功能不全的患者，在进行麻醉诱导前应考虑体位
	• 行 CVC 或者 PAC 监测
	  ▸ 如果患者有心衰，心脏瓣膜疾病，肺动脉高压或者其他病变
	  ▸ 当 CVP ≈ CSFP（脑脊液压）时，可以计算脊髓灌注压（SCPP）从而在 TAAA 或者 TAA 手术中代替脑脊液引流		

（待续）

血管内手术血管通道建立与监护(续)		
	颈动脉手术	主动脉手术	外周/其他血管手术

肾功能监测	置入导尿管确保尿量 >0.5 ~ 1.0mL/(kg·h) 防止造影剂所致肾毒性	
神经监测	• 经颅多普勒监测大脑中动脉 • 脑氧饱和度监测用于全麻下行颈动脉手术的患者,监测有无栓塞所致的同侧缺血	• 腰椎引流防止 TAAA 或者 TAA 术中发生前脊髓综合征(见下文) • 躯体感觉诱发电位和运动诱发电位可以用来监测 TAAA 或者 TAA 术中出现脊髓缺血的征象 • 要求避免肌松剂(在诱发电位监测期间,给予插管剂量后,不再重复给药) • 使用 TIVA 维持麻醉 – 通常为丙泊酚[50 ~ 150μg/(kg·min)]和瑞芬太尼[0.1 ~ 0.5μg/(kg·min)]泵注
	特殊处理的 EEG[脑电双频谱指数(BIS)]监测由于 GA 或者 TIVA 下的血管手术,以减少挥发性麻醉药的使用量,为了避免低血压或者由于老年患者对挥发性麻醉药敏感	
抗凝监测	ACT:断续性监测来评价抗凝效果。确保自己能够熟练使用 ACT 设备,使用前应测试其功能并进行校准。"正常值"取决于患者的基础值	
心脏监护	TEE 监测:用于 TAAA 或者 TAA 来明确动脉瘤解剖,植入物脱离和移位	

腰椎引流

• 脊髓血流灌注来自 1 条脊髓前动脉和 2 条脊髓后动脉——均为椎动脉的分支
• 血液供给来自胸主动脉分出的部分肋间动脉[其中 AdamLtiewicz 动脉最大(T8 ~ L1),当 TAAA 或 TAA 修复时该动脉可能发生阻塞或者低灌注]

- 对于高风险 TAAA 或 TAA,考虑行预防性放置引流管;截瘫风险率高达 8%
  - ➤额外的修复计划
  - ➤前主动脉修复史
  - ➤严重的胸主动脉粥样硬化
- 使用 17 号图伊针在 L3 ~ L5 节段穿刺,进针 8 ~ 10cm,并接入压力转换装置无菌引流器。置于右心房水平调零
- 创口放置:考虑在前一天进行创口放置,以便创口在有血流出的情况下有更多的时间止血;如果在手术当天发生,则根据情况的紧急与否延长 1 ~ 24h
- 并发症:
  - ➤颅内出血(ICH)(最严重),血肿,感染,导管感染,硬脊膜穿破后头痛(PDPH)
  - ➤如果过度引流脑脊液,出现血管异常现象,有颅内出血或者脑萎缩病史,则发生 ICH 的风险较高
  - ➤当无创伤时应安全进行术中抗凝设置
  - ➤使用美国区域麻醉学会(ASRA)指南修订版:在最后一次加抗凝药物并移除抗凝装置后,进行腰椎引流穿刺针置入
  - ➤引流穿刺针在术后放置不应超过 48 ~ 72h 以防感染

麻醉诱导

血管内手术全麻诱导		
	颈动脉手术	主动脉手术	外周/其他血管手术

	颈动脉手术	主动脉手术	外周/其他血管手术
全身麻醉	• 允许通过麻醉药物降低通气量并使血流重新分布至缺血区域,从而降低脑代谢率和脑耗氧量 • 避免使用琥珀酰胆碱,避免颅内压(ICP)升高所致的咳嗽与呛咳 • 避免低血压以免脑灌注不足	• 避免心动过速,高血压,咳嗽或者呛咳以降低动脉瘤破裂的风险 • 如果预计有大量输血的风险或者腹股沟或腹膜后过度分离的风险,则选择全麻 • 如果有行胸廓切开术的可能,则考虑放置双腔气管导管或Univent气管内导管 • 一些回顾性研究表明,降低LOS,转运至ICU以及使用局部麻醉或者区域麻醉能够降低高危患者的死亡率。然而选择性偏倚使该结论尚难以确定	• 如果患者不愿意或者不能够耐受区域麻醉或镇静(例如,OSA),或者是为了保护气道

* 高危患者发生低血压,IVF/升压需求增加和术后肺功能障碍的概率上升
* 维持血流动力学稳定
  ‣ 目的是避免显著的低血压或者高血压(在 MAP 基础值上下 20% 内波动)——尽管前者更有害
  ‣ 丙泊酚(1~1.5mg/kg)或者依托咪酯(0.2mg/kg)±缓慢给药,面罩通气时给予吸入性麻醉药
  ‣ 芬太尼(2~4μg/kg)以减弱喉镜检查时的心血管反应
* 对于合适的患者,可使用喉罩通气道(LMA)

(待续)

血管内手术全麻诱导(续)			
	颈动脉手术	主动脉手术	外周/其他血管手术
监测下麻醉（MAC）/局部麻醉＋镇静	允许与患者交流来监测脑功能	MAC 对患者来说并不舒适，因为其持续时间长，体位不易耐受，主动脉扩张或者血管成形术时可以引起腹胀	如果患者耐受，通常在局部麻醉＋镇静下完成
	• 对于大多数血管手术，在腹股沟处经股动脉建立输液通道，便于局部麻醉药物渗入和 MAC 操作 • MAC 最大优点在于保证血流动力学最为稳定 • 如果患者在 MAC 时变得不合作或者去抑制，则做好转为全麻的准备 • 患者可能会因插入导尿管而感觉不适，因阻断动脉或者血管成形术而引起肢体缺血		
区域麻醉/脊神经麻醉	颈丛神经阻滞＋轻度镇静能够对清醒患者进行最佳的神经监护	• 如果定位处无外伤或者其他危险因素存在，则术中抗凝较安全 • 如果转为气管内插管全身麻醉，则可以使用硬膜外术后镇痛；然而，通常需要达到胸椎水平 • 经胸椎硬膜外麻醉脊神经能够通过降低心肌耗氧而对 CAD 患者提供心肌保护效应	• 研究表明，区域麻醉能够增加移植血管通畅的持续性（但不清楚是否适用于血管内手术） • 通常情况下，患者正在服用波立维和抵克立得，因此脊神经阻滞被列为禁忌
	• 腰椎硬膜外置管能够达到 T10 水平，以满足腹股沟处操作 • 缓慢给予局部麻醉药以保证血流动力学稳定 • 与全麻相比，区域麻醉优点在于，患者住院时间更短，对心肺功能影响更小，血流动力学更加稳定 • 如果指南允许，则即使进行抗凝治疗，操作也能安全进行		

对于大多数手术而言，各种麻醉方法都能满足，麻醉方式的选择最终取决于手术的需求、患者的意愿和患者的并存疾病。

麻醉维持

血管内手术的麻醉维持		
	颈动脉手术	主动脉手术	外周/其他血管手术
肝素化	需要提前开放动脉(100 IU/kg 分剂量给药检查 ACT 或者行快速灌注方式)使 ACT 值达到 250~300s,从而防止因血管内设备所引起的血栓活化		
开放血管	股动脉或者肱动脉	股动脉	
	所有的血管内手术都有腹膜后出血的危险,这就需要开放性转化和潜在的大量血制品输入		
外科事件	回缩性的筛子或者伞状物可放置于血管成形术上游或者在分离前扩张,从而减少创伤所致的微栓子释放	•当在血管内行支架扩张(或者主动脉球囊扩张)时,会发生瞬间的血管腔堵塞,这会引起后负荷的急速升高 •当支架植入时,应使血压降低,胸主动脉降至 50mmHg,腹主动脉降至 60~70mmHg(或者 SBP<100mmHg) •注意所有的血管分支(如,肾血管,肠系膜血管等),这些血管的血流会因血管移植受影响,监控器官缺血	

(待续)

血管内手术的麻醉维持(续)		
	颈动脉手术	主动脉手术	外周/其他血管手术

	颈动脉手术	主动脉手术	外周/其他血管手术
心血管	•心动过缓:当颈动脉扩张及使用吡咯糖或者阿托品进行治疗时可能发生 •低血压:使用α-受体阻断剂维持MAP/SBP基础值在诱导前水平或者以上水平(~60~70mmHg/120~160mmHg)	•高血压:使用硝酸甘油,硝普钠,尼卡地平或者艾司洛尔维持MAPs在50~70mmHg水平 •动脉瘤破裂:开放转换器大量输入血制品 •血管内移植物泄漏:需要重新手术或者开放转换器	•高血压:避免减少开放血管处的血流 •缺血/再灌注综合征:低血压,酸中毒,高血钾,肌红蛋白尿,急性肾小管坏死(ATN)
	如果患者有CAD/IHD病史,心电图监测ST段改变,使用β-受体阻断剂维持心率<100		
肾脏	•造影剂所致肾病:最有效的疗法是水化治疗 •对于高风险患者,考虑使用N-乙酰半胱氨酸,碳酸氢钠,乙酰唑胺或甘露醇		
神经系统	•脑缺血:空气栓塞,胆固醇栓塞或者低血压的结果。通过与患者直接交流,脑氧饱和度,SSEP,或者TCD。通过降低脑代谢率/脑耗氧量并增加脑灌注进行治疗。使用苯二氮䓬类药物,巴比妥类药物或者丙泊酚治疗癫痫	•脊髓缺血: ▸保持脑脊液压力(CSFP)<10mmHg或者脊髓灌注压力(SCPP)>60mmHg ▸立刻进行脑脊液引流,流速10~15mL/h	

术后处理

血管内手术后处理	
潜在的并发症	
概述	• 术后立即发生的有重新手术可能的并发症,其发病率较显著 • 继续维持 β-受体阻滞剂和他汀类治疗;每个手术组都要求使用抗血小板药物治疗 • 血液系统:获取术后初次的凝血情况和 CBC 值,以发现被掩盖的潜在出血趋势。可以使用鱼精蛋白逆转肝素效应。检查腹股沟区域是否有肿胀/血肿/止血情况,或者检查腹部有无膨胀/柔软,以评估有无术后出血 • 心脏:如果有心功能不全病史,则检查 EKG 和肌钙蛋白;密切监测有无慢性心衰或者心肌缺血的征象;避免体温过低对于降低术后心肌缺血的发生至关重要 • 肾脏:持续监测尿量作为隐性出血及降低造影剂所致肾病发生率的指标 • 神经系统:建立神经系统检查的基础值用以评估卒中或缺血性神经病变
颈动脉手术	• 术后高灌注综合征:以头痛,癫痫,局灶性损害,水肿和潜在性颅内出血为特征,是长期持续高血压的结果。通过降压进行治疗 • 神经系统并发症如上所述
主动脉手术	• 植入后综合征:非感染性高炎症反应,以发热,白细胞增多和凝血障碍为特征 • 脊髓缺血:需要急诊行腰椎引流,同时行升压治疗以增加 SCPP。首先与手术团队商讨抗凝治疗 • 如果使用脊椎引流,则对持续引流进行监护。根据美国区域麻醉学会指南,在 48~72h 内移除引流穿刺针,或者开始预防性使用抗生素 • 内渗漏,移植物移位,分支血管闭塞和动脉瘤破裂,全部需要急诊手术干预
周围血管手术	• 血栓形成:体温,皮肤黏膜颜色,疼痛,神经系统检查以及多普勒检查能够用于持续性血管开放时的评估

建议与忠告

- 随时准备转为开放性手术
- 注意自己所在医院的大量输血策略
- 最佳的麻醉管理是麻醉医师在超出典型围术期时间范围后仍进行管理
- 监测多项生理指标和实验室检查,如果主动脉手术情况变得复杂,则仪器设备变得十分重要—使用时间表有助于安排任务并确保参数不超值
- 对影像学检查要保持积极态度,并随时与手术团队保持联系关注术后并发症

（杨涛 译　于泳浩 校）

第 93 章

心脏压塞

Tony P. Tsai, MD

病理生理学

- 心脏压塞的发生是由于液体或血凝块快速积聚于心包腔内造成的,此时心包腔顺应性下降;大量心包液的慢性积聚可不引起心脏压塞
  - ➢ 心室顺应性降低,导致舒张期充盈减少和收缩期搏出量减少
  - ➢ 全身静脉回流减少以及如右心房和右心室衰竭时,血液瘀滞在静脉循环中,导致心排血量和静脉回流的进一步降低
  - ➢ 最严重时,各心腔内压力达到平衡,血液流动停止
- 代偿机制:
  - ➢ 心动过速以维持心排血量
  - ➢ 血管阻力升高以维持血压
  - ➢ 自主呼吸,通过减少吸气时的胸膜腔内压来改善右心室充盈和射血

- 血流动力学变化的 3 个分期
  - Ⅰ期:心包液积聚导致心室壁变得僵硬,因此心室需要更高的充盈压(左心室和右心室的充盈压 > 心包腔内压)
  - Ⅱ期:心包腔压增高至超过心室充盈压,导致心排血量降低
  - Ⅲ期:心包腔压和左心室充盈压的平衡使心排血量进一步降低
- 紧急病例应迅速处理以避免患者死亡
- 患者在心脏手术后一旦发生血流动力学的急速恶化,应该接受急诊手术再探查,除非有其他明确的原因解释血流动力学的变化

诊断

症状包括

- 呼吸困难、急促;患者常取坐位
- 心动过速
- 外周低灌注,少尿
- 奇脉,吸气时脉搏减弱
- 贝克三联征(Beck's triad):颈静脉压升高,低血压,心音减弱

超声心动图:最好的诊断工具。

- 可见环形积液,有时可见单个血栓压迫右心房
- 右心受压
- 室间隔运动曲线平坦(右心室受压减少了左心室的充盈)

X 线胸片(CXR):心脏扩大、烧瓶心或心包钙化,常规十二导联心电图常能提示心包压塞:

- 窦性心动过速
- QRS 波低电压
- 心脏电交替(特异性强但少见)
- 各导联 PR 段压低

如果患者置有肺动脉导管(PAC)(患者没有紧急置入 PAC 的指征),可观察到

- 低心排血量(CO)
- 中心静脉压 = 右室舒末压 = 肺动脉压(舒张期)

治疗

- 血流动力学紊乱
  - 需施行紧急床旁引流,最好在超声引导下进行(通常引流出 100 ～ 200mL 液体足以缓解血流动力学紊乱的症状和体征)
  - 如果是发生在心脏手术后,需行床旁胸骨再切开术探查
- 如果患者并非重症,或患者已接受了紧急引流,可手术进行心包开窗或心包膜硬化
- 辅助给氧
- 扩容以维持前负荷
- 正性肌力药可以帮助提高心排血量,同时不增加外周血管阻力(见表 93 - 2)
- 避免正压通气,因为正压通气会引起静脉回流的减少;维持患者的自主呼吸
- 24 小时内复查超声心动图和 X 线胸片

心包开窗术的麻醉

- 术前
  - 评估患者情况,稳定血流动力学,通过给予晶体液和正性肌力药物达到维持心率、前负荷、后负荷的目标
  - 考虑开放外周动脉通路,放置肺动脉导管
  - 与手术医师讨论手术类型和需要的麻醉深度(局麻配合轻度镇静或全麻),在诱导前考虑经皮穿刺引流
- 术中
  - 如果计划全麻,需要应用标准 ASA 监护,连接动脉套管和 PAC(如果之前置入了 PAC),在麻醉诱导前确定手术部位已经准备完毕并用无菌单覆盖
  - 可用 0.5mg/kg 氯胺酮(最大剂量为 2mg/kg)进行全麻诱导,通过气管插管(或喉罩)维持自主呼吸。也可以考虑用 0.15mg/kg 依托咪酯(最大剂量为 0.3mg/kg)作为诱导药物
  - 因吸入性麻醉药具有血管舒张作用,应避免使用;同时在压塞缓解前避免使用正压通气

- 术后
  - 如果心包腔引流后患者的血流动力学平稳并且达到了拔管指征,可以移除喉罩或气管插管
  - 在 PACU 或 ICU 中仍需维持手术室中的监护(标准 ASA 监护,动脉通路,PAC)
  - 患者术后可能需要正性肌力药的持续支持

表93-1 引起心脏压塞的原因	
原因	百分比
恶性肿瘤	30% ~ 60%
尿毒症	10% ~ 15%
特发性心包炎	5% ~ 15%
感染性疾病	5% ~ 10%
结缔组织病	2% ~ 6%
心包切开术后综合征	1% ~ 2%

表93-2 心包开窗术中使用到的血管升压药	
药物	剂量
肾上腺素	起始剂量 $1\mu g/min$,最大剂量 $20\mu g/min$
去甲肾上腺素	起始剂量 $8 \sim 12\mu g/min$,最大剂量 $30\mu g/min$
后叶加压素	起始剂量 $2 \sim 4U/h$

(马小叶 译　于泳浩 校)

第 94 章
单肺通气(OLV)

Jennie Ngai，MD

单肺通气指征	
绝对指征	**相对指征**
•预防健侧肺的感染 　▸化脓性感染 　▸出血 •需对双肺进行隔离通气 　▸支气管胸膜瘘 　▸单侧肺大疱 　▸气管支气管断裂 •支气管肺泡灌洗(肺泡蛋白沉积症) •胸腔镜手术	•肺切除术 •胸主动脉瘤手术 •脊柱手术 •食管手术

双腔气管内导管(DLETT)与支气管阻塞器	
双腔气管导管	**支气管阻塞器**
•允许双肺隔离通气 •使术中肺萎陷更充分、简便 •稳定(但每次患者变动体位时应检查气管插管的位置) •如果患者术后需带插管,术末须将双腔管换成单腔管,或将双腔管退到气管中	•可通过气管导管管腔实现单肺隔离或双肺通气,但不能同时进行双肺单独通气 •管腔小,术中肺萎陷过程慢且不完善 •不稳定 •支气管阻塞器未放置到位时即为单腔气管内导管(SLETT) •特殊的相对指征: 　▸预计的困难插管 　▸需要快速诱导插管(RSI) 　▸严重的低氧血症 　▸术后通气

双腔气管内导管(DLETT)

单腔管(SLT)		
型号	内径(mm)	外径(mm)
7.0	7.0	9.6
7.5	7.5	10.2
8.0	8.0	10.9
8.5	8.5	11.5

为了进行对比,表中列出了单腔管和双腔管的内径(ID)和外径(OD)(mm)。

双腔管(DLT)				
DLT 大小	支气管内径(mm)	气管内径(mm)	外径(mm)	患者身高(cm)
35	4.3	5.0	11.7	<157
37	4.5	5.5	12.3	157~172
39	4.9	6.0	13	173~182
41	5.4	6.5	13.7	>182

双腔管有左侧和右侧之分,即支气管通气孔在左侧或右侧的导管上
* 右侧双腔管的支气管导管套囊上有窗孔供右肺上叶(RUL)通气左侧双腔管在临床上最常用
* 容易定位
* 气管隆嵴和左肺上叶(LUL)之间的左主支气管段更长(左肺上叶更不易被堵塞)
* 右支气管比较短,支气管套囊更易堵塞右肺上叶
使用右侧双腔管的指征:手术涉及左主支气管或进行左肺切除术
由于双腔管较大,故双腔管的插入比单腔管更为困难。
可以用直接喉镜技术、可视喉镜技术或纤维支气管镜(FOB)技术辅助进

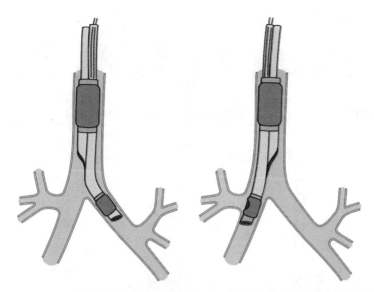

注意右侧双腔管的支气管导管套囊上的窗孔，窗孔应对准右肺上叶支气管的开口。(Reproduced from Morgan GE, Mikhail MS, Murray MJ. *Clinical Anesthesiology*. 4th ed. Figure 24–6. Available at: www.accessmedicine.com. Copyright © The McGraw-Hill Companies, Inc. All rights reserved.)

图 94–1　左侧双腔气管导管(左图)和右侧双腔气管导管(右图)

行双腔气管插管。

引导双腔管的支气管导管尖端进入气管时,小心不要让患者的牙划破气管套囊。

如果要用到纤支镜,在插入纤支镜前应去掉导管连接头,缩短气管插管的长度。双腔管一般的插管深度为 29～31cm。

可以通过肺部听诊或用纤维支气管镜对插管的位置进行确认。听诊并不可靠,所以在有条件的时候应该用纤支镜进行确认。

每次变动患者体位后都应该重新确认气管插管的位置(例如从仰卧位变为侧卧位)。

通过听诊确认左侧双腔管的位置(图 94–3)

• 双气囊充气

➢ 检查双腔管是否在气管中;是否双侧都能听到呼吸

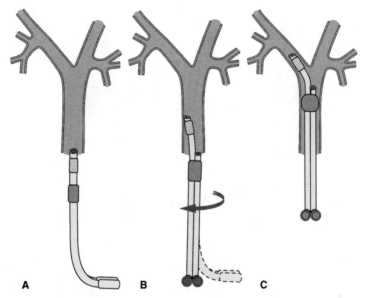

(A)插管时,导管远侧凸面朝下。(B)导管通过声带后,使导管深入的同时将其旋转 90° (C)左支气管导管尖端进入左支气管,当双腔管置于正确位置后可感到阻力。(Reproduced from Morgan GE,Mikhail MS,Murray MJ. *Clinical Anesthesiology*.4th ed. Figure 24-7. Available at: www.accessmedicine.com. Copyright © The McGraw-Hill Companies,Inc. All rights reserved.)

图 94-2　双腔气管导管插管技术

> 双腔管插入过深的判断
>> ■ 如果只能听到左侧的呼吸音,说明 2 个管腔全部在左支气管中
>> ■ 如果只能听到右侧的呼吸音,说明 2 个管腔全部在右支气管中
- 夹闭气管侧导管
  > 应该只能听到左侧的呼吸音
  > 双腔管位置过浅的判断
    - ■ 如果只能听到右侧的呼吸音,说明支气管导管在右侧
    - ■ 如果双侧都能听到呼吸音,支气管导管在气管中
- 夹闭支气管侧导管
  > 应该只能听到右侧的呼吸音
  > 双腔管位置过浅的判断

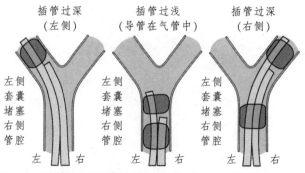

操作	可听到的呼吸音		
夹闭右侧管腔 （双气囊充气）	左侧	左侧和右侧	右侧
夹闭左侧管腔 （双气囊充气）	无或非常弱	无或非常弱	无或非常弱
夹闭双侧管腔 （左气囊放气）	左侧	左侧和右侧	右侧

图 94-3　左侧双腔管的听诊定位

- 如果只能听到左侧的呼吸音，则说明支气管导管在右侧
- 如果双侧都能听到呼吸音，说明支气管导管在气管中

用纤维支气管技术对左侧双腔管的定位（图 94 - 4）

- 将纤支镜置入气管导管腔
- 纤支镜退出双腔管时，应该可以看到气管隆嵴
- 支气管导管应该在左支气管中，恰好能看到支气管套囊。理想的状态是，视野中只有充气的支气管套囊
- 使纤支镜进入右侧支气管，观察右肺上叶（RUL）支气管
- 顺着右支气管以非常陡峭的角度向下，在气管隆嵴下方仅 1 ~ 2cm 可见到右肺上叶支气管开口，此时镜下应该是 3 个视野而不是 2 个
- 将纤支镜深入支气管管腔
- 确定支气管套囊没有膨出堵塞支气管管腔
- 确定左肺上叶支气管没有被堵塞

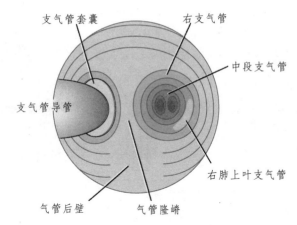

左侧支气管内见到的支气管管腔以及恰好看到的支气管套囊。支气管套囊没有膨出堵塞右侧支气管。(Reproduced from Morgan GE, Mikhail MS, Murray MJ. *Clinical Anesthesiology*. 4th ed. Figure 24–9. Available at: www.accessmedicine. com. Copyright ⓒ The McGraw-Hill Companies, Inc. All rights reserved.)

图94-4　用纤维支气管技术对左侧双腔管的定位(气管管腔内视野)

支气管阻塞器

支气管阻塞器可用于常规气管插管(Arndt 和 Cohen 支气管阻塞器)或者与气管插管整合为一体(Univent)(图94-5)

这些支气管阻塞器只能在纤支镜的引导下置入(图94-6)

Arndt 支气管阻塞器配有一个套圈,将其套在纤维支气管上可引导阻塞导管进入目标支气管。

Cohen 支气管阻塞器近端设有转盘,实现了导管末端的旋转。

侧卧位对通气和灌注的影响

• 侧卧位时,接近2/3 的血液灌注集中在下侧肺(重力依赖侧肺)

• 自主呼吸时,下侧肺的通气量也有少量增加,导致了局限性的通气/血流比例失调

• 然而,在全身麻醉和机械通气状态下,接近2/3 的通气集中在上侧肺(阻力最小路径)

• 手术打开上侧胸廓可易化上侧肺的扩张,从而进一步减少了下侧肺的

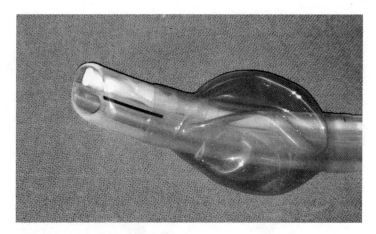

插管前,小的内套管退回到小管腔中。

图 94-5　近距离观察 Univent 管的末端可以看到两个管腔

通气
- 这些变化最终的效应是
  - 下侧肺相对于通气的过度灌注(形成动静脉短路)
  - 上侧肺相对于通气的过度通气(形成无效腔通气)
- 相对于右侧,左侧开胸手术行单肺通气会形成更高的 PaO_2 水平,因为左肺的血流灌注通常比右肺低 10%
- 单肺通气时,所有的通气移向下侧肺,而到达上侧肺的血液灌注形成了动静脉短路
- 上侧肺的低氧性血管收缩(未被麻醉药物逆转)、肺萎陷以及血流的阻断(肺动脉钳夹、肺切除术)可以减少单肺通气时的分流并提高 PaO_2

单肺通气的管理

单肺通气初期的麻醉管理:
- 尽量维持双肺通气
- 设定吸入氧分压(FIO_2)为 1.0
- 潮气量 8mL/kg(8～12mL/kg),维持低水平的气道峰压,警惕气压伤的发生
- 调整呼吸频率(提高 20%～30%)以维持 $PaCO_2$ 在 40mmHg 水平
- 不使用呼气末正压(PEEP)(或用非常低的 PEEP,<5cmH_2O)

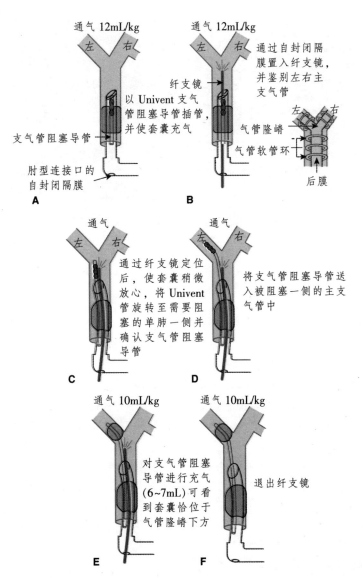

对套囊的简单充气和放气就可分别实现单肺通气和双肺通气。(Reproduced from Longnecker DE, Brown DL, Newman MF, Zapol WM. *Anesthesiology*. Figure 53-18. Available at: www.accessanesthesiology.com. Copyright © The McGraw-Hill Companies, Inc. All rights reserved.)

图 94-6 纤支镜辅助下进行左主支气管 Univent 支气管阻塞器置入及定位的顺序步骤

- 连续监测患者的氧合和通气状况(脉搏氧分压、血气分析和呼末二氧化碳分压)
- 缺氧性血管收缩需要 20~30min 来使血液分流到通气侧肺组织

如果发生了严重的低氧血症,应该采取以下措施

- 用纤支镜检查双腔管插管位置
- 检查患者的血流动力学状态
- 一般对上侧肺进行持续气道正压通气(CPAP,5~10cmH$_2$O,5L/min)是有效的,但是会减少手术的暴露
- 对下侧肺实行 PEEP(5~10cmH$_2$O)效果最差,这会降低血压,加重通气/血流比例失调
- 间断行双肺通气
- 尽可能快地钳夹侧肺的肺动脉
- 应用 NO 或都可喜是无效的

引起单肺通气是低氧血症的其他原因

- 机械故障导致供氧不足或气道梗阻
- 低通气
- 钳夹侧肺组织中残余氧的重吸收
- 能减少中心静脉氧饱和度(SvO$_2$)的因素(减少 CO,增加耗氧量)

术后通气

有些情况下患者需要术后通气,而不再需要通过双腔管进行的肺隔离通气。

将双腔支气管导管换为单腔气管导管:

- 用标准喉镜或可视喉镜进行直接喉镜检查,确定有无气道水肿
- 如果看不到声带,保留双腔管(见下文)
- 吸引口咽分泌物
- 通过双腔管的支气管腔置入双腔管交换器
- 使双腔管的气管套囊和支气管套囊放气
- 在直视下,退出双腔管并通过双腔管交换器置入单腔气管导管

如果水肿严重,应保留双腔管,以便于:

- 吸引口咽分泌物
- 使气管套囊和支气管套囊放气

- 在直视下,将双腔管退出几厘米
- 气管套囊和支气管套囊均应位于气管中
- 重新对气管套囊充气
- 抬高床头以减轻水肿
- 这种状态是不舒服和不安稳的,应对患者进行良好的镇静
- 一段时间后可将双腔管换成单腔管,或者患者此时已符合拔管指征

在极少数病例中,患者需要分侧肺通气(ILV)(图94-7)

- ILV指双肺由于顺应性和气道阻力的差异分别通过两个呼吸机进行通气
- 双腔支气管插管是必不可少的
- 主要指征:不对称的肺部疾病或单肺移植

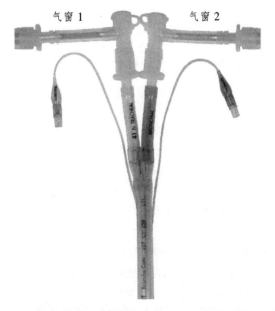

(Reproduced from Tobin MJ. Principles and Practice of Mechanical Ventilation. 2nd ed. Figure 26-5. Available at: www.accessanesthesiology.com. Copyright © The McGraw-Hill Companies, Inc. All rights reserved.)

图94-7 双腔管的两个腔分别连接到不同的呼吸机上

(马小叶 译   于泳浩 校)

第 **95** 章

胸外科手术

Meghann M. Fitzgerald, MD, Sumeet Goswami, MD, MPH

概述

术前

- 术前对心功能危险分层的评估
  - ➢ 常见吸烟史
  - ➢ 术前戒烟对手术预后的影响并不明确,但应鼓励戒烟
  - ➢ 并存的心血管疾病(冠心病、高血压)
- 如果患有肿瘤性疾病
  - ➢ 查看影像学检查资料(如 CT)来评估肿瘤的扩散范围,气管、支气管偏移或受压情况,肺不张情况
  - ➢ 副肿瘤综合征的评估

术中

- 监测
  - ➢ 至少开放一条粗大的静脉通路
  - ➢ 开放动脉通道
  - ➢ 开放中心静脉通路并非常规,如果预计可能会出现大出血,或手术需要切除大面积肺组织,则在胸廓切开侧进行中心静脉置管(如果发生气胸则影响较小)
  - ➢ 如果有放置肺动脉导管(PAC)的指征(严重的肺动脉高压、肺心病、左室衰竭),要确认 PAC 的末端位于下侧肺,尤其要注意 PAC 不在预备手术切除的部位。若行肺切除术,小心地给气囊充气,气囊的充气可能会显著改变血流动力学情况(减少了血管横截面积)
- 镇痛:胸段硬膜外阻滞,椎旁神经阻滞,肋间神经阻滞
  - ➢ 适用于开胸手术后持续 3~4 天的剧痛
  - ➢ 术后镇痛的硬膜外阻滞操作金标准。诱导前,在预定的开胸水平或

其下 1~2 个水平置管。先硬膜外注射 1.5% 利多卡因(含 1:20 万肾
上腺素)3mL 试验剂量以排除血管内置管。术前不要给负荷量

> 椎旁神经阻滞的优势是,能减少或避免交感神经切除术,并且没有损
伤脊髓的风险,放置导管是可行的

> 外科医师可在直视下于开胸手术节段和上下 2 个水平行肋间神经阻
滞(0.5% 罗哌卡因,各水平 5mL),仅限于麻醉维持期

> 冷冻止痛法需要 24~48h 起效,镇痛效果可持续超过 1 个月

• 房颤的预防:

> 如果患者已患有房颤,继续给予 β – 受体阻滞剂,施行硬膜外阻滞时
减少 β – 受体阻滞剂的用量(Ⅰ类)

> 如果术前没有给予 β – 受体阻滞剂,可适当给予地尔硫䓬(Ⅱa类)

> 可适当应用胺碘酮,全肺切除术除外(考虑到胺碘酮的毒性)(Ⅱa
类)

■ 肺叶切除术:术后第一个 24h 给予 1050mg 静脉输注(43.75mg/h),
之后给予 400mg 口服 6 日,1 日 2 次

■ 食管切除术:43.75mg/h 静脉输注 4 日(每日 1050mg)

• 合理补充镁离子,与其他药物配伍(Ⅱa类)

• 不推荐使用氟卡尼和洋地黄类药物(Ⅲ类)

• 诱导:预吸氧,根据患者心血管状况进行静脉诱导

• 经典的插管方法:首先置入单腔气管插管,以便于手术医生进行纤维支
气管镜检查;然后换成双腔支气管导管

• 单肺通气:见第 94 章

> 双腔支气管导管有多种型号可供选择,必要时可选用纤维支气管镜
(用于困难气道和确认气管导管位置)、可视喉镜等

• 定位:胸科手术(不包括双肺移植)一般需要患者侧卧位。患者下侧手
臂弯曲,放置腋窝卷,上侧手臂置于头部上方使肩胛骨被拉离手术区域。
保护好患者的眼睛和下侧的耳朵,保持颈部正中

• 维持:传统的吸入性麻醉药(在 1 个 MAC 值下对缺氧性肺血管收缩的影
响最小) + 阿片类药物(患者存在 COPD 时要谨慎使用) + 肌松药(有利
于胸廓的牵开);使用高水平的 FiO_2,避免使用 N_2O

• "浅"全身麻醉 + 硬膜外麻醉(负荷量给予 0.25% 丁哌卡因/罗哌卡因,
分次给药,每次 5mL)

- 牵开肋骨时采用深度麻醉,开始时患者可能出现迷走神经反射,停止手术刺激可缓解,若反射仍严重,可静脉给予阿托品
- 液体管理:下侧肺可能会因重力出现漏出性水肿,上侧肺叶会因手术创伤和复张出现肺水肿。因此要尽可能限制液体摄入量,尤其是在肺切除术中,仅给予维持液和血液丢失的替代液
- 术末:对萎陷肺进行充分的手动复张,继续机械通气直至胸腔引流管与负压吸引装置相连

术后

- 早期拔管可将缝合线处的张力减少到最小并降低气胸发生的风险,如果需要保留插管,应考虑将双腔管换成单腔气管插管
- 保持患者处于半卧位,应用诱发性肺量计来尽可能减少肺不张的出现
- 镇痛
  - 胸部硬膜外阻滞:一般用 0.125% 的丁哌卡因配伍 2~5μg/mL 芬太尼,3~4mL/h 注射,每 15min 负荷量为 3mL;需监测低血压,一旦出现低血压,应给予血管收缩药而非补液,除非出现了肾前性急性肾衰竭(ARF)
  - 硬膜外麻醉给予吗啡有抑制呼吸的风险,最好不用
  - NSAID 类药物有引起出血和肾损伤的风险
  - 右旋美托咪啶也可用于硬膜外麻醉[0.2~0.5μg/(kg·h),静脉输注]
- 留置胸部引流管直至引流液少于 20mL/d(时间长短与手术医师有关),确保没有漏气
- 并发症
  - 房颤(10%)
  - 肺不张,必要时在纤维支气管镜引导下进行吸引
  - 漏气(7.2%),通常在术后几天后吸收,偶尔会发展成支气管胸膜瘘,则必需进行修复
  - 气胸(2.0%)
  - 呼吸衰竭(2.0%)
  - 脓胸(1.3%)
  - 深静脉血栓(DVT)(0.7%)
  - 膈神经、迷走神经或左喉返神经损伤
  - 胸导管损伤导致乳糜胸

肺切除

术前

- 经过第五或第六肋间隙进行的肺叶切除术是肺损伤最常选择的术式
    - 患者创伤小或肺储备差时选择行肺段切除或楔状切除
    - 肿瘤扩散到肺门或左右主支气管时通常选择肺切除术
- 高危患者接受肺切除术的不良预后标准(同见图4-5)
    - 吸入空气 $PaCO_2 > 45mmHg$, $PaO_2 < 50mmHg$
    - $FEV_1 < 2L$, 预计术后 $FEV_1 < 0.8L$
    - FEV_1/FVC 实测值 < 预计值的 50%
    - 最大呼吸容量 实测值 < 预计值的 50%
    - 最大耗氧量(VO_2) $< 10mL/(kg \cdot min)$

术中注意事项

- 静脉液体限制:肺叶切除术中无大量出血时输入晶体液一般不超过 1~2L
- 肺切除术后不放置胸部引流管,偶尔需置胸部引流管排除胸腔积液以保持纵隔中位

术后注意事项

- 特殊的术后并发症
    - 术后出血(少见)
    - 肺叶或肺段扭转(少见)

胸腔镜手术(VATS)

- 越来越多的手术医师选择胸腔镜手术而不是开胸手术
- 当需要进行肺部活检、肺段或肺叶切除、胸膜固定术以及心包手术(例如:心包开窗术或心包切除术)时选择进行 VATS
- 大多数胸腔镜手术必须行单肺通气
- 通常情况下不需要进行胸段硬膜外阻滞

纵隔镜检查

- 用于进行纵隔淋巴结活检,确定诊断或鉴别胸廓内肿瘤能否切除

- 在全麻下进行纵隔镜检查,开放粗大静脉通路和动脉通路(左桡动脉)
- 并发症包括:
  - ➢无名动脉受压引起脑缺血(纵隔镜插入到气管和无名动脉之间)。应对右手进行脉搏氧饱和度监测
  - ➢喉返神经和膈神经受损
  - ➢出血
  - ➢气管受压引起的迷走神经反射性心动过缓
  - ➢气胸
  - ➢空气栓塞

肺减容手术(LVRS)

- 这类手术的有效性尚未得到证明(NETT 试验),但目前仍是手术医师的选择方案之一
- 需要对患者解释手术的危险性(手术持续时间,液体治疗方案的改变,可能进行输血治疗)
- 需进行胸段硬膜外麻醉,开放动脉通路、中心静脉通路(放置或不放置肺动脉导管),可以进行经食管超声心动图检查,尤其是对于心功能差的患者
- 避免应用镇静药,限制全身性应用阿片类药物
- 需要时可以给予应激剂量的糖皮质激素
- 机械通气设定为高潮气量、低呼吸频率和长呼气时间(I: E 比设为 $1:3.5 \sim 4$)
- 避免出现低体温
- 在手术室内拔除气管插管,或尽快拔管
- 如果患者术后的 $PaCO_2 > 70mmHg$,需要进行无创的双水平气道正压通气(BiPAP)

食管手术

- 常见的手术操作包括内镜手术、食管扩张、食管切除术和抗反流手术例如 Nissen 胃底折叠术
- 由于患者有食管梗阻、食管括约肌功能障碍或运动性改变,因此出现误吸的风险很高。术前应给予胃复安和 H2 - 受体阻滞剂或质子泵抑制剂(PPI)

- 对于有中度或重度胃食管反流疾病(GERD)的患者应进行快速顺序诱导,如果出现困难气道可进行纤维支气管镜辅助下的清醒气管插管
- 食管切除术
  - ➤ 取决于肿瘤的位置
    - 上 1/3:不进行胸廓切开术,患者仰卧位,腹部和颈部切口,行胃代食管术
    - 中 1/3:复合行开腹和右侧开胸术
    - 下 1/3:选择经左侧胸廓切开行食管胃切除术或经食管裂孔行食管胃切除术和拖出式胃代食管术
    - 如果胃部不够长(上 1/3),或患者合并胃部疾病,应分两阶段接入结肠
  - ➤ 患者存在典型的营养不良,可能有脱水
  - ➤ 可能出现大量血液丢失和血流动力学的不稳定性,必须开放动脉通路和 2 ~ 3 条粗大的静脉通路
  - ➤ 如果是开胸手术,即便行腹部和颈部切口,也应考虑胸段硬膜外麻醉
  - ➤ 患者应在 PACU 或 ICU 留夜观察,这取决于患者的并存疾病
  - ➤ 患者术后通常需进行机械通气。如果给予大量的液体,简单的气道管理也将变得困难;需要确保在将双腔支气管插管换成单腔管前能够通过直接喉镜检查或可视喉镜检查看到声带,如果看不到声带,则将双腔管退入气管中
  - ➤ 并发症:膈神经、迷走神经和左喉返神经损伤

气管切除术

- 气道梗阻:避免镇静,行吸入麻醉诱导
- 优先开放左桡动脉通路,可以减少无名动脉受压的风险
- 在气管切除后至吻合前用无菌气管插管对气管下端通气(图 95 - 1),或采取高频射流通气(HFJV)
- 术后保持颈部弯曲 24 ~ 48h(通常将颏部缝合于胸部之上)(图 95 - 2)
- 低位气管损伤必须行体外循环(CPB)

纵隔肿物

- 呼吸系统及心血管系统损害:

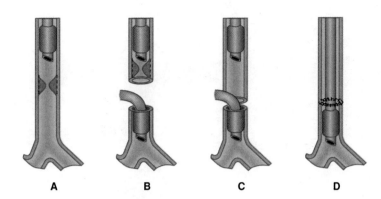

图 95-1　高位气管损伤的气道管理

> 气道阻塞,肺受压
> 压迫肺动脉、心脏和上腔静脉(上腔静脉综合征)
> 喉返神经和纵隔交感神经链受累
> 脊髓受压
- 检测患者直立和仰卧位流量 - 容积环可以辅助评估患者气道梗阻的程度
- 如果条件允许,在局麻下取活检,如果肿物对放疗或化疗敏感,术前可予以适当治疗以减小肿物体积
- 按惯例即便患者是在全麻状态下也要维持自主呼吸(氯胺酮诱导/维持)
> 肌张力消失会导致患者不能自主呼吸
- 一定要备好支气管镜和体外循环设备
- 如果条件允许,使患者处于半坐位
- 对于耐受力差的患者,要保证能够迅速将患者的体位调整为侧卧位或俯卧位

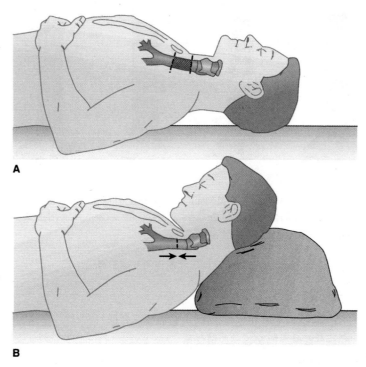

图 95-2   患者在气管切除前(A)和气管吻合后(B)的体位,气管吻合后最初的 24~48h 内患者颈部保持弯曲

(马小叶 译   于泳浩 校)

第 96 章

肺移植

Meghann M. Fitzgerald，MD，Sumeet Goswami，MD，MPH

双肺移植

通常对出现下列情况的患者施行双肺移植：

- 慢性肺感染
- 肺动脉高压
- 先天性心脏病
- 囊性纤维化(绝对指征)

手术通常选用蚌壳式切口(图96-1)，双肺是依次移植，而不是一起移植，因为这样可以：

- 避免进行体外循环(CPB)
- 气管与支气管吻合时发生的并发症更少

单肺移植

一般适用于

- 慢性阻塞性肺疾病(COPD)
- 特发性肺纤维化(IPF)

移植肺与宿主肺的耐受性差异对术后通气和灌注提出了许多挑战。一般在第5肋间隙行胸廓切开术。

术前评估

术中接受体外循环可能性小的患者可以考虑施行胸段硬膜外麻醉作为术后疼痛管理

特定的患者麻醉诱导前至少6个小时应禁食水。

麻醉诱导和维持

诱导前：开放一条粗大的静脉通路和一条动脉通路。

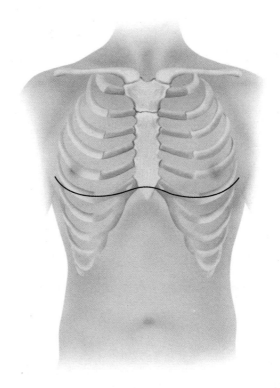

图 96–1　蚌壳式切口

诱导

- 在患者禁食水的基础上考虑"温和的"快速诱导
- 诱导的目标是避免增加肺血管阻力及心肌抑制
- 诱导通常复合给予咪达唑仑、芬太尼和依托咪酯
- 诱导后置入肺动脉导管和经食管超声心动图（TEE）的超声探头
- 应插入单腔气管导管以便于通过支气管镜清除气道分泌物,使单肺通气更顺畅
- 通过双腔气管内插管进行单肺通气

麻醉维持

- 术中维持应谨慎精确地给予挥发性麻醉药、阿片类药物和苯二氮䓬类药物
- 序贯式双肺移植术或单肺移植术中应进行单肺通气来避免施行体外循环
- 单肺通气可能会导致低氧血症、高碳酸血症、酸中毒和随之而来的肺动脉高压和右心室损伤
- 钳夹肺动脉,能通过减少分流提高氧合,也可能进一步提高肺动脉压,同时损害右心室功能
- 术中可能会用到去甲肾上腺素和血管升压素来维持患者全身的血流动力学稳定
- 在合并有肺动脉高压的患者,可给予米力农[$0.25 \sim 0.375\mu g/(kg \cdot min)$]来降低患者的肺血管阻力以及提高右心室功能
- 如果给予米力农效果不明显,可以给予吸入性 NO(20ppm)。吸入性 NO 能够辅助改善 V/Q 比例的失衡,减少单肺通气中的低氧血症
- 吻合术后,逆灌清洗致肺麻痹性液体,可能会导致全身血管扩张而诱发严重的低血压
  - 血管活性药常常是必需的
  - 避免出现高血压,因为高血压会导致毛细血管渗漏,诱发肺水肿
  - 输血治疗可以帮助维持血压,保证患者的 HCT 在 30 左右
- 供体肺应进行手动空气复张,潮气量要低,最大限度减少再灌注损伤和肺水肿
- 在单肺通气中,患者可耐受 $SpO_2 > 85\%$ 的状态,从而避免进行体外循环
- 然后可通过提高 FiO_2 维持患者的 $SpO_2 > 94\%$
- 进行体外循环的适应证:
  - 严重的低氧血症
  - 血流动力学不稳定
- 如果患者在接受移植后出现了低氧血症,则需要进行临时体外膜肺氧合治疗

术后处理

即刻的术后重症护理需要注意:

- 维持血管内容量和肾灌注压,但不要引起肺水肿或损害移植物功能
  - 目标为维持中心静脉压(CVP)6 ~ 8cmH$_2$O,和(或)尿量为 0.5mL/(kg · h)左右

- 患者通常在术后 12h 或更长时间内保留气管插管,这取决于供体肺的功能
- 在拔出气管插管前可能需要行支气管镜检查

免疫抑制

- 诱导药物
  - IL-2 受体阻滞剂[巴利昔单抗(Simulect),达利珠单抗(Zenapax)]
  - 多克隆抗体[兔(Thymoglobulin)或马(Atgam)抗胸腺细胞球蛋白]
  - 单克隆抗体[muronomab CD3(OKT3),阿伦单抗(Campath)]
- 麻醉维持
  - 钙调神经磷酸酶抑制剂,能抑制 IL-2 的基因转录[环孢霉素 A(Neoral、Sandimmune、Gengraf),他克莫司(Prograf)]
  - 抗代谢药,嘌呤合成抑制物[咪唑硫嘌呤(Imuran)、吗替麦考酚酯(Cellcept)、霉酚酸(Myfortic)]
  - 类固醇皮质激素,抑制 T 细胞依赖性免疫和 IL-2 的生成(甲泼尼龙、泼尼松)
  - m-TOR 抑制剂[西罗莫司(雷帕霉素)]

肺移植的并发症	
早期	**晚期**
超急性排斥反应	急性排斥反应
急性排斥反应	慢性排斥反应、闭塞性细支气管炎
脱髓鞘(由他克莫司或环孢霉素	(闭塞性细支气管炎综合征)
造成)	结肠穿孔
癫痫	高脂血症
异位性房性心动过速	感染(EB 病毒、巨细胞病毒、人类
感染(细菌性、病毒性、真菌性、其	疱疹病毒6/9)
他)	糖尿病
	高血压
	肾功能不全、肾衰竭
	移植后淋巴细胞增生症
	卡波西肉瘤
	骨质疏松症
	光过敏

生存率和死亡率

移植术后的中位生存期为 5.3 年。

术后第一年的首要死因为移植失败和非巨细胞病毒性感染。

第一年之后的首要死因是阻塞性细支气管炎综合征和非巨细胞病毒性感染。

（马小叶 译　于泳浩 校）

第 **97** 章

微创心脏手术

Brad Hamik，MD，Ervant Nishanian，PhD，MD

基础知识

- 有多种手术入路,包括:
  - ➤ 胸部小切口、微创手术或开胸手术、经皮瓣膜(经股或经心尖主动脉瓣植入)
- 麻醉管理:
  - ➤ 需要适应手术需要
  - ➤ 做好改为开放性手术的准备

微创技术的支持意见和反对意见

微创技术的支持意见和反对意见	
潜在的优势	**潜在的问题**
• 创伤小,切口小 • 术后疼痛减轻(胸廓切开者除外) • 拔管早,ICU 或住院时间短 • 患者早期恢复正常活动 • 经济 • 适应证广泛	• 技术难度大 • 如果动脉或静脉受损,需要迅速进行充分地暴露 • 某些操作需要单肺通气,并引发相关的并发症 • 胸廓切开术的疼痛管理 • 经皮瓣膜置换术会导致:血管损伤、心律失常、人工瓣膜功能障碍、瓣膜移位、冠脉堵塞、中风 • 瓣膜成形术:血管损伤、反流损伤形成、栓塞事件、症状缓解持续时间短

胸部小切口（mini sternotomy）:通过小切口打开心脏的操作
与标准的胸骨切开术没有显著差别

微创手术与开胸手术

开胸手术主要用于主动脉瓣和二尖瓣手术
- 从生理学上考虑,开胸与胸部小切口相似,但还应注意一些问题
  - 神经系统:单肺通气会导致潜在的脑血流灌注改变
  - 心血管系统
    - 心律失常
      - 高碳酸血症可能导致心肌收缩力和心律失常阈值的降低
    - 单肺通气时的右心室功能衰竭以及升高的肺血管阻力
  - 肺:
    - 需行单肺通气
    - 如果开胸的疼痛控制得不好,会出现肌痉挛（Splinting）和低通气

术前
- 双腔支气管插管可能会改善术野的暴露
- 做好进行标准胸廓切开术以及进行体外循环的准备
- 同常规心脏手术一样开放动脉通路和中心静脉通路

诱导
- 依据患者的特殊情况和病理状态设定特殊的血压和心率控制目标
- 备好额外的气道设备,如双腔管交换器、纤维支气管镜

维持
- 在术前、术中、术后进行充分的经食管超声心动图（TEE）评估
- 单肺通气的严密管理
- 随时备好血管活性药
- 随时做好体外循环（CPB）的准备

术后
- TEE 评估手术修复的程度
- ICU 中患者的恢复
- 开胸术带来的更为剧烈的疼痛
  - 多模式镇痛方案

➢给予阿片类药物、非甾体类抗炎药物

➢选择硬膜外麻醉或局部麻醉

经皮瓣膜术

经心尖或经股主动脉瓣膜置换术

- 生理学
  - ➢神经系统
    - 在瓣膜置换过程中要警惕栓塞事件的发生
    - 术中可能需行单肺通气,从而影响脑血流量及 $PaCO_2$
  - ➢心血管系统
    - 心律失常
      - 在经皮操作中导丝的机械刺激
      - 在打开瓣膜前发生的室颤会引起血压变化,要提前预计到
      - 高碳酸血症会导致心肌收缩力减弱和心律失常阈值降低
    - 瓣膜成形术中出现左室衰竭合并急性主动脉功能不全
    - 如果经皮瓣膜阻塞了冠状动脉开口将出现冠状动脉缺血
    - 单肺通气中右室衰竭,肺动脉压升高
  - ➢肺脏
    - 经心尖入路需要单肺通气,患者会感受到开胸的疼痛
  - ➢肾脏、水和电解质
    - 如果在经皮操作中用造影剂,应警惕肾损害

术前

- 全面的病史收集和体格检查
  - ➢肺功能和心血管功能的评估要在超声检查和置管前进行
  - ➢通过进行血管造影、CT 或磁共振技术对外周动脉的管径、弯曲度和钙化程度进行评估,以选择经股或经心尖入路
- 通常选择全麻气管插管。双腔支气管插管可能会改善经心尖主动脉瓣植入术中的术野暴露。一些医疗机构选择在镇静下行经股入路的经皮瓣膜置换术
- 对患者的外周血管系统状态进行评估,以确定患者是否适于采取经股入路
- 准备好进行标准胸廓切开术,同时需要体外循环

- 在手术室中备血(至少 2U RBC)
- 术前口服 300mg 氯吡格雷和 325mg 阿司匹林

监测

- 开放右桡动脉通路,进行经食管超声检查(TEE),置入肺动脉导管
- 备好体外除颤器
- 通过经食管超声检查确定瓣环大小、二尖瓣反流程度(MR)、左心室功能和主动脉根部的病理情况
- 通过胸部 X 线透视和经食管超声检查可对主动脉环内导管进行准确的定位
- 退出导管可能会引发急性失血

诱导

- 可以用短效的阿片类药物复合咪达唑仑(或依托咪酯)以及罗库溴铵诱导插管,但可能需要术后拔管
- 避免患者出现心动过速,维持冠状动脉血流灌注压。如果出现了中到重度的主动脉瓣关闭不全(AI),同样需要避免心动过缓
- 经心尖入路并不需要插入双腔导管,因为心尖在第五肋间隙附近

维持

- 经皮瓣膜手术可选择短效的药物(如瑞芬太尼)和吸入性麻醉药(患者可耐受的)
- 在术前、术中、术后进行全面的 TEE 评估;主动脉内的活动性动脉粥样硬化斑块可能使医师考虑选择经心尖入路而非经股入路
- 严谨的单肺通气管理
- 随时准备好体外循环
- 保持患者的体温

术中

- 心脏科医师或手术医师开放患者的股静脉和股动脉通路,为可能进行的体外循环做好准备(股 – 股 CPB)
- 无论采取哪种入路,都要进行 3 种快速心室起搏(200bpm):第一种是快速起搏的测试,然后是球囊瓣膜成形术中的快速起搏,最后是人工瓣膜

的打开。通常在快速起搏之前给予血管收缩药的负荷量(苯肾 40 ~ 80μg)以抵消将要出现的低血压

- 术后置入 TEE
  - 可以发现并定量检测瓣周漏和跨瓣膜反流。如果程度严重,可做进一步的球囊扩张(瓣周漏)或在第一个瓣膜内植入第二个瓣膜(经瓣膜反流)
  - 评估主动脉夹层、二尖瓣反流(MR)和左心室功能

主动脉瓣膜植入术的逆行经股入路和顺行经心尖入路的比较		
	逆行经股入路	顺行经心尖入路
方法	• 经腹股沟入路向右心置入心室起搏导线 • 穿刺股动脉,置入 12F 鞘管。使末端带有 20 ~ 23mm 球囊的瓣膜成型导管向前越过横跨主动脉瓣环的导丝。在快速起搏前用血管收缩药人为升高血压。200bpm 的快速心室起搏可使心脏在 10s 内停止射血,以便进行主动脉瓣成形术。将 12F 鞘管换为 24F 或 26F 鞘管,导管向前逆行跨过主动脉瓣环。在快速心室起搏和人工瓣膜打开前通过 X 线透视和 TEE 对放置位置进行精确的调整。快速起搏之后,心功能将很快回到基础水平。 • 即刻对瓣膜功能、定位及瓣周漏进行评估,以便及时予以干预	• 于左室心尖上方,第五肋间隙水平行前外侧胸部小切口。暴露心脏后即放置心外膜起搏导线。在透视和 TEE 引导下,向左室心尖部置入导丝并顺行跨过主动脉瓣。导丝不可伸入二尖瓣腱索! • 置入 16F 的引导鞘管,使其越过导丝,进入左室流出道向前送入瓣膜成形导管,通过左室心尖部,在快速心室起搏期间打开 • 将鞘管换为 33F,送入展开导管,打开人工瓣膜。 • 退出鞘管,荷包式缝合心尖部。
特别警惕	• 需在主动脉根部注入对比剂和 TEE 检测主动脉功能不全(AI)的恶化或主动脉夹层!	• 用 TEE 检测主动脉功能不全(AI)的恶化或主动脉夹层
备注	• 对股动脉和(或)髂血管进行小块修补缝合	• 在缝合前行肋间神经阻滞复合局部麻醉

术后

- 患者如果未出现任何术中并发症,则可以拔管
- 如果患者情况不平稳,术后观察 1~2 天后出院
- 患者术后 6 个月内需每日口服氯吡格雷 75mg 和阿司匹林 81mg
- 存在多种并发症的老年患者患病率和死亡率显著高于术中主动脉瓣置换不当者
- 术后长期预后尚不清楚

（马小叶 译　于泳浩 校）

Arthur Atchabahian / Ruchir Gupta

The Anesthesia Guide

临床麻醉实用指南

下　册

〔美〕　亚瑟·阿查巴希安　　主　编
　　　　鲁奇尔·古普塔

　　　　王国林　主　译

　　　　于泳浩　副主译

天津出版传媒集团
天津科技翻译出版有限公司

著作权合同登记号：图字：02-2014-244

图书在版编目（CIP）数据

临床麻醉实用指南/(美)亚瑟·阿查巴希安
（Arthur Atchabahian），(美)鲁奇尔·古普塔
(Ruchir Gupta)主编；王国林主译. —天津：天津科
技翻译出版有限公司，2019.1
　书名原文：The Anesthesia Guide
　ISBN 978-7-5433-3881-4

　Ⅰ.①临…　Ⅱ.①亚…　②鲁…　③王…　Ⅲ.①麻醉学
-指南　Ⅳ.①R614.62

中国版本图书馆 CIP 数据核字(2018)第 214607 号

授权单位： McGraw-Hill Education(Asia) Co.
出　　版： 天津科技翻译出版有限公司
出 版 人： 刘 庆
地　　址： 天津市南开区白堤路 244 号
邮政编码： 300192
电　　话： 022-87894896
传　　真： 022-87895650
网　　址： www.tsttpc.com
印　　刷： 北京诚信伟业印刷有限公司
发　　行： 全国新华书店
版本记录： 889×1194　32 开本　38.75 印张　700 千字
　　　　　　2019 年 1 月第 1 版　2019 年 1 月第 1 次印刷
　　　　　　定价：168.00 元(上下册)
(如发现印装问题，可与出版社调换)

目　录

上　册

下　册

第 7 部分

神经外科麻醉/神经重症医疗

第 98 章

颅内压监测,急性颅内压升高

Alan W. Ho, MD, Mark Weller, MD

病理生理学

- 颅内压(ICP) = 颅内容物作用于硬脑膜上的压力
- 正常颅内压随患者的年龄、体位、临床情况而有所不同。正常成年人仰卧位时颅内压为 5 ~ 15mmHg, 儿童为 3 ~ 7mmHg, 足月婴儿为 1.5 ~ 6mmHg
- 颅内容物包括脑组织(可压缩,约占总体积的 83%),血液(不可压缩,约占总体积的 6%),和脑脊液(不可压缩,约占总体积的 11%)。对于颅内压升高的病例,机体可通过将血液或脑脊液挤出颅腔实现代偿
- 颅内高压超过 20mmHg 的危重阈值是严重脑损伤后神经系统预后不良的独立征兆

颅内压监测的指征

- 头部病理性 CT 扫描结合格拉斯哥昏迷量表评分(GCS) < 9。病理性 CT 扫描可显示血肿、脑挫伤、脑水肿、脑疝或受压的基底池等(图 98 - 1)
- 正常的 CT 扫描和 GCS < 9 伴随下列中两项:年龄 > 40, 单侧或双侧运动姿势改变或收缩期血压 < 90mmHg

注:大量的临床证据支持通过 ICP 监测引导治疗性干预、早期检测颅内组织损伤以及评估创伤性脑损伤(TBI)的预后。

- 脑室内置管及引流(IVD)
  - ICP 监测的金标准。被认为是最精确的方法
  - 需要通过向侧脑室颅骨钻孔入导管;优先在非优势半球置管(减少

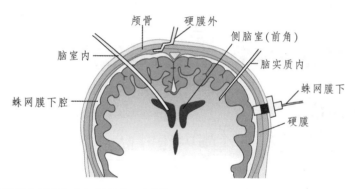

监测颅内压的各个解剖部位:硬膜外、硬膜下、脑实质内、脑室内、腰段蛛网膜下腔。(Reproduced from Hall JB, Schmidt GA, Wood LDH: *Principles of Critical Care*, 3rd Edition. Figure 65-8. Available at: www.accessmedicine.com. Copyright ⓒ The McGraw-Hill Companies, Inc. All rights reserved.)

图 98-1　进行 ICP 监测的设备

关于脑室内置管的支持和反对意见	
优点:	缺点:
•直接进行压力管理	•感染率为5%
•监测全脑压力	•出血风险为2%
•精确可靠	•如果脑室由于 ICP 升高而移位或受压,置管将变得困难
•允许治疗性脑脊液引流	
•使在体内校准成为可能	•系统中潜在的漏液可导致 ICP 的低估
•允许通过此途径给药(如抗生素)	
•相对经济省钱	•是一种有创操作
	•患者头部运动时需要调整传感器

　　置管引起出血并发症时导致的语言障碍)
注:开始进行脑脊液引流时 ICP 的监测是没有意义的。应在脑室内引流接近结束时每 30~60min 末的 5~10min 记录一次 ICP 和脑灌注压(CPP)。

• 硬膜下腔、蛛网膜下腔螺栓
　➢脑室内不能置入引流或置入困难时应用
　➢通过向蛛网膜下腔或硬膜下腔钻孔置入中空螺栓

蛛网膜下腔螺栓的支持和反对意见	
优点： •对于脑室受压或中线移位，该技术简便易行 •不伤害脑实质 •允许对 CSF 取样 •感染风险低于脑室内置管及引流（IVD）	缺点： •不如脑室内引流（IVD）可靠精确 •堵塞时不能精确记录 ICP，测量值偏低 •患者头部运动时需要调节传感器

• 硬膜外传感器

　➢脑室内不能置入引流或置入困难时应用

　➢压力感受器直接贴于硬膜表面

硬膜外传感器的优点和缺点	
优点： •避免硬膜渗漏 •感染风险低 •患者头部运动时不需要调节传感器	缺点： •硬膜形状的不规则使感受器难以平贴在硬膜表面 •若感受器未平贴在硬膜上，测得的 ICP 偏高 •随时间推移基线将向上漂移——准确性和可靠性受质疑 •不能对监测系统进行重新校正 •不能引流脑脊液

注：过去医生们常通过测量腰段脑脊液压力来评估颅内压。但这并不准确，还有增加颅内压的危险（引起脑疝的危险）。

• 脑室内测压装置

　➢脑室内不能置入引流或置入困难时应用

　➢可以通过颅骨钻孔、颅骨螺栓或神经外科手术置于脑实质、硬膜下腔、蛛网膜下腔或脑室内

　➢包括可视导管顶端传感器、应变导管顶端传感器和可植入的设备

脑室内测压装置的优点和缺点

优点：	缺点：
•能够置入脑实质、硬膜下腔、蛛网膜下腔或脑室内	•置入后不能进行重新校正
•使人为干扰和漂移最小化，能对ICP进行精确可靠的测量	•如果置入脑实质或脑室内将损伤脑组织
•患者头部运动时不需要调节传感器	•如果置入脑实质测量的是局部的压力
•便于携带	•导线容易损坏
•无灌洗——感染风险更小	•相对昂贵

注：硬膜下腔置入压力传感器与脑实质内置入压力监测装备相比没有任何明显的优势，同时对 ICP 的记录也更不可靠。

ICP 升高会导致：脑缺血和脑疝(图 98-2)

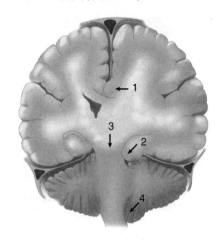

(1)大脑镰下疝：扣带回跨过大脑镰下的中线。
(2)钩回疝：钩回(颞叶的内侧脑回)向中线移位，挤压中脑和大脑脚。
(3)中心性天幕裂孔疝：间脑和中脑透过小脑幕切迹向尾侧移位。
(4)小脑扁桃体疝：小脑扁桃体通过枕骨大孔向尾侧移位。

(Reproduced with permission from Wilkins RH, Rengachary SS, eds. *Neurosurgery*. 2nd ed. New York: McGraw-Hill; 1996:349. Copyright © The McGraw-Hill Companies, Inc. All rights reserved.)

图 98-2　脑疝类型示意图

颅内压升高的临床表现

- 头痛
- 恶心呕吐
- 进行性精神状态衰落
- Cushing 三联征(晚期):高血压、心动过缓、呼吸不规则
- 局部神经功能缺损,如局部脑组织损伤时出现轻偏瘫
- 视盘水肿
- 单侧瞳孔扩大
- 动眼神经或外展神经麻痹

如果怀疑 ICP 升高,应尽快进行头部 CT 检查

注:昏睡或反应迟钝的患者通常存在呼吸驱动力减弱,这导致 $PaCO_2$ 升高、脑血管扩张并加重颅内出血(ICH)——"垮掉的患者"("crashing patient")很快丧失了气道保护,发展成窒息和脑疝

急诊行插管和机械通气,将 $PaCO_2$ 降至约 35mmHg 可以逆转病情变化,拯救患者的生命。

颅内高压的管理

- 半卧位:
  - ➤ 患者头部抬高 30°以增加静脉回流
- 充分镇静:
  - ➤ 镇静目标包括镇痛、控制兴奋和焦虑、减少应激反应、使患者能耐受正压通气。镇静减少了脑需氧量,因此能够有利地平衡脑部需氧量和供氧量
- 保持脑灌注压(CPP)大于 50mmHg:
  - ➤ 保证 CPP 为 50~60mmHg。更高的灌注压将加重血管源性脑水肿。尽可能使 ICP 的降低幅度大于动脉血压的降低幅度以维持 CPP
- 脑脊液引流:
  - ➤ 用最快的方式减少 ICP 以便在最大程度上保证灌注压。但应该避免脑脊液的过度引流,因为过度引流会增加滤过压,加重脑水肿
- 过度通气:

➤过度通气能降低动脉血 CO_2 含量,升高动脉血 pH 值,导致脑血管收缩。颅内血容量减少使 ICP 降低。脑血管收缩还能引起脑缺血,因此应限制过度通气,使动脉血 CO_2 降至 35mmHg。如果需要大强度的过度通气,应该对脑氧合进行监测,测量颈静脉球氧饱和度或直接测量脑组织的氧合程度

• 给予甘露醇或高渗盐水

➤给予甘露醇或高渗盐水可以导致从脑实质向血管内的渗透性液体转移,利尿作用加强,ICP 降低

➤一般静脉给予 1g/kg 甘露醇负荷量(血 Na > 160mmol/L 或血清渗透压 > 340mmol/L 时不可给甘露醇)

➤或给予 7.5% 高渗盐水(每 20min 静脉给予 2mL/kg)

• 巴比妥类药物:

➤可降低脑代谢,减少氧耗。给予此类药物似乎还有控制自由基生成和脂质过氧化的作用。有些药效是由于对脑代谢和灌注的影响偶联产生的

注:硫喷妥在美国已经退出市场。

• 浅低温:

➤低温对于创伤性脑损伤和颅内压增高的预后影响目前并不明确,不同的研究存在争议

• 去骨瓣减压术:

➤能有效控制颅内高压

➤但目前去骨瓣减压术是否能改善预后还不清楚

(马小叶 译　于泳浩 校)

第99章

脑监测[经颅多普勒(TCD),脑电图(EEG), 颈动脉末端压(SP),近红外光谱分析 (NIRS),颈内静脉血氧饱和度(SjO₂)]

John G Gaudet,MD

三种神经监测设备:

- 监测脑血流动力学(TCD,末端压)
- 监测氧代谢(NIRS,SjO₂)
- 监测脑功能状态(EEG,诱发电位)

脑监测是苏醒(非镇静)患者监测的金标准,但在手术过程中难以配置。

大脑自主调节(CAR):在一定全身血压范围内维持 CBF 恒定(图99－1)

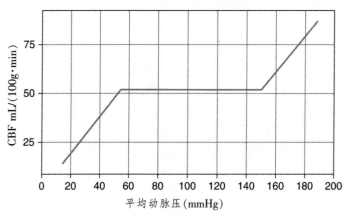

如图所示,血流在平均动脉压为 50~150mm Hg 时保持平稳。然而,尽管这个图可以很好表示自动调节,但它描述的并不真实。(Reproduced from Longnecker DE. Brown DL,Newman MF,Zapol WM:*Anesthesiology*.Figure 50－l0A.Availble at:www.accessanesthesiology.com. Copyright © The McGraw-Hill Companies,lnc. All rights reserved.)

图 99–1　自动调节曲线

- 低范围自动调节(LLA):随血压降低 CBF 减少,此血压值以下(大约在 50mm Hg)
- 高范围自动调节(ULA):随血压升高 CBF 增多,此血压值以上(大约在 150mm Hg)
- 脑自动调节改变:LLA 和(或)ULA 调定点的改变与全身血压和 CBF 关系改变有关(在慢性 HTN 和贫血中 LLA 右移)

经颅多普勒(TCD)

- 测量与脑血流(CBF)相关的大脑血液流速(Vx)
- 随时间相对变化比绝对值更精确
- 获得多普勒信号的 3 个主要的点(图 99 – 2 和图 99 – 3):时间(最常见的,用来衡量 MCA 的 Vx),枕下(大脑后循环),眶部(大脑前循环)

TCD 监测遇到的问题:没有声窗(5% ~ 15%),探测器错位

特殊处理:

- 收缩期峰值流速(PsVx)和舒张末期流速(EdVx):直接测量
- 平均流速(MVx):从 PsVx 和 EdVx 计算

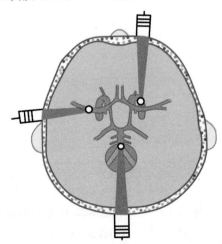

(Reproduced from Levitov A, Mayo PH, Slonim AD: *Critical Care Ukrasonography*. Figure 26–19. Available at: www.accessanesthesiology.com. Copyright © The McGraw-Hill Companies, Inc. All rights reserved.)

图 99-2　获得 TCD 信号的 3 个点

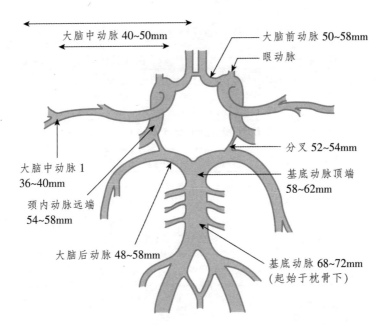

从同侧颞窗照射深度。(Reproduced from Levitov A,Mayo PH,Slonim AD：*Critical Care Ultrasonography*. Figure 26−20. Available at：www.accessanesthesiology.com. Copyright © The McGraw-Hill Companies,Inc. All rights reserved.)

图 99−3　Willis 环

影响流速的因素	
Vx 信号增加的相关因素	Vx 信号减少的相关因素
高碳酸血症	低碳酸血症
吸入性麻醉药	麻醉诱导药物(氯胺酮除外)
血管升压药,高血压合并 CAR 损失	血管扩张剂,低血压合并 CAR 损失
高龄,贫血,先兆子痫	低体温,肝衰竭,妊娠
脑血管变异	ICP 升高,脑死亡
血管痉挛,充血	

- 搏动指数(PI)：从收缩到舒张 Vx 的最大变化,由 MVx 得到
- 如果 HR 和全身血压保持稳定,可用于研究远端脑血管阻力改变

影响搏动指数的因素	
PI 增加的相关因素	PI 减少的相关因素
所有能引起颅内 HTN 的因素	血管痉挛,充血
脑死亡	AVM
肝性脑病(肝衰竭)	复温过程中的体温降低

使用 TCD 评价脑血流	
脑血流低灌注	相对于基线 MVx 下降 50% MCA <25cm/s 时 MVx 绝对值
Lindegaard 比(LR) •MCA 的 MVx 与 ICA 的 MVx 之比	•区分血管痉挛和 Vx 升高时的充血 (>120cm/s) • LR >3:血管痉挛,LR <3:充血
半球 PI 不对称(>0.5)	•脑血流分布不均匀

临床应用:

- 总体应用
  - ➢ 检测脑灌注不足(Vx 相对或绝对减少)
  - ➢ 检测脑高灌注(MCA MVx 加倍)
  - ➢ 优化血压监测(识别 CAR 范围:LLA 和 ULA)
  - ➢ 检测脑栓塞(栓塞信号:多普勒波形突然中断)
  - ➢ 颈动脉阻断的阈值预测(CAR 定量)
- 特殊应用

CEA	•术中 ICA 被夹闭时检测到脑缺血(基线信号截断 40% 与 EEG 改变有关) •术中 ICA 重新开放后的充血反应的量化作为预测术后神经系统并发症的指标
SAH	•早期发现术后血管痉挛(灵敏但不具体,在高 Fisher 得分的患者更可能发生并且更严重) •Vx 绝对值 >120cm/s,LR >3 表明血管痉挛
AVM	•TCD 指数升高(自动调整和脑灌注)代表部分成功(栓塞)或完全(切除)治疗 AVM
TBI	•无创诊断颅内 HTN •Vx 值升高时区分血管痉挛和充血(LR >3 提示血管痉挛,LR <3 提示充血)

颈动脉末端压力

- 一次性测量颈内动脉(ICA)管腔内的压力
- 平均 CASP 相当于 CPP(正常范围:70~90mmHg)
- 夹闭 ICA 后,反映从脑血流旁回流的压力

干扰因素:MAP,PaCO$_2$,麻醉药种类和剂量,同侧 ICA 不完全闭塞

零级参考应放在颈动脉分叉处

应用:颈动脉夹闭的耐受程度(提示分流)

夹闭后平均末端压 <40mmHg	提示 CEA 时需要分流
夹闭后平均末端压 25mmHg	相当于 NIRS 下降 30%
夹闭后平均末端压 50mmHg	相当于 NIRS 下降 10%

TCD 前交通动脉交叉充盈的存在与夹闭的耐受程度有关

EEG

- 监测麻醉深度(意识水平):见第 44 章

意识水平	观察到的 EEG
苏醒	快频率(β2/γ,β)小振幅和最小的同步化
熟睡(浅镇静)	中等频率(α)前移位
浅麻醉(深度镇静)	中慢速频率(θ)与快波
深麻醉	慢频率(δ),从慢波到突然抑制的进程

- 检测脑缺血(图 99-4)

脑血流(CBF)	对 EEG 信号功能影响
CBF <50 mL/(100 g·min)	正常 CBF - 正常 EEG
CBF 22~50 mL/(100 g·min)	轻微低灌注 - 正常 EEG
CBF 15~22 mL/(100 g·min)	适度低灌注 - EEG 振幅减小和(或)EEG 变慢
CBF <15 mL/(100 g·min)	严重低灌注 - EEG 信号扁平

与 CBF 显著减少(脑缺血)有关的因素包括:
- 总强度减少(α、β 波相对减少,θ、δ 波相对增加)
- α、β 波相对减少
- θ、δ 波相对增加
- 大脑半球不对称

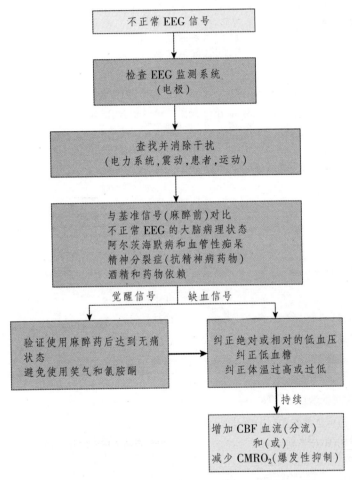

图 99-4　不正常 EEG 的诊断和治疗

脑血氧饱和度：NIRS 和 SjO_2

监测大脑局部(NIRS)或全部(SjO_2)的氧代谢率

影响 $CMRO_2$ 因素	
氧的运输	心室功能,BP,贫血,氧饱和
	脑低灌注,血管痉挛
脑氧代谢	脑缺血(摄取氧增加)
	脑死亡,低体温,爆发性抑制

- 近红外光谱(NIRS)
  - 局部脑组织氧饱和度的无创性持续监测(rSO_2)
  - 电极最佳位置：左右各一个,高于额头,避开额窦位置
  - 85% 的 rSO_2 来自大脑皮层组织(空间分辨率：减去表面饱和度)

人为影响：NIR 异常吸收(血肿,水肿,黄疸),过度光照的环境

由于这些影响,绝对值可能不确切,但基线的相关改变仍然有效

应用：NIRS 仍然被认为是处于实验阶段；它主要是用于优化脑灌注

脑灌注的优化	
对术后脑卒中发生率,认知功能,重要脏器损伤或死亡,住院天数的影响	
在手术影响脑灌注时	rSO_2 减少 10% ~ 20%
低灌注的检测(BP 低于 LLA)	
在CEA 后	rSO_2 增加 105% ~ 110%
高灌注的检测(BP 高于 ULA)	
在 SAH 后早期检测血管痉挛	单方面的 NIRS 信号下降

- 颈内静脉血氧饱和度(SjO_2)
  - 经颈内静脉逆行置管获得
  - 反映了脑血流与脑氧代谢率之间的平衡
  - 正常 SjO_2 范围：55% ~ 75%

人为因素:导管置入不正确,导致从外部污染了颈内静脉

优点

- 术中脑监测的引入可以减少术中卒中的发生率,但不能减少 CEA 后术后卒中发生率
- TCD:
  - 经颞窗鉴别 ACA,MCA,PCA
  - 鉴别 ICA 分叉后的 ACA 和 MCA(55~65mm:分叉血流信号)
  - 从 ICA 分叉:鉴别 M1[40~55mm:单向的阳性(朝向探针)信号]
  - 从 ICA 分叉:鉴别 A1(前部的 60~75mm:单向的阴性信号)
  - 从 ICA 分叉:鉴别 P1(稍后部 60~75mm:单向的阳性信号)
- 在 CPB 期间的 Vx 变化并不影响 CBF 改变,这是因为体外分流
- 吸入麻醉药对 CAR 的影响被高碳酸血症放大,低碳酸血症可反转此影响
- EEG:
  - 在手术中,验证 EEG 与患者的状态(临床症状)、麻醉药的剂量和手术刺激程度的一致性
  - 不可只依赖 EEG 信号管理麻醉深度。只有当足够的镇痛和吸入麻醉药浓度处于稳定时,EEG 才能充分评估意识水平
- NIRS:
  - 新一代 NIRS 监测也可以估计脑血容量(CBV)

(刘书颖 译　王国林 校)

第 **100** 章

介入神经放射学

Nicolai Goettel，MD，DESA

介入类型		
介入	麻醉方式	估计持续时间(h)
诊断性血管造影术		
脑血管造影	MAC	1
额叶血管造影	MAC	1.5
颈动脉血管造影	MAC	1
Wada[1] 试验	MAC/非镇静	1.5
介入血管造影术		
脑动脉瘤修补术(血管内"缠绕")	GA	3~4
脑动脉成形术(扩张)	MAC 或 GA	1.5
脑 AVM 栓塞	GA	2.5
髓动脉栓塞	MAC	1.5
脑动脉内溶栓	MAC 或 GA	1.5
脑动脉成形术("脑支架")	GA	2
颈动脉血管成形术("颈动脉支架")	MAC	1.5

[1]选择性地将巴比妥酸盐注入每个颈动脉内来确定不同半球决定不同功能,比如说话和记忆,此实验应在癫痫消融手术之前实行。

注:见第 99 章 Willis 环图鉴别实行手术的血管。

术前注意事项

• 标准术前医疗评估和麻醉风险分级(ASA 评分)

• 神经功能的基线状态:GCS,瞳孔,局灶性神经损伤,癫痫发作,Hunt/Hess 分级,WFNS,Fisher

- 意识水平的改变和(或)局灶性神经损伤的特定监测
- ICP 增加的信号监测
- 心脏状态:ECG,心律失常,HTN,作为标志的心肌酶
- 如果血流动力学不稳定或在诱导或置喉镜时有高血压风险,动脉导管置入应优先于诱导
- 术前用药应避免苯二氮䓬类和地西泮类药物(神经功能损伤)

术中注意事项

监测和设备			
标准监测	标准设备	有创监测(具有临床适应证)	其他(具有临床适应证)
脉搏血氧测定法	外周静脉置管	动脉置管	导尿管(若手术大于4h)
5 导联 ECG			
NIBP	补充氧气(用于 MAC)		中心静脉置管
二氧化碳描记			
NMB 监测(用于 GA)			经颅多普勒超声

诱导

如果出现 MAC,考虑低剂量镇静药(丙泊酚,咪达唑仑,芬太尼)

如果出现 GA:

注意事项	预充氧
	饱胃状态:快诱导
	诱导和喉镜置入时避免出现血压突然升高
诱导药物	丙泊酚 2~3mg/kg IV,依托咪酯 0.3mg/kg IV,或硫喷妥钠 3~5mg/kg IV
	芬太尼 3~5μg/kg IV,或舒芬太尼 0.3~0.5μg/kg IV
	琥珀胆碱 1~1.5mg/kg IV,或罗库溴铵 0.6mg/kg IV

维持	
注意事项	• 足够的麻醉深度和神经肌肉松弛! • 禁用 N_2O
维持药物/ 挥发药	• 丙泊酚 $60 \sim 200 \mu g/(kg \cdot h)$ IV,或七氟烷(避免高百分 比:血管扩张影响) • 芬太尼 $1 \sim 2 \mu g/(kg \cdot h)$ IV,或舒芬太尼 $0.1 \sim 0.2 \mu g/(kg \cdot h)$ IV,或瑞芬太尼 $0.125 \mu g/(kg \cdot h)$ IV 输注 • 罗库溴铵 $0.15 mg/kg$ IV 快速推注
通气策略	• 正常通气 • 过度通气引起脑血管收缩,潜在脑缺血损伤 • 只有当颅内压高(ICH)时采用适度的短暂过度通气 $PaCO_2$ 4.5kPa(35mmHg)
血流动力学 策略	• 控制 BP 维持脑灌注压 >60mmHg (CPP = MAP - ICP) • 诱导/直到损伤的血管内治疗的 BP:正常动脉压,CPP > 60mmHg,MAP 70 ~ 90mmHg • 损伤的血管内治疗后 BP:能支持脑组织再灌注的最小 HTN,CPP >60mmHg,MAP 90 ~ 120mmHg
有依据的抗凝 治疗(与神 经放射科医 生商量后)	• 初始肝素 $2\,000 \sim 5\,000$IU IV 快速推注 • 维持肝素 $1\,000$IU/h IV 快速推注

术后注意事项

• 门诊或普通住院患者通常适合诊断病例

• 考虑到住院患者在神经科病房或重症监护病房的干预

• 拔管时最好有神经监测

• 意识水平改变和(或)局灶神经损伤的特定监测

• 患者仰卧 4h(股动脉穿刺)

• 控制动脉压:后介入 MAP≥前介入 MAP

• 所需最小的后介入镇痛药

• 治疗 PONV

基本,特殊注意事项	并发症
脑动脉瘤修补术(血管内"缠绕")	
使用薄且灵活的白金线圈定位以闭塞动脉瘤	
适应证:	(详见下面)
•脑动脉瘤破裂伴急性或亚急性蛛网膜下腔出血(SAH)	血管痉挛 动脉瘤出血
•未破裂脑动脉瘤(有破裂危险)	动脉夹层/破裂或脑缺血
•三联疗法(高血压,高血容量,血液稀释)前预防性治疗;	脑水肿 ICH
三联疗法存在争议,动脉 HTN 是维持 CBF 和组织氧合的主要因素	癫痫发作 心脏衰竭
(更多内容见下面)	电解质紊乱
需要 NMB	体温过高
脑动脉成形术(扩张)适应证	神经源性肺水肿
•SAH 后血管痉挛	
脑动静脉畸形栓塞术	
AVM 可随时间增大,破裂和颅内出血的风险显著	AVM 破裂或脑缺血
适应证:	脑高灌注综合征
•在射频治疗和手术前,有多个 AVM 或病变大于3cm 的患者通常需要栓塞处理。通过用特殊设计的颗粒,微线圈或胶填充 AVM 处,以削弱血液流入 AVM 的量	正常灌注压突破水肿
脑动脉内溶栓治疗	
适应证:	蛛网膜下腔出血
•急性缺血性脑卒中	
•如果出现症状<3h,存在临床标准指征和禁忌证:采用阿替普酶(Actilyse)系统性 IV 溶栓治疗 0.9mg/(kg·h)	
•如果出现症状<6h,或在 IV 溶栓治疗后无改善:采用阿替普酶(Actilyse)脑动脉内溶栓治疗	
•神经介入治疗技术的最新进展允许中风超过6h限制进行有效的动脉内治疗	

(待续)

（续）

基本,特殊注意事项	并发症
脑动脉瘤修补术(血管内"缠绕")	
脑动脉成形术("脑血管支架置入术")	蛛网膜下腔出血
适应证:	动脉破裂/夹层
急性脑卒中:脑动脉狭窄或其他脑血管病理状态	脑缺血(卒中)
抗血小板聚集(通常在介入前开始)	
•氯吡格雷(Plavix)	
•阿司匹林	
•如出现急性缺血性脑卒中,考虑 GP 的 Ⅱ b/Ⅲ a	
抑制剂替罗非班(Aggrastat),阿昔单抗(Reopro)	
颈动脉血管成形术("颈动脉支架置入术")	
适应证:	动脉破裂/夹层
症状性颈动脉狭窄(替代颈动脉内膜切除术)	脑缺血(卒中)
不同于脑血管成形术,颈动脉成形术最好在 MAC	脑高灌注综合征
下实施(可用的最好的神经监测仪器!)	心动过缓,低血压
抗血小板聚集(通常在介入前开始)	
•氯吡格雷(Plavix)	
•阿司匹林	
•如出现急性缺血性脑卒中,考虑 GP 的 Ⅱ b/Ⅲ a	
抑制剂替罗非班(Aggrastat),阿昔单抗(Reopro)	

脑动脉瘤修补术(血管内"缠绕")补充内容

动脉瘤 SAH-Hunt-Hess

分级	症状和体征
Ⅰ	无症状,轻微头痛,轻度颈项强直
Ⅱ	中到重度头痛,颈项强直,除颅神经麻痹外无神经功能缺损
Ⅲ	嗜睡/谵妄,轻度局灶性神经功能缺损
Ⅳ	昏迷,中到重度瘫痪
Ⅴ	深昏迷,去大脑僵直状态

动脉瘤 SAH-WFNS:全球神经外科协会动脉瘤性 SAH 分级

分级	GCS 得分	局灶性神经功能缺损
I	15	无
II	13 ~ 14	无
III	13 ~ 14	有
IV	7 ~ 12	有或无
V	3 ~ 9	有或无

动脉瘤 SAH-Fisher

分级	CT 扫描出血
1	不明显
2	厚度不足 1mm
3	厚度超过 1mm
4	脑室内出血或扩展到脑实质的任何厚度

脑动脉瘤位点(见第 99 章 Willis 环图)

位置	百分比
前交通动脉	30% ~ 35%
颈内动脉和后交通动脉分叉	30% ~ 35%
大脑中动脉分叉	20%
基底动脉分叉	5%
剩余的后交通动脉	5%

并存疾病/危险因素	
危险因素	**注释**
高血压	80% 并存 SAH
吸烟	
酒精依赖	
药物依赖	例如可卡因
遗传因素	有家族动脉瘤史患者脑动脉瘤发生率为:4%（脑动脉瘤总体发病率为2%）
多囊肾(PKD)	PKD 患者脑动脉瘤发生率为:16%
主动脉狭窄	
纤维肌性发育不良	

SAH 并发症和(或)血管内动脉瘤修补术	
并发症	**注释**
血管痉挛	主要的风险在 SAH 后第五天到第十四天 次要的脑缺血损伤 "血管造影"血管痉挛:60% ~70% "症状性"血管痉挛:20% ~30% 治疗方案　动脉内灌注尼莫地平(Nimotop) 　　　　　动脉内灌注罂粟碱 　　　　　三联疗法(高血压,血液稀释,高血容量); 　　　　　存在争议
动脉瘤出血	
动脉夹层/破裂或脑缺血	
脑水肿	可能需要置入脑室外引流(EVD)的装置
ICH	
癫痫发作	苯妥英钠预防和(或)治疗
心脏衰竭	由于交感神经过度活化引起的心肌顿抑/缺血 ECG 改变 心肌酶
电解质紊乱	SIADH
高体温	起源中枢
神经源性肺水肿	

（刘书颖 译　王国林 校）

第 101 章

开颅手术

Nicolai Goettel, MD, DESA

基础知识

顷内容物
- 颅骨是一个封闭的不可扩展的单元,包含决定 ICP 三种内容物(CBV, CSF,脑组织)
- 任何一种颅内容物容量增加都必须通过减少其他内容物容量补偿来维持压力平衡(Monro-Kellie 学说)
- 一旦缓冲机制被耗竭,颅内容积少量增加都会引起 ICP 显著增加(图 101-1),危及 CBV

脑血管系统(脑血容量,CBV)
- 两条颈动脉(70% 流向脑)
- 两条椎动脉(30% 流向脑)
- 动脉通过 Willis 环吻合,与颈外动脉通过面动脉和眼动脉分支连接
- 通过皮层静脉血液回流(浅表排出),基底静脉和心室静脉(深排出)流入上腔静脉

脑-脊髓液(CSF)
- 通过脉络丛产生,经蛛网膜绒毛重吸收
- 成人 CSF 总容积:140~270mL
- 生成量约 0.2~0.7mL/min 或 600~700mL/d

生理背景:脑灌注和自动调节

脑血流(CBF),脑代谢耗氧率(CMRO$_2$),和脑灌注压(CPP)
- CBF[正常:50mL/(min·100g)脑]和 CMRO$_2$ 是由脑自动调节和脑血管 CO$_2$ 反应性决定的
- 脑灌注压(CPP)在平均动脉压(MAP)和 ICP 之间是不同的
- 脑自动调节是指脑微小动脉通过改变血管阻力维持 CBF 相对稳定的能力(血压在一个 大范围内的血管收缩(MAP 为 50~150mmHg)。在 MAP 或 CPP 处于极端(高或低)时,CBF 与 CPP 成正比)(图 101-2)
- CO$_2$ 是一种强效扩血管药物,PaCO$_2$(30~80mmHg)和 CBF 近似呈线性关系
- 不同的病理状态(TBI,严重的局灶性缺血,脑肿瘤),以及麻醉药物都可能改变脑自动调节能力和脑血管反应性 CO$_2$

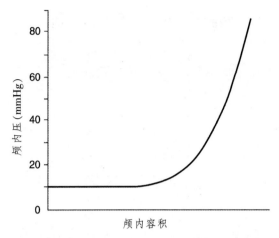

图 101-1　颅内压与颅内容积的关系

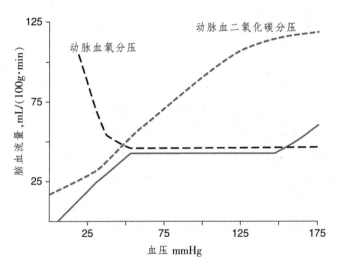

图 101-2　PaO_2、$PaCO_2$ 和 MAP(绿线)对脑血流的影响

麻醉药对 CBF、ICP 和 CMRO$_2$ 影响		
药物	CBF 和 ICP	CMRO$_2$
丙泊酚	↓	↓
硫喷妥钠	↓	↓
依托咪酯	↓	↓
氯胺酮	↑	↑
NO	↑	↑
吸入性麻醉药[1]	↑	↓
阿片类[2]	=	轻微↓

[1] 如要维持 CO_2 反应性和脑自动调节能力,MAC 不能超过 0.8。
[2] 如允许高碳酸血症则阿片类药物能增加 CBP 和 ICP

颅骨切开术适应证

血管外科
•颅内动脉瘤修复("夹闭"):颈动脉或椎基底动脉循环
•脑动 – 静脉畸形(AVM)
•颅内外微细血管吻合
•颈动脉海绵窦瘘

肿瘤手术
•恶性肿瘤(星形细胞瘤,胶质母细胞瘤或转移性肿瘤)
•良性肿瘤(脑膜瘤,听神经瘤)
•经蝶垂体瘤切除

癫痫手术
•癫痫病灶切除术(叶切除)
•脑电图电极植入颅内

大脑立体定向
•脑深部电刺激置入(DBS)
•慢性表面电极颅内置入

颅脑损伤
•颅内血肿(蛛网膜下腔出血):动脉瘤破裂,自发性脑出血
•硬膜外血肿
•硬膜下血肿(急性或慢性)
•颅骨骨折
•去骨瓣减压
•脑异物取出

其他
•颅内脓肿
•颅内囊肿
•脑组织活检(例如诊断朊病毒疾病)
•微血管加压术治疗三叉神经痛
•脑脊液分流/引流术
•颅骨缺损修补术

神经外科开颅手术麻醉主要目标

- 维持足够的麻醉深度(平衡麻醉)
- 维持脑组织松弛及顺应性
- 维持最佳的脑氧合和灌注
- 维持脑的动脉平衡(脑保护)

了解患者的神经系统疾病和要实行的手术

- 全面的和有针对性的术前评估
- 和实施手术的医生交流

尽管已存在脑缺血但防止二次刺激

避免:

- 血氧饱和度降低
- 高碳酸血症
- 体温过高
- 贫血
- 血流动力学不稳定

关于脑动态平衡

- 血容量正常
- 血糖正常
- 治疗和(或)阻止任何增加 ICP 的因素
- 维持脑自动调节能力
- 维持足够的脑灌注

保持脑组织松弛

- 为神经外科医生创造最佳的操作状态
- 减少围术期发生脑缺血的可能性

快速和可预测的麻醉恢复计划

- 在术后立即进行神经系统评估

术前注意事项

- 基础神经功能状态:GCS,瞳孔,局灶性神经功能缺损,癫痫发作,Hunt/Hess 分级,WFNS,Fisher
- 意识水平改变的特殊监测和(或)局灶性神经功能缺损
- 监测 ICP 升高的信号
- 如果血流动力学不稳定或在诱导/置入喉镜时有血压骤升的风险,需考虑在诱导前置入动脉导管。
- 术前用药应避免苯二氮䓬类和抗精神病药(损伤基础神经功能状态,通

气不足的风险和颅内压增高)

开颅手术前的术前评估		
脑成像	**图表**	**患者**
•全面评估 　位置和病变大小 　病灶周围的结构 　脑水肿 •ICP 升高 　中线移位 　形成疝 　脑沟和脑回结构消失 　差异消失 •肿瘤 　血管化 　血管病变 　单发与多发相对 　血管痉挛的证据 　出血的证据 •TBI 　颈椎活动度差的证据	•Hb,Ht,血小板 •PT,PTT,ABO •Na,K,Osm,高血糖 •SpO_2(室内空气) •癫痫患者 　▹药物水平 　▹LFT,BUN,Cr,Ca •药物列表 　▹抗癫痫药 　▹抗帕金森药 　▹精神性药物 　▹抗血小板药 　▹抗凝剂 　▹降压药 　▹糖皮质激素	•GCS 和认知功能 •基础神经功能状态 •血流动力学状态 •困难气道的预测 •外伤性脑损伤(TBI) 　▹面部创伤预测存在困难 　　气道 　▹除非被证明存在颈椎不 　　稳定 　　(用颈圈固定颈部) •清醒开颅手术 　患者选择

术中注意事项

监测	
标准设备	**如有指征其他设备监测**
•脉搏血氧仪 •5 导联 ECG •NIBP •CO_2 描记仪 •NMB 监测 •动脉导管	•导尿 •中心静脉导管 •心前区多普勒超声 •神经电生理监测:诱发电位,EEG,EMG,BIS •腰椎脑脊液引流导管(如神经外科医生需要) •其他(神经科监护室):经颅多普勒超声(TCD),颈静 　脉球静脉血氧饱和度,脑透析,近红外光谱(NIRS)

诱导	
一般注意事项	• 预吸氧 • 饱胃:快诱导 • 避免诱导,置喉镜时血压骤升,备血管活性药物(去氧肾上腺素,艾司洛尔)维持血流动力学稳定 • ICP 升高的非插管患者:鼓励自发性过度通气
诱导药物	• 丙泊酚 2~3mg/kg IV,或依托咪酯 0.3mg/kg IV,或硫喷妥钠 3~5mg/kg IV • 芬太尼 3~5mg/kg IV,或舒芬太尼 0.3~0.5mg/kg IV,或瑞芬太尼 0.5~1mg/kg IV • 琥珀酰胆碱 1~1.5mg/kg IV,或罗库溴铵 0.6mg/kg IV,或阿曲库铵 0.5mg/kg IV

维持	
一般注意事项	• 足够麻醉深度和神经肌肉阻滞! • 避免使用 N_2O
维持药物/挥发性麻醉药	• TIVA 丙泊酚 60~200μg/(kg·h) IV,或七氟烷(避免 MAC% 值过高:舒血管效应) • 芬太尼 1~2μg/(kg·h) IV,或舒芬太尼 0.1~0.2μg/(kg·h) IV,或瑞芬太尼 0.125μg/(kg·h) IV • 罗库溴铵 0.15mg/kg IV,或阿曲库铵 0.1mg/kg IV
通气策略	• 正常通气(如怀疑动脉呼气末差检查 ABG) • 过度通气导致脑血管病变,加重脑缺血损害 • 只要有颅内压增高,中度短暂过度通气 $PaCO_2$ 4.5 KPa (35mmHg)
血流动力学策略	• 控制 BP 维持脑灌注压 >60mmHg(CPP = MAP - ICP) • 诱导时 BP:正常动脉血压,CPP >60mmHg,MAP 70~90mmHg • 一般原则,维持正常 BP,根据临床纠正低血压或 HTN

大脑体术中复位 = 急性颅内高压治疗

• 患者头部抬高(30°,颈部中部的位置)
• 轻至中度过度通气(目标:$PaCO_2$ 32~35mmHg)
• 最佳氧合以及保证低气道压,不需 PEEP
• 渗透性利尿:甘露醇 0.5~1g/kg IV
• 考虑使用祥利尿剂:呋塞米 0.25~1.0mg/kg IV
• 维持正常血容量和血糖
• 减少或停用挥发性麻醉药,改用 TIVA
• CSF 引流术和(或)减压术

出现

- 避免 HTN(艾司洛尔,拉贝洛尔,硝酸甘油)
- 避免咳嗽相关的 ICP 升高(气管或静脉注射利多卡因)
- 颈部中部垫高头 30°
- 延迟出现:在手术结束后 30min 内没有出现拔管指征:考虑紧急 CT 扫描

拔管的附加条件(移除 ETT 后备好再插管的可能性)

- 血流动力学,体温,血糖和血容量稳定
- 肌松药逆转
- 面部颈部无明显肿胀
- 双侧瞳孔等大
- 患者清醒可以听从简单指令(眼睛睁开,肢体可以移动)
- 神经系统检测显示无新的损伤和咽反射存在
- 化验结果正常(ABG,Hb/Hct,Na/K/Ca/Osm,血糖)

术后注意事项

- 通常转移至神经科重症监护室
- 如可能在拔管时有最好的神经系统功能监测
- 意识水平和(或)局灶性神经损伤的特殊监测
- 控制动脉血压
- 术后痛的治疗(目标:EVA <3)但要避免镇静干扰患者神经系统功能状态检查
- 预防/治疗 PONV
- 早期诊断颅腔积气/张力增加,需充分治疗
- 早期诊断癫痫发作以及治疗

坐位颅骨切开术的特殊注意事项			
适应证	患者体位	禁忌证	并发症
• 脑干手术 • 小脑手术 • 第四脑室手术 • 幕下颅骨切开术	• 坐位 • 俯卧位 ("飞机式体位") • 半坐位,头转身	• 高龄 • 急慢性心衰 • 截瘫或四肢瘫 • 纠正低血容量 • 脑动、静脉间存 在交通支	• 静脉空气栓塞

确保患者体位,使患者体位能够迅速变到的头位低于心脏水平,以避免发生静脉空气栓塞。

重点和提示:并发症

急性颅内高压(见上面,处理见第98章)

静脉空气栓塞(VAE)

病理生理学
- 无论什么时候保证头高于心脏>5cm("坐位")
- 在切开颅骨或硬脑膜的边缘静脉横断切面可能不会塌陷
- 空气→RV→肺循环
- 可疑的(空气)栓子通过未闭合的卵圆孔进入冠状动脉或脑循环(PFO;20%~30%有探针样PFO)

呼吸影响	诊断	治疗
ETCO$_2$下降	有临床症状和体征	危及生命:ABC方法
急性通气-血流不匹配(无效腔通气)	胸骨右上部心前区多普勒超声是最灵敏的无创性监测(检测0.25mL)	100%纯氧通气
低氧血症		头低脚高位或左侧卧位
高碳酸血症	经食管超声心动图是最敏感的,但创伤性更大更烦琐	外科医生操作术野正常生理盐水冲洗
支气管收缩		骨边缘应用密闭材料(骨蜡)
酸中毒	ETCO$_2$突然减少	
心血管反应	喘息,低血压,心律失常,发绀,"磨轮样"杂音	单侧或双侧颈内静脉收缩
急性右心衰竭和阻塞性休克		通过中心静脉导管吸出栓塞空气
肺动脉和外周血管阻力		可能需要强心药
心排血量		停止手术直至患者稳定
颈动脉输出量		注意:PEEP,通过反转RA-LA压力梯度,可能导致空气栓塞
脑再灌注压		
心律失常和心搏骤停		
低血压		

(刘书颖 译　王国林 校)

第 **102** 章

清醒开颅手术

Nicolai Goettel，MD，DESA

基础知识

清醒开颅手术适应证
见下表。

清醒开颅手术适应证

脑肿瘤(定位在脑功能区或靠近脑功能区,比如说话,运动和感觉通路)
- 手术优点:最佳的肿瘤切除术,把脑损伤的风险降到最低
- 在肿瘤切除前绘出大脑功能区定位图(电生理)

癫痫手术
- 癫痫病灶切除术(顽固性病灶切除)
- 在癫痫病灶切除前绘出脑功能区定位图(电生理)

大脑功能性立体定向
- 植入脑深部电刺激(DBS)电极:经典帕金森病,其他简单或复杂的中枢运动障碍、阿尔茨海默病、精神疾病、耐药性、抑郁症、和饮食失调,这些疾病越来越多的考虑应用 DBS 植入。

微创开颅手术
- 急慢性硬膜下血肿引流
- 颅内导管置入

清醒开颅手术可供选择的患者很少

缺乏了解和合作
- 儿童
- 智力缺陷
- 精神疾病
- 极度焦虑
- 幽闭恐惧症
- 有镇静耐受性差史
- 严重肌张力障碍
- 语言障碍

困难气道
- 预计有困难气道和困难气道史
- 病态肥胖
- 阻塞性睡眠呼吸障碍(OSA)
- 难治性癫痫:注意与气道畸形有关的罕见症状

出血风险
- 凝血功能障碍或抗凝剂
- 血小板减少,血小板异常或抗血小板药

标准清醒开颅手术的麻醉步骤

术前注意事项
- 常规评估并做好为患者施行开颅手术的准备见第 101 章
- 患者准备:详细解释手术,询问患者的要求及害怕的事情
- 术前用药:最小量/不使用术前镇静药,预防恶心
- 继续使用术前所用药物包括抗癫痫药和类固醇类药物(要求:对于 DBS 植入患者,为了更好评价电极植入,抗帕金森药需要停用)
- 与患者建立良好的协作关系

术中注意事项
- 我们的目标是为了给患者提供舒适的环境,使他们能够在手术室接受长时间的手术过程,且能够保持清醒配合皮质反射

安装和监测
- 气道管理风险:GA 设置就绪,光导纤维可用,并发症的治疗
- 患者自己定位的方式为肢体末端能自由移动能观察到反射
- 提供舒适的环境(软垫,安静,温暖的手术室)

- 通常使用神经定位仪,需严格地固定头部(针插入局部麻醉镇静)
- 与患者保持交流,并与患者和手术人员有视觉接触
- 标准监测,二氧化碳监测,输氧,大的静脉输液
- 输液应保持最低限度,导尿管并不是常规需要的,但手术超过 4h 应考虑使用
- 有创监测(动脉导管)不经常使用

麻醉技术

- 麻醉技术的选择取决于包括手术医师和麻醉医师在内的手术团队的选择

颅骨切开术的头皮麻醉

- 使用长效药物比如丁哌卡因加肾上腺素
- "环形阻滞"或头皮耳颞,枕,颧颞,眶上和滑车上神经阻滞可用于开颅手术位点的渗透
- 手术中利多卡因应用于额外疼痛的部位
- 每次使用局部麻醉药都应用非毒性剂量

清醒开颅手术的麻醉技术	
有意识的镇静/完全清醒技术	AAA:睡眠－清醒－睡眠 (在开颅手术开始全麻,然后患者完全苏醒以便查看皮层映射,肿瘤切除时继续 GA)
•渗透,头皮阻滞(神经外科医生) 头架的位置 •颅骨切开术 ▸镇静用丙泊酚,咪达唑仑或右美托嘧啶 ▸镇痛用芬太尼或瑞芬太尼 ▸密切监测二氧化碳图,与患者保持交流 •皮层映射:停用丙泊酚和瑞芬太尼,维持/减少右美托嘧啶输注速度 •开颅手术的闭合 ▸镇静用丙泊酚或右美托嘧啶 ▸镇痛用芬太尼或瑞芬太尼 提示:非药物措施包括经常安慰患者,警告他们会有巨响(钻骨)和有些部位会有疼痛也是非常有用的	•渗透,头皮阻滞(神经外科医生) 头架的位置 •颅骨切开术 ▸GA 和气道管理:最好使用 LMA,但 ETT,鼻/咽痛气道都可使用 ▸可使用吸入或静脉麻醉药物或不使用控制通气 ▸皮层映射:患者完全清醒,移除气道 •开颅手术的闭合:用丙泊酚和瑞芬太尼 GA •指征:迅速拔管立即进行神经系统检查 注意:避免可能引起 ICP 增加和(或)出血的低氧血症,高碳酸血症和高血压

术后注意事项

- 请参考第 101 章

并发症

清醒开颅手术的并发症		
并发症		**治疗**
呼吸功能	•气道阻塞或缺氧可能是由于过度镇静, 癫痫, 机械性梗阻, 或颅内事件导致的意识丧失引起	•立即处理! •可停止或减少镇静, 使用托下颌或插入口咽或鼻通气道, LMA 或气管导管
疼痛或不适	•可能发生在固定针, 切开肌肉, 牵拉硬脑膜以及对颅内血管的操作	•额外的镇痛或镇静或局部浸润麻醉
癫痫	•术前有或无癫痫疾病的患者可能发生 •大多数发生在皮层刺激期间	•小剂量丙泊酚(20～30mg), 或咪达唑仑(1mg) •外科医生也可通过皮层灌注冷溶液治疗癫痫 •抗癫痫药(苯妥英钠)
转变到 GA	•这可能需要处理出现的并发症和突发的颅内的紧急情况包括意识丧失和出血	•气道管理包括 LMA, 标准气管插管, 或通过可视喉镜或纤支镜检查
其他并发症	•不合作或受抑制的患者 •脑膨出 •恶心和呕吐	•根据术中情况

建议与忠告

- 确保患者的头架不会使患者面部受压, 以免 CO_2 聚积
- 仔细的气道管理非常重要, 尤其是对睡眠呼吸暂停或困难气道的患者。一旦头架位置固定, 不可能进行插管。术中从 MAC 转变到 GA 是非常困难的。切勿过度镇静!
- 仔细记录患者术前神经功能状态, 术后可能会发生神经和(或)认知功能损伤
- 尽管大多数患者可以忍受手术, 一些患者可能以消极方式对待清醒开颅

手术。可以足够镇静(不包括呼吸暂停)。但在此背景下,不能过分强调一个好的患者 – 护理者之间的关系的重要性!

(刘书颖 译 王国林 校)

第 103 章
神经血管手术

Zirka H. Anastasian, MD

背景

神经血管性病变的主要类型:
- 脑血管狭窄(如:颈动脉狭窄):见第 104 章
- 脑动脉瘤
- 脑动静脉畸形(AVM)

病理生理学		
	脑动脉瘤	脑 AVM
流行病学	占无症状性成人的 1% ~6%	占人口的 0.1%,好发于 10 ~40 岁
好发部位	约 85% 发生于前循环	90% 位于幕上
发病机制	囊状:颅内动脉的薄壁突起,伴薄层或缺损的被膜(SAH 的主要原因) 梭形:血管全国的扩张 霉菌性:感染性栓子所致 病因:多因素,血流动力学压力,损伤所致的血液湍流 危险因素:HTN、吸烟、结缔组织损伤	病因未明:考虑为散发性先天性血管病变,多见于遗传性出血性毛细血管扩张。由于血流动力学改变,约 20% 的 AVM 患者伴有微动脉瘤

(待续)

病理生理学(续)

	脑动脉瘤	脑 AVM
治疗	取决于动脉瘤大小(7~12 mm 5 年破裂率:2.6%,>25 mm 5 年破裂率:40%),破裂危险因素(也取决于位置:后路的破裂危险性最高,海绵窦颈动脉瘤危险性最低,前循环危险性居中)以及患者年龄 首选的治疗方式(血管内与开放性外科浸渍)取决于大小、位置、颈部:圆顶比、和患者的医疗状况	急慢性高血压不增加出血危险性 出血危险因素:出血是最初临床表现,深静脉穿刺,脑深部位置,年龄增加。Tx 取决于患者年龄,病变大小和位置,以及颅内出血史(年出血危险率:0 个危险因素为 0.9%,3 个危险因素为 34.4%)

术前评估/注意事项

	脑动脉瘤	脑 AVM
既往史	头痛史? 吸烟史? 确定正常血压基础值 心脏病史?	确定正常血压基础值 术前患者是否有过血管栓塞治疗(成功的或尝试性的)?
体格检查	基础神经病学检查 (比较亏损)	基础神经病学检查 (比较亏损) 大分流术症状的评估:先天性心脏病
用药史	抗高血压药物史,体重减轻保健品? CHF 类药物?(外科医生常用的甘露醇)	CHF 类药物?
研究评审 特殊问题	CT,MRI,血管造影 动脉瘤的数目?大小(评估破裂可能性)?处理了多长时间?最晚一次 MRI/血管造影的时间?以前是否做过线圈或夹闭术?	CT,MRI,血管造影 AVM 的大小?治疗计划如何?

麻醉和术中问题

	脑动脉瘤	脑 AVM
监测	标准监测/穿刺:EKG、BP 袖带、脉搏氧饱和度、食管/膀胱温度探头(低温时尤为重要)、外周静脉(2 条或以上) 额外的监测/穿刺:动脉通路(更适合在诱导前置入喉镜时监测 BP 变化)、可能的椎管穿刺(如果破裂)、导尿管、神经肌肉阻滞监测、考虑中心静脉穿刺	标准监测/穿刺:EKG、BP 袖带、脉搏氧饱和度、食管/膀胱温度探头(低温时尤为重要)、外周静脉(2 条或以上) 额外的监测/穿刺:动脉通路(更适合在诱导前置入喉镜时监测 BP 变化)、导尿管、神经肌肉阻滞监测、考虑中心静脉穿刺
诱导	以避免高血压为原则来给予诱导药物,进行喉镜检查测试时,准备好快速降压药(如艾司洛尔)	以避免高血压为原则来给予诱导药物,进行喉镜检查测试时,准备好快速降压药(如艾司洛尔)
气道管理	避免长时间插管尝试: 避免长时间喉镜检查	考虑可能伴发动脉瘤: 避免长时间喉镜检查
血压目标	避免高血压以及血压突然波动(会在动脉瘤壁上施加压力)	细致的血压管理:由于动脉瘤的风险,因此避免高血压
术中外科问题	通过脑"放松"措施预防撤销性损伤:过度通气、甘露醇、皮质醇 开放性夹闭术中的关键问题是暂时性夹闭或动脉瘤破裂 暂时性夹闭:外科医生会尽量缩短暂时性夹闭时间(将减少夹闭组织末梢的灌注)。可能有助于动脉瘤周围手术解剖。升高血压或输注巴比妥类药物可能起到脑保护作用 动脉瘤破裂:使用巴比妥类药物以及考虑的低体温来行脑保护时可能诱发爆发性抑制(虽然在急性破裂前已经开始)。开放性手术过程中,可能需要紧急低血压(为了暂时性夹闭破口近端来停止出血)和之后的高血压(为了建立侧支循环)。急性血液丢失应该被记录:加快液体输注速度	通过过度通气和皮质醇,预防撤销性脑损伤:(考虑甘露醇:但引发严重的高血容量) 术中关键问题是 AVM 切除术或动脉瘤破裂时的出血 AVM 切除术出血:是非常严重的。患者可以在手术切除前行血管栓塞术尽可能减少术中出血。密切监测血液丢失,不要忘记观察手术区(丢失的血液可能被回收到病床头侧的袋中) 动脉瘤破裂:使用巴比妥类药物诱发暴发性抑制。考虑立即行手术处理动脉瘤,这取决于破裂部位

(待续)

麻醉和术中问题(续)		
	脑动脉瘤	脑 AVM
导入期	介入治疗的关键问题是防止动脉瘤破裂:若动脉瘤破裂:则应用鱼精蛋白逆转肝素作用,根据动脉瘤破裂部位不同,考虑爆发性抑制,低通气处理或者紧急手术 避免高血压,突然的 BP 改变 避免长效药物的大剂量应用,可能降低神经病学测试的效能	避免高血压,突然的 BP 改变 避免长效药物的大剂量应用,可能降低神经病学测试的效能
考虑手边准备的药物	短效 β - 受体阻滞剂、钙通道阻滞剂、阿片类药物使导入期平稳、鱼精蛋白(如果使用肝素:介入 tx)	短效 β - 受体阻滞剂、钙通道阻滞剂、阿片类药物使导入期平稳
并发症	动脉瘤破裂:(常发生于多个动脉瘤时) 由于放置夹子导致动脉血流阻塞(术后神经病学改变)	动脉瘤破裂 AVM 出血 残余的 AVM 正常灌注压突破综合征:紧跟于脑 AVM 手术切除后,甚至病变周围的正常脑组织可能出血 闭塞性充血:手术结扎引起的静脉回流受阻伴动脉不完全阻塞
紧急处理	破裂:如果破裂时间明确,使用巴比妥类药物诱发暴发性抑制,考虑低温疗法,考虑紧急手术治疗 闭塞:血压管理(考虑升高血压来建立侧支循环),血管造影,考虑返回 OR 来代替/重置夹子。一些外科医生常规进行术中血管造影来预防该并发症	导入期避免高血压 即刻行血管造影/其他影像学检查来判断精神状态改变的病因学,考虑导入期手术,开颅减压手术 一些外科医生常规进行术中血管造影来预防阻塞性充血

注意事项

由于医院资源、个人习惯、患者病史的差异、神经血管手术的管理差别很大。应与手术团队就治疗计划进行讨论(包括术前和术中干预,及应用的位置)。

(舒瑞辰 译 王国林 校)

第104章
颈动脉内膜剥脱术（CEA）

John G. Gaudet, MD, Yann Villiger, MD, PhD

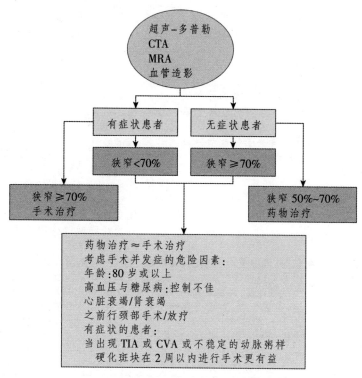

图 104-1 怀疑颈动脉狭窄患者的评估和治疗（也参考第108章）

药物治疗	手术治疗
ASA + ACEI/ARB + 他汀类 ± β – 受体阻滞剂	颈动脉内膜剥脱术（CEA）
≥2 个事件：增加氯吡格雷或双嘧达莫	颈动脉支架术（CAS）

术前评估		
影像学	**图表**	**患者**
指征	BP 正常范围(双臂)	基础功能状态
手术侧狭窄程度	血糖情况	基础认知功能
	Hb/Hct/ABO 血型	合作水平
	血小板/PT/PTT	
侧支	手术当天不给予 ACEI/ARB	磁头定位的影响
对侧颈动脉和椎动	维持抗血小板药物	仰卧位耐受
脉狭窄程度	维持 β-受体阻滞剂和他汀	直立性低血压
	类药物	困难气道评估
	心血管评估参照 ACC/AHA 指南见第 7 章	

操作开始之前:

• 确保药品,分流器和监护准备好或可提供

术中设备	
药物和分流器	**监护**
•升压药和血管扩张剂	•血氧饱和度,5 导联心电图,无创
可立即使用:	血压
去氧肾上腺素	•2 条静脉通路(至少一条大血管)
麻黄碱	•动脉通路
硝酸甘油	•可提供一个血糖仪
阿托品	•中心静脉导管不需要
手术室内可用:	如果必要(不稳定的患者):
可乐定 15μg/mL(0.5~1μg/kg)	▸避免颈动脉损伤,易发生于锁骨
尼卡地平 1mg/mL(5~15mg/h)	下动脉
•肝素可立即使用	▸超声引导,安排高级别人员
•鱼精蛋白在手术室内可用	•导尿管不需要
•分流器手术室内可提供	确认患者已经失去意识
•利多卡因提供给外科医生处理颈	
动脉窦渗透	
如果操作在全身麻醉下进行:	
•确认神经监测可用	
•测量基线 CO_2(RA)指导机械通气	
如果操作在局部麻醉下进行:	
•如有必要是否所有设备和药品准备好转换到 GA	
•监测通气(面罩内 $ETCO_2$)	

神经监护

神经监测仪 脑缺血的症状	优点	缺点
清醒评估 新的神经功能缺陷 意识丧失	黄金标准	需要良好的合作 受已经存在的神经功能缺陷影响
脑电图 半球不对称性缺血 降低总效能	对皮层缺血敏感 皮层活动的完整图示 连续性的	特异性不高 需要专门培训的技术人员
体感诱发电位 相对减少≥50% （振幅或时限）	对皮层下缺血敏感 需要较少的线索	易受髓质功能异常影响 需要专门培训的技术人员
经颅多普勒超声 相对减少≥50% MCA速率<25cm/s	连续监测MCA流速 微栓子检测 定量脑自身调节	在5%～15%的情况下不可用 探针错位 胶状物干燥受声波作用
近红外光谱 rSO_2≥20%下降	无创，简便 可用于术后监测	头皮灌注下可用 70%皮层灌注是静脉
残端压力 平均压力 <40mmHg	评估侧支分流的能力	有创，非连续性评估

术中管理

	全身麻醉	局部麻醉
优点	•气道和通气可控制 •最佳手术条件	•血流动力学稳定 •清醒神经监测
缺点	•血流动力学不稳定 •间接监测	•难以转换成GA •患者可能移动
结果	发病率和死亡率没有明显差别	

（待续）

	术中管理(续)	
	全身麻醉	局部麻醉
技术	如果必要术前给予短效药物	不予以术前用药
	诱导:避免低血压	确认患者:
	依托咪酯或滴定的丙泊酚	•未予以镇静
	血管升压药必备	•可合作的
	最好使用短效阿片类药物	•了解操作
	避免组胺释放	•膀胱是空的
	肌松药	辅助供氧
	气道:平稳插管	CO_2 监测
	使用利多卡因喷雾气道	保持气道通畅
	ETT 固定在对侧	超声引导下颈丛神经阻滞
	维持:静脉或者吸入	表面阻滞伴或不伴深部阻滞
	通气:维持 CO_2 接近基础值	联合颈丛神经阻滞与以下水
	(RA 测量)	平的下颌支浸润
	正常体温	如果患者出现不适:
	正常血糖	补充局部浸润麻醉
	平稳拔管	考虑使用瑞芬太尼
	避免血流动力学不稳定	$[0.05 \sim 0.1\mu g/(kg \cdot min)]$
	避免过度呛咳	转换成全身麻醉
	立即行神经病学检查	
血压控制	维持血压在基线范围内	
	放置颈动脉钳时:	
	•高于基线范围	
	•最大到基线以上20%	
	松开动脉钳后或在放置颈动脉分流器时:	
	•低于基线范围	
	•最小到基线以下20%	

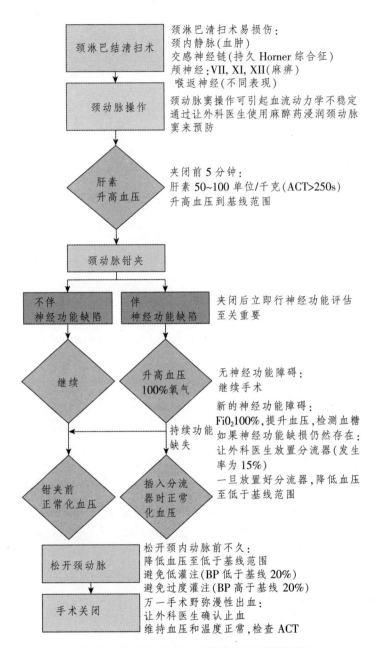

图 104-2 CEA 过程中的麻醉关注问题流程图

术后管理

所有患者:在麻醉恢复室中观察 4 ~ 6h

出现并发症:延长在麻醉恢复室的观察时间或转移到重症监护病房

定时(每隔一小时或更多)监测:

• 神经和认知状态

• 生命体征和血糖

• 颈部伤口

CEA 后的神经并发症	
中风	出血性中风
新的神经功能缺损	•降低全身血压
进行原地头颅 CT	•标准化 ACT
如果症状持续	缺血性中风
•纠正低血压	低血压:
•排除闭塞(颈动脉多普勒)	•排除心肌梗死
	•血管升压药和液体治疗
	颈动脉闭塞:
	•紧急血运重建
	远端栓塞:
	•考虑动脉内溶栓治疗
认知功能障碍	寻找影响因素
新的/进行性缺失:	低/高血压
•方向	低氧血症
•注意	低/热体温
•记忆	低血糖
•语言	低/高钠血症
•组织	

CEA 后的心脏并发症

高血压	首先,排除心肌梗死或中风
血压高于基线范围	考虑尿潴留和疼痛
高灌注综合征:	治疗高血压
•头痛	β - 受体阻滞剂(拉贝洛尔,美托洛
•视觉障碍	尔),视患者病情而定
•癫痫发作	血管扩张剂(尼卡地平,硝酸甘油,
	NTP)
低血压	首先排除心肌缺血或中风
血压低于基线范围伴或不伴	治疗低血压
器官缺血	一线治疗:升压药
	二线治疗:液体
心肌缺血	O_2,阿司匹林
通常无症状	心电图,酶
关注非典型症状:	正常化血压,心率,血细胞比容
•血流动力学不稳定	心内科紧急会诊
•神经系统的异常状态	

CEA 后外科并发症

颈部血肿	联系外科医生
非扩大性	标记血肿边界
扩大性	•紧急联系外科医生
无气道受压	•准备好困难气道
扩大性	•紧急插管:
气道受压	▸准备好困难气道
	▸考虑在床边打开颈部切口来减压
	•尽快联系外科医生,返回手术室
喉返神经功能障碍	
单侧损伤	耳鼻喉科会诊
•发声障碍	准备紧急气管插管
•吞咽困难	准备好困难气道
双侧损伤	考虑气管切开术
•喘鸣	
•呼吸困难	

注意事项

- 颈动脉闭塞并不是手术指征。优化药物治疗
- 患者侧支循环不足和(或)异常脑自身调节一般不能耐受颈动脉交叉夹紧术。仔细讨论策略,考虑颈动脉分流器的非选择性放置
- 操作颈动脉窦时,谨慎使用 β‒受体阻滞剂(拉贝洛尔,艾司洛尔),因严重心动过缓会引发显著风险
- 在既往有脑卒中史的患者中,使用非瘫痪肢体监测神经肌肉功能
- 不论使用何种麻醉技术,TCD 或近红外光谱都可以用来优化术后血压
- 术中脑功能监测的引入有助于降低术中中风率,而非术后中风率

(舒瑞辰 译　王国林 校)

第 105 章
脊柱手术和神经生理监测

John G. Gaudet, MD, Christopher Lysakowski, MD

- 评估风险取决于以下几个因素:
  - ➤ 择期、紧急与分期性手术
  - ➤ 一个与数个椎体水平
  - ➤ 主要与重复性操作
- 脊柱外科的所有病例将面临:
  - ➤ 脊髓损伤的风险
  - ➤ 显著失血的风险
  - ➤ 严重的静脉栓子很少出现(注意,如 PFO)
  - ➤ 慢性疼痛和药物依赖性的发病率较高
- 与俯卧体位相关的:
  - ➤ 心血管不稳定

- ➢ 定位损伤:穴位和神经损伤,罕有横纹肌溶解症
- ➢ 视觉损失
- ➢ 难以进入呼吸道
- 患者既往发生高位(高于 T5)脊髓损伤见第 32 章
  - ➢ 异常自主神经反应(高血压危象或低血压和心动过缓)
  - ➢ 血管麻痹(相对血容量不足)
  - ➢ 肺不张由低效咳嗽和(或)低通气引发
  - ➢ 膀胱痉挛
  - ➢ 肌酐与肾功能无关
  - ➢ 肌内注射可能会延迟吸收

术前注意事项

- 严重的脊柱侧弯:评估 MH 易感和乳胶过敏
- 基础神经功能状态:记录所有已经存在的神经功能缺损,查看颈部运动时出现/加重的症状(尤其在伴发类风湿性关节炎或椎管狭窄型颈椎病时)
- 与外科医生和专门人员共同讨论神经监测的类型
- 基础视力状态:记录所有先前存在的视力缺陷
- 心肺并发症和生理储备
  - ➢ 进行无创心脏检查,针对存在 AHA/ACC 中、高级危险因素的患者以及运动耐量受限的患者
  - ➢ 失血风险:血液检查(血红蛋白/血细胞比容,血小板,PT/ PTT,ABO 血型),评估血管通路,如果必要,准备好血液制品
  - ➢ 严重的脊柱侧弯伴肺动脉高压:获取基础 ABG 和肺功能检查,查看肺心病,可能需要术后机械通气
  - ➢ 抗高血压药:手术当天不给予 ACEI 和(或)ARB 类药物;如果存在直立性低血压病史,手术当天不给予利尿药
- 弥漫性关节病
  - ➢ 在颈部和 TMJ(困难气道的高发病率)评估 ROM
  - ➢ 在四肢评估的 ROM(难以定位的风险)
- 慢性疼痛和药物依赖:考虑手术过程中,由外科医生放置硬膜外导管,以及向专门的疼痛科医生咨询

- 预期术后需要回 ICU
- 所有患者应了解以下信息:
  - 神经损伤风险,术后立即行神经系统评估的重要性(ETT 有时还是很到位的),很少需要进行术中唤醒试验(患者保持俯卧位)
  - 失血风险,可能需要输入血制品
  - 如果患者为俯卧位:视力损失的风险见第 62 章术后并发症
  - 如果手术时间长(>6h),特别是俯卧和(或)颈部手术,可能有必要在术后保持气管插管以维持镇静,直到安全后再拔管
  - 如果行清醒纤支镜插管:告知一般信息
  - 如果是老年患者的大手术:术后有认知功能障碍的风险

术中注意事项

诱导前:
- 俯卧位:确保有专门的手术桌并有充足的填充物
- 通常的 GA 设置加两条粗的静脉通路、动脉通路、CVL 如果患者储备能力有限或存在静脉空气栓塞的高风险
- 血流动力学监测,以指导液体输注或者存在失血的高风险
- 准备好升压药、液体加热器和输血器。考虑术中血液回收技术

诱导:
- 清醒纤支镜插管,如果颈部活动受限和(或)颞下颌 ROM
- 长时手术给予低压 ETT 袖带(气道水肿的风险)
- 先天性脊柱侧弯、残留麻痹或自主神经反射亢进:避免应用琥珀酰胆碱
- 患者之前有高位(高于 T5)脊髓损伤:液体应预先输注(血管麻痹)

定位:
- 定位时外科医生必须在场
- 俯卧位以前,静脉通道和血流动力学监测必须准备好
- 定位后确认气管导管位置
- 确保和记录眼睛不受压迫以及眼睑完全闭合(术中要定时确认)
- 目标:
  - 避免胸部和腹部受压(静脉怒张)可以让患者突起的骨骼受到良好保护(髂嵴,锁骨)

> 保持头部在中立位

> 生殖器和乳房不受压迫

> 提供宽松的填充

> 避免四肢末端定位(例如,保持肩关节外展 <90°)

- 保证手术室外有立即可用的担架,使患者紧急转变为仰卧位
- 运动诱发电位:放置咬块,确保舌位于中线

手术开始前,注意事项:

- 超前镇痛(氯胺酮 0.25 mg/kg 静脉注射,可乐定 0.2μg/kg 至 150μg/kg 静脉注射)
- 抗纤溶药物(氨甲环酸 10~15 mg/kg 静脉注射),以减少术中失血

维持:不要干扰神经生理学监测

- 保持稳定状态:慎重选择有限数量的药物,避免推注,推荐输液
- 静脉全麻往往是首选:丙泊酚(滴定到 BIS/熵)和舒芬太尼或瑞芬太尼
- 无吸入性麻醉药,或非常低的水平(<1% 地氟醚);与神经监测小组进行讨论
- 肌松药的使用与神经监测小组进行讨论:通常 2 个抽搐的 TOF 对于 SSEP 是足够的,但偶尔要求无 NMB
- 维持血流动力学、温度和血糖在正常范围内
- 谨防隐匿性血液丢失和酸中毒:常做血气分析

导入期:

- 面部/气道水肿:评估拔管的可行性(袖口泄漏试验)
- 立即评估神经和视觉状态:记录所有新的缺损
- 颈椎前路手术:查看是否有吞咽困难、声音嘶哑、喘鸣、血肿

神经生理监测:诱发电位和肌电图

- 特定的神经结构受到刺激后,可以产生电子电位并记录放大信号。表示为电压与时间的曲线,具有双极性(波峰和波谷)
- 由注册的神经生理医师操作并分析
- 若患者存在神经功能缺损,监测结果可能存在误差
- 分析:校正振幅(峰/谷值电压)和(或)潜伏期(从刺激开始至峰/谷出现的时间),除外界因素(药物、血流动力学变化和温度、电噪音、连接异常)

神经生理监测方式			
存在风险结构	背柱内侧丘系（脊髓后索）	皮质脊髓束（脊髓前角）	脊神经根
监测指标	体感诱发电位（SSEP）	运动诱发电位（MEP）	肌电图（EMG）
原则	刺激外周记录上游	刺激运动皮层记录下游	记录有无电刺激下的肌力
低氧血症贫血	禁用	禁用	
低温	禁用	禁用	
低血压	禁用	禁用	
低血糖	禁用	禁用	
电解质紊乱	禁用	禁用	
吸入性麻醉药	高达 0.5MAC 应用安全	禁用	
氧化亚氮	禁用	高达 50% 应用安全	
阿片类药物	输注安全禁大剂量注射	输注安全禁大剂量注射	
神经肌肉阻滞剂	安全	除诱导外禁用	
丙泊酚	输注安全禁大剂量注射	输注安全禁大剂量注射	
依托咪酯	反常变化[1]	禁用	
硫喷妥钠	安全	禁用[2]	
咪达唑仑	禁大剂量注射		
氯胺酮	反常变化[3]	反常变化[3]	
右美托咪定可乐定	安全	安全	

[1] 振幅扩增与肌阵挛往往一致。
[2] 运动诱发电位抑制可以持久,尽管只有轻微的脑电变化的存在。
[3] 氯胺酮诱发的振幅扩增可以弥补异丙酚轻度的抑制作用。

- 当患者患有多发性硬化、维生素 B_{12} 缺乏症以及脊髓痨时,体感诱发电位基值异常
- 当患者患有多发性硬化、维生素 B_{12} 缺乏症,肌萎缩侧索硬化以及小儿麻痹时,运动诱发电位基值异常
- 当患者患有重症肌无力、兰伯特 – 伊顿综合征、肌营养不良症、A 型肉毒

毒素感染时,肌电图基值异常
- 运动诱发电位禁忌证:脑深部电刺激、人工耳蜗植入、埋藏式心脏复律除颤器、癫痫、颅内压升高

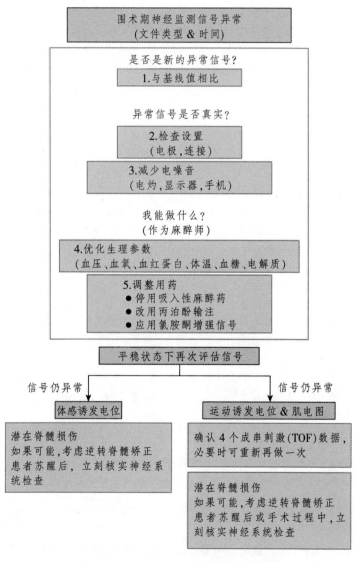

图 105-1 异常的神经信号的逐步检测方法

注意事项

- 重度脊柱侧凸患者:寻诊肺限制性综合征、肺心病、恶性高热高发病风险的潜在神经肌肉疾病以及乳胶过敏
- 既往患有高段(T5 以上)脊髓损伤的患者:存在异常自主神经反应(高血压危象或低血压和心动过缓)、肺不张(无效咳嗽和或低通气)、误吸(胃麻痹)、低温(异常血管收缩)。如果 GA 维持适当深度,首选区域麻醉
- 患有类风湿关节炎患者:注意颈椎轴向不稳所致动态脊髓压迫(直立性神经系统异常)
- 强直性脊柱关节病患者:寻诊肺限制性综合征
- 肿瘤或血管病变的脊柱外科手术:术前栓塞可以帮助减少术中失血
- 分期手术:一周后,后期手术可以进行,观察凝血功能是否异常!

(舒瑞辰 译　王国林 校)

第 106 章

抗惊厥药物:癫痫预防和慢性治疗

Harsha Nalabolu, MD

手术前

- 神经外科术前的预防性抗惊厥药物治疗是有争议的
- 如果患者是在药物治疗阶段,应该继续应用术前抗惊厥药物
- 苯妥类每小时 100mg 或左乙拉西坦 500mg 是最常用的药方
- 左乙拉西坦是目前应用最多的一种药物,因为它是一种广谱的治疗癫痫药物,而且副作用较少,血浆治疗水平也不需要被检测

常用的术前抗惊厥药物处方和副作用		
药物	**剂量**	**副作用**
卡马西平	40mg,每天 3 次	视力模糊、共济失调、镇静状态、低钠血症、皮疹
乙琥胺	500mg,每天 1 次	恶心、呕吐、共济失调、嗜睡
加巴喷丁	300～1200mg,每天 3 次	嗜睡、体重增加、外周性水肿
拉莫三嗪	200mg,每天 2 次	皮疹、红细胞发育不良、弥漫性血管内凝血、肝肾衰竭
左乙拉西坦	1000mg,每天 2 次	易怒、嗜睡症
奥卡西平	600mg,每天 2 次	低钠血症、皮疹、口服避孕药反应
苯巴比妥米那	100mg,每天 1 次	嗜睡、意识混乱、口齿不清、共济失调、低血压、呼吸抑制、眼球震颤
苯妥英	300～400mg,每天 1 次	眩晕、嗜睡、共济失调、牙龈增生、多毛症
托吡酯	150～200mg,每天 1 次	中枢神经系统副作用、肾结石、开角型青光眼、体重下降
乙－丙戊酸钠	250～500mg,每天 3 次	GI 干扰、镇静状态、体重增加、嗜睡、血小板减少

术中

麻醉药的选择

- 吸入性麻醉药多具有抗惊厥作用
- 一氧化碳可抑制癫痫的尖峰
- 苯二氮䓬类药物和异丙酚具有抗惊厥作用
- 低剂量的氯胺酮、依托咪酯和美索比妥可诱发癫痫,应避免使用
- 大剂量的芬太尼和阿芬太尼触发脑电图上的癫痫棘波
- 大剂量的哌替啶、阿曲库铵、顺式阿曲库铵由于其代谢产物左甲哌替啶、N-甲基四氢罂粟碱有致癌作用,所以要避免使用
- 只要能维持最佳的手术环境,局部麻醉是被推荐应用的

如果癫痫发作
- 治疗选用小剂量的硫苯妥钠，2mg/kg；咪达唑仑 2～5mg 或异丙酚 1～2mg/kg
- 考虑用缓慢静脉注射 500～1000mg 苯妥英（或相同剂量的磷苯妥英，较少引发低血压）来预防癫痫的再发作
- 如果以上的方法未能治疗癫痫发作，给予吸入性麻醉药或静脉麻醉药的全麻剂量

术后

- 比较老的抗癫痫药物如苯妥英的血药水平需要被检测
- 如果患者术后不能口服药物，则改用静脉注射并且调整剂量

（舒瑞辰 译　王国林 校）

第 107 章
癫痫持续状态
Victor Zach，MD，Roopa Kohli-Seth，MD

背景

- 癫痫发作持续超过 5 分钟或先前的癫痫再次发作
- 可以是抽搐的、非抽搐的和（或）难治性的（尽管已经用了两种静脉药物仍继续发作）
- 病因：
  - 已知的癫痫失调：低依从性、药物相互作用、缺乏睡眠
  - 癫痫首次发作：
    - 变异性哮喘、脑脓肿或肿瘤、脑膜炎、头部创伤
    - 代谢性（低血糖、低钠血症、低钙血症、卟啉症）
    - 戒断（酒精或药物），毒性作用（抗抑郁药、水杨酸盐、乙二醇）

最初的处理

心肺复苏 ABC 三步骤是需要的,辅助给氧

不要用碳酸氢钠来纠正代谢性酸中毒,除非 pH 值≤6.9

病史和体格检查

- 是否有癫痫病史? 患者是否在服用抗癫痫药物?(剂量、血药浓度)
- 发作时间(患者最后一次表现正常是什么时候?)
- 药物(降低癫痫阈值的药剂,药物的违法滥用情况?)
- 精神状态(如果超过 30min 无抽搐且不能唤醒,做脑电图来排除非惊厥状态,做计算机断层扫描来排除是否有脑损伤,如中风或脑出血)
- 检查病灶的神经病学发现(如果存在,建议优先治疗病灶损伤)

求助

- 癫痫或神经内科会诊
- 脑电图—如果有条件,进行连续监测
- 进行 CT 扫描,申请 STAT 头部 CT,W/O 对比(取决于临床表现、或怀疑存在其他损伤)

实验室检查

全血细胞计数、电解质监测、肺功能检查、尿毒理学筛查、抗癫痫药血药浓度、凝血酶原时间、国际标准化比值、凝血酶原时间监测

如果存在免疫抑制、发热、或没有找到病因,应检查 LP

治疗

第一阶段:
- 硫胺素 100mg,静注
- D50(50% 葡萄糖)50mL,静注,除非手指血糖值 >60
- 氯羟去甲安定(劳拉西泮)0.1mg/kg 静脉滴注 2min(每 5min 1 次,重复 3 次)或腹腔注射 20mg(如果没有静脉通路,可经鼻滴咪达唑仑0.1～0.5mg/kg)和磷苯妥英 20mg/kg 静脉滴注(最高 150mg/min),或者苯妥英 20mg/kg 静脉滴注(最高 50mg/min)
- 如果苯妥英过敏,可用戊丙酸代替,20mg/kg 静脉滴注

第二阶段:(如果癫痫持续发作,应用以下任一条)

- 磷苯妥英 10mg/kg,静脉滴注(附加的)
- 丙戊酸 40mg/kg,静脉滴注超过 15min
- 左乙拉西坦 1000mg,静脉滴注(可重复应用,最高 4000mg)
- 苯巴比妥 20mg/kg,静脉滴注(最高 100mg/min)

第三阶段:(如果癫痫持续发作,则进行插管,若未予以插管,应用以下任一条来治疗)

- 咪达唑仑:负荷量 0.2mg/kg,静脉滴注(最高 2mg/kg),然后持续滴注 0.5~2.0mg/(kg·h)
- 异丙酚:负荷量 1mg/kg,静脉滴注(最高 15mg/kg,避免使用超过 5mg/kg 24h 以上),然后持续滴注 1~15mg/(kg·h)
- 滴注到最大剂量直到癫痫停止或脑电图出现爆发 – 抑制波型

第四阶段:(如果临床诊断或脑电图上显示癫痫持续存在)

- 戊巴比妥:负荷量 5mg/kg,静脉滴注[最高 10mg/(kg·h)],然后持续滴注 0.5~10mg/(kg·h)

(舒瑞辰 译　王国林 校)

第 108 章

无症状性脑血管疾病(非神经外科手术)

Zirka H. Anastasian,MD

背景

神经血管性疾病的主要类型:

- 脑血管狭窄(如,颈动脉狭窄)
- 脑动脉瘤
- 脑血管动静脉畸形

发病机制

见第 103 章神经血管外科。

术前评估或术前注意事项			
	颈动脉狭窄	脑动脉瘤	脑动静脉畸形 (AVM)
既往病史	短暂性脑缺血发作 (TIA) 史？ 确定正常基线水平血压 心脏病史？（CAD 发生率高）心肌梗死 (MI) 病史？心绞痛？运动耐受？	头痛史？ 吸烟史？ 确定正常基线水平血压 心脏病史？	确定正常基线水平血压
体格检查	基线神经病学检查（比较亏损）	基线神经病学检查（比较亏损）	基线神经病学检查（比较亏损） 评估大分流术的症状：充血性心力衰竭等
用药史	降压药物史（种类、最后服药时间），抗凝药物史（阿司匹林等）	降压药物史 减肥补充剂	CHF 类药物？
研究评审	多普勒超声、血管造影、EKG、应力实验	CT、MRI、血管造影	CT、MRI、血管造影
特殊问题	血管狭窄的严重程度？ 患者是否存在症状？是单侧狭窄还是双侧？	血管瘤的数目？ 血管瘤的大小？ 治疗了多长时间？ 最后一次 MRI/血管造影的时间？	AVM 的大小？ AVM 的用药方案？

麻醉			
	颈动脉狭窄	脑动脉瘤	脑动静脉畸形
监测	标准监测/通路：EKG、BP 袖带、脉搏氧饱和度、温度监测、外周静脉通路 其他监测/通路：动脉通路(在麻醉诱导前准备好,以便在麻醉诱导和喉镜检查时监测血压变化)	标准监测/方法：EKG、BP 袖带、脉搏氧饱和度、食管/膀胱温度监测(低温时尤为重要)、外周静脉通路(2 条或以上) 其他监测/通路：动脉通路(麻醉诱导前备好,以便在麻醉诱导和喉镜检查时监测血压改变)、导尿管	标准监测/方法：EKG、BP 袖带、脉搏氧饱和度、食管/膀胱温度监测(低温时尤为重要)、外周静脉穿刺(2 条或以上) 其他监测/通路：动脉通路(麻醉诱导前备好,以便在麻醉诱导和喉镜检查时监测血压改变)、导尿管
诱导	避免低血压 通过使用依托咪酯等药物,或诱导后给予血管升压药	避免高血压 通过给予相应的诱导药物、进行试验性喉镜检查、备好快速起效的抗高血压药(如艾司洛尔)	避免高血压 通过给予相应的诱导药物、进行试验性喉镜检查、备好快速起效的抗高血压药(如艾司洛尔)
气道管理	避免颈动脉受压、避免颈部过度操作(以防隐匿的栓子脱落)	避免长时间尝试性插管：避免长时间喉镜检查	考虑伴发动脉瘤的可能性：避免长时间喉镜检查
血压控制目标	维持充足的脑灌注压：血压保持在患者正常血压的高值	避免高血压和血压的突然波动(增加动脉瘤壁的压力)	谨慎的血压控制：避免高血压以防出现动脉瘤的风险
导入期	避免高碳酸血症(会降低脑血流量)	避免高血压以及血压的突然改变	避免高血压以及血压的突然改变
考虑手边备好的药物	去氧肾上腺素输注麻黄碱 依托咪酯(避免诱导时出现高血压)	短效 β - 受体阻滞剂、钙通道阻滞剂、阿片类药物有助于平稳导入	短效 β - 受体阻滞剂、钙通道阻滞剂、阿片类药物有助于平稳导入

术后(并发症)		
	颈动脉内膜剥脱术	**动脉瘤**	**动静脉畸形**
并发症	TIA 缺血性脑卒中 高灌注综合征	动脉瘤破裂	动脉瘤破裂 AVM破裂出血
紧急处理	立即行血管造影 考虑动脉内溶栓和血 　凝块,或者开放性 　血凝块取出术 抗凝治疗 高灌注综合征患者, 　可在经颅多普勒引 　导下谨慎的降低 　血压	若破裂时间已知, 　使用巴比妥类 　药物诱导爆发 　抑制,考虑降低 　体温,考虑紧急 　外科干预	立即行血管造影/ 　其他影像学检查 　以明确精神状态 　改变的病因,考 　虑紧急手术治 　疗,开颅减压术

建议与忠告

冠状动脉旁路移植术(CABG)后患者出现颈动脉狭窄：

- CABG手术前出现无症状性颈动脉狭窄:围术期中风的发病率没有变化
- 无症状性杂音的患者行CABG合并颈动脉内膜剥脱术(CEA)相比单独行CABG后,其中风发生率是相同的(但如果颈动脉狭窄的程度较高,将显著增加中风发生率)
- 有中风和TIA病史的患者,行CABG-CEA较单独行CABG,中风的发生率较低

（舒瑞辰 译　王国林 校）

第 **109** 章

颅内出血(ICH)患者的管理

Aditya Uppalapati，MD，Roopa Kohli-Seth，MD

发病率

- 每 100,000 人中有 12 ~ 31 人
- 占所有中风类型的 10% ~ 30%
- 6 个月内的死亡率为 30% ~ 50%
- 只有 20% 的患者在 6 个月后能恢复自主功能

主要危险因素

- 男性
- 非洲裔美国人、日本人
- 低水平、低密度脂蛋白、胆固醇
- 过量饮酒
- 抗凝作用

次要因素

- 缺血性中风伴随出血性转换
- 淀粉样脑血管病(年龄 >60 岁)
- 慢性高血压
- 凝血障碍
- 动静脉畸形、海绵状血管瘤、肿瘤、硬脑膜静脉窦血栓形成伴出血
- 血管病变
- 创伤

病理生理学

- 症状开始后数小时内的持续出血可导致血肿增大
- 大部分脑损伤和脑出血后出现的肿胀是由凝血酶和其他凝血产物引起

的炎症导致的

临床评估

- 确定任何可能诱发疾病的因素,包括癌症、高血压、吸烟、创伤、痴呆(淀粉样),血管畸形(动脉瘤、静脉瘤)、抗凝治疗(华法林、肝素、低分子肝素)、抗血小板药物、肾脏疾病(尿毒症性血小板)、肝脏疾病(异常凝血参数-凝血酶原时间)、血液疾病、药物滥用(可卡因)、癫痫、脑血管意外、维勒布兰德式病
- 病史:突发的局部神经缺陷,可持续数分钟到数小时,伴头痛、呕吐
- 体格检查:
  - ▷ 生命体征:收缩压升高 > 160mmHg,体温 > 37.5℃,这可能与血肿增大有关
  - ▷ 五官:寻找头部受伤的体征(裂伤、骨折创伤)
  - ▷ 心血管系统:排除房颤和其他心律失常
  - ▷ 中枢神经系统:详细的神经系统检查来评估精神状态、脑神经、感觉、运动,以及小脑的测试

实验室(见临床评估)

- PT:服用华法林的患者
- PTT:排除维勒布兰德病
- 血小板计数:血小板增多或血小板减少症
- 肝功能检查、纤维蛋白原、D-二聚体
- 生化检查
- 尿液的毒性检查
- 类型和交叉匹配样本

诊断性评价

- 影像学
  - ▷ 非强化计算机断层扫描(CT)或者磁共振成像(MRI)(选择更快的)
    - ■ 出血位置(深、浅、小脑、脑室)
    - ■ 出血量[(A×B×C)/2]
    - ■ 脑积水、中线的转变
  - ▷ CT 图像更有利于评估脑室的扩大

> CT 血管造影术有利于动脉瘤、动静脉畸形的诊断
>磁共振成像更有利于检查潜在的器质性损伤,观察血肿周围水肿和脑疝的形成
• 颅内压的检测见第 98 章
>尤其有利于意识不清的患者

治疗

• 紧急处理
>对于神经系统功能迅速下降的患者要进行气道评估,必要时行气管内插管
  ■ 吸气困难、低氧血症、高碳酸血症(颅内压增高和恶性循环)
  ■ 为了快速有序地行气管内插管,选择镇静剂(丙泊酚)和神经肌肉阻断剂(罗库溴铵,如有指示也可用顺 – 阿曲库铵)不能引起颅内压增加,可以考虑使用利多卡因局部阻滞来抑制咳嗽反射
  ■ 避免过度换气导致 $PaCO_2$ 低于 28mmHg,其可导致血管收缩加重脑缺氧
• 血压
>维持收缩压在 160 ~ 180mmHg,或者平均动脉压 < 130mmHg
  ■ 尼卡地平 输注,5 ~ 15mg/h
  ■ 拉贝洛尔 5 ~ 20mg 和输注 2mg/h
  ■ 艾司洛尔 $250\mu g/kg$ 静脉注射负荷量,维持 $25 ~ 300\mu g/(kg \cdot min)$
  ■ 避免使用硝普钠(能够增加颅内压)
>低血压
  ■ 等渗性液体输注
  ■ 如果需要维持脑灌注压 > 60 ~ 80mmHg,可使用升压药(去甲肾上腺素或者肾上腺素)
• 降低 ICP 见第 98 章
>床头抬高 > 30°
>头中线
>镇静
>高渗盐水或甘露醇用于降低渗透压
>提高脑灌注压

➢ 脑室切开术用于阻断脑室内出血
- 阻止或减慢出血

•维生素 K	10mg 静脉注射,服用华法林的患者注射时长应超过 10min
•如果 INR/ PT 延长	除了使用维生素 K,还可予以 15～20mL/kg 的 FFP 治疗。考虑凝血酶原浓缩复合物(PCC)50IU/kg 对于近期无血栓性事件或 DIC 的患者
•肝素,依诺肝素	每 100 U 肝素或每毫克依诺肝素使用鱼精蛋白 1mg
•TPA	检查纤维蛋白原,如果＜100,给予 0.15 U/kg 冷沉淀,可考虑输注血小板
•直接凝血酶抑制剂	阿加曲班、重组水蛭素:无逆转剂
•肾功能不全患者	伴随升高的肌酐:去氨加压素－0.3μg/kg 静脉注射
•血小板抑制剂	阿司匹林、氯吡格雷使用:去氨加压素－0.3μg/kg 静脉注射,可以考虑血小板输注
•血小板减少症	输血维持血小板＞50 000
•血友病	凝血因子Ⅷ,Ⅸ

- 癫痫发作
  - ➢ 急性癫痫发作:劳拉西泮 0.05～0.1mg/kg(根据需要重复),其次是抗癫痫药(磷苯妥英 20mg/kg 静脉注射,丙戊酸 15～45mg/kg,或苯巴比妥 15～20mg/kg)
  - ➢ 幕上大出血和意识水平下降的患者预防性应用抗癫痫药物可能有益
- 一般措施
  - ➢ 位置:床头抬高＞30°(以降低颅内压和插管患者的肺炎风险)
  - ➢ 流体:等渗。避免含葡萄糖或低渗液体(增加脑水肿和 ICP)
  - ➢ 温度:对待任何来源,使用退热药、冷却装置等使温度降低至常温。一旦 ICP 升高,应维持亚低温(35℃)
  - ➢ 营养和血糖:48h 内早期肠内营养。维持正常血糖
  - ➢ DVT 预防:连续压迫设备。可以考虑在 ICH 的第 2 天使用肝素或低分子肝素
- 手术治疗:不同部位出血的指征

> 小脑出血直径 >3cm 伴随神经功能恶化或脑疝或脑积水时,清除血肿使小脑减压

> 幕上 ICH 伴脑叶凝血块 >30mL,且距脑表面 1cm 以内,可以考虑开颅手术

> 脑室内出血:一旦梗阻引起脑积水,行脑室切开术和脑室外引流

(舒瑞辰 译　王国林 校)

第 110 章

硬膜下和硬膜外血肿的管理

Lisa E. Vianna, DO, Roopa Kohli-Seth, MD

注意:关于硬膜下血肿或硬膜外血肿的开颅术或钻孔的处理,见第 101 章颅骨切开术。

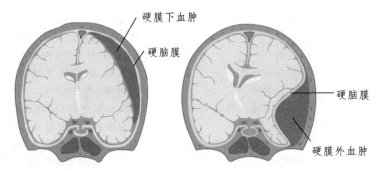

图 110-1　硬膜下和硬膜外血肿切除术

硬膜下和硬膜外血肿的比较		
	硬膜下	硬膜外
解剖位置	硬膜下 大脑和硬脑膜之间的桥静脉	硬膜外 椎管内可能出现(硬膜外血肿) 小动脉上的破口(主要是脑膜中动脉) 动脉压越高,出血速度越快;通常位于颞骨区或颞枕区
出血	静脉性	动脉性
时间过程	急性/亚急性(数分钟到数小时)或者慢性(数天到数周)	急性
诱因	•头部损伤/外伤 •恶性肿瘤 •自发性	头部损伤
危险因素	•年龄极限(太大或太小) •抗凝药的使用(氯吡格雷、阿司匹林、华法林、达比加群) •长期喝酒/酗酒 •经常或反复的摔倒	
症状	成人 •头痛 •失衡 •虚弱或感觉异常 •癫痫发作 •言语不清或晦涩 •恶心/呕吐 •意识改变(轻微谵妄到迟钝) 婴儿 •囟门膨胀/头围改变 •癫痫发作 •兴奋或嗜睡 •呕吐或喂养困难	•头痛－常为强烈/严重 •精神状态的改变－神志不清;可有一个"清醒期",然后紧接着意识迅速模糊("说话－恶化") •第三对脑神经(动眼神经)－损伤或出血的时候,同侧瞳孔固定和扩大;眼球向下和侧面偏斜(非对侧第六对脑神经) •异常的大脑姿势 •损伤同侧肢体无力 •对侧视力下降 •可能的呼吸停止(由于小脑幕切迹或钩疝－延髓抑制)

(待续)

硬膜下和硬膜外血肿的比较（续）

	硬膜下	硬膜外
影响表现(非对比性的脑部 CT 或 MRI)	●典型的远离颅骨的凹形影 ▸中线外低密度影 ▸如果低密度影很大,会引起脑回的消失或中线改变 ▸可能越过缝合线 ●可能出现凸形影,尤其是在出血早期,但是和硬膜外出血不会越过缝合线不同	常出现双凸形影
治疗	手术指征: ●硬膜下血肿影大于 10mm 或者中线移位超过 5mm ●昏迷患者(GCS < 9)并且伤口不超过 10mm,或者中线移位小于 5mm,如果在受伤到入院期间 GCS 下降 2 分或者更多 ●患者瞳孔非对称性/固定或者扩大 ●颅内压超过 20mmHg(正常颅内压 5 ~ 15mmHg) 手术操作:手术方案取决于外科医生,损伤的大小/部位以及存在潜在病理变化的解剖入路 ●颅骨钻孔 – 锁孔开颅术;硬币大小;微创操作 ●开颅术 – 去掉较大部分颅骨 ●心肺分流术(硬膜下到腹膜) – 尤其是慢性的硬膜下血肿 ▸常见于婴儿和幼儿,成人少见	手术去除血肿 ●颅骨钻孔 – 由于开口小并且视野受限,不经常使用 ●开颅术 – 优先选择 ●手术方案取决于外科医生,损伤的大小/部位以及存在潜在病理变化的解剖入路

（待续）

硬膜下和硬膜外血肿的比较（续）	
硬膜下	**硬膜外**
用药： 为了减少肿胀，降低颅内压 •糖皮质激素：地塞米松 150mg 应用 9 天；16mg/d •甘露醇：0.25～2g/kg，术前 60～90min 静脉滴注 1 次 抗癫痫药/预防癫痫的药物：没有前瞻性的随机对照试验；通常应用 1 个月，如果没有癫痫发作，则逐渐停止 •苯妥英（苯妥英钠）：4～6mg/(kg·d)，静脉滴注，1 天 2 次或 1 天 3 次 •左乙拉西坦（开浦兰）：500mg，静脉滴注，1 天 2 次 •卡马西平（得理多）：口服有效，800～1200mg/d，1 天 2 次或 1 天 3 次 去除出血因素： •新鲜冰冻血浆 •冷凝蛋白质 •输注血小板 •维生素 K：10mg，静脉滴注/肌内注射/皮下注射 1 次 •鱼精蛋白：1～1.5mg/100U 肝素，静脉滴注 •去氨加压素 - 抗血小板药物：剂量，0.3μg/kg，静脉滴注（成人大约 20μg） •重组活化因子Ⅶa： ▸为了限制出血速度 ▸FDA 没有批准；没有进行临床研究 ▸没有证实对存活时间或功能改善有益 ▸在症状持续的 4h 内和 CT 检查后 1h 使用， ▸40μg/kg，80μg/kg，160μg/kg 的剂量都有应用	如有需要，纠正凝血状态

（舒瑞辰 译　王国林 校）

第 **111** 章

缺血性脑卒中患者的管理

Victor Zach，MD，Roopa Kohli-Seth，MD

病史

- 确定发病时间(记录患者最后被确认是正常的时间)。由于溶栓治疗只在发病最初的 3~4.5 h 内是可行的,所以确认发病时间至关重要
- 确定有无重复的癫痫发作,因为其是溶栓治疗的禁忌证

体格检查

- 器官检查;静脉注射给药(阿替普酶)后,血压必需小于 185/105
- FAST 检查
  - ➢ F – 面部表情(是否为痛苦面容?)
  - ➢ A – 臂力(是否畸形或麻痹?)
  - ➢ S – 语言(是否失语或具有构音障碍?)
  - ➢ T – 最后确认身体正常的时间
- 评估是否存在吞咽困难 – 如果存在,插入鼻饲导管
- 纪录 NIH 卒中量表

NIH 卒中量表(0~30)		
1a 意识水平	0	清醒
	1	嗜睡
	2	昏睡
	3	昏迷
1b 现在几月份?	0	全都正确
你几岁了?	1	一个正确
	2	全都错误

(待续)

NIH 卒中量表(0~30)(续)		
1c 握拳	0	全都正确
闭眼	1	一个正确
	2	全都错误
2 凝视	0	正常
	1	部分凝视麻痹
	2	强迫偏差
3 视野	0	无视野缺损
	1	部分偏盲
	2	完全偏盲
	3	双眼偏盲
4 面瘫	0	正常
	1	轻度面瘫
	2	部分面瘫
	3	完全面瘫
5、6、7、8 监测(每侧胳膊和每侧大腿)	0	正常
	1	畸形
	2	部分不抗重力
	3	完全不抗重力
	4	运动不能
9 共济失调	0	无
	1	一侧肢体
	2	双侧肢体
10 感觉	0	正常
	1	部分丧失
	2	全部丧失
11 语言	0	正常
	1	轻度失语
	2	重度失语
	3	失声
12 构音障碍	0	正常
	1	轻度失常
	2	胡言乱语

(待续)

NIH 卒中量表(0~30)(续)		
13 遗漏	0	无遗漏
	1	部分遗漏
	2	完全遗漏

NIHSS < 3 为相对溶栓禁忌证,除非患者为高度残疾(如重度失语患者)。

NIHSS > 24 为出血的高危因素;同时考虑心血管相关选项。

NIHSS 对评价预后也有一定的价值:评分 ≥ 16 预示极有可能死亡或者重度致残,但是评分 ≤ 16 预示预后良好。

要求

- 紧急情况下咨询血管神经病学专家
- CT 扫描—应用 STAT 头部 CT 扫描排除颅内出血

化验单:CBC、电解质、肝功能、血糖、PT/INR、PTT、尿常规、ABG。

相关治疗:血管重建术				
形态	时间窗	剂量	优点	缺点
血管内 - 组织型纤溶酶原激活物(阿替普酶)	0~4.5h	0.1mg/kg 初始,然后 0.8mg/kg 静滴超过 1h;极量 = 90mg	易进行,一般手术团队即可进行	禁忌证(查看上文所述)
介入 - 组织型纤溶酶原激活物(阿替普酶)	0~6h	2~20mg 入动脉	时间窗比较长 剂量比较低	手术较复杂
血管切除术 MERCI、PENUMBRA、SOLITAIRE FR 术式	0~8h		INR 达到 3.0 时间窗最长	手术非常复杂极高的诉讼风险

静脉内注射组织型纤溶酶原激活物的禁忌证

- 起效时间 >4.5 h
- 起效时间短于 3 h 并且合并以下因素
    - 年龄 >80 岁

> 糖尿病和卒中病史
> 头部 CT 扫描发现卒中 > 1/3 血管面积
> 未考虑 INR/PTT 而最近用过抗凝药

- 严重头部创伤,脑梗死或卒中 > 3 个月
- 未吸收的脑出血病史 < 21 天(进行大手术 < 14 天)
- 以往或者近期有颅内出血
- 治疗后血压 > 185/105mmHg(在静脉内注射 TPA 后血压 > 180/100)
- 活动性出血或骨折
- PTT 升高或 INR > 1.7;48h 内应用过肝素;血小板计数 < 100 000
- 血糖 < 50
- 癫痫发作
- 症状迅速改善

相关处理:控制血压		
	血压	处理
患者选择溶栓治疗预处理	SBP > 185 或者 DBP > 110mmHg	•拉贝洛尔每 10 ~ 20min 重复静脉内注射 10 ~ 20mg,或者尼卡低平 5mg/h,以 2.5mg/h 的速度滴定 5 ~ 15min,极量为 15mg/h;当血压回升后,降低为 3mg/h 或者改用 1.25mg 伊那普利静脉滴注。
患者选择溶栓治疗后处理	DBP > 140mmHg	•硝普钠[0.5μg/(kg·min)]
	SBP > 230mmHg 或者 DBP121 ~ 140mmHg	•拉贝洛尔 10 ~ 20mg 静注以及持续静滴拉贝洛尔 1 ~ 2mg/min •尼卡地平 5mg/h,以 2.5mg/h 静滴 5 ~ 15min,极量为 15mg/h;当血压回升时,降为 3mg/h
	SBP180 ~ 230mmHg 或者 DBP105 ~ 120mmHg	•拉贝洛尔 10mg 静注,可以每 10min 重复或双倍注射直到极量 300mg。

(待续)

相关处理:控制血压(续)		
	血压	处理
患者拒绝溶栓治疗	DBP > 140mmHg	• 硝普钠 0.5μg/(kg·min);可以提高 10% ~ 20%
	SBP > 220 或者 DBP 121 ~ 140mmHg,或者 MAP > 130mmHg	• 拉贝洛尔 10 ~ 20mg 静注超过 1 ~ 2min;可以每隔 10min 重复或双倍注射直到极量 150mg 或者尼卡地平 5mg/h 静脉注射 • 尼卡地平 5mg/h,以 2.5mg/h 的速度滴注 5 ~ 15min,极量为 15mg/h;当血压下降时,降为 3mg/h
	SBP < 220mmHg,或者 DBP105 ~ 120mmHg,或者 MAP < 130mmHg	• 只有当患者心肌梗死、主动脉夹层、严重的心力衰竭,或者发生高血压性脑病时才给予抗高血压治疗

SBP,收缩压;DBP,舒张压;MAP,中心静脉压。

参考 2005 年高级心脏生命支持(ACLS)指南以及 2007 年美国卒中相关科学学会。

血管重建术后

• 保持血压 < 180/105,在注射期间及注射后 2h 内,每 15min 测量一次血压,然后每 30min 测量一次血压,连续测量 6h,然后再每 1h 测一次血压连续测量 16h
  ➢ 拉贝洛尔(柳胺苄)10 ~ 20mg 静脉注射超过 1 ~ 2min(可以 10 ~ 20min 重复注射一次直到极量 300mg)
  ➢ 尼卡地平(卡地尼)注射,5mg/h,0.25mg/h 滴注 5 ~ 15min
• 24h 内避免应用抗血小板药、抗凝药、避免静脉穿刺、避免放置鼻导管

不适用血管重建术患者的管理

• 心肺复苏
• 应用抗血小板治疗
• 应用大剂量他汀类药物治疗

- 每 24h 应用 1mg/kg 肝素预防深静脉血栓的形成
- 避免输注低渗液
- 床头抬高 30°
- 应用脑部 MRI 或者 MRA 检查
  - 如果禁忌 MRI,在 24 ~ 48h 内行重复头部 CT 以及脑血管造影检查
- 给予常规神经检查
- 化验:甲状腺检查、血红蛋白、血脂谱、B_{12}、同型半胱氨酸化验
- 心电图
- 颈动脉超声
- 动态心电图监测
- 按神经内科要求进一步监测
- 如果年龄 < 60 岁以及格拉斯哥昏迷评分 < 8 或者不能按以上推荐方法处理,进行骨瓣减压手术

(于洋 译 于泳浩 校)

第 112 章
格拉斯哥量表和 Liège 量表

Elisabeth Falzone, MD, Jean-Pierre Tourtier, MD

格拉斯哥量表

评价患者的意识及其随时间的变化
- 评分 3 ~ 15
  - 小于 8:昏迷
  - 在 8 ~ 12 之间:危险,按个体状况评估
- 限制
  - 儿科患者(适应量表)
  - 失聪患者

成人格拉斯哥量表

格拉斯哥昏迷量表

	1	2	3	4	5	6
眼睛	不能睁眼	疼痛刺激下可以睁眼	呼唤下睁眼	自发随意睁眼		
言语	不能说话	胡言乱语	不恰当言语	困惑，无判断性言语	正常言语	
运动	不能动	疼痛刺激下可以动（去大脑反应）	疼痛刺激下不正常运动（去皮质反应）	疼痛刺激下屈曲/撤退反应	能够定位疼痛刺激	听从指令运动

儿童（小于 5 岁）格拉斯哥量表

儿童格拉斯哥昏迷量表

		1	2	3	4	5	6
眼睛		不能睁眼	疼痛刺激下睁眼	噪音刺激下睁眼	随意睁眼		
言语	0~23 个月	无言语反应	呼噜声或烦躁不能休息	疼痛刺激下持续哭闹	可以控制的哭闹	适当的单词或短语	
	2~5 岁	无言语反应	呼噜	持续哭闹	不恰当言语	正常	
运动		无运动	疼痛刺激下伸缩反应	疼痛刺激下屈曲反应	对疼痛有反应	对触摸有反应	行动自如

Liège 量表

格拉斯哥量表不适用于深度昏迷患者,因为自发睁眼不足以指示脑干系统的活动

脑干功能的预测评分优于运动反应的评分

格拉斯哥 – Liège 量表	
反射	评分
额–眶反射	5
垂直头眼反射	4
瞳孔对光反射	3
水平头眼反射(或前庭反射)	2
眼心反射	1
无脑干反射	0

评分 3~20(格拉斯哥评分 +0~5)

> 偏瘫患者

注:应用疼痛:在未受伤的部位进行伤害刺激。

例:用硬物按压甲床,或垂直按压下颌骨。

- 额–眶反射 = 敲击眉间(前额两眉毛之间的部分)产生的眼轮匝肌收缩
- 头眼反射(玩偶眼反射)= 患者头部可以根据医师的指示做反复的颈部屈伸动作(垂直头眼反射)或者颈部左右运动(水平头眼反射)
- 如果反射缺失或不能被引出(例如,固定颈椎),可以用冰水冲洗外耳道引起动眼运动(例如,眼前庭反射试验);鼓膜穿孔是此试验的禁忌证
- 眼心反射 = 按压眼球可以引起心率降低
- 患者的反应决定了其脑干反射指数。若患者骶尾丛反应消失则上述反射均不能引出

(于洋 译　于泳浩 校)

第 113 章

创伤性脑损伤的管理

Karim Tazarourte，MD，Eric Cesareo，MD，David Sapir，MD

分诊

- GCS < 9 或者运动评分 < 5 = 严重脑损伤
- 9 < GCS ≤ 13:"适度"但是应当注意脑损伤！按照重度脑损伤治疗，直到排除危险性
- GCS14 ~ 15:轻度脑损伤
- 注意 48 h 内 GCS 降低的"谈话恶化"患者,他们通常具有硬膜下或硬膜外血肿

重型脑损伤的初始管理

气道

- 应用颈圈保护直到排除颈椎损伤(见创伤章节)
- 气管内插管(应用直接喉镜或者纤维支气管镜)
  ➢ 入院前气管插管是否对预后有所改善还未经证实
- 避免
  ➢ 插管时平均动脉压降低:应用快速诱导插管复合琥珀酰胆碱和氯胺酮或者依托咪酯。严格控制平均动脉压。必要时应用麻黄碱或去甲肾上腺素
  ➢ 插管时避免平均动脉压过高:局部应用利多卡因,必要时静脉输注少量艾司洛尔

呼吸

- 保持 SpO_2 > 95% 及 $ETCO_2$ = 35mmHg

循环

- 置入动脉导管
- MAP > 80mmHg 的患者应用等渗晶体液(不会增加脑损伤患者的颅内

压)

- 如果必要的可通过临床血管试验室(CVL)输注去甲肾上腺素
- Hb > 8g/dL
- 如果发现严重的颅内出血,需行紧急手术清除血块

神经

- 应用咪达唑仑(也可以防止初始发作)和阿片类药物镇静镇痛
- 紧急 CT 扫描,并根据结果进行神经外科手术
- 瞳孔固定(单向或双向) = 紧急,早期脑疝
  - 神经外科咨询统计
  - 对 $PaCO_2$ = 25mmHg 的患者行紧急高流量通气
  - CT 扫描途中静脉注 20% 甘露醇 2mL/kg 10min 或者 7.5% 高渗生理盐水(HSS)125mL
  - 如果瞳孔仍然固定或者扩张,重复输注 20% 甘露醇 4mL/kg
- 应用华法林的患者
  - 给予凝血酶原复合物(PCC 1mL/kg)或者 25IU/kg 凝血因子 IX
  - 静脉注射维生素 K 10mg
- 如果可能的话,进行经颅多普勒超声检查大脑中动脉
  - 正常值:PI < 1.4 以及 Vd(舒张速度) > 20cm/s
  - 如果不正常,考虑增加平均动脉压或者血红蛋白容量,输注甘露醇或者高渗生理盐水

CT 扫描的最佳时机

- 如果患者 GCS < 15 或者 GCS = 15 但是复合其他损伤或患者应用华法林则立即进行 CT 扫描
- 如果 GCS = 15 且患者最近失去知觉,则延迟 6h 再进行 CT 扫描
- 如果发现神经功能恶化,则进行重复扫描
- 常规 CT 扫描 6h 后重复进行 CT 扫描(20% 的患者常规 CT 扫描显示正常,在 6h 后重复扫描时显示异常)

进一步管理目标

- 避免二次损伤(缺血、代谢、兴奋性神经递质、再灌注)
- 保持脑灌注压在 60mmHg 以上(CPP = MAP − ICP)

> 如果可以的话检测 ICP 见第 98 章
- 保持正常血常规
- 保持正常渗透压(290～300mmol/L),避免输注葡萄糖或低渗液
- 预防癫痫发作:磷酸苯妥英钠 13～18 当量/千克
- 根据相关病变:
  > 必要时进行神经外科手术(硬膜外或硬膜下血肿、脑室造瘘、不增加 ICP 的基础上进行开颅去骨瓣减压术)
  > 如果持续性脑出血,应用凝血因子Ⅶa,有争议,且非常昂贵

轻微头部外伤处理

- GCS = 15 患者未用华法林,意识丧失或有相关损伤:不用 CT 扫描,回家进行监控
- GCS = 15 患者丧失意识,但未有相关损伤,及未应用华法林:创伤后 8h 进行 CT 扫描,如果正常,则回家观察
- GCS = 15 患者应用华法林:紧急 CT 扫描以排除隐匿性颅内出血,若结果正常,则 6h 后重复 CT 扫描。如果发现颅内出血则进行紧急手术
- GCS < 15 患者:紧急进行 CT 扫描,如果结果正常,6h 后重复扫描

(于洋 译　于泳浩 校)

第 114 章

脊髓损伤的初始治疗

Karim Tazarourte, MD, Eric Cesareo, MD; David Sapir, MD

基础知识

即使没有初始的神经系统体征,也要怀疑是否有严重脊柱损伤,不要等到病情恶化:固定脊柱,按照不稳定脊柱损伤治疗直到怀疑解除。注意避免机械性创伤(脊髓病变)造成的二次脊髓损伤和(或)C4 以上的脊髓缺血性损伤;高段胸椎病变将阻断腹部与胸部的相关肌肉,削弱咳嗽。

初步诊断

患者:有明显的运动或感觉障碍。

昏迷患者:诊断更加困难。按照不稳定脊柱病变治疗,直到 CT 扫描排除此病变。不伴有心动过速的低血压亦要怀疑此病。

彻底的诊断。

不要遗漏其他病变。

初始治疗:遵循 ATLS 指南

- 应用颈圈及脊柱板系统的固定脊柱
- 唯一的例外:注意,正常的神经功能状态,患者没有痛苦时:没有需要的话可以拆除颈圈

气道

- 评估是否需要插管:直接喉镜快速诱导插管,纤维支气管镜以及可视喉镜亦可应用
- 如果面部外伤可以考虑逆行性气管插管
- 创伤的患者禁止应用鼻插管
- 避免应用琥珀酰胆碱,尤其是神经源性休克患者(极度心动过缓的风险);必要时,可以在使用琥珀酰胆碱之前先使用阿托品

呼吸

- 机械通气:患者 $SpO_2 > 95\%$, $ETCO_2 = 35mmHg$
- 胃乏力、腹胀:胃减压以促进通气

循环

- 置入动脉导管以及 CVL
- MAP > 80mmHg 输注等渗液体(不增加低血压颅脑外伤患者的脑内压)
- 如果需要,通过 CVL 输注去甲肾上腺素
- 输注血小板直至 Hb > 8g/dL
- 如果因其他创伤引发严重的出血,进行紧急手术止血

神经系统

- 通过临床检查检测神经病变,包括肛门括约肌的收缩检查
  - 病变的等级?(两边不总是相同的)
  - 完全或不完全损伤?[任何感觉/运动保留的病变和(或)未损伤肛门

　　括约肌的病变 = 不完全损伤]
　　➤ ASIA 评分(参见评分表 = 表 114 - 1)
• 30% 的脊髓损伤是多形式的
• 评估颅脑损伤见第 113 章:GCS,神经学检查
• 全身 CT(顶点到骨盆)扫描以诊断相关损伤
• 尽快将患者转移至专业检测中心
• 甲泼尼龙可能无效,但是在没有有效的治疗方法下仍被广泛应用

甲泼尼龙剂量	
创伤 3h 内	30mg/kg,随即 5.4mg/(kg·h)输注 24h
创伤后 3 ~ 8h	30mg/kg,随即 5.4mg/(kg·h)输注 48h
创伤后大于 8h	不需要

手术指征

• 脊柱不稳及脊柱压迫的风险取决于损伤的强度和机制

脊柱不稳和脊髓压迫危险分级			
极高危	高危	中危	低危
旋转	压缩(爆发)	牵引(减速)	屈曲(后退)
小关节脱位	骨挤压	韧带撕裂	腰椎间盘突出症
骨折脱位	韧带撕裂	脊髓型颈椎病下的	稳定损伤,除非
(通常为不稳定)	(通常为不稳定)	严重脊髓损伤	伴随脱位

• 完全性和不完全性脊髓损伤的区别:寻找残留的神经功能
• 完全性脊髓损伤:预后差,如果可能的话尝试闭合复位,损伤后 48h 为不可逆损伤
• 不完全性脊髓损伤:尽早手术(<24h),特别是存在不稳定脊柱损伤时
• 脊髓损伤早期手术(<24h)适应证
　　➤ 不稳定损伤伴不完全脊髓损伤
　　➤ 稳定损伤伴渐进性不完全性脊髓损伤

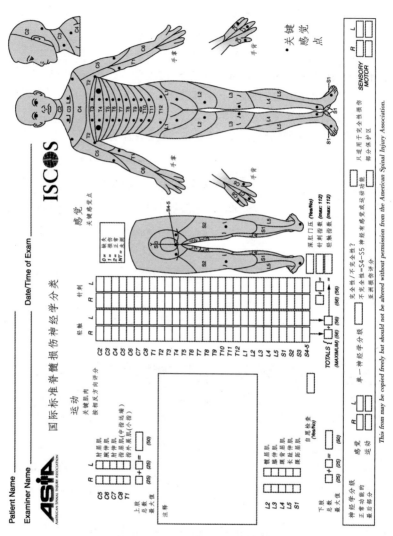

图 114-1　亚洲脊髓损伤评分量表

肌肉功能分级

0=完全瘫痪

1=可触或可见肌肉收缩

2=主动运动，不可抵抗重力

3=主动运动，可抵抗重力

4=主动运动，可抵抗重力，可以保持一定姿势，但不能长久

5=（正常）主动运动，可抵抗重力以及保持一定姿势姿势不变

5*=如果确定不存在阻碍因素（如疼痛，失用）（正常）主动运动，抗重力，可保持一定姿势被认为是正常的

NT=未检测（例如：由于肢体固定、严重的疼痛导致患者不能分级、截肢，或肢体挛缩>50%运动范围

ASIA 损伤量表

□ A=完全损伤，感觉和运动均丧失，S4-S5 损伤。

□ B=感觉不完全，保持在神经水平以下，包括骶骨段 S4-S5（在 S4-S5 节段有轻微或者严重的针刺利感，或者深部肛门压力感）单侧运动功能则损伤 3 个节段以上。

□ C=运动不完全损伤，运动功能损伤神经学评级***，超过一半的关键肌的神经学评分小于 3（评分 0-2）级

□ D=运动不完全损伤，运动功能损伤神经学评级***，超过一半（至少一半）关键肌神经学评分≥3（评分 3）级

□ E=正常，如果感觉和运动功能在所有节段正常，并且患者没有其他疾病，这是他的 AIS 评级，如果他最初的 SCI 评分则不能对其进行 AIS 评级。

**患者最初个评估分级为 C 或 D，例如，运动不全状况，他们必须具有以下之一：①肛门括约肌自主收缩，②身体一侧低于运动水平三个关键肌肌自主收缩以上的骶骨感觉保留。若此时非关键肌节段以上的骶骨运动水平超过三个节段（AIS B 级或者 C 级）肉功能为运动不完全状态（AIS B 级或者 C 级）

注意：当评估或区分 AIS B 和 C 时，双侧的运动分数要运用，但是 AIS C 与 D 的区别运动功能的评级是运用根据某个关键肌的功能是 3 级或者是更高未评定的）应该运用单侧运动神经学评分。

分级的步骤

以下为患者脊髓损伤的分级步骤。

1. 确定左右两边的感觉功能分级。

2. 确定左右两边的运动功能分级。

注意：在无肌节可测试区，运动功能评级水平与感觉水平是相同。如果单侧运动评级水平相同，则应与感觉功能正常水平是正常情况。

3. 确定单侧神经学评级。这是双侧运动功能和感觉功能的前提下，感觉水平和运动的确定单侧神经根据步骤 1 和 2。

4. 确定此损伤的还是是完全不完全的。（例如：是否有肛门皮神经）

如果是完全性的（神经），如果肛门括约肌自主收缩=无，这时损伤也是无，评分=0 以及深肛门压力=无，则损伤为不完全。

5. 确定 ASIA 损伤评分（AIS）：

损伤是完全性的吗？→ 是：AIS=A 可以记录 ZPP（最低的皮片或肌节每侧功能有所保留）

不是 ↓

运动损伤是完全性的吗？→ 是：AIS=B（是的：如果肛门收缩或者运动功能低于某一侧躯体运动水平 3 个节段以上）

不是 ↓

超过半数关键肌单侧神经学评级大于 3 或是大于 3 → 不是 → AIS=C

是 → AIS=D

AIS=E

如果感觉和运动功能在各个部分都正常，则 AIS=E

注意：只有当患者记有脊髓损伤而恢复正常，才可以评级为 AIS E。若在最初测试中没有发现缺陷，患者未曾进行检查是正常的，则不应运用 ASIA 评分。

> ➢ 不稳定损伤伴随患者不合作/情绪激动
> ➢ 不稳定损伤伴随脊柱旋转脱位(高风险导致神经功能恶化)

其他

- 避免静脉输注葡萄糖;高血糖比神经损伤还要危险
- 尽快预防血栓形成
- 颈椎损伤患者的"清除"标准见第 217 章(创伤)

早期并发症

呼吸

- 病变高于 C4 易发生呼吸窘迫;胸部病变可引起严重的咳嗽
- 机械通气患者撤机困难
- 病变高于 C6 的患者不能通气或通气不足(气管切开)
- 下颈椎/高胸段病变:通气不足和咳嗽[术后正压通气(PPV)]
- 评估神经源性肺水肿

神经功能恶化继发脊髓损伤

- 保持 MAP > 80 至少一周(静脉输注液体,如果需要静注去甲肾上腺素)
- 考虑脊髓降温以限制脊髓水肿及细胞凋亡(根据实验)

术中出血

- 考虑术中使用氨甲环酸(1g 静脉输注 10min)
- 选择促凝
- 如果 Hct < 24%(或者 < 30% 伴有冠心病以及老年,长期糖尿病,等),输注 RBC
- 给予 RBC 后输注 FFP。开始 1U FFP/3URBC,但是如果 > 10U RBC,则给予 1U FFP/1U RBC

(于洋 译　于泳浩 校)

第115章

脑膜炎

Lisa E. Vianna, DO, Roopa Kohli-Seth, MD

覆盖于脑和脊髓的保护性膜(脑膜)的炎症。

原因

- 细菌:革兰阴性杆菌、淋病奈瑟菌、链球菌、葡萄球菌、脑膜炎奈瑟菌、流感嗜血杆菌、单核细胞增生李斯特菌
- 莱姆病毒(伯氏疏螺旋体)
- 梅毒螺旋体
- 病毒:夏末秋初时有虫媒病毒、西尼罗河病毒、疱疹病毒、HIV、流行性腮腺炎病毒、狂犬病毒
- 分枝杆菌(MTB 和 MAI)
- 真菌:隐球菌、粗球孢子菌或真菌、新型隐球菌、假膜组织胞浆菌、皮炎芽生菌
- 寄生虫:弓形虫、猪肉绦虫(猪囊尾蚴病)
- 嗜酸性脑膜炎:广州管圆线虫病、贝蛔属蛔虫、腭口线虫病
- 药物:消炎药、抗菌剂(例如:甲氧苄啶、阿莫西林、异烟肼),莫罗单抗-CD3(正子克隆－OKT3)、硫唑嘌呤、IVIG、鞘内注射氨甲蝶呤、阿糖嘌呤胱氨酸、疫苗、别嘌呤醇
- 肿瘤:肿瘤细胞浸润蛛网膜下腔;可转移性或原发性脑肿瘤,如髓母细胞瘤
- 异物:脑脊液分流术、脑室外造瘘术
- 全身性疾病:结节病、软脑膜癌、移植后淋巴结增殖性疾病、系统性红斑狼疮、韦格纳肉芽肿病、中枢性神经系统血管炎、贝塞特病、沃格特－小柳－原田综合征

体征和症状

- 发热
- 头痛

- 落枕
- 畏光
- 恶心/呕吐
- 精神状态改变
- 可能存在皮疹/紫癜,特别是在脑膜炎球菌性脑膜炎
- 可能癫痫发作

治疗

早期识别,快速诊断,紧迫的抗菌和辅助治疗是最重要的;多学科团队治疗应包括:神经内科、传染病科等。

- 头颅 CT 评估是否有颅内肿块及颅内压增高现象,特别是具有免疫力低下、中枢神经系统病史、视盘水肿、意识水平改变、局灶性神经功能缺损的患者
- CT 扫描应排除蛛网膜下腔出血
- 紧急采集血液和脑脊液进行分析;如果 CT 征象显示具有颅内压增高,则禁忌进行腰穿,因为会导致脑疝

不同脑膜炎患者脑脊液特点				
试验	细菌	病毒	真菌	结核
开放压力	增加	正常	不一定	不一定
糖(脑脊液/血浆)	正常下降	正常	下降	下降
蛋白质	轻至中度下降	正常上升	上升	上升
细胞分化	中性粒细胞	淋巴细胞	淋巴细胞	淋巴细胞
白细胞计数	>1000/mm^3	<100/mm^3	不一定	不一定

- 推定使用抗生素疗法;如果成像及脑脊液采样延迟,应该立即给予抗生素疗法,因为这样可以减少采样率
  - 每 12h 静注头孢曲松钠 2mg,或者每 6~8h 静注头孢噻肟 2mg
  - 每 12h 静注万古霉素 1mg,增加抗链球菌光头孢菌素治疗
  - 小孩应考虑应用氨苄西林,50 岁以上的患者和免疫功能低下的患者主要针对单核细胞增生的李斯特菌进行治疗
- 如果患者被证实或怀疑肺炎球菌性脑膜炎,应用地塞米松(每 6h 静注

0.15mg/kg 应用 2～4 天,应在使用抗生素之前应用)
- 若患者有癫痫发作的症状,则应用抗癫痫药
- 抗真菌:联合应用两性霉素 B 和氟胞嘧啶
  - 脂质体两性霉素 B(两性体)每天静注 6mg/kg,应用 11～21 天
  - 每天口服氟胞嘧啶 50～150mg/kg,每 6h1 次
- 抗病毒药:疱疹性脑膜炎/脑炎
  - 阿昔洛韦 10mg/kg 每 8h 静注 1 次(用于理想体重)
- 抗结核药:
  - 异烟肼 5mg/kg 口服/肌注,每日 1 次
  - 利福平 10mg/kg 口服/静注,每日 1 次
  - 吡嗪酰胺 20～25mg/kg 口服,每日 1 次
  - 根据局部阻力模式增加 1/4 的药物
  - 利福特(异烟肼/利福平、吡嗪酰胺的组合)根据体重计算用量

(于洋 译　于泳浩 校)

第 116 章

脑脓肿

Lisa E. Vianna, DO, Roopa Kohli-Seth, MD

发病机制

- 局部感染的直接扩散:耳感染、牙周脓肿、鼻窦感染或者乳突感染、硬膜外脓肿
- 直接感染:头部外伤或者外科手术感染
- 远程或血液传播:菌血症、感染性心内膜炎和先天性心脏病

病因

- 细菌:通常是多种革兰阴性菌和革兰阳性菌联合感染:革兰阳性球菌、链球菌、拟杆菌、普氏菌、肠杆菌、假单胞菌、需氧菌种。不常见感染:嗜血

杆菌、肺炎链球菌、脑膜炎奈瑟菌、免疫抑制寄主菌

- 结核分枝杆菌(结核分枝杆菌,细胞内结核分枝杆菌)
- 原虫(弓形虫、阿米巴、克氏锥虫、日本血吸虫、肺吸虫)
- 寄生虫(猪肉绦虫)
- 真菌:主要是免疫系统受损的患者(曲霉菌、念珠菌、隐球菌、毛霉菌、粗球孢子菌、荚膜组织胞浆菌、皮炎芽生菌)
- 继发于基底层的肿瘤/恶性肿瘤

症状

- 精神状态的改变:持续进展的精神错乱/渐进性昏迷
- 发烧/寒冷
- 落枕
- 颅内压增高的症状:头痛、呕吐、视盘水肿
- 癫痫发作
- 运动、感觉功能降低
- 说话困难

诊断/检查/成像

- 血培养
- 脑部 CT 和 MRI:磁共振扩散加权成像有助于区分脓肿和肿瘤坏死(敏感性和特异性超过 90%)
- 抗体检测(弓形虫和猪肉绦虫流行病学诊断是否一致)
- 胸部 X 线摄影:寻找图像显示脓肿性栓子
- 脑电图
- 针吸采样(CT 引导,立体定向)对病原体进行检测

治疗

- 鉴定致病的微生物是治疗成功的关键,最初的治疗应该早期应用可以通过血脑屏障和血 – 脑脊液屏障的广谱抗生素,手术方式的选择要根据患者的个体情况
  - ➢ 经验性抗生素治疗:
    - 牙科起源:阿莫西林 + 奥硝唑(或甲硝唑)

- 耳、乳突起源或来源不明:头孢噻肟 + 奥硝唑(或甲硝唑)
  - 免疫功能低下:亚胺培南 + 甲氧苄啶/磺胺甲恶唑
- 手术选择:
  - 开颅术
  - 钻孔引流治疗
  - CT 引导立体定向:适用于表浅的大脓肿,引流同时可鉴定病原菌
  - 开颅手术(极少用)
- 联合治疗:
  - 脓肿直径大于 2.5cm 穿刺引流或手术切除
  - 静脉注射抗生素大于 6 周或更长时间
  - 每周进行 CT 或者 MRI 检查
  - 系统成像可以显示 90% 以上的治愈率
  - 任何恶化的脓肿或治疗失败的脓肿均应手术穿刺或切除
- 支持药物疗法的临床症状:
  - 多发性脓肿
  - 小脓肿(小于 2cm)
  - 弓形虫:非常适合单独药物治疗
  - 结核性脓肿,通常可以应用药物治疗
  - 解剖结构很深的脓肿:手术非常困难及存在很大风险
- 目标治疗:原发性病灶切除;治疗至少 6 周
- 高危患者应立即开始并持续应用抗癫痫药物至少 1 年
- 结果
  - 如果患者表现出严重的神经系统损害(或疾病进展快速),即使立即进行治疗,死亡率仍为 50% ~90%,发病率则更高
  - 肺炎链球菌引起的脓肿在细菌病因引起脓肿中具有最高的死亡率(成人为 20% ~30% 、儿童为 10%)以及发病率(15%)
  - 病毒性脑膜炎(无脑炎)病死率小于 1%
  - 年龄过小或过大的患者预后较差,伴有并发症及免疫抑制的特点

(于洋 译　于泳浩 校)

第 **117** 章

尿崩症

Ananda C. Dharshan，MBBS，Roopa Kohli-Seth，MD

尿崩症(DI)的特点是肾功能下降以致不能浓缩尿液。

病理生理学

- 抗利尿激素(ADH)是保持水平衡的主要因素
- 抗利尿激素产生于垂体后叶,作用于肾集合小管 V2 受体
- 抗利尿激素改变集合管的渗透压从而控制游离水的排泄

尿崩症是由于不同的机制导致的(见图 117-1)。

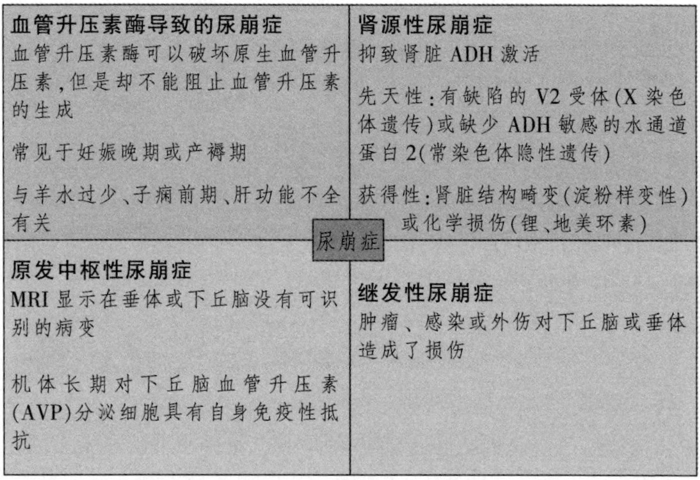

血管升压素酶导致的尿崩症	肾源性尿崩症
血管升压素酶可以破坏原生血管升压素,但是却不能阻止血管升压素的生成	抑致肾脏 ADH 激活
常见于妊娠晚期或产褥期	先天性:有缺陷的 V2 受体(X 染色体遗传)或缺少 ADH 敏感的水通道蛋白 2(常染色体隐性遗传)
与羊水过少、子痫前期、肝功能不全有关	获得性:肾脏结构畸变(淀粉样变性)或化学损伤(锂、地美环素)
原发中枢性尿崩症	**继发性尿崩症**
MRI 显示在垂体或下丘脑没有可识别的病变	肿瘤、感染或外伤对下丘脑或垂体造成了损伤
机体长期对下丘脑血管升压素(AVP)分泌细胞具有自身免疫性抵抗	

图 117-1　尿崩症的机制

流行病学

- 罕见病例,每 100 000 人口中有 3 人患病
- 没有显著的性别差异

临床表现	
症状	临床发现
成人:多尿、多饮、夜尿以及对冰水的急切渴望 儿童:厌食、生长缺陷、遗尿、睡眠障碍、疲劳,不能正常上学 婴儿:过敏、慢性脱水、生长发育迟缓、神经紊乱、体温过高	如果口渴机制是完整的: 肾脏和膀胱由于过多的尿量而膨胀 如果未摄入自由水或损伤下丘脑口渴中枢: 高钠血症、高渗脱水、脑病、迟钝、昏迷、蛛网膜下腔出血、癫痫发作和脑出血

鉴别诊断

- 糖尿病
- 库欣综合征
- 锂中毒
- 精神性烦渴

诊断(图 117 - 2)

- 没有一个单一的实验室诊断
- 24h 内尿量少于 2L 则可以排除尿崩症
- 由于静脉刺激减少导致尿酸清除率降低可以导致高尿酸血症
- 应用 MRI 以排除下丘脑和垂体的病变
  - 在 T1 加权 MRI,正常人在蝶鞍处存在亮点,而尿崩症患者此亮点消失
- 禁水试验是诊断尿崩症的金标准(见图 117 – 2)
  - 检测基线 Na^+;不允许饮水,检测尿流量和渗透压;检测患者体重
  - 当连续两个尿样渗透压变化不超过 10% ,且患者已经失去了 2% 的体重时,检测 Na^+、尿液渗透压和抗利尿激素水平,必要时给予去氨加压素 2mg

治疗

- 目标:防止夜间遗尿和控制多饮
- 一般治疗:防止脱水,饮用与丢失尿液相匹配的水量,静脉补充低渗液

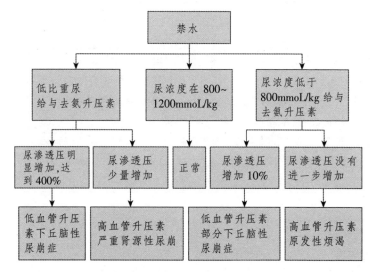

图 117-2　尿崩症的诊断

尿崩症的治疗			
血管升压素	去氨升压素	利尿剂	其他药物
•具有抗利尿和血管升压素的活性 •脑死亡后持续低流量输注保持器官活性 •可以形成抗血管升压素抗体 •注意：可以引起心肌缺血，所以易感患者应同时使用硝酸盐	•人工合成的模拟血管升压素 •具有明显降低血压的作用，抗利尿作用是其他药物的 2000 倍 •孕妇唯一可以应用的药物 •静脉注射、口服、鼻内滴注每天 2～3 次 •注意：会引起低钠血症、情绪变化、红斑性肢痛症	•呋塞米导致轻微的低血容量→近端肾单位盐和水潴留→降低集合管流量，减少 ADH 激活→减少尿量 •阿米洛利：组织集合管中钠通道开放，防止锂的吸收 •这是治疗肾源性尿崩症的唯一药物	•氯磺丙脲：增加肾脏对 ADH 的易感性 •卡马西平：增加 ADH 的分泌 •非甾体类抗炎药：降低集合管中的尿量，抑制前列腺素合成

预后

尿崩症虽然会给患者带来极大的不便,但不会影响到患者的生命。

（于洋译　于泳浩校）

第 **118** 章
脑死亡与器官捐献

Ronaldo Collo Go，MD，Roopa Kohli-Seth，MD

脑死亡的诊断

- 急性中枢神经系统灾难性事件,不包括酸碱性、循环性、电解质、血流动力学紊乱,无中毒或低温迹象
- 临床检查:脑干功能缺失、可能发生的脊髓和周围神经反射
- 对于超过 1 岁的患者,每 6h 进行一次临床检查
- 呼吸暂停试验后再进行一次临床检查
  - 患者脱机后 T 导管给予 6L/min 氧气
  - 自主呼吸在每分钟 8～15 次 = 呼吸暂停实验阴性
  - 无自主呼吸,且 $PCO_2 \geqslant 60$ 或者 PCO_2 高于基线 20 = 呼吸暂停试验阳性
- 临床检测和阳性的呼吸暂停试验可以确认脑死亡

检查	
验证试验	**如果临床检查和呼吸暂停试验不能确诊**
血管造影	颈内动脉或 Willis 环部分缺失
脑电图	大脑活动缺失 30min
核脑扫描	没有摄取同位素
体感诱发电位	正中神经没有回应
经颅多普勒	不伴有舒张期血流的小舒张期峰值

发生率和器官捐献类型	
54% 脑死亡捐献	法律证明死亡,原因:心血管意外、创伤、缺氧
40% 活体捐献	肾移植
7% 心脏死亡捐献	呼吸和肺功能不可逆的停止,可控性(期待性心脏骤停)或不可控性(突发心脏骤停)

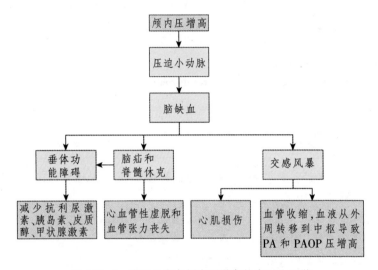

图 118-1　脑死亡患者颅内压增高的病理生理学

器官捐赠禁忌

- 继发于败血症的多器官衰竭
- 除了皮肤癌及黑色素瘤的其他癌症,某些脑肿瘤、远端前列腺癌
- 感染:细菌、病毒、真菌、寄生虫、朊病毒

不能认定为潜在的捐献者

- 家属拒绝捐献
- 血流动力学紊乱
- 医学上根据验收标准不适合捐献

潜在捐献者的检查和管理	
识别潜在捐献者	通知当地器官捐献、移植部门,和捐献者家属联系,在宣告脑死亡前要进行二次脑死亡检查
初始实验室检查	感染:HIV1、HIV2、HTLV1、2;肝炎病毒;CMV IgG 和 IgM、EBV IgM 和 IgG、RPR、弓形虫抗体 IgG
每6h 一次常规实验室检查	血常规、血气分析、AST、肝功能试验、PT/PTT/INR、纤维蛋白原、肌钙蛋白、CK、Chem7、镁、磷、LDH、淀粉酶、脂肪酶
管路	动脉管路(最好是用于心脏/肺收缩的左侧桡动脉) 中心静脉导管(最好是右侧锁骨下静脉) 肺动脉导管 2 个大口径 PVL
其他	NGT、加热毯、呼吸回路加热/加湿
监控	心电图、尿量(Foley)、核心温度、心排血量
选择	如果摄血分数小于45%选择超声心动图和正性肌力药 心电图 支气管镜检查 心导管检查

捐赠管理

通过液体保持器官灌注和氧合,保持电解质以及酸碱平衡

温度控制在 35.5℃ ~ 38℃

4 个 100 规则:

- SBP > 100mmHg
- U/O > 100mL/h
- PaO_2 > 100mmHg
- 血红蛋白 > 100g/L

常见问题

低血压

- 晶体液和胶体液,取决于器官(例如,肺脏喜欢胶体液,可以减轻水肿)
- 避免羟乙基淀粉,可引起肾小管损伤和高钠血症

- 如果出现高血容量,应用正性肌力药或血管升压素
  - 优先选择多巴胺,因为在 <5μg/(kg·min),它可以穿过冠状动脉、肾和肠系膜血管,改善器官灌注和诱导保护酶(例如血红素氧合酶-1),以改善器官生存
    - 上限为 10μg/(kg·min)
  - 多巴酚丁胺增加心排血量和改善器官灌注
    - 限制因素:外周血管扩张药可引起严重心动过速和低血压
  - 如果多巴胺达到上限剂量可以考虑应用肾上腺素
  - 也可以应用升压药如去甲肾上腺素和血管升压素
    - 去甲肾上腺素可以改善冠状动脉和肾灌注
    - 如果始终不能改变症状,使用血管升压素,可以有效地抗尿崩症以及减少儿茶酚胺释放
  - 难治性低血压,使用激素替代疗法

脑死亡的患者使用药物治疗顽固性低血压	
激素替代治疗	
血管升压素	25U 溶入 250mL 生理盐水或者 0.5U/h 静注或者 DDAVP 1~4μg 静注然后每 6h 静注 1~2μg;尿崩症患者,可以输注血管升压素 0.5U/h 直到极量 6U/h,最大靶尿量为 0.5~3mL/(kg·min)以及血钠浓度 135~145,每 6h 监测一次血钠浓度
甲泼尼龙	每日静注 15mg/kg
胰岛素	25U 溶入 250mL 生理盐水 1U/h 静注(葡萄糖目标:100~140)
甲状腺激素	首先输入 10U 调解胰岛素(应用 T4 防止高钾血症),随即静注 20μg T4,然后静注 T4 10μg/h(200μg 溶入 500mL 生理盐水),极量为 20μg/h

心律失常

- 按照目前的指南,但注意心动过缓可能会抵抗阿托品的药效

尿崩症

- 完全或不完全抗利尿激素丢失表现为大量的低渗尿
- 如上所述应用血管升压素

少尿

- 目标尿量为 $1mL/(kg \cdot h)$
- 如果没有有效的液体复苏,可以应用利尿剂,如呋塞米或小剂量的多巴胺

凝血功能障碍

- 可继发于脑缺血溶栓物质或纤维蛋白酶原激活剂的释放,或是其他原因
- 监测红细胞、血小板、凝血因子以及 FFP
- 通常目标为 TP > 35% ,但是在肝移植情况下,PT 应当 > 60%

通气管理

- $6mL/kg$ 预计体重和平衡压力 $< 30cm\ H_2O$（IBW:男性 IBW = 50 + [2.3 × (体重 −60)]；女性 IBW = 45.5 + [2.3 × (体重 −60)]
- β 受体激动剂应继续应用以减少分泌

获取器官

- 持续时间:2 ~ 5h
- 应用 NMB 和阿片类药物(脊髓反射通常是完整的)
- 应用广谱抗生素(特定规格)
- 持续复苏直到阻断主动脉
- 如果获取心/肺器官则应保留左侧桡动脉通路
- 当心脏移植时,应停止通气和复苏

心脏死亡后器官捐赠

- 根据 OPTN/UNOS 规定
- 排除标准同脑死亡相似,考虑关键需求
- 在 ICU 或者手术室中应在控制循环的基础上撤除生命维持
- 从心跳停止到宣布死亡的时间一般为 5min,最短为 2min;除了参与移植的外科医生,参加临终关怀的医生也可以宣布死亡
- 肾脏、肝脏、胰腺和肺脏可被获取,同时在较罕见的情况下,心脏也可以被获取
- 器官缺血或缺氧超过 1h 则不能用于器官捐赠

（于洋 译　于泳浩 校）

第 8 部分

区域阻滞麻醉

第 119 章

区域阻滞麻醉的安全性

Erica A. Ash，MD

神经阻滞和止血

- 罕见血肿形成引起的神经系统并发症
- 硬膜外发生率 < 1 : 150 000
- 脊髓发生率 < 1 : 220 000
- 危险因子：
  - 年龄增长
  - 脊髓/脊柱畸形
  - 潜在的凝血障碍
  - 困难/外伤导致定位困难
  - 留置尿管期间持续抗凝治疗
  - 如果应用 UFH 或者 LMWH > 4 天：行椎管内麻醉前检查血小板
  - LMWH 高剂量 SC：每 12h 应用伊诺肝素 1mg/kg，每天应用伊诺肝素 1.5mg/kg，每 12h 应用达肝素钠 120U/kg，每天应用达肝素钠 200U/kg，每天应用亭扎肝素 175U/kg
- 检查医疗记录，以确定最近应用的药物是否会影响到凝血机制
- 应用肝素抗凝的患者，应延迟 24h 再行穿刺

外周神经阻滞(PNB)和止血

- 固定间隙出血可引起脊髓血肿，如果血液流入空间较大的间隙，则可以降低神经缺血的风险
- 26 个已发表的病例指出应用 PNB 后明显出血造成的神经系统损伤，都

可在 6 ~ 12 个月后得以恢复

- 技术风险虽然未定义,但从已发表的病例来看,最大的风险莫过于出血造成的神经损伤
- 对于是否使用 PNB 没有明确的建议
- 深丛阻滞或 PNB(椎旁阻滞、腰肌室阻滞、坐骨间隙阻滞、锁骨下阻滞): ASRA 推荐参考椎管内麻醉建议,但是可能存在太多的限制

局部麻醉药(LA)中毒

全身中毒通常是因为意外将药品注入血管内。

偶而继发于周围血管吸收:

- 静脉 > 气管 > 肋间 > 骶丛 > 宫颈旁 > 硬膜外 > 臂丛 > 坐骨神经 > 皮下

局部麻醉药的血浆浓度和毒性:

- 注射剂量(局部麻醉药最大注射剂量:参考第 120 章)
- 注射速度
- 注射位置
- 添加血管收缩剂
- 动脉还是静脉
- CO_2 张力(脑血流量的影响)
- pH:酸中毒增加细胞内离子俘获并且增加药物自由基的量从而降低起效阈值

预防:

- 缓慢,分次注射,观察患者如果出现中毒迹象立刻停药
- 越来越多的证据表明:超声引导可提高安全性:
  - ➢ 降低不小心注入血管的风险
  - ➢ 减小局部麻醉药剂量

征象(可能存在的变量的顺序)(图 119 – 1)

- 早期表现:
  - ➢ 口周麻木
  - ➢ 舌痉挛
  - ➢ 口苦
  - ➢ 头晕眼花
  - ➢ 耳鸣

ASRA 指南:椎管内阻滞药物对凝血的干扰

药物	剂量	目的	插入导管前最后一次给药等待的时间	从最后一次给药到拔管等待的时间	导管移除后恢复的时间
ASA, NASID			单用没有禁忌证及其他问题(例如,血小板减少)		
普通肝素(UFH)	每12h 每平方米应用 5000U	预防血栓形成	无	无	无
UFH	每8h 每平方米应用 5000U	预防血栓形成	不推荐		
UFH	输液治疗	DVT/PE 治疗	4~6h 检查 PTT	2~4h 检查 PTT	1h
UFH	手术应用	术中肝素化(血管外科手术)	导管应在应用肝素前置入,置入1h以后再应用	2~4h 检查 PTT	1h
UFH	完全应用	CPB	缺少数据	缺少数据	缺少数据
低分子量肝素(LMWH)	低剂量,每天应用	预防血栓形成	10~12h	12h	2h
LMWH	低剂量,每2天应用一次	预防血栓形成	不推荐	先撤管再停药	2h,根据麻醉技术观察24h
LMWH	高剂量	治疗血栓	24h,先给药,再撤管	24h	2h
华法林	治疗剂量	治疗血栓	4~5天,检查 INR: •治疗后 INR 正常 •只给一次药 INR<1.5		
氯吡格雷			7天	初始量24h内,>48h,24h	等7天

(待续)

ASRA 指南：椎管内阻滞药物对凝血的干扰（续）

药物	剂量	目的	插入导管前的最后一次给药等待的时间	从最后一次给药到拔管前等待的时间	导管移除后等待恢复的时间
噻氯匹定			14 天	14 天	24h
阿昔单抗			24~48h		
依替巴肽			4~8h		
替罗非班			4~8h		
磺达肝素	• 2.5mg/m²，每天 • 5~10mg/m²，每天	• DVT 预防 • DVT/PE 治疗	24h	36h	12h
利伐沙班	• 10mg 口服，每日 1 次 • 15mg 口服，每日 2 次，连服 3 周，然后 20mg 口服，每日 1 次 • 20mg 口服，每日 1 次	• THA/TKA 后的 DVT 预防 • DVT/PE 治疗（未经 FDA 批准） • 房颤治疗（未经 FDA 批准）	不推荐	18h	6h
阿哌沙班	• 2.5mg 口服，每日 2 次 • 5mg 口服，每日 2 次	• DVT 预防（未经 FDA 批准） • 房颤治疗	缺少数据	缺少数据	缺少数据
达比加群	• 220mg 口服，每日 1 次 • 150mg 口服，每日 2 次	• DVT 预防（未经 FDA 批准） • 房颤治疗	不推荐	不推荐	4~6h

http://journals. lww. com/rapm/Fulltext/2010/01000/Regional_Anesthesia_in_the_Patient_Receiving. 13. aspx.

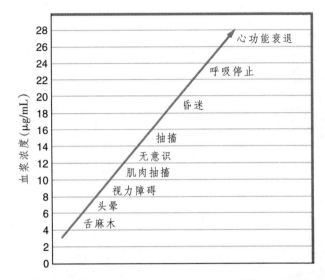

图 119–1　不同利多卡因血浆浓度的毒性作用

  ➢ 视觉模糊

  ➢ 躁动

  ➢ 妄想

  ➢ 中枢神经系统抑制

  ➢ 口齿不清

  ➢ 神志不清

- 晚期表现：

  ➢ 肌肉痉挛

  ➢ 强直性痉挛

  ➢ 呼吸停止

  ➢ 循环衰竭

心脏毒性：

- 丁哌卡因 > 左旋丁哌卡因 > 罗哌卡因 > 利多卡因

机制：

- 丁哌卡因可以抑制线粒体乙酰基肉碱酶转移酶,抑制Ⅲ型呼吸以及可以燃烧心脏的心肌细胞
  - ➢ 脂质治疗:
    - ▪ 脂质与丁哌卡因结合(亲油)
    - ▪ 提供脂肪酸作为心脏的燃料
- 丁哌卡因:由于长期与蛋白质结合,则心脏钠通道解离性低(与利多卡因相比)

ASRA 推荐疑似局部麻醉药中毒的治疗

- 呼救
- 气道:100% 纯氧通气(减少 $PaCO_2$ 以降低游离药物,以及降低脑血流量);必要时插管
- 控制癫痫发作:应用苯二氮䓬类药物(咪达唑仑 $2 \sim 5mg$),如果不成功再应用丙泊酚(如果血流动力学不稳应避免应用丙泊酚)
- 必要时启用 BLS/ACLS;继续复苏,时间长于其他复苏,给予药物以拮抗局部麻醉药作用
- 降低肾上腺素用量 $<1\mu g/kg$
- 避免使用血管升压素、钙通道阻滞剂、β - 受体阻滞剂或者局部麻醉药
- 如果出现心脏毒性,则注入 20% 脂肪乳剂
  - ▸ 静脉注射 $1.5mL/kg$ IBW 超过 $1min$(典型的成年人 $100mL$)
  - ▸ 持续注射,$0.25mL/(kg \cdot min)$($\sim 18mL/min$)
  - ▸ 如果血流动力学未见好转则重复注射 $1 \sim 2$ 次
  - ▸ 如果患者低血压,则增加剂量到 $0.5mL(kg \cdot min)$
  - ▸ 患者状况稳定后,以最低量持续注射 $10min$
  - ▸ 前 $30min$ 内推荐注射剂量为 $10mL/kg$
- 如果上述皆失败,开放体外循环
- 持续监控($>12h$)

术前神经功能评价

检查和记录患者的认知、感觉、运动功能以及是否有共济失调。

认知:

- 注意基线心理状态—是否能够识别人、方向和时间

感觉—比较左右感觉以及是否不对称:

- 尖锐刺激和钝性刺激比较—以点触地方式扎舌头对比以干净的压舌板压舌的末端

- 温度—手套中放冰或酒精
- 本体感觉—嘱患者闭眼然后移动其关节让其指出移动的方向

皮肤病：
- 由神经根(感觉)以及脊髓支配的皮肤领域的皮肤病
- 重叠领域的皮肤病

运动—左右对比以及不对称性程度对比：
- 肌张力—抵抗运动范围
- 肌力—抗阻力运动：
    - 0 = 无收缩
    - 1 = 微量收缩
    - 2 = 自主收缩不抗重力
    - 3 = 自主收缩抗重力
    - 4 = 自主收缩抗重力和阻力
    - 5 = 正常

共济：
- 指鼻试验
- 跟胫试验

术前外周神经病变将增加永久性神经损伤的风险(神经阻滞的"双重挤压"损伤)。然而,这个观点尚没有证据支持。

无菌术

对于控制感染,目前还没有达成共识。

技术范围：
- 全身屏障技术(口罩、帽子、无菌手套和无菌手术衣,完整铺单)

最重要的是：
- 警惕和区域麻醉随访
- 导管部位覆盖透明辅料以便检查

氯己定优于聚维酮碘可以降低中心静脉置管血液感染的风险,对区域麻醉/镇痛是否有好处尚不清楚。

连续输液时,每96h要更换输液器和输液管。

(于洋 译　于泳浩 校)

第 120 章
局部麻醉药和辅助用药

Robert N. Keddis，MD

- 弱碱性,亲水性,叔胺类药物阻断电压依赖性门控 Na^+ 通道,防止去极化
- 神经纤维阻滞的易感性:
  - 易感神经:直径小和无髓鞘的神经纤维
  - 脊髓和周围神经:自主神经 > 感觉神经 > 运动神经
- 起始/持续动作电位:
  - 结合(不带电)形式:脂溶性药物,容易穿过细胞膜
  - 脂溶性越高,则去极化时间越短,动作电位持续时间越长,作用效能则越强
  - 浓度越高、剂量越大则去极化越快
  - 注射部位:因为系统性吸收,血管越多则持续时间越短
  - 注意:肾上腺素常用来增加阻滞持续时间,但是,它在碱性环境中很不稳定:
    - 肾上腺素溶液呈酸性,去极化的速度低于不加肾上腺素
- 全身血管吸收(从最大到最小):
  - 肋间神经阻滞 > 骶神经阻滞 > 硬膜外阻滞 > 臂丛神经阻滞 > 坐骨神经阻滞 > 表面浸润
- 分为两类:
  - 酰胺类局部麻醉药(注:命名中有两个 I 基):
    - 肝脏中代谢,肝脏疾病增加其作用时间和毒性
  - 酯类局部麻醉药:
    - 大多数通过抗胆碱酯酶代谢
    - 抗胆碱酯酶缺乏可延长病程,对于该酶缺乏的患者应避免使用

局部麻醉药的用量(见第122~123章)

		外周	硬膜外阻滞	蛛网膜下腔阻滞	浸润阻滞	静脉麻醉
酰胺类						
丁哌卡因	浓度	0.25%~0.5%	0.25%~0.75%	0.5%~0.75%	n/a	禁用
	剂量	10~40mL	5~20mL	1~3mL	n/a	禁用
	作用时间	4~12h	60~120min	1~3h	n/a	禁用
	起效	慢	中等	快	n/a	禁用
利多卡因	浓度	1%~1.5%	1.5%~2%	1.5%~5%	0.5%~1%	0.25%~0.5%
	剂量	10~40mL	20mL			
	作用时间	1~3h	1.5~2h	0.5~1.5h	2~8h	0.5~1h
	起效	快	快	快	快	快
甲哌卡因	浓度	1%~1.5%	1.5%~2%	2%~4%	n/a	n/a
	剂量					
	作用时间	2~4h	1~2h	1~2h	n/a	n/a
	起效	快	快	快	n/a	n/a
罗哌卡因	浓度	0.5%~1%	0.5%~1%	0.5%~0.75%	0.2%~0.5%	n/a
	剂量	10~20mL				
	作用时间	5~8h	2~3h	1~3h	2~5h	n/a
	起效	慢	中速	n/a	快	n/a
酯类						
苯左卡因	浓度	n/a	n/a	n/a	局部:最大剂量的20%	
	剂量					
	作用时间	n/a	n/a	n/a	0.5~1h	
	起效	n/a	n/a	n/a	快	

(待续)

局部麻醉药的用量(续)						
		外周	硬膜外阻滞	蛛网膜下腔阻滞	浸润阻滞	静脉麻醉
氯普鲁卡因	浓度	2%	2%~3%	2%~3%	1%	
	剂量					
	作用时间	0.5~1h	0.5~1h	1~2h	0.5~1h	
	起效	快	快	快	快	
可卡因	浓度	n/a	n/a	n/a	局部:4~10%	
	剂量	n/a	n/a	2~5mL		
	作用时间	n/a	n/a	n/a	0.5~1h	
	起效	n/a	n/a	n/a	快	
普鲁卡因	浓度	n/a	n/a	2%	n/a	
	剂量	n/a	n/a		n/a	
	作用时间	n/a	n/a	0.5~1h	n/a	
	起效	n/a	n/a	快	n/a	
丁卡因	浓度	n/a	n/a	0.5%	局部:2%	
	剂量	n/a	n/a	15mg		
	作用时间	n/a	n/a	2~4h	0.5~1h	
	起效	n/a	n/a	快	快	
丙胺卡因	浓度	4%	n/a	2%	4%	0.5%
	剂量	10~15mL	n/a	80mg		50mL
	作用时间	n/a	n/a	2~4h	0.5~1h	45~90min
	起效	快	n/a	快	快	快

局部麻醉药的推荐最大剂量				
药物	推荐最大使用剂量		联合肾上腺素的最大使用剂量	
	成人(mg)	mg/kg	成人(mg)	mg/kg
利多卡因	300	3~4.5	500	6~7
甲哌卡因	400	4.5	550	7
丁哌卡因	175	2~3	225	2
左旋丁哌卡因	150	2	没有数据	2
罗哌卡因	225~300	3	225~300	
氯普鲁卡因	800	12	1000	
普鲁卡因	500	12		
普鲁卡因		6~8	500	8

以上数据来源于不同的资源,总剂量与千克体重不是完全匹配。NB:这些数据还缺乏充足的证据。

特异性

- 局部麻醉药的联合使用:
  - ➢尽管没有确切的优势,但在临床中仍广泛使用。起效快慢在临床中差异不明显,但阻滞持续时间显著缩短
  - ➢不推荐联合应用
- 过敏反应:真正的局部麻醉药过敏反应很罕见
  - ➢过激反应的报道多出现于口腔科治疗的患者中,这可能与肾上腺素的血管内注射有关
  - ➢真正的过敏反应:大多是 I 型超敏反应和 IV 型迟发性超敏反应
  - ➢酯类和酰胺类药物之间没有交叉反应
  - ➢酯类局部麻醉药更易发生过敏反应,因为它的代谢产物之一是对氨基苯甲酸(PABA)
- 氯普鲁卡因:避免在缺乏胆碱酯酶的患者中使用
  - ➢产科中应用广泛,它起效快分解迅速,快速降低胎儿先露,可以最大限度促进阴道分娩和剖宫产产妇的恢复:
    - ▪可能是阻断了神经阿片类药物的镇痛作用

- 无防腐剂的氯普鲁卡因,适用于门诊脊髓麻醉,它持续时间短,没有出现短暂的神经症状:
  - 过去在大剂量的硬膜外麻醉中进行鞘内注射会发生马尾神经综合征
  - 确切的机制仍不清楚(剂量、保存方法)
- 利多卡因:
  - 脊麻后出现短暂的神经症状:
    - 膀胱截石位和膝关节镜检查中通常使用较高的浓度(5%),可以较早的离床活动
    - 疼痛通常出现在 24h 内,在 7 天内分解,作用于臀部和手足末端
    - 没有运动或括约肌的损伤
    - 与其他局部麻醉药联合用药时发生(甲哌卡因发生率为 6% ~ 20%;丁哌卡因,很少发生;氯普鲁卡因,没有报道)
    - 与非甾体类抗炎药和类阿片类药物同时治疗
  - 马尾神经综合征:
    - 多出现在连续利多卡因脊麻,单次注射的发生率是 5%
      - 不同程度的大小便失禁
      - 会阴区的感觉丧失
      - 下肢运动功能减退
    - 可能是高浓度的局部麻醉药导致的直接神经毒性,例如 5% 的浓度
    - 即使浓度较低,也可出现在几种局部麻醉药的联合使用中
- 丁哌卡因:
  - 心脏毒性:多与钠通道相关;心脏毒性常常发生在惊厥之后(与其他局部麻醉药相反)
    - 分解非常缓慢,心脏舒张期钠通道不能完全恢复,阻断传导
    - 禁忌静脉区域阻滞
  - 妊娠、酸中毒、低氧血症增加心脏毒性的风险
  - 心脏复苏很难,可能与其脂溶性相关
  - 20% 的脂肪乳可以解除丁哌卡因导致的心脏毒性(见第 119 章)
- 苯佐卡因:
  - 易导致高铁血红蛋白血症;黏膜喷洒不宜超过 3s

局部麻醉药的辅助用药	
辅助药物	**具体作用**
HCO₃	• 增加了结合部分,缩短起效时间为数分钟,一般临床意义不大 • 注射时减少烧灼感 • 只与利多卡因和甲哌卡因联合使用(1∶10),沉淀物和丁哌卡因合用
肾上腺素	• 最常用的辅助用药 • 局部的血管收缩作用导致降低血管内吸收,增加邻近神经部位的局部麻醉药浓度 • a-肾上腺素受体激动调节痛神经纤维 • 硬膜外:增加作用时间 • 脊麻:肾上腺素的冲击作用增加了丁卡因和丁哌卡因的持续时间 • 周围神经阻滞:降低血管吸收来增加作用时间,如果存在神经病变考虑是血流减少
阿片类药物	• 作为蛛网膜下腔和硬膜外阻滞的辅助用药来延长手术区域的阻滞范围和加快缓解疼痛(没有显著的延长阻滞时间) • 不再应用于外周神经阻滞 • 丁丙诺啡(局部兴奋μ受体)应用于臂丛神经阻滞可以增加阻滞时间,这可能与它的亲脂性有关
可乐定	• 兴奋α-2受体,调节痛神经传导通路,延长外周神经阻滞的镇痛作用 • 最初被认为通过收缩血管起作用 • 具有直接的局部麻醉作用 • 通常应用的剂量是30~150ug • 罕见的不良反应:低血压、镇静、心动过缓 • 与中效的局部麻醉药合用效果最强
地塞米松	• 作为外周神经阻滞的辅助用药 • 运动和感觉神经阻滞均延长 • 局部麻醉中20mL中加入4~8mg • 仅用于无防腐剂制剂 • 作用机制仍不清楚(可能增加了神经毒性),在机制阐明之前不推荐使用

药物传递系统中的研究进展

• 脂溶性增加了药物的作用时间,从而不用导尿、泵注和辅助用药

- 脂溶性的丁哌卡因(左旋丁哌卡因)被证实单次剂量即可浸润手术区域
- 外周神经阻滞仍处于实验阶段

局部麻醉药的其他用途

- 肿胀麻醉：
  - 局部麻醉应用于脂肪抽吸术
  - 稀释的利多卡因(0.05%~0.1%)中加入肾上腺素(1:1 000 000)可止血,缓冲液中加入重碳酸氢盐来缓减注射痛
  - 总剂量可高达 55mg/kg
  - 大剂量局部麻醉药很少导致系统毒性,因为高容积、低浓度、加入肾上腺素减少吸收
- 恩那乳剂(5%的乳剂包含2.5%的利多卡因和2.5%的丙胺卡因)：
  - 局部麻醉
    - 有时在小儿麻醉中优于静脉
    - 熔点为18℃
  - 案例证实它有益于疼痛的控制和缓解癌症疼痛,特别是皮肤肿瘤例如脂肪肉瘤
    - 24h 内应用可以缓解
- 利多卡因贴片：
  - 外用5%贴片敷于皮肤12h(适用于未受损的皮肤)
  - 用于治疗疱疹后的神经痛
  - 不良反应包括定向力障碍,过敏反应则很少见
- 腹部手术：
  - 全身麻醉持续注入利多卡因 1mg/min 可以减少术后 24h 疼痛,缩短了肠梗阻的持续时间,与安慰剂组比较减少了放电时间
  - 经腹膜伤口导管泵入 0.2% 的罗哌卡因 10mL/h 48 小时,与静脉注射 PCA 吗啡相比,可降低膈肌功能障碍
- 抗菌性能：
  - 局部麻醉药被证实抑制了体外微生物的生长
    - 丁哌卡因被证实是最有效的抑制细菌生长的局部麻醉药
    - 辅助药物经常用于硬膜外麻醉如可乐定、肾上腺素、芬太尼,并没有显示对细菌的生长有影响

> 没有最新进展
- 癌症复发：
  > 许多研究显示区域麻醉和镇痛可能降低癌症复发的风险。但仍然有很多争议。机制仍不清楚。可能仅仅是减低了阿片类药物相关的免疫调节作用。

（贾莉莉 译 喻文立 校）

第 121 章

椎管内麻醉

Toni Torrillo, MD

椎管内麻醉的禁忌证		
绝对禁忌证	**相对禁忌证**	**有争议的禁忌证**
• 患者拒绝合作 • 注射部位感染 • 颅内高压 • 凝血障碍（PTT、INR和血小板减低） • 应用抗血小板的药物（氯吡格雷、塞氯匹啶） • 主动脉和椎动脉狭窄 • 严重的脊柱畸形和病理改变（完全的脊柱裂和脊膜瘤）	• 不能很好合作的患者 • 败血症患者 • 先天性的神经损伤[1]、脑积水和严重的癫痫患者 • 复杂的外科手术（主要是 EBL，潜在的呼吸暂停） • 心脏瓣膜的狭窄 – 高风险/益处，主要看患者的功能状态 • 严重的低血容量 • 非注射部位的脊柱畸形和病理改变	• 无法沟通的患者 • 脱髓鞘改变[1]（多发性硬化） • 背部手术和脊柱融合 • 硬膜外麻醉失败后的脊麻

[1]涉及更多的法医学而不是医学。

术前评估

- 血小板、PTT、INR，特别是在 ASA1 级的患者
- 告知患者可能作为镇静或全麻的辅助技术
- 解释优点及其风险，以便家属做出选择
- 不良反应
  - 发生率低，危险性小
    - 阿片类药物会导致头痛、低血压、恶心、瘙痒，应用长效药物的风险例如吗啡，麻醉失败或不同麻醉平面的调节，不能进行脊麻或硬膜外麻醉需要进行全麻，复杂手术或手术时间较长即使硬膜外麻醉可以达到要求但都采用全麻。
  - 罕见但很严重的并发症
    - 出血、感染、神经损伤、麻醉平面过高、呼吸抑制或心血管抑制

定位

- 解剖学
  - 脊神经出椎间孔——成人止于 L1，儿童止于 L3
  - 硬膜外腔/蛛网膜下腔/硬膜下腔——成人止于 S2，儿童止于 S3
- 体表特征(图 121 – 1)
  - 脊柱解剖(图 121 – 2)
  - 韧带
    - 棘上韧带
    - 棘间韧带
    - 黄韧带—厚(3~5mm)最上端达到脑脊膜的中线(4~6mm)，因此硬脑膜被穿破的概率更小
- 麻醉中的易辨体表标志
  - T4 – 乳头水平
  - T7 – 肩胛下角
  - T10 – 肋膈角
  - L1 – 腹股沟韧带
- 一般的针刺(感觉试验)或冷乙醇拭子(交感神经试验)
  - 交感神经阻滞平面 2 个节段 > 感觉神经阻滞平面 2 个节段 > 运动神经阻滞平面

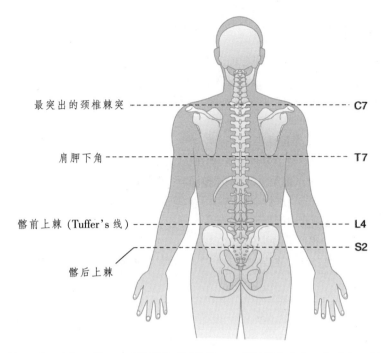

最突出的颈椎棘突 --------- C7

肩胛下角 ----------- T7

髂前上棘（Tuffer's 线）------- L4

-------- S2

髂后上棘

图 121-1　椎管内麻醉的体表特征

➢ 每分钟监测血压一次（短效的局部麻醉药在 10～15min 内起效,长效的局部麻醉药在 20～30min 起效）

• 体位
  ➢ 坐位
    ▪ 更容易找到后正中线（肥胖、脊柱侧凸的患者）
    ▪ 收下颌、放松双臂、背部蜷曲（就像愤怒的猫/虾）
  ➢ 侧卧位
    ▪ 患者向一侧卧,收下颌,蜷腿（胎儿姿势）
    ▪ 注意男性和女性的肩宽/臀围比不同,所以他们的脊柱明显不在同一水平
    ▪ 脑脊液流出显著减慢

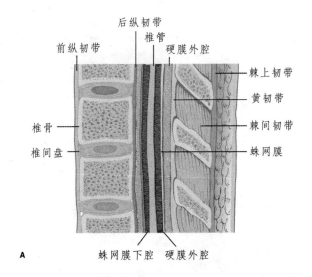

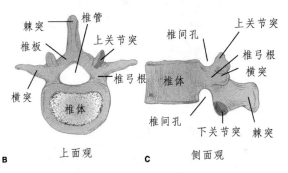

图 121–2 神经阻滞的横断结构(A);典型的腰椎横断面解剖(B 和 C)

➢俯卧位

 ▪脊麻用于肛门直肠的手术时用轻比重局部麻醉药和折刀位,或者把荧光染色法用于神经阻滞技术中。

 ▪脑脊液流动不畅,有时候需要吸气帮助脑脊液的流出。

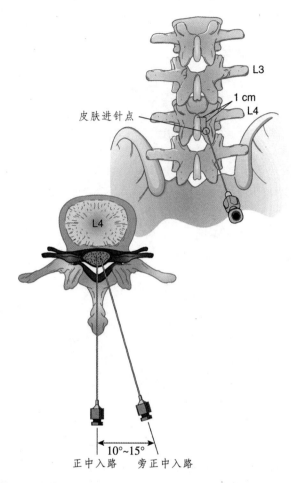

图 121-3　正中入路和旁正中入路

- 入路(图 121 – 3)
  - 正中入路
    - 辨别入路椎间隙的上下棘突
    - 椎间隙的正中点为进针点

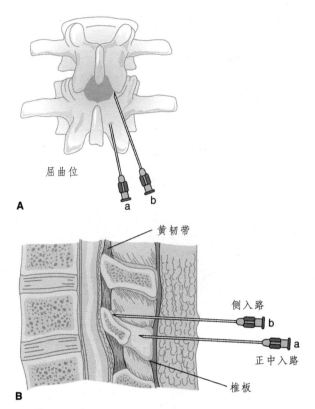

A 为上面观,当进针很浅(a)就碰到骨质通常是触到了椎板,而进针很深(b)遇到骨质则是从侧面入路。B 为侧面观。(Reproduced from Morgan GE,Mikhail MS,Murray MJ. *Clinical Anesthesiology*. 4th ed.Figure 16−14.Available at:www.accessmedicine. com.Copyright ⓒ The McGraw-Hill Companies, Inc. All rights reserved.)

图 121-4　旁正中入路

- ■沿棘突下进针,在腰椎进针时,穿刺针应轻微偏向头端,在胸椎进针时,穿刺针应抬高 30° ~ 50°
- ➢旁正中入路(图 121 - 4)
  - ■患者不能很好配合(尤其是不能弯曲脊柱的患者)或者是棘间韧带钙化的患者
  - ■能清楚地辨认理想节段的上下棘突
  - ■在下棘突外侧 1cm 处进针

- 向头端进针并与皮肤成45°角,并与中线成15°角
- 针的尖端应穿破黄韧带
- 途经棘上韧带和棘间韧带
- 易穿破硬脑膜
- 然而,如果采用臀位穿破硬脊膜,术后发生头痛的概率比正中入路小

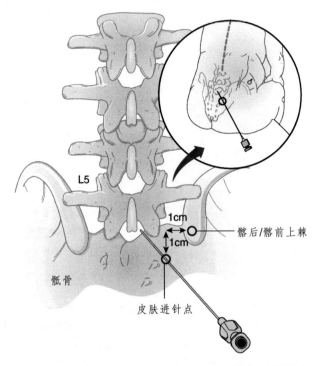

L5

1cm ← → ○ —— 髂后/髂前上棘
1cm ↕

骶骨

皮肤进针点

(Reproduced from Longnecker DE,Brown DL,Newman MF,Zapol WM.*Anesthesiology*.Figure 46–11.Available at:www.accessanthesiology.com.Copyright © The McGraw-Hill Companies,Inc.All rights reserved.)

图 121-5 泰勒入路

> 泰勒入路(图 121 – 5)
  - 改良的旁正中入路从 L5 – S1 进针
  - 有时仅仅适用于那些韧带钙化的患者的硬膜外麻醉
  - 进针点在皮丘距中线 1cm 处,髂后上脊 1cm 处
  - 正中向头端45°～55°进针

- 如传统的旁正中入路一样,第一次感到阻力时是黄韧带
- 若针碰到骨头(通常是骶骨),一般向正中和头端就可以避开

神经阻滞的并发症			
并发症	危险因素	病理生理学	治疗
低血压	大剂量、穿刺平面过高、糖尿病、孕妇、老年人、低血容量	交感神经切断术(动脉和 venolidation 综合征)	液体治疗(预先补充液体但避免超负荷),血管升压药(麻黄碱、多巴胺),去氧肾上腺素可能通过降低心率来降低心排血量
心动过缓或心搏骤停	高平面阻滞(T1～T4),年轻患者,ASA1 级的患者,迷走神经高度兴奋的患者,应用 β-受体阻滞剂患者,低血容量	阻滞了心交感神经纤维,减少静脉回流和压力反射	阿托品、麻黄碱迅速释放 5～10μg 的肾上腺素(必要时应用 ACLS 剂量)
全脊麻	过量,对局部麻醉药不敏感,局部麻醉药的异常扩散	低血压,昏迷,恶心,是因为交感神经和脊髓的低灌注	支持治疗,气管插管,液体治疗,血管升压药,如果对麻黄碱和去氧肾上腺素没有反应,早期预防性应用阿托品和肾上腺素阻止心脏骤停
脊髓前动脉综合征	长时间的严重低血压	减少脊髓前动脉的供血	支持治疗
尿潴留	男性、老年人、阻滞时间过长	S2～S4 节段抑制了膀胱括约肌和排空反射	降低尿潴留的时间,置入导尿管,如果时间较长可能会导致神经损伤
术后头痛(见第125章)	粗针、尖端锋利的针头、青年、女性、孕妇	穿破硬脑膜、脑脊液流出、颅内压降低、血管受到挤压	液体治疗、咖啡因、NSAID、血液填充

(待续)

神经阻滞的并发症(续)			
并发症	危险因素	病理生理学	治疗
腰疼	反复穿刺、碰到骨质、既往有腰痛史	软组织挫伤、局部的炎症反应	具有自限性、对乙酰氨基酚、NSAID、预防脓肿和血肿
神经根或脊髓损伤	穿刺平面过高、反复穿刺、当引出异感时没有改变穿刺针的方向和停止注药	直接损伤神经根和脊髓	有时会自行缓解,若没有自行缓解或出现严重的并发症时及时行神经科诊治
马尾神经综合征	持续的椎管内置管、5%的利多卡因	局部麻醉药在神经根上集中分布或分布不均导致肠道/膀胱功能紊乱和下肢麻痹	细钢丝导管已过时,不推荐使用高浓度的利多卡因,早期发现及时治疗
暂时性神经症状(TNS)	只有在脊麻时发生,硬膜外麻醉不发生。门诊手术,截石位,利多卡因(所有的局部麻醉均可发生)	浓度依赖性的局部麻醉药毒性导致后背痛放散到臀部,感觉或运动的缺失	具有自限性,NSAID止痛
蛛网膜炎/脑膜炎	穿刺器械被污染,局部感染,局部麻醉药保存不当	微生物进入或者是刺激性化学物进入蛛网膜下腔	抗生素治疗脑膜炎,蛛网膜炎的物理治疗和疼痛管理
蛛网膜下腔血肿	凝血功能障碍、血小板减少、血小板功能异常、溶栓治疗,全身麻醉困难	直接压迫性损伤和缺血,首先出现的症状可能是运动神经阻滞长于局部麻醉药的作用时间	请神经科治疗,MRI 和 CT 扫描,8~12h 内可行手术解除压迫
脊髓脓肿	穿刺部位污染	直接压迫导致(1)后背疼,(2)神经根痛,(3)运动和感觉的丧失,(4)麻痹	若出现后背痛和发热,请神经科会诊,CT 和 MRI,抗葡萄球菌抗生素治疗,手术减压或经皮穿刺引流
硬膜外管移位	发生率大于1/3		如果进入血管,拔出硬膜外管,临床医师评估硬膜外导管的利和弊
折断硬膜外导管	经穿刺针撤出硬膜外导管或强制拔出硬膜外导管		仔细观察残端,如果残端暴露较浅或出现神经症状,可行手术取出

抗凝作用和神经阻滞

见第 119 章。

（贾莉莉 译　喻文立 校）

第 **122** 章

硬膜外麻醉

Toni Torrillo, MD

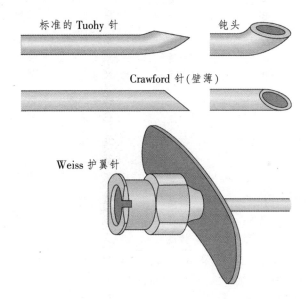

弯曲的钝头有助于推开硬脊膜避免穿破，带有管芯的直针增加了穿破硬脊膜的概率。(Reproduced from Morgan GE, Mikhail MS, Murray MJ. *Clinical Anesthesiology*. 4th ed. Figure 16–18. Available at: www.accessmedicine.com. Copyright © The McGraw-Hill Companies, Inc. All rights reserved.)

图 122-1　硬膜外麻醉针的选择

穿刺点的选择	
手术定位	硬膜外阻滞平面
喉部手术	T4 ~ 8
上腹手术	T6 ~ 8
中腹手术	T7 ~ 10
下腹手术	T8 ~ 11
四肢手术	L2 ~ 4

局部麻醉药				
药物[1]	浓度(%)	起效快慢	感觉阻滞	运动阻滞
氯普鲁卡因	2	快速[2]	痛觉阻滞	低到中度
	3	快速	笨重感	笨重感
利多卡因	≤1	中速	痛觉阻滞	很少
	1.5	中速	笨重感	极低到中度
	2	中速	笨重感	笨重感
甲哌卡因	1	中速	痛觉阻滞	很少阻滞
	2 ~ 3	中速	笨重感	笨重感
丁哌卡因	≤0.25	慢速[3]	痛觉阻滞	很少
	0.5	慢速	笨重感	中等
	0.75	慢速	笨重感	中等
罗哌卡因	0.2	慢速	痛觉阻滞	很少
	0.5	慢速	笨重感	中等
	0.75 ~ 1	慢速	笨重感	中等

快速和中速的局部麻醉药达到作用高峰的时间为 15 ~ 20min,起效慢的局部麻醉药达到作用高峰的时间为 30min。

[1] 常为不用特殊保存的局部麻醉药

[2] 快速通常为 5 ~ 10min

[3] 慢速大约为 15 ~ 20min

硬膜外麻醉的辅助用药					
药物[1]	剂量	起效（min）	达峰时间（min）	持续时间（h）	注意/副作用
芬太尼	50～100μg	5～10	10～20	1～3	瘙痒;恶心;尿失禁;镇静;肠梗阻;呼吸抑制（吗啡会延迟 – 老年人需减量或睡眠暂停）
吗啡	2～5mg	15～30	60～90	4～24	
氢吗啡酮	0.75～1.5mg	20～30	20～30	1～3	
肾上腺素	1:200 000				延长了局部麻醉药的作用时间
可乐定	150～400μg				低血压;延长感觉阻滞
碳酸氢钠	1mEq/10mL的局部麻醉药				加快了利多卡因、甲哌卡因、氯普鲁卡因的起效时间。会使丁哌卡因沉淀

[1]阿片类药物对于手术质量的影响大于手术持续时间的影响:这类药物在不影响麻醉药效的情况下延长麻醉药物阻滞时间。肾上腺素能够延长率普鲁卡因、利多卡因以及甲哌卡因的作用时间,而对于丁哌卡因和罗哌卡因则延长效果不甚明显。应用肾上腺素可以使局部麻醉药的峰值降低。

操作方法

穿刺成功标志:

- 空气或生理盐水阻力消失
- 穿刺针通过皮肤进入棘间韧带
- 可以感觉到阻力
- 移除针芯连接玻璃注射器(内有 2～3mL 空气或生理盐水)
- 小心以毫米为单位进针,直到有突破感
- 在硬膜外腔留置 3～5cm 导管
  - ➢ 导管留置过深容易弯折或打卷
  - ➢ 导管留置过浅容易滑出
- 如果很难找到硬膜外间隙,可以尝试弯曲背部或寻找另外一个间隙或尝试其他方法。
- 如果在置管或注射局部麻醉药时出现持续痛或感觉异常,拔出导管或尝试另一个间隙。询问患者哪一侧出现疼痛或感觉异常,向相反的方向重新进针。

- 避免注射局部麻醉药到神经或脊髓。
- 一次注射 2mL 局部麻醉药使一个阶段被阻滞见第 162 章
- 身高较矮的患者可能每节段需要 1mL,较高的患者可能需要 2mL
- 老年患者或孕妇需要的局部麻醉药减量,原因在于硬膜外间隙顺应性减低或者变窄
- 重力可以帮助获得理想的麻醉效果(侧卧位,头高脚低位,前倾位)

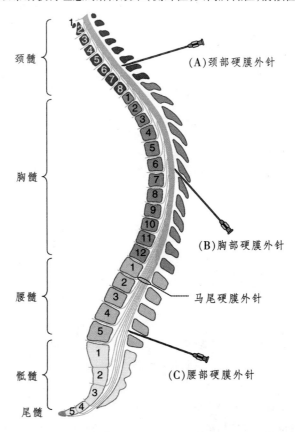

(Reproduced from Morgan GE, Mikhail MS, Murray MJ. *Clinical Anesthesiology*. 4th ed. Figure16–17. Available at: www.accessmedicine.com. Copyright ⓒ The McGraw-Hill Companies, Inc. All rights reserved.)

图 122–2　硬膜外针的不同进针角度

鞘内(蛛网膜下腔)和血管的定位

- 单独的负压吸引是不充足的
- 尚未有一个被普遍认同的试验剂量
- 3mL1.5% 的利多卡因加上肾上腺素(1∶200 000)在非妊娠成人中足以达到试验剂量。如果硬膜外管进入蛛网膜下腔就到达了脊麻,可以观察到 SBP 上升≥10,或者波抬高≥25%,或者存在蛛网膜下腔导管处有脊髓阻滞
- 如果没有加入肾上腺素(例如 3mL 0.25% 的丁哌卡因),观察是否出现中枢神经系统的体征(如耳鸣,嗅觉异常),或与鞘内注射相对应的神经阻滞
- 3mL 的空气可用于单孔导管和心前多普勒
- 100μg 的芬太尼可以用于血管内注射不能用于鞘内注射

硬膜外麻醉药对机体生理功能的影响

器官系统	生理功能	优点	缺点
心血管系统	静脉池 $T_1 \sim T_4$ 节段阻滞了心交感神经	减少失血量,降低 DVT 的发生率	低体温 低血压 心动过缓
肺	阻滞了肋间肌肉和腹部肌肉的运动	膈肌不受影响 减少了疼痛刺激的呼吸抑制,减少肺不张、缺氧、肺炎和呼吸衰竭的概率,缩短了术后机械通气的时间	对于呼吸受限的患者,不能自主地吸入/呼出/咳嗽和清除分泌物
胃肠道	没有抑制迷走神经,较少的促进小肠的蠕动	极其适用于腹腔镜的手术,加速了术后胃肠道的恢复	阿片类药物可能会导致肠梗阻
肾脏	膀胱失去了自主功能	肾功能整体上不受影响	尿潴留,膀胱膨大,高血压
代谢/内分泌	抑制了神经内分泌的应激反应	减少了心律失常和局部缺血	

建议与忠告

- 有些疾病会影响脊柱(如神经纤维瘤,转移癌),在硬膜外置管前进行 CT 平扫和 MRI 可以预防病理性疾病的发生
- 对于椎板和脊柱融合的患者:可以改变解剖结构＝旁正中入路相对更容易,脊麻优于硬膜外麻醉,或选择高于手术节段的平面,如果阻滞不完全或没有达到理想的麻醉效果,要恰当的与患者交流
- 如果出现麻醉平面达到高位胸水平导致本体感受器丧失而出现呼吸困难,有必要在术前和术中及时的与患者交流
- 影响神经阻滞的因素有:容量、年龄、身高、重力(尽管在脊麻中不明显)
- 影响阻滞最重要的因素是局部麻醉药的密度、浓度、总剂量、注射节段
- 不要花费时间在选择麻醉方式和注射节段上,如果在 5min 之后还没有成功,选择其他的节段和方法
- 如果进行单侧阻滞,则尝试将导管针管抽出 1~2cm,并在未阻滞的一侧向下重新插入
- 会阴区的阻滞应采用坐位(避免遗漏骶段)
- 内脏传入神经迷走神经可能未能被阻滞,可能需要阿片类的辅助用药见第 151 章
- 罗哌卡因:低心脏毒性、运动神经阻滞小于丁哌卡因
- 预防硬膜外麻醉局部麻醉药误入血管的最好办法就是试验剂量、注射前用力呼吸,增加剂量(单次注药 5mL,间隔数分钟)
- 文身患者的腰部硬膜外麻醉没有报道出现明显的不良反应
- 败血症的患者腹部手术时运用硬膜外麻醉仍有争议,因为潜在硬膜外脓肿、凝血障碍、血流动力学的不稳定的风险
- 成人患者的硬膜外置管过程中保持患者清醒与睡眠仍有争议。推荐清醒置管。患者保留了对注射部位的感觉和疼痛异常的警觉性,这与术后神经损伤相关

(贾莉莉 译　喻文立 校)

第 123 章

脊麻

Toni Torrillo,MD

脊麻针(图 123 – 1)

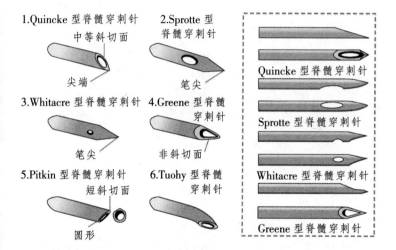

1.Quincke 型脊髓穿刺针
中等斜切面
尖端

2.Sprotte 型脊髓穿刺针
笔尖

3.Whitacre 型脊髓穿刺针
笔尖

4.Greene 型脊髓穿刺针
非斜切面

5.Pitkin 型脊髓穿刺针
短斜切面
圆形

6.Tuohy 型脊髓穿刺针

Quincke 型脊髓穿刺针

Sprotte 型脊髓穿刺针

Whitacre 型脊髓穿刺针

Greene 型脊髓穿刺针

图 123–1　脊麻针

- 所有针的设计都是为了避免上皮细胞损伤而进入蛛网膜下腔
- Quincke 针是用来末次注射的切割针
- 惠特克、斯普罗特、朋克均是笔尖式的(圆头、侧孔注射)
- Sprotte 针的开口很长,如果在针的末端开口进入蛛网膜下间隙虽然脑脊液流动很通畅但容易阻滞失败,由于近端部分没有经过硬脑膜,所以给药并不完全
- 钝尖的针(笔式)和小号针减少了术后头痛的概率

局部麻醉的选择(见下表)

脊麻的常用剂量、应用和持续时间					
药物	浓度	剂量(mg)	适用范围	作用时间(h)	
				单独作用	肾上腺素
丙乙胺	1%,2%,3%	30~60	门诊手术,T8	1~2	不推荐使用
利多卡因	2%	40~50	门诊手术,T8	1~2	谨慎使用不推荐
甲哌[1]卡因	1.5%	35(T9)	门诊手术	1~2	不推荐使用
		45(T6)[2]	手术室膝关节镜	1.5~3	
		60(T5)	经尿道前列腺电切	2~3.5	
丁哌卡因	0.5%	7.5	门诊手术下肢手术	1~2	
		10	THA、TKA	2	
		15	股骨切开复位	3	4~5
丁哌卡因	0.75%于8.25%的葡萄糖	4~10	会阴手术	1.5~2	1.5~2
		4~10	下腹部手术[3]		
		12~18	上腹部手术		
罗哌卡因	0.5%,0.75%	15~17.5	T10水平	2~3	不延长阻滞时间
		18~22.5	T8水平	3~4	
	1%+10%葡萄糖(等容积的罗哌卡因和葡萄糖)	18~22.5	T4水平	1.5~2	
丁卡因	1%+10%葡萄糖(0.5%的为高渗溶液)	4~8	会阴/四肢末端	1.5~2	3.5~4
		10~12	下腹部手术		
		12~16	上腹部手术		

[1]作为利多卡因的另一种选择,甲哌卡因也有神经电刺激的发生。

[2]每增加15mg剂量延长或增加了20~30min的作用时间,10μg的芬太尼增加了阻滞面积但不延长复苏时间,在应用30mg的剂量时为确保阻滞的持续时间应合理的应用辅助药物。

[3]低剂量的局部麻醉药(4~5mg)对于需要下地行走的和单侧阻滞、膝盖的手术效果很好。让患者保持侧卧位,患侧在下,6min之后起效。

脊麻药物的辅助用药			
辅助用药	剂量(μg)	持续时间(h)	注意/副作用
芬太尼	10 ~ 25	1 ~ 2	瘙痒;恶心;尿失禁;镇静;肠梗阻;呼吸抑制(吗啡会延迟 – 老年人需减量或睡眠呼吸暂停)
舒芬太尼	1.25 ~ 5	1	
吗啡	125 ~ 250	4 ~ 24	
肾上腺素	100 ~ 200		延长了局部麻醉药的作用时间 + a 肾上腺素试剂
去氧肾上腺素	1000 ~ 2000		低血压,延长丁卡因作用但不延长丁哌卡因的作用,延长丁卡因的作用优于肾上腺素。可能会引起 TNS
可乐定	15 ~ 150		低血压,镇静,延长运动和感觉神经阻滞

操作

- 消毒、铺巾、局部浸润麻醉
  - 扩皮(不需要 22 号的 Quincke 针)
  - 脊麻针通过时有两个突破感(突破黄韧带和蛛网膜)
- 拔出管芯,待脑脊液流出通畅后注入脊麻药
- 如果脑脊液流出不通畅
  - 后退或稍稍前进等待脑脊液流出
  - 如果脑脊液流出还是不通畅,插入针芯,拔出腰麻针,重新定位进针
- 若脑脊液很难流出或间隙寻找困难,可以蜷曲骨骼或选择其他的间隙或方法
- 当针进入蛛网膜下腔或进行注药时出现持续疼痛或感觉异常,后退针并改变方向。询问患者哪侧出现疼痛或感觉异常,向反方向进针
- 不要损伤神经和脊髓(L2 ~ L3 节段以上)

比重和扩散

- 影响局部麻醉药扩散最重要的因素是药物的比重、总剂量、体位
- 比重是指局部麻醉药的密度比上脑脊液的密度

- 溶液可以通过加入葡萄糖配成重比重溶液也可以通过加入灭菌注射用水配成轻比重溶液。大多数局部麻醉药是等比重溶液,氯普鲁卡因是轻微的重比重溶液
- 美国食品药品管理局(FDA)没有批准使用等比重溶液用于脊麻,但氯普鲁卡因被广泛应用了多年并没有发现有不良事件发生
- 重比重溶液随重力流动:
  - ➢ 如果患者保持坐位,只有骶部可以被麻醉称为"鞍麻",阻滞的是会阴区(适用于潜毛性囊肿、骨折端环扎术、痔切除术等)。重比重局部麻醉药注入后保持足够长时间的坐位(至少5min,理想的为15min)可以最大限度保持骶部麻醉,最低程度地向头部扩散和产生低血压
  - ➢ 如果注射后患者躺下的时间很短,局部麻醉药则会沿着骶曲和胸曲扩散:
    - ▪ 高位麻醉(例如T4节段用15mg的丁哌卡因)就可以达到麻醉效果,适用于腹部的手术
    - ▪ 内脏血管扩张引起的低血压高于等比重溶液
    - ▪ 与等比重溶液相比,阻滞不完全(可能出现止血带疼痛)和持续时间短
  - ➢ 如果患者保持侧卧位,在下方的会被阻滞
- 低比重溶液向上流动,如果患者保持侧卧位,在上面的一侧将被阻滞(单侧阻滞),在老年和虚弱的患者中可以最小限度的引起血流动力学的改变
- 体位在等比重溶液中不是很重要,尽管等比重溶液在体温下会变成轻微的轻比重溶液,如果患者保持长时间的坐位会引起较高节段的阻滞(如在腰–硬联合麻醉中)

建议与忠告

- 成人脊髓终止于L3下缘。髂脊所对应的节段是经常变化的,在脊髓损伤的患者中结合患者的身体状态来定位,通常应用最低间隙
- 有些疾病会影响脊柱(如多发性神经纤维瘤、转移癌),CT平扫和磁共振有助于早期发现这些疾病
- 椎板融合和脊柱融合的患者解剖结构发生了改变,旁正中入路更容易成

功,脊麻比硬膜外麻醉更容易,或选择比手术区域更高的节段。脊麻可能阻滞不完全或麻醉平面没有达到预期效果。恰当的与患者交流。

* 如果出现麻醉平面达到高位胸水平导致本体感受器丧失而出现呼吸困难,有必要在术前和术中及时的与患者交流。
* 罗哌卡因低心脏毒性,阻滞感觉神经不如丁哌卡因,通常应用的剂量是丁哌卡因的 1.5 倍
* 不要花费时间在选择麻醉方式和注射节段,如果在 5min 之后还没有成功,选择其他的节段和方法。
* 脊麻中局部麻醉药进入血管内导致局部麻醉药中毒不会发生,因为应用的剂量非常低
* 大剂量的鞘内阿片类药物应用导致皮肤瘙痒,如果抗组胺药物不起作用(25mg 苯海拉明静脉注射),静脉注射纳布啡 5～10mg

(贾莉莉 译　喻文立 校)

第 124 章

腰硬联合麻醉

Toni Torrillo, MD

腰硬联合麻醉的优点

* 起效迅速,阻滞范围广
* 硬膜外置管延长了阻滞时间(如果手术时间长于腰麻时间)还可用于术后镇痛

仪器(针内针技术)

* 硬膜外穿刺包
* 比硬膜外针还要长的腰麻针(24～27 号的笔式钝针,如 Whitacre, Sprotte, 或 Gertie Marx)

局部麻醉药在手术中的不同用量					
药物	浓度	剂量 (mg)	适用范围	持续时间(h)	
				单独作用	肾上腺素
丁哌卡因 (等比 重)	0.5%	10	全髋关节置换术、全膝关节置换	2	
		15	术、腓骨切开复位内固定	3	4~5
丁哌卡因 (重比 重)	0.75%溶于 8.25%的 葡萄糖	4~10	会阴部和下肢	1.5~2	1.5~2.5
		12~14	下腹部		
		12~18	上腹部		
罗哌卡因	0.5%或0.75	15~17.5	T_{10}水平	2~3	
		18~22.5	T_8水平	3~4	
	1%+10%葡萄糖(相同容量的罗哌卡因和10%葡萄糖)	18~22.5	T_4水平	1.5~2	不延长阻滞效果
丁卡因	1%+10%葡萄糖(0.5%重比重)	4~8	会阴部/下肢	1.5~2	3.5~4
		10~12	下腹部		
		10~16	上腹部		

硬膜外麻醉的选择

• 较高浓度的局部麻醉药保持外科手术的阻滞范围
• 较低浓度的局部麻醉药用于术后镇痛
见第122~162章的备注信息

操作

• 消毒、铺巾、局部浸润麻醉:
  ➢ 应用负压吸引技术首先进入硬膜外腔
  ➢ 腰麻针进入硬膜外便可到达蛛网膜下腔
• 待脑脊液流出后注入腰麻药
• 当针进入蛛网膜下腔或进行注药时出现持续疼痛或感觉异常,后退针并

改变方向,不要损伤神经和脊髓:

> ➤ 询问患者哪侧出现疼痛或感觉异常,向反方向进针(特别是脊柱畸形的患者)

- 拔出腰麻针
- 置入硬膜外管,确保 3~5cm 的硬膜外管在硬膜外腔

建议与忠告(参见第 122、123 章)

- 应用盐水检测是否进入硬膜外腔容易与流出的脑脊液混淆,建议用空气负压法
- 如果应用 25 号或以下更小的腰麻针进入硬膜外,针穿破硬脊膜导致脑脊漏的风险会降到最低
- 硬膜外局部麻醉药应缓慢的增加剂量以防鞘内注射,硬脊膜的洞可以造成麻药向脑脊液的流入而增加局部麻醉药的药效
- 硬膜外麻醉中硬脊膜被穿破的概率低于腰硬联合麻醉,因为它只是单一的一种技术
- 穿刺失败的概率腰硬联合麻醉低于硬膜外麻醉,毕竟硬膜外麻醉只是一种麻醉方式

(贾莉莉 译　喻文立 校)

第 **125** 章

体位导致的术后头痛

Michael Anderson, MD

发生率

- 22G Quincke = 36%
- 27G Whitacre = 0
- 16G Tuohy = 70%
- 在硬膜外分娩镇痛时,硬膜穿破发生率为 0～2.6%

危险因素

- 女性
- 20～40 岁
- 既往频繁的头痛史
- 多次的硬膜外穿刺
- 尖头的针而不是钝头的针

诊断

- 脊麻和硬膜外麻醉后 24～48h 通常会发生头痛,偶尔也会延迟。术后立刻发生的头痛最典型的是因为颅腔积气,但很快就会被分解吸收
- 头痛经常发生于额部和枕部,常常放射至颈部和肩部
- 头痛是体位性的,坐位会加剧头痛,平躺会缓解
- 不典型的体征还包括:耳鸣、复视、听力丧失、畏光不伴有头痛发生。这是因为牵拉到了脑神经,早期有争议说是微血栓造成的
- 大约 40% 的产妇会经历术后头痛但不是穿破硬脊膜后引起的头痛:因此必须分清是穿破硬脊膜引起的头痛还是其他原因引起的(如紧张性头痛、子痫前期、偏头痛、咖啡因的撤退作用、脑膜炎)
- 与术后硬膜被穿破导致的头痛相比较,如果将局部麻醉药误入蛛网膜下腔,或者感染,权衡高位脊髓麻醉的风险,一系列的证据表明减少术后头

痛可以使用钝针置管 24h

治疗

- 大多数的头痛的发生是自发性的,治疗过程应该是麻醉医师和患者合作的过程
- 治疗的一线用药包括支持性的液体治疗,咖啡因(500mg 静脉注射或 300mg 口服),口服镇痛药(如对乙酰氨基酚、羟考酮)

硬膜填血

- 保守的治疗观点认为硬膜外血肿 48h 后再处理,除非出现了神经症状
- 任何硬膜外麻醉都应在近期停止使用抗凝剂和抗血小板的药物见第 119 章
- 辨认硬膜外腔(最好选择低于穿刺间隙的一个节段)
- 抽取 15 ~ 20mL 的自体无菌血液然后注入硬膜外腔
- 注射应缓慢,并随着背痛/压力发展或达到 20mL 时结束
- 注射完毕后让患者平躺 2h
- 有时会进行第二次硬膜外填血
- 并发症:
  - 心动过缓
  - 刺激神经根导致的腹部和坐骨神经痛,较轻的疼痛在数天后消失
  - 常见低热
- 如果在两次硬膜外填血后诊断仍然是术后硬膜外头痛,应考虑进行专业的咨询和 CT 成像检查来排除潜在的长期牵拉硬膜外静脉导致的硬膜外血肿
- 预防性硬膜外填血仍然有争议,权衡这项技术的利弊因为它不降低发病率但可以减少术后硬膜外头痛的严重性和持续时间
- 手术治疗是最后的手段

(贾莉莉译　喻文立校)

第 126 章
外周神经刺激

Caroline Buhay, MD

• 刺激周围神经和神经丛取决于:

外周神经电刺激参数	
参数	**临床指征**
电阻抗	• 随着组织的不同而变化 • 大多数刺激以恒定的电流输出因为它能自动补偿阻抗的变化
电极距神经的距离	• 以较低的电流引起神经刺激(<0.5mA)预示着接近神经 • 电流 <0.2mA 时目标肌肉收缩可能是因为针尖进入神经内 • 增加电流和脉冲持续时间提高了刺激电极在更大的距离上引起神经刺激
电流(安培)	电流维持在 0.23~0.5mA 时引起相应的肌肉收缩通常是安全的,可靠的阻滞
电极的位置	• 负极连接绝缘穿刺针,正极通过心电电极片连接患者皮肤 • 电极相反达到相同的反应需要 4 倍的电流

材料

• 绝缘针 – 绝缘针杆   确保了电流分散的集中在针尖,使针尖部位具有特异性
• 神经刺激仪装置

神经刺激仪的基本参数		
参数	功能	设置
恒流输出	自动补偿组织、穿刺针、连接电线和接地电极的阻抗,保证与设定电流的一致	多数现代刺激仪均有
电流计	• 显示当前电流 • 能够显示 0.01mA 的增加,保证其准确性	• PNS:0.2～1.5mA • TES:5mA
脉冲宽度和持续时间	短时(0.05～0.1ms)刺激目标运动纤维避免长时间的刺激痛神经纤维 引起痛神经纤维去极化的脉冲时间为:A－δ(0.17ms)和 C 纤维(0.4ms)	• PNS:0.1ms • 糖尿病患者的神经通路可能需要较长的时间(0.3ms 或 1ms)来引起目标肌肉的收缩 • TES:0.2～0.3ms 在距神经较远的距离引起运动反应
刺激频率	• 决定脉冲传送到目标肌肉的快慢(脉冲) • 较老的模式是以 1 赫兹每秒的频率要求以较慢的速度进针防止不能发现目标肌肉的收缩	• 常规设置:2 赫兹每秒有利于较快的进针

技术(涉及特殊的神经阻滞技术章节的更多细节)

• 辨别体表特征、穿刺点、方向、发生反应的目标肌肉
  ➢ 因为解剖结构的变异或巨大骨骼的体质,很难准确的定位某一神经,在这种情况下,可以在体表做一神经或神经丛的地图通过经皮神经电刺激(TES,如下)
• 确保负极接绝缘针(负极,黑色)正极接患者(正极,红色)
• 开始先设置电流为 1.2～1.4mA,更高的电流会引起患者的不适感
• 进针并前进观察目标肌肉
• 一旦观察到目标肌肉颤动,缓慢的增加电流并调节针的位置待最大幅度的肌肉颤动出现
• 如果在电流≥0.5mA 时颤动消失,增大电流直到颤动重新出现

- 目标:反应电流为 $0.2 \sim 0.4$mA
- 注药时保证针的位置不动,请助手帮助让患者在注药时保持不动
- 出现针尖进入神经内的征象时应轻微把针后退:
  - ➢肌肉颤动时电流仍小于 0.2mA
  - ➢在针前进时引起感觉异常
  - ➢注药时有很高的阻力
- 注入 $1 \sim 2$mL 的局部麻醉药观察颤动的消失
- 随着稳定的压力持续注药,观察呼吸确保针尖未进入血管内
- 确保注射阻力较低(建议神经内注射)

警告

- 神经包括运动和感觉两部分,肌肉反应可能不会呈现除非针尖靠近运动部分,这就可以解释在超声可视下看到针尖进入神经但没有观察到运动反应

经皮神经电刺激

在针置入之前,定位针通过经皮刺激外周神经技术下找准进针点和神经走向。在首次学习神经刺激技术时体表解剖特征对确定那些难以确定的部位很有帮助。神经刺激技术基于刺激电极离神经越远所需的电流就越高,脉冲持续时间,需要多次刺激来达到去极化和引起目标肌肉颤动的目的。

设备

- 外周神经刺激器用于神经肌肉阻滞监测设置的电流为 5mA(中等身材的患者)或 10mA(肥胖患者),0.2ms,2Hz,单次肌颤动
- 改良的心电图电极直径在 0.5cm 之内,可以接触到

操作

- 正极电极置于患者皮肤上
- 负极电极接在改良的心电图仪上
- 确保外周神经刺激仪在上述设置中正常工作
- 根据患者的解剖结构估计进针点,开始设置电流为 5mA,把负极放在进针点观察肌肉是否颤动
- 一旦引出肌肉颤动,减低电流直到肌肉仍然在颤动。外周神经刺激技术

和上述描述的相似,将电极置于皮肤用最低的电流引出最强的肌肉颤动,标记这一点为进针点
- 应用相似的过程,神经的走形可以被描记出来从而指导穿刺针前进的方向

注意事项

- 引起肌肉颤动的最小电流会因患者和神经靶向(股神经与肌间沟臂丛神经)的不同而有所不同,但范围为 2~3mA
- 如果是肥胖患者,皮肤与神经的距离远于正常人,因此,可能需要一个高起始电流(10mA)才能引出肌肉颤动
- 尽管一个脉冲持续时间是 0.2ms 在刺激痛神经纤维范围之内,但这一技术并没有在临床中显示出严重的高节段不良反应

外周神经及其神经根,受支配的肌肉,和预期反应			
神经	神经根	肌肉	反应
副神经	脑神经	•斜方肌	•抬高肩膀
膈神经	C3~C5	•膈肌	•呃逆
肩胛上神经	C5~C6	•冈上肌 •冈下肌	•上臂向后 •上臂向外
肌皮神经	C5~C6	•肱二头肌 •肱肌	•上臂向后
胸长神经又称 胸背神经	C6~C8	•背阔肌	•上臂向后、向内旋转和延伸
桡神经	C5~C6	•肱桡脊	•前臂屈曲、旋后
	C5~C6	•桡侧腕伸肌	•伸腕,向桡侧背屈
	C6~C8	•尺侧腕伸肌	•伸腕,向尺侧背屈
	C6~C7	•拇长和拇短伸肌	•拇指伸展
	C6~C8	•指伸肌	•手指伸展
	C7~C8	•三头肌	•前臂扩展

(待续)

外周神经及其神经根,受支配的肌肉,和预期反应(续)

神经	神经根	肌肉	反应
正中神经	C6 ~ C7	•桡侧腕屈肌	•腕屈曲,向桡侧弯曲
		•掌长肌	•腕屈曲
		•对向肌,拇短肌	•拇对掌
	C8 ~ T1	•桡侧深屈肌和尺侧浅屈肌(桡侧手指)	•弯曲手指
		•拇长屈肌	•屈曲拇指
		•旋前方肌	•手掌向下,内旋
尺神经	C8 ~ T1	•尺侧腕屈肌	•腕屈曲,手向尺侧倾斜
		•尺侧深屈肌和尺侧浅屈肌(尺侧手指)	•屈曲尺侧的手指
		•小指内收肌和小指短肌	•小指内收和屈曲
		•拇内收肌	•拇指内收
		•骨间肌	•MP 关节屈曲
		•蚓状肌	•PIP 关节联合
股神经	L2 ~ L4	•股四头肌	•伸膝
	L2 ~ L3	•缝匠肌	•屈大腿和外旋
	L2 ~ L4	•耻骨肌	•大腿内收和弯曲
闭孔神经	L2 ~ L4	•长收肌、短收肌、大收肌 •股薄肌	•大腿内收和外旋
坐骨神经(见下面的分支)	L5 ~ S2	•股后肌群	•髋关节伸直、屈膝
		•股二头肌	•髋关节伸直、大腿外旋
腓浅神经(坐骨神经的分支)	L4 ~ S2	•胫骨前肌	•足背曲和旋转
		•腓长肌、腓短肌	•足背跖屈

(待续)

外周神经及其神经根,受支配的肌肉,和预期反应(续)			
神经	神经根	肌肉	反应
腓深神经	L4 ~ S2	•胫骨前肌	•足背屈和旋转
		•趾长伸肌	•足趾的运动,足外翻
		•蹬长伸肌	•大蹬趾的运动和足外翻
胫神经(坐骨神经的分支)	L4 ~ S2	•腓长肌	•足跖屈(膝盖活动)
		•比目鱼肌	
		•趾肌	
		•胫骨后肌	•足跖屈和内翻
		•趾长屈肌	•足趾的活动
		•蹬长屈肌	•大蹬趾的运动
		•跖肌	•足跖屈

（贾莉莉 译　喻文立 校）

第 127 章

超声引导下的区域麻醉

M. Fahad Khan,MD, MHS

通常来讲要扫描整个目标区域以定位结构并确认解剖变异。

区域麻醉超声引导的优势

• 将神经或神经丛可视化
• 将组织结构可视化以避免损伤血管和胸膜
• 将穿刺针可视化
• 将局部麻醉药扩散可视化:

➢ 控制用量,当扩散足够时即停止注射

➢ 避免血管内注射;当针尖处在压缩的、可视化差的静脉腔内时以及注射却看不到扩散时,存在并发症的风险。

- 确认导管位置:
  ➢ 注射液,流动的液体或空气
  ➢ 可以使用彩色多普勒

无菌技术/探头保护

- 超声(US)探头应该使用无菌导电凝胶和无菌防护罩
- 在理想情况下,应使用松紧带固定好的具有放大功能的探头罩
- 使用后应对探头进行灭菌或消毒并冲洗、干燥,存放于洁净的环境中

超声设备和传感器/探头

探头形状(图 127-1)

- 直线形(线型)探头产生的图像和探头一样宽
- 曲线探头产生一个半圆形的图像,这样探头之外组织结构也可以显现
- 特殊形状的探头能够最大程度减小其"接触面",尤其对体型瘦小的患者或小儿(例如,"曲棍球棒"探头)。

频率

- 根据频率挑选探头(通常在 3~15 兆赫之间)
- 高频探头(8~12 或 15 兆赫):
  ➢ 不能很清楚地看到较深层的组织
  ➢ 最佳目标深度为 3~4cm
  ➢ 较高的分辨率(画质)
- 低频探头(3~5 兆赫):
  ➢ 能看到较深层的组织
  ➢ 最佳目标深度超过 5cm
  ➢ 较低的分辨率(画质)
- 挑选合适的探头后,通过选择高、中或低频率进行细微的调节

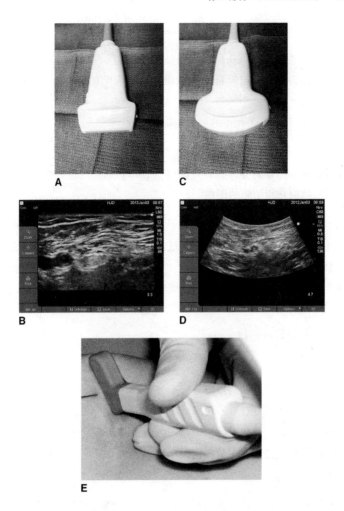

(A 和 B)直线探头以及用直线探头获得的超声图像。(C 和 D)弯曲探头以及用弯曲探头获得的超声图像(E)"曲棍球棒"探头。

(Reproduced with permission from Hadzic A.*The New York School of Regional Anesthesia Textbook of Regional Anesthesia and Acute Pain Management.* New York: McGraw–Hill;2006. Figure 52–1. Copyright © The McGraw-Hill Companies, Inc. All rights reserved.)

图 127-1　直线、曲线及"曲棍球棒"探头

探头的方向

在超声显示器上确定探头的哪一侧对应于图像哪一侧：

- 大多数探头有一个与屏幕上的标识物相对应的固定标志（即可见的缺口/凹槽）
- 如果有疑问，请点击探头的一侧以确定方向

输入信号增益控制

- 影响了显示图像的亮（高回声）暗（低回声）特征
- 调整增益以获得清晰的图像

时间增益补偿

- 通过采用一系列的滑动按钮或通过自动调节，影响该区域特定深度超声图像的亮度。
- 通常情况下，在较深的区域，因光线衰减而需要更高的增益设置

深度

调整深度使目标结构位于视野内。

焦点

- 调节焦距以达到最佳的横向分辨率，这样能清楚地分辨出同一深度彼此相邻的两个物体/组织。
- 聚焦箭头应调整至与目标组织在同一水平的光束的焦点位置
- 较新的机器能够自动调节图像焦距

彩色多普勒

- 具有辨别和定量分析血流的功能；对于区域麻醉，其目的是确定血管的位置
- 需要注意的是，如果光束正好与血流方向垂直，则血流不能显示：此时应稍微调整一下探头的角度
- 助记符 = BART：
  - ➢蓝色 = 远离换能器
  - ➢红色 = 靠近换能器

组织	图像特征
神经根	低回声
周围神经	混合回声(在高回声的结缔组织内存在低回声的束状组织)
动脉	无回声和脉动,不易压缩,彩色多普勒阳性
血管	无回声和脉动,易压缩,彩色多普勒阳性
脂肪	低回声,存在或多或少的混合回声
肌肉	混合回声(低回声伴有线状的高回声)
肌腱	强回声,或多或少的混合回声;当上下拉动时改变形状
筋膜	强回声
骨质	超强回声(带有低回声的阴影)
局部麻醉 D5W	低回声;如果液体中存有气泡,可能出现高回声和混合回声

各个组织的超声特征

可视化和穿刺针引导技术(图 127-2)

短轴视图
神经或血管垂直于其长轴成像。

长轴视图
神经或血管沿其长轴成像。

平面内穿刺针的(使用)方法
- 穿刺针与超声探头一起置入,并保持穿刺针与探头平行
- 穿刺针从针柄端到尖端全长都可以看到
- 一旦获得满意的图像,为了能够更清楚地看到穿刺针,除了在不改变探头角度的情况下轻微的滑动它之外,不应对探头进行其他的移动

平面外穿刺针的(使用)方法
- 将穿刺针放置在垂直于探头的位置
- 穿刺针的针柄在显示器上只显示一个强回声点
- 必须不断地向近侧和远侧移动穿刺针以确定尖端位置
- 一些从业人员在非常接近探头和几乎平行于超声光束的位置插入穿刺针;在这种情况下,探头不能移动

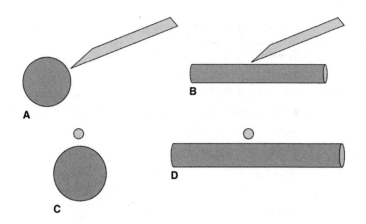

(A)短轴观测到的神经,平面内的针。(B)长轴观测到的神经,平面内的针。(C)短轴观测到的神经,平面外的针(只有针的一个横截面可以看到在超声显示上为一个点)。(D)长轴观测到的神经,平面外的针(很少使用)。神经是绿色的针是蓝色的。

图 127–2　神经可视化以及穿刺针(使用)方法

• 如果无法清晰地看到穿刺针,可以使用水分离(见下文)技术

使用平面内和平面外两种技术时不要直接指向神经,在其边缘即可,以避免神经损伤。

"鸡啄米"样

• 穿刺针在几毫米范围内快速的往复运动,基于组织运动来估计穿刺针位置

水分离术/水声定位

• 注射少量局部麻醉剂或 D5W 则更好[如果应用 D5W 的话,不阻碍神经刺激(神经刺激仪)],来确认针尖位置

异向性

• 当超声光束为垂直时,结构会呈现最好的可视化效果;否则大部分超声波会从探头散开
• 需要调整探头的倾斜角度以获得最佳的图像
• 对某些病症尤其有效,例如,腘窝坐骨神经阻滞:神经从深至浅,如果不

倾斜探头至垂直于血管的位置,成像会很差

双引导技术(图 127-3)

神经刺激仪和超声引导的协同使用。

优点:定性解剖定位(超声)加定量功能定位(神经刺激仪)。

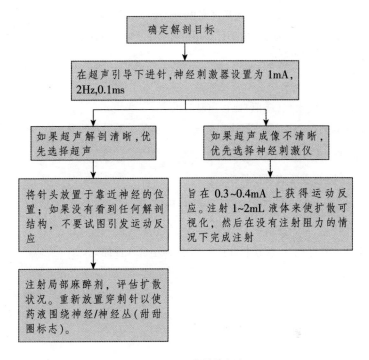

图 127-3　双重引导方法

疑难解答

我可以看到神经,但是看不穿刺针

- 确保穿刺针已被引入到探头下足够深的位置
- 使用"鸡啄米"样移动以明确穿刺针的位置
- 轻轻地来回滑动探头但不要使其倾斜,尽量把针刺入超声光束内
- 如果不成功,将穿刺针拔出皮肤,并按平行于超声光束的路径引入穿刺针

我可以看到穿刺针但看不到神经

- 重新放置探头,不移动穿刺针,找到目标结构的足够的视野
- 将穿刺针拔出皮肤,并按平行于超声光束的路径引入穿刺针
- 如果需要,改变进针点

我只能看到穿刺针的一部分

- 将穿刺针以一定角度引入超声光束
- 将穿刺针拔出皮肤,并按平行于超声光束的路径引入穿刺针
- 如果需要,改变进针点

我正在注射,但我没有看到任何局部麻醉药扩散

- 立即停止注射!(防范)血管注射的风险
- 略微缩回穿刺针;释放探头上的压力,让压缩的静脉可视化

我正在注射,局部麻醉剂扩散远离神经

- 停止注射;重新放置穿刺针

我试图注入,但注射阻力非常大

- 停止注射;重新评估针尖位置,最有可能在神经内
- 重新放置穿刺针,使穿刺针接近神经,但不进入神经

（张鹏 译　于泳浩 校）

第 128 章

周围神经导管的置入

Caroline Buhay, MD

周围神经导管和连续性周围神经阻滞(CPNB)是同义词,这两个词在本章中毫无差别。

适应证

- 一般多用于手术后可能会出现持续 >12~24h 明显疼痛的住院患者
- 在急诊也可以使用,选择合适的患者非常重要
- 为了降低阿片类药物用量及其造成的不良反应
- 和椎管内镇痛相比,副作用更小(血流动力学),对凝血功能要求低
- 交感神经切除术和血管舒张作用可以增加血管事件、肢体移植/再植或保肢术后的血流灌注
- 还能提高包括关节置换术在内的术后被动功能锻炼的承受度,可以在更短的时间内出院

置管技术

- 严格的无菌预防技术(氯己定皮肤清洁剂,无菌手套、帽子、口罩和大的无菌单)
- 市场上的套件包括一个绝缘的神经刺激针及一个刺激性或非刺激性导管
- 如果没有则可以在超声引导下使用硬膜外套件
- 使用刺激性导管是否会降低继发的阻滞失败率尚不清楚。有数据表明,在超声引导下置入导管能保证有效的术后镇痛
- 该技术的使用最终依赖于操作者的偏好和操作时间。超声和神经刺激器的结合可进行深部的神经阻滞(例如,坐骨神经阻滞、腰丛神经阻滞),其中超声的影像可能不理想

用于神经阻滞的刺激性及非刺激性导管的放置	
非刺激性导管	**刺激性导管**
1. 如果必要,阻滞部位周围需要备皮	• 按照步骤 1~6 操作
2. 消毒及铺巾	7. 固定穿刺针,注射 5~10mL D5W (非传导性)扩张神经周围间隙
3. 将神经刺激器设置为 2Hz 0.01~ 0.03ms,1.2mA	8. 将刺激器与导管相接,并通过穿刺针置入
4. 用 Tuohy 针引出相应的收缩反应	9. 该运动反应类似于由穿刺针刺激引发的运动反应
5. 将穿刺针置于最佳的位置以维持电流在 0.2~0.5mA 范围内产生反应	10. 推进探头至超过穿刺针 2~ 3cm 的位置同时维持相应的动作反应
6. 回吸以排除穿刺针进入血管内/鞘内	11. 对于多大的电流用于确定合适导管位置,没有明确的指南
7. 固定穿刺针的位置,注入所需剂量的局部麻醉剂	12. 取下穿刺针和套管针
8. 将导管置入至超过穿刺针 2~3cm 的位置	13. 请参阅"导管固定"部分
9. 取出穿刺针	
10. 请参阅"导管固定"部分	

超声引导

- 根据操作者的偏好,超声波可以与神经刺激器一起使用,但并不一定能获得较高的导管置入成功率
- 将超声探头置于无菌鞘内,确保在探头和无菌鞘内壁之间有足够的无菌凝胶
- 一旦目标神经通过超声被可视化,在平面内或平面外插入 Tuohy 针,取决于操作者的偏好(图 128 – 1)。平面内导管插入和平面外的方法具有相同的镇痛效果,并且插入的时间更短
- 当 Tuohy 针尖置于适当的位置,回吸并注入所需剂量的局部麻醉剂。另外若通过导管注射局部麻醉剂,只需注射 3 ~ 5mL 的局部麻醉剂/生理盐水即可
- 放下超声探头,固定穿刺针,并将导管插入到超过针尖 1 ~ 3cm 的位置
- 取出穿刺针
- 在超声下可以用不同的方式来确认导管尖端的位置:

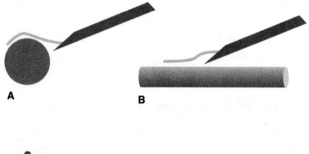

(A)从短轴观测到的神经,穿刺针和导管在平面内。(B)从长轴观测到的神经,穿刺针和导管在平面内。(C)从短轴观测到的神经,穿刺针和导管在平面外。神经是绿色的,针是蓝色的,导管是黄色的。

图 128–1　超声引导下神经周围导管的插入技术

➢ 在观察超声显示器时,通过导管注射 2 ~ 3mL 的空气,标记并记录导管尖端位置的回声震动

➢ 通过导管(而不是针)注射适当剂量的局部麻醉药用于手术麻醉或术后镇痛,并观察目标神经周围的低回声液体的扩散情况。

• 请参阅"固定导管"部分。

固定导管

导管固定必须在与置入导管过程相同的无菌环境下完成

表128 – 1　手术过程及相应的 CPNB 位置

手术部位	手术种类	CPNB 位置
肩部和肱骨近端	全/半肩关节造形术 肩袖修复 肩关节损伤修复等	肌间沟(偶尔会在锁骨上)
肘,前臂,及手部	关节造形术 骨折治疗	锁骨上部,锁骨下部
胸廓和乳房	开胸手术 乳房切除术	椎旁
腹部,髂嵴和腹股沟区域	下腹部手术(前列腺切除术,阑尾切除术) 髂骨植骨 腹股沟疝气修补手术	腹横肌平面(TAP) 双侧导管可放置于中线切口
臀部和大腿	髋关节置换手术 髋部骨折手术 股骨干骨折手术	腰丛或股骨
膝	膝关节置换手术 肱骨髁上骨折手术 胫骨平台骨折手术(骨筋膜室综合征的有争议性的 B / O 危险) ACL/ PCL 重建	股骨或腰丛 ± 坐骨神经或臀下或者腘/胫骨
小腿,踝关节和脚	全踝关节置换术 踝/距下关节融合术	臀下坐骨神经或腘神经单次注射

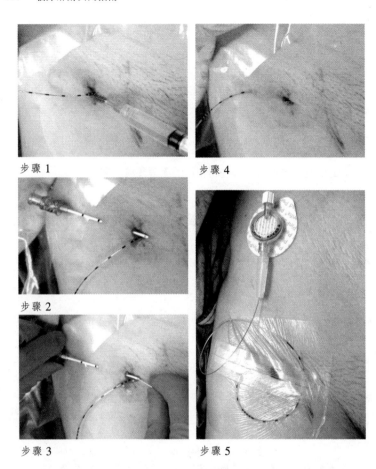

步骤 1   步骤 4

步骤 2

步骤 3   步骤 5

通道及外周神经导管的固定。(步骤 1)使局部麻醉剂渗入远离导管插入位置。
(步骤 2)皮下建立 Tuohy 针的通道。(步骤 3)将导管插入穿刺针。(步骤 4)导
管沿皮下通道引出,并确保导管未打结。(步骤 5)用液体黏接剂(如,benzoin,
Mastisol®),无菌胶带(如,免缝胶条®)和无菌敷料(如,TegadermM®)固定导管。
使用胶带或特殊装置(如,Statlock®)固定导管连接处。

图 128-2   通道及外周神经导管的固定(见彩图)

表 128-2　神经导管的潜在并发症

潜在并发症	点评
导管放置错误 （继发性阻滞失败）	• 如果通过穿刺针注射局部麻醉剂的初始剂量,开始的阻滞可能成功,但连续阻滞可能会失败 • 可以将初始的单次注射改为通过导管注射以确保正确的定位 • 上文讨论的超声和神经刺激导管
导管移位	请参考"导管固定"部分以将导管移位的风险降至最低
血管穿刺/血肿	• 使用超声可以降低风险 • 美国区域麻醉学会（ASRA）关于外周神经阻滞和抗凝的专家共同指出"（神经阻滞适应证）……可以使用神经丛和外周神经阻滞技术,但应该较正常情况更严格"。
血管内注射	• 与单次注射风险类似 • 导管可移位至血管内。使用试验剂量（3mL 1.5% 利多卡因加上 1:2 000 000 的肾上腺素）。在注射或在开始输注前要经常回吸
神经损伤	• 与单次阻滞相似,穿刺针损伤或局部麻醉药的神经毒性作用可导致神经损伤 • 目前的证据表明由外周神经导管和注射 0.2% 罗哌卡因而导致的神经损伤的发生率并不比单次注射阻滞高
细菌定植感染	• 行 CVL 置管时,使用相同的无菌技术（氯己定消毒、无菌手套、大的无菌铺巾、帽子和口罩） • 对于导管能保留多长时间没有严格的限定;然而,保留不超过 3～4 天可减少此并发症。有报道称导管可保留数周（战伤）
神经丛注射	• 当在腰丛或肌间沟置入导管时,特别在使用带有管芯的刚性导管时,导管有进入硬膜外或鞘内的可能性 • 在这些部位注射时,应使用柔和而稳定的压力,因为过高的压力会使药物进入椎管内间隙
导管的打结/退出困难	避免将导管推进至超过针尖 5cm 的位置
导管的切断	• 不要在穿刺针固定的情况下,直接抽出导管

（张鹏 译　于泳浩 校）

第 **129** 章

麻醉后神经损伤的管理

Arthur Atchabahian, MD

手术是大多数神经损伤的根源。然而当涉及局部麻醉时,术后神经损伤的恢复率似乎更低。

预防/记录

- 讨论神经损伤的术前风险,尤其是高危患者:
  - ➤糖尿病
  - ➤多发性硬化
  - ➤身体极度消耗
  - ➤使用氨甲蝶呤、顺铂
  - ➤其他已经存在的神经系统异常
- 在这些患者中:
  - ➤评价区域麻醉/镇痛的风险/效益比
  - ➤请考虑使用较低浓度的局部麻醉剂,不使用肾上腺素(减少神经的血供)
- 术前仔细记录神经系统检查结果
- 记录:
  - ➤抽搐(定位,发生,消失)
  - ➤负压回吸
  - ➤使用超声("没有神经内/血管内注射")
  - ➤注射压力
  - ➤没有出现疼痛/感觉异常
  - ➤止血带使用的时间/压力
  - ➤体位

如有术后神经损伤应进行临床评估

- 记录神经系统检查结果(如有疑问应请麻醉医师、外科医师和神经科医师共同会诊)：
  - ➢ 逐神经和(或)逐皮节进行检查
  - ➢ 检查感觉、运动和交感神经(如果可行的话)
  - ➢ 如果可能,确定损伤程度
- 如果需要神经系统会诊,应对神经损伤进行详细的阐明,而不是病因推断

电生理学

- 理想的情况下,在发生 Wallerian 变性之前,尽快进行电生理检查(< 72h)
- 3 周后重复此检查
- 在双侧上下肢引出亚临床损伤
- 外围神经损伤的肌电图(EMG)
- 如果损伤累及脊髓和(或)感觉根部应进行体感诱发电位(SSEP)检查
- 如果损伤累及锥体束和(或)运动根部应进行运动诱发电位(MEP)检查
- 表明损伤的严重程度:部分或全部
- 表明损伤的水平:脊髓、神经根、神经丛、分支
- 评估临床检查未发现的其他损伤
- 报告应包括随访

其他检查

- 临床上可做 X 线、超声、MRI、CT 检查；如果怀疑有脊髓压迫可行紧急 CT 或 MRI 检查

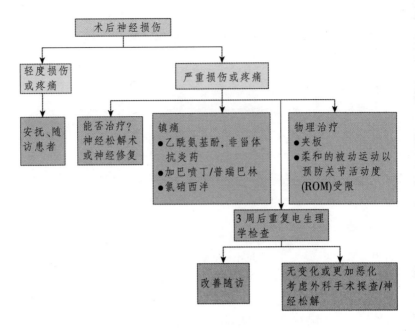

图 129-1 术后神经损伤的管理

（张鹏 译 于泳浩 校）

第 130 章

颈丛神经阻滞

Michael Anderson, MD

颈丛浅丛—颈部皮肤及表层结构(见图 130-1 和图 130-2)。
颈丛深丛—颈部肌肉、深层结构及膈肌。

适应证

甲状腺手术

气管造口术

颈动脉内膜切除术

淋巴结切除术

颈部浅表手术

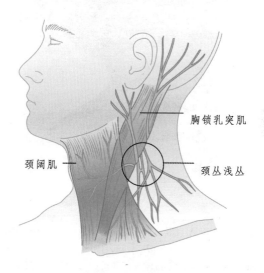

颈丛浅丛起于 C1 至 C4 颈神经,穿行在颈椎和胸锁乳突肌之间,由胸锁乳突肌的后缘穿出并进入颈阔肌。负责支配颈部、下颌、枕部和前锁骨上区皮肤的感觉。(Reproduced from Morgan GE ,Mikhail MS ,Murray MJ. *Clinical Anesthesiology*. 4 th ed. Figure 17-2. Available at: www.accessmedicine.com. Copyright © The McGraw-Hill Companies, Inc. All rights reserved.)

图 130-1 颈部浅表神经丛的解剖(见彩图)

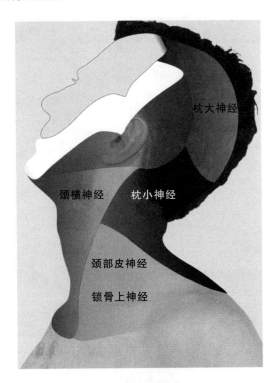

图 130-2　颈丛浅丛的皮节分布(见彩图)

颈丛阻滞

颈丛浅丛阻滞(图 130-3)

- 确定胸锁乳突肌(SCM)的后缘
- 找到胸锁乳突肌的中点,在不超过胸锁乳突肌的深度注入 5mL 的局部麻醉剂
- 使局部麻醉剂沿胸锁乳突肌的后缘扩散以完成局部阻滞
- 超声引导下的阻滞技术:穿刺部位应在 C6 水平,经胸锁乳突肌深面的椎前筋膜面内刺入完成注射。有些患者可在此处看到颈丛神经(见图 133-4)。

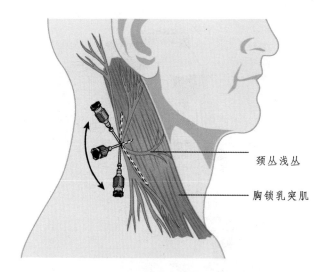

颈丛浅丛

胸锁乳突肌

(Reproduced with permission from Miller RD,ed. *Miller's Anesthesia*. 6 th ed. New York :Churchill Livingstone ;2005:1706. ⓒ Elsevier)

图 130-3　颈丛浅丛阻滞(见彩图)

颈丛深丛阻滞(图 130 - 4):

- 确定乳突和 C6 横突:沿胸锁乳突肌后缘以乳突至 C6 横突的连线作为体表标志
- 确定 C2 和 C3 横突以及位于这条连线上的 C4 横突;紧邻乳突可触摸到的横突即为 C2 横突;如果无法触及可做以下标记:
  - ➢ C2 位于乳突与 C6 横突连线之后乳突之下 1.5cm 处
  - ➢ C3 位于 C2 下方 1.5cm,距离连线 1cm
  - ➢ C4 位于 C3 下方 1.5cm,位于连线上
- 置入穿刺针触到 C3 横突骨质;退针 1 ~ 2mm,并注入 5mL 局部麻醉剂,于 C2 和 C4 处重复此操作
- 也可以单独在 C3(或 C4)处缓慢、分次注入 15mL 局部麻醉剂,注药过程中反复回吸
- 可以使用超声引导进行颈丛深丛阻滞(图 130 - 5),定位 C2、C3 和 C4 横突后,在观测到扩散时注射局部麻醉剂

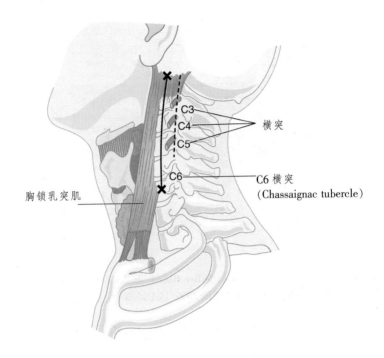

(Reproduced with permission from Miller RD,ed. *Miller's Anesthesia*. 6 th ed. New York :Churchill Livingstone ;2005:1707.ⒸElsevier)

图 130-4 颈丛深丛阻滞（见彩图）

并发症

- 避免对患有重症肺部疾病的患者行颈丛深丛阻滞；因膈神经的阻滞可能导致患者呼吸功能的衰竭
- 禁止做双侧颈丛深丛阻滞；会导致双侧膈神经麻痹
- 颈丛深丛紧邻椎动脉和硬脑膜，因此，在注药过程中应频繁回吸以避免血管内及鞘内注射
- 局部麻醉药剂量过大时可能导致迷走神经和（或）舌下神经阻滞，从而引起心动过速或吞咽及发声困难，应密切观察患者以避免误吸

重点

- 颈丛深丛阻滞用于颈动脉内膜切除术时，手术医师仍然须用局部麻醉药

浸润不在阻滞范围内颈动脉体。此类患者有颈部过度旋转而导致斑块
移位的风险

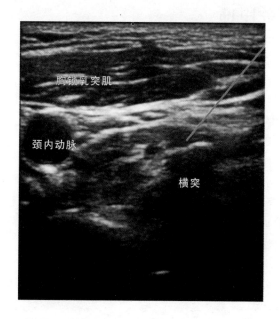

C4 水平成像:红线显示穿刺针的路径,于横突的前部注射局部麻醉剂(3~5mL)
即可观测到药物的扩散。

图 130-5　颈丛神经阻滞的超声图像

（张鹏 译　于泳浩 校）

第 131 章
臂丛神经阻滞

Denis Jochum，MD

- 从臂丛神经根到终末支分为 2 个独立的层面：
  - 简单而固定的背层：伸肌和旋后肌
  - 复杂而多变的腹层：屈肌和旋前肌：
    - 正中神经、肌皮神经和尺神经的关系错综复杂
- 臂丛神经可以：
  - 有 C4 脊神经部分前支（2/3 的病例）参与
  - 或正常
  - 或 T2 脊神经部分前支参与
  - 或两者均参与
    - 由于效应器和感受器分布的改变，使临床意义具有明显变化
- 神经干的来源：
  - 上干：C5 和 C6 的腹侧分支汇合（C4 前支）
  - 中干：C7 的腹侧分支
  - 下干：C8 和 T1 的腹侧分支汇合
- 神经束的组成（最常见的组成）：
  - 外侧束：由上、中干的腹侧组成（80% 的病例）
  - 内侧束：下干腹侧（95% 的病例）
  - 后束：三干背侧组成（70% 的病例）
- 终末神经分支（胸小肌远端边缘）：
  - 后束：位于臂丛神经的后面，主要是桡神经和腋神经
  - 外侧束和内侧束：位于臂丛神经的前面，主要是正中神经，肌皮神经以及尺神经

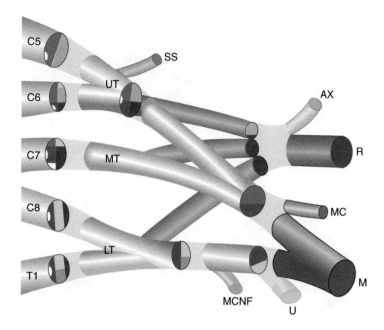

SS:肩胛上神经
AX:腋神经
R:桡神经
MC:肌皮神经
M:正中神经
U:尺神经
MCNF:前臂内侧皮神经
UT:上干
MT:中干
LT:下干

图 131-1　臂丛神经(见彩图)

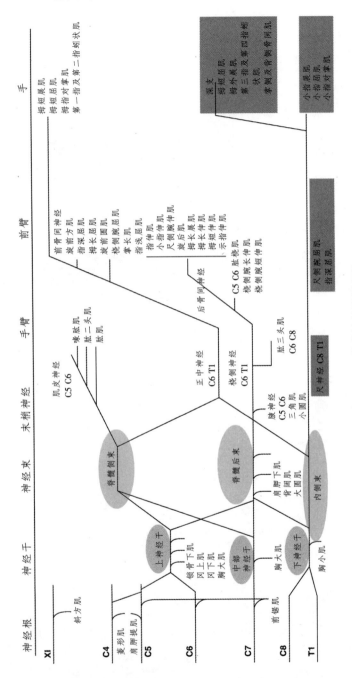

图 131-2 臂丛神经及肌间沟

（张鹏 译 于泳浩 校）

第 132 章
上肢皮神经、肌肉和骨骼支配神经

Denis Jochum, MD

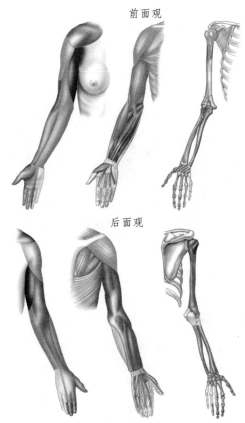

前面观

后面观

- 🔵 颈丛浅丛
- ⚫ 肩胛上神经
- 🔵 腋神经
- 🔵 肌皮神经
- ⚫ 正中神经

- 🔵 尺神经
- ⚫ 桡神经
- ⚫ 前臂内侧皮神经
- ⚫ 臂内侧皮神经

Adapted from Jochum D and Delaunay L, with permission from AstraZeneca France.

图 132-1　上肢皮神经、肌肉和骨骼支配神经(见彩图)

皮神经

对于肢体的皮神经,感觉纤维分布的区域与身体中线的距离较相应神经根发出的运动神经纤维支配的区域远,皮肤神经支配区域相互交织,因此应该做邻近神经麻醉才能起到良好的镇痛作用。

骨和关节的神经支配

骨和关节手术是术后镇痛的主要目标。

关节与作用在此关节的肌肉通常属于同一神经支配。

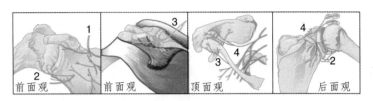

支配肩部皮肤的神经主要是来自 C5 和 C6 神经根的神经纤维。
- 前囊层:锁骨下神经(1)、腋神经(2)和胸外侧神经(3)
- 后囊层:肩胛下神经(4)和腋神经关节支(2)

图 132-2   肩关节的神经支配

腕关节的神经支配

- 主要支配的神经是骨间背侧神经(桡神经深支)
- 正中神经的骨间前支支配旋前方肌,穿透骨间膜与骨间背侧神经融合

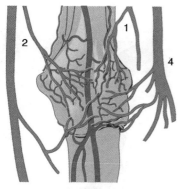 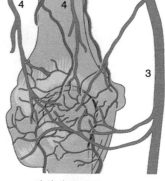

肘关节的前面　　　　　　肘关节的后面

图 132-3　肘关节的神经支配

臂丛神经各主要分支在肘关节的分布。

- 肌皮神经(1)来自神经主干或肱肌肌支的肘关节前关节神经。
- 正中神经(2)通过它的关节支(上、下支,旋前圆肌的肌支)来支配肘关节的前面。
- 尺神经(3)通过其关节支(2到3个分支)来支配关节的后面和内侧。
- 桡神经(4)通过支配肱三头肌内侧头和肘后肌的神经,来支配肘关节的后面和外侧。

图 132-3　肘关节的神经支配

(张鹏 译　于泳浩 校)

第 133 章

肌间沟臂丛神经阻滞

Arthur Atchabahian, MD

肌间沟臂丛神经阻滞的分布

阻滞对象	适用范围(图 133-1)
神经根/干	C5、C6 和 C7 C4 和由于不稳定扩散至 C8 和 T1 而导致的可能的膈神经阻滞

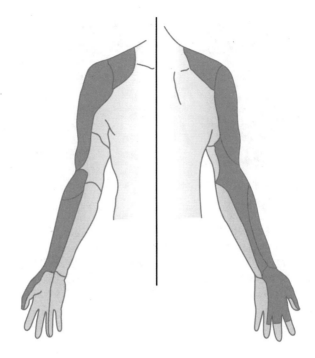

图 133-1　肌间沟阻滞的区域分布

适应证

- 适用于锁骨末端、肩部以及肱骨上 1/3 的手术
- 因 C8 和 T1 的阻滞不够确切:故不建议用于肱骨中段以下部位的手术（肱骨下端内侧未被阻滞）

禁忌证

- 对侧膈神经麻痹或存在严重的呼吸系统疾病
- 对侧的声带麻痹或周期喉返神经麻痹

应用神经刺激仪引导的操作技术

- 体表标志(图 133 - 3)：
  ➢胸锁乳突肌的后缘(如果触诊困难嘱患者做抬头动作)，前、中斜角肌即在胸锁乳突肌的后缘，前、中斜角肌之间即为肌间沟
  ➢确认 C6 水平：找到环状软骨，或最好找到第 6 颈椎横突的颈动脉结节(即第 6 颈椎横突)

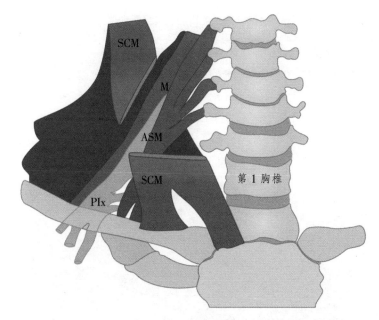

从患者的右侧面观。胸锁乳突肌已被部分切割,暴露出了前中斜角肌间的臂丛神经。SCM,胸锁乳突肌;ASM,前斜角肌;M,中斜角肌;PIx,臂丛神经。

图 133-2　解剖示意图(见彩图)

- 使用 5cm 穿刺针与皮肤呈 45°角沿颈部长轴方向进针(如果穿刺针过于垂直,则穿刺针容易越过颈椎横突而导致硬膜外或蛛网膜下腔阻滞;穿刺针越向尾部则导致气胸的风险越大),穿刺过程中务必保持角度不变,只能调节前后角度和深度

- 操作者另一只手的食指按住肌间沟,穿刺针对准肌间沟

- 神经刺激仪设置为 1.2mA,2Hz(0.1ms)

- 一般来讲,进针 1~2cm 即可接近臂丛神经,不要一直进针

- 一旦引发相应肌肉的收缩反应,穿刺针应保持在最佳位置并调小电流,直到电流减小至 0.4mA 仍然触发收缩反应。如果电流低于 0.5mA 时反应即消失,不是因穿刺针的位置变化而引起,则通常意味着该穿刺针位于肌间沟鞘外并且需要重新定位

- 如果需要插入导管,穿刺点应该移向头侧大约 2cm,穿刺针稍斜向尾侧,这样导管将更平行于神经丛

肌间沟神经阻滞所引发的效应器反应	
满意的收缩反应	不满意的收缩反应
三角肌（肩外展／内收）	斜方肌：退针至皮下 重新向前定位
肱二头肌（前臂弯曲）	膈神经（呃逆）：退针至皮下，重新向后定位
肱三头肌（前臂外展）	肘以下的任何反应：进针过深，退针至皮下
	重新评估体表标志
胸大肌（上臂内旋）	

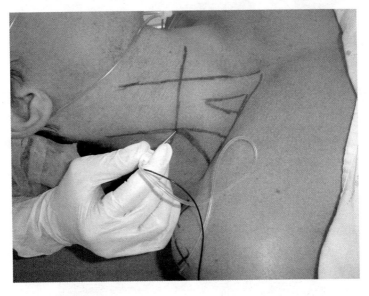

通过体表标志如胸锁乳突肌(SCM)、锁骨、环状软骨或第 6 颈椎横突的颈动脉结节来确定 C6 水平。在胸锁乳突肌的后缘可摸到肌间沟，穿刺点定在肌间沟与 C6 横突水平线的交点。

图 133-3　神经刺激仪引导下的体表标志及穿刺点（见彩图）

使用超声引导的穿刺技术

• 探头放置在颈部，置于胸锁乳突肌之上，在环状软骨的近似水平上，可清楚地看到血管（颈动脉和颈内静脉）

• 探头横向移动，探到前,中斜角肌，在两条肌肉的中间可以看到臂丛神经。

向尾侧倾斜探头(朝向脚),上下移动探头以找到最好的角度,使 C5,C6 和 C7 像"豌豆荚"一样排列或者在斜角肌之间像"信号灯"一样排列(图 133 - 4)

- 另外,可从锁骨上探到神经。将探头置于锁骨上方,朝向脚的方向找到锁骨下动脉,臂丛神经即位于动脉的表面。慢慢地向头侧滑动探头,可以看到臂丛神经在此处分为将从视图中消失的远端分支(C8 ~ Tl)和向前延伸到达前、中斜角肌之间的近端分支(C5 ~ C7)

- 穿刺针在平面内推进,可以从探头的内侧进针(避免血管内注射,不要剐蹭到前斜角肌的前缘,以免造成膈神经损伤),最好从探头的外侧进针,都应自始至终保持穿刺针在超声视野内,神经间隙注入局部麻醉药,注意穿刺针不要穿透神经。一般来讲,15 ~ 20mL 局部麻醉药即可达到完善的阻滞

- 如置入导管则更容易穿出平面并到达两个最表浅的神经(C5 和 C6)之间的顶端。注射几毫升局部麻醉药即可确定穿刺针的针尖在神经"鞘"

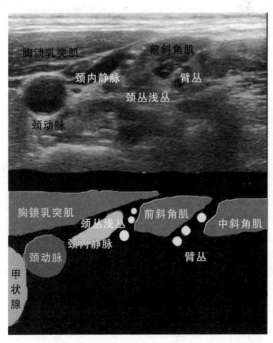

图 133-4　肌间沟的超声图像(见彩图)

内的位置。之后置入导管超出针尖3~4cm。这样将会放置导管至锁骨上区域。在超声下可通过注入局部麻醉药、液体甚至少量空气来确定导管尖端的位置

测试

- 肌力的丧失：要求患者朝天花板方向抬起上肢。最初，患者是能抬起上肢的，但是当患者举着的上肢做"扔东西"的动作后，上肢向下甩到了身体的后面，随后就不能再抬起上肢了
- "数钱征"（图133-5）：桡侧3个手指，拇指、食指和中指指尖的典型的捻挫动作感觉异常
- 可以在腋神经支配区域完成针刺测试（肩外侧）

并发症/副作用

- 永久的同侧膈神经麻痹（使用超声引导或低容量阻滞可能降低发生率，但仍可能存在）：建议对于呼吸功能不佳的患者要考虑其风险
- Horner综合征是由于药物扩散并导致星状神经节阻断（颈交感神经链）：瞳孔小，眼睑下垂，眼球内陷，颜面无汗
- 喉返神经阻滞引起声音嘶哑：仅在对侧声带麻痹时才会产生影响
- 气胸：如果严格遵循体表标志进针则很少发生

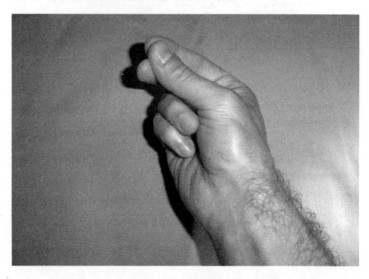

图133-5　"数钱征"

- 血管内注射(主要是椎动脉内注射,导致癫痫发作),硬膜外/蛛网膜下腔注射(有意识障碍,呼吸,心血管功能衰竭):采用支持治疗

重点

- 肩部上方的皮肤是由颈神经丛浅丛支配
- 肩关节镜检查的切口处皮肤通常不在此范围(由 T2 支配):如果是在神经阻滞辅助镇静下完成肩关节镜的手术,请告知外科医师在置入套管针之前行局部麻醉药浸润注射
- 同样胸部三角肌以下的皮肤也不在阻滞范围内
- 尺侧的手指通常不在阻滞范围内:患者的部分手指仍具备活动能力不代表阻滞失败

(张鹏 译　于泳浩 校)

第 **134** 章

锁骨上神经阻滞

Arthur Atchabahian, MD

阻滞水平	神经支配区域分布(图 134 - 1)
臂丛神经的分支	整个臂丛神经 根据容量和解剖,理论上存在阻滞不到肩胛上神经(支配冈上肌,冈下肌和盂肱关节的后部 70%)的可能性 依局部麻醉药容量不同,有膈神经阻滞的可能性

适应证

整个上肢,从锁骨、肩部至手的手术。

禁忌证

- 对侧膈神经麻痹

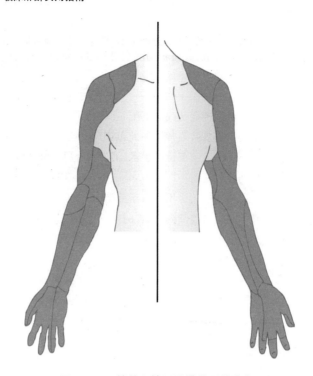

图 134-1　锁骨上神经阻滞的区域分布

- 严重的呼吸系统疾病（尤其是对侧肺）
- 对侧声带/喉返神经麻痹

使用神经刺激仪引导的操作技术

- 不推荐:有导致气胸的高风险

使用超声引导的操作技术（图 134 - 2 至图 134 - 4）

- 使患者的床头轻度升高（降低肩的位置）并使头转向对侧
- 将探头置于锁骨上部,朝向脚的方向定位锁骨下动脉,则臂丛恰好位于锁骨下动脉的外侧浅表处。臂丛可以只有少数大神经,亦或有许多较小的神经。通常情况下,远端的分支来自 C8 和 T1,位于更贴近动脉的深处。偶尔可在动脉和第一肋之间看到。近端的部分来自 C5 ~ C7,相对位置更加表浅更加偏向于外侧
- 同时确定胸膜（较深的亮线,随深吸气而移动）和 锁骨下静脉（更偏向于内侧）

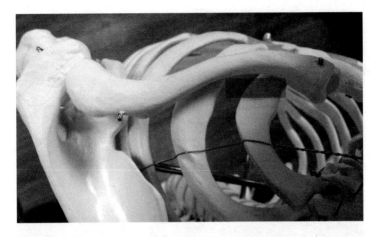

图 134-2　探头与锁骨和第一肋的关系

- 利用超声识别偶尔穿行于神经之间的静脉,如颈横动脉或肩胛背动脉,以避免血管损伤和血管内注射
- 在探头的外侧进针,并用 100mm 穿刺针于平面内刺入。因为非常接近胸膜,要始终保持针尖在视线内。探头可以向内侧滑动以便提供更多的空间来进行穿刺("探头倾斜操作")
- 直接将穿刺针插入锁骨下动脉和肋骨之间"角"(corner pocket),小心避开神经。穿刺针进入臂丛神经"鞘"时常有"砰"的落空感。不要接触肋骨(骨膜接触会引起疼痛),回吸后注入局部麻醉药
- 根据不同的情况,穿刺针可能需要被重新定位 2 次或 3 次才可以看清所有的神经。特别注意手术区域的支配神经:
    - 如果手术部位在肩部或肱骨上段,要注意近端神经分布情况
    - 如果手术部位在前臂、手或腕,要注意远端神经分布情况
- 如果在动脉和肋骨之间看到神经,穿刺针可能需要再进深一些,注射局部麻醉剂以扩展空间,直到神经都被很好地浸润
- 通常情况下,15 ~ 20mL 的局部麻醉药即足够

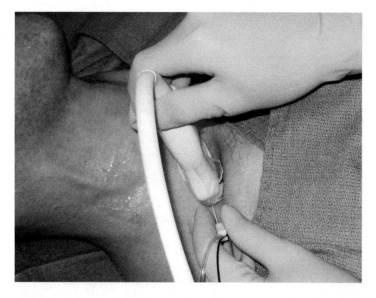

探头的位置位于锁骨后,骑跨第一肋。

图 134-3   超声探头与穿刺针的相对位置(见彩图)

测试

神经	感应器	效应器
腋神经	肩部外侧	三角肌:手臂外展
肌皮神经	前臂外侧	肱二头肌
桡神经	虎口区(介于拇指与食指之间)	肱三头肌:指伸肌 腕伸肌
尺神经	小指远端指节指腹	第一背侧骨间肌(食指外展)
中间	挤压示指	拇指和小指弯曲

并发症/副作用

- 有发生气胸的风险;应始终保持穿刺针向上
- 可能会穿破锁骨下动脉,只要能够识别就可避免血管内注射,并不会引起任何后果
- 少量的局部麻醉药即可引起膈神经麻痹,导致呼吸功能差的患者发生呼吸窘迫

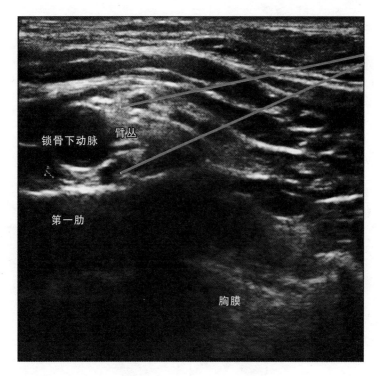

红色线显示穿刺针到达"角",之后在接近臂丛神经的表层处注入局部麻醉药以获得较好的阻滞效果。

图 134-4　超声影像

重点

- 始终保持针尖在视线内以免气胸的发生
- 在这个水平置入导管通常情况比较困难,通常最简单的解决方案是在肌间沟区域置入导管并向下至锁骨上水平
- 在锁骨上区,臂丛和锁骨下动脉关系密切,但也有一些侧支。肩胛骨背侧动脉通常起自于斜角肌之间。在其颈段部分,它位于臂丛神经并从 C6 和 C7 或 C7 和 C8 之间穿过

（张鹏 译　于泳浩 校）

第 135 章

锁骨下神经阻滞

Arthur Atchabahian, MD

锁骨下神经阻滞的区域

阻滞水平	覆盖区域（图 135 – 1）
臂丛神经束	包括腋神经在内的整个上肢 通常不包括：肩胛上神经（支配冈上肌，冈下肌和盂肱关节的后部 70%）

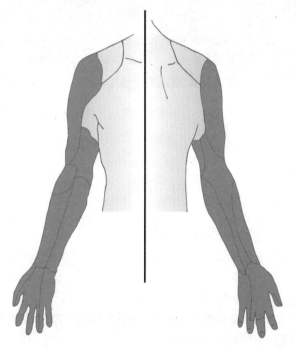

图 135-1　锁骨下神经阻滞的阻滞区域

适应证

肩部以下的上肢手术,因此部位为肩胛上神经的分布区域。

禁忌证

显著凝血功能障碍,因为该操作属于深部阻滞易损伤血管(使用神经刺激仪技术),一旦发生难以压迫止血。

心脏起搏器所在区域。

使用神经刺激仪引导的操作技术

- 喙突旁入路(图 135 – 2):
  - 患者取仰卧位,手臂置于身体两旁,前臂置于胸前
  - 定位喙突,向尾侧找到锁骨,向内侧找到肱骨头
  - 从喙突的凸点,向内向下 2cm 定为穿刺点
  - 局部浸润后,将 100mm 的穿刺针(瘦小患者改用 50mm 穿刺针)垂直于地面方向进针。神经刺激仪设置为 1.2 mA,2Hz,0.1ms
  - 穿刺针绝不能偏向内侧:有导致气胸的危险
  - 如果没有引发相应的收缩反应,退针至皮下并重新向头侧或尾侧倾斜 5°,但应始终保持位于矢状面
  - 若引出目标神经所支配肌肉的收缩反应(见下文)则调整穿刺针的位置,同时减少电流,直到电流为 0.4mA,此时仍可观察到相应的收缩反应
  - 如果使用短效局部麻醉药(氯普鲁卡因)或中效局部麻醉药(利多卡因,甲哌卡因),回吸无血后分次注入全部局部麻醉药(40mL)。
  - 如果使用长效局部麻醉药(丁哌卡因,罗哌卡因),回吸无血后分次注入半量局部麻醉药(20mL)。退针 2~3cm:
    - 如果引发了尺侧的收缩反应,则重新向头侧定位
    - 如果未引发任何的收缩反应,则重新向尾侧定位
  - 如引发另一侧的收缩反应(见下文)则调整穿刺针的位置同时减小电流直到电流为 0.4mA,此时是仍可观察到相应的收缩反应,回吸无血后分次注入半量局部麻醉药(20mL)
  - 单次注射长效局部麻醉药可导致非神经支配区域的延迟性阻滞,注射后可长达 45min
- 锁骨下入路:
  - 这种技术是由锁骨中点向尾部进针,此种操作方法在欧洲流行,并积累了丰富的经验,但引起气胸的风险较高

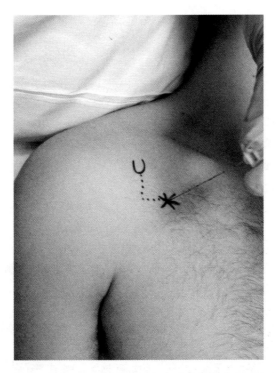

图 135-2　神经刺激仪引导下喙突旁神经阻滞技术的体表标志

测试

满意的收缩反应	不满意的收缩反应
肘以下的任何收缩反应,肱三头肌的收缩反应	肱二头肌和三角肌的收缩反应,因肌皮神经和腋神经在不同的水平出神经鞘,故可在神经鞘外引发

使用超声引导的操作技术(图 135 - 3 和图 135 - 4)

- 患者取仰卧位,胳膊放于身体两侧,令患者抬起上臂以暴露锁骨使穿刺更加方便
- 将高频(8~13MHz)探头沿头尾方向放置于锁骨的末端
- 定位锁骨下动脉,改变探头方向对准头侧以寻找更好的视野,尤其适用于肌肉丰厚或肥胖的患者

- 向外侧和内侧滑动探头以便找到最佳的位置。通过增加和减少探头的压力来定位动脉旁的静脉(通常是 2 个)
- 确定臂丛神经的 3 个束支,内侧束和外侧束通常容易看清;后束不容易看清,主要因为后束被动脉后面的强回声结构遮住(如超声穿过一个充满液体的腔隙时,在那一结构的后面会出现一个强回声信号)
- 首先在探针和锁骨之间做局部浸润。使用 50mm 或 100mm 的穿刺针(根据患者体型选择)由平面内刺入,一般是先穿刺到相当于动脉的 6 点钟位置。注入局部麻醉药,后束即清楚可见。通常,注入的局部麻醉药会在动脉周围呈 U 形分布。评估局部麻醉药沿 3 个束支的分布情况来决定是否需要重新定位穿刺针以追加注入麻醉药。只有极少数情况需要再做一两次注射
- 一般来讲 20mL 的局部麻醉药即已足够,特殊情况时可增减
- 如需置入导管,将穿刺针置于 6 点钟位置,导管超过针尖 2~3cm 即注入局部麻醉药

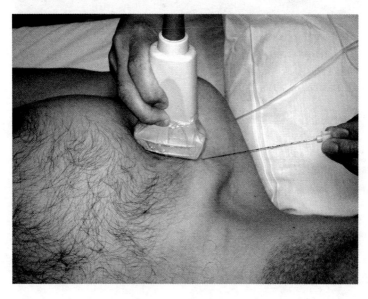

将超声探头按旁矢状面置于锁骨下,在锁骨和探头之间进针。瘦小的患者可使用小号的探头("曲棍球棒探头")。为了更好地看清楚动脉和臂丛神经超声探头可以在一定程度上向头部滑动(使超声波束更多地照向头侧)。

图 135-3　超声引导下神经阻滞中探头与穿刺针的位置

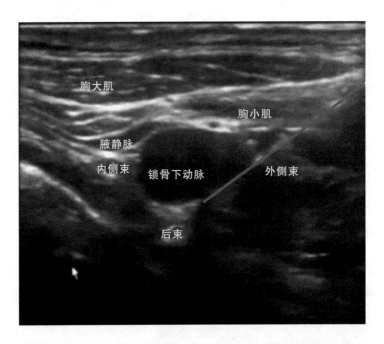

红色线显示穿刺针从 6 点钟位置深入到动脉的路径。注意避免损伤外侧束。神经刺激仪：后束可能要等到注入局麻药后才能和动脉区分开来。(Picture courtesy of Dr.Olivier Choquet.)

图 135-4　锁骨下神经阻滞的超声图像

测试

神经	感应器	效应器
腋神经	肩部外侧	三角肌:臂外展
肌皮神经	前臂外侧	肱二头肌
桡神经	虎口区(介于拇指与示指之间)	肱三头肌:指伸肌 腕伸肌
尺神经	小指远端指节指腹	第一背侧骨间肌(示指外展)
正中神经	示指远端指节指腹	对指动作

并发症/副作用

• 有发生气胸的危险 ,发生率很低
• 血管穿刺的风险(是使用神经刺激仪的技术常见的一个问题,除非患者存在显著的凝血功能障碍通常不会造成严重后果)

重点

- 神经刺激仪技术:不能偏向内侧;只可在旁矢状面重新定位穿刺针
- 单次注射长效局部麻醉药可导致某些区域的阻滞时间长达 45min

(张鹏 译　于泳浩 校)

第 **136** 章
腋路臂丛神经阻滞
Arthur Atchabahian，MD

腋路臂丛神经阻滞区域

阻滞对象	适用区域(图 136-1)
臂丛神经各神经终支:正中神经,尺神经和桡神经 + 肌皮神经(位于"腋鞘"之外)	正中神经支配区域 尺神经支配区域 桡神经支配区域 肌皮神经支配区域(需要单独进行阻滞)

重要问题:腋路臂丛神经阻滞无法阻滞哪根神经? 回答:腋神经!
另外,肌皮神经也需要单独进行阻滞。

解剖特征
在腋窝部位,臂丛的各神经终支通常都围绕着腋动脉分布(图 136-2),
但个体间存在差异(图 136-3)。

适应证
适用于各类上肢手术,尤以肘关节以下部位手术为宜,对于肘关节手术或术中需要使用偏近端位置止血带的手术,应用腋路臂丛神经阻滞往往效果不佳。

禁忌证
除了一些区域麻醉常见的禁忌证,无其他特殊的禁忌证。

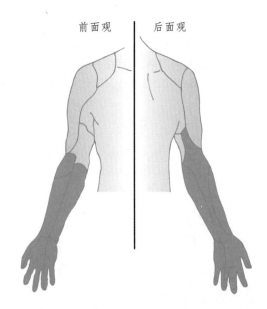

前面观   后面观

注:行腋路臂丛神经阻滞时,一般都需要再额外实施肋间臂神经阻滞,该神经支配的区域位于肘和上臂的内侧。

图 136-1   腋路臂丛神经阻滞实现的阻滞区域

神经刺激引导法技术

- 体表标记:在患者腋窝触诊,找到最近端的腋动脉搏动位置:
    - 有时候,需要借助多普勒检查确定腋动脉搏动位置
- 在腋动脉搏动上方皮肤处刺入穿刺针
- 首先朝动脉上方进针,如果能触摸清楚,应朝喙肱肌方向进针,探引肱二头肌反应。初始刺激电流设定为 1.2mA,然后逐步下调电流强度,并精细调整穿刺针位置,直至刺激电流小于 0.4mA 但仍能引出该肌肉反应时,注入局部麻醉药 5~7mL
- 回退穿刺针至皮下,探寻腋鞘内围绕腋动脉分布的 3 根臂丛神经终支中 2 根神经的位置(参见下文描述的肌肉反应):
    - 正中神经通常位于动脉上方(患者平卧时朝腋窝顶方向进针)
    - 尺神经和桡神经位于腋动脉下方(患者平卧时朝腋窝底方向进针),其中桡神经位置更深
    - 然而这些臂丛神经终支在解剖学上存在明显的个体差异。临床上,刺入

穿刺针朝一个方向进针探找时,常常引不出需要的肌肉运动;如果这样,应将穿刺针回退至皮下,稍调整进针角度,重新调换一个方向后再去探找;注意在动脉周围像这样扇形探扫腋窝组织时,应小心避开腋动脉

- 同样,初始电流设定为 1.2mA,然后逐步下调至 0.35mA,然后在每根神经部位注入局部麻醉药 10~15mL,药物应该分次注入,每注入 5mL 均应回抽检验,以防意外性血管内注射

- 采用浸润法阻滞前臂和上臂内侧皮神经(肋间臂神经),可消除止血带痛的发生:从同一进针位置,在较表浅部位注入 1%~2% 利多卡因 5~10mL,在皮下区域形成一个后凹(朝手术床方向)的皮丘

腋路臂丛神经阻滞

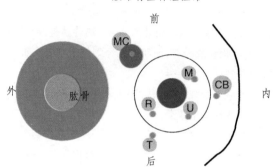

MC,肌皮神经(在喙肱肌内);M,正中神经;U,尺神经;R,桡神经;T,肱三头肌;CB,肋间臂神经。

图 136-2　在腋窝部位,臂丛各神经终支典型地围绕腋动脉分布的示意图(见彩图)

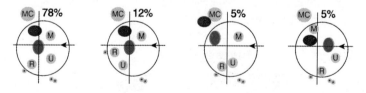

MC,肌皮神经(在喙肱肌内);M,正中神经;U,尺神经;R,桡神经;*,发自桡神经支配肱三头肌神经支;**,肋间臂神经;箭头,穿刺针从上臂内侧刺入方向。(Adapted from Partridge BL,Katz J,Benirschke K. Functional anatomy of the brachial plexus sheath: implications for anesthesia. *Anesthesiology.* 1987;66:743–747.)

图 136-3　臂丛神经位置的变异(见彩图)

腋路臂丛神经阻滞时可引出的肌肉反应	
指示定位良好的反应	**指示定位不佳的反应**
正中神经:腕部屈曲,桡侧手指屈曲	肱三头肌反应(肘部背伸):刺激位
尺神经:腕部屈曲,尺侧手指屈曲	于腋鞘之外的支配
桡神经:肘部、腕部或手指背伸	肱三头肌神经支引起
肌皮神经:肘部屈曲	

超声辅助法技术

- 将高频探头(10~12MHz)置于腋窝腋动脉搏动处
- 辨识腋动脉(如果需要可借助彩色多普勒成像技术加以确证)、腋静脉(谨记两点:用力下压探头,静脉可被压瘪,而松开探头静脉则重新鼓起,清晰显影;避免静脉内注射非常重要)和臂丛神经(正中神经、尺神经和桡神经围绕腋动脉分布,而肌皮神经则位于肱二头肌和肱三头肌间的筋膜平面)位置(图136-4)
- 注:不要把动脉后方的强化影(伪迹)误认为是桡神经
- 采用平面内法,从探头上缘刺入穿刺针
- 首先朝肌皮神经方向进针;在神经周围注入局部麻醉药5~7mL
- 然后朝另外三根神经方向进针,在每根神经周围注入局部麻醉药5~10mL,以确保局部麻醉药在每根神经周围均有良好的扩散
- 注射局部麻醉药时如果看不到药液扩散征象,则提示穿刺针位于静脉内。此时,应减小探头压力,略微回退穿刺针,然后重新对穿刺针位置进行评估
- 实施局部皮下浸润,阻滞前臂和上臂内侧皮神经,可预防止血带痛的发生:进针点位置相同,使用1%~2%利多卡因5~10mL,显现为一个后凹(朝手术床方向)的皮丘

腋路臂丛神经阻滞的检测方法

神经	感觉功能	运动功能
肌皮神经	在前臂外侧按捏	肱二头肌
桡神经	在手背第一指蹼区域(拇指与示指间)按捏	肱三头肌,指伸肌和腕伸肌
尺神经	按捏第五指腹	第一骨间背肌(示指内收)
正中神经	按捏示指指腹	拇指-第五指对掌

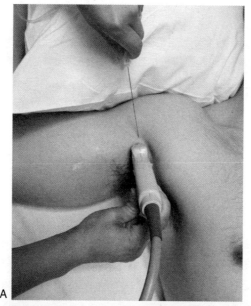

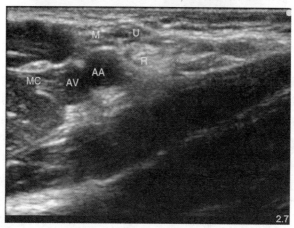

(A)探头位置和穿刺针刺入位置;(B)超声影像图。AA,腋动脉;AV,腋静脉;
MC,肌皮神经;M,正中神经;U,尺神经;R,桡神经。对于该患者,所有这 3 根神
经相邻分布,而不是环绕着腋动脉相对分布(图 136-3 中的第 3 种排列方式)。
注意腋动脉深处的影像是因其后方强化而造成的伪迹影。

图 136-4 超声引导阻滞技术

并发症/副作用

- 可能刺破动脉;曾有一种古老的穿动脉法,穿刺针穿透腋动脉是其主要的步骤。如果在注药前能及早地发现,这种并发症的危害往往很低,只是偶尔引起一些小的血肿
- 血管(静脉 + + +或动脉)内注射

重点

- 避免在上臂近端手术中行腋路臂丛神经阻滞,应选锁骨上或锁骨下臂丛神经阻滞为宜
- 同时使用局部浸润法阻滞上臂和前臂内侧皮神经,可以预防止血带痛的发生
- 使用超声显像时,如果注药时看不到药液扩散征象,则提示穿刺针位在静脉内。减轻探头压力,后退穿刺针少许,然后重新评估穿刺针位置
- 桡神经和正中神经是臂丛两个层面中两个主要的神经组织,也是臂丛神经阻滞时主要的目标
- 桡神经位于腋动脉和背阔肌肌腱之间(利用超声引导行腋路臂丛神经阻滞时,关键步骤就是确定背阔肌肌腱位置)
- 肱桡肌收缩也可引起屈肘。不要将该反应(桡神经刺激反应)与刺激肌皮神经反应相混淆
- 在腋窝处,肌皮神经与正中神经(尤其是正中神经外侧支)混合的发生比率可达5%。当实施神经刺激引导腋路臂丛神经阻滞时,如果在注入局部麻醉药阻滞正中神经后,找不到肌皮神经反应,应先确认肌皮神经尚未被阻滞
- 在腋窝和上臂近端位置,臂丛神经与血管组织伴行,一般位于腋静脉和贵要静脉腹侧。实施腋路臂丛神经阻滞或上臂近端外周神经阻滞时,无须在上臂内侧行皮下浸润注射,即可实现对患者前臂前内侧区域的麻醉
- 正中神经和尺神经常常会在前臂近端指深屈肌和指浅屈肌之间位置发生融合(Martin-Gruber 融合)。在腋窝或上臂位置刺激正中神经可引起桡侧腕屈肌和掌长肌收缩。在腋窝或上臂位置刺激尺神经则引起尺侧腕屈肌收缩

(刘晓东 译　于泳浩 校)

第 137 章
肘部和腕部神经束支阻滞

Arthur Atchabahian,MD

阻滞区域

阻滞对象	适用区域
根据被阻滞的神经: 正中神经 桡神经 尺神经	参见第 132 章

适应证

通常在近端阻滞发生阻滞不全,遗漏一根(或多根)臂丛神经支未被阻滞时,才考虑实施这种方法加以补充。

禁忌证

显著的神经病变(在神经的两个部位实施阻滞存在"二次挤压"损伤的风险)。

神经刺激引导法技术

- 正中神经:
  - 肘部:在肘部,正中神经正好位于肱动脉内侧。使用刺激器引出适宜的反应(桡侧腕屈肌、旋前方肌、对掌肌、短展肌),然后注射 5 ~ 7mL 局部麻醉药(图 137 – 1)
  - 腕部:位于桡侧腕屈肌和掌长肌肌腱之间。使用刺激器引出适宜的反应(对掌肌和短展肌),然后注射 5mL 局部麻醉药;可在腕部阻滞正中神经和尺神经
  - 腕屈肌
  - 桡侧屈腕肌腱
  - 屈肌
  - 尺侧腕
  - 尺动脉
  - 尺神经
  - 掌肌

➢桡长神经

▸ 桡长神经:

　　➢肘部:在肘部,桡神经位于肱二头肌肌腱外侧;桡神经有时也位于肘
　　关节上部,上臂外侧,肱二头肌和肱三头肌之间。使用刺激器引出适
　　宜的反应(肱桡肌、桡侧腕伸肌/尺侧腕伸肌,拇指伸肌,指伸肌),注
　　入 5 ~7mL 局部麻醉药。注意:在肘部阻滞桡神经通常不会麻醉到前
　　臂背侧区域,因为使用该方法无法阻滞前臂后侧皮神经(图 137 – 1)

　　➢腕部:在腕部,桡神经只有感觉支;实施阻滞时,可在腕部外侧(从腕
　　部背侧中点到腕部掌侧中点)皮下行局部浸润,注射 7 ~10mL 局部麻

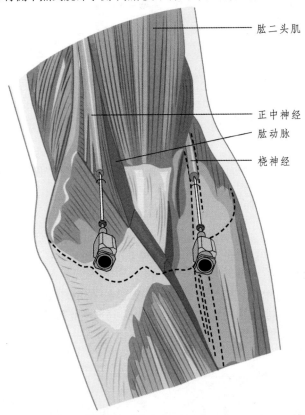

肱二头肌

正中神经

肱动脉

桡神经

(Reproduced with permission from Miller RD, ed. *Miller's Anesthesia.* 6th ed.
New York: Churchill Livingstone; 2005:1693. ⓒ Elsevier.)

图 137-1　腕部正中神经和桡神经阻滞(见彩图)

醉药。注意不要刺破贵要静脉(图 137 - 3)

- 尺神经:
  - 肘部:尺神经走行于尺神经沟,肱骨内上髁后方。由于存在受压风险,不宜在尺神经沟内实施尺神经阻滞。宜在略偏近端上臂内侧肱三头肌和肱二头肌之间位置定位尺神经。使用刺激器引出适宜的反应(尺侧腕屈肌、小鱼际肌、掌收肌、骨间肌和蚓状肌),然后注入 5~7mL 局部麻醉药
  - 腕部:尺神经位于尺动脉内侧尺侧腕屈肌肌腱深部。嘱患者屈肘确定好肌腱位置,将穿刺针从内侧刺入,进入肌腱深部。当引出尺神经反应(小鱼际肌,掌收肌,骨间肌和蚓状肌),注入 3~5mL 局部麻醉药(图 137-2)

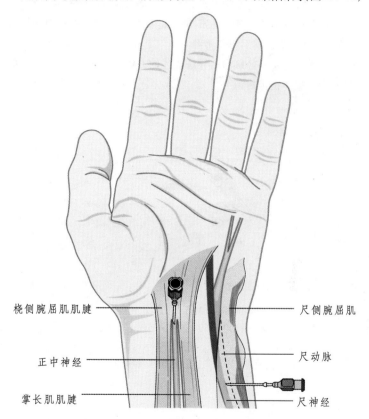

桡侧腕屈肌肌腱 —— 尺侧腕屈肌

正中神经 —— 尺动脉

掌长肌肌腱 —— 尺神经

(Reproduced with permission from Miller RD, ed. *Miller's Anesthesia* 6th ed. new York:Churchill Livingstone;2005:1694.© Elesvier.)

图 137-2 腕部正中神经和尺神经阻滞

超声引导法技术:(注:一旦如上文所述完成定位,可以使用超声探寻其行
走轨迹,然后在所需平面进行阻滞)

- 正中神经:
  - 肘部:在肘部,正中神经紧贴在肱动脉内侧。注入 5 ~7mL 局部麻醉
    药(图 137 - 4)
  - 腕部:位于桡侧腕屈肌和掌长肌之间。注入 5mL 局部麻醉药
- 桡神经:
  - 肘部:在肘部,桡神经位于肱二头肌肌腱外侧;有时也可以在肘关节
    之上,上臂外侧肱二头肌和肱三头肌之间定位桡神经(图 137 - 5)。
    注意:在肘部阻滞桡神经通常不会麻醉到前臂背侧区域,因为使用该
    方法无法阻滞前臂后侧皮神经
  - 腕部:参见上文神经刺激引导法描述的方法,因为桡神经支在腕部很
    细,利用超声很难辨识

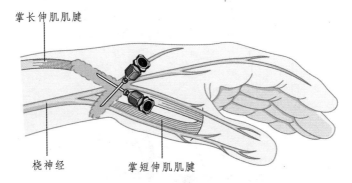

掌长伸肌肌腱

桡神经　　掌短伸肌肌腱

(Reproduced with permission from Miller RD,ed.*Miller´ Anesthesia* 6th ed. New
York. Churchill Livingstone;2005:1694.ⓒ Elesvier.)

图 137-3　腕部桡神经阻滞

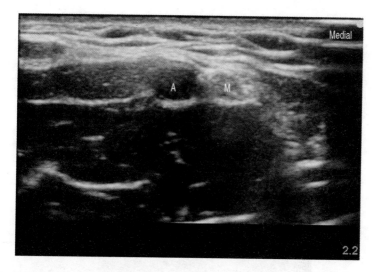

A,肱动脉;M,正中神经,紧贴在动脉内侧。Medial,内侧。

图 137-4　肘部超声引导正中神经阻滞

- 尺神经:
  - 肘部:尺神经走行于尺神经沟,肱骨内上髁后方。由于存在受压风险,不宜在尺神经沟内实施尺神经阻滞。宜在略偏近端上臂内侧肱三头肌和肱二头肌之间位置定位尺神经(图 137-6)。注入 5~7mL 局部麻醉药
  - 腕部:尺神经位于尺动脉内侧尺侧腕屈肌肌腱深部。嘱患者屈肘确定好肌腱位置,将穿刺针从内侧刺入,进入肌腱深部。注入 3~5mL 局部麻醉药

阻滞效果的测试方法		
被阻滞神经	运动功能	感觉功能
肘部正中神经	拇指 – 示指环	示指指腹
腕部正中神经	拇指外展(与拇指背伸难以区分)	示指指腹
肘部桡神经	手指背伸	第一背侧指蹼区域
腕部桡神经	无	第一背侧指蹼区域
肘部尺神经	拇指内收;尺侧腕屈肌	第五指指腹
腕部尺神经	拇指内收	第五指指腹

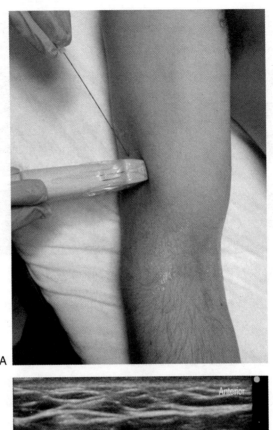

A

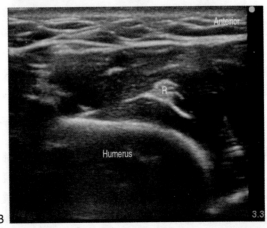

B

(A)将探头放在肘部近端,上臂外侧肱二头肌和肱三头肌之间,采用平面外法刺入穿刺针。(B)超声影像图。R,桡神经;Humerus,肱骨;Anterior,前面。

图 137-5　肘部超声引导桡神经阻滞

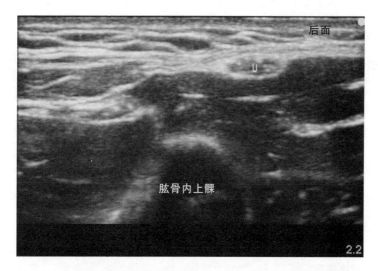

U- 尺神经。在上臂内侧肱骨内上髁上方肘关节近端扫描获得了该图像。

图 137-6 肘部超声引导尺神经阻滞

并发症/副作用

无特异并发症。

重点

- 因为前臂后侧皮神经从近端发出,所以在肘部阻滞桡神经并不会造成前臂背侧区域的麻醉
- 在肘部肱二头肌沟外侧位置,桡神经从不同水平分出两根终支,即前侧浅支和后侧深支,后者为运动神经支,也被称为骨间背神经
- 因为桡神经皮支紧邻头静脉("实习医生"静脉),所以在腕部进行静脉穿刺时潜在有神经损伤风险
- 传统观念认为,正中神经在腕部位于外侧的桡侧腕屈肌和内侧的掌长肌之间。实际上,正中神经真正支配的是示指指浅屈肌肌腱

(刘晓东 译 于泳浩 校)

第 **138** 章
指(或趾)神经阻滞

Arthur Atchabahian,MD

指神经阻滞的临床应用

阻滞对象	适用区域
位于近节指骨基底的指神经	手指

解剖特征

指总神经属于正中神经和尺神经分支。

指神经主干与手指血管伴行,走行于手指腹外侧,紧贴在屈肌腱鞘外侧。细小的指背神经走行于手指背外侧,支配手指背侧区域,最远端可抵指间关节。

适应证

小型手指手术。

禁忌证

不应使用含有肾上腺素的局部麻醉药液。

技术

(图 138 - 1 至图 138 - 2)。

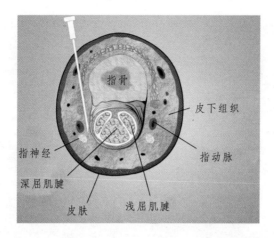

图中标注：指骨、皮下组织、指神经、指动脉、深屈肌腱、皮肤、浅屈肌腱

图 138-1　穿刺针刺入角度和深度

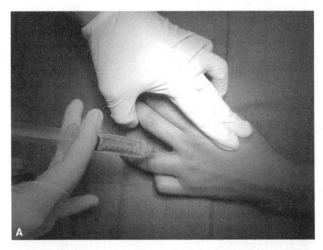

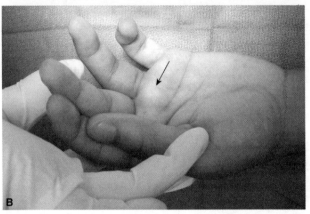

(A)背面观。(Reproduced from Hadzic A. *The New York School of Regional Anesthesia Textbook of Regional Anesthesia and Acute Pain Management*. Figure 30–4. Available at: www.accessanesthesiology.com. Copyright © The McGraw-Hill Companies, Inc. All rights reserved.)(B)掌面观。直到穿刺针尖突出造成掌侧出现一个皮肤鼓包才停止进针。(Reproduced from Hadzic A. *The New York School of Regional Anesthesia Textbook of Regional Anesthesia and Acute Pain Management*. Figure 30–5. Available at: www.accessanesthesiology.com. Copyright © The McGraw-Hill Companies,Inc. All rights reserved.)

图 138-2　在近端指骨基底刺入穿刺针进行内侧指神经阻滞(见彩图)

在手指基底背外侧刺入一25G 1.5 英寸穿刺针,向前朝近节指骨基底方向
进针。操作者应贴着指骨进针,同时仔细观察谨防穿刺针向前方突起。
回抽后,注入 2～3mL 局部麻醉药,然后一边向后退针,一边再注入2mL 局
部麻醉药。在手指另一侧重复同样操作。

测试方法

不造成运动阻滞。

可以用按捏法或针刺法测试手指感觉功能阻滞情况。

并发症/副作用

避免使用指根止血带。避免使用含有肾上腺素的局部麻醉药液:存在缺
血风险。

重点

还可以使用另一种方法,即穿鞘膜阻滞,将 2～3mL 局部麻醉药注入屈肌
腱鞘。据报道该方法的成功率很高。但是存在引起屈肌腱鞘感染的
风险。

（刘晓东 译　于泳浩 校）

第 **139** 章

腰骶丛阻滞

Denis Jochum,MD

- 腰丛通常由 L1～L3 脊神经前支和部分 L4 脊神经前支组成
- 骶丛由腰骶干(L4,L5)、骶 1 神经前支、部分 S2 神经前支和一小部分 S3
  神经前支组成
- 通常情况下,L4 神经前支作为这两个神经丛联系的节点;它发出一神经
  支加入股神经,一神经支加入闭孔神经,一神经支加入组成坐骨神经的
  腰骶干

- 腰骶丛神经可能出现一些变异:
  - 最为常见的是"前缀"型神经丛,包括全部或部分 T12 神经支成分
  - "正常"神经丛
  - "后缀"型神经丛
  - 甚至可出现向两个方向分布形式的神经丛:
    - 因为感觉神经支和运动神经支分布发生变异,所以这种解剖学上的变异可能影响区域麻醉效果
- 腰骶丛可分为两个束层,但这种束层的划分并不像臂丛神经那样清晰
- 股神经和闭孔神经是腰丛的两个神经终支,它们分别对应于背侧和腹侧束层
- 对于坐骨神经而言,位于腹侧束层的是胫神经,而位于背侧束层的则是腓总神经
- 由于腰骶丛主要神经干的分布特征,所以下肢麻醉时需要实施腰丛和骶丛联合阻滞

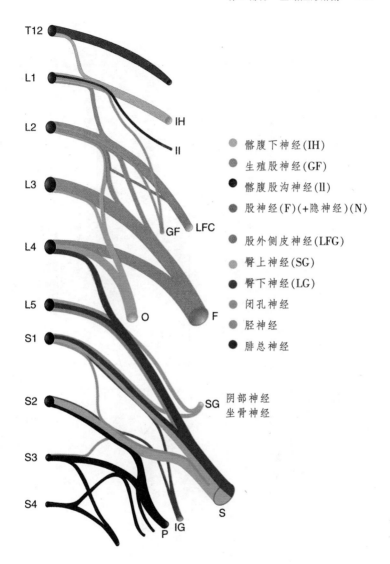

图 139-1　腰骶丛(见彩图)

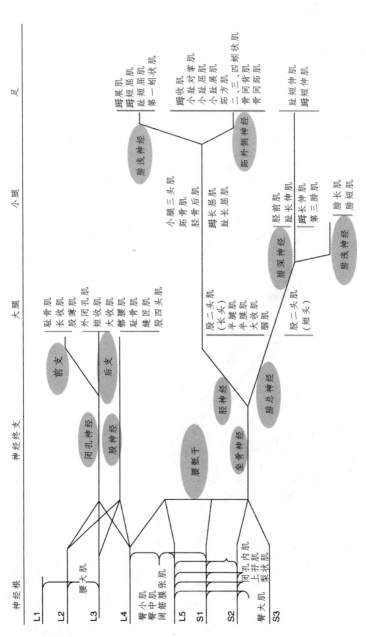

图 139-2 腰骶丛和它支配的肌肉组织

（刘晓东 译 于泳浩 校）

第 140 章

下肢皮神经、肌肉和骨骼支配神经

Denis Jochum, MD

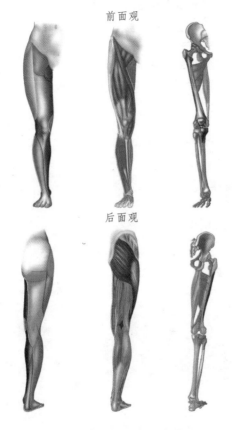

前面观

后面观

- 髂腹下神经
- 生殖股神经
- 髂腹股沟神经
- 股神经(+隐神经)
- 股外侧皮神经
- 臀上神经
- 臀下神经
- 闭孔神经
- 大腿后侧皮神经
- 胫神经
- 腓总神经
- 腓肠神经

(Adapted from Jochum D and Delaunay L, with permission from AstraZeneca France.)

图 140-1　下肢皮神经、肌肉和骨骼支配神经(见彩图)

皮神经

较之同一脊神经根的运动神经支,司四肢感觉功能的神经纤维分布到离躯干更远的区域。各神经分布的皮肤区域相互重叠,因此需要同时对邻近术野的其他神经进行阻滞麻醉。

骨骼和关节的神经支配

骨骼和关节是术后镇痛的主要目标。

通常认为,支配关节的神经支与支配作用于该关节肌肉的神经支发自相同的神经支。

踝关节的神经支配

前面:腓深神经。

后面和内侧:胫神经。

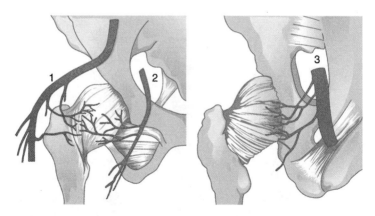

- ●关节囊前面:(1)股神经支(L1~L4)沿髂腰肌走行。
- ●前内侧:(2)闭孔神经支(L1~L4)。
- ●后面:(3)坐骨神经分支。
- ●后内侧:支配股四头肌神经(L5~S2)分支。
- ●后外侧:臀上神经(L4~S1)分支。

图 140-2   髋关节神经支配

前面观　　　　　　　　后面观

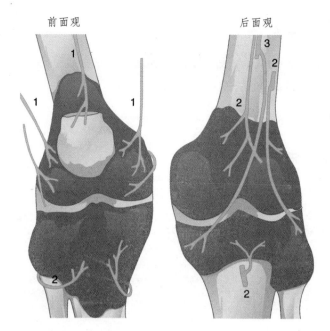

- 前方和前内侧区域:股神经深支(1)。
- 后方和下外侧区域:坐骨神经(2)。
- 后方:分布有闭孔神经深支的关节支(3)。

图 140-3　膝关节神经支配

（刘晓东 译　于泳浩 校）

第 **141** 章
腰肌室(后路腰丛)阻滞

Arthur Atchabahian, MD

腰丛阻滞区域

阻滞对象	适用区域
从椎管内穿出后旋即进入腰大肌内的腰丛	股神经:股四头肌,大腿前侧,小腿内侧(隐神经),髋臼和股骨前侧,胫骨近端部分 股外侧皮神经:髋和大腿外侧区域 闭孔神经:内收肌,股骨内侧区域 髂腹股沟神经、髂腹下神经、生殖股神经:通常同时被阻滞

解剖特征

- 腰丛发自 L1～L4 脊神经,通常还含有发自 T12 的脊神经分支。L4 脊神经发出一神经支与 L5 脊神经混合形成骶丛中的腰骶干
- 腰丛神经分支包括:
  - ➢ 股神经
  - ➢ 股外侧皮神经
  - ➢ 闭孔神经
  - ➢ 髂腹股沟神经、髂腹下神经和生殖股神经
- 腰丛位于腰大肌筋膜鞘内,跨越腰部和骨盆,然后进入髂腰肌(图 141-2)

适应证

- 髋或膝关节手术后镇痛(有时需要联合骶丛阻滞);对于膝关节手术,可能并不优于股神经阻滞
  - ➢ 髋关节镜手术
  - ➢ 股骨近端切开复位内固定手术
  - ➢ 半髋或全髋关节置换手术

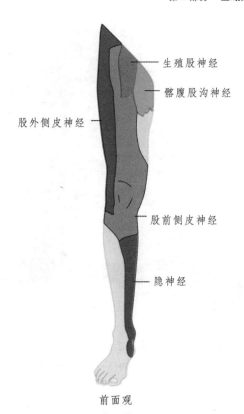

前面观

图 141-1　腰丛阻滞造成的麻醉和镇痛区域(见彩图)

- 下肢手术麻醉,需要联合骶丛阻滞
- 与股部血管旁入路阻滞不同,使用该方法可确保对闭孔神经的阻滞,而且其阻滞范围也更靠近近端,所以理论上对髋部的阻滞会更充分
- 当联合坐骨神经阻滞时,需要权衡使用局部麻醉药的总量
- 这是一种高级的神经阻滞,应该只由有经验的医生来操作完成,因为其有发生严重并发症风险的可能

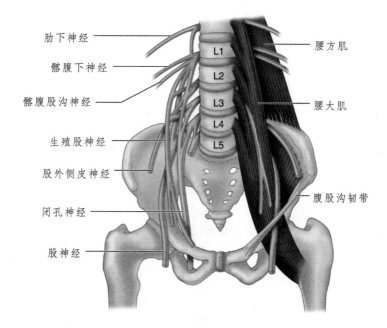

肋下神经

髂腹下神经

髂腹股沟神经

生殖股神经

股外侧皮神经

闭孔神经

股神经

腰方肌

腰大肌

腹股沟韧带

L1
L2
L3
L4
L5

图 141-2 腰丛解剖结构

禁忌证

- 严重的凝血疾病；这是一种深部组织阻滞,腰大肌鞘出血不容易被发现,而且不能通过压迫进行止血
  - ➢ 在出凝血方面,单次或连续腰大肌室阻滞应该视与椎管阻滞同样对待
- 严重腰椎畸形,因为这种情况下腰丛的位置可能发生扭曲移位

神经刺激引导法技术(图 141-3)

- 患者取侧卧位,患肢在上,另外一侧下肢稍屈曲;操作者站在患者背后
- 画出 Tuffier 线(连接两侧髂嵴连线),即线 A
- 画出椎体棘突连线(摸清楚脊椎位置;中线处皮肤可能发生下凹,而不位于脊椎上方),即线 B
- 确定髂后上棘(PSIS)位置,通过髂后上嵴画与脊椎平行的横线:线 C

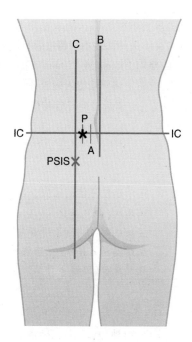

IC,髂嵴; PSIS,髂后上嵴; P,腰大肌室阻滞穿刺进针点。

图 141-3　神经刺激引导法腰丛阻滞的体表标记

- 将线 A 在线 B 与线 C 间的线段平均分为 3 段
- 将该线段中、外 1/3 交汇位置作为穿刺针刺入点
- 使用 100mm 或 120mm 长穿刺针。使用 25G 穿刺针行局麻后,于患者后背垂直刺入穿刺针。应避免特意向脊柱方向进针,因为这样容易导致硬膜外或鞘内注射
- 设定刺激器参数电流强度为 1.4mA,频率 2Hz,波宽 0.1ms。对于普通体型的患者,一般在进针 7~8cm 深度时可引出股四头肌反应;逐步下调刺激电流强度至 0.4mA,并精准调节穿刺针位置,如果仍能引出股四头肌反应,则可回抽验证,然后缓慢分次注入 20~30mL 局部麻醉药
- 有些学者推荐在注入大剂量局部麻醉药进行阻滞之前,应首先注入 3mL 1.5% 利多卡因(内含 1:200 000 肾上腺素),以预防鞘内或血管内注射
- 缓慢、轻柔地注入局部麻醉药可降低药液向硬膜外扩散的风险
- 如果进针过程中遇到横突,应标记好进针深度,然后向后退针 2~3cm。

在旁矢状平面以每次 5°角的幅度向头侧或尾侧调整方向重新进针(千万不要向内),绕过横突。进针深度不宜超过遇到横突时深度的 2~3cm

- 为了方便置入导管,应使用 100mm 或 150mm 长的 Tuohy 型刺激针。保持针尖开口朝向尾侧,以防止将导管置入硬膜外。导管置入深度应超过穿刺针尖 5~10cm,以防止患者移动时导管移位。使用实验剂量的局部麻醉药中应加入肾上腺素

相关反应(图 141 - 4)

指示定位良好的反应	指示定位不佳的反应
股四头肌	内收肌(闭孔神经) 股后肌群,小腿(坐骨神经) 生殖器感觉异常(生殖股神经) 腹壁反应(髂腹下神经)

超声引导法技术(图 141 - 5)

- 超声图像可显示肌肉平面,但神经却很难清晰辨认
- 使用低频(3~5MHz)弯型探头
- 将探头放置于 L4 棘突外侧位置,取横断面扫描。可以看到横突以及椎体
- 轻轻地向尾侧或头侧移动探头直至横突消失。可以看到的肌肉包括:
  - ➢ 位于棘突外侧皮肤下的竖脊肌
  - ➢ 位于横突外侧的腰方肌
  - ➢ 位于椎体外侧横突前的腰大肌
- 腰丛位于腰方肌与腰大肌间平面或者腰大肌鞘内
- 将探头放置于与脊柱平行位置,略偏外侧,恰好位于神经刺激引导法穿刺点位置上方,取旁矢状面扫描
- 横突可显示为一种光亮的弯曲结构,后方有阴影。在它的上方浅表位置可看到竖脊肌,下方深层位置可看到腰大肌。可以清晰地辨识这两个肌肉间的平面,但却很难看到神经丛结构
- 测量该平面的深度,然后只借助神经刺激方法实施阻滞
- 另外,也可以借助超声引导,使用平面内或平面外方法将穿刺针推送到神经丛应该分布的位置。然后在注入局部麻醉药前借助神经刺激方法确定腰丛就位于穿刺针尖端附近

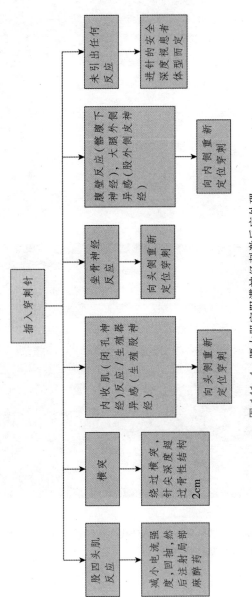

图 141-4　腰大肌室阻滞神经刺激反应处理

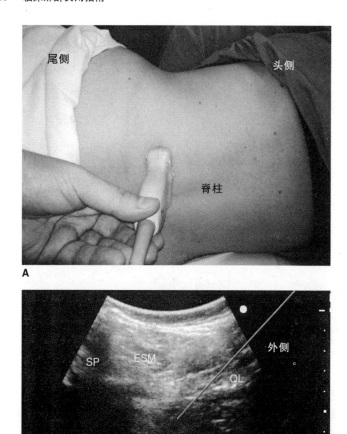

(A)横截面扫描时的探头放置位置。(B)横截面扫描的超声影像图。SP,棘突;
ESM,竖棘肌;QL,腰方肌;VB,椎体。

图 141-5　超声引导腰丛阻滞(待续)

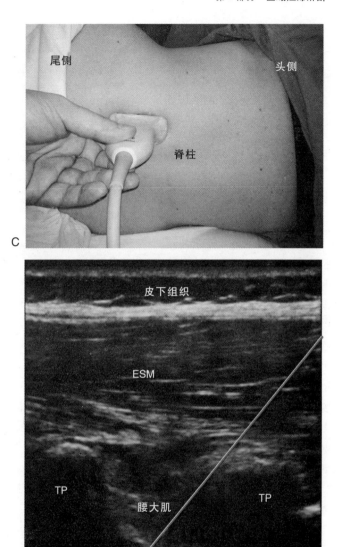

(C)旁矢状面扫描时的探头放置位置。(D)旁矢状面扫描的超声影像图。ESM，竖棘肌；TP，横突。红线指示穿刺针进针路径。

图 141-5(续)

测试方法

股神经	股四头肌:嘱患者伸膝抬腿
	按捏大腿前侧区域
	隐神经:按捏小腿内侧区域
股外侧皮神经	按捏髋/大腿外侧区域
闭孔神经	内收肌:嘱患者内收大腿
	注意:股神经和坐骨神经也参与对内收肌的支配;因此即使闭孔神经完全阻滞时,与对侧大腿相比较,患者仍残留部分内收肌力量

并发症/副作用

- 腰大肌血肿;这一并发症也可见于凝血功能正常患者
- 理论上存在刺破腹膜,造成内脏损伤风险
- 肾脏损伤(被膜下血肿)或输尿管损伤:如果使用超声引导法,应向近端扫描以确定肾下极位置
- 存在硬膜外扩散风险:造成双侧阻滞,低血压,缩短术后镇痛时间;发生比率可高达15%;轻柔、缓慢注药有助于对其的预防
- 存在鞘内注射风险:造成全脊髓麻醉,患者出现意识消失,呼吸暂停,循环虚脱,甚至危及生命;有些学者推荐先注入试验剂量的局部麻醉药,使用含 1:200 000 肾上腺素的 1.5% 利多卡因 3mL,排除鞘内注射或血管内注射的发生
- 将局部麻醉药注入血管内,引起全身毒性反应
- 注:患者同侧生殖器部分感觉功能可能丧失;应耐心安慰患者,让其明白这种现象会随着阻滞的消退而消失

（刘晓东 译　于泳浩 校）

第 **142** 章
股神经阻滞,髂筋膜室阻滞(FICB)

Arthur Atchabahian,MD

股神经阻滞区域

阻滞对象	适用范围(见第 140 章)
• 股神经	• 股四头肌,缝匠肌,髋部、大腿和膝前侧,胫骨近端部分
• 隐神经	• 小腿内侧皮肤
• 股外侧皮神经常同时被阻滞	• 髋部和大腿外侧皮肤
• 注:闭孔神经很少能被阻滞("三合一阻滞"无法实现)	

解剖特征

• 股神经、股外侧皮神经和闭孔神经属于腰丛分支

• 在腹股沟区域,髂筋膜(髂腰肌筋膜)将股神经与股血管分隔开,其中股血管位于髂筋膜上浅层,而股神经则位于髂筋膜下深层(图 142 – 1)阔筋膜位于皮下,较所有这些结构都更为表浅

• 实施髂筋膜室阻滞(FICB)时,将局部麻醉药注入髂筋膜下方,股神经外侧,便于局部麻醉药向股神经和股外侧皮神经弥散

适应证

涉及股神经阻滞适用区域的手术麻醉和术后疼痛治疗:

• 股四头肌肌腱修补术

• 膝关节镜手术

• 全膝关节置换术(联合坐骨神经阻滞或脊麻/全身麻醉)

• 全髋关节置换术(镇痛效能不及腰大肌室腰丛神经阻滞,但风险较低)

• 股骨干骨折/切开复位内固定术

• 大腿前侧取皮术

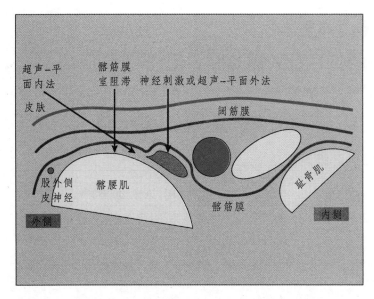

股外侧皮神经(该神经起初位于髂筋膜下,然后横穿髂筋膜和阔筋膜,走行于皮下);超声–平面内法,平面内法超声引导股神经阻滞穿刺针走行方向;神经刺激或超声–平面外法,神经刺激法或平面外法超声引导股神经阻滞穿刺针走行方向;髂筋膜室阻滞,髂筋膜室阻滞穿刺针走行方向。

图 142-1　腹股沟横断面解剖图

禁忌证

对于有股血管旁路移植手术史的患者不宜使用神经刺激引导法实施股神经阻滞(移植物损伤的风险)。

体表标志法髂筋膜室阻滞技术(图 142 - 2)

- 患者取仰卧位;如果需要,可用胶带拉紧腹壁皮肤
- 标记髂前上棘和腹股沟股动脉搏动位置(它们不是经典的体表定位标记,但却容易识别,而且效果相同)
- 连接上述两点做一线段,标记中点位置
- 垂直皮肤刺入穿刺针(短斜面阻滞针或脊麻针),出现两次"落空感"后(先是阔筋膜,然后是髂筋膜),回抽无血,分次注入 20 ~ 30mL 局部麻醉药,每注入 5mL 回抽一次

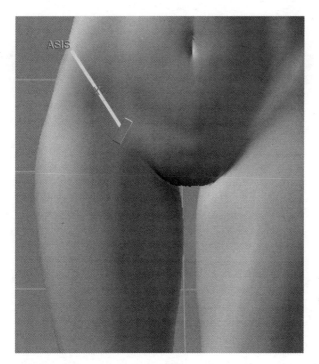

ASIS,髂前上棘;黄线连接髂前上棘和腹股沟股动脉搏动点;X,穿刺针刺入点,即髂前上棘和股动脉搏动中间点。

图 142-2　体表标记法髂筋膜室阻滞

- 可以使用超声引导实施这一阻滞,但除了在一些"落空感"不清晰的肥胖患者中,辅助超声定位并不具优势,因为这一阻滞方法的优势在于它的简易性,实际上几乎不需要借助任何工具即可完成

神经刺激引导法技术(图 142 - 3)
- 患者取仰卧位;如果需要,可用胶带拉紧腹壁皮肤
- 确定腹股沟处的股动脉搏动位置
- 在该点外侧 1.5cm 处刺入穿刺针,初始电流设为 1.2mA
- 刺激器参数设为 1.2mA,2Hz(波宽 0.1ms)。尝试探引以髌骨上抬为表现的股直肌(股四头肌中央部分)反应。该反应为刺激支配股四头肌神经的结果,该神经束在股神经中偏外侧和深部分布

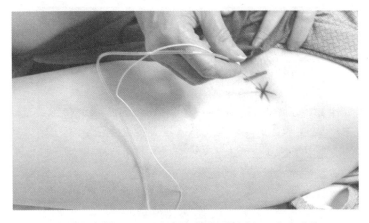

在腹股沟股动脉搏动点外 1cm 处刺入穿刺针,偏头侧 45°方向进针。

图 142-3　神经刺激引导股神经阻滞

- 一旦引出所需的肌肉反应,应逐步下调电流强度,同时精细调节穿刺针位置,以使电流强度在 0.4mA 之下仍能引出肌肉运动
- 分次注入 20～30mL 局部麻醉药,每注入 5mL 回抽一次
- 实施连续阻滞时,使用相同的方法,置入导管深度超过穿刺针尖端 3～4cm

刺激股神经的反应

指示定位良好的反应	指示定位不佳的反应
股四头肌中央部分肌纤维收缩("髌阵挛")	其他反应,尤其是股内直肌或股外直肌(股四头肌内侧或外侧肌纤维)、缝匠肌反应,或其他局部肌颤搐反应

超声引导法技术(图 142-4)

- 患者取仰卧位;如果需要,可用胶带拉紧腹壁皮肤
- 确定腹股沟处的股动脉搏动位置
- 使用探头短轴扫描确定股动脉和股静脉位置(通过下压和松开探头,静脉会发生塌陷,而动脉则不会)
- 如果显示两根动脉(即股深动脉已发出分支),则应向头侧滑动探头,直到只显示一根脉为好

- 股神经位于股动脉外侧。改变探头倾斜角度以获取最佳显影效果,即典型的高回声影团,内有一些低回声小点。腰大肌位于神经下方
- 超声探头外侧区域皮肤消毒;使用 100mm 穿刺针从探头外大约 15mm 处刺入,采用平面内法,将穿刺针尖端推送到股神经和腰大肌之间位置(即在神经下方)
- 分次注入 20~30mL 局部麻醉药,每注入 5mL 回抽一次。确保局部麻醉药不是在动脉上浅层扩散,如果出现这一征象则提示穿刺针尖位于髂筋膜上方浅层,阻滞多会失败
- 实施连续阻滞时,置入导管深度应超过穿刺针尖端 1~2cm。在超声引导下注入局部麻醉药和(或)空气,确保导管紧邻神经。避免导管置入过深,因为这样导管容易向内侧走行,偏离股神经

测试方法

感觉功能	运动功能
股神经:大腿中 1/3 内侧区域 隐神经:小腿中 1/3 的前内侧区域 股外侧皮神经:大腿近 1/3 外侧区域	股四头肌:嘱患者伸直膝关节抬腿;可以屈髋,但膝关节不能伸直

并发症/副作用

- 血管内注射或血管损伤,可能造成腹膜后血肿(罕见)
- 如果将局部麻醉药注射在髂筋膜上浅层,会造成阻滞失败
- 如果实施连续阻滞,可能引起菌群移植/感染

重点

- 股神经一般分为两支,其深支支配股直肌;实施神经刺激引导法股神经阻滞时,如果引出了股内肌反应,应首先向更深处进针,以探寻股直肌反应。如果不成功,应向后退针,然后朝外侧调整进针方向,重新穿刺
- 股神经阻滞后,最先被麻醉的区域在大腿内侧。麻醉股神经深支可造成股四头肌运动阻滞,并伴隐神经感觉阻滞。由于股神经、大腿外侧皮神经和生殖股神经股支间存在很多变异,所以股神经阻滞有时不能麻醉大腿前外侧区域
- 超声检查显示,很多时候股神经都紧邻动脉外侧分布,有时候可能更靠外侧,或位置更深,分布于股骨附近的髂肌内

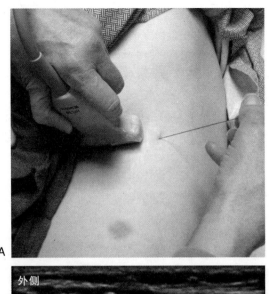

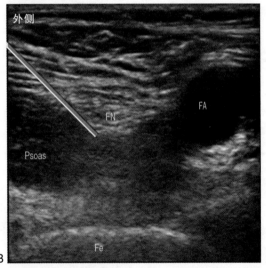

(A)探头放在腹股沟位置,与患者身体纵轴垂直。穿刺针采用平面内法从外侧刺入。也可采用平面外法朝头方向进针。(B)超声影像图。FA,股动脉;Fe,股骨;FN,股神经;Psoas,髂腰肌。采用平面内法将穿刺针(红线)刺穿髂筋膜,将针进入到髂腰肌和股神经之间位置。

图 142-4   超声引导股神经阻滞

(刘晓东 译   于泳浩 校)

第 **143** 章

股外侧皮神经阻滞

Arthur Atchabahian, MD

股外侧皮神经阻滞范围

阻滞对象	适用范围
股外侧皮神经	大腿外侧皮肤见第 140 章

解剖

股外侧皮神经(LFCN)起源于 L2 ~ L3 脊神经,从腰大肌外侧缘穿出后,向前外侧走行至髂前上棘(ASIS),经腹股沟韧带下方和缝匠肌浅表面到达股部,并在此处分成前后两支。股外侧皮神经位于阔筋膜和髂筋膜之间,分布于大腿外侧,但在部分个体,还可分布于通常股神经所分布的股前部。

适应证

- 股神经和腰大肌间沟阻滞时通常会阻滞股外侧皮神经,故单一该神经阻滞少用,只在股外侧神经未被阻滞时应用
- 股外侧皮肤移植

禁忌证

无特殊禁忌。

定位方法

- 患者仰卧,触及髂前上棘
- 在髂前上棘内下 1cm 处做标记
- 常规准备和局部麻醉后,置入 50mm 短斜面穿刺针,找到异感后标记穿过阔筋膜,然后呈扇形向两旁改变穿刺针方向,在阔筋膜上下注入 10 ~ 15mL 局部麻醉药

超声引导穿刺方法

- 股外侧皮神经较小,难以找到
- 将高频探头平行于腹股沟韧带方向放于髂前上棘内下方
- 在这个平面内,股内侧皮神经应位于阔筋膜和髂筋膜之间,有时也可位于髂筋膜深面

测试

- 捏/针刺大腿外侧皮肤
- 没有运动神经阻滞

并发症/副作用

无特殊并发症

(施东婧 译   喻文立 校)

第 **144** 章

闭孔神经阻滞

Arthur Atchabahian, MD

闭孔神经阻滞范围

阻滞对象	适用范围
闭孔神经	• 部分髋关节 • 大部分内收肌群 • 股骨内侧分布多变 • 大腿内侧皮肤分布多变

解剖(图 144 - 1 和图 144 - 2)

- 闭孔神经起自<u>腰丛</u>(L2 ~ L4)

- 闭孔神经通常在骨盆平面水平从腰大肌内侧缘穿出,在闭孔处分成前、后两支,但是经常会出现多分支变异
- 闭孔神经前支分出关节支支配髋关节,并发出运动神经分支支配短收肌、长收肌和股薄肌,有时还可支配耻骨肌(通常由股神经支配)。前支皮肤分布区域多变,大部分文献认为其分布于大腿内侧皮肤,然而,也有部分文献发现一些神经末梢可达膝关节水平。因此,感觉神经测试并不可靠
- 闭孔神经后支发出运动神经分支支配大收肌、闭孔外肌,有时还可支配短收肌(在短收肌未受前支支配时)。终止于支配膝关节的关节支

适应证

- 在下肢手术,特别是膝关节手术中,可辅助股神经和闭孔神经阻滞
- 防止经尿道膀胱电切术(TURB)中的闭孔神经反射。这一反射是由于手术刺激到了膀胱毗连的闭孔神经,引起大腿内收肌突然收缩,可致膀胱穿孔。双侧闭孔神经阻滞可有效防止该反射发生

禁忌证

无特殊禁忌。

神经刺激仪引导穿刺方法

- 传统的 Labat 穿刺方法需要穿刺针接触骨面并多次改变针的方向,如果进针过深还会进入骨盆内,因而会使患者感到不适
- 首选 Choquet 穿刺法(图 144 – 3),因为该方法在远端进针,可减小损伤血管和进入骨盆的危险。但是由于阻滞的是神经远端,故支配髋关节的神经分支未被阻滞
- 在长收肌肌腱耻骨结节附着处进针位置明确,但需要大腿极度外展
- 从腹股沟股动脉搏动处到股长肌肌腱处画一条线,用 100mm 穿刺针在该线中点处向头侧成 30° 角进针
- 将周围神经刺激仪设定在 1.2mA,2Hz,0.1ms
- 对于中等身材的患者在进针 3 ~ 5cm 后,刺激大腿后部和内侧可见长收肌和股薄肌收缩。当电流减小到小于 0.4mA 时,肌肉收缩还存在,即可在回抽无血后注入 5 ~ 7mL 局部麻醉药

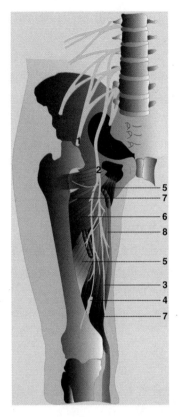

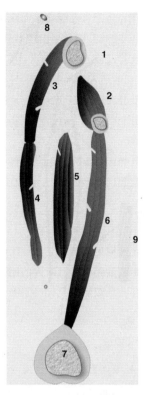

1.股神经;2.闭孔神经;3. 闭孔神经前支;4.闭孔神经后支;5.长收肌;6.短收肌;7. 大收肌;8. 股薄肌。(*The New York School of Regional Anesthesia Textbook of Regional Anesthesia and Acute Pain Management*. Figure 34-1. Available at: www.accessanesthsiology. com. Copyright Ⓒ The McGraw-Hill Companies, Inc. All rights reserved.)

图 144-1　闭孔神经解剖

1.闭孔神经穿过闭孔;2.闭孔外肌;3.耻骨肌;4.长收肌;5.短收肌;6.大收肌;7.股骨内侧髁;8.股神经;9.坐骨神经。(*The New York School of Regional Anesthesia Textbook of Regional Anesthesia and Acute Pain Management*. Figure 34-4. Available at: www.accessanesthsiology.com. Copyright Ⓒ The McGraw-Hill Companies, Inc. All rights reserved.)

图 144-2　矢状面上闭孔神经与内收肌群的位置关系

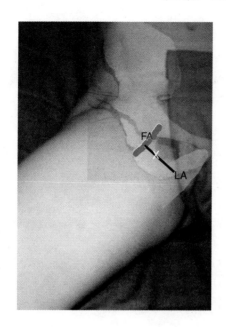

FA,股动脉;LA,长收肌肌腱;X,进针点

图 144-3　神经刺激仪引导闭孔神经阻滞定位(见彩图)

- 然后稍向外侧改变进针方向,继续进针 0.5~1.5cm 直到在大腿后中部出现大收肌刺激反应,然后如前将电流减小到 <0.4mA,注入 5~7mL 局部麻醉药
- 如果未见到肌肉收缩反应,可在5°范围内向内和向外调整进针方向,直到引出肌肉收缩反应
- 有时闭孔神经可有多个神经末梢,一次单神经刺激还可见到运动神经反射。单次注药即可同时阻滞这些神经分支

神经刺激仪引导闭孔神经阻滞	
有效应答	无效应答
•前支:长收肌和股薄肌 •后支:大收肌	无

超声引导神经阻滞方法(图 144 - 4)

- 患者仰卧,下肢轻度外展
- 低频探头(3 ~ 5MHz)放在长收肌肌腱外侧,并垂直于大腿中轴方向
- 探头在大腿两端之间扫描定位肌肉,从浅到深依次是:
  - ➢长收肌,在耻骨肌的外侧
  - ➢短收肌
  - ➢大收肌(接近近端时为闭孔外肌)
- 闭孔神经前后支通常呈扁平高回声(即白色)成像
- 前支表浅,走行在长收肌或耻骨肌与短收肌之间
- 后支走行在股薄肌与闭孔外肌之间,如果探头位置较靠近远端,则在股薄肌与大收肌之间
- 沿着神经上下移动可以确保其连续结构。彩色多普勒可用于定位闭孔动脉或其分支,从而避免损伤血管
- 阻滞时通常使用平面外技术,根据患者体型选择 50mm 或 100mm 的穿刺针

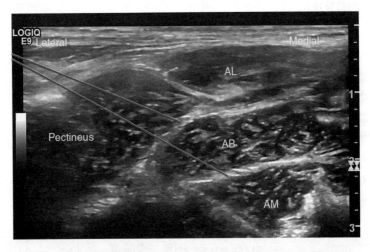

AL,长收肌;AB,短收肌;AM,大收肌;Pectineus,耻骨肌;Leteral,外侧;Medial,内侧。红线分别为前支(耻骨肌和 AB 之间或者再远端为 AL 和 AB 之间)和后支(AB 与 AM 之间)的阻滞路径。通常会因神经太细而看不清楚。(The nerves are often too small to be seen distinctly. Picture courtesy of Dr. Olivier Choquet.)

图 144-4　超声成像

- 技术熟练时,特别是使用带有弯脚的探头("曲棍球棒"探头)可以应用平面内技术。通常需要用 100mm 穿刺针阻滞深支
- 回抽无血后在两神经旁注入 5~7mL 局部麻醉药,但是有专家建议在浅支旁注入 7~10mL 局部麻醉药,通过局部麻醉药的扩散来阻滞深支

测试

闭孔神经	内收肌肌力;只有 2/3 的内收肌由闭孔神经支配;在股神经和坐骨神经同时被阻滞时内收肌肌力才会减弱但仍然存在

并发症/副作用

- 虽然尚未有报道的并发症及不良反应(包括注药时不适),但是这一阻滞方法很少使用

要点

- 闭孔神经有 3/4 的可能性在闭孔处分成两个终末支,但是也有可能发生在闭孔上、下
- 由于股神经和闭孔神经前支支配范围有吻合,所以通过皮肤试验检测闭孔神经阻滞并不可靠
- 大腿内侧内收肌群有无收缩反应是评估闭孔神经阻滞的最好方法。但是内收作用还受股神经和坐骨神经支配,因此即使完全阻滞闭孔神经也只是减弱收缩作用。股神经阻滞时内收肌收缩强度减少 25%,坐骨神经阻滞时减少 11%

(施东婧 译　喻文立 校)

第 **145** 章

隐神经阻滞

Arthur Atchabahian, MD

隐神经阻滞范围

阻滞对象	适用范围(图 145 – 1)
隐神经走行的各个节段	小腿远端前内侧,向下延伸可支配踝关节和足内侧

解剖(图 145 – 2)

隐神经是股神经的一支纯感觉神经分支。自腹股沟区域发出,穿过股管走行于缝匠肌深面,与股动、静脉和支配股内侧肌的神经(NVM)伴行,在大腿区域走行中有多个分支。隐神经发出关节支分布于膝关节。在小腿与大隐静脉伴行,分布于小腿前内侧皮肤。

各分支水平处的隐神经阻滞方法(图 145 – 3)

- 腹股沟区域(股骨旁)
- 股管内(缝匠肌下或肌旁入路)
- 股骨内侧髁处
- 在膝关节下方,胫骨粗隆前方与腓肠肌肌腹前上缘之间做一区域阻滞(图 145 – 4)
- 小腿处(静脉旁入路)
- 踝关节处内踝前方

适应证

用于小腿内侧的麻醉或镇痛,可与股神经阻滞联合用于小腿、踝关节或足手术的麻醉。

禁忌证

无特殊禁忌。

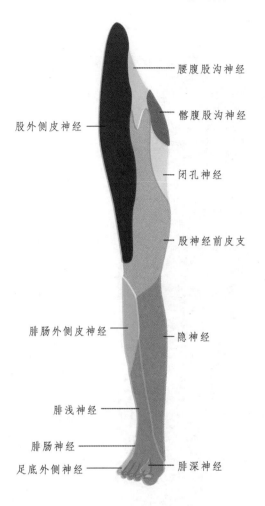

腰腹股沟神经

髂腹股沟神经

股外侧皮神经

闭孔神经

股神经前皮支

腓肠外侧皮神经

隐神经

腓浅神经

腓肠神经

足底外侧神经

腓深神经

图 145-1　隐神经感觉阻滞区域(见彩图)

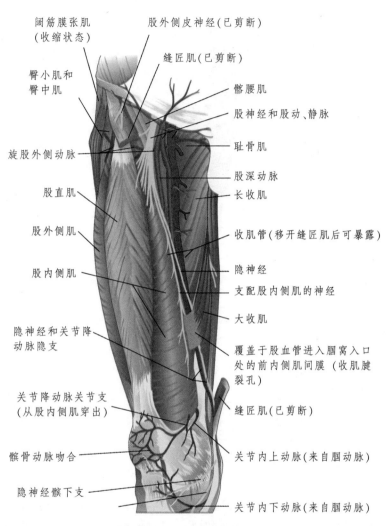

阔筋膜张肌
（收缩状态）

股外侧皮神经（已剪断）

缝匠肌（已剪断）

臀小肌和
臀中肌

髂腰肌

股神经和股动、静脉

旋股外侧动脉

耻骨肌

股深动脉

股直肌

长收肌

股外侧肌

收肌管（移开缝匠肌后可暴露）

股内侧肌

隐神经

支配股内侧肌的神经

大收肌

隐神经和关节降
动脉隐支

覆盖于股血管进入腘窝入口
处的前内侧肌间膜（收肌腱
裂孔）

缝匠肌（已剪断）

关节降动脉关节支
（从股内侧肌穿出）

关节内上动脉（来自腘动脉）

髌骨动脉吻合

隐神经髌下支

关节内下动脉（来自腘动脉）

图 145-2 隐神经解剖（见彩图）

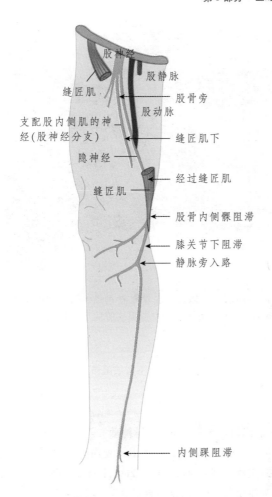

（Adapted with permission from Benzon HT, Sharma S, Calimaran A. Comparison of the different approaches to saphenous nerve block. *Anesthesiology*. 2005;102 （3）:633–638.）

图 145-3　隐神经多种阻滞方法

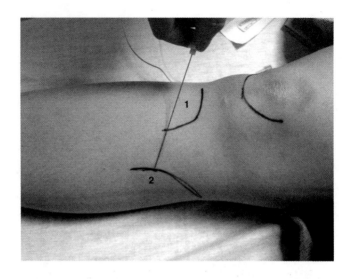

1.胫骨粗隆;2.腓肠肌内侧头。通过在胫骨粗隆到腓肠肌之间做皮下组织浸润麻醉进行区域阻滞。但成功概率低。避免损伤腓肠肌内侧头前方走行的隐静脉。

图 145-4　膝关节下区域阻滞

神经刺激仪引导穿刺方法（腹股沟区域）

- 患者仰卧;在腹股沟折痕水平定位股动脉搏动
- 用 50mm 神经刺激针在股动脉波动点外 1cm 处向头侧成 45°角进针（见第 142 章图解）;将神经刺激仪设定在 1.2mA,2Hz,0.1ms
- 引出单一股内侧肌收缩反应后,调整针的位置将电流减小到 0.4mA 时反应仍存在
- 注入 5~10mL 局部麻醉药
- 注意:因为阻滞了股内侧肌的支配神经,所以这一方法会稍减股四头肌肌力
- 与股神经阻滞不同之处:
    - 引出内侧肌收缩而不是膝反射
    - 注入局部麻醉药 5~10mL 而不是 20~30mL

测试

有效应答	无效应答
单一股内侧肌反应	任何其他反应,特别是股直肌("髌韧带")

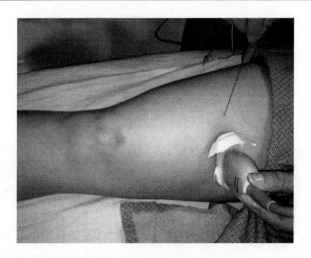

图 145-5　超声引导股管处隐神经阻滞探头和穿刺针的位置(右侧大腿)

超声引导神经阻滞方法

- 股管处:
  - 将高频探头(8~13MHz)垂直于大腿中轴放置,在大腿腹股沟区域延股血管移动(图 145-5)
  - 缝匠肌构成股管顶部,呈梯形,起始处在血管稍外侧,然后向内侧走行,因此股管位置较内侧
  - NVM 和隐神经与血管伴行。通常 NVM 靠外侧位于股四头肌旁,而隐神经最初在 NVM 旁,向远端走行时移向股管的内侧
  - 有时在超声界面很容易看到这些神经,但是经常不好辨认
  - 这些血管在大腿远端 1/3 处,向深面走行,穿过收肌腱裂孔成为腘血管
  - 将探头向大腿近端回移,直到能看清这些血管
  - 应用平面内技术,在探头前外侧置入 100mm 穿刺针,目的是穿过缝匠肌与股四头肌之间的平面,到达动脉旁的股管外侧角(图 145-6)
  - 回抽无血后注入几毫升局部麻醉药,目的是使局部麻醉药弥散到股

管内角隐神经处。必要时可在注射后出现的空间内继续进针,但要注意不要误入血管

> 通常5 ~ 7mL局部麻醉药足够

- 小腿处:
  > 在小腿上部膝关节稍远端处放置一静脉止血带
  > 用高频超声探头定位隐静脉
  > 通常隐神经靠近隐静脉,但也可以位于其内侧或者外侧。如果看见一类似神经的结构,应沿其走行上下移动,以确保是隐神经。在平面内或平面外注入5 ~ 7mL局部麻醉药浸润隐神经周围

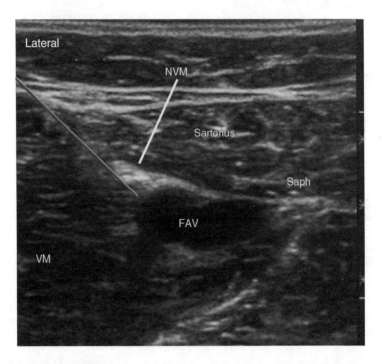

VM,股内侧肌(股四头肌);NVM,支配股内侧肌的神经(股神经分支);FAV,股动静脉;Saph,隐神经;Sartorius,缝匠肌;Lateral,外侧。进针路径(从侧方)为红色。一旦穿刺针接近动脉,回抽无血后注入几毫升局麻药,目的使局麻药溶液扩散到股管内角隐神经旁。

图145-6　股管处超声引导隐神经阻滞界面

测试

小腿前内侧面。

并发症/副作用

无特殊并发症。

要点

• 隐神经支配的皮肤区域通常会延伸到第一跖骨底。只有在某些情况下才会到达踇趾内侧缘

（施东婧 译　喻文立 校）

第 146 章

坐骨旁神经阻滞

Arthur Atchabahian，MD

坐骨旁神经阻滞范围

阻滞对象	适用范围（图 146 - 1 和图 140 - 1）
股后皮神经（成功概率不定）	大腿后部皮肤
坐骨神经	腿后肌群、股骨后面
	小腿（包括运动和感觉），除了小腿内侧皮肤（隐神经和股神经分支支配）

解剖（图 146 - 2）

• 骶丛由腰骶干和 S1 到 S3 神经组成，腰骶干由 L4 神经部分前支及 L5 神经组成

• 神经根在坐骨大孔处呈三角形汇聚构成梨状肌前坐骨神经

• 坐骨神经在骨盆或者大腿近端过早发出分支很常见。以在骨盆处发出

分支为例,两分支会与梨状肌有多种不同的位置关系(多数情况是由于腓总神经穿过梨状肌)

- 坐骨神经在这一水平上发出股后皮神经(PCNT)。越靠远端的坐骨神经阻滞,股后皮神经阻滞的可能性越小
  - 骶骨旁入路 > 传统入路 > 臀肌下入路 ≈ 前路

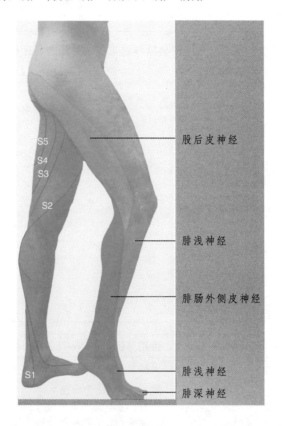

右侧标注:
股后皮神经
腓浅神经
腓肠外侧皮神经
腓浅神经
腓深神经

(Reproduce from Hadzic A. *The New York School of Regional Anesthsia Textbook of Regional Anesthsia and Acute Pain Management.* Figure 37-6. Available at: www.accessanesthsiology.com. Copyright © The McGraw-Hill Companies, Inc. All rights reserved.)

图 146-1 坐骨神经分支感觉支配区域(见彩图)

适应证

适用于下肢外科手术的麻醉或镇痛,特别是与腰丛神经联合阻滞(股神经阻滞或腰大肌间沟阻滞)

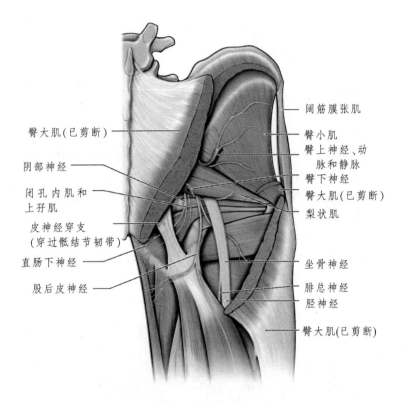

阔筋膜张肌

臀大肌(已剪断)

阴部神经

闭孔内肌和上孖肌

皮神经穿支
(穿过骶结节韧带)

直肠下神经

股后皮神经

臀小肌

臀上神经、动
　脉和静脉

臀下神经

臀大肌(已剪断)

梨状肌

坐骨神经

腓总神经

胫神经

臀大肌(已剪断)

图 146-2　坐骨神经周围解剖(见彩图)

禁忌证

根据所选择的入路,坐骨神经阻滞位置较深;对于较深的入路(前路、骶骨旁入路),凝血障碍或抗凝血障碍为相对禁忌。

神经刺激仪引导穿刺方法

- 传统(Labat)入路(图 146 – 3):
  - 患者俯卧位或侧卧位
  - 在髂后上棘(PSIS)与大转子(GT)之间画一条线 A
  - 在骶管裂孔(SH)与大转子之间画一条线 B
  - 在 A 线中点做一垂直线 C
  - B 线与 C 线交点为进针点
  - 局部麻醉后用 100mm 穿刺针垂直臀部皮肤进针,将神经刺激仪设定为 1.4mA,2Hz,0.1ms
  - 一旦出现腘绳肌、胫神经或者腓神经反应,则在减小电流的同时调整针的位置。如果将电流减小到 0.4mA 反应仍然存在,则在回吸无血后逐层注入局部麻醉药(通常为 20 ~ 30mL)
  - 如果第一次进针未引出反应,则将针先向外侧,如无反应再向内侧,即呈扇形进针

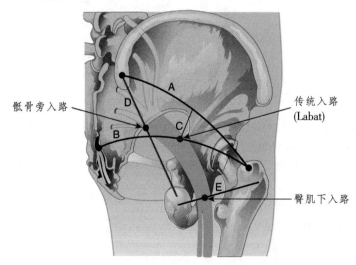

图 146-3 传统入路、骶骨旁入路和臀肌下入路定位方法

> 由于血管束位于坐骨神经内侧,因此避免直接向内侧进针

- 骶旁(Mansour)入路(图146-3):
  > 骶旁阻滞实际上为梨状肌下骶丛神经阻滞
  > 患者仰卧位或侧卧位
  > 在髂后上棘(PSIS)与坐骨结节(IT)即"人所坐的骨头",之间画一条线 D
  > 在 D 线上距髂后上棘(PSIS)6cm 处为进针点
  > 局部麻醉后用 100mm 穿刺针垂直臀部皮肤进针,将神经刺激仪设定为 1.4mA,2Hz,0.1ms
  > 一旦出现腘绳肌、胫骨或者腓骨反应,则在减小电流同时调整针的位置。如果将电流减小到 0.4mA 反应仍然存在,则在回吸无血后逐层注入局部麻醉药(通常为 20~30mL)
  > 最好在开始进针时稍向内侧,触及骨质时,向外侧滑过骨面,而过于向外侧进针可使针通过坐骨大孔进入骨盆

- 臀肌下(Raj)入路(图146-3 和图146-4):
  > 该阻滞可在患者俯卧位或侧卧位下进行,但经典体位是让患者仰卧位,下肢抬高,使髋关节和膝关节弯曲 90°
  > 在大转子与坐骨结节间画一条线 E
  > E 线中点处为进针点
  > 局部麻醉后,根据患者体型选择 50mm 或 100mm 的穿刺针,垂直臀部皮肤进针,将神经刺激仪设定为 1.4mA,2Hz,0.1ms
  > 一旦出现腘绳肌、胫骨或者腓骨反应,则在减小电流同时调整针的位置。如果将电流减小到 0.4mA 反应仍然存在,则在回吸无血后逐层注入局部麻醉药(通常为 20~30mL)
  > 如果第一次进针未引出反应,则将针先向外侧如无反应再向内侧,呈扇形进针
  > 由于血管束位于坐骨神经内侧,因此避免直接向内侧进针
  > 有报道闭孔神经同时被阻滞,不过这种情况很罕见

- 前路(Beck)(图146-5):
  > 患者仰卧
  > 在髂前上棘(ASIS)与耻骨结节之间画一条线 F

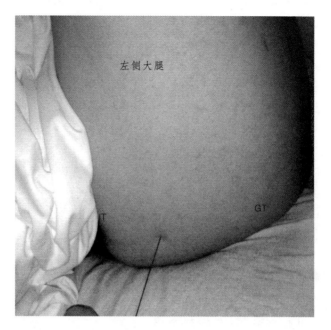

患者仰卧位,抬高下肢并屈髋屈膝。进针点在坐骨结节(IT)与大转子(GT)之间中点处。

图 146-4　臀肌下(Raj)入路定位及穿刺针的放置

> 过大转子画一条平行于 F 线的直线 G
> 将 F 线三等分,在内 1/3 处做一垂直线 H
> G 线与 H 线交点即为进针点
> 另一入路(Souron 和 Delaunay 法)先在腹股沟韧带处触及股动脉搏动,然后分别向髂骨方向和外侧移动 6cm 和 2cm,该点即为进针点
> 在常规准备和局部麻醉后,根据患者体型选择 100mm 或 150mm 的穿刺针,垂直臀部皮肤进针,将神经刺激仪设定为 1.4mA,2Hz,0.1ms
> 通常可触及骨质(小转子)。然后退针 1~2cm,向内侧滑过骨面。一旦骨接触感消失,则距坐骨神经还有 2~3cm
> 一旦出现胫神经或者腓神经反应,则在减小电流的同时调整针的位置。如果将电流减小到 0.4mA 反应仍然存在,则在回吸无血后逐层注入局部麻醉药(通常为 20~30mL)
> 如果第一次未引出反应,则将下肢内旋后再按此方法进针

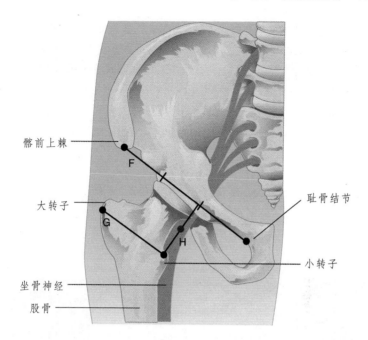

坐骨神经
髂前上棘
F
大转子
G
H
耻骨结节
小转子
股骨

(Reproduced with permission from Miller RD, ed. *Miller's Anesthesia*. 6th ed. New York: Churchill Livingstone; 2005: 1701. © Elsevier.)

图 146-5　前路坐骨神经阻滞定位

➢ 如果仍未成功,则将下肢外展后再进针
➢ 最后一种方法是稍向尾侧进针或者在原进针点稍靠内侧进针,因为坐骨神经可能位于股后部

滞神经刺激仪引导坐骨神经周围阻滞	
有效应答	**无效应答**
胫神经:足跖屈和内翻 腓神经:背屈和外翻 骶骨旁或传统入路阻滞时腿后肌群	臀肌下、前路或侧入路阻滞时腿后肌群(例如,肌肉支的直接刺激未被引出)

超声引导阻滞方法

• 臀肌下入路(图 146-6):
　➢ 患者俯卧或侧卧位

➢ 体型瘦的患者使用高频探头(8～13MHz),体型胖的患者使用低频探头(3～5MHz)。将探头平行于臀肌皱褶放在大转子与耻骨结节之间

➢ 可以看到坐骨神经呈扁椭圆形位于臀大肌和其下面肌肉之间(这块肌肉通常为股四头肌,但会根据阻滞所在水平变化)

➢ 可应用平面内技术用100mm穿刺针(最好选择单次注射法),或根据患者体型选择50mm或者100mm穿刺针应用平面外技术向头侧置入神经周围导管

• 前路(Van der Beek 法)(图146-7):

➢ 该神经阻滞方法较高级,因为坐骨神经较深,大多数患者不容易看到

➢ 患者仰卧位,下肢稍外展

➢ 将低频(3～5MHz)弧形探头垂直于大腿轴向放置在腹股沟远端5～10cm 处

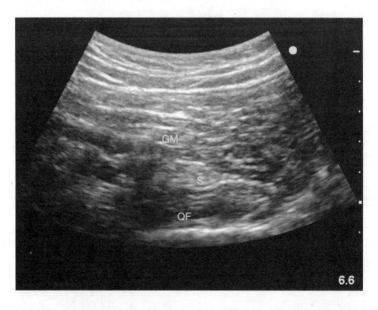

GM,臀大肌;S,坐骨神经;QF,股四头肌。注意坐骨神经在这一平面中呈扁豆形的神经,向远端移动探头神经经常呈三角形。

图146-6　超声引导下臀肌下入路的坐骨神经典型切面

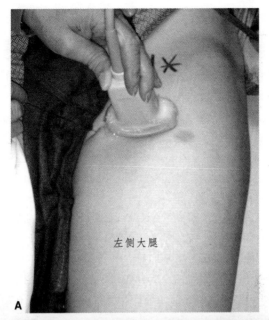

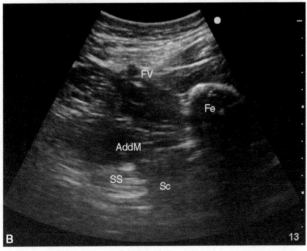

(A)探头放置在腹股沟处股动脉搏动远端 6cm 处,从内侧进针。(B)超声界面(低频探头,13cm 深)。FV,股血管;Fe,股骨;AddM,大收肌;SS,半腱肌肌腱、半膜肌和股二头肌长头;Sc:猜测的坐骨神经位置(在这里没有看到)。

图 146-7　超声引导下前路的探头放置和坐骨神经典型切面

> 股血管(与用周围神经刺激仪相比因为范围不同所以显得更小些)和
> 股骨可清楚地看到
> 两方法均可用于坐骨神经定位
> - 以股骨为顶点假想出一个等腰三角形,股血管在一底角上,坐骨神
>   经在另一底角上
> - 定位小三角形或者大收肌深面的圆形肌肉团块。这一肌肉团块由
>   半腱肌、半膜肌和股二头肌长头组成。坐骨神经可能就位于肌肉
>   团块外侧
> 一旦确定坐骨神经的大概位置,置入 100mm 或 150mm 刺激针(常规
> 准备和局部麻醉后):
> - 从大腿外侧进针,并与探头保持一定距离,这个距离要与屏幕中神
>   经所在深度相当,因为这样会使针与超声波垂直
> - 或者,从超声探头内侧进针
> 将周围神经刺激仪设定在 1.5mA,2Hz,0.1ms。当引出膝关节远端反
> 射时将电流减小到 1mA。如果反射仍然存在,回抽无血后即可逐层
> 注射局部麻醉药(20~30mL)
> 通常局部麻醉药可将坐骨神经与周围的结缔组织分离而使坐骨神经
> 在注药后变得更清楚

测试

坐骨旁	腘绳肌:屈膝肌力
股后皮神经	大腿后面皮肤
胫神经	运动支:跖屈("踩油门") 感觉支:小腿后面皮肤(腓肠肌内侧),足底(足底内侧和外侧)
腓神经	运动支:背屈 感觉支:小腿外侧皮肤(腓肠肌外侧),足背(腓神经浅支),第一趾蹼(腓神经深支)

并发症/副作用

- 骶旁入路:
  > 理论上会有穿刺针进入骨盆
  > 阻滞了阴部神经时经常会有同侧生殖器反应迟钝

- 深部阻滞(尤其是骶旁和前路,但对于肥胖患者所有入路均较深)可导致深部出血和血肿形成

重点

- 由于坐骨神经较大,所以完善的外科阻滞可以持续 45 分钟
- 根据阻滞的水平,股后皮神经可能未被阻滞。但即使再使用止血带的情况下,也通常有大问题出现,因为大多数止血带疼痛是由于肌肉缺血而不是皮肤压迫导致的
- 股后皮神经的皮肤支配范围通常达腘窝顶部,但有时也可达膝关节上方,或甚至向下达足跟
- 告知患者骶旁入路可有生殖器反应迟钝的可能
- 骶丛位于梨状肌后面,并有该肌筋膜覆盖,梨状肌筋膜构成骨盆筋膜,将梨状肌与骨盆内容物分开。因此,通过骶旁坐骨神经阻滞,利用局部麻醉药的扩散来阻滞闭孔神经不具解剖学依据
- 在坐骨神经与腰丛神经阻滞联合时,注意局部麻醉药用量

(施东婧译　喻文立校)

第 147 章
腘窝神经阻滞
Arthur Atchabahian,MD

阻滞对象	适用范围(图 147 - 1)
腘窝处的坐骨神经或者单一的胫神经或腓神经阻滞	胫神经: •运动:腓肠肌和比目鱼肌(跖屈和内翻) •感觉:小腿后部 •腓神经: •运动:小腿前内侧肌肉(背屈和外翻) •感觉:小腿外侧部 •坐骨神经:胫神经和腓神经联合

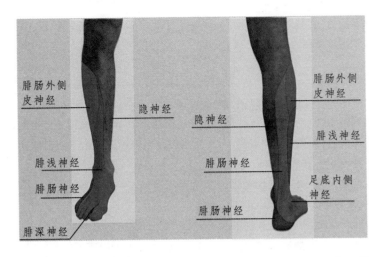

腓肠外侧
皮神经

隐神经

腓浅神经

腓肠神经

腓深神经

隐神经

腓肠神经

腓肠神经

腓肠外侧
皮神经

腓浅神经

足底内侧
神经

图 147-1 腘窝神经阻滞范围(见彩图)

解剖(图 147-2)

坐骨神经可在某一水平,通常是在屈褶线上 7~10cm 处,分成胫神经和腓神经两支,但有时也可高达臀部,或低于膝关节。

神经分支出现在腘窝处,股二头肌与半腱肌/半膜肌之间。

适应证

• 小腿、踝关节和足部外科手术(如果涉及小腿前内侧皮肤、踝关节或足部内侧皮肤时须联合隐神经阻滞)

• 单一胫神经阻滞可用于踝关节手术后的术后镇痛(可与股神经阻滞、全身麻醉/椎管内麻醉联合用于手术麻醉,尤其是需要在大腿使用止血带时)

禁忌证

无特殊禁忌。

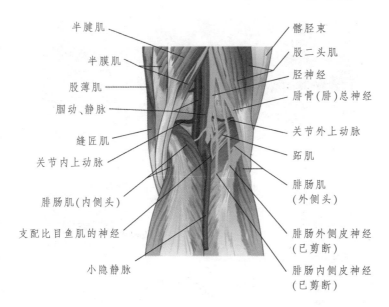

图 147-2　腘窝解剖(见彩图)

神经刺激仪引导穿刺方法

- 后入路:
  - ➤ 患者俯卧位,或向非手术侧侧卧
  - ➤ 在屈褶线和两旁肌肉处做标记(股二头肌位于外侧,半腱肌和半膜肌位于内侧)
  - ➤ 在屈褶线中点外侧 1cm 处做垂直线并向头侧延长。屈褶线上方 7cm 处为进针点(图 147-3)
  - ➤ 用 50mm 穿刺针向头侧成 45°角进针,将周围神经刺激仪设定在 1.5mA,2Hz,0.1ms,引出胫神经或腓神经支配区域的神经反应
  - ➤ 如果获得胫神经反应则调整针的位置并减小电流。电流减小到 0.4mA 反应仍存在时,回抽无血后呈扇形注入一半剂量局部麻醉药(通常 10~15mL),然后向外侧调整针的方向以获得腓神经反应。相同的方式注入 10~15mL 局部麻醉药
  - ➤ 如果最初引出的为腓神经反应,则注药后向内侧调整针的方向
- 侧入路(图 147-4 和图 147-5):
  - ➤ 患者仰卧位,将叠好的床单垫于大腿下,使膝关节稍弯曲(15°)
  - ➤ 在大腿外侧定位股外侧肌(股四头肌)和股二头肌的肌间沟

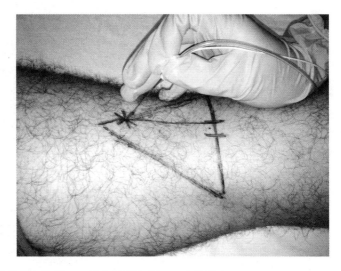

屈褶线中点外侧 1cm 处向头侧方向 7cm 为进针点。

图 147-3 神经刺激仪引导后入路穿刺定位

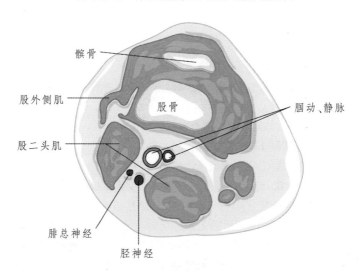

(Reproduced with permission from Miller RD, ed. *Miller's Anesthesia*. 6th ed. New York: Churchill Livingstone;2005: 1702. Ⓒ Elsevier.)

图 147-4 神经刺激仪引导侧入路穿刺解剖

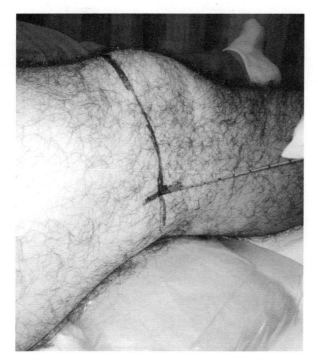

图 147-5　神经刺激仪引导侧入路定位点

➢ 从髌骨近心端向两侧画一条线

➢ 局部麻醉后,用 100mm 穿刺针与地面成 30°角垂直于大腿轴方向进
　针,将周围神经刺激仪设定在 1.2mA,2Hz,0.1ms。

➢ 如果获得胫神经反应则调整针的位置并减小电流。电流减小到
　0.4mA反应仍存在时,回抽无血后呈扇形注入一半剂量局部麻醉药(通
　常为 10~15mL),然后向外侧调整针的方向(也就是与地面成更小度
　数的角)以获得腓神经反应。相同的方式注入 10~15mL 局部麻醉药

➢ 如果最初引出的为腓神经反应,则注药后向内侧调整针的方向

神经刺激仪引导腘窝神经阻滞	
有效应答	无效应答
胫神经:跖屈,内翻 腓神经:背屈,外翻	无

超声引导神经阻滞方法

- 侧入路：
  - ➤ 患者俯卧位或侧卧位；有时也可以仰卧位并将腿抬高，使腘窝离开床面至少15cm：
    - ▪ 如果患者侧卧，则麻醉医生面朝髋骨站在患者前面，将超声放在另一侧会比较舒适，这样可以在阻滞时将手腕支撑在患者大腿上(图147-6)
  - ➤ 将高频探头(8~13MHz)放在关节折痕处，定位腘动、静脉。胫神经通常位于动脉的浅层和外侧，为白色结缔组织中不均匀回声的黑色组织束。向头侧倾斜探头有助于看清神经
  - ➤ 沿着胫神经向头侧移动(增加耦合剂)直到能在胫神经旁看见腓神经(图147-6和图147-7)。腓神经通常为一大束(黑色)
  - ➤ 一旦看见神经，继续向头侧移动则只能看到深处的坐骨神经
  - ➤ 通过屏幕上的比例尺估计神经深度。大腿外侧消毒和局部麻醉药浸润后用100mm穿刺针在平面内置入与神经深度相近的长度
  - ➤ 在超声下看到穿刺针，继续进针，达到神经下方而不是直接对准神经，回吸无血后注入局部麻醉药。看见局部麻醉药扩散后，改变穿刺针位置，使局部麻醉药像"面包圈"一样环绕在神经周围
  - ➤ 保持血管在视野中避免误伤血管
  - ➤ 一般15~20mL局部麻醉药足够(图147-8)

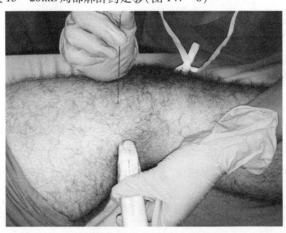

患者侧卧位，被阻滞一侧在上。麻醉医生站在髋骨侧。

图147-6　超声引导侧入路的探头和穿刺位点

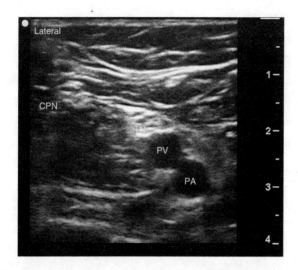

lateral 外侧；TN,胫神经；CPN,腓总神经；PV,腘静脉；PA,腘动脉。(Picture courtesy of Dr.Eryk Eisenberg.)

图 147-7　腘窝下胫神经和腓神经

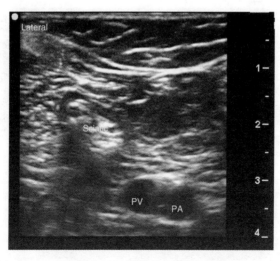

lateral 外侧；Sciatic,坐骨神经；PV,腘静脉；PA,腘动脉。(Picture courtesy of Dr. Eryk Eisenberg.)

图 147-8　近头侧位置出现组成坐骨神经的胫神经和腓神经

- 内侧入路(图147-9):
  - ➢ 患者仰卧位。将被阻滞的腿摆成青蛙腿形,膝关节屈曲并且足底背朝对侧小腿
  - ➢ 相似地,在皱褶处看到胫神经;沿着胫神经向上直到出现腓神经
  - ➢ 在大腿内侧从平面内进针。因为离神经距离较远,所以内侧入路比外侧入路难。肥胖患者避免使用此方法
  - ➢ 相似地,看见局部麻醉药在神经周围扩散后再注入局部麻醉药

腘窝神经阻滞测试

胫神经	运动:跖屈("踩油门") 感觉:小腿后侧(腓肠肌内侧),足底(足底内侧和外侧)
腓神经	运动:背屈 感觉:小腿外侧(腓肠肌外侧),足背(腓神经浅支),第一趾蹼(腓神经深支)

并发症/副作用

无特殊并发症。

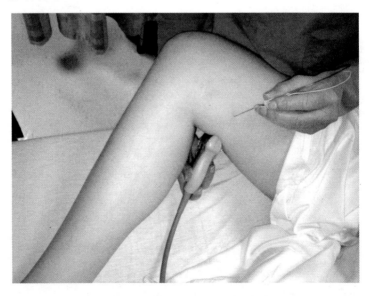

图147-9 超声引导下内侧入路探头和穿刺位点

要点

· 足部骨科手术和任何作用到远端趾骨的治疗都需要胫神经阻滞

（施东婧译　喻文立校）

第 **148** 章

踝关节阻滞

Arthur Atchabahian, MD

踝关节阻滞范围

阻滞水平	分布范围
在踝水平坐骨神经 + 隐神经（股神经的分支）的终末支	踝以下的脚（图 140 - 1 和图 148 - 1）

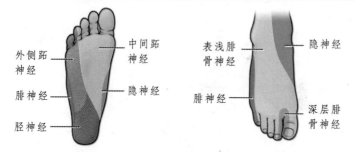

外侧跖神经　中间跖神经　腓神经　隐神经　胫神经

表浅腓骨神经　隐神经　腓神经　深层腓骨神经

右脚的神经血管供应皮肤的神经分布，在跖(**A**)和背侧(**B**)的表面有显示。外侧和内侧跖神经网络是胫神经的终末分支。(Reproduced from Morton D, ed. *Gross Anatomy: The Big Picture.* Figure 38-3, p. 447. McGraw-Hill. Copyright © The McGraw-Hill Companies, Inc. All rights reserved.)

图 148-1　神经阻滞的分布（见彩图）

适应证

· 任何在脚部的手术（除考虑使用止血带外，最好大腿无止血带，在踝关节

以上的埃斯马赫止血带如果不超过一个小时仍然是可以的）
- 对踝关节手术无效（膝后窝神经和隐神经应当被阻滞，尽管不包括大腿的止血带；如果阻滞仅仅为了术后镇痛，这种情况下可使用坐骨神经和股神经或者椎管内麻醉）

禁忌证
- 注射部位感染或皮疹
- 严重周围血管疾病有局部坏死的危险
- 五个阻滞中三个是皮下浸润，两个接近血管，局部麻醉药中毒的危险；选择罗哌卡因而不是丁哌卡因，以避免双侧阻滞增强总的剂量

体表定位
- 阻滞部位接近踝关节上平衡棒的水平（图148－2）：
  - 深部腓神经阻滞（图148－3）：
    - 位置紧邻深部腓神经脉搏和踇长伸肌腱；直接朝着骨头进针，撤回3～4mm，回吸，并且注入5～7mL局部麻醉药

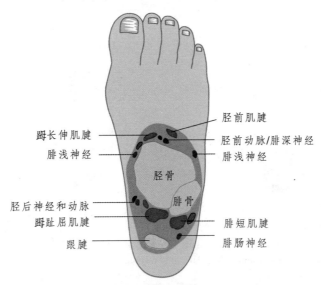

图 148-2　在右踝水平神经阻滞的概要图解（见彩图）

  - 腓浅神经阻滞（图148－3）：
    - 从深部腓神经阻滞进针点到外踝打一个皮丘（5～7mL）

➢隐神经阻滞(图 148 – 3)：
  ▪ 从深部腓神经阻滞进针点到内踝打一个皮丘(5 ~ 7mL)
➢后侧跖神经阻滞(图 148 – 4)：
  ▪ 在中踝后侧定位后侧跖神经：如果没有感觉到，在踝后面找到肌腱滑
    车部位。穿刺针由后向前穿刺，触到骨质，抽回 2 ~ 3mm，注药 7 ~ 10mL
➢腓神经阻滞(图 148 – 4)：
  ▪ 从跟腱向侧踝打出一个比丘(5 ~ 7mL)

超声技术的使用

深部股神经和后侧胫神经阻滞可以在超声引导下进行。

• 深部股神经阻滞
  ➢位置接近深部腓动脉(图 148 – 5)
• 后侧胫神经阻滞：
  ➢位置接近后侧胫动脉(图 148 – 6)

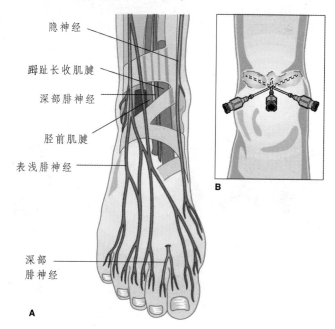

图 148–3　深部腓神经、表浅腓神经和隐神经阻滞

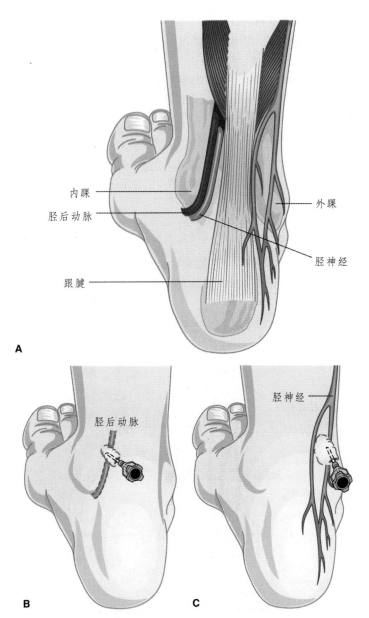

内踝

胫后动脉

跟腱

外踝

胫神经

A

胫后动脉

胫神经

B

C

图 148-4　胫后神经和腓神经阻滞

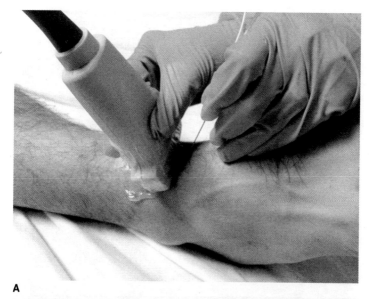

A

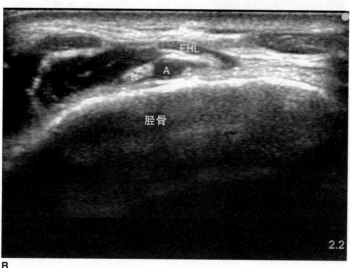

B

(A)置入探针,平面外进针。(B)超声影像。N,腓深神经;A,腓深动脉;EHL,踇长伸肌腱。

图 148-5　超声引导下腓深神经阻滞

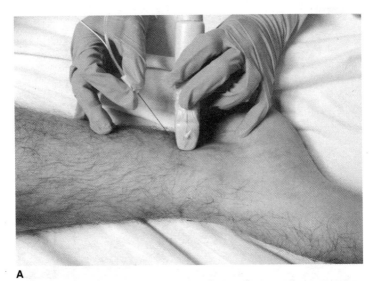

A

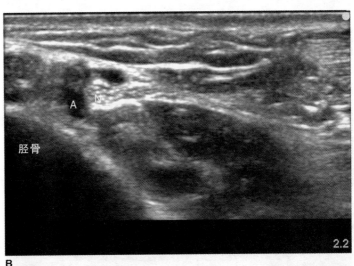

B

(A)探针置入,平面外进针。(B) 超声影像。N,胫后神经;A,胫后动脉。

图 148-6 超声引导下胫后神经阻滞

踝关节阻滞测试	
腓深神经阻滞	夹痛第一指间隙
腓浅神经阻滞	夹痛大踇趾
隐神经阻滞	夹痛脚背侧中间皮肤
胫后神经阻滞	夹痛第五脚趾
腓神经阻滞	夹痛脚侧方皮肤

并发症

局部麻醉药中毒。

技巧

- 深部阻滞,尤其是深部胫神经阻滞是最难的
- 腓神经皮肤分布范围典型的限于第五趾的侧缘;实际上,它经常延伸到脚背第三趾的侧缘

（吴莉 译　喻文立 校）

第 149 章

胸椎旁阻滞

Jan Boublik,MD,PhD

适应证

外科手术	阻滞水平
胸廓切开术	T4 ~ T9
胸腔镜检查	T4 ~ T9
肋骨骨折	骨折上下水平
心脏手术	双侧 T2 ~ T6 水平
乳腺手术	T2 ~ T6
乳房切除术与腋窝淋巴结清扫	T1 ~ T6 并表浅颈丛阻滞

（待续）

（续）

外科手术	阻滞水平
乳腺活检	异常处上下一个水平
腹股沟疝修补术	T10 ~ T12
脐疝修补术	双侧 T9 ~ T11
切开疝修补术	根据修补水平而定
回肠造口术	T8 ~ T12
肾切除术	T8 ~ T12
胆囊切除术	T6 ~ T10
阑尾切除术	T10 ~ T12
肩关节手术(三角肌下切口)	T1 ~ T2
髋关节手术	T11 ~ T12 并腰丛阻滞、坐骨骶骨旁阻滞
骨髓吸引术	T11 ~ L2
髂嵴取骨术	T11 ~ L1

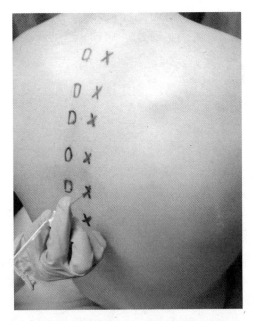

矩形位于棘突,旁开 2.5cm,X 覆盖棘突一个水平的脊椎横突。

图 149-1　胸椎旁阻滞的体表标志

禁忌证

绝对禁忌证	患者拒绝
	皮肤感染/积脓症/注射部位有椎旁肿块
	局部麻醉药过敏
	严重血流动力学不稳定
相对禁忌证	凝血障碍
	严重胸部畸形
	胸廓切开术后

脊柱旁阻滞的优点

- 明显的感觉、运动和交感神经阻滞（全部脊柱旁水平注射的患者完全没有诱发电位，硬膜外阻滞很少有这样的效果）
- 单侧或双侧部分阻滞
- 广泛应用于各种外科手术
- 减少对手术刺激反应
- 术后镇痛类似或优于硬膜外阻滞
- 很少有阿片类药物依赖
- 罕见阿片类相关副作用（恶心、呕吐、镇静）
- 血流动力学稳定
- 保护肺功能
- 保存四肢运动力量
- 保存膀胱功能
- 增强围术期效率

并发症或副作用

并发症	发生率（%）
阻滞失败（未达手术要求）	6.1（多部位注射）到 10.7（单部位注射）
误入血管	3.8～6.8
低血压	4.0～5.0（比较轻微）
局部血肿	2.4
局部疼痛	1.3
胸膜刺破	0.8～0.9
气胸	0.3～0.5
硬膜外扩散	1.0～1.1
肺出血蛛网膜下扩散	案例报道
硬脑膜刺破后头痛	
臂丛阻滞	
霍纳综合征	
局部麻醉药中毒	
神经损伤	
感染	

脊柱旁神经阻滞的局部麻醉药使用

- 0.25% ~ 0.5% 的丁哌卡因和 0.2% ~ 0.5% 的罗哌卡因是最常使用的;持续镇痛类似于臂丛神经阻滞
- 血管内注射时经常加入肾上腺素;减少血中局部麻醉药浓度(下降 25%)和增强镇痛

单部位注射 成人:10 ~ 20mL 局部麻醉药(例如 0.5% 罗哌卡因加上 1:400 000 的肾上腺素)

　　　　　　儿童:0.5mL/kg 不超过 20mL 局部麻醉药

多部位注射 每段 3 ~ 5mL 局部麻醉药

持续注射　 0.1 ~ 0.2mL/kg/h(成人 8 ~ 10mL/h)局部麻醉药(例如 0.2% 罗哌卡因,0.06% 丁哌卡因,0.25% 利多卡因)

解剖(见图 149 – 2、图 149 – 6 和图 149 – 7)

- 楔形间隙:
  - 前外侧边界:壁胸膜;中间:椎体或椎间盘
  - 后侧间隙:椎体横突,肋横突韧带
- 两个筋膜:
  - 胸内筋膜:纤维弹性组织,位于棘上韧带(后侧)和前方壁筋膜之间;胸内筋膜将胸脊柱旁间隙分为两个潜在的筋膜间隙:
    - 前方胸膜外脊柱旁间隙
    - 后侧胸膜下脊柱旁间隙
  - 浆膜下隙:疏松网状结缔组织层
- 胸脊柱旁间隙的两个潜在间隙:
  - 前面或胸膜外的
  - 后侧或胸膜下的
- 硬膜外间隙的内侧沟通,肋间隙的外侧,颅脑的扩展(是否是连续的间隙仍然存在争论)
- 因为在胸段棘突呈锐角,棘突与下一椎体的横突在同一水平

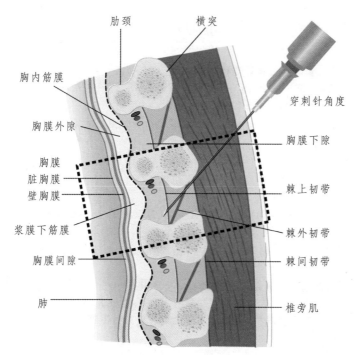

穿刺点位于胸膜下隙,在棘上韧带和胸内筋膜之间(见图左侧)。黑色方框表示超声引到的角度和方向。(Reproduced with permission from Hadzic A. *The New York School of Regional Anesthesia Textbook of Regional Anesthesia and Acute Pain Management.* New York: McGraw-Hill; 2006. Figure 43–3. Copyright Ⓒ The McGraw-Hill Companies, Inc. All rights reserved.)

图 149–2　图示为超声换能器的方向(见彩图)

麻醉阻滞和分布的机制

- 同侧躯体和交感神经的阻滞(直接效应)
- 经常是双侧比水平注射更广泛(70%患者有硬膜外扩散,在正中入路和大剂量注射时更常见)
- 在成人单水平脊柱旁注射 10～15mL 局部麻醉药和儿童 0.5mL/kg;平均阻滞 4～5 个皮节的感觉,不受年龄、身高、体重或性别的影响;交感神经阻滞八个皮节
- 与头侧相比,溶液更容易向尾侧扩散。多部位阻滞时小容量更好,单部位则大容量更好。(理论上)与多处穿刺(每一水平注入小剂量的局部麻醉药,理论上的优点是更加广泛和完全阻滞理想皮节)相比单针穿刺潜在优势是减少不良反应发生率,比如胸膜穿透或气胸

阻滞技术

一般的

• 患者坐位 – 表面解剖学更好和更舒适

• 22 号钝头针(单次注射)或用于硬膜外穿刺的 18 号针(置管技术)

• 棘突外侧 2.5cm 标记皮肤(穿刺处)

• 常规测试,补充氧气,2～3mg 咪达唑仑镇静和 50～100μg 芬太尼

标记胸段技术(图 149 – 1)

• LOR 技术

1. 使用 1% 利多卡因渗透皮肤和皮下组织

2. 穿刺针垂直于皮肤平面

3. 深处横突时(3～4cm)改变穿刺针角度(最深到 T1 和腰椎水平)。为了避免胸膜穿透,不要在平均身高的患者穿刺超过 4cm

4. 没有骨质接触,穿刺针位于两个横突之间;退至皮肤水平,向头侧或尾侧偏 10°再至相同的最大深度

5. 如果仍然没有接触骨质,重复此过程深入 0.5cm

6. 一旦触到骨质,向尾侧移动穿刺针并且逐渐进针直到触到 LOR(比硬膜外间隙更精确!);充满空气的玻璃注射器失去阻力

• 确定距离技术

　▸1～5 同上

　▸接触骨质再进针 1cm(不要超过 1.5cm!)

技巧

• 穿刺针穿过棘上韧带后失去阻力,通常到横突 1.5～2cm。有时能感觉微妙的穿透感;这种感觉不像硬膜外间隙,失去阻力就像穿刺针进入胸脊柱旁间隙是客观模糊的。通常是阻力改变而不是明确的失去阻力

• 骨质接触深到横突→很可能是肋骨;更深的穿刺可能导致刺破胸膜和气胸。在最初骨质接触后穿刺针朝向尾部进针可以减少风险

• 如果最初无意中触到骨质,朝尾部进针会使穿刺针在较浅部位触到横突

超声引导技术

• 基础

　▸首先预扫描

　▸为扫描确定轴线或依个人偏好和经验定干预因素。横断面有更高的硬膜或鞘内注射的风险,并且理论上与传统技术相比穿刺路径更长

　▸依据个人习惯使用传感器,一般低频(2～5MHz)探索矢状面和中频(5～8MHz)探索横断面

• 正中矢状斜面技术(图 149 – 3 至图 149 – 5)

(待续)

阻滞技术(续)

- 传感器放在离中线侧面2~3cm且定位标记物指向头侧
- 倾斜传感器瞄准侧面是为了更好地看到棘上韧带(不容易看见的),脊柱旁间隙和壁胸膜。见图149-4和图149-5
- 在穿刺处麻醉皮肤
- 在两个相邻的横突之间定位传感器中点。阻滞针刺入传感器头侧平面内并且瞄准头尾侧。经常锐角穿刺(图149-4和图149-5)
- 进针直到触到横突下缘,向尾侧远离骨质,然后继续进针1~1.5cm
- 回吸;注射3~5mL生理盐水:在注射水平移动,向前到达壁胸膜,增强的胸膜回声反射性表明穿刺针尖端在胸脊柱旁间隙
- 计算的局部麻醉药剂量分次注入,并且频繁抽吸

技巧
- 由于骨质覆盖,局部麻醉药的扩散很难看到
- 胸脊柱旁间隙的横断面
- 胸脊柱旁区域的横断扫描(图149-6和图149-8):
  - 横向放置传感器,侧面对着棘突
  - 椎旁肌清晰显示,在横突表面;横突是强回声结构,声影完全黑暗的是胸脊柱旁间隙(图149-6)—在横突侧面,强回声胸膜随呼吸移动,即"肺滑动征"
  - 在两个横突之间向头侧会尾侧轻微滑动传感器观察脊柱旁区域的横断面
    - 可以看见棘上韧带(胸脊柱旁间隙的后缘)(不容易看到),侧面是肋间膜(后侧肋间隙的后缘)
- 平面外穿刺针置入横断面扫描(手法A)(图149-7):
  - 确定横突和胸膜的深度
  - 穿刺的指导与使用表面解剖学标志胸脊柱旁阻滞相似(针只是一个亮点影像;这一步骤的目的是引到针到横突)
  - 一旦触到横突,针轻微退回并且在横突下方向尾侧再进1.5cm到达胸脊柱旁间隙
  - 负压吸引后,局部麻醉药就可以注入了
  - 观察胸脊柱旁间隙尖端的扩展和胸膜前侧。局部麻醉药可能也向侧面扩散的肋间隙后方。通过注射局部麻醉药后相邻脊柱旁间隙的扩散也可以在矢状面扫描看到
- 横断面扫描和平面内穿刺(肋间入路)(技术B)(图149-6、图149-7和图149-8):

有经验实践者的高级技术
鞘内注射和硬膜外注射的风险!
  - 如上放置传感器,并且确定肋骨和胸膜(要求患者深呼吸-可见胸膜或肺的移动)

(待续)

阻滞技术(续)

- 旋转探头直到确定肋骨长轴的方向。倾斜探头确定肋间肌的深度和肋骨下缘
- 用18号穿刺针触到中线侧面8cm的肋骨,在探头侧缘平面内进针
- 定位针尖应当在头侧45°和中间60°矢状面(传感器向头侧45°)和居中的斜角(可能通过向肩部进针而不是向胸膜减少胸膜穿刺的可能性并且更容易置管到脊柱旁间隙为了组织浸润)
- 进针到内在和最深肋间肌之间的间隙。在每次进针后注射生理盐水直到肌肉间的筋膜间隙膨胀并且前侧胸膜可以看见
- 要求患者深呼吸排除意外的胸膜穿刺
- 负吸实验后,分次注射局部麻醉药:
  - 单部位阻滞每次5mL
  - 如果放置导管则在导管注入10mL局部麻醉药(为了扩散间隙)

技巧

- 作为平面内进针阻滞针最好可视化
- 然而,由于穿刺针朝向椎间孔穿刺,改良的技术有更高硬膜外或鞘内注射的风险
- 穿刺针穿过软组织的数量最多,产生的不适感最大

连续的PVB

- 采用传统的或超声引导确定穿刺针位置
- 考虑使用单次注射的22号10cm穿刺针估计横突和脊柱旁间隙深度
- 使用大号能适用20号硬膜外导管的穿刺针
- 连接注射器到穿刺针制造一个闭合的回路并且如果胸膜穿刺后可以减轻空气夹带
- 导管置入大约5~7cm到脊柱旁间隙使移动风险最小。因此,使用一个单末梢孔导管以减少脊柱旁间隙局部麻醉药渗出

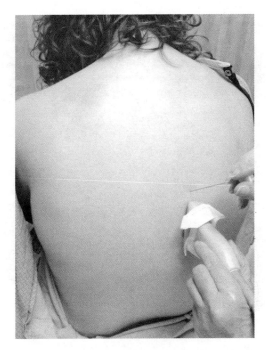

图 149-3　超声探头的位置和正中矢状入路的穿刺针置入

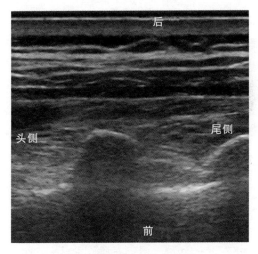

扫描时传感器略微向外倾斜。

图 149-4　使用正中倾斜矢状面扫描的超声引导胸脊柱旁阻滞

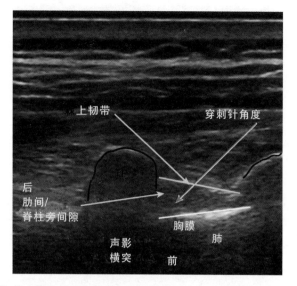

注意胸膜、棘上韧带和胸脊柱旁间隙清楚地画出。TP,横突;SCL,棘上韧带。

图 149-5　胸脊柱旁区域的正中倾斜矢状面扫描图(见彩图)

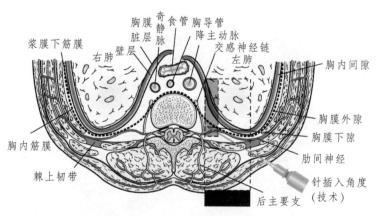

根据阻滞水平,横突可以投射为声影(表现为灰色),胸脊柱旁间隙的模糊超声影像。然后探头向头侧或尾侧轻微的移动到达横突之间间隙。注射应当在胸膜下间隙进行,在棘上韧带和胸内筋膜之间(如图左侧)。(Modified with permission from Karmaker MK. Thoracic paravertebral block. *Anesthesiology.* 2001;95:771.)

图 149-6　图显示超声传感器的定位(黑色矩形)和胸脊柱旁区域横断面扫描的直接超声影像

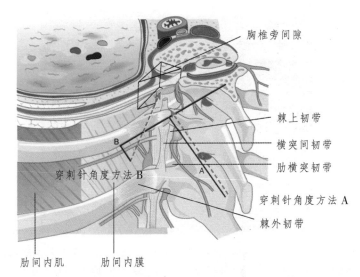

线路 A 描绘了正中矢状面内入路，线路 B 描绘横断斜面内入路。(Modified with permission from Karmaker MK. Ultrasound-guided thoracic paravertebral block. *Tech Reg Anesth Pain Manag.* 2009;13:142. © Elsevier.)

图 149-7　胸椎旁区域的解剖显示多种脊柱旁韧带和它们与胸椎旁间隙的解剖关系

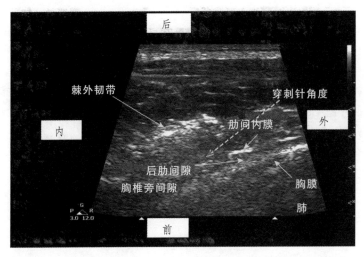

胸膜壁层和肋横突韧带侧面和肋间膜侧面之间的低回声间隙代表胸椎旁间隙的顶点或后侧肋间隙的中间界线。(Courtesy of Dr Jean-Louis Horn.)

图 149-8　胸椎旁区域横断面声波图和中线侧面超声影像，覆盖横突

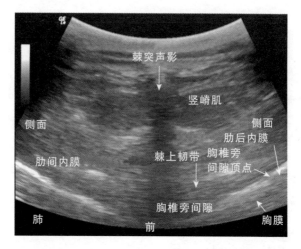

部分胸椎旁间隙和胸膜的前内侧影像是可见的。棘上韧带形成胸椎旁间隙的后侧边界也是可见的。胸椎旁间隙和后侧肋间隙之间的连接也是可见的。SCL,棘上韧带;TPVS,胸椎旁间隙。

图 149-9　胸椎旁区域横断面声波图和棘突超声影像

技巧

- 关注抗凝作用与硬膜外一致(深的,不可压缩的间隙,并且与硬膜外间隙相联系)
- 从单次注射到连续输注;导管比硬膜外间隙更难置入
- 神经阻滞针穿刺过深可以引起无意胸膜穿刺。早期警示征象包括在穿刺针置入时咳嗽(只有肺穿刺后出现回吸到空气或如果空气通过穿刺针进入胸膜腔)
- 全身局部麻醉药吸收导致的毒性是很少见的

(吴莉 译　喻文立 校)

第 150 章
肋间神经阻滞

Michael Anderson, MD

适应证

- 胸部手术
- 肋骨骨折
- 胆囊切除术
- 胃切除术
- 乳腺切除术

解剖(图 150-1)

- 神经走行肋骨下面的神经血管鞘中;神经是鞘内最下的结构
- 神经走行在内侧肋间肌和最深肋间肌之间
- 外侧皮肤分支开始于腋中线;因此,应当阻滞这一点附近
- 阻滞应当在肋骨角起始侧面进行;肋间凹槽在此处最大;因此,理论上是安全的

阻滞范围

- 此水平感觉和运动都被阻滞;只作用于身体同侧
- 皮肤,肌肉和同侧壁腹膜,如果用于上腹部手术术后镇痛,那么内脏疼痛也额外要求被阻滞
- 适用于胸部和上腹部手术
- 丁哌卡因或利多卡因加入肾上腺素提供平均持续 12h 的阻滞

并发症

- 气胸(<1%)
- 局部麻醉药中毒(这一阻滞局部麻醉药吸收率高;考虑局部麻醉药中加入肾上腺素减少全身吸收)
- 血肿

- 蛛网膜或硬膜外麻醉

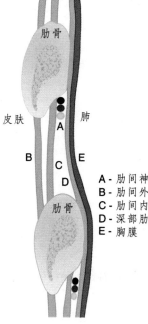

A - 肋间神经,动脉和静脉
B - 肋间外肌
C - 肋间内肌
D - 深部肋间肌
E - 胸膜

图 150-1　肋间隙的解剖

阻滞标志

- 患者坐位(侧卧和俯卧也是可以的)
- 摸清并且确定肋间隙的适当水平
- 确定肋骨角,通常距中线 7cm。阻滞可以在邻近腋中线任何部位进行
- 从肋间凹槽提升皮肤
- 向头侧以 20°置入 22 号,50mm 穿刺针;穿刺针应当接触肋骨大约 1cm 以内(图 150 - 2)
- 穿刺针离开肋骨下缘,但是保持穿刺针 20°头侧的角度
- 神经通常位于比肋骨深度少 3mm;短的斜角刺入通常感觉到突破感
- 在每一必要部位注射 5mL 局部麻醉药;不要超过所选局部麻醉药的最 大剂量

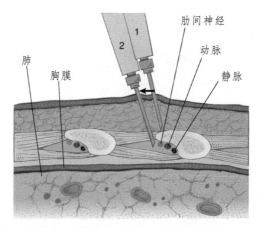

图 150-2　肋间阻滞技术（盲探技术）。(Reproduced from Morgan GE, Mikhail MS, Murray MJ. *Clinical Anesthesiology*. 4th ed. Figure 17-33. Available at: ww.accessme-dicine.com. Copyright ⓒ The McGraw-Hill Companies, Inc. All rights reserved.)

超声引导阻滞（图 150-3）

- 超声影像可以用于确定肋间隙。尤其对于肥胖患者或解剖变异的患者有用
- 与标记定位技术相似，高频线性探头垂直放在患者后背可见肋骨，肋间隙和胸膜
- 穿刺针平面内或平面外技术置入，密切注意超声影像深度识别。小剂量局部麻醉药可以用于水分离和穿刺针引导
- 一旦在位置正确，局部麻醉药注射并且可以看见局部麻醉药扩散引起胸膜推开

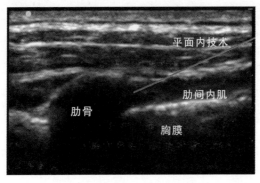

图 150-3　超声引导肋间阻滞

（吴莉 译　喻文立 校）

第 151 章
腹壁和内脏的神经支配

Marc Beaussier MD，PhD

总论

- 最近的研究强调腹部手术后两伤口模型：
  - ➢ 躯体神经损伤与腹壁相联系
  - ➢ 自主神经损伤与腹膜层和内脏器官相联系
- 腹部手术后的疼痛引起显著的躯体体壁传入，腹壁阻滞非常有效
- 腹膜和内脏感觉神经分布由离开交感神经的内脏传入神经提供并且连接更高胸部水平的背角。然而，这些传入神经的重要部分可能通过迷走神经达到中枢神经系统，并且即使硬膜外阻滞也不能阻滞它们

解剖（图 151 – 1 至图 151 – 4）

- 腹壁有肋间神经（起始于 T6 到 T12）和髂腹股沟或髂腹下神经（起始于 L_1）支配。这些神经很容易阻滞
- 出现脊柱旁间隙后，肋间神经位于腹外斜肌和腹横肌之间即所谓的腹横平面（图 151 – 4）
- 大约在腋中线水平，肋间神经发出贯穿的分支支配侧腹壁（图 151 – 1 和图 151 – 2）
- 部分神经 T6 ~ T9 由中线和腋前线之间的前侧肋骨边缘发出
- 在腹直肌水平，肋间神经进入肌肉鞘并且发出肌皮分支提供前内侧腹壁的支配（图 151 – 1 和图 151 – 2）
- 髂前上棘附近，髂腹股沟和髂腹下神经，早先位于腹横平面，移至腹内斜肌和腹外斜肌之间的间隙（图 151 – 3）。它们提供腹股沟区域和耻骨联合上区域的神经支配（普凡嫩施蒂尔切口在此区域）

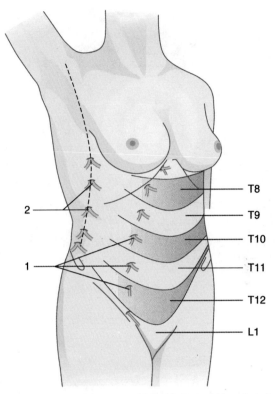

(1)贯穿的肌皮神经分支离开腹直肌鞘;(2)贯穿的皮肤神经分支在腋中线水平从肋间神经离开。

图 151-1　腹壁的神经支配

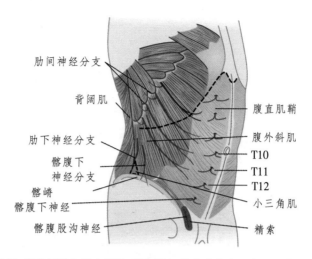

肋间神经分支
背阔肌
肋下神经分支
髂腹下
神经分支
髂嵴
髂腹下神经
髂腹股沟神经

腹直肌鞘
腹外斜肌
T10
T11
T12
小三角肌
精索

表浅层:腹外斜肌和腹直肌鞘。肋间神经的皮肤分支和髂腹下神经和腹直肌鞘的贯穿分支,支配皮肤。

图 151-2　腹壁神经分布(表浅层)

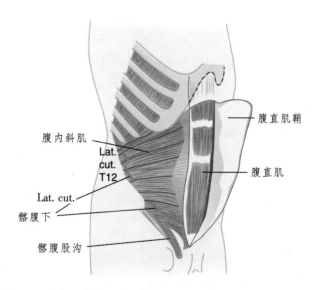

腹内斜肌
Lat.
cut.
T12
Lat. cut.
髂腹下
髂腹股沟

腹直肌鞘
腹直肌

腹外斜肌已经远离。髂腹股沟和髂腹下神经通过靠近髂前上棘出现。

图 151-3　腹壁神经分布(中层)

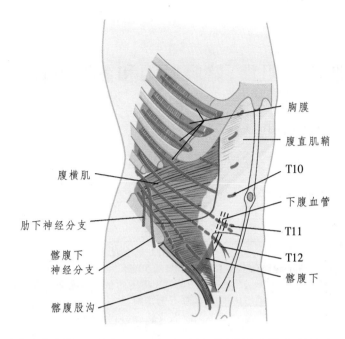

胸膜

腹直肌鞘

T10

下腹血管

T11

T12

髂腹下

腹横肌

肋下神经分支

髂腹下
神经分支

髂腹股沟

腹外和腹内斜肌和腹直肌已经离开。肋间,髂腹股沟和髂腹下神经经过腹横平
面,表浅到腹横肌,深部到腹内斜肌。

图 151-4　腹壁神经分布(深层)

（吴莉 译　喻文立 校）

第 **152** 章

腹横肌平面阻滞,髂腹股沟和髂腹下神经阻滞

Michael Anderson,MD

腹横平面阻滞范围

神经	阻滞水平
肋下神经(T9~L1) 髂腹股沟或髂腹下神经(T12~L1)	T10~L1 完全阻滞 T9 阻滞50% T4~T8 描述的但是不完全阻滞: 脐上无疼痛 覆盖皮肤,肌肉和腹壁 内脏不被阻滞

适应证

- 单侧阻滞:腹股沟疝修补,阑尾切除,肾移植,髂嵴前峰骨剔除术后镇痛
- 双侧阻滞:正中剖腹术,根治性前列腺切除术,子宫切除术,多种腹腔镜检查,剖宫产

解剖

见第151章。

标记盲探技术

- 患者仰卧,手臂上举以暴露侧腹部
- 确定佩蒂特三角(由背阔肌,髂嵴和腹外斜肌限制):
  - ➢ 在肥胖患者可能非常困难
- 穿刺针垂直于皮肤穿刺
- 穿刺针置入有双层突破感(钝的穿刺针有很明显的突破感):
  - ➢ 第一次突破感-腹外斜肌和腹内斜肌之间的筋膜
  - ➢ 第二次突破感-腹内斜肌和腹横肌之间的筋膜

- 注入 20mL 局部麻醉药

超声技术(图 152-1 和图 152-2)

- 定位：腋中线肋缘和髂嵴之间
- 高频探头(8~13MHz)用于确定肌肉平面
- 肌肉是低回声的(暗影)；筋膜是高回声(亮影)
- 100mm 短斜角穿刺针平面内置入,从前向后(从内侧开始)平面外入路也是可以的但是需要更多的经验
- 注入少许生理盐水确定针尖的正确位置
- 腹内斜肌和腹横肌之间的筋膜层的局部沉积物；15~20mL 的 0.25% 丁哌卡因或罗哌卡因是典型药物
- 肋下斜肌入路试图提高阻滞高度：探头平行放在肋缘,穿刺针从侧面到内侧平面内置入

测试

- 针刺试验可以用于估计阻滞水平
- 阻滞通常是在全麻诱导后进行,为了术后镇痛

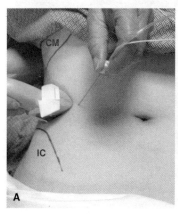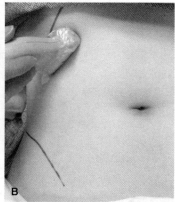

(A)传统腹横平面阻滞。穿刺针可以从中间或侧面平面内引进,或者可以平面外置入。IC,髂嵴;CM,肋缘。(B)斜的肋下入路：探头平行于肋缘。穿刺针通常从侧面平面内置入(未显示)。

图 152-1 探头和穿刺针置入

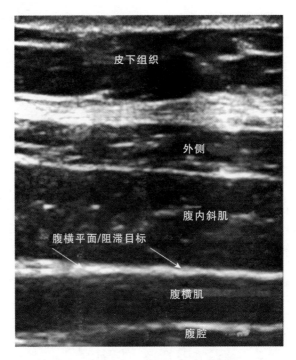

腹横平面在腹内斜肌和腹横肌中间,是局部麻醉药注入的目标。

图 152-2　腹横平面阻滞的超声目标

- 阻滞依赖于容量而不是浓度;20mL 的 0.25% 丁哌卡因通常产生 18 ~ 24h 的镇痛

不良反应或并发症

低风险镇痛阻滞:

- 一般风险:
  - ➤ 穿刺针损伤
  - ➤ 血管内注射
  - ➤ 局部麻醉药中毒
  - ➤ 欠佳或阻滞失败
- 特殊不良反应:
  - ➤ 侧腹膨胀征(放松的腹肌)
- 特殊并发症:

➢ 腹膜穿孔(重要性尚不清楚)

➢ 肝血肿(有一例盲探技术的报道)

技巧

- 如果你不确定哪一层是正确的平面,扫描腹直肌;肌肉侧缘指向正确的筋膜线
- 这一阻滞会提供好的镇痛但是它不比硬膜外好特别是它不阻滞内脏
- 偶尔,腹横平面可以见到血管。避免靠近注入或注入血管

髂腹股沟或髂腹下阻滞

适应证

- 腹股沟疝修补术
- 睾丸固定术
- 横弧形切口
- 下腹部手术

解剖(图 152 - 3;也可见 151 章)

- 髂腹股沟和髂腹下神经是 L1 的分支
- 在阻滞水平,神经走行于腹横肌和腹内斜肌之间,或在腹内斜肌和腹外斜肌之间
- 定位 - 髂前上棘和脐

阻滞范围

- 下腹壁
- 皮肤,肌肉和腹膜壁层
- 不阻滞腹膜脏层:为了疝的完全麻醉,疝囊也必须被注射

定位(盲探)技术

- 在髂前上棘和脐之间确定假想线
- 大约距正中 2cm 和髂前上棘上 2cm 是穿刺针注入部位。在这一点和髂前上棘之间大约注入 15mL 局部麻醉药
- 从脐和髂前上棘分叉以扇形浸润皮肤能够提供更大范围的阻滞
- 有效剂量的局部麻醉药通常需要标记技术(40 ~ 60mL);因此,为了减少局部麻醉药中毒,考虑使用超声技术

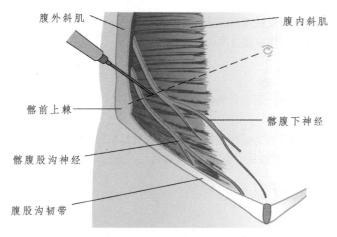

腹外斜肌

腹内斜肌

髂前上棘

髂腹下神经

髂腹股沟神经

腹股沟韧带

在腹内斜肌和腹外斜肌之间可以看到神经。(Reproduced from Morgan GE, Mikhail MS, Murray MJ. *Clinical Anesthesiology*. 4th ed. Figure 17–35. Available at: www.accessmedicine.com. Copyright © The McGraw-Hill Companies, Inc. All rights reserved.)

图 152-3　髂腹股沟和髂腹下阻滞的相关解剖

超声引导阻滞 (图 152–4)

- 确定髂前上棘和脐;想象一条线连接这两个结构
- 放置一个线性高频超声探头纵向在这条线上,邻近髂前上棘
- 确定肌肉层;小神经经常可以在腹内斜肌和腹横肌之间见到
- 使用平面内和平面外入路,在髂前上棘附近置入钝性阻滞针
- 在腹内斜肌和腹横肌之间注入局部麻醉药(10~20mL)。神经与两条小动脉一起走行;如果不能直接确定神经,在这些血管附近注入局部麻醉药
- 偶尔,神经或一些它们的分支已经在最表层,在腹内斜肌和腹横肌之间。因此应当全面浸润两个层面以确保完全阻滞

并发症

- 通过扩散引起股神经阻滞有 5% 的发生率
- 肠穿孔(很少)
- 骨盆血肿(很少)

技巧

- 如果不确定解剖或如果外科医生担心阻滞区域水分离,那么移向侧面并且实行腹横平面阻滞;这会给予更大区域的阻滞

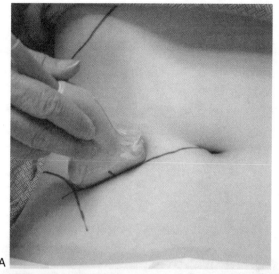

A

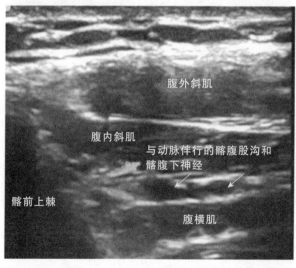

B

(A)超声探头位置,在脐和髂前上棘(ASIS)之间的连线上,跨越髂前上棘。(B)超声所见。ASIS:髂前上棘。注意:这种情况下,神经见于腹横肌和腹内斜肌之间。依赖于层面和患者,它们可以位于这一层面或在腹内斜肌和腹外斜肌之间。这种患者的神经通常没有那么大。应当完全浸润这两个层面(腹横肌和腹内斜肌之间,和腹内斜肌和腹外斜肌之间)以确保完全阻滞所有分支。

图 152–4　超声引导髂腹股沟和髂腹下阻滞

- 尽可能近距离的完成阻滞,如果髂腹下神经可能未被阻滞,那么于皮肤分支实行更加末梢的阻滞
- 髂腹下和髂腹股沟神经有很多分支并且能够走行于腹横肌和腹内斜肌或腹内斜肌和腹外斜肌之间。因此,应当浸润腹横肌和腹内斜肌之间和两个腹斜肌之间的间隙
- 在腰椎横肌后方注射可以蔓延到腰丛,特别是股神经,如果未被表现会有摔倒的风险
- 对于儿童来说,考虑尾侧阻滞在疝修补术中颇为有效

(吴莉译 喻文立校)

第 **153** 章
腹外科的区域镇痛

Marc Beaussier MD,PhD

基于对支配腹壁和内脏神经的认识,腹部手术的镇痛可采用综合方案(见第151章)。

应用多种区域镇痛技术

从近端到远端,可在不同水平阻滞肋间神经、髂腹股沟神经和髂腹下神经。

硬膜外镇痛(EDA)

- 仍是开腹手术术后缓解疼痛的金标准
- 低位的胸部硬膜外导管至少保留48h
- 局部麻醉药和阿片类药混合应用
- 患者自控管理
- 用于腹腔镜手术风险 – 收益比还不明确

鞘内注射吗啡(ITM)

- 在腰椎区域注入小剂量不含防腐剂的吗啡(100~500μg)

- 作用持续时间有限
- 未证实对术后康复有益
- 需要延长监护时间(有延迟性呼吸抑制的风险)
- 把 ITM 作为更有效的区域镇痛方法还不可靠

腹横肌平面(TAP)阻滞

- 腹横肌平面阻滞包括对腹横肌和腹内斜肌之间的侧腹壁肋间神经的阻滞
- 成功率不确定,应用超声引导可能提高成功率
- 高于 T10 的皮肤切口可考虑应用肋缘下的腹横肌平面阻滞
- 要覆盖正中切口,须行双侧阻滞
- 单次注射(使用长效局部麻醉药)作用持续时间:可达 24h
- 未证实对术后康复有明确的益处

髂腹股沟/髂腹下阻滞(IIB)

- 实际上,是腹横肌阻滞演变而来,其注射位置更具体,向着髂腹股沟/髂腹下神经(即在腹壁的更前方)
- 在这个水平,腹外斜肌和腹内斜肌之间的神经会被阻滞
- 通常用于腹股沟疝修补术的麻醉和镇痛,但对妇科腹部手术及剖宫产的术后镇痛也非常有效(双侧阻滞)
- 请记住为达到腹股沟疝修补术的最佳镇痛效果,需复合生殖股神经阻滞。而且要在切口内做局部浸润,以阻滞来源于对侧肋间神经的神经分支

腹直肌鞘阻滞(RSB)

- 在肋间神经进入腹横肌的部位注入局部麻醉药
- 仅用于正中切口(常用于脐疝修补)
- 非常容易操作。超声引导技术既安全又能提高成功率(注意腹壁动脉,离穿刺点很近)
- 通常每侧 10mL 长效局部麻醉药
- 应用多点注射能阻滞多个皮区

伤口浸润

- 在伤口内注射局部麻醉药
- 作为多模式镇痛方案的一部分

- 单次注射的作用时间通常很有限,难以产生显著的临床效果
- 外科医生在手术结束时可在伤口内插入一根多孔导管,通过持续伤口内输注(CWI)延长镇痛效果
- CWI(用于腹部手术)最佳效果的相关因素是:
  - ▷ 导管开孔部分长度应接近并适合于切口的长度
  - ▷ 局部麻醉药较高的流速(> 5mL/h)
  - ▷ 导管置入腹壁的深层:
    - ■ 置于皮下:没有明显的益处
    - ■ 放置深度到肌肉筋膜层(腹膜前位置)似乎是最有效的
- 持续腹膜外输注 0.2% 的罗哌卡因,速度 10mL/h 持续 48h,能够减少吗啡的用量,增强镇痛(包括静息时和活动时),并且有益恢复过程(加快恢复和缩短住院天数)。此外,通过改善疼痛和阻滞腹壁传入纤维,持续伤口输注能减少腹部手术导致的膈肌功能障碍
- CWI 非常简单,没有不良反应,并且几乎适用于所有患者
- CWI 能用于所有腹部手术,包括消化系统、肝脏手术,妇科手术或是剖宫产
- 在腹腔镜术后,穿刺套管处的局部浸润已证实有益于镇痛

腹腔滴注

- 腹腔镜胆囊切除术后应该考虑用腹腔内滴注局部麻醉药物来镇痛
- 为了阻滞迷走神经的腹膜传入纤维应考虑联合应用其他腹壁阻滞技术
- 通常用 20mL 长效的局部麻醉药,10mL 滴注在手术的胆囊床上,10mL 滴注在肝脏膈肌间隙
- 谨防局部麻醉药的全身性快速吸收:即中毒的风险

不同阻滞方法的特性

	EDA	ITM	TAP 阻滞 – ⅡB	RSB	CWI
静息时镇痛	是	是	是	是	是
活动时镇痛	是	否	是	不清楚	是
阿片类药物集约效应	是	是	是	是	是
可延长镇痛效果(> 24h)	是	否	不清楚	是	否
内脏传入神经的阻断	是	是	否	否	是[1]
出现阻滞失败	是	否	是[2]	不清楚	否

(待续)

（续）

	EDA	ITM	TAP 阻滞 – ⅡB	RSB	CWI
几乎可适用于全部患者	否	否	是	是	是
有益于胃肠功能恢复	是	否	不清楚	不清楚	是
有益于术后康复	是	否	不清楚	不清楚	是
全身副作用	是	是[3]	否	否	否
需要特殊的术后监护	是	是	否	否	否

EDA，硬膜外镇痛；ITM，鞘内注射吗啡；ⅡB，髂腹股沟/髂腹下阻滞；RSB，腹直肌鞘阻滞；CWI，持续伤口内输注

[1] 如果伤口导管放入腹膜外的位置则能阻滞腹膜传入纤维。

[2] 使用超声引导可能减少失败率。

[3] 呼吸抑制的高风险（与胃肠外吗啡比 OR = 7.8）。

（王鹏 译　单世民 校）

第 154 章
下肢关节置换术的浸润镇痛
Nicholas B. Scott，FRCS(Ed)，FRCA

注意：这是一项较新的技术，但正在变得日益流行。我们请一位经验非常丰富的专家来描述他的秘诀。请记住：成功看来需依赖外科医生的辅助。

基础知识

- 早期活动能降低深静脉血栓和肺栓塞的发生，并能减少住院时间
- 在术后早期，阻止患者下床的众多问题中，疼痛仅仅是其中之一。其他因素包括：患者性格、积极性、恐惧、医生的态度、低血压、运动阻滞、僵硬、眩晕、术后呕吐、手术并发症等

- 对于下肢关节置换术,单纯的镇痛不再是必要或理想之选。通过术前预处理、术中脊髓麻醉及联合关节内导管,似乎能在良好的镇痛与术后早期活动之间达到完美的平衡
- 围术期避免全身性和鞘内使用阿片类药物,经由非阿片类药物的多模式镇痛(MMA)减少了尿潴留和术后恶心呕吐的发生
- 全髋关节置换术只需单独伤口浸润就足够了,不必留置伤口内导管,而全膝关节置换术则需术后留置导管 24～48h
- 在英格兰,正在进行一项开始于 2007 年 1 月的前瞻性系列研究,超过7000 名接受全髋关节置换术和全膝关节置换术的患者,在加强康复计划中使用伤口浸润镇痛,这项技术的成功率是 94%。总数中 96% 的患者在术后 24h 内能活动并且平均疼痛评分小于 3 分。术后仅 5% 的患者需要输注液体,仅 7% 的患者需要下尿管。术后恶心呕吐的发生率为 0,并且平均术后住院时间从 6.5 天减少到 3.7 天。特别是,关节感染率保持在 0.9%,也很少需要输血,输血率:全髋关节置换术为 2%,全膝关节置换术为 0.6%,而英国平均为 20%

术前

- 门诊的评估:
  - ➤ 在预计手术日的 2 周内
  - ➤ 来自围术期各专业的多学科方法
  - ➤ 关于疼痛、活动、康复等方面的患者教育
  - ➤ 基于当地数据设定现实的目标出院时间
  - ➤ 处理患者个人的期望、希望和恐惧
  - ➤ 确保血红蛋白(Hb)水平 >12g/L(译者注:原文如此,应为 120g/L)。如果血红蛋白水平 <12g/L,开始适当的治疗(铁剂、叶酸、重组人促红素),根据情况推迟手术
  - ➤ 优化并存疾病,特别是心血管疾病和高血压
- 入院:
  - ➤ 大量口服液体 ± 低热量饮料直到术前 2h
- 术前用药:
  - ➤ 避免可延迟下床活动的强效镇静药

- ➤多模式镇痛:
    - ▪地塞米松 0.1 ~ 0.2mg/kg 口服:
        - ◆止吐和镇痛
        - ◆短期使用无伤口愈合或感染的问题
    - ▪加巴喷丁 600mg 口服
    - ▪奥施康定 10mg 口服
    - ▪对乙酰氨基酚 1g 口服
    - ▪布洛芬 400mg 口服

术中

- 2.5 ~ 5g 氨甲环酸在开刀前静脉注射
- 小剂量脊髓麻醉:
    - ➤例如,6 ~ 7.5mg 左丁哌卡因或丁哌卡因
    - ➤优点:
        - ▪没有必要全身麻醉——仅需镇静;见下文
        - ▪在术后早期避免全身性阿片类药物
        - ▪减少失血
        - ▪减少血栓栓塞
        - ▪减少术后恶心呕吐
        - ▪减少外科部位伤口感染
    - ➤将患者保持手术侧向上的侧卧体位,即和做手术相同的体位,实施单侧脊髓麻醉(USA)。将 1mL 灭菌注射用水(非盐水)加入等比重的丁哌卡因、罗哌卡因或左丁哌卡因制成低比重溶液。缓慢注射时间超过 2 分钟,以避免药物扩散过广
        - ▪单侧脊髓麻醉可以将运动阻滞和对导尿的需要降到最小。如果是全膝关节置换术,则在转为平卧之前,至少等 15 分钟。足和踝常常不受控制。阻滞效果通常维持 2 ~ 2.5 小时
        - ▪注意速度:较慢的外科医生可能要求更高剂量的局部麻醉药!!
    - ➤思考
        - ▪2% 的丙胺卡因或是 3% 不含防腐剂的氯普鲁卡因(非适应证)作为一种短效的替代药物可以促进恢复。注意:只用于速度快并且

配合熟练的外科医生!

- 小剂量的 α-激动剂可以增加镇痛持续时间,例如,15~20μg 可乐定
  - ➢ 不要在鞘内加入阿片类药物,因为这可能需要导尿,并且与阿片类药物的选择或剂量无关
- 尽量最小限度的静脉输注液体——限于 1000~1500mL 的羟乙基淀粉,再加上维持血管内容量的明显缺失部分。避免使用晶体液,因为晶体液仅在血管内存留 1~2 小时。记住你应让患者下床——而不是束缚于输液架
- 通过耳机听音乐
- 酮咯酸 30mg 或双氯芬酸 75mg 静脉注射
- 丙泊酚用于镇静/麻醉和术后早期止吐,最好经由靶控泵给药
- 辅助给予小剂量的氯胺酮 0.1~0.3mg/kg,提供术后早期镇痛,减少阿片类药物使用,而无引起幻觉的副作用
- 伤口浸润
  - ➢ 300~400mg 负荷剂量,使用 0.2% 的罗哌卡因,或 0.125% 的丁哌卡因或左丁哌卡因
  - ➢ 在假体植入前立即浸润
  - ➢ 注意:应用系统的浸润技术,特别要注意关节囊,确保局部麻醉药能均匀地分布到术中切开或植入假体的所有组织中
  - ➢ 避免技术失误或是"伤口内液体泛滥"
  - ➢ 避免使用肾上腺素,可引起皮肤坏死而不能加强镇痛
  - ➢ 避免使用酮咯酸,如果要用,像上述全身用药
- 髋关节浸润
  - ➢ 总量 170mL 的 0.2% 罗哌卡因或是等效的其他药物
  - ➢ 50mL 在植入髋臼杯之前立即注入髋臼周围组织
  - ➢ 50mL 在植入股骨假体后注入肌肉内
  - ➢ 注意:术后疼痛经常在切口上部,因此要密切注意臀部肌肉、回旋肌和大腿侧面的肌肉
  - ➢ 如果愿意,在切口远端几厘米留置硬膜外导管(16G 或 18G),通过隧道放入髋关节,尖端靠近股骨头
  - ➢ 20mL 注入关节(或是导管)

- ➢ 50mL 扇形注入皮下各层(注意:皮肤不要使用肾上腺素)
- 膝关节浸润(图 154 - 1 至图 154 - 4)
  - ➢ 总量 170mL(译者注:原文如此,应为 200mL)的 0.2% 罗哌卡因或是等效其他药物
  - ➢ 50mL 穿过后关节囊和股骨浸润
  - ➢ 80mL 浸润到后关节囊、四头肌、侧韧带及股骨前部
  - ➢ 50mL 注入皮下组织
  - ➢ 20mL 在关闭后通过导管注入关节
  - ➢ 接下来的膝关节浸润,把关节内导管植入到关节后方
- 上述容量可能接近或超过了文献推荐的最大剂量。然而,髋关节和膝关节的关节囊和韧带相对来说缺少血管,而且在膝关节置换术中应用止血带具有"组织约束"的效果。文献的数据显示,在关节腔内连续滴注和引流回输之后,血浆水平远低于中毒水平

术后

- 注意:下肢浸润镇痛的主要目的是让患者尽可能行走。如果外科治疗方案是必须卧床,那就失去了这项技术的主要益处
- 患者马上能吃东西、喝水
- 没有外科引流 - 完全没必要,增加感染和输血需求的风险
- 袖套冷敷包扎 24 小时 - 能减少术后疼痛、肿胀和镇痛药的需要量
- 如果使用止血带,应该在伤口闭合之后再放开
- 外科医生/医院要预防血栓栓塞
- 尽可能活动 - 30% ~50% 的患者能在手术当日活动
- 避免卧床 - 会增加败血症和血栓栓塞的风险
- "没有"术后常规静脉液体:避免了输液架! 注意:当患者为老年、虚弱、关节炎、处于大手术的康复期以及步态不稳时,输液架可使这些患者依赖并且不愿下床
- 多模式镇痛如下:
  - ➢ 加巴喷丁:手术日晚单次剂量 600mg 即足够,既有镇痛又有镇静的作用。不过,如果患者有慢性疼痛问题或是阿片耐受,则连续应用 5 天,然后再评估

> 奥施康定 10mg q12 小时,使用 3 次
> 对乙酰氨基酚 1g,4 次/天,使用 5 天
> 布洛芬 400g,3 次/天(如果可以)
> 通过关节内导管浸润(0.2% 罗哌卡因)
  ▪ 可以经由弹性泵 10mL/h 连续浸润
  ▪ 也可以单次注射 40mL,3 次/24 小时
  ▪ 救援(Rescue)
> 临时应用氢可酮 10mg/3 小时
> 追加如上述的关节内单次注射剂量(最大量为 1 小时 2 次)

• 注意:如果上述措施无效,5% ~ 10% 的患者可能需要行股神经阻滞或腰部硬膜外

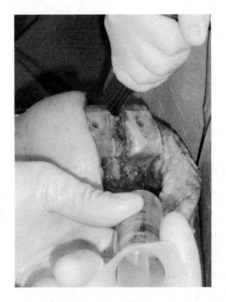

图 154-1　步骤 1-截骨后,后关节囊浸润(见彩图)

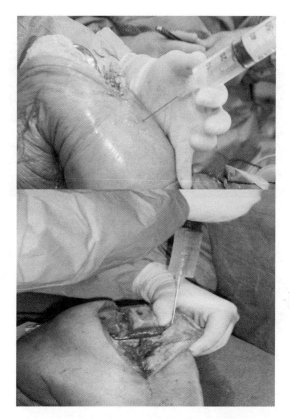

图 154-2 步骤 2-软组织浸润(见彩图)

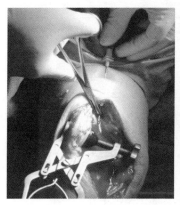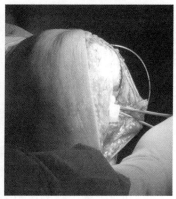

图 154-3 步骤 3-导管植入合适的位置(见彩图)

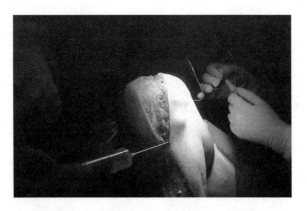

图 154-4 步骤 4-在关闭期间皮肤浸润(见彩图)

(王鹏 译 单世民 校)

第 155 章
面部的浅表阻滞

Lucie Beylacq, MD

前言

- 目前较少应用,因为这项技术未被广泛了解和教授
- 超声可以使这些阻滞变得容易和更加有效

浅表的三叉神经分支(图 155 - 1)

- 面部、部分耳朵、眼眶、鼻前庭和口腔的感觉神经是三叉神经(第五对脑神经)
- 三叉神经有三个分支:眼支(V1)、上颌支(V2)和下颌支(V3)
- 三叉神经也是咀嚼的运动神经
- 每个分支分成终末分支,从各自的孔伴随小动脉穿出:
  - 额神经和滑车上神经(V1 的分支)来自眶上孔

- ➤ 眶下神经(V2 的分支)来自眶下孔
- ➤ 颏神经(V3 的分支)来自颏孔
- 大多数患者这三个孔(理论上)跟瞳孔在一条线上,距中线 2.5cm
- 这些神经阻滞时,患者处于仰卧位,头下垫枕

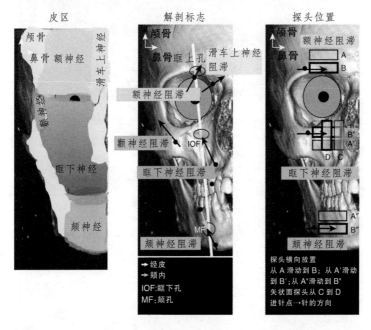

图 155-1　皮肤的神经支配、标志和面部浅表阻滞的超声探头位置

额神经(图 155 -2)和滑车上神经阻滞

- 额神经和滑车上神经支配从上睑到头盖骨冠状缝的前额皮肤感觉
- 适应证为上眼睑成形术,或是在头皮的外科手术,包括开颅手术和前部皮样囊肿切除术
- 主要的标志是眶上孔,通常通过触摸眶缘顶点容易找到,与瞳孔成一线
- 保持手指在孔上方,在手指下方刺入 25G 穿刺针,回吸后向孔内注入 3mL 局部麻醉药,注药时不要进针
- 然后穿刺针再朝向上鼻骨和眼眶的角进针,用 1mL 局部麻醉药阻滞滑车上神经
- 并发症很罕见,例如血肿、血管内或神经内注射、短暂的眼睑轻瘫

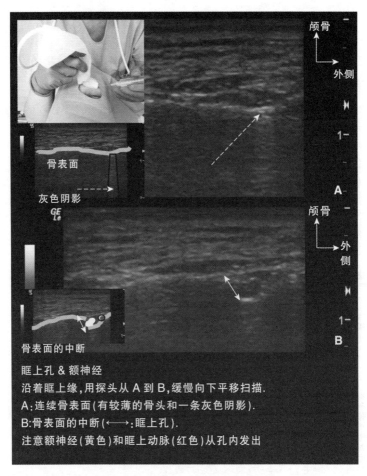

图 155-2　眶上孔和额神经阻滞技术

眶下神经阻滞

- 眶下神经从眶下孔发出,伴行眶下动脉和静脉
- 眶下神经支配下睑、鼻翼皮肤、颊部和上唇的感觉
- 阻滞适应证为下眼睑成形术、皮样囊肿切除术,或是上唇或颊部伤口,特别是儿童的唇裂和经蝶窦入路垂体瘤手术
- 标志是眶下孔,距眶缘底部 8mm 处能触摸到,大约离中线 3.4cm(实际与瞳孔不在一条直线上)

- 经皮入路法:将手指放在眶下孔上,25G 穿刺针在低于孔的下方刺入,朝向眶下孔;避免神经内注射或是穿进眼眶内
- 口腔入路法尤其适用于儿童:针通过口腔黏膜刺入,在第一前磨牙水平朝向眶下孔。用此方法,牙神经也经常被阻滞。在回吸后,注入 3mL 局部麻醉药
- 并发症罕见,如血肿、血管内或神经内注射、眼睑水肿、复视,或已有报道的眼球损伤

颏神经阻滞

- 颏神经从颏孔发出,支配到颏和下唇的皮肤感觉
- 如眶下神经,可使用两种方法
- 颏孔容易摸到,与瞳孔和第一前磨牙成一直线。针可以经皮朝向颏孔刺入,或是翻开嘴唇在第一前磨牙水平从口腔黏膜进入。回吸后,注入 2mL 局部麻醉药。罕有并发症:血肿、血管内或神经内注射

超声成像定位面部的孔

- 这些孔的触诊有时很困难,因为不与瞳孔在一直线上、仅存在凹痕或是缺如(10%)
- 超声能帮助识别这些孔或是小卫星动脉
- 高频线阵探头(>12MHz)放置于预期孔的位置
- 骨头以高回声线性边缘伴无回声阴影显像
- 越靠近孔,骨头的成像越薄,高回声变低并伴灰色阴影
- 孔表现为骨表面连续的中断:高回声线的中断
- 三种阻滞都采用横向放置探头
- 眶下孔也能通过矢状面扫描定位,沿眶缘下部从中间到外侧
- 彩色多普勒能辅助定位小卫星动脉;注意颏动脉很难显影
- 偶尔可在注射前发现神经
- 从外侧向中间的平面内进针
- 使针显影既可避免进入血管,又能恰好注射在孔的外面
- 能够看到局部麻醉药在神经周围扩散,避免了无效的浅表注射和神经内或血管内注射

（王鹏 译　单世民 校）

第 9 部分

急性疼痛(术后)

第 156 章
多模式术后镇痛

Lisa Doan，MD

定义

多模式镇痛即为使用不同的方式减轻疼痛,因此镇痛更加有效,同时减少了药物剂量和副作用。

- 尽可能使用区域阻滞技术:
  - 连续或单次注射的周围神经阻滞见第 163 章
  - 硬膜外注药见第 157 章
- 非阿片类镇痛药见第 162 章
- 阿片类镇痛药见第 159 章
  - 静脉注射患者自控镇痛
- 辅助用药见第 160 章和第 161 章:

多模式镇痛的辅助用药			
药物	剂量	常见副作用	注释
加巴喷丁（诺立汀）	开始300mg 睡前服用,可逐渐增加到 2400mg/d,分3次给药	眩晕,嗜睡,外周水肿	肾功能不全的患者应调整剂量。停止治疗时应逐渐减量

（待续）

多模式镇痛的辅助用药(续)			
药物	剂量	常见副作用	注释
普瑞巴林 (乐瑞卡)	开始 50mg 睡前服用,可逐渐增加剂量到 300mg/d,每天分 3 次给药	意识混乱,眩晕,嗜睡,水肿,体重增加	与加巴喷丁相似的作用机制。肾功能不全的患者应调整剂量。停止治疗时应逐渐减量
氯胺酮	$0.1 \sim 0.5 mg/(kg \cdot h)$ 静脉注射	幻觉,噩梦,嗜睡	特别适用于阿片耐受患者

FDA 未批准这些药物用于治疗急性疼痛,通常是非适应证使用镇痛。

（王鹏 译　单世民 校）

第 157 章

非甾体类抗炎药(NSAID)

Naum Shaparin, MD

作用机制

环氧化酶抑制剂,抑制前列腺素和血栓素的合成。

适应证

轻度到中度的疼痛、炎症和发热。

不良反应和禁忌证	
系统	不良反应
心血管系统	高血压,能加重或诱发心力衰竭,血栓栓塞事件,长期应用可能增加血栓栓塞/心血管事件的风险(已存在这些疾病的患者慎用;与 Cox2 抑制剂比可能风险更大)
呼吸系统	鼻息肉,鼻炎,支气管痉挛,血管性水肿,可能加重哮喘
肝脏	肝炎
胃肠道系统	胃病(可能无症状),胃出血,食道疾病,胰腺炎
血液系统	由于血小板抑制/功能障碍而增加术中出血(环氧化酶 2 抑制剂不影响血小板功能),会增强抗凝效果
皮肤	荨麻疹,多形性红斑,疹
泌尿生殖系统	肾功能不全(已存在肾病的患者慎用),钠/水潴留,乳头状坏死,间质性肾炎
中枢神经系统	头痛,无菌性脑膜炎,听力障碍
骨骼系统	可能会抑制骨骼发育/愈合/生成
药物相互作用	非甾体类抗炎药可以置换白蛋白结合药物并能增强药效(例如,华法林)

椎管内麻醉的注意事项

美国区域麻醉和疼痛医学学会指南:非甾体类抗炎药(NSAID)单独应用不会干扰椎管内阻滞的实施或是椎管内导管拔除的时间。

术中外科的注意事项

在许多机构,习惯上麻醉团队在静脉注射 NSAID 之前口头确认止血彻底(和外科医生的同意)。

药物种类

非选择性环氧化酶-1 和环氧化酶-2 抑制剂和选择性环氧化酶-2 抑制剂:

子类	药物
水杨酸盐	双水杨酯,二氟尼柳和三柳胆镁
丙酸	布洛芬,酮洛芬,萘普生,非诺洛芬
吲哚	吲哚美辛,舒林酸,托美丁
灭酸酯类	甲芬那酸,甲氯芬那酸
混合类	吡罗昔康,酮咯酸,双氯芬酸
昔布类(唯一的选择性 COX-2 抑制剂)	塞来昔布(罗非昔布/伐地昔布已退出市场)

药物(口服 - 成人用法)	起始剂量	最大剂量
阿司匹林	325 mg q6 h	975 mg q6 h
塞来昔布	100 mg q12 h	200 mg q12 h
双氯芬酸钾	50 mg q12 h	50 mg q8 h
双氯芬酸钠	50 mg q12 h	50 mg q8 h
依托度酸	200 mg q8 h	400 mg q8 h
非诺洛芬钙	200 mg q6 h	800 mg q6 h
氟比洛芬	50 mg q8 h	100 mg q8 h
布洛芬	200 mg q6 h	800 mg q6 h
吲哚美辛	25 mg q12 h	50 mg q8 h
酮洛芬	25 mg q8 h	75 mg q6 h
美洛昔康	7.5 mg q day	15 mg q day
萘丁美酮	1000 mg q day	2000 mg q day
萘普生	250 mg q8 h	500 mg q8 h
萘普生钠	275 mg q8 h	550 mg q8 h
奥沙普秦	600 mg q day	1200 mg q day
吡罗昔康	10 mg q day	20 mg q day
双水杨酸酯	1000 mg q8 h	1000 mg q8 h
舒林酸	150 mg q12 h	200 mg q12 h

药物(静脉注射) - 成人用法	起始剂量	最大剂量
酮咯酸	15 mg q6 h	30 mg q6 h(最多 5 天)
布洛芬	400 mg q6 h	800 mg q6 h

- 布洛芬似乎对血小板功能的影响比酮咯酸小
- 对于布洛芬没有最长持续时间的限制,而酮咯酸有
- 布洛芬能被改为相同的剂量口服(酮咯酸通常不用于口服)

对乙酰氨基酚(成人用法)

机制:未知(不是非甾体类抗炎药)。

适应证:轻度解热镇痛(有限的抗炎作用)。

禁忌证:避免用于肝功能不全患者。

药物(静脉注射)-成人用法	起始剂量	最大剂量
对乙酰氨基酚(口服)	325 mg q6 h	1000 mg q6 h
对乙酰氨基酚(静脉注射)	1000 mg q6 h(儿童 15mg/kg)	1000 mg q6 h

(王鹏 译 单世民 校)

第 158 章

患者自控静脉镇痛

Vickie Verea,MD,Christopher Gharibo,Lisa Doan,MD

适应证

患者需要口服止痛片或者间断静脉注射阿片类药物来缓解中度或者重度疼痛。

尤其是在 PACU 开始阿片类药物滴定镇痛之后。

禁忌证

- 患者没有认知能力,不会使用 PCA 装置
- 患者没有能力启动 PCA 需求功能

设置 PCA 装置

PCA 装置可以按设置给予需求剂量,伴或不伴背景输注。PCA 命令必须

包括以下元素:

- 选择的阿片类药物及其浓度(往往标准化)
- 需求(单次注射)剂量
- 需求剂量的锁定时间

可选参数包括:

- 负荷剂量(在 PCA 启动时给予)
- 每小时背景(持续)输注速率
- 临床医生剂量(在爆发性疼痛时由注册护士给予的额外剂量,这种情况应迅速电话通知疼痛服务小组,但要确保及时治疗)

成人 PCA 推荐镇痛方案			
药物	单次注射量	锁定时间(min)	可选的背景速率 (首次应用阿片类药物的患者)
吗啡	0.5 ~ 3mg	5 ~ 20	0 ~ 1mg/h
芬太尼	10 ~ 25μg	5 ~ 20	0 ~ 10μg/h
氢吗啡酮	0.05 ~ 0.3mg	5 ~ 20	0 ~ 0.2mg/h

为了给患者及时镇痛,负荷剂量一般应在 PCA 启动时给予(和 PCA 剂量明显增加时)。省略负荷剂量会导致镇痛不足,患者为了快速镇痛而过度依赖需求剂量,或者声称 PCA 无镇痛效果。

使用背景输注存在争议:

- 并没有提高镇痛效果
- 与较高的副作用发生率和呼吸抑制有关
- 对于每天注射大剂量阿片类药物或者对阿片类药物生理依赖的患者可以使用

增加需求量比背景输注给药更可取。

患者宣教和期望

在 PCA 实施前对患者及其家人进行宣教是很重要的,探讨尽管使用了最合适的 PCA 剂量,能期望缓解多大程度的疼痛。

探讨除患者(尤其是儿科患者)之外其他人按压单次注射量按钮的危险性。

优点

- 患者满意度高 – 自己控制镇痛,快速缓解疼痛
- 与单次按需给药方案相比提高了术后镇痛效果
- 改善术后发病率,如术后肺功能,促进术后早期活动
- 与间断单次按需镇痛相比持续增加滴定效果更好
- 性价比高
- 住院天数没有降低

不良反应

- 恶心呕吐,皮肤瘙痒,肠梗阻,镇静状态或者嗜睡。吗啡皮肤瘙痒的发生率高,如果治疗效果不好应该换成其他阿片类药物,如氢吗啡酮或者芬太尼
- 考虑多模式镇痛方案以减少阿片类药物的需要量以及阿片类药物的不良反应

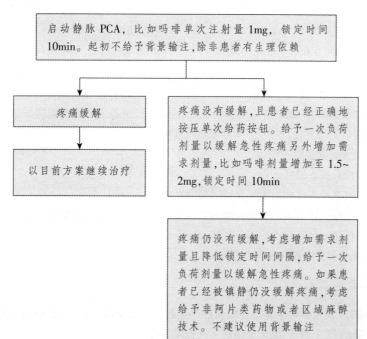

图 158-1   患者自控静脉镇痛的管理

风险

- 呼吸抑制——往往与以下因素有关：
  - 高龄
  - 阻塞性睡眠呼吸暂停的病史 – 对于这类患者尤其不鼓励使用背景输注
  - 背景输注
  - PCA 泵设置错误(输入药物浓度常常出现错误)
  - 患者有肾功能损伤以致不能排除吗啡的活性代谢产物(吗啡-6-葡萄糖苷酸),对于这些患者,首选不产生活性代谢产物的药物,如氢吗啡酮或者芬太尼
- 操作相关问题,药物错误,设备失灵会影响镇痛效果和患者安全。操作错误包括输入错误的单次注射量,错误的药物浓度,错误的背景输注速度,或者在没有指示的情况下进行背景输注

过渡到口服阿片类药物

一旦通过 PCA 疼痛得到有效缓解,患者可以口服药物,阿片类药物的使用应由静脉注射过渡到口服形式。

- 确定过去 24h 内阿片类药物的总用量
- 计算同等镇痛效果的口服阿片类药物总量(见第 159 章阿片类药物剂量等价表)
  - 依据计算的阿片类药物总量(和患者的疼痛水平),1/2 到 2/3 每日需要量使用长效阿片类药物
  - 剩下的 1/3 到 1/2 的每日需要量可以使用短效阿片类药物来缓解爆发性疼痛
- 将 24h 内口服阿片类药物总量分为适当的次数

备注

- 当镇痛方式转变时(如静脉注射到口服吗啡),由于静脉给药途径有极高的生物利用度,需要考虑减少剂量。以低剂量开始并滴定增加用药剂量比从高剂量逐渐减量更安全
- 当更换阿片类药物种类时,考虑到患者代谢率和不完全交叉耐受的差异,需要减量 50% 或更多

- 由于芬太尼贴剂起作用慢,剂量调整需要的时间长,不推荐使用芬太尼贴剂做术后镇痛

美沙酮的剂量转换很复杂,需要会诊决定。

(王鹏 译 单世民 校)

第 159 章
阿片类药物

Naum Shaparin,MD

结合到阿片受体;特别是镇痛发生在 μ 受体。

适应证:中度到重度疼痛。

不良反应和禁忌证

阿片受体特异性激动剂(哌替啶、美沙酮和曲马朵见下文):

系统	作用
心血管系统	• 心率和血压通常降低,由于缓解了疼痛,降低了交感张力 • 迷走神经张力增高时呈剂量依赖性心动过缓 • 吗啡促组胺释放可引起低血压和由此产生的心动过速 • 对心肌收缩力影响最小 • 可增强其他药物的心肌抑制作用
呼吸系统	• 降低对 CO_2 的反应而减低呼吸频率 • 增加潮气量 • 降低每分通气量 • 抑制咳嗽反射 • 单次静脉注射大剂量会使肌肉僵硬,导致通气困难而无麻痹(可在麻醉前给予苯二氮䓬类药物预防)
眼科	• 通过刺激动眼神经副核使瞳孔缩小

(待续)

(续)

系统	作用
胃肠道系统	• 对化学感受器触发区的直接刺激引起恶心/呕吐(通常在开始治疗或是改变剂量时发生) • 胃潴留(也可能由恶心/呕吐引起) • 便秘,大多数患者对便秘一直不能耐受(因此需要轻泻药和大便软化剂) • Oddi括约肌痉挛
内分泌系统	• 大剂量时能阻断应激反应 • 长期大剂量使用降低睾酮水平(对此,治疗性功能障碍时需要补充给药)
产科/新生儿	• 新生儿的中枢神经系统和呼吸抑制(通过胎盘)
生殖泌尿系统	• 增加输尿管张力而致尿潴留(能被阿托品逆转)
中枢神经系统	• 镇痛 • 镇静 • 欣快,烦躁或激动 • 遗忘作用不可靠(高剂量时) • 减少脑血流量和代谢率 • 升高颅内压(如果未控制阿片类药物导致的通气不足) • 突然停药会发生戒断症状 • 成瘾性
皮肤	• 组胺释放(吗啡和哌替啶) • 可引起瘙痒、发红和注射部位的荨麻疹

哌替啶(除上述阿片受体特异性激动剂之外):

系统	作用
心血管系统	• 心肌抑制 • 由于抗胆碱能作用可增加心率和收缩力 • 组胺释放可引起低血压和心动过速
胃肠道系统	• 相比其他阿片类药物,Oddi括约肌的痉挛降低
中枢神经系统	• 代谢产物去甲哌替啶蓄积可导致癫痫发作
皮肤	• 组胺释放 • 可引起瘙痒、发红和注射部位的荨麻疹

美沙酮(除上述阿片受体特异性激动剂之外):

系统	作用
心血管系统	•每天超过100mg的剂量延长QT间期 •如要增加剂量超过每天100mg,则复查心电图
呼吸系统	•由于延长的双相消除,导致意外的延迟性呼吸抑制 •特别是快速增加剂量引起的蓄积
中枢神经系统	•由于延长的双相消除,导致意外的延迟性镇静(特别是快速增加剂量引起的蓄积) •由于NMDA受体拮抗作用,可在神经源性疼痛治疗中有一定作用 •认为与其他阿片类药物相比较少引起耐受 •由于较长的作用时间可用于阿片类药物维持治疗和戒毒

曲马朵(除上述阿片受体特异性激动剂之外):

系统	作用
呼吸系统	•相比其他阿片类药物,呼吸抑制的风险降低
中枢神经系统	•可引起头晕和眩晕

他喷他多(除上述阿片受体特异性激动剂之外):

系统	作用
肾脏/肝脏	•不推荐用于严重肾损害患者 •中到重度肝损害患者减量
呼吸系统	•COPD/呼吸系统损伤慎用 •即便治疗剂量也可能发生急性呼吸抑制
中枢神经系统	•同时应用中枢神经系统抑制药可发生相加毒性 •不要与单胺氧化酶抑制剂同用,避免与曲马朵/选择性5-羟色胺再吸收抑制剂同用 •罕见5-羟色胺综合征的风险 •常见不良反应是头晕/嗜睡

药物相互作用

阿片类药物能增强其他镇静催眠药的作用。

哌替啶和单胺氧化酶抑制剂/儿茶酚氧位甲基转移酶(MAOI/COMT)合用能引起高热和(或)谵妄。

美沙酮有多种药物相互作用,应谨慎用于有复杂医疗问题的患者,特别是患者正使用抗病毒药和抗生素(例如氟喹诺酮类药物)。

肾衰竭/透析患者

代谢产物会蓄积;因此,考虑使用芬太尼或美沙酮为首选阿片类药物。

直肠阿片类药物

极少有可用的制剂。吗啡、氢吗啡酮和羟吗啡酮栓剂已上市。

阿片类药物和胃管

由于立即释放和吸收,没有推荐的经胃管的缓释阿片类药物。

阿片类药物引起的便秘

对长期使用阿片类药物的患者,推荐使用大便软化剂/温和的促蠕动药物。

对于难治性便秘考虑用甲基纳曲酮,8mg 隔日一次(体重 38~63kg),不要超过 8mg/24h。可静脉注射(12mg/0.6mL)。禁忌证:肠梗阻。

阿片类药物剂量等效表				
药物	口服(等效)(mg)	静脉注射(等效)(mg)	半衰期(h)	作用时间(h)
吗啡	30	10	2~3	3~4
硫酸吗啡缓释片(美施康定)	30	–	2~3	8~12
羟考酮	20	–	2~3	3~4
羟可酮(奥施康定)	20	–	2~3	8~12

(待续)

阿片类药物剂量等效表(续)				
药物	口服(等效)(mg)	静脉注射(等效)(mg)	半衰期(h)	作用时间(h)
氢可酮	30	–	3~4	4
氢吗啡酮	7.5	1.5	2~3	2~4
美沙酮	2 24h 口服吗啡量及吗啡与美沙酮比率 ＜30mg 2:1 31~100mg 4:1 100~299mg 8:1 300~499mg 12:1 500~999mg 15:1 1000~1200mg 20:1 ＞1200mg 需要会诊决定	1.5 口服剂量(译者注:原文如此,应为0.5口服剂量)2mg 美沙酮口服 = 1mg 美沙酮静脉注射	12~100	4~12
芬太尼	–	100μg 单次剂量肌内注射或静脉注射口服量如下 含服 80μg 24h 口服吗啡剂量/贴剂 30~59mg = 12.5μg/h 60~134mg = 25μg/h 135~224mg = 50μg/h 225~314mg = 75μg/h 315~404mg = 100μg/h	3~4	48~72每贴
羟吗啡酮	10	1	3~14	4~24
他喷他多	100	–	4	4~6
曲马朵	200	–	5.5~7	6~8
丁丙诺啡	0.4(仅供舌下含服)	0.3	20-70	

阿片类药物,剂量,用药注意事项,起效时间和持续时间

药物	通常初始剂量(非阿片类药物耐受患者 >50kg)		起效时间	持续时间
	肌内注射/静脉注射	口服		
吗啡	每3~4h皮下注射或静脉注射 2.5~5mg(1.25~2.5mg¹) 患者自控镇痛(PCA) 负荷剂量1.5mg(通常2mg) PCA单次给药剂量0.5~3mg (通常1mg) 锁定时间6~8min 持续输注速度0.5~2mg/h 通常浓度为1mg/mL	每3~4h口服5~15mg(口服速释剂) (2.5~7.5mg¹) 硫酸吗啡速释片15,30mg,每4h1片 硫酸吗啡速释口服溶液10mg/mL,或20mg/mL 硫酸吗啡缓释片美施康定 每片15,30,60,100,200mg每12h1片 硫酸吗啡缓释片(Kadian)每天或每12h1次,有10,20,30,40,50,60,80,100,200mg胶囊;硫酸吗啡缓释片(Avinza)有30,45,60,75,90,120mg胶囊,每天1次 吗啡缓释片(Oramorph)15,30,60,100mg,每12h1片 可供直肠给药	口服60min 静脉注射5~10 min 肌内注射10~20 min	口服 8~12h 静脉注射3~4h 肌内注射3~4h
羟考酮	不适用	每3~4h5~10mg(2.5mg¹) 奥施康定缓释剂10,15,20,30,40,60,80,每8~12h1次;羟考酮速释剂每4~6h5mg 复合制剂:盐酸羟考酮和对乙酰氨基酚片(羟考酮复合氨酚片5/325,7.5/325,7.5/500,10/325,10/650,复方羟考酮(羟考酮复合阿司匹林)4.8355/325	10~15min	3~4h

(待续)

阿片类药物,剂量,用药注意事项,起效时间和持续时间(续)

药物	通常初始剂量(非阿片类药物耐受患者 >50kg)		起效时间	持续时间
	肌内注射/静脉注射	口服		
氢吗啡酮	每2~3h皮下注射或静脉注射0.2~0.6mg(0.2mg[-1]) PCA 负荷剂量0.1~0.55mg 单次给药剂量0.05~0.5mg 锁定时间6~8min(最高可到15min) 持续输注速度0.1~0.5mg/h 通常浓度为0.2mg/mL	每3~4h1~2mg(0.5~1mg[-1]) 口服速释剂每片2,4,8mg,4~6h1片;口服溶液5mg/mL(商品名Dilaudid) 静脉注射10mg/mL 氢吗啡酮缓释剂(Exalgo)8,12,16mg,每天1次 可用于直肠用药,每6~8h3mg	口服15~30 min 静脉注射5min 肌内注射10~20 min	口服12h 静脉注射3~4h 肌内注射3~4h
氢可酮	不适用	每3~4h5mg(2.5mg[-1]) 氢可酮不能单独存在,常与醋氨酚或布洛芬制成合剂。常见的醋氨酚合剂型有维柯丁(Vicodin,主要成分也就是二氢可待因酮和对乙酰氨基酚)5/500,维柯丁缓释剂7.5/750,维柯丁10/660,氢可酮片剂(Lorcet)10/650,氢可酮片剂(Lortab)7.5/500,酚丙可(Norco)10/325。布洛芬和氢可酮复合制剂Vicoprofen7.5/200	30~60min	4~6h
可待因	每4h皮下注射或肌内注射15~30mg(7.5~15mg[-1]) 不适合静脉注射使用	每3~4h口服15,30或60mg 静脉注射用浓度15mg/mL	30~45min	4~6h

(待续)

阿片类药物、剂量、用药注意事项、起效时间和持续时间（续）

药物	通常初始剂量（非阿片片类药物耐受患者 >50kg）		起效时间	持续时间
	肌内注射/静脉注射	口服		
哌替啶	每2~3h皮下注射或肌内注射75mg（25~30mg[1]）一般不推荐使用	不推荐口服 每3~4h口服50或100mg，或糖浆制剂50mg/5mL	口服30~60 min 静脉注射5~10 min 肌内注射10~20 min	口服2~4h 静脉注射3~4h 肌内注射2~4h
芬太尼	每1~3h肌内注射或静脉注射25~50μg（12.5~25μg[1]）PCA 静脉PCA 单次给药量：10~15μg（通常10μg）锁定时间6~8min 持续输注速度10~60μg/h 一般浓度10~50μg/mL	透皮贴剂 12.5μg/h，72h1次 因内多更多的血管，经口腔黏膜和黏膜表面吸收。芬太尼像Actiq 或 OTFC 提供 200,400,600,800,1200 和 1600μg "棒棒糖"，将芬太尼"棒棒糖"置于周围吸吮。Actiq 和 Fentora 需要剂量转换，口服之后可以迅速释放（15~20min）贴剂12,25,50,75,100μg/h，市场上称有芬太尼透皮贴剂。芬太尼含片有100,200,400,600,800μg	贴剂 12~24h 静脉注射1~2min 芬太尼透皮黏膜口含剂 5~15min	贴剂 48~72 h 静脉注射3~4h 芬太尼透皮黏膜口含剂1~2h
美沙酮	每8h1.25~2.5mg（1.25mg[1]）	每8h2.5~5mg（1.25~2.5mg[1]）	口服30~60 min 静脉注射10min 肌内注射10~20min	口服4~8h 静脉注射4~8h 肌内注射4~8h
他喷他多	不适用	每天2次，每次50~100mg，每天最大剂量600mg 他喷他多缓释片商品名 Nucynta 每片50,75,100mg	1.25~1.5h	4~6h

（续）

药物	通常初始剂量(非阿片类药物耐受患者 >50kg)		起效时间	持续时间
	肌内注射/静脉注射	口服		
羟吗啡酮	10mg	每12h 5~10mg 盐酸羟吗啡酮缓释片(Opana)每天给总量的1/2 羟吗啡酮5,10mg缓释片5,7.5,10,15,20,30,40mg。食物会增加药物血浆浓度,需要空腹服用 可供直肠内用药	静脉注射5~10 min 肌内注射10~20min 直肠用药15~30min 口服30~45 min	3~6h
曲马朵	不适用	每天50~100mg,最大剂量300mg 盐酸曲马多缓释片(Ultram)(或Ryzolt)100,200,300mg 曲马多与泰诺林复合制剂Ultram37.5/375,每4~6小时2次	60min	5~9h
喷他佐辛(镇痛新)	每3~4h肌内注射或静脉注射30~60mg 肾源性患者最大清除率10~15mL/min 给予75%正常剂量 最大清除率<10mL/min 给予50%正常剂量	肝脏疾病患者谨慎使用 中枢神经系统不良反应不易发生率高,镇痛药依赖的患者易出现撤药反应 喷他佐辛30mg/mL;喷他佐辛复合醋氨酚25/650mg,喷他佐辛复合纳洛酮50,0.5每3~4h1次	口服15~30 min 静脉注射5min 肌内注射15~20 min	3~4h
纳布啡(纳布啡注射液)	外科手术未超过10~15min 给予0.3~3mg/kg,维持0.25~0.5mg/kg 控制疼痛:每3~6h每70kg给10mg 每天最大剂量160mg 阿片类药物引起的皮肤瘙痒静脉注射2.5~5mg	镇痛药依赖的患者易出现撤药反应 10mg/mL或20mg/mL,每3~6h1次	静脉注射5min 肌内注射<15min	4~6h

(待续)

药物	通常初始剂量(非阿片类药物耐受患者>50kg)		起效时间	持续时间
	肌内注射/静脉注射	口服		
布托啡诺(酒石酸布托啡诺制剂)	手术前60~90min给予2mg, 初始肌内注射2mg,每3~4h重复1次; 静脉注射1mg,每3~4h重复1次	会产生中枢神经系统抑制; 静脉注射1,2mg/mL; 也可用于鼻腔喷雾,每3~4h10mg/mL; 鼻内给药,一侧鼻孔喷雾一次,1h后重复	静脉注射5min; 肌内注射10~20min	3~4h
丁丙诺啡	肌内注射或静脉注射0.3mg, 30~60min内重复一次; 透皮贴剂:如果患者口服吗啡剂量<30mg,5µg/h透皮贴剂使用1周;如果口服吗啡剂量30~80mg,10µg/h透皮贴剂使用1周	对患有肝脏疾病患者不推荐使用; 镇痛药依赖的患者易出现撤药反应; 静脉注射0.3mg/mL; 贴剂5,10,20µg/h; 舌下含服2,8mg(Subutex)	静脉注射5min; 肌内注射10~20min	静脉注射3~4h; 肌内注射3~6h
瑞芬太尼	0.5~1µg/(kg·min),如果8min以内插管,初始计量为1µg/(kg·min)并持续30~60s。必要时每2~5min追加1µg/kg。联用时参见医师参考手册	比芬太尼效果稍好,作用时间短。快速输注可能导致骨骼肌或胸壁僵直,通气功能受损。受肝肾功能影响小,需溶解1,2,5mg	静脉注射1~3min	半衰期10~20min推荐持续输注

(待续)

阿片类药物，剂量，用药注意事项，起效时间和持续时间（续）				
药物	通常初始剂量（非阿片片类药物耐受患者＞50kg）		起效时间	持续时间
	肌内注射/静脉注射	口服		
舒芬太尼（枸橼酸舒芬太尼制剂）	氧化亚氮全麻维持麻醉时 静脉注射 1~2μg/kg；硬膜外联合 10~15μg并联合布比卡因	芬太尼家族中镇痛效果最强 50μg/mL(1,2,5mL)	静脉注射 1~3min 硬膜外给药 10min	静脉注射 1h 硬膜外给药 1.7h
阿芬太尼（阿芬太尼注射液）	诱导时间<30min,给予 8~20μg/kg；给予 诱导时间 30~60min,给予 20~50μg/kg;持续输注>45min,给予 50~75μg/kg	芬太尼家族中镇痛效果最弱，芬太尼镇痛效果的1/40。推荐阿芬太尼用于需要阿片类药物镇痛的慢性肾衰患者 对缓慢性心律失常，呼吸功能受损和头部损伤的患者谨慎使用 500μg/mL(2,5,10,20mL)	快速	30~60min

1 如果患者年龄大，肝肾功能损害，使用药物剂量减半。

拮抗

纳洛酮只能在紧急情况下使用，用9mL生理盐水将0.4mg纳洛酮稀释。先静脉注射1mL(40μg)，3~5min之后可以重复给予1次或2次，直到达到预期效果（患者虽嗜睡但可以自主呼吸）。应避免使用过量而导致剧烈疼痛，躁动，心肌缺血和肺水肿。纳洛酮的半衰期是20~30min，30~60min之后需要重复使用，或者开始静脉输注(0.4mg/h，将2mg纳洛酮稀释到500mL液体中)。

（王鹏 译 单世民 校）

第 160 章

抗抑郁药和抗惊厥药在疼痛管理中的应用

Lucia Daiana Voiculescu，MD，Chaturani Ranasinghe，MD

抗抑郁药在疼痛管理中的应用				
药物/主要作用机制	适应证	常用剂量[1]	常见不良反应	注意事项
阿米替林叔胺三环类抗抑郁药 5-羟色胺和去甲肾上腺素再摄取抑制剂	●慢性疼痛 ●神经性疼痛[2] ●头痛：治疗和预防 ●疱疹后神经痛：治疗和预防	25mg QHS 直到最大剂量 100mg/d	口干，直立性低血压，尿潴留，便秘，镇静，体重增加	黑框警告：增加 24 岁以下患者自杀风险 老年患者，冠心病患者，急性心梗恢复期患者，癫痫患者，闭角型青光眼患者慎用 心脏传导效应。与西沙比利合用可延长 QT 间期 其他细胞色素 P450 - 2D6 抑制剂可增加本药血药浓度[3]。药物过量可致死 与选择性 5-羟色胺再摄取抑制剂（SSRI）或单胺氧化酶抑制剂（MAOI）合用，可引起 5-羟色胺综合征 妊娠安全性 C 级

（待续）

抗抑郁药在疼痛管理中的应用(续)				
药物/主要作用机制	适应证	常用剂量[1]	常见不良反应	注意事项
去甲替林 仲胺三环类抗抑郁药 5-羟色胺和去甲肾上腺素再摄取抑制剂	●慢性疼痛[2] ●神经性疼痛[2] ●肌筋膜痛[2] ●口腔烧灼综合征[2]	25mg QHS 最大剂量 150mg/d	口干,直立性低血压,尿潴留,便秘,镇静,体重增加[4],等	黑框警告:增加24岁以下患者自杀风险 老年患者,冠心病患者慎用 心脏传导效应,包括延长 QT 间期 与其他细胞色素 P450-2D6 抑制剂相互作用。过量可致死 5-羟色胺综合征 妊娠安全性C级
度洛西汀 5-羟色胺和去甲肾上腺素再摄取抑制剂 弱多巴胺再摄取抑制剂	糖尿病周围神经痛[5] 纤维肌痛[5] 慢性肌肉骨骼痛[5]	初始30mg/d 最大剂量 60mg/d (用于疼痛)	恶心,口干,便秘,失眠,多寐,疲乏,等	黑框警告:增加24岁以下患者自杀风险 FDA 不推荐用于儿童 戒断综合征 5-羟色胺综合征 妊娠安全性C级

(待续)

抗抑郁药在疼痛管理中的应用(续)				
药物/主要 作用机制	适应证	常用剂量[1]	常见不良 反应	注意事项
文拉法辛 ●5-羟色胺和 　去甲肾上 　腺素再摄 　取抑制剂 ●弱多巴胺再 　摄取抑制 　剂	●神经性疼痛[5] ●紧张型头痛: 　预防[5]	37.5mg QD 或 BID 最大剂量 225mg/d	多寐,眩晕, 神经质,头 痛,恶心, 多汗,等	黑框警告:增加 24岁以下患者 自杀风险 戒断综合征 癫痫病史患者,老 龄患者,心血管 危险因素患者 等慎用[6] 5-羟色胺综合征 妊娠安全性C级

说明:选择性5-羟色胺再摄取抑制剂(SSRI)和其他5-羟色胺-去甲肾上腺素再摄取抑制剂(SNRI)尚未发现对神经性疼痛有效;因此,本表并未包括在内。

[1]初始小剂量并缓慢加量可以减少抗抑郁药物用于疼痛治疗的大部分不良反应。

[2]非适应证使用。

[3]美沙酮,蛋白酶抑制剂,西咪替丁,可卡因,氟西汀,帕罗西汀,舍曲林,安非他酮可以增加三环类抗抑郁药血药浓度。

[4]与叔胺三环抗抑郁药相比,仲胺三环抗抑郁药少有报道例如抗胆碱能不良反应。

[5]经 FDA 推荐。

[6]较少报道心脏传导异常和高血压。

抗惊厥药在疼痛管理中的应用

药物/主要作用机制	适应证	常用剂量[1]	不良反应	注意事项
卡马西平 钠通道阻滞剂	• 三叉神经痛[2] • 舌咽神经痛[2] • 神经性疼痛[4] • 疼痛[4] • 不宁腿综合征[4]	初始100mg BID 逐渐增加到400mg BID	嗜睡、共济失调、恶心、呕吐、疲乏、自杀倾向	黑框警告：严重皮疹，例如 Stevens-Johnson 综合征和中毒性表皮坏死溶解[3]。罕见再生障碍性贫血、粒细胞减少，之后每3~6个月进行血液学检查（确定血液基础水平） 妊娠安全性 D 级
奥卡西平 钠通道阻滞剂	• 神经性疼痛[4] • 三叉神经痛[4]	150mg QHS 直到1200mg BID 最大剂量	眩晕、嗜睡、头痛、步态异常、恶心、低钠血症	黑框警告：严重皮疹，例如 Stevens-Johnson 综合征和中毒性表皮坏死溶解[3]。罕见再生障碍性贫血、粒细胞减少，之后每3~6个月进行血液学检查（确定血液基础水平） 肾功能不全患者减量 肝酶 P450 CYP3A4 诱导物[5] 不宜与 MAOI 合用。与 SSRI、TCA 等合用，有发生5-羟色胺综合征风险 妊娠安全性 C 级
拉莫三嗪 钠通道阻滞剂 5-羟色胺受体弱抑制作用	• 神经性疼痛[4] • 三叉神经痛[4] • 偏头痛[4]	初始25mg QD 逐渐增加到400mg/d	眩晕、复视、恶心、自杀倾向、皮疹	黑框警告：严重皮疹（Stevens-Johnson 综合征，罕见中毒性表皮坏死溶解，皮疹相关性死亡）[3]。年龄为已确定的唯一危险因素（年龄在16岁以下患者无从使用指征） 避免突然停药 如果肾功能不全，调整剂量 妊娠安全性 C 级

（待续）

抗惊厥药在疼痛管理中的应用（续）

药物/主要作用机制	适应证	常用剂量[1]	不良反应	注意事项
托吡酯 • 钠、钙通道阻滞剂 • NMDA拮抗剂 • 弱碳酸酐酶抑制剂	• 预防偏头痛[2] • 神经性疼痛[4]	初始25mg QD 逐渐增加到 200mg BID	多麻，眩晕，意识错乱，体重减轻	已报道有代谢性酸中毒 继发于闭角青光眼的急性角膜质疏松症 视力模糊，肾结石，白细胞减少，以及骨质疏松症 CYP3A4诱导物[5] 自杀的想法/行为风险增加 如果肾功能不全，调整剂量 不要突然中断治疗 妊娠安全性C级
普瑞巴林 • 钙通道（2）-δ部位配体	• 糖尿病神经病变[2] • 带状疱疹后神经痛（PHN） • 纤维肌痛[2] • 术后疼痛[4] • 中枢性疼痛[4]	初始50mg TID 或75mg BID 逐渐增加到 600mg/d	眩晕，镇静，体重增加	罕有报道：血管性水肿，横纹肌溶解，严重的皮疹，自杀倾向 不经肝脏的酶类代谢，如果肾功能不全，调整剂量 避免突然停药 妊娠安全性C级
加巴喷丁	• 带状疱疹后神经痛[2] • 神经性疼痛[4] • 糖尿病周围神经病变[4] • 术后疼痛[4]：超前治疗[4] • 纤维肌痛[4] • 预防偏头痛[4]	初始100~300mg QHS逐渐增加到3600mg/d	眩晕，镇静，体重增加，周围水肿，共济失调	不经肝脏的酶类代谢，如果肾功能不全，调整剂量 自杀的想法/行为风险增加 潜在的致瘤性（大鼠） 避免突然停药 妊娠安全性C级

说明：由于抗惊厥药可产生镇静作用，在与其他中枢神经系统抑制药物和酒精合用时应谨慎。

1. 初始小剂量并缓慢增加量可以减少减少抗癫痫药用于治疗神经性疼痛时的大部分不良反应。
2. 经FDA推荐。
3. 皮疹总的发生率为10%，严重皮疹每1000人中3例。几乎所有病例在开始治疗后的2~8周出现。如果皮疹进展，停药。
4. 非适应证使用。
5. 口服避孕药，波立维，蛋白酶抑制剂，曲马朵等，可能降低药效。

（王鹏 译　单世民 校）

第 **161** 章

疼痛治疗的其他常用辅助药物

Lucia Daiana Voiculescu，MD，Amit Poonia，MD

几种疼痛治疗辅助药物				
药物/主要作用机制	疼痛适应证	常用剂量[1]	不良反应	注意事项
曲马朵 双重机制:5-羟色胺/抑制去甲肾上腺素再摄取 弱μ受体激动作用	•急慢性疼痛:中度~重度[1] •术后疼痛[2] •神经性疼痛[2]	50~100mg 口服 q6~8h	恶心,呕吐,便秘,眩晕,头痛 严重不良反应:癫痫发作,5-羟色胺综合征	癫痫病史/高危者慎用 避免突然停药自杀风险 妊娠安全性C级
可乐定 中枢α₂肾上腺受体激动剂	•周围神经病变[2] •疱疹后神经痛[2] •癌痛[2] •复杂性局部痛综合征[2] •术后疼痛[2] •椎管内和外周神经阻滞辅助用药[2] •阿片类戒断[2]	0.1mg口服 q12h 每周递增至 2.4mg/d 0.1mg/d经皮给药增至 0.6mg/d 30μg/h硬膜外注入	低血压,心动过缓,房室传导阻滞,口干,嗜睡,镇静,疲劳,精神抑郁,发热	避免突然停药,发生反跳性高血压危险 妊娠安全性C级
氯胺酮 抑制 N-甲基-D-天冬氨酸(NMDA)受体	•术中和术后疼痛[2] •烧伤痛[2] •癌痛[2] •神经性疼痛[2] •阿片类药物诱导的痛觉敏感[2]	静脉输注 经皮给药 皮下注射	镇痛剂量时:多涎,食欲减退,恶心,血压升高,戒断综合征(长期使用)	黑框警告:幻觉,躁动,谵妄等不同程度精神症状 浓度为100mg/mL的盐酸氯胺酮注射液未经稀释不能直接静脉注射 妊娠安全性D级

（待续）

几种疼痛治疗辅助药物(续)

药物/主要作用机制	疼痛适应证	常用剂量[1]	不良反应	注意事项
利多卡因 ●阻滞钠离子通道 ●减少通过神经细胞膜的离子流动	●疱疹后神经痛[1] ●局部麻醉,术后疼痛[1] ●神经性疼痛[2] ●烧伤痛[2]	局部用药: 经皮给药 最大剂量 3 贴/24h 静脉给药:多种方案		妊娠安全性 C级

[1] 经 FDA 认证。

[2] 对于神经性疼痛为药品核准标示外使用。

常用于疼痛治疗的肌肉松弛剂

药物/主要作用机制	疼痛适应证	常用剂量[1]	不良反应	注意事项
巴氯芬 γ-氨基丁酸 B 受体(GABA-B)激动剂	●痉挛状态[2] ●肌筋膜痛[3] ●三叉神经痛[3] ●胃食管反流疾病(GERD)[3]	口服:初始剂量 5mg 每日 3 次(TID) 最大剂量 80mg/d 鞘内给药:严重痉挛状态	嗜睡,乏力,疲劳,低血压,便秘,恶心	黑框警告(鞘内注射):避免突然停药引起的高热,情绪改变,反跳性痉挛状态,肌肉僵直等 妊娠安全性 C 级
苯二氮䓬类: 地西泮 氯硝西泮 γ-氨基丁酸 B 受体(GABA-B)激动剂	●地西泮: ●肌肉痉挛 ●急性术后肌筋膜痛[3] ●氯硝西泮: ●神经痛 ●周期性腿动 ●痉挛状态[3]	地西泮: 2 ~10mg 口服 q6~8h 5 ~10mg 肌内注射/静脉注射[4] q3 ~4h 必要时 氯硝西泮: 0.5 ~4mg 口服 q8h	嗜睡,眩晕,共济失调,健忘,错乱,多寐,易怒	长期服用苯二氮䓬类,可产生显著依赖性,药物滥用及成瘾性 妊娠安全性 D 级
替扎尼定 中枢性 α₂ 肾上腺素受体激动剂	●痉挛状态[2] ●疼痛性肌痉挛[3] ●急性疼痛[3] ●慢性头疼[3]	2 ~8mg 每日 3 次	嗜睡,口干,多寐,无力,低血压,心动过缓	与酒精及其他中枢神经系统抑制剂合用,可增加对中枢神经系统的抑制作用 避孕药可减少本药的清除 妊娠安全性 C 级

(待续)

常用于疼痛治疗的肌肉松弛剂（续）				
药物/主要作用机制	疼痛适应证	常用剂量[1]	不良反应	注意事项
环苯扎林 中枢性肌肉松弛剂	• 肌肉痉挛及疼痛[2] • 纤维肌痛[3] • 颞下颌关节紊乱[3]	5～10mg 口服 每日 3 次	嗜睡, 口干, 神经质, 易怒, 恶心, 胃灼热	妊娠安全性 B 级
奥芬那君 尚不完全确定	• 肌肉骨骼痛[2]	100mg 口服 q12h 60 mg 肌内注射/静脉注射[4] q12h	口干, 心动过速, 视物模糊, 尿潴留, 乏力	妊娠安全性 C 级

[1] 初始小剂量, 和滴定剂量, 可以减少大部分毒副作用。
[2] 经 FDA 认证。
[3] 药品核准标示外使用。
[4] 注射剂型可有效应用于术后早期。

（王志松 译　单世民 校）

第 162 章

硬膜外镇痛

Frantzces Alabre, FNP-C, DNP, Christopher Gharibo, MD

硬膜外患者自控镇痛（EPCA）的优点

- 与静脉患者自控镇痛、皮下及口服镇痛药相比, 能更好地缓解疼痛
- 优良的动静态（机械性）镇痛, 加强下肢深静脉血栓的预防
- 改善运动, 促进机体恢复
- 改善肺功能
- 术后肠功能恢复较早
- 血管扩张, 增加肢端灌注, 减少血小板聚集
- 降低与不活动相关的并发症的风险

* 没有证据显示可以减少老年患者认知功能障碍的发生

禁忌证

* 凝血病:功能性血小板异常;血小板计数 < 80 000;PT,PTT,INR 延长。抗血小板药。详见第 119 章
* 脓毒症,局部或全身感染
* 当外科医师担心可能发生间隔综合征(例如,胫骨平台骨折),通常要求不实施区域镇痛。尽管并没用文献支持区域镇痛与延迟诊断有关

检查硬膜外导管的放置

* 检查所有连接,管路,泵功能
* 检查导管置入部位及刻度(使用透明敷贴更易观察)。确定导管是否脱出硬膜外间隙
* 回吸硬膜外导管是否有血液或脑脊液
  > 如果有血液回流,将硬膜外导管后退 0.5 ~ 1cm,并再次回吸
  > 如果有脑脊液回流,拔出硬膜外导管,并考虑重置
* 在将硬膜外导管后退并回吸阴性后,考虑重新经硬膜外给药
试验剂量 3mL1.5% 利多卡因,内加入肾上腺素 1: 200 000。
* 如果心率增快(≥10 次/分)或血压升高(收缩压升高 ≥15mmHg),或 T 波振幅增高超过 25% ,导管可能误入血管
* 如果 5 分钟内出现腹部及四肢感觉运动深度阻滞,导管可能误入蛛网膜下间隙
* 如果出现腹部感觉阻滞平面(腰段置管),表明导管在硬膜外间隙。但是试验剂量下,并非所有患者都能够出现感觉阻滞
* 请注意:试验剂量下,蛛网膜下间隙置管和硬膜外间隙置管多数都会出现血压下降

硬膜外输注镇痛药

亲水性越强的阿片类药物,向头侧扩散越广泛,伴随呼吸抑制的风险。

阿片类药物		
芬太尼	亲脂性	$2 \sim 5\mu g/mL$
氢吗啡酮	介于亲脂性与亲水性之间	$10 \sim 30\mu g/mL$
吗啡	亲水性	—

局部麻醉药物	
丁哌卡因	$0.0625\% \sim 0.125\% \sim 0.25\%$
罗哌卡因	$0.125\% \sim 0.2\% \sim 0.25\%$

最常用阿片类药物与局部麻醉药物联合应用

芬太尼/丁哌卡因：

芬太尼2μg/丁哌卡因0.125%	芬太尼5μg/丁哌卡因0.125%
芬太尼2μg/丁哌卡因0.0625%	芬太尼5μg/丁哌卡因0.0625%

芬太尼/罗哌卡因：

芬太尼2μg/罗哌卡因0.125%	芬太尼5μg/罗哌卡因0.125%
芬太尼2μg/罗哌卡因0.25%	芬太尼5μg/罗哌卡因0.25%

初始负荷

- 平面扩散依赖容量；阻滞 1 节段腰椎皮区的容量，能够阻滞 0.7 节段胸椎皮区,2 节段颈椎皮区：1L = 0.7T = 2C
- 确定所需容量的基本原则（腰段置管）：
  - 150cm 身高每个皮区（由 S5 开始计数）1mL，+ 超过 150cm 以上每 5cm 每皮区 0.1mL
  - 例如，一名 170cm 的患者，要达到 T8 平面（即由 S5 计数共 15 个皮区），需要注入（15 × 1）+（15 × 0.1 × 4）= 21mL（分次给药，每次 5mL）
  - 老年患者或孕妇应减量30%

- 腰硬联合者,一旦蛛网膜下隙镇痛作用消退,给予负荷量(通常 4 ~ 8mL),并需要给予初始剂量

常用初始输注速率

基础剂量 3 ~ 6mL/h;单次注射量 3 ~ 4mL,每 15 ~ 30min。

初始滴定剂量

- 如果持续疼痛并且生命体征平稳:可给予 4 ~ 5mL 负荷剂量的注射合剂
- 初始剂量与滴定和活动需要相关
  - ➢ 例如,对于轻微活动的患者,4mL/h,单次注射量为每 15min 3mL
  - ➢ 例如,全膝关节置换术后使用 CPM 装置的患者,需要使用更高的基础剂量和(或)冲击剂量
- 初始小剂量,需要时每 30 ~ 60min 再评价并逐步加量
- 如果 30 ~ 60min 后疼痛未缓解,并且生命体征平稳,再评估;用酒精拭子测定腹部感觉阻滞平面;检查硬膜外导管是否移位。如果不能确定,同样应使用试验剂量的利多卡因和肾上腺素(同上)

不良反应及并发症:

- 低血压
- 肢体远端过度麻木或无力 – 一定程度的感觉或运动阻滞是可以接受的
- 躯体一侧过度阻滞
- 镇静
- 瘙痒症(与阿片类药物相关)
- 尿潴留
- 呼吸抑制 – 硬膜外使用阿片类药物呼吸抑制的发生率,远低于静脉使用阿片类药物
- 局麻药中毒 – 口腔内金属味道,意识不清,眩晕,低血压,癫痫发作
- 硬膜外技术和导管相关并发症:"硬膜外脑脊液漏",硬膜穿破后头痛
- 导管移位
- 感染(1:100 000)
- 硬膜外血肿(1:100 000)/脓肿
  - ➢ 主要症状:渐进性弥漫性背痛,渐进性神经功能缺失,马尾综合征,肠膀胱功能失禁

➣如果可疑脊髓受压,尽快获得神经外科或神经病学会诊,并进行
STAT CT 或 MRI。实施椎板切除减压术的时间是神经功能恢复的
关键

不良反应的处理

- 阿片类药物相关的不良反应:
  - ➣酌情减少基础剂量和(或)单次剂量。酌情降低阿片类药物浓度或更
    换为单纯局麻药溶液
  - ➣使用低浓度(40～200μg)阿片类药物时,静脉注射纳洛酮,在不改变
    镇痛作用的情况下,能够减少硬膜外使用阿片类药物相关的不愉快
    的不良反应。已证实纳洛酮可用于治疗全身瘙痒和恶心呕吐。治疗
    呼吸抑制或过度镇静需加大剂量
    - ■当纳洛酮用于硬膜外镇痛治疗时,必须经静脉或肌内给药,不可硬
      膜外用药
    - ■纳洛酮用于处理阿片类不良反应,必需使用输液泵持续稳定输注。
      通常需要约 24 小时
    - ■准备 10μg/mL 纳洛酮生理盐水溶液。初始单次注射量 80～120μg
      (8～12mL)。治疗瘙痒症,纳洛酮输注速率为 1～3μg/(kg·h);
      因此,一名 70kg 成人,开始剂量 7mL/h,PCA 单次注射量 3mL,锁定
      时间为 6min
- 对于呼吸抑制,不使用纳洛酮 PCA
  - ➣支持通气,吸氧
  - ➣停用阿片类药物
  - ➣给予纳洛酮单次注射量。0.4mg 纳洛酮稀释至 10mL,每次 1～2mL
    逆转阿片类药物作用
  - ➣大剂量可能逆转镇痛作用,或导致心肺衰竭
  - ➣如需要,纳洛酮 5～10μg/(kg·h)输注,直至阿片类药物过量引起的
    反应消除,此过程患者应给予监护
- 麻木或无力:轻微的麻木无力,不影响站立和离床活动,可以被接受。在
  硬膜外镇痛过程中,应加强跌倒坠床警惕
- 低血压:
  - ➣如临床症状显著,立即停止阿片类药物输注

> 如液体输入被限制(肺部手术),考虑静脉注射和(或)口服液体,或血管升压药物
> 考虑改用低浓度局部麻醉药,或单纯阿片类药物溶液

- 一侧麻木:允许情况下,将患者置于未受影响的一侧,和(或)将硬膜外导管拔出 1cm,重新固定,并酌情给予一次单次注射量
- 瘙痒症:苯海拉明 25~50mg,静脉注射,必要时每 4h1 次或羟嗪 25mg,肌内注射,必要时 4h1 次或纳布啡 5~10mg,静脉注射,必要时 6h1 次。以上药物均有一定程度的镇静作用
- 恶心/呕吐:参考第 69 章

深静脉血栓的预防与硬膜外镇痛

详见第 119 章。

硬膜外镇痛移除后可口服镇痛药

- 短效镇痛药物:盐酸氢吗啡酮;氢可酮(含或不含对乙酰氨基酚)
- 长效镇痛药物:美施康定 15mg,口服,12h1 次,或奥施康定 10mg,口服,12h1 次
- 神经性镇痛药物:普瑞巴林(乐瑞卡)50mg,每日 2 次,或加巴喷丁(诺立汀)300mg,每日 3 次
- 骨骼肌松弛剂:替扎尼定(盐酸替扎尼定)2~6mg,睡前或每日 2 次
- NSAID:塞来昔布(西乐葆)100~200mg,12h1 次,美洛昔康(莫比可)7.5mg,每日 2 次

(王志松 译　单世民 校)

第 **163** 章
持续外周神经阻滞的管理

Lisa Doan,MD

持续外周神经阻滞的经典方案		
手术部位	导管位置	使用0.125%~0.2%罗哌卡因的经典方案:基础速率(mL/h)/单次注射量(mL)/锁定时间(min)
肩,肱骨近端	肌间沟	4/3/15
肱骨远端,肘,前臂,腕,手	锁骨上,锁骨下,腋窝	4/3/15
胸部,乳房,腹部	椎旁	6/4/15
髋	腰丛	4~6/4/15
股骨,膝	腰丛或股神经±坐骨神经	4/3/15
踝,足	腘窝坐骨神经	4/3/15

输注溶液通常使用 0.125% 丁哌卡因或 0.25% 罗哌卡因(更少引起运动阻滞),也有部分医师使用更高或更低的浓度。

输注速率的调整应达到最佳镇痛效果,又限制影响机体治疗的运动阻滞。

常见问题的处理

- 镇痛不全:
  - 阻滞可以覆盖全部手术区域,但下肢神经阻滞可能不可以(例如,腰丛神经阻滞对于全髋关节置换术,或股神经阻滞对于全膝关节置换术,不能覆盖坐骨神经支配的区域)
  - 评估导管是否移位或断开
  - 给予 5~15mL 局部麻醉药(分次)。15~20 分钟后再评价
  - 考虑更换导管或使用其他镇痛方式

- 导管移位：
  - 保护导管包括以下方法：
    - 导管置入点使用安息香胶或其他局部黏合剂。皮肤黏胶带，透明密闭敷贴覆盖在胶合剂上
    - 使用固定装置
    - 酌情使用隧道或缝合技术
- 穿刺点渗漏：
  - 穿刺点部位，可能存在局部麻醉药沿着导管方向轻微渗漏。应加强包扎
  - 如果导管移位，也可能发生渗漏
- 导管内或导管周围有血：
  - 评估导管是否误入血管。监测患者是否有局麻药中毒全身性症状和体征
- 过度麻木/运动阻滞：
  - 减小输注速率，1h 内再次评估患者
  - 如果较低浓度镇痛不完善，与患者讨论更换镇痛方式还是再增加输注速率
  - 如果持续性麻木或运动阻滞，考虑是否存在神经损伤和（或）血肿（详见并发症部分）

持续外周神经阻滞和抗凝

- 尚未有明确的推荐
- 当前 ASRA 指南推荐深丛或外周神经阻滞使用椎管内麻醉指南（1C 级推荐）：见第 119 章
- 回顾性研究表明这些指南可能过于严格，但尚需更进一步研究

并发症

- 出血：
  - 疼痛，神经功能缺失，红细胞比容下降
  - 影像学检查，如 CT
  - 支持治疗，外科会诊
- 神经损伤见第 129 章：

➢ 通常神经阻滞作用消退后症状很显著：麻木，乏力，疼痛，感觉异常

➢ 排除出血或血管损伤。如果出血，外科会诊，支持治疗

➢ 对于轻微损伤，定期随访。如果损伤未消退，咨询神经科

➢ 对于较重的损伤，咨询神经科（可能需要肌电图/神经传导检查）。支持治疗，例如物理治疗/作业治疗

- 感染：
  - ➢ 危险因素：
    - ICU 停留
    - 导管放置超过 48h（但精心护理，导管可以放置数周，例如，需要多次手术的战伤患者）
    - 股神经或腘窝置管
  - ➢ 处理：
    - 拔除导管
    - 给予抗生素
    - 咨询传染病专家
    - 深层组织感染可能需要影像学检查和外科会诊
- 跌到（下肢导管）：
  - ➢ 耐心和物理治疗是最重要的。本体感觉缺失可能比运动阻滞更重要
  - ➢ 关于是否神经周围置管的患者跌倒更常见的文字资料，是相互矛盾的

便携式导管

- 患者选择：
  - ➢ 患者在置管当天或更长时间以及拔管当天可能需要看护人员
  - ➢ 避免用于肝肾功能不全的患者，以避免局麻药毒性反应
- 备有多种输注泵，具有不同储药容量，不同基础输注速率和（或）单次注射量。
- 患者宣教：
  - ➢ 患者应被告知感染和局麻药中毒的体征
  - ➢ 详细说明输注泵及导管置入处的护理
  - ➢ 可能需要口服镇痛药
  - ➢ 详细告知肢体保护和警惕跌倒

　　➢应给予口头和文字说明,包括医护人员联系方式
・导管拔除选择:
　　➢给予患者或看护拔除导管的文字说明
　　➢致电患者或看护说明导管拔除事项
　　➢医护人员拔除导管

（王志松 译　单世民 校）

第 **164** 章
成人疼痛与镇静评估
Lisa Doan,MD

疼痛评估

数字等级评定量表:用0(无痛)到10(最剧烈疼痛)标示出不同的疼痛强度等级。

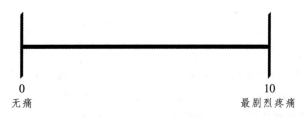

一条水平直线,左端表示无痛,右端表示最剧烈疼痛。患者根据疼痛的强度标定相应的位置,以 mm 测量。推荐使用 10cm 的直线。

图 164-1　视觉模拟量表(VAS)

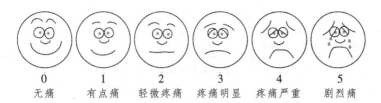

0	1	2	3	4	5
无痛	有点痛	轻微疼痛	疼痛明显	疼痛严重	剧烈痛

由 6 张从微笑（无痛）到流泪（剧烈疼痛）的不同的面部特征图组成。适用于 3 岁以上儿童。(Reprinted with permission from Hockenberry M, Wilson D, Winkelstein ML. *Wong's Essentials of Pediatric Nursing*, 8th ed. Copyright © 2009, Mosby, St. Louis.)

图 164-2　Wong-Baker 面部表情疼痛分级量表

镇静评估

下面是常用的监测接受阿片类药物治疗患者镇静状态的评估方法；监测 PCA 使用过程中患者的镇静状态是十分重要的。

Pasero 阿片类药物诱导镇静评分	
分值	镇静水平
S	睡眠状态，易唤醒程度
1	清醒，思维敏捷
2	轻度嗜睡，易唤醒
3	中度嗜睡，可唤醒
4	重度嗜睡，不易唤醒

Ramsay 镇静评分	
分值	镇静水平
1	患者焦虑，躁动不安
2	患者配合，有定力、安静
3	患者对指令有反应
4	嗜睡，对轻叩眉间或大声听觉刺激反应敏捷
5	嗜睡，对轻叩眉间或大声听觉刺激反应迟钝
6	嗜睡，无任何反应

Richmond 躁动 – 镇静评分		
分值	躁动、镇静水平	描述
+4	有攻击性	有暴力行为
+3	非常躁动	试着拔出呼吸管,胃管或静脉点滴
+2	躁动焦虑	身体激烈移动,无法配合呼吸机
+1	不安焦虑	焦虑紧张但身体只有轻微的移动
0	清醒平静	清醒自然状态
−1	昏昏欲睡	没有完全清醒,但可维持清醒超过10s
−2	轻度镇静	无法维持清醒超过10s
−3	中度镇静	对声音有反应
−4	重度镇静	对身体刺激有反应
−5	昏迷	对声音及身体刺激均无反应

(王志松 译　单世民 校)

第 165 章

小儿术后镇痛

F. Wickham Kraemer Ⅲ ,MD

决定术后镇痛治疗计划的因素

- 疼痛的严重程度:
  - ➢ 小手术或门诊患者需要口服阿片类药物或 NSAID,来完善区域麻醉
  - ➢ 大手术需要区域麻醉,如适用,定时或连续镇静镇痛药物输注,包括 NSAID,苯二氮䓬类,或其他镇痛药物
- 手术类型:

- ➢腹部:区域阻滞,阿片类药物,NSAID,多模式
- ➢胸部:强烈推荐区域阻滞,阿片类药物,NSAID,多模式
- ➢腹腔镜:阿片类药物,NSAID,局部浸润
- ➢神经外科:阿片类药物,区域浸润(神经系统测试中更少的运动功能缺失)避免镇静,通常避免 NSAID
- ➢耳鼻喉:阿片类药物,气道受损患者避免镇静,T&A 患者避免 NSAID
- ➢矫形外科:区域麻醉,苯二氮䓬类和镇痉药,阿片类药物,NSAID
- ➢整形科:阿片类药物,NSAID 用于小手术,而避免用于重建手术,局部浸润
- ➢眼科:阿片类药物,表面麻醉,NSAID
- ➢泌外科:区域麻醉 – 骶麻,阿片类药物,NSAID,镇痉药(膀胱)
- ➢心脏:阿片类药物,NSAID,区域麻醉(神经阻滞以术后抗凝计划为依据)
- 儿童年龄和体型:
  - ➢按体重给药方案适用于各种体型的儿童,肥胖青少年按理想体重计算
  - ➢新生儿:
    - ▪因治疗窗较窄,需要更严密的监护
    - ▪因无法表达,需要连续或定时给予镇痛药物
  - ➢婴儿因较少交流,与新生儿类似。需经常进行疼痛评估,预防镇痛不全
  - ➢直到四岁,可以表达各种疼痛强度
  - ➢六或七岁:可以使用 PCA 和 PCEA 系统自主给药。如果参与视频游戏,这些儿童可以有意识的按下表示疼痛的按键
- 使用区域麻醉或区域镇痛:
  - ➢父母同意由有经验的医师实施的区域麻醉
  - ➢禁忌证:局部感染,脓毒症,已存在神经系统疾病,变态反应和超敏反应,ASRA 椎管内麻醉指南所涉及的凝血功能相关事宜
- 并存病:
  - ➢脊柱裂,脊柱手术史(脊髓脊膜膨出症,植入物),凝血病患者,为椎管内麻醉相对禁忌证
  - ➢肝功能障碍,需调整阿片类和苯二氮䓬类药物剂量
  - ➢肾功能障碍,需调整阿片类和 NSAID 药物剂量

> 呼吸功能障碍,包括呼吸睡眠暂停,需调整阿片类和苯二氮䓬类药物剂量,特别注意慎用 NSAID 和哮喘患者
> 神经系统功能障碍,中枢或外周病变,为区域阻滞的相对禁忌证

小贴士

- 多模式疼痛治疗,联合使用几种药物适当的剂量,能够减少任何单一镇痛方式毒副作用的风险
- 治疗儿童(和父母)的疼痛是灵活多变的,因为对疼痛的理解不同——有些更多的是情绪上的疼痛,有些是感官上的疼痛

药理学:阿片类药物,局部麻醉药,NSAID,其他

- 阿片类药物可经多种途径给药:口服,鼻腔,静脉注射 PCA 连续输注或间断给药,硬膜外,鞘内给药
- 肌内和皮下注射应避免用于年幼患者,就此类患者而言,给药途径较疼痛本身可能会带来更多恐惧感
- 局部麻醉药可以通过外周注射,外周神经置管,椎管内置管,骶管注射,鞘内置管给药。外用凝胶和透皮贴禁用于伤口处
- 其他治疗药物:NSAID,苯二氮䓬类,NMDA 拮抗剂,α-2 受体阻滞剂

静脉 PCA 的推荐方案

药物	单次剂量 ($\mu g/kg$)	锁定时间 (min)	持续背景输注 [$\mu g/(kg \cdot h)$]	一小时限量 ($\mu g/kg$)
吗啡	20	8~10	0~20	100
氢吗啡酮	4	8~10	0~4	20
芬太尼	0.5	6~8	0~0.5	2.5
纳布啡	20	8~10	0~20	100

阿片类药的典型剂量		
阿片类药物	给药途径	剂量与间隔
吗啡	口服	0.3mg/kg q3～4h
	静脉注射	25～100μg/kg q3～4h
	输注	10～30μg/(kg·h)
氢吗啡酮	口服	40～80μg/kg q4h
	静脉注射	10～20μg/kg q3～4h
	输注	3～4μg/(kg·h)
芬太尼	静脉注射	0.5～1μg/kg q2h
	输注	0.25～1μg/(kg·h)
纳布非	静脉注射	25～100μg/kg q4h
美沙酮	口服	0.05～0.1mg/kg q6～12h
	静脉注射	0.025～0.1mg/kg q6～12h
羟考酮	口服	0.05～0.15mg/kg q4h
氢可酮	口服	0.05～0.1mg/kg q4h

局麻药剂量					
药物(mg/kg)	腰麻	硬膜外	输注(h)	外周神经阻滞	局部浸润
氯普鲁卡因	NR	10～30	30	8～10	8～10
利多卡因	1～2.5	5～7	2～3	5～7	5～7
布比卡因	0.3～0.5	2～3	0.4	2～3	2～3
新生儿			0.25		
罗哌卡因	NR	2.5～4	0.4～0.5	2.5～4	2.5～4
新生儿			0.25		

NR:无推荐剂量。新生儿剂量应降低,因其肝功能尚未成熟,且蛋白结合能力低。

外周神经阻滞		
身体区域	阻滞部位	手术部位
上肢神经阻滞	肌间沟	肩/肱骨近端
	锁骨上	肩到手
	锁骨下	肘/前臂/手
	腋下	前臂/手
	腕部	手
下肢神经阻滞	腰丛	髋/大腿前侧/膝
	股神经;三合一;髂筋膜间隙	大腿前侧/膝
	坐骨神经	踝/足
	踝部	足
腹部,外阴部,头部神经阻滞	髂腹股沟神经/髂腹下神经	腹股沟疝/睾丸固定术
	腹直肌鞘	脐疝
	阴茎	包皮环切术/尿道下裂
	眶上/滑车上	头皮切口/头痛
	眶下	唇裂/鼻窦手术
	耳大神经	耳成形术/鼓室成形术
	枕部	枕部切口/头痛

NSAID 和对乙酰氨基酚			
药物	剂量	间隔(h)	每日极限量
阿司匹林	10~15mg/kg(PO)	4~6	90mg/(kg·d)
对乙酰氨基酚	10~15mg/kg(PO)	4~6	40~75mg/(kg·d)(直到4g)
	15~20mg/kg(PR)	6~8*	
	10~15mg/kg(IV)	6~8	
布洛芬	6~10mg/kg(PO)	4~6	40mg/(kg·d)(直到2.4g)
萘普生	5~10mg/kg(PO)	12	20mg/(kg·d)
酮咯酸	0.5mg/kg,最大剂量30mg(IV)不能用于新生儿	6	2mg/(kg·d)(直到120mg)

新生儿剂量记"*"。

其他药物治疗

- 地西泮:治疗疼痛性肌痉挛和焦虑;0.05mg/kg 静脉注射,0.1mg/kg 口服,每6小时一次;痉挛状态或苯二氮䓬类药物耐受患者,需要加大剂量

和缩短给药间隔时间

- 氯胺酮:对于阿片类药物耐受或顽固性疼痛,氯胺酮亚麻醉剂量可产生强大的镇痛作用,即神经性或姑息性疼痛。连续输注,由 $0.1\sim0.2mg/(kg\cdot h)$ 开始,直到 $1mg/(kg\cdot h)$,同时应用重症监护设备监护患者。口服给药应由慢性疼痛专家实施
- 可乐定:与阿片类药物联合应用;有镇静作用; $2\sim4\mu g/kg$ 口服,每 12h 一次,体重超过 25kg 的儿童经皮给药 $0.1mg$; $1\mu g/kg$ 加入局部麻醉药中用于外周神经阻滞,可以延长感觉运动阻滞数小时

非药物治疗

- 婴儿:襁褓法,安抚奶嘴,蔗糖溶液,摇摆,保温,音乐
- 儿童:毛绒玩具/毛绒毯,音乐,电视节目,父母的陪伴,温和的安慰,引导
- 青少年:意向引导,催眠,深呼吸,音乐,生物反馈,针刺疗法

（王志松 译　单世民 校）

第 166 章

慢性疼痛患者的急性疼痛管理

Vickie Verea, MD, Christopher Gharibo, MD

更高的阿片类药物需求,归因于长期阿片类药物和其他辅助用药的使用。

阿片类药物耐受性

很多患者有阿片类药物耐受性和依赖性;急性疼痛管理困难。
- 耐受性:需要提高阿片类药物用量才能缓解同等程度的疼痛
- 躯体依赖性:突然停药,引起戒断综合征
- 成瘾性:尽管有害仍为追求欣快感用药的行为状态
- 假性成瘾:一些患者因疼痛治疗不足而增加药量,被医护人员认为药物

成瘾的医源性现象

术前

- 及早明确患者是否长期使用阿片类药物治疗,最好是在术前一天(例如,入院前检查)

- 详细的病史和全面的评估,包括详细的镇痛史:近期用药、剂量、效果及不良反应

- 经疼痛医师和(或)接受术前神经阻滞或鞘内注射,以减轻慢性疼痛,这些"医疗优化"能使患者受益吗?(例如,经历矫形外科手术的复杂性区域疼痛综合征患者可能受益于术前交感神经阻滞;腰骶神经根病患者在联合手术前可能受益于硬膜外注射类固醇。)

- 制订多模式镇痛方案,指导患者关于多模式镇痛方案的相关问题,发生疼痛时如何做,预期效果,及局限性。包括连续区域镇痛或硬膜外镇痛技术,同时选择性联合使用 NSAID,抗惊厥药,抗焦虑药,解痉药,抗抑郁药

- 不要低估疼痛的心理因素,心理/精神支持可能是有效的

- 除非禁忌,患者术前应继续使用所有镇痛药物,包括手术当日。否则,患者将产生严重的反跳痛和撤药不适及疼痛

- 手术当日早晨应用 NSAID 和抗惊厥药超前治疗,可以减少术后阿片类药物用量和增强镇痛。例如:

  > 加巴喷丁 300mg 口服 术前,之后 300mg 口服 每 8h1 次 ×48h

  > 塞来昔布(西乐葆)400mg 口服 术前,之后 200mg 口服 每 12h1 次 × 48h

  > 对乙酰氨基酚 1000mg 口服/静脉注射 术前,之后 1000mg 口服 每 6 ~ 8h1 次 ×48 小时

- 抗惊厥药可减少术后阿片类药物用量的 60%。机制包括:

  > 稳定神经细胞膜,阻断病理活跃的电压敏感性 Na + 通道(卡马西平,苯妥英,拉莫三嗪,托吡酯)

  > 阻断电压依赖性钙通道(加巴喷丁,普瑞巴林)

  > 抑制突触前兴奋性神经递质的释放(加巴喷丁,拉莫三嗪)

  > 增强 GABA 受体活性(托吡酯)

术中

- 实施多模式镇痛方案的区域镇痛部分:连续外周神经镇痛或硬膜外镇痛,椎管内应用阿片类药物
- 确保患者术中接受了足够的阿片类药物,局部麻醉药,和其他疼痛治疗辅助用药。调整剂量以补偿患者阿片类药物依赖
- 在离开手术室前,最优化患者疼痛缓解程度
- 考虑在到达 PACU 前 30~60min,静脉给予 1g 对乙酰氨基酚(如果术前未给予)。若无禁忌,也可以考虑酮咯酸(15~60mg 静脉注射)
- 请手术医师以 0.25%~0.50% 丁哌卡因切口浸润

术后

- 患者,护士,手术团队相互沟通术后多模式镇痛方案
- 基于患者的医疗条件和多模式镇痛的阿片类药物节约效应,其等效剂量减少 50% 或以上
- 当开始使用静脉阿片类药物 PCA 时,患者当前的情况决定了可以得到阿片类药物的量。不要假定患者必须获得其门诊的口服或静脉 PCA 的剂量。如果患者术后不能立即口服治疗药物时,通常设定连续输注速率(背景剂量),以提供患者家中日常阿片类药物维持剂量
- 疼痛评分每 1~4h 进行一次,并相应调整镇痛方案。治疗决策应根据患者的生命体征,呼吸频率,精神状态,活动能力,和患者自述疼痛评分
- 区分伤害性刺激和应对能力差,抗抑郁药物,甚至精神或社会咨询工作可能很有必要
- 避免使用苯二氮䓬类药物,因其协同的呼吸抑制作用:
    - 如果表明需要情绪稳定剂,考虑使用抗惊厥药
    - 对于肌肉痉挛,考虑使用肌肉松弛剂,如巴氯芬和替扎尼定
- 患者出院前,制订一个适合家庭用药的持续镇痛方案
- 继续非阿片类药物镇痛

(王志松 译　单世民 校)

第 10 部分

儿科

第 167 章

小儿麻醉的药物剂量

Philipp J. Houck,MD, Leila Mei Pang,MD

药物和剂量仅作为一般性指南推出。根据临床实际情况调整剂量:肝肾功能,心肺旁路,体外膜氧合作用(ECMO)等。

复苏用药

- 阿托品:$0.01 \sim 0.03$mg/kg IM,IV,ET,IC,IO
- 碳酸氢钠:$1 \sim 2$mEq/kg($0.3 \times$kg$\times$BE)IV,IC,IO
- 氯化钙:$10 \sim 30$mg/kg IV,IC(最大剂量 1g/dose)
- 葡萄糖酸钙:$60 \sim 100$mg/kg IV,IC(最大剂量 2g/dose)
- 葡萄糖:$0.5 \sim 1$g/kg IV $= 1 \sim 2$mL/kg D_{50};或 $2 \sim 4$mL/kg D_{25}W,或 $5 \sim 10$mL/kg D_{10}W,或 $10 \sim 20$mL/kg D_5NS
- 地尔硫草(合心爽):0.25mg/kg(缓慢静推)2min 以上;15min 后可重复,0.35mg/kg 2min 以上
- 麻黄碱:$0.2 \sim 0.3$mg/(kg·dose)
- 肾上腺素:10μg/kg IV,IC,IO,ET $= 100 \mu$g/kg
- 利多卡因:1mg/kg IV,IC,ET,IO
- 脂肪乳(英脱利匹特):20%,1.5mL/kg,1min 以上 $\times 3$prn,0.25mL/(kg·min),如果血压降低,0.5mL/(kg·min)
- 丹曲林:2.5mg/kg IV 负荷量;可重复直到 MH 症状逆转;必要时可加到 30mg/kg;维持:需要时 1.2mg/kg IV q6h

心脏除颤/电复律

- 室颤:2J/kg,之后 4J/kg(心脏除颤 = 非同步化的),使用适合的最大除颤电极
- 同步电复律:0.5 ~ 1J/kg,之后 2J/kg
- 肌酐:0.1mg/kg Ⅳ(最大剂量 6mg);重复 0.2mg/kg(最大剂量 12mg)

心脏

- 胺碘酮:室颤—5mg/kg IV 负荷剂量 30 秒以上(最大剂量 300mg);室上性心动过速:5mg/kg 10min 以上 ×5 剂;非聚氯乙烯包装
- 地高辛:初始负荷剂量 4 ~ 25 μg/kg,IV:
  - ➢ 维持量 5 ~ 10μg/(kg·dose)每日 2 次
  - ➢ 静脉注射剂量 = 2/3 口服剂量
- 地尔硫䓬:0.25mg/kg 2min 以上;15min 后可重复 0.35mg/kg 2min 以上
- 多巴胺,多巴酚丁胺:2 ~ 20μg/(kg·min)
- 麻黄碱:0.2 ~ 0.3mg/(kg·dose)
- 肾上腺素,异丙肾上腺素,去甲肾上腺素:0.05 ~ 1μg/(kg·min)
- 艾司洛尔:0.5mg/kg 单次注射 1min 以上;维持量:50 ~ 300μg/(kg·min)
- 利多卡因:1 ~ 2mg/(kg·dose)IV;20 ~ 50μg/(kg·min)(成人剂量 1 ~ 4mg/min)
- 硫酸镁用于尖端扭转型室性心动过速:25 ~ 50mg/kg(最大剂量 2g)10 ~ 20min 以上
- 米力农:20 ~ 50μg/kg 负荷剂量;维持量:0.3 ~ 0.7μg/(kg·min)
- 硝酸甘油:0.5 ~ 5μg/(kg·min)
- 硝普钠:0.5 ~ 10μg/(kg·min)
- 前列腺素 E1(前列地尔):0.05 ~ 0.1μg/(kg·min)
- 去氧肾上腺素:0.1 ~ 0.5μg/(kg·min);1μg/kg 单次注射
- 普鲁卡因胺:3 ~ 6mg/kg(最大剂量 100mg 每次)5min 以上 ×3 q5 ~ 10min;维持量:20 ~ 80μg/(kg·min)(成人 1 ~ 4mg/min)
- 普萘洛尔:0.05 ~ 0.15mg/kg IV 缓慢(最大剂量 5mg)
- 加压素:10U 稀释至 50mL,1mL = 0.2U
  - ➢ 低血压:0.0005 ~ 0.002U/(kg·min)

> ➤消化道出血:0.002~0.005U/(kg·min)

- 维拉帕米:0.05~0.2mg/kg IV2min 以上(最大剂量 5mg)

肌肉松弛剂

- 顺阿曲库铵:0.1~0.2mg/(kg·dose)IV;持续 15~45min
- 泮库溴铵:0.1mg/(kg·dose)IV;持续 1~2h
- 罗库溴铵:0.4~1.0mg/(kg·dose)IV;0.6mg/(kg·h)
- 琥珀酰胆碱:1~2mg/kg IV;4mg/kg IM;考虑首先给予阿托品
- 维库溴铵:0.1mg/(kg·dose)IV;持续 30min

镇静药/静脉麻醉药

- 水合氯醛:30~80mg/(kg·dose)PO,PR
- 可乐定:0.004mg/kg PO(最大剂量 0.1mg)
- 右美托咪定:负荷剂量 1μg/kg IV 5 分钟以上,之后 0.2~1μg/(kg·h)
- 苯海拉明:0.2~2mg/(kg·dose)IV q4~6h;或 1.25mg/(kg·dose)q6h (最大剂量 400mg 每天)
- 依托咪酯:0.3mg/kg IV
- 氟哌啶醇:六岁以上儿童 1~3mg IM
- 氯胺酮:1~2mg/kg IV;3~6mg/kg PO;6~10mg/kg PR;3mg/kg 经鼻
- 美索比妥:1~2mg/(kg·dose)IV;30~40mg/kg PR
- 咪达唑仑:0.05~0.3mg/kg IV,IM
  > ➤输注:0.4μg/(kg·min)
  > ➤ PO:005~0.75mg/kg
  > ➤ PR:0.5~1mg/kg
  > ➤经鼻:0.2mg/kg
- 戊巴比妥:2mg/kg IM,IV,PO
- 丙泊酚:2~3mg/kg IV;维持量:50~300μg/(kg·min)
- 硫喷妥钠:3~7mg/kg IV;PR:20~40mg/kg

镇痛药

NSAID:

- 对乙酰氨基酚:PO 10~15mg/kg q4h:

> PR(仅首剂)30～40mg/kg,下一次6h后口服

> 新生儿最大剂量每天30mg/kg

> 婴儿最大剂量每天60mg/kg

> 儿童最大剂量每天90mg/kg

> 成人最大剂量每天4g

- 布洛芬:10mg/kg PO q6h
- 酮咯酸:0.5mg/kg IV q6h(最大剂量30mg)肾功能正常,没有出血性疾病;最大剂量120mg每天;极限量为5天

阿片类药物:

- 可待因:0.5～1.0mg/kg PO q4h
- 泰诺林#1:对乙酰氨基酚300mg + 可待因7.5mg
- 泰诺林#2:对乙酰氨基酚300mg + 可待因15mg
- 泰诺林#3:对乙酰氨基酚300mg + 可待因30mg
- 泰诺林#4:对乙酰氨基酚300mg + 可待因60mg
- 芬太尼:0.5～1μg/(kg·dose) IV q1h prn
- 氢可酮/羟可酮:0.05～0.15mg/kg PO q4h(通常开始剂量0.1mg/kg)
- 氢吗啡酮:0.03mg/kg PO q4h;0.015mg/kg IV q2～4h prn
- 哌替啶:发抖或寒战(血制品,两性霉素B等)0.1mg/kg IV 1次
- 美沙酮:按级别增减:

> 轻微疼痛:25μg/kg IV q4h prn

> 中度疼痛:50μg/kg IV q4h prn

> 重度疼痛:75μg/kg IV q4h prn 或合用长效阿片类药物0.1mg/kg q8～12h(注意48～72h后蓄积作用)

- 吗啡:0.05～0.15mg/kg IV q2～4h prn;0.3～0.5mg/(kg·dose) PO q4h
- 瑞芬太尼:0.1～0.5,1～4μg/kg 单次注射
- 舒芬太尼:10～25μg/kg 诱导

拮抗剂

- 新斯的明0.05mg/kg 与格隆溴铵0.01mg/kg 合用
- 依酚氯铵:

> 肌无力者—0.2mg/kg IV

> 拮抗神经肌肉阻滞1mg/kg IV 与0.014mg/kg 阿托品合用

- 氟马西尼：
  - 拮抗镇静作用：0.01mg/kg IV q1min；
  - 药物过量：0.01mg/kg q1min 或 0.005 ~ 0.01mg/(kg·h)(最大剂量 0.2mg/dose；累计极限量 1mg)
- 纳洛酮：0.01 ~ 0.1mg/(kg·dose)IV,ET；持续 20min
- 毒扁豆碱：0.01mg/kg 缓慢 IV(成人剂量 2mg)与阿托品 0.01 ~ 0.02mg/kg 合用

液体/电解质/利尿剂

- 维持量：4mL/(kg·h)(第一个 10kg) + 2mL/(kg·h)(第二个 10kg) + 1mL/(kg·h)(超过 20kg 的体重)
- 钙：200 ~ 300mEq/kg 每天
- 呋塞米：0.5 ~ 1mg/kg PO,IV；0.06 ~ 0.24mg/(kg·h)
- 葡萄糖：8mg(kg·min)
- 高钾血症：葡萄糖 1g/kg IV 15min 以上加入 0.2U 常规胰岛素每克葡萄糖
- Ca^{2+} = 4 ~ 5mg/kg IV 5 ~ 10min 以上
- 降钾树脂(聚苯乙烯磺酸钠)1 ~ 2g/kg PO,PR(合用 20% 山梨醇)
- 胰岛素：0.02 ~ 0.1U/(kg·h)
- 硫酸镁：25 ~ 50mg/kg(最大剂量 2g)10min 以上；维持量：16mg/(kg·h) 达到血浆浓度 0.8 ~ 1.2mmol/L(最大剂量 2g)
- 甘露醇：0.25 ~ 1g/kg IV
- 钾：2 ~ 3mEq/kg 每天
- 休克：10 ~ 20mL/kg,生理盐水,林格液或 5% 白蛋白
- 碳酸氢钠($NaHCO_3$)：1 ~ 2mEq/kg
- 加压素用于糖尿病尿崩症：0.0005U/(kg·h)；根据尿量需加倍到 0.01U/(kg·h)q30min,稀释到 0.04U/mL

抗生素

- 氨苄西林：25 ~ 50mg/kg q4 ~ 6h(最大剂量 2g)
- 头孢唑林：30mg/kg IV q4h(最大剂量 2g)
- 头孢西丁：30mg/kg IV q4h(最大剂量 2g)

- 克林霉素:10mg/kg q6h(最大剂量 900mg)30min 以上
- 庆大霉素:2mg/kg(最大剂量 80mg)30min 以上,不重复用药
- 甲硝唑:7.5mg/kg IV q6h30min 以上(最大剂量 500mg)
- 妥布霉素:2.5mg/kg(最大剂量 200mg)30min 以上 q8h
- 优立新(氨苄西林/舒巴坦钠):75mg/kg IV 30min 以上 q4h
- 万古霉素:15mg/kg 60min 以上 q6 ~ 8h
- 哌拉西林钠 – 三唑巴坦钠:
  - ➢ 9 个月以下:240mg/kg 每天;分次用药 q6 ~ 8h
  - ➢ 9 个月以上:300mg/kg 每天;分次用药 q6 ~ 8h

抗高血压药

- 艾司洛尔:0.5mg/kg 单次注射 1min 以上;维持量:50 ~ 300μg/(kg·min)
- 肼屈嗪:0.1 ~ 0.2mg/kg IM,IV q4 ~ 6h
- 拉贝洛尔:0.25mg/kg IV q1 ~ 2h
- 硝屈平:0.01 ~ 0.02mg/kg IV 或 1 ~ 2mg/kg 每天 PO,SL(成人剂量10 ~ 30mg PO)
- 酚妥拉明:0.1mg/(kg·dose)IV
- 普萘洛尔:0.01 ~ 0.15mg/kg IV 缓慢

止吐药/H₂ 受体阻滞剂

- 格雷司琼:10μg/(kg·dose)IV/PO q12h
- 甲氧氯普胺(灭吐灵):0.1mg/kg IV/PO q6h(注意锥体外系症状)
- 埃索美拉唑(耐信):1mg/kg IV q d(最大剂量 40mg)
- 昂丹司琼:0.15mg/kg IV/SL/PO q8h 缓慢(最大剂量 8mg/dose;32mg/d)
- 丙氯拉嗪(甲哌氯丙嗪):2 岁以上 0.1mg/(kg·dose)IV/PO q8h(注意锥体外系症状)
- 雷尼替丁(善卫得):1 ~ 2mg/(kg·dose) BID PO,IV(最大剂量 150mg BID)

甾类

- 地塞米松:0.3 ~ 1mg/kg IV(耳鼻喉科 0.5mg/kg,最大剂量 10mg)
- 氢化可的松(琥钠氢可松):0.2 ~ 1mg/kg q6h(抗炎);哮喘持续状态:负

荷量 4 ~ 8mg/kg,之后 2 ~ 4mg/kg q4 ~ 6h

- 甲泼尼龙(甲强龙):0.04 ~ 0.2mg/kg q6h(抗炎);哮喘持续状态:负荷量 2mg/kg,之后 0.5 ~ 1mg/(kg · dose)q4 ~ 6h
  - ➢ 脊髓休克:30mg/kg IV1 小时以上,之后 5.4mg/(kg · h)×23h
  - ➢ 肝移植:20mg/kg

止痒药

- 苯海拉明:0.5mg/(kg · dose)PO/IV q6h
- 羟嗪:0.5mg/(kg · dose)PO/IV q6h
- 纳布啡:0.1mg/(kg · dose)q6h IV 20 分钟以上(最大剂量 5mg)

支气管扩张剂

- 沙丁胺醇喷雾器:(0.5% 溶液):0.01mL/kg/2.5mL 生理盐水(最大剂量 0.5mL = 2.5mg)
- 氨茶碱:7mg/kg 缓慢 30 分钟以上 IV;维持量:0.5 ~ 1.5mg/(kg · h)
- 肾上腺素(1:1000):10μg/kg SC(最大剂量 400μg)
- 消旋肾上腺素:0.25 ~ 0.5mL 加入 5mL 生理盐水 喷雾
- 异丙肾上腺素:0.05μg/(kg · min)以 0.1μg/(kg · min)增长直到起效
- 奥西那林喷雾器(0.5% 溶液):0.01mL/kg/2.5mL 生理盐水(最大剂量 0.3mL = 15mg)
- 特布他林 10μg/kg SC(最大剂量 250μg)

PCA

- 氢吗啡酮(0.2mg/mL):
  - ➢ 需要量:0.003mg/(kg · dose)q10min
  - ➢ 连续输注(可选):0.003mg/(kg · h)
  - ➢ 临床医师单次注射:0.006mg/kg q20min 3 次 q4h
- 吗啡(1mg/mL);10kg 以下(0.5mg/mL):
  - ➢ 需要量:0.015mg/kg q10min
  - ➢ 连续输注(可选):0.015mg/(kg · h)
  - ➢ 临床医师单次注射:0.03mg/kg q20min 3 次 q4h

硬膜外

- 丁哌比卡因 0.1%（1mg/mL ± 芬太尼 1~2μg/mL ± 可乐定 0.1μg/mL）；0.1~0.4mL/（kg·h）

不能过量：

- 新生儿 0.2mg/（kg·h）丁哌卡因，不超过 48h
- 年长儿童 0.4mg/（kg·h）丁哌卡因
- 骶管（单次注射）：0.25% 丁哌卡因（± 肾上腺素）0.75~1mL/kg ± 可乐定 1μg/kg

血制品/凝血

- 氨基己酸：
  - 心脏科：200mg/kg，之后 16.7mg/（kg·h），每天最大剂量为 18g/m²
  - 矫形外科 100~150mg/kg，之后 10~15mg/（kg·h），每天最大剂量为 18g/m²
- 肝素：50~100U/kg IV 单次注射，之后 10~20U/（kg·h）；心肺转流术 300U/kg IV
- Ⅶa 因子：40μg/kg IV，90min 后重复给药 90μg/kg IV，之后 2h 后重复给药 90μg/kg
- 悬浮红细胞：10mL/kg 将提升血红蛋白 1g
- 血小板：5~10mL/kg 将提升血小板计数 50~100×10⁹/L；超过 10kg 的患者 1U/10kg

注释：ET，气管内给药；IC，心内给药；IM，肌内注射；IO，骨内给药；IV，静脉注射；PO，口服；PR，直肠给药；SC，皮下注射。

（王志松 译　单世民 校）

第 **168** 章
新生儿复苏
Wanda A. Chin, MD

复苏术(图 168 – 1)

- 开始稳定病情(擦干,保暖,体位,评估气道,刺激呼吸):
  - 常规分娩时,新生儿口咽或鼻咽吸引清亮或胎粪污染的羊水不再被推荐。
  - 对于不需要复苏的新生儿脐带钳夹应推迟至少 1min。尚没有足够证据为需要复苏的新生儿推荐脐带钳夹时间
  - 评估心率和呼吸,以确定下一步复苏
- 通气—有自主呼吸的患有呼吸系统疾病的早产儿,应采用 CPAP 或气管插管和机械通气支持通气
  - 辅助通气频率 40 ~ 60 次/分,其有效性尚未被评价,良好的通气由迅速增快的心率来评价
  - 使用脉搏氧饱和度仪评价氧合情况,根据皮肤颜色评估是不可靠的
  - 复苏应使用空氧混合,且给氧浓度应根据血氧饱和度调整
  - 现有的证据不支持或反驳,通过胎粪污染羊水的新生儿需常规气管内吸引,即使新生儿发生抑制
- 胸廓按压(图 168 – 2)—如果心率 < 60 次/分,开始胸廓按压:
  - 胸外按压与人工通气的比率为 3 : 1
  - 双手拇指法—双手环抱胸廓
  - 按压位置胸骨体下 1/3 处
  - 按压深度为胸廓前后径的 1/3
- 药物—纳洛酮不推荐作为新生儿产房内呼吸抑制初步复苏的一部分
- 扩充容量—使用晶体或红细胞悬液的早期容量治疗的指证为对复苏无反应的失血新生儿。对于无失血,但常规复苏很难纠正的新生儿,液体治疗并不常规实施,怀疑隐性失血的患儿可考虑给予试验剂量
- 低温治疗应被考虑用于伴有中到重度缺氧 – 缺血性脑病的足月或接近足月的新生儿,通过地区围产系统协调方案和随访

• 如果经复苏 10min 仍无心跳,考虑停止复苏。决定是否继续复苏超过 1min 钟以上,很多因素应被考虑

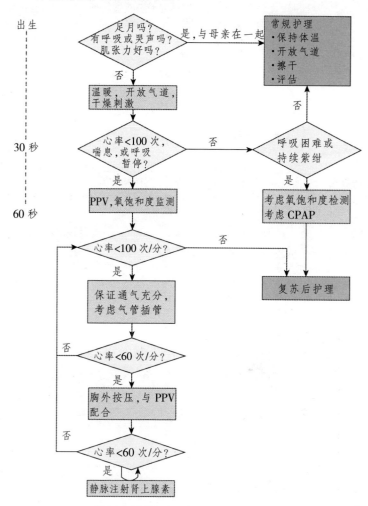

注:肾上腺素剂量 0.01~0.03mg/kg,静脉注射。(Adapted with permission from Perlman JM, Wyllie J, Kattwinkel J, et al. Part 11: neonatal resuscitation: 2010 international consensus on cardiopulmonary resuscitation and emergency cardiovascular care science with treatment recommendations. *Circulation*. 2010;122(suppl 2): S516–S538.)

图 168-1 新生儿复苏

出生后动脉导管前氧饱和度标准	
出生后时间(min)	导管前氧饱和度标准(%)
1	60～65
2	65～70
3	70～75
4	75～80
5	80～85
10	85～95

Apgar 评分			
体征	0	1	2
皮肤颜色	青紫或苍白	躯干红,四肢青紫	全身红
肌张力	无,松弛	四肢略屈曲	四肢活动好,屈曲
心率	0	<100	>100
呼吸	无	慢,不规则	强,规则
应激反应(鼻插管反应)	无	有些动作,皱眉	反应好,哭

通常在1分钟和5分钟进行评估。如果5分钟Apgar评分<7分,每5分钟评估一次,直到20分钟。其中任何一次评分<3分,表明中到重度窒息,开始积极复苏。注:Apgar评分不用于指导复苏。不要为了进行Apgar评分延迟复苏。

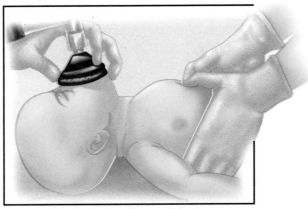

(Reproduced with permission from Strange G, Ahrens W, Lelyveld S, Schafermeyer R. eds. *Pediatric Emergency Medidne: A Comprehensive Study Guide.* 3rd ed. New York: McGraw-Hill; 2009. Figure 27–4. Copyright ⓒThe McGraw-Hill Companies, Inc. All righls reserved.)

图 168-2　正确的新生儿胸廓按压技术

(王志松 译　单世民 校)

第169章

小儿困难气道

Wanda A. Chin, MD

气道评估		
病史	是否曾有气道疾病史或困难气道史	评估下列病史:喘鸣,呼吸困难,发育停滞,曾使用麻醉药,阻塞性呼吸睡眠暂停
体格检查	是否有当前活动性气道疾病?患者是否有异常结构特征	标记气道疾病及特征水平,如小颌畸形,高腭穹,鼻后孔闭锁,张口度缩小
特殊研究	是否需进一步检查以帮助制定计划	CT扫描,喉镜检查,睡眠研究
患者成熟情况	患者是否能够配合气道管理	情绪,心理,智力
手术操作	是否需要手术	比较区域麻醉和全身麻醉　比较面罩,喉罩,气管内插管,气管切开

婴儿和儿童的气道特点

- 喉头位置较高
- 在环状软骨水平气道最狭窄
- 会厌僵硬,较大,且位置更靠后
- 舌体较大
- 颈短
- 头部或枕部相对较大。

小儿困难气道的处理程序(图169-1)

- 评估可能出现的问题:
    ➢困难通气

　　➢困难插管

　　➢患者配合困难

　　➢困难气管切开

- 提供备用氧气
- 考虑基本处理方式的选择：

　　➢比较气管切开和无创气道

　　➢比较清醒插管与诱导后插管：大多数儿科患者不能配合清醒插管，气管插管在全身麻醉诱导后进行

　　➢比较自主呼吸与打消自主呼吸：由于在较小的儿科患者呼吸储备能力有限，在尝试气管插管同时，保留自主呼吸更安全

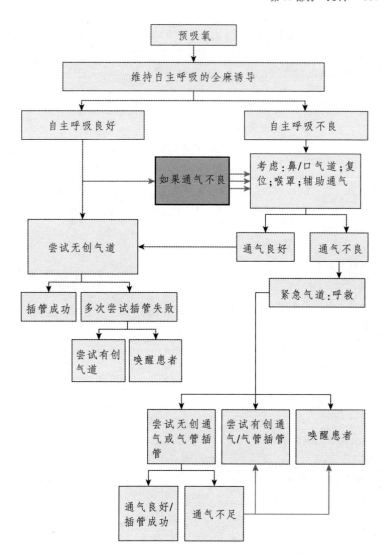

图 169-1 小儿困难气道流程图

建议用于小儿困难气道插管的设备	
设备	型号
口、鼻咽通气道	各种型号
气管内插管	小儿和成人
喉罩	1、1.5、2、2.5、3、4、5 号
食管－气管联合导管（成人小号）	
插管型喉罩	3、4、5 号
喉镜柄	短柄和长柄
喉镜片	Mac 喉镜 0、1、2、3、4 Miller 喉镜 0、1、2、3、4 Oxyscope（内置可供氧气进入的孔）
喉镜柄电池	
Magill 式插管钳	小儿和成人
静脉注射导管	
注射器	
气管插管引导装置	管芯 管式交换器 弹性探条
气管切开器械包	
经皮穿刺环甲膜切开术器械包	
旋转接头	
3 号直管接头	
吸痰管	6、8、10、14Fr
Yankauer 氏抽吸接头	小儿和成人
润滑剂	
2% 和 4% 利多卡因	
喷雾器	
面罩	1、2、3、4、5 号
人工呼吸器	小儿和成人
先进的气道设备	可屈光导纤维支气管镜 硬式支气管镜 带导丝逆行气管插管包 光棒

（王志松 译　单世民 校）

第 **170** 章

小儿生命体征

Wanda A. Chin，MD

小儿生命体征								
年龄	体重 （kg）	脉率 （bpm）	RR （bmp）	SBP （mmHg）	DBP （mmHg）	分钟通气量 （L/min； mL/min·kg）	VC （mL； mL/kg）	Hct （%）
早产儿	1	130~150	40~60	42~52	21±8			35~65
早产儿	1~2	125~150	40~60	50~60	28±8			35~65
新生儿	2~4	120~150	40~60	60~70	37±8	1.05； 200~260	120；40	45~65
1月龄	4~7	100~140	24~35	80~96	46±16			
6月龄	7~10	100~140	24~35	89~105	60±10	1.35； 140~190		33~36
1岁	10~12	95~130	20~30	96~110	66±25	1.78； 150~180	450；45	35
2~3岁	12~14	85~125	18~25	99~115	64±25	2.46； 175~200	870；60	38
4~5岁	16~18	85~115	18~25	99~115	65±20	5.5	1160；60	
6~9岁	20~26	70~110	14~25	100~120	65±15	6.2	1500；60	40
10~12岁	32~42	65~95	12~20	112~125	68±15	6.2	3100；60	
>14岁	>50	65~95	12~18	115~130	75±15	6.4；90	4000；60	40~45

RR，呼吸频率；SBP，收缩压；DBP，舒张压；VC，肺活量；Hct，血细胞比容。

不同年龄身体水分布的估计					
年龄	早产新生儿	足月新生儿	1岁	10岁	成人
身体总水量	85	75	70	55	50
细胞内液	35	40	40	30	30
细胞外液	50	35	30	25	20

TBW，身体总水量；ICF，细胞内液；ECF，细胞外液。

重点

- 正常的小儿生命体征中心率高于成年人,血压低于成人
- 婴幼儿的心排血量取决于心率,因为其心搏量是固定的
- 儿童每千克体重耗氧量高于成人
- 患儿可通过降低心率,减少心排血量来对抗应激反应,如低氧时
- 小儿潮气量(7mL/kg)和通气无效腔(2mL/kg)和成人每千克体重相同
- 麻醉时小儿FRC减少,导致肺膨胀不全
- 小儿4~5个月之前尿液浓缩功能有限
- 新生儿血浆蛋白含量低,许多药物的游离部分增高;也有低血糖和低血钙的风险
- 血栓形成风险的高峰:出生时(缺乏ATⅢ、PtC和S缺乏)和青春期左右
- 由于维生素K的缺乏,新生儿和母乳喂养婴儿PT生理性延长8~10s

(刘伟 译 余剑波 校)

第171章

儿科分级图

Philipp J. Houck，MD

年龄和体重相关的分级表										
年龄或体重	无气囊的气管内导管	有气囊的气管内导管	喉镜片	DL ETT	中心静脉导管	动脉留置导管	LMA	导尿管	胸导管	鼻胃管
1kg	2.5		米勒00		5 Fr	24G	1	5 Fr	8 Fr	
2kg	3		米勒00		5 Fr	24G	1	5 Fr	10 Fr	10Fr
3kg	3		米勒0		5 Fr	24G	1	5 Fr	12 Fr	10 Fr
足月新生儿	3.5		米勒1		5 Fr	24G	1	5 Fr	12 Fr	10 Fr
5kg	3.5		米勒1		5 Fr	24G	1.5	5 Fr	12 Fr	10 Fr
1 岁	4		米勒1		5 Fr	24G	1.5	5 Fr	16 Fr	10 Fr
2 岁	4.5		米勒/马克2		5 Fr	24G	2	8 Fr	16 Fr	14 Fr
3 岁	4.5		米勒/马克2		5 Fr	22G	2	8 Fr	20 Fr	14 Fr
4 岁	5		米勒/马克2		5 Fr	22G	2	8 Fr	20 Fr	14 Fr
5 岁		5	米勒/马克2		5 Fr	22G	2	8 Fr	20 Fr	14 Fr
6 岁		5	米勒/马克2		7 Fr	22G	2.5	8 Fr	20 Fr	14 Fr
7 岁		5	米勒/马克2		7 Fr	22G	2.5	8 Fr	20 Fr	14 Fr
8 岁		5.5	米勒/马克2	26 Fr	7 Fr	22G	2.5	8 Fr	20 Fr	14 Fr
9 岁		5.5	米勒/马克2	26 Fr	7 Fr	22G	2.5	10 Fr	20 Fr	14 Fr
10 岁		6	米勒/马克3	28 Fr	7 Fr	20G	2.5	10 Fr	20 Fr	14 Fr
11 岁		6	米勒/马克3	28 Fr	7 Fr	20G	3	10 Fr	24 Fr	14 Fr
12 岁		6	米勒/马克3	28 Fr	7 Fr	20G	3	10 Fr	24 Fr	14 Fr
13 岁		6	米勒/马克3	32 Fr	9 Fr	20G	3	12 Fr	24 Fr	16 Fr
14 岁		7	米勒/马克3	32 Fr	9 Fr	20G	3	12 Fr	32 Fr	16 Fr
15 岁		7	米勒/马克3	35 Fr	9 Fr	20G	4	12 Fr	32 Fr	16 Fr
16 岁		7	米勒/马克3	35 Fr	9 Fr	20G	4	12 Fr	32 Fr	16 Fr
17 岁		7	米勒/马克3	35 Fr	9 Fr	20G	4	12 Fr	36 Fr	16 Fr
18 岁		7	米勒/马克3	35 Fr	9 Fr	20G	4	12 Fr	36 Fr	16 Fr

ETT，气管导管；DL，双腔管；LMA，喉罩通气。

ETT 深度(cm) = ETT 的三倍 (mm ID)。

ETT 型号(mm ID) = (年龄 [以周岁计算])/4 + 4。

(刘伟 译　余剑波 校)

第 172 章

腹裂/脐疝

Wanda A. Chin，MD

基础知识

脐疝和腹裂的区别		
	脐疝	腹裂
病因	肠道进入卵黄囊而非腹腔	脐肠系膜动脉闭塞致右脐周部缺血
位置	脐带内	脐周部
是否可通过 U/S 产前诊断	是	是
发病率	1∶6000，男 > 女	1∶15 000，男 > 女
是否有腹膜覆盖	是	否
与脐位置关系	从脐中央穿过	在脐周部
伴发畸形	高发病率	低发病率
	心脏疾病	GI – 肠道闭锁
	GI-Meckel 憩室,肠旋转不良	
	GU – 膀胱外翻	
	Metabolic-Beckwith-Wiedemann (先天畸形并伴随巨体畸形、巨舌畸形、巨大器官症和低血糖)	
	染色体异常(21 三体),先天膈疝	
生存率	70% ~95%	>90%

术前准备

- 术前使用广谱抗生素预防腹膜腔污染
- 新生儿类似的术前处理:预防感染,减少体液和热量丢失
- 分娩后立刻用无菌盐水浸湿的敷料和塑料膜覆盖暴露的内脏或膜囊以减少体液和热量的丢失
- 虽然外科手术矫正脐疝或腹裂是急症,但是可能延期直至制订出完整的麻醉方案和复苏计划
- 排除相关异常;可能需要心电图、肾功能 U/S
- 纠正液体和电解质异常
    - 由于腹壁有开放性缺损,体液会持续流失。给予静脉输液量(20mL/kg 乳酸林格液或者生理盐水),随后以婴儿维持液 2 ~ 3 倍的速度输入加入 1/4 的氯化钠溶液的 10% 葡萄糖
- 应用 OGT 行胃减压

监测

- 标准的 ASA 监测体温 + 尿量
- 个性化的患者需求
- A-line 有助于监测 pH 值及指导液体治疗:
    - 对于有心脏缺陷的小儿也是有益的
- 若下肢静脉回流受阻而致下肢淤血,下肢的脉搏血氧监测就会检测到血氧饱和度下降
- 胃内压、CVP 或心脏指数的监测有助于确定一期缝合是否适宜

麻醉诱导

- GETA + RSI。可能行清醒插管。避免使用 N_2O,因为 N_2O 可能导致胃扩张
- 最大程度地使肌肉松弛

麻醉维持

- 麻醉管理包括容量复苏(麻醉过程中给予 ~50 ~ 100mL/kg 等渗液)和防止低血压
- 当内脏放入腹部时,腹内压增加导致的主要并发症:

➢ 通气窘迫：
- 观察到气道压力峰值增高，潮气量减少
➢ 器官灌注减少
➢ 肠道水肿
➢ 无尿
➢ 低血压
- 如果吸气压 $>25 \sim 30cmH_2O$ 或者胃内压 $>20cmH_2O$ 则不推荐一期缝合

术后

- 术后管理取决于修复类型和患儿是否有其他相关异常
- 术后应继续液体复苏，因为内脏还在持续丢失液体，特别是在内脏留在腹膜外的修复阶段
- 给予肠外营养，特别是长期肠梗阻患儿
- 大部分患儿术后仍需插管 24～48 小时监测气道压

（刘伟 译 余剑波 校）

第 173 章

气管食管瘘（TEF）

Wanda A. Chin, MD

基础知识（图 173 – 1）

- 新生儿患病率大约为 1/3000
- 30%～40% 的患儿为早产儿
- 食管闭锁和气管食管瘘的新生儿中 30%～50% 存在其他异常，如心脏、胃肠道、泌尿生殖器官、肌肉、骨骼、颅面畸形等
    ➢ VATER（例如：脊柱和血管异常、肛门闭锁、气管食管瘘、径向发育不良、肾脏异常）

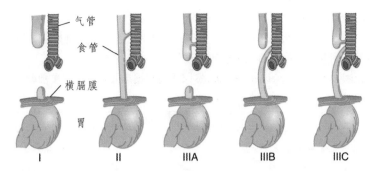

气管
食管
横膈膜
胃

I　　II　　IIIA　　IIIB　　IIIC

ⅢB 型代表了 90% 的病例。(Reproduced from Morgan GE, Mikhail MS, Murray MJ. *Clinical Anesthesiology*. 4th ed. Figure 44－3. Available at: http://www.accessmedicine.com. Copyright©The McGraw-Hill Companies, Inc. All rights reserved.)

图 173-1　气管食管瘘的 5 种类型

> VACTERL(例如:脊柱异常、肛门闭锁、心脏异常、气管食管瘘、肾脏异常、径向发育不良)相关
- 90% 的病例可以观察到上段食管为盲端且下段食管有瘘管与气管相通(ⅢB 型),大部分气管食管瘘属于此种类型

术前准备

- 超声产前诊断;伴羊水过多(液体吞咽减少)
- 出生后口胃管不能下到新生儿胃部
- 新生儿症状:第一次喂养时咳嗽和窒息:
  > 与喂养相关的复发性肺炎
- X 线确诊:依据不透射线食管导管的尖端来判断
  > 如果有瘘管则胃里有空气
- 偶尔有些在孩子长大后才能诊断出气管食管瘘
- 发病率和死亡率与肺炎及心脏并发症有关。确定主动脉的位置以便决定从哪侧开胸
- 将新生儿处于半卧位以减少吸入性肺炎的风险,并且插入口食道导管以减少分泌物的积聚
- 患儿对所有喂养都有很高的误吸风险,因此患者常常静脉滴注葡萄糖,肠外营养或周围静脉营养

- 应用抗生素治疗肺炎可能是必要的
- 在确定手术日期后的术前 48～72 小时,如有必要可在局部麻醉下行紧急胃造口术以缓解胃内胀气,改善通气
- 过去广泛使用 Waterson 法分级,然而目前根据患儿临床情况单独归类

新生儿 TEF 的 Waterson 法分级	
A	出生体重大于 2.5kg 且健康	生存率 95%
B	出生体重在 1.8～2.5kg 且健康,或者出生体重大于 2.5kg 伴中度肺炎或其他先天畸形	生存率 68%
C	出生体重低于 1.8kg,或者大于 1.8kg 而伴有重度肺炎或者严重先天畸形	生存率 6%

新生儿 TEF 的 Spitz 法分级	
I	出生体重大于 1.5kg 且无先天心脏缺陷	生存率 99%
II	出生体重低于 1.5kg 或有先天心脏缺陷	生存率 82%
III	出生体重低于 1.5kg 且有先天心脏缺陷	生存率 50%

- 随着 ICU 监护的改进,呼吸状况已成为影响存活的一个较小因素
- 总之,无论使用何种分级方法,呼吸和循环稳定的患儿要进行开胸探查手术并修复。高风险患儿,尤其是出生体重小于 1000g 的早产儿且有严重呼吸系统疾病或充血性心力衰竭可能需要延迟治疗,治疗初期阶段可能需要局部麻醉下做紧急胃造口术与食管远端 Fogarty 球囊阻塞术
- 阿托品是食管闭锁和 TEF 患儿唯一的常用术前用药。给予阿托品可减少在插管过程中由于刺激迷走神经而致的心动过缓,并维持麻醉诱导期间的心排血量

监测

- 常规监测,包括体温
- 无创血压监测 – 如果心脏有问题或者右胸切开矫正则需要 A-line
- 心前区听诊器应放置在左胸腋窝下(听诊呼吸和心跳的声音)

麻醉诱导

- GETA ±快诱导与维持自主呼吸的吸入诱导：
  - 如果预测困难气道,应维持自主呼吸,采用清醒插管与吸入诱导(2 × MAC)
  - 与正压通气相比,维持自主呼吸的优点是可最大限度减少通过瘘管所致的胃膨胀
- 将气管导管插入主支气管向后退直至听到正常呼吸音可能会防止瘘管的通气,因为 TEF 通常位于气管且接近隆突部的后面
- 插管时,通过旋转使气管导管斜面朝向后方可以预防插入瘘管
- 如果有高流量气体流经瘘口,那么胃造口术可能会造成通气困难。将带球囊的 Fogarty 导管经支气管镜或在透视引导下放在瘘口处会闭塞瘘管并且使小儿通气更容易

麻醉维持

- 一旦瘘管结扎即可实施正压通气
- 常用平衡麻醉技术
- 如果气管被挤压、气道中分泌物浓缩或血块形成则可能会导致呼吸道梗阻
- 手术切开、结扎瘘管和食管吻合口时挤压右侧肺可能引起肺不张、氧饱和度下降与通气不足
- 急性氧饱和度下降的不同诊断：
  - 胃膨胀
  - 气管插管梗阻(凝块)
  - 右主支气管插管
  - 外科医生挤压气管
  - 气管插管进入瘘管
  - 胎儿循环反转
  - 支气管痉挛

外科技术

- 采用右后外侧胸膜外胸廓切开术,除非主动脉弓在右侧

- 远端食管瘘通常位于奇静脉下方。胸膜外切开应在胸腔入口和奇静脉处入手。胸膜和肺向中间回缩
- 分离瘘管,注意不要移动气管壁
- 对合近端和远端食管末端

术后

- 如果患儿清醒则术后可直接拔管,且无术后呼吸道问题的风险
  - ➤ 许多患者由于早产或术前吸入而早已存在肺部隐患
  - ➤ 确保拔管前吸出 ETT 内分泌物
- 区域麻醉特别是骶管至胸椎水平的麻醉可以减轻疼痛,有益于早期拔管
- 那些有呼吸问题风险的患儿(例如麻醉后呼吸暂停)应在术后保留气管插管直至可以确认患儿有足够通气量
- 新生儿 TEF 常有气管软化,术后用力呼吸可能会导致吸气时气管塌陷
- 过早拔管可能是危险的,因为患儿术后封闭的瘘口可能会因再次插管而破裂
- 吻合口瘘发生率为 15%
- 患儿术后常常发生胃食管反流疾病(GERD)和食管蠕动异常

(刘伟 译 余剑波 校)

第 174 章

幽门狭窄

Wanda A. Chin, MD

基础知识

- 活产婴儿的发病率在 2/1000 ~ 4/1000

- 男女比例 4∶1
- 通常在出生后 2 周到两个月出现临床表现
- 临床症状：
    - ➤患儿进食后出现持续性不含胆汁的喷射样呕吐
    - ➤脱水和电解质紊乱：
        - ▪低钾血症,低氯血症,代谢性碱中毒
        - ▪如存在严重脱水,则可能会有混合型代谢性酸中毒
        - ▪如果术后仍然存在碱中毒,患儿会通过减少肺通气量的方法代偿, 从而导致缺氧
- 体格检查可扪及下腹部"橄榄样"肿块
- 不常伴有其他异常

术前准备

- 内科急症而不是外科急症
- 确保患儿血容量正常和电解质紊乱已纠正。碳酸氢根、氯离子和钾的血清值应在正常范围。临床评估是评价充分复苏与否最有用的方法,如足够的尿量[至少 1mL/(kg·h)],皮肤弹性,心率等
- 严重脱水的患儿最初应该给予等渗晶体溶液(10~20mL/kg)。后期持续的液体复苏用 0.45% NaCl 加入 5% 葡萄糖以 1.5~2.0 倍的速率维持输入,以防止水和电解质的快速变化。体内水和电解质的快速变化可以导致癫痫发作
- 若有尿量,可向输入液中加入氯化钾(10~20mEq/L)
- 液体复苏的时间取决于脱水的程度,可能需要 48~72 小时
- 若需要应给予维生素 K

监测

- 常规监测：NIBP、EKG、SpO_2、体温

麻醉方式选择—全身麻醉对区域麻醉

- 全身麻醉是最常见的麻醉方式,区域麻醉(脊髓麻醉、硬膜外麻醉、骶管麻醉)也有成功案例报道

- 保留知觉的优点是可最大限度地减少有抑制呼吸相关镇静剂的应用并且能降低术后呼吸暂停的风险
- 幽门肌切开术根据手术切开的位置需要镇痛平面在 T4 ~ T10(参见下述麻醉维持中的"手术方法")
- 硬膜外麻醉:
  - 左侧卧位单次硬膜外应在 T10 – T11 进针
  - 采用 20G,50mm 的 Tuohy 针,用生理盐水排气(减少空气栓塞的风险)。如果有需要可以置入延长管
  - 0.75% 罗哌卡因(0.75mL/kg)
- 骶管麻醉:
  - 用 0.25% 丁哌卡因行骶管阻滞
  - 用骶管麻醉很难获得足够的胸部镇痛平面
  - 一项研究中给予 1.6mL/kg 麻醉药行幽门环肌切开术,成功率为 96%
- 脊髓麻醉(SA):
  - 25G(0.6mm×30mm)或 23G(0.50mm×51mm)新生儿 LP 针
  - 用 1mL 注射器注射不加肾上腺素的等比重丁哌卡因(5mg/mL),0.7 ~ 0.8mg/kg
  - SA 是否达到麻醉深度可根据下肢的运动阻滞来确定,脚、膝盖和腿无法移动,在外科手术切口水平皮肤无针刺反应
  - 对于哭闹/焦躁不安的患儿可在术前或在 SA 足够时于术中静脉给予镇静药物(咪达唑仑 0.1mg/kg)
  - 患儿有误吸的高风险,因此应减少镇静药用量或不用
  - 手术时间常限定在 90 分钟内,此类患者人群脊髓阻滞的持续时间少于成人

麻醉诱导

- 高误吸风险
- RSI 对清醒插管
- 麻醉诱导前经口胃或鼻胃管使胃排空。患者于左侧仰卧位和右侧仰卧位吸引以确保最大程度地排尽胃内分泌物

麻醉维持

- 操作有刺激但持续时间较短(大约 20 分钟)
- 麻醉药敏感性增加(新生儿/婴幼儿生理 + 最近酸/碱异常)可能会延长麻醉作用时间
- 术中应用等渗晶体液[高达 10mL/(kg·h)]来补充液体的欠缺、丢失或维持
- 葡萄糖溶液仍用于早产患儿和长期输注葡萄糖(如 PPN 或 TPN)患儿,这些患儿没有足够的糖原储备以维持血糖水平
- 使用短效麻醉药物并缓慢滴定
- 手术医生注射局部麻醉药以减少切口疼痛
- 在手术结束后应逆转神经肌肉阻滞剂(NMB)
- 应用对乙酰氨基酚(15 ~ 40mg/kg PR 或 15mg/kg IV)可减少术后麻醉药的需求
- 手术方法:
  - ➢ 患儿取仰卧位
  - ➢ 可采用开腹或腹腔镜手术
  - ➢ 开腹手术步骤:
    - ▪ 切口位置平右上腹或脐以上
    - ▪ 确定幽门,切口通过幽门
    - ▪ 沿幽门平面无血管区的前方做一个 1 ~ 2cm 切口
    - ▪ 切口向下穿过浆膜和肌肉层直至黏膜暴露时,一定注意不要切开黏膜
    - ▪ 黏膜完整性测试由外科医生完成,可以通过观察幽门切口处经口胃管注入的空气或亚甲蓝来判定黏膜完整性
    - ▪ 切口以复层形式缝合
  - ➢ 尽管传统开腹手术疗效好、并发症少,但腹腔镜手术具有恢复快的优点

术后

- 除非情况不允许,患者通常拔管

- 除非胃或十二指肠黏膜有破坏,此类患者需保持 NPO 48 小时,否则,术后通常撤掉 NGT/OGT
- 如果手术过程不复杂,如果患者清醒尽量采取 PO,外科医生可以让患者术后立即进食,或者 NPO 几小时后进食。起初给清淡食物,间歇性进食到患儿可以进全食
- 术后持续晶体液复苏直至患者可以进全食
- 患儿幽门狭窄术后呼吸暂停和心动过缓发生率增加,应对患儿术后 24 小时实施呼吸暂停和心率监测
- 术后疼痛可用芬太尼(0.5μg/kg)或者吗啡(0.05mg/kg)滴定缓解
- 除非患儿术后因并发症被收入儿科重症监护室(PICU),否则应在麻醉复苏室(PACU)进行麻醉复苏
- 术后 3～4 小时监测血糖

(刘伟 译 余剑波 校)

第 175 章
坏死性小肠结肠炎

Philipp J. Houck,MD

基础知识

- 早产儿的疾病:肠缺血导致肠黏膜损伤
- 死亡率高达 30%
- 临床表现:
  - 腹胀
  - 呕吐物含胆汁
  - 血便
  - 进食少,呕吐

➢ 体温不稳定

➢ 高血糖

➢ 中毒面容

➢ 严重者:低血压,DIC,代谢性酸中毒

➢ 一旦穿孔 X 线下显示腹部游离气体,这是需要紧急外科手术干预的
指标

- 内科治疗将避免 85% 的病例手术:

➢ 禁止经鼻胃管喂养

➢ 肠外营养,静脉输液

➢ 应用抗生素

➢ 输入浓缩红细胞(PRBC)和血小板

- 手术指征:

➢ 穿孔

➢ 梗阻

➢ 腹膜炎

➢ 酸中毒加重

术前准备

- 对内科治疗失败的重症患儿进行外科治疗
- 尽可能纠正患儿低血容量、代谢性酸中毒、凝血功能障碍、低血钙症、血
小板减少症

监测

- 除了标准的 ASA 监测外应外周动脉监测
- 由于需要大量液体输入,所以必须建立充足的静脉通路

麻醉

- 大多数婴儿都需经气管插管,可采用清醒插管或改变快速插管顺序。清
醒插管有颅内出血的危险,但它可能是没有呼吸储备最安全的方法
- 麻醉诱导:琥珀酰胆碱或罗库溴铵,如果血流动力学稳定可用芬太尼,七
氟烷可用也可不用

- 麻醉维持由芬太尼和肌肉松弛剂组成,如果可以耐受,可用最低的吸入麻醉药浓度
- 禁止使用 N_2O,因为已有肠胀气
- 使用空氧混合气保持 SpO_2 在 90% 以上(PaO_2 50 ~ 70mmHg)
- 备好 PRBC、新鲜冰冻血浆(FFP)和血小板
- 必要时,输注多巴胺维持心排血量,特别是在脓毒血症时
- 由于液体在第三间隙大量丢失,预计需要大量液体;给予的晶体液可高达 100mL/(kg · h)
- 积极预防低体温:
    - 增加室温
    - 辐射热灯
    - 保温毯
    - 加温和加湿气体
    - 用塑料制品包裹四肢和头部

术后

- 在新生儿重症监护病房(NICU)供氧,全程监测并用温暖的不足月婴儿抚育器进行转运
- 术中使用过的阿片类药物通常用作进一步的镇痛,或术后第一天不必要镇静
- 长期肠梗阻。如果没有 TPN,可用 CVL 取代

重点

- 如果能够改善肠系膜血流,去掉脐动脉导管
- 一旦行开腹手术,则需要大量液体

(刘伟 译　余剑波 校)

第 **176** 章

小儿疝修补术

Philipp J. Houck，MD

基础知识

- 腹股沟疝：肠脏器通过腹股沟的缺损向体表突出所形成的疝
- 嵌顿性疝：内容物不能推回到腹腔
- 绞窄性疝：血管供血不足

术中

- 根据疾病和手术需求，可以选择椎管内麻醉、GETA、LMA 或面罩通气
- 无论是用于麻醉或镇痛，各种各样的区域麻醉技术均可用于腹股沟疝修复
  - ➢ 可用骶管阻滞，更常用于全身麻醉的辅助麻醉
  - ➢ 对年长的患儿，外科医生可以在术前或术中经皮做髂腹股沟或髂腹下神经阻滞
- 婴儿蛛网膜下隙麻醉：
  - ➢ 无证据表明，蛛网膜下隙麻醉可以降低术后呼吸暂停风险
  - ➢ 有经验的助手，使患者的头保持中立位以避免气道阻塞
  - ➢ 皮肤用 1% 利多卡因浸润麻醉
  - ➢ 用 22G1.5 穿刺针在 L4/5 或 L5/Sl 进针
  - ➢ 给予丁卡因 0.8mg/kg(1% 丁卡因加入 5% 葡萄糖配置到 1mL 注射器)，可加用肾上腺素
  - ➢ 缓慢注射麻醉药，避免全脊髓麻醉。让患儿平躺，避免麻醉药向头部扩散
  - ➢ 气道阻塞和呼吸暂停是全脊髓麻醉的征象，需立即气管插管

术后

- 在其他方面健康的早产儿，其腹股沟疝修补术后呼吸暂停发生率为 20% ~ 30%
- 术后呼吸暂停风险随婴儿的胎龄增大而降低
- 虽然蛛网膜下隙麻醉并没有减少患儿术后呼吸暂停和心动过缓的发生

率,但是这类患者仍选择蛛网膜下隙麻醉

- 术后一晚监测呼吸暂停:
  - ➤ 早产患儿(≤36 周)< 孕后 60 周
  - ➤ 足月患儿(≥37 周)< 孕后 45 周

重点

- 如果麻醉过浅,手术操作疝囊时可能发生喉痉挛
- 是小儿最常见的外科手术
- 早产儿发病率更高
- 常双侧发生,单侧时是否需探查对侧仍有争议
- 腹腔镜腹股沟疝修补术通常需要气管内插管。然而,一侧行开放性手术后仅简单的在对侧疝囊插入带摄像头的腹腔镜不需要改变麻醉方式

(刘伟 译　余剑波 校)

第 177 章

低渗小儿

Philipp J. Houck, MD

病理生理学

未确诊的神经肌肉障碍和张力减退常需要肌肉穿刺活检。大部分患者行肌肉穿刺活检就是因为他们还没有确诊。因此,该病的基本病理生理学还不确定。未确诊的肌张力低下小儿可能有线粒体肌病或肌营养不良症,此类患者的麻醉管理不同。

术前准备

必须广泛回顾患者的病情,神经科医生的病程记录可能会有帮助。询问

患者家族史,检查心脏,测定乳酸水平。寻找心肌病和肺吸入的症状和体征。

麻醉

肌肉萎缩症:

- 禁用琥珀酰胆碱:存在高钾血症和恶性高热的风险
- 鉴于恶性高热应避免使用吸入性麻醉药(目前只有 Evans 肌病、King 综合征和中央脊髓性肌病与恶性高热真正相关,其他疾病还有争议,但最好避免任何触发该病的药物)

线粒体肌病:

- 避免使用异丙酚(长链脂肪酸干扰脂肪酸氧化和线粒体呼吸链。可能会导致类似异丙酚输注综合征的临床表现)

如果患者不明确是否属于以上类型,则应考虑不用可触发恶心高热的药物和异丙酚:

- 口服咪达唑仑 $0.5 \sim 0.7 mg/kg + N_2O + $ 瑞芬太尼$[0.1 \sim 0.3 \mu g/(kg \cdot min)]$
- 面罩通气道
- 静脉辅以注射咪达唑仑和氯胺酮
- 因为患者可能有乳酸酸中毒,故应使用生理盐水,避免用乳酸林格液,避免低血糖症
- 考虑股外侧皮神经阻滞

术后

大多数患者可在门诊治疗。对乙酰氨基酚通常足以控制术后疼痛。在家使用无创通气支持的患者,术后应在 ICU 或 PACU 继续给予这种通气支持。

注意事项

在需要额外皮肤活检的情况下,应避免使用局部麻醉剂,以防破坏样品。

(刘伟 译 余剑波 校)

第 **178** 章
小儿区域麻醉

Clara Lobo，MD

请另外参见第 119 至第 155 章。

概述

关键点
在患儿没有禁忌的情况下实施深度镇静/全身麻醉
清醒状态下的区域麻醉仍然是很多早产儿的选择。患儿易患恶性高热和（或）其他肌肉疾病
不要超过局麻药的最大剂量,尤其是低体重儿童(mg/kg)和重复注射或持续输注技术[mg/(kg·h)]时应注意用量
多使用长效麻醉药,周围神经阻滞局麻药浓度(丁哌卡因/左丁哌卡因/罗哌卡因)0.2%~0.25%,中枢神经阻滞浓度为0.1%
单次用药:小手术或者短时间术后镇痛
连续输注:时间较长的手术,预期术后疼痛严重,物理治疗的疼痛,或者复杂的区域疼痛综合征
神经定位技术:周围神经刺激仪(PNS)(如果是全麻,不用神经肌肉阻滞剂),超声引导,或者两者联合应用
小儿比成人有更好的"声窗"
超声引导下区域阻滞起效时间更快,成功率高并且麻醉药剂量使用少
高频(线性)传感器(尤其是小尺寸"曲棍球棒"探头)更适合小孩子
静脉注射实验剂量肾上腺素有助于指导静脉注射
获得家长(最好以书面形式)和小儿(如果孩子能懂)对区域麻醉的同意。解释麻醉区域可能会有不同的"感受";讨论可能发生的并发症(包括严重程度和发生率)以及阻滞失败的应对方案
并发症的发生率和严重程度低于成人

与小儿区域麻醉相关的解剖和生理

解剖结构	孩子		成人	注释
	刚出生	1~8 岁		
脊髓圆锥	L3	L1	L1	小儿的脊髓损伤率更高
Tuffier/髂嵴线	L5~S1	L5	L5;L4~L5	脊髓麻醉时穿刺针不要超过此线
硬膜囊	S3	S2	S2	小儿骶管阻滞时刺破硬膜的风险增加
骶管裂孔	和成人比更靠近头部			
骶骨	没有骨化,变平或变窄	完成骨化		对于年龄小一点的儿童,超声引导阻滞有更好的"声窗";年龄较大儿童(>8 岁)的骶管阻滞更困难
腰椎前凸	否		是	从尾部向头部置管容易(从腰椎到胸椎)
脑脊液	4mL/kg		2mL/kg	蛛网膜下隙麻醉/镇痛儿童持续时间较短(60~90 分钟)
对交感神经阻滞的反应	很少或者没有		低血压	阻滞水平高可较好耐受血流动力学变化
结缔组织	轴索和外周神经("鞘")周围的结缔组织比成人更疏松		增加了区域麻醉的扩散更易置管	
神经	直径小,髓鞘薄,节间距离比成人短		婴幼儿较低的浓度就能达到满意的阻滞效果	

小儿局部麻醉药药理学

常用酰胺类局麻药(利多卡因、丁哌卡因、罗哌卡因和左丁哌卡因)

罗哌卡因和利多卡因在心血管方面比丁哌卡因安全

酯类局麻药(氯普鲁卡因)被血清酯酶分解并很快清除(即使是对新生儿)

酰胺类局麻药结合到血清蛋白上[主要是 α-1 酸性糖蛋白(AAG)]被肝脏酶分解

AAG 出生时血清浓度很低(在 1 岁时达到成人水平),术后 AAG 增加

(待续)

小儿局部麻醉药药理学(续)

罗哌卡因和丁哌卡因代谢模式相似(出生时很低,一岁后增加);尽管较小的
患儿也可安全使用罗哌卡因,但是直到3~5岁时其代谢才接近于成年人

局部麻醉时,游离部分较多其风险增加,且较小患儿全身毒性的风险增加

小儿表观分布容积(Vd)较高

<1周岁小儿,罗哌卡因 Vd<丁哌卡因 Vd

局麻药清除率随年龄增加而增加

单次注射罗哌卡因和丁哌卡因体内总清除率近似(出生时较低,出生后一
年内增加)

在持续很长时间的非静脉局部麻醉期间,总清除率随时间延长而降低,可测
到血清药物总浓度高于单次给药

单次给药:左丁哌卡因比罗哌卡因效果好

持续性输注:罗哌卡因比左丁哌卡因效果好

需要持续输注或者重复给药时不推荐使用利多卡因

硬膜外注射后,丁哌卡因成人(~20分钟)以及儿童和婴儿(~30分钟)的
t_{max}近似;罗哌卡因的t_{max}值差别很大,婴儿(115分钟)>儿童(60分钟)>
成人(~26分钟)

较小患儿中毒反应的风险较高(主要原因:局麻药清除率低,血清蛋白结合
率低,酸中毒显著降低血清蛋白结合率)

t_{max}:达到最大血清浓度的时间。

局部麻醉辅助用药

	剂量或浓度/阻滞类型	其他影响	注释
肾上腺素	1/400 000 (2.5mg/L)/硬膜外	延长局麻药的作用时间	和丁哌卡因用于骶管阻滞
	1/200 000 (5mg/L)/周围神经阻滞	延长中枢神经镇痛时间(α效应)	小于1周岁患儿骶管麻醉/腰麻/硬膜外麻醉浓度不超过2.5μg/mL
	试验剂量:1%利多卡因加入肾上腺素0.5μg/kg	减少吸收 误入静脉的标志	(1/400 000)(永久性神经损伤并发症风险增高)

(待续)

局部麻醉辅助用药(续)			
	剂量或浓度/阻滞类型	其他影响	注释
可乐定	2 μg/kg(单次注射剂量);3μg/(kg·24h)(持续输注)/硬膜外麻醉或周围神经阻滞	增强镇静作用	与局麻药合用 最好是硬膜外持续输注 曾报道过呼吸抑制
氯胺酮	0.25~0.5mg/kg/硬膜外阻滞	该剂量范围内没有副反应	预防性用药-用法灵活 和局麻药合用 骶管阻滞最好单次注射
咪达唑仑	0.25~0.5μg/kg/骶管、硬膜外	该剂量没有镇静作用	出于神经毒性安全考虑
吗啡	4~5μg/kg/腰麻 30μg/(kg·8h)硬膜外	恶心/呕吐(32%) 皮肤瘙痒(37%) 尿潴留(6%)	低剂量的吗啡没有增加严重呼吸抑制的风险 早产儿和足月新生儿的腰麻和硬膜外麻醉不推荐使用吗啡

最常见的辅助用药:氯胺酮(32%)和可乐定(26.9%)。没有证据支持门诊外科手术常规使用。考虑到神经毒性不推荐使用地塞米松。

局麻药毒性的监测和预防		
麻醉小儿的阳性试验剂量的标准		预防局麻药全身毒性反应的建议
心率增加>10 次/分钟[1] 收缩压增加>15mmHg Ⅱ导联 T 波振幅增加>25%[2],如观察到以上任何一个指标应立即停止注射	误入静脉	密切监测心电图、血压、呼吸增加局麻药注射剂量时,注射时常轻轻反复回吸
	周围神经系统:确保注射1mL局麻药溶液后肌肉运动和抽搐消失
	超声引导:观察注射后局麻药的扩散;如果不能直观地看到扩散效果可能就要重新评价是否误入静脉
	全身吸收	遵守局麻药的最高剂量 向局麻药溶液中加入肾上腺素

[1] 吸入麻醉时只监测心率变化会比误入静脉减少 25%。

[2] 这种病例中有 97% 可以监测到 ST 段变化;若麻醉过程中应用丙泊酚和瑞芬太尼,应注意血压的变化,因为 T 波变化敏感度较低。

局麻药最大推荐剂量			
局麻药名称	单次使用最大剂量(mg/kg)	持续输注剂量[mg/(kg·h)]	
		新生儿和婴儿	幼儿
罗哌卡因	3	0.2	0.4
丁哌卡因	2.5~4	0.2	0.4
左丁哌卡因	2~4	0.2	0.4
利多卡因	7(10 和肾上腺素混用)	不推荐使用	
	3~5(如果是静脉局部麻醉)		
2-氯普鲁卡因	20	不推荐使用	

麻醉阻滞设备和监测

针和导管

用尽可能短的、有明确深度标志的针。

硬膜外麻醉 LOR 时,小儿应使用生理盐水。

对于骶管阻滞,静脉套管可用于单次给药。钝头套管可减少穿破静脉/硬脊膜、骨内注射和神经损伤。

注射设备

弹性泵容易掌握并且适用于小儿人群。应选择适当的流速。

阻滞技术

神经阻滞:神经阻滞示范图片用于教育目的,而不是麻醉时的常规操作流程。因此,为了更好的可视性,无菌材料被省略了,如手套、换能器盖、备皮和无菌消毒单等。

掌握一些技术能帮助处理大部分患儿:头颈部阻滞、前腹壁阻滞、阴茎阻滞、椎管内阻滞(腰麻、硬膜外麻醉和骶管阻滞)以及腋窝神经、股神经和坐骨神经的阻滞。

头颈部阻滞

这种阻滞大多数属于感觉神经阻滞,容易实施(区域阻滞)。使用低容量局麻药,常使用 0.25% 的丁哌卡因内含肾上腺素。

头颈部阻滞(见第 155 章)

神经	适应证	技术	局麻药(mL)	并发症
三叉神经(第一支)				
眶上神经	前头皮病变	仰卧位；在瞳孔水平线眶缘上确定眶上孔/切迹，使用 30G 针头皮下注射。取出针头用力按压以防血肿	1	血肿，静脉注射，眼部损伤(少见)
滑车上神经		使用和眶上神经定位相同的办法定位，进针点向内侧倾斜 0.5cm	0.5	
三叉神经(第二支)				
眶下神经(四支感觉神经分布于下睑、内外侧鼻翼和上唇)	唇裂修复，鼻内镜手术，鼻中隔修复(双侧阻滞)，经蝶骨垂体功能除术	仰卧位 口外入路法：触诊眶缘并确定眶下孔(从直视瞳孔至外角同侧口外角做一垂直线，再从眼外眦至上唇中点做一连线，两线交叉点即为穿刺点)。入针垂直于皮肤(不能偏向头侧)，回抽无血后注入麻醉药，拿走针头用力按压 口内入路法：触诊眶下孔，注射针与中线呈 45°角，于尖牙或第一前磨牙口腔前庭沟的颊黏膜处进针，向头侧进针至眶下孔，手指放在外部可以感受到局麻药在浸润，防止注射到头侧	0.5~2	静脉注射，血肿，眼部损伤(少见) 告知患儿/家长患儿可能会上唇麻木，可能会因患儿咬唇影响喂养
腭大神经	腭裂修复	仰卧位，张口 口内入路：腭孔内侧，第一前磨牙，回抽阴性后经口腔黏膜向腭部注射局麻药	1	静脉注射，神经内注射

(待续)

头颈部阻滞(见第155章)(续)

神经	适应证	技术	局麻药(mL)	并发症
三叉神经(第三支)	手术涉及下唇、下前牙以及额部的皮肤时	仰卧位 口内入路法:翻转下唇,向尖牙和第一前磨牙之间的口腔前庭沟黏膜处注入局麻药	1	静脉注射、血肿、神经内注射
颈丛浅支(包括四个分支:枕小神经、耳大神经、颈横神经、锁骨上神经)	鼓室乳突手术 人工耳蜗植入术 耳部整形 单侧经颈侧部阻断-颈横神经 双侧经颈中央部阻断-颈横神经 复位锁骨骨折	仰卧位,头偏向对侧。在甲状软骨和胸锁乳突肌后缘的交点处进针,回抽阴性后注入局麻药(临近颈外静脉)	2~3	静脉注射、血肿、颈深丛阻滞的不良反应(膈神经阻滞)
枕大神经	后颅窝开颅 分流修复术 慢性枕神经痛	侧卧位或俯卧位 在枕骨隆突后外侧触及枕动脉搏动,用27G针沿上项线向头侧沿动脉进针。使用"扇形"技术注入了局麻药	3	少见
阿诺德神经(迷走神经耳的分支)	鼓膜切开术	仰卧位,头转向对侧 适用于耳屏轻度回缩的患儿,在耳屏的后方插入27G针	0.2	血肿

前腹壁阻滞(见第 151 章和第 153 章)

腹直肌鞘阻滞	
适应证	脐疝 白线疝(在疝水平阻滞)
禁忌证	绝对禁忌:脐凸出
涉及神经	第 9 至 11 肋间神经(脐周围)
标志	脐。腹直肌旁或半月线
盲法技术	在脐中央水平线和腹直肌外缘(垂直线)的交点,向脐部 60°角进针(见图 178 –1)
超声引导下穿刺	传感器放在平脐水平的半月线上(弓状线上,见图 178 – 2)识别腹直肌的前后肌鞘(见图 178 –3),用针找到腹直肌后鞘,局麻药注入腹直肌后鞘和后鞘肌肉壁之间
并发症	肠穿孔 腹膜内注射 血肿
局麻药浓度	罗哌卡因 0.2% ~0.5%或左丁哌卡因 0.25% ~0.5%
局麻药剂量	单次注射:0.1 ~0.2mL/kg
注释	超声引导下穿刺增加安全性和效率 可以用水声定位法确定针的正确位置

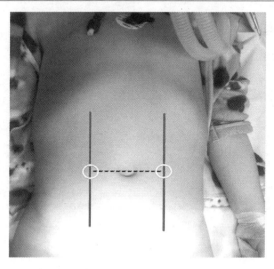

红线:腹直肌外侧缘,黑线:脐水平,黄色线圈:针的进针点。

图 178–1 腹直肌鞘阻滞盲法技术的体表标志

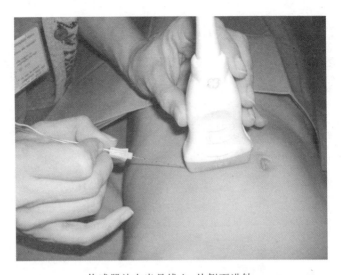

传感器放在半月线上,从侧面进针。

图 178-2 超声引导下的腹直肌鞘阻滞

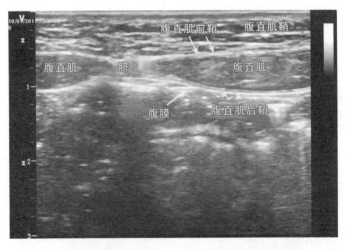

局麻药应该注入肌肉和腹直肌后鞘之间。

图 178-3 超生视野下可以显示出腹直肌鞘和脐

腹横肌平面(TAP)阻滞(见第 152 章)

适应证	剖腹手术 阑尾切除术 腹壁大手术 结肠造口和闭合术
涉及神经	走行于腹内斜肌和腹横肌之间的 T10 至 L1 的胸腰椎神经(腹横肌平面)
体表标志	髂嵴、腋前线
患者体位	仰卧位
盲法穿刺	小儿无明显的可触及的 Petit 三角,不推荐使用盲法穿刺
超声引导	传感器放在脐水平并且滑向髂骨直至腋前线(图 178-4),找到前腹壁的三层肌肉(图 178-5)水平进针,并且在 TAP 平面定位,也就是腹内斜肌和腹横肌之间。局麻药注射扩散到腹横肌平面并且向腹横肌后扩散。一些学者推荐使用两种注射方法 - 在腹外斜肌和腹内斜肌之间注射,或者在腹内斜肌和腹横肌之间注射 - 因为有解剖学变异,有些神经走行较表浅
并发症	肠穿孔 肝穿刺 腹腔内注射
局麻药浓度	罗哌卡因 0.2% ~0.5% 左丁哌卡因 0.25% ~0.5%
局麻药剂量	单次注射 0.1 ~0.2mL/kg
注释	引导下穿刺增加安全性和效率。可以用水声定位法确定针的正确位置

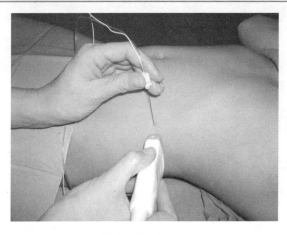

针在内侧面插入。

图 178-4 TAP 阻滞超声视野下探针放置的位置

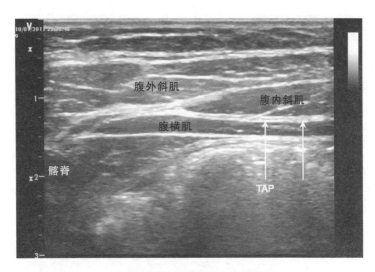

TAP:腹内斜肌和腹横肌之间的平面。

图 178-5 超声视野下肌肉层次

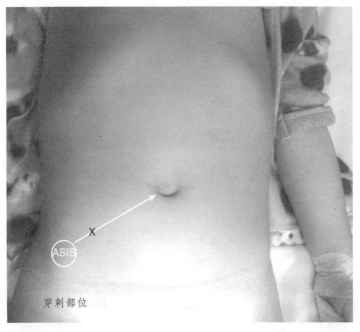

图 178-6 髂腹下神经和髂腹股沟神经盲法穿刺阻滞的进针点

髂腹股沟神经和髂腹下神经阻滞（见第 152 章）

适应证	腹股沟疝
	睾丸固定术（如果阴囊切口过低需做局部浸润麻醉）
	静脉曲张结扎
	阴囊积水
涉及神经	两者都是 L1 神经的终末神经
	髂腹下神经在腹横肌平面向头侧走行至髂腹股沟神经
体表标志	脐、髂前上棘（ASIS）
盲法穿刺	髂前上棘内下方 5～10mm 或髂前上棘与脐连线靠近脐大约 2.5mm（图 178-6）。垂直皮肤进针，单筋膜点击后注射
超声引导	传感器放在髂前上棘（图 178-7）辨别三层腹部肌肉（178-8）。在腹内斜肌和腹横肌之间进针向内推进
	有人推荐两种注射方法，在腹内和腹外肌间，以及腹内斜肌和腹横肌间，因为有的存在解剖变异，有些神经走行表浅的平面
并发症	肠穿孔
	腹膜内注射
	盆腔血肿
	股神经阻滞（11% 的患者）
局麻药浓度	罗哌卡因 0.2%～0.5% 或左丁哌卡因 0.25%～0.5%
局麻药剂量	单次注射 0.1～0.2mL/kg
注释	超声引导下穿刺增加安全性和效率
	泌尿生殖神经的生殖支也支配腹股沟区，且这些神经没有被阻断
	盲法穿刺的失败率为 30%
	水分离可帮助确认局麻药的扩散

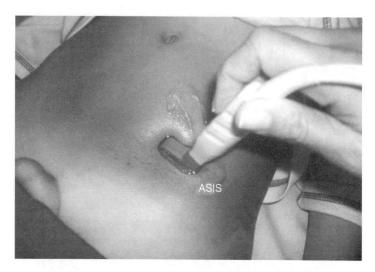

超声探头放在脐和髂前上棘的连线上,跨越髂前上棘。

图 178-7 超声引导下髂腹下神经和髂腹股沟神经阻滞(见彩图)

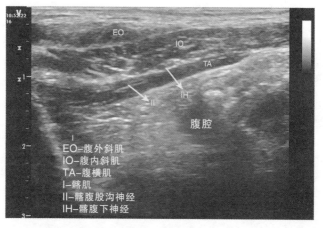

图 178-8 髂腹下神经和髂腹股沟神经在腹内斜肌和腹横肌之间的平面

阴茎阻滞

适应证	包皮环切术
禁忌证	绝对禁忌:局麻药溶液中加入肾上腺素
涉及神经	阴茎背神经在阴茎干部走行于10点和2点处 腹侧阴茎神经走行于正中线,阴茎阴囊连接处的皮下
体表标志	阴茎环阻滞:阴茎根部 耻骨下阻滞:耻骨联合、中线
患者体位	仰卧位
盲法技术	阴茎环阻滞:将针插入阴茎根部周围的皮下 耻骨下阻滞:耻骨联合上缘向后10°向尾侧20°进针,双侧阻滞。感觉有两个落空感(皮下和Scarpa筋膜)。把局麻药注入阴茎阴囊连接处皮下,同时阻断腹侧阴茎神经会增加成功率
并发症	阴茎环阻滞:皮下血肿 耻骨下阻滞:深部血肿、潜在的血管损伤和局部缺血
局麻药浓度	左丁哌卡因0.25% ~0.5%
局麻药剂量	阴茎环阻滞1~2mL 耻骨下阻滞单次注射每侧0.1mL/kg(最多5mL)

上肢阻滞

腋路臂丛阻滞(图请参见第136章):

腋路臂丛阻滞

适应证	前臂、腕部和手的手术
神经走行	臂丛端神经环绕腋动脉:桡神经伴行深动脉走行于中线;尺神经走行于中间较表浅;正中神经走行于动脉内侧较表浅。肌皮神经走行在上臂腱鞘外,喙肱肌和肱二头肌之间
患者体位	侧卧位,头轻轻转向对侧,患臂外展90°,屈肘位
外周神经	向头部方向动脉搏动的上方进针,沿动脉向下推进,在刺激到桡神经后注入局麻药。刺激到尺神经后重新定位注入局麻药。在动脉上重新进针,出现正中神经反应后注入局麻药并且继续进针直至出现肌皮神经反应

(待续)

腋路臂丛阻滞（续）

超声引导	换能器放在肱骨轴上,尽可能轻避免血管在彩色多普勒下受压收缩。平行进针。神经结构围绕动脉较表浅。在喙肱肌和肱二头肌之间寻找肌皮神经。在神经周围注入局麻药
并发症	静脉注射、神经内注射、血肿
局麻药浓度	罗哌卡因 0.2%～0.5%,利多卡因 0.25%～0.5%,加入 1:200 000 肾上腺素做局麻药误入静脉试验
局麻药剂量	单次注射 0.2～0.3mL/kg
注释	持续输注技术并不受推崇

下肢神经阻滞

股神经阻滞（图请参见第 142 章）：

股神经阻滞

适应证	股骨干、臀部、膝盖手术 大腿前部、腓肠肌和踝关节内侧的手术
周围神经	进针点为股动脉搏动外侧 1cm 股骨折痕处,30°向头侧进针。神经的体表分布可帮助我们定位。刺破髂筋膜会有突破感("pop")。用 0.5mA/0.1ms 的电流刺激,寻找股四头肌反应(膝盖抽动),然后刺激减少到 0.4mA 注入局麻药。如果缝匠肌抽搐,直接向其外侧 30°重新进针
超声引导	使用高频传感器,与腹股沟韧带平行或近似平行。在传感器末端侧面进针插入髂筋膜内,可见局麻药在神经周围扩散
持续输注技术	可以和外周神经-超声引导技术相结合。穿刺点相同,但是如果用超声引导,平面外技术更适合。针向外展 10°～20°便于置管,置管深度 2～3cm
并发症	静脉注射、动脉穿刺、血肿、神经内注射
局麻药浓度	罗哌卡因 0.2%～0.5%,左丁哌卡因 0.25%～0.5%,利多卡因 1%,加入 1:400 000 肾上腺素
局麻药剂量	单次剂量 0.2～0.4mL/kg(最大剂量 15mL) 持续输注 0.2～0.4mg/(kg·h)

坐骨神经阻滞（图请参见第 146 章和第 147 章）：

坐骨神经阻滞

适应证	大腿后方、小腿外侧、踝和整个足的外科手术
禁忌证	绝对禁忌:无 相对禁忌:存在下肢筋膜室综合征风险的患者
涉及神经	坐骨神经及其分支(胫神经和腓总神经)
体表标志	臀肌入路法:坐骨结节(IT)和大转子(GT) 腘窝后入路法:内侧－半腱肌肌腱(ST)和半膜肌肌腱(SM);外侧－股二头肌肌腱(BF);膝后窝皮肤皱褶(PP)和腘动脉搏动 腘窝外侧入路法:股外侧肌间沟(VL)和 BF;PP
患者体位	臀肌入路法:屈髋屈膝,仰卧、俯卧或者侧卧位 腘窝后入路法:俯卧或侧卧位 腘窝外侧入路法:仰卧位
周围神经	臀肌入路法:在坐骨结节和大转子连线中点处垂直皮肤入针。当给予 0.4~0.5mA/0.1ms 电流引出足部肌肉反应(足底或背屈)时,注入局麻药 腘窝后入路法:连接腘窝皮肤皱褶与腘窝中线和肌肉边缘内侧和外侧 进针点与腘窝皮肤皱褶的距离:< 1 岁时＝1cm;1 岁＝3.2cm;2~4 岁＝4~5.3cm;5~8 岁＝5.8~7.3cm;9~14 岁＝7.7~9.7cm 向头部 45°进针,给予 0.4~0.5mA/0.1ms 电流引出足部抽搐反应注入局麻药 腘窝外侧入路法:找到股外侧肌和股二头肌之间的间隙。与皮肤成 30°向后进针(进针点见上)
超声引导	臀肌入路法:患者仰卧位,靠近高频换能器进针;如果患者俯卧位则平行进针,找到体表附近的坐骨神经注入局麻药 腘窝后入路法:将高频换能器向头侧放在腘窝皱褶皮肤,在腘动脉的外侧和浅表找到神经,穿刺点在那个神经分叉变成两个分支处。平行或平面外进针,在神经周围注入局麻药 腘窝外侧入路法:将下肢置于足位,传感器放在大腿后,找到深部神经后平行进针
持续输注技术	每一种方法都可置入导管并持续输注。平行于神经进针,针倾斜 30°~45°,置入 2~3cm
并发症	误入静脉、神经病变
局麻药溶液	罗哌卡因 0.2%~0.5% 或左丁哌卡因 0.25%~0.5%,禁止混用肾上腺素
局麻药剂量	单次注射:0.3~0.5mL/kg(最大注射剂量 20mL);持续输注 0.2~0.4mg/(kg·h)
注释	阻滞膝盖以下联合隐神经阻滞效果较好

椎管内阻滞

脊髓麻醉(蛛网膜下隙麻醉)		
适应证	医疗条件	孕后年龄小于52周的早产儿的腹股沟疝修补术是最常见的适应证之一
		全麻风险增高的情况:肌肉或神经疾病、重症哮喘、喉软骨软化病、巨舌、小下颌、先天性心脏病、唐氏综合征、肾上腺性变态综合征、发育不良、关节挛缩、戈登综合征
	手术方式	腹部、会阴、下肢、脑脊膜脊髓膨出修复、心脏手术(术后通气的患儿使用吗啡)
禁忌证		绝对禁忌证:颅内压增高、脑室腹腔分流、血流动力学不稳定和预期持续发作超过60分钟不易控制的癫痫(除非与硬膜外阻滞同时进行)
		相对禁忌证:神经肌肉疾病(中枢性或先天性)和脊柱畸形
体表标志		Tuffier线、L4 - L5 或 L5 - S1 间隙;后正中线
患者体位		侧卧位或坐位,避免因颈部扭曲而至呼吸道阻塞
技术		L4 - L5 或 L5 - S1 间隙正中入路更常用,脊髓圆锥下进针(小儿进针位置低)
		如果患儿清醒或使用过镇静药物,术前使用丙胺卡因乳剂(EMLA)或局部浸润
		用细针(22G 或 25G,针不能过细)缓慢进针(由于患儿黄韧带较软,当穿破硬脊膜时,落空感不明显)
		见到脑脊液后,排尽注射器中空气注入局麻药
		如果用的是重比重局麻药溶液,切勿抬高患者下肢,否则可能会发生全脊髓麻醉
阻滞评估		新生儿的起效速度非常快,但是小儿麻醉平面的评估比较困难。对凉溶液或者针刺的反应有助于帮助评估麻醉平面
		大于2岁的儿童可用 Bromage 评分来判断:足和腿可以自由活动-没有阻滞(0%);能屈膝且足部活动自由-部分阻滞(33%);不能屈膝但足部能自由活动-大部分阻滞(67%);腿和足都不能动-完全阻滞(100%)
并发症		低血压和心动过缓(较少见)
		早产儿呼吸暂停(4.9%)
		腰麻后头痛(1% ~ 8%)
		短暂性根性痛
		穿刺失败(1.6% ~ 20%)

(待续)

脊髓麻醉(蛛网膜下隙麻醉)(续)

局麻药溶液	0.5% 罗哌卡因:0.5~1.08mg/kg(平均持续时间60分钟) 0.5% 左丁哌卡因:0.5~1mg/kg(平均持续时间80分钟) 0.5% 重比重左丁哌卡因:0.5~1mg/kg(平均持续时间77分钟) 丁卡因 0.5~1mg/kg(平均持续时间86分钟)
辅助用药	肾上腺素冲洗 可乐定 1~2μg/kg 吗啡 10μg/kg(仅用于心脏手术)
注释	局部麻醉能减少但不能消除早产儿术后呼吸暂停,因此,应和全麻一样维持术后监测,镇静增加其术后呼吸暂停风险 考虑困难气道和蛛网膜下隙阻滞:麻醉医师管理气道的能力,外科手术的性质(手术部位、持续时间及患者体位)和年龄(作为学龄前和学龄儿童,如果考虑镇静则有风险) 新生儿硬脊膜穿破后头痛(PDPH)很少发生,但兴奋性增加和其他行为改变值得引起注意。在年长些的儿童 PDPH 发生率高一些。如有头晕、恶心、听力丧失,则应考虑 PDPH。保守治疗包括休息、液体治疗、镇痛药和咖啡因。如果无效,考虑硬膜外自体血填充(0.3mL/kg,注意采血时无菌操作);相关的副作用是背部僵硬、感觉异常及硬膜下血肿

骶管阻滞

适应证	下腹部、盆腔和下肢手术
禁忌证	相对禁忌:骶骨解剖异常(皮肤色素沉着、凹陷、脊柱裂、脊髓栓系 - 在骶管阻滞之前确认神经解剖正常)
体表标志	髂后上棘、骶角、S4、骶尾部筋膜覆盖的骶裂孔、尾骨
患者体位	侧卧位,屈臀、屈膝90°
盲法穿刺	用管芯针或静脉套管针(作者偏爱),婴儿用25G针,年长些的儿童用20G针。挤压臀肌,骶裂孔在臀部皱褶底部(图178-9)。在骶裂孔处中线进针与骶骨呈45°,沿骶尾部筋膜进针直到到达 LOR,进入硬膜外腔不要超过2~3mm。刺透骶尾部筋膜后,移动穿刺针并将套管针插入硬膜外间隙(图178-10)。将套管暴露在空气中几秒钟(检测血液和脑脊液外漏),抽吸实验阴性后注入局麻药

(待续)

骶管阻滞(续)	
穿刺针正确位置的测试	抽吸/试验剂量:抽吸试验阴性不能完全排除静脉注射和蛛网膜下隙注射;心电图变化(T波增高)预示试验剂量肾上腺素误入静脉
	注射对比剂透视:确定导管位置的"金标准",但有暴露电离辐射风险,且用对比注射剂,代价也更大
	硬膜外刺激试验:用于确定硬膜外导管的位置,通过导管(该导管内腔采用金属元素处理)给予生理盐水用低振幅电流刺激脊神经(需要一个特殊的适配器)。用1~10mA电流刺激的运动反应来调整导管位置。小于1mA的电流有反应时提示导管进入蛛网膜下隙或硬膜外或位置非常接近神经根。此时不应注入局麻药注射。该测试的安全性还不确定
	小儿硬膜外导管刺激:通过注入硬膜外导电液体传导低频电流来监测管芯走行方向,可引起从下肢到肋间神经支配的肌肉抽搐。此时不应注射局麻药
	硬膜外心电图测试:用硬膜外心电图监测导管头端的解剖学位置,穿刺过程中对比导管头端的心电图信号和导管浅表部的电极信号。注射局麻药后判断依然有效,但是不能提示导管的位置是在蛛网膜下隙、硬膜外还是静脉
	超声引导:实施可视化操作可用于导管的置入和方向以及局麻药扩散和解剖扫描。在年长儿童此方法效果有限
	"Woosh"测试:通过导管注射空气并听诊胸腰椎,来确认导管成功置入骶部硬膜外间隙。并不推荐此法(此法有不完全阻滞、静脉空气栓塞或神经损伤的风险)
	"Swoosh"测试:用局麻药或生理盐水代替空气注入后在下腰椎听到"swoosh"的声音
	肛门括约肌张力:肛门括约肌松弛是骶管阻滞成功的一个先兆
超声引导	旋转传感器从横断面(图178-11和图178-12)到矢状面(年长儿童的旁矢状面图178-13和图178-14)扫描。在任一平面进针(横向可看到局麻药扩散,矢状面可以看到针)可通过骶裂孔进入硬膜外隙
持续输注技术	和单次注射技术非常相似。用静脉套管通过硬膜外导管。硬膜外导管的合适长度是针对患者的背部长度有关(从骶骨平面到目标平面);小心置入导管,然后通过客观测试来确定导管的位置(如上所述)。85%的早产儿和95%的足月儿可将导管置入胸椎水平

(待续)

骶管阻滞(续)	
并发症	穿刺失败(随着年龄的增加而增加) 尿潴留 运动阻滞 刺破硬脊膜和误入蛛网膜下隙 静脉注射 硬膜外阻滞 导管病原菌定植的风险,短时间使用(< 72 小时)感染风险不高
局麻药溶液	罗哌卡因 0.2% 或者左丁哌卡因 0.125% ~ 0.25%
局麻药剂量	单次注射:Armitage 公式(最大剂量为 20mL) 骶部神经根阻滞 – 0.5mL/kg 低位胸椎和高位腰椎神经根阻滞 – 1.0mL/kg 中位胸椎神经阻滞(T6) – 1.25mL;/kg 持续输注:0.2 ~ 0.4kg/(mL·h)
注释	Mongolian 蓝色斑点不是骶管阻滞的禁忌证

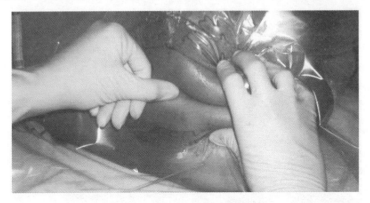

挤压两侧臀部,可以在皮肤皱褶末端触到骶管裂孔。

图 178-9　触诊骶管裂孔(见彩图)

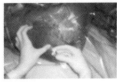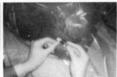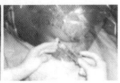

图 178-10　骶管阻滞时导管置入(见彩图)

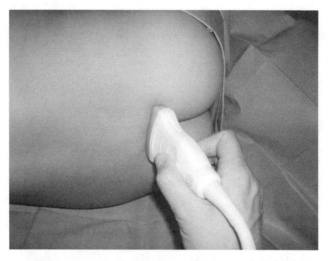

图 178-11　超引导下骶管阻滞的超声探头放置位置(水平面)

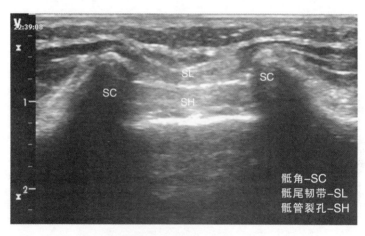

骶角–SC
骶尾韧带–SL
骶管裂孔–SH

图 178-12　骶管裂孔的水平面观

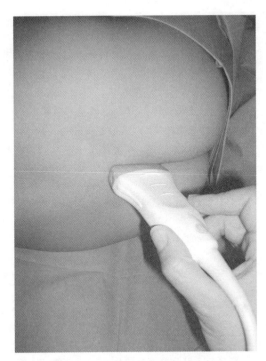

图 178-13　超声引导下骶管阻滞的超声探头放置位置(矢状面)

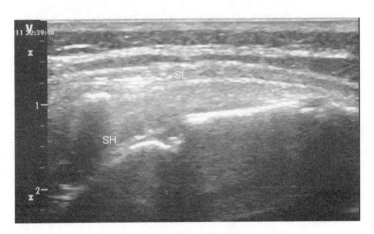

SL,骶尾韧带;SH,骶裂孔。

图 178-14　骶管裂孔的纵向观

硬膜外麻醉

适应证	主要用于与全身麻醉相关的胸、腹或下肢的手术
禁忌证	相对禁忌:脑室腹腔分流(注意预防性使用抗生素和无菌)和下肢筋膜室综合征风险
体表标志	棘突、Tuffier 线的水平、T6 – T7 水平的肩胛下角
患者体位	侧卧位,屈臀屈膝 90°
盲法穿刺	小儿硬膜外间隙较成人浅且深度可变,其他和成人类似 深度指南:> 1 岁的小儿 = 1mm/kg 或深度(cm) = 1 + 0.15 × 年龄(周岁)或 0.8 + 0.05 × 体重(kg);新生儿平均深度为 1cm LOR 技术使用生理盐水(不用空气,空气增加静脉栓塞的风险) 一般选择在 L4 – L5/L5 – S1 入路,最佳角度是向头侧倾斜 74° 年幼患儿胸椎的硬膜外阻滞不必像成人倾斜度那么大
穿刺针正确位置的测试	见骶管阻滞
超声引导	超声成像可以帮助做麻醉前处理(确定皮肤到硬膜外的角度和深度)和麻醉在骶、胸和腰椎的实施(局麻药扩散) 应用动态方法即从轴向平均纵向靠近中央的纵向以改变传感器平面来引导进针和导管置入。可用 LOR 技术 硬膜外间隙的最佳声窗:小于 3 个月的婴儿,腰椎靠近中央的纵向平面大于胸椎。硬脑膜比黄韧带更容易辨别 在选择间隙的中线上插入穿刺针 主要局限:针阀杆和可视化的切线关系针(中线)和传感器(靠近中央的纵向)和实时导管放置困难,常需要助手
并发症	见第 124 章 低血压和心动过缓在小于 8 岁的儿童罕见
局麻药溶液	罗哌卡因 0.2%(单次剂量)至 0.1% 持续输注剂量或左丁哌卡因 0.125% ~0.25%
局麻药剂量	单次剂量:0.7 ~1mL/kg(最大剂量 30mL) 持续输注 0.2mg/(kg·h)(新生儿)到 0.4mg/(kg·h)(年长些儿童) PCEA – 0.5mL/(kg·h)输注,剂量 – 0.07mL/kg,锁定时间 20 分钟
注释	建议术后持续 SpO_2 监测 平均持续输注时间为 72 小时

除了上述提到的区域麻醉并发症还有：

与区域麻醉相关的并发症		
总发生率为 0.12%（中枢神经阻滞发生率高 6 倍以上）		
置管的发生率为 0.14% ，单次注射发生率为 0.13%		
清醒对熟睡	小儿的标准是在全身麻醉和深度镇静下行区域阻滞	
与感觉/运动神经阻滞相关的损伤	面罩通气综合征的风险(有争议)	
	保持密切的肢体监测，警惕肢体运动阻滞后出现的暴发性疼痛、感觉异常、色泽苍白、无脉和麻痹	
全身毒性反应	误入静脉	5.6% 骶管麻醉发生
痉挛		硬膜外腔造影术可以检测硬膜外导管误入静脉
心脏毒性		
呼吸停止	全身吸收	小于 6 个月的婴儿风险更高
		不推荐超过 0.01% 的丁哌卡因硬膜外持续输注
神经损伤	6/10 000 硬膜外阻滞	
无永久性神经损伤的瞬时感觉异常	2/1000 周围神经阻滞	
感染	中枢神经阻滞:大部分较表浅感染(处理包括拔管、局部皮肤护理和使用抗生素)	
留置导管风险更大		
最常见的是葡萄球菌	深部感染(硬膜外脓肿,假性脑膜炎)较罕见,拔管后数日内可发现	
	周围神经阻滞:蜂窝织炎(极罕见)	
	导管病原菌定植通常没有不良临床表现	

（刘伟 译　余剑波 校）

第 **179** 章

小儿心脏麻醉基础

Eric P. Wilkens, MD, MPH

基础知识

- 在非心脏手术中,修复过的先天性心脏病患者越来越常见:正确理解损伤和修复至关重要
- 先天性心脏病的发病率为每1000个活产儿中有4~50例
- 最常见:室间隔缺损(VSD)
  - ➢ 大多数在幼儿时期自行缓解
  - ➢ 较大的心室缺损(>5mm)比较小的VSD有更高的自行闭合率
- 先天性心脏病最重要的四个生理改变:
  - ➢ 了解主要病变分流方向及病变
    - ▪ 从左到右分流(非发绀):
      - ◆ 房间隔缺损(ASD)
      - ◆ 室间隔缺损
      - ◆ 动脉导管未闭(PDA)
    - ▪ 从右到左分流(发绀):如法洛四联症、肺动脉闭锁、三尖瓣闭锁、埃布斯坦综合征
    - ▪ 复杂分流:动脉干,大动脉转位,完全的异常肺静脉回流,左心发育不良综合征
    - ▪ 梗阻性病变:
      - ◆ 主动脉瓣狭窄(AS)
      - ◆ 二尖瓣狭窄(MS)
      - ◆ 肺动脉狭窄(PS)
      - ◆ 主动脉缩窄
  - ➢ 了解初始的动脉血氧饱和度
  - ➢ 了解肺与全身血流比(Qp/Qs)
  - ➢ 了解主要的心脏瓣膜病变(限制性或回流的)

- 了解血液流向及在何比例能使受试者保持最适合患者的 Qp/Qs 比
- 必须优化这些患者的循环,而改变肺血管阻力(PVR)是最重要的方式
  - ➢二氧化碳:换气过度造成呼吸性碱中毒使肺阻力降低;肺换气不足所致的呼吸性酸中毒则增加肺阻力
  - ➢硝酸盐:如吸入氧化亚氮(5~40ppm)等药物或能影响细胞内氧化亚氮途径(如西地那非)的药物可降低 PVR
  - ➢米力农(一种方便且有血管舒张作用的药)可降低 PVR 并增加右心收缩能力
  - ➢吸入或静脉注射前列腺素(吸入:5~50μg/h;静脉注射初始剂量2μg/h):可特异性地减少 PVR
- 一个简化的正常血流图见下图(图 179 - 3)
- 简单的手术,如房间隔缺损和室间隔缺损可在手术室内拔管。其他手术,比如动脉导管未闭修复或修复其他病变,如左心发育不良综合征或动脉转位,涉及复杂的血管和心脏修复可能需要术后镇静和机械通气

小儿患者的不同心脏分流类型
左向右分流
这种分流来源于动脉血,从动脉循环流至静脉循环,不经过毛细血管床,SpO_2 是正常的,高于正常静脉血氧饱和度,并且肺循环血流量(Qp)高于体循环血流量(Qs)。这种分流可发生在从心房到末端器官前毛细血管的任何地方
吸入诱导时间加快
右向左分流
这种分流来源于静脉血,从静脉循环流至动脉循环,不经过毛细血管床,SpO_2 低于正常,低于正常静脉血氧饱和度,并且肺循环血流量(Qp)低于体循环血流量(Qs)。这种分流可发生在从心房到末端器官前毛细血管的任何地方
吸入诱导时间减慢
混合分流
这种分流主要与心脏内病变相关,是动脉血和静脉血混合的结果。SpO_2 有赖于分流程度、肺循环血流量及体循环血流量而变化。通常 SpO_2 由于混合而低于正常

心脏形成的基础（见图 179 - 1）

- 心脏位于正常位置被称为心脏正位
- 原始心血管循环形成于心脏瓣膜的分隔和形成之后
- 由于沿躯干盘旋上升隔膜的形成，主动脉和肺动脉得以从动脉干分离，并互相分开

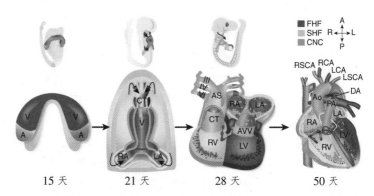

心脏发育过程中的整个胚胎和心脏前提的正面图和斜视图。（第一心）第一心脏区域（FHF）细胞与其内侧的第二心脏区域（SHF）细胞在胚胎前部组成一个新月形状。（第二心）SHF 细胞位于背侧心管并开始迁移到该管的前、后两端形成右心室、圆锥动脉干和部分心房。（第三心）顺着心管向右循环，心脏神经嵴（CNC）细胞也从神经褶迁移流出以组成双侧对称的主动脉弓动脉（Ⅲ，Ⅳ和Ⅵ）。（第四心）分隔的心室、心房和房室瓣（AVV）组成四个腔的心脏。V，心室；LV，左心室；LA，左心房；RA，右心房；AS，主动脉囊；Ao，主动脉；PA，肺动脉；RSCA，右锁骨下动脉；LSCA，左锁骨下动脉；RCA，右颈总动脉；LCA，左颈总动脉；DA，动脉导管未闭。（Reproduced with permission from Srivastava D. Making or breaking the heart: from lineage determination to morphogenesis. *Cell.* 2006; 126:1037. © Elsevier.）

图 179-1 哺乳动物心脏发育（见彩图）

胎儿血液循环基础（见图 179 - 2 至图 179 - 4）

- 在子宫内，胎儿血液循环主要依赖于两种分流，这两种分流主导了流经肺循环的大部分血液
  - 房间隔中的卵圆孔
  - 连接主动脉和肺动脉的动脉导管
- 在子宫内，肺循环血流量约 10% 来源于右心室

- 胎儿娩出子宫第一次呼吸,右心房和下腔静脉压力减少。PVR 急剧下降是由于继发于肺动脉氧化反应的肺通气:
  - 增加肺血流量,相对右心房来讲,可更增加左心房压,这有助于卵圆孔闭合
  - 新生儿血液中氧气分压的增加是动脉导管收缩(因此关闭)的主要刺激因素
  - 第三种分流,心外静脉导管,收缩并限制新生儿出生后头几天的血流

术前准备

术前准备应符合小儿患者及行心脏手术患者的术前准备规范。
- 禁食情况:特别是新生儿患者在经过合理的禁食后,可能发生低血压和低血糖。应考虑术前放置静脉导管及应用含葡萄糖的晶体溶液
- 面罩及静脉诱导:虽然面罩诱导在儿科行先天性心脏病手术中应用很常见,但有些患者不配合可能需要静脉诱导,将麻醉性的乳剂涂抹于静脉导管上可能对稍大些的儿童有帮助,这同样适用于维持、术后阶段或鼻内镇静
- 反流:新生儿及儿童的反流很常见,尤其见于多发中线缺损患者。患者术前应给予合适剂量的抗酸剂及甲氧氯普胺。如果患者留置胃管,则必须保证导管的通畅性,否则发生反流将会十分危险
- 家长/监护人的同意:合理的知情同意是绝对必要的,尤其在新生儿。有些患者直到出生才诊断出患有先天性心脏病,这使患儿父母进一步增添了压力
- 手术方案:应术前与外科医生协商,若是简略的,则应讨论初始的修补方案,期望的变力性药物支持及术后通气方案
- 确保输液导管中没有气泡,尤其是存在分流的情况下

监测

行先天性心脏病手术监测与其他小儿手术监测并无太大差异,标准的监测内容如下:
- SpO_2 监测:大多数手术需要两个,横膈膜上下各一个
- 无创血压监测:不与有创血压监测在同一侧肢体
- 心电图监测:新生儿和婴儿患者用三个导联,其余患者则用五个导联

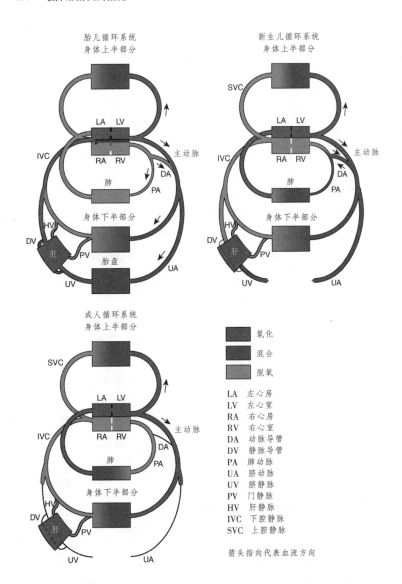

(Reproduced with permission from Scott JR et al, eds. *Danforth's Obstetrics and Gynecology*. 7th ed. Philadelphia: Lippincott-Raven; 1997:149.)

图 179-2 胎儿及成人循环系统的差别

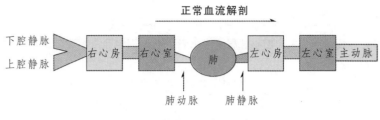

图 179-3　简化的正常心脏血流图

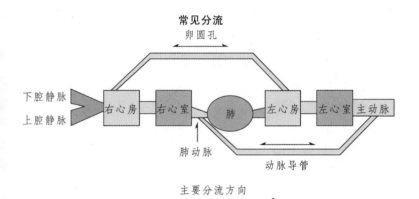

图 179-4　由卵圆孔和动脉导管导致的分流

- $EtCO_2$
- 有创血压监测:通常在麻醉诱导后监测。新生儿患者可能放置脐动脉导管,手术中最好用外周监测替代。在某些情况下,可穿刺股动脉以监测血压
- 经食管超声心电图监测:TEE 监测通常在小儿心内科医师的帮助下进行,可以用于 2kg 的小儿患者。其他选择包括,在心内科医师指导下,由心外科医师将一种含无菌外鞘的探针直接并间断地放置于患者心内监测

选择性监测:

- 中心静脉压通路:应用这些监测方式可根据不同的医疗机构、外科医师、ICU 及病例而不同。中央静脉途径包括颈内静脉、锁骨下静脉、脐静脉或股静脉,导管置于心房内,或者甚至不用导管,这些需要与外科手术团队讨论相应方案

麻醉诱导

- 大多数行小儿先天性心脏病手术患者可通过面罩吸入挥发性麻醉药来安全诱导
- 一般来说,诱导时给予纯氧是可行的,但最好将吸入氧浓度分数(FiO_2)降至0.21或更低,以使患者保持低氧性肺血管收缩反应
- 避免 N_2O:
  - ➤ 抑制心肌活动
  - ➤ 降低 FiO_2
- 右向左分流(发绀型心脏病)可使面罩诱导时间延长
- 左向右分流(非发绀型心脏病)可使面罩诱导时间加快
- 混合分流对诱导时间的影响不定
- 一些医疗机构规定行小儿先天性心脏病手术患者诱导前需建立静脉通道
- 静脉诱导安全:
  - ➤ 苯二氮䓬类或阿片类药物
  - ➤ 用或不用小剂量的依托咪酯(0.1~0.2mg/kg)和丙泊酚(1~2mg/kg)
- 新生儿患者诱导前给予小剂量的阿托品(10~30μg/kg)
- 给予抗生素以预防心内膜炎

麻醉维持

- 保持吸入性麻醉药与阿片类药物及非去极化肌松药的平衡
- 制订如房间隔缺损一类简单手术的拔管方案
- 大多数行心脏病手术的患者都应气管插管,即使正压机械通气对患者来说不是最佳生理选择
- 依靠被动肺血流的患者(通常是 Glenn 或 Fontan 分流),在手术后可因不用 PEEP 而获益
- 与医师和灌注师讨论应用抗纤维蛋白溶解剂及开始应用变力性药物的最佳时机
- 患者进入手术室时可能存在由发绀型心脏病发展而来的并行血管,该血管带来的外科问题主要是术中及术后出血的增加
- 诱导、维持及复苏阶段的血流动力学稳定主要包括:
  - ➤ 肺循环与体循环血流量比(Qp/Qs)

> 分流和冠状动脉的影响

术后

- 术后这些患者关注的问题主要包括足够的血流动力学监测及呼吸机问题
- 深低温以及间或的循环骤停→诊断和纠正出血失常
- 使患者保持合适的血容量
- 患者可在应用血管活性药物(米力农、多巴胺等)支持的情况下拔管,但要保证体温正常
- 大静脉(上下腔静脉)直接汇合至肺动脉血管网有赖于被动流动和静脉系统压力梯度的降低,通过肺血管网进入心房,以维持合适的心排血量和氧供
  > 对于 PVR 的增加十分敏感:
    - 避免高碳酸血症(谨慎镇静)
    - 维持氧供但避免应用高 FiO_2 (影响肺血管反应)
    - 避免血容量不足
- 并行血管是患者甚至在"完成"修复后血氧饱和度可能不正常的另一个原因。术后血氧饱和度异常的主要原因是因为患者的解剖异常,通常是分流和血液混合

注意事项

- 考虑先天性心脏病时三个有用的提示:
  > 无血流、无正常大小和功能的结构
  > 不能接受过多增加的血流量
  > 心室压力增大或心肌肥厚
- 与外科医师评估病情
- 画一张患者心脏解剖简化图—包括术前图和术后预期结果图并附在麻醉机上以供术中参考
- 记住 PVR。饱和度可能会十分糟糕(严重的左向右分流)
- 记住,低血氧饱和度在此类患者中是正常、预期的,给氧可能会导致相对于全身血流量来说过多的肺血流量。考虑到低心排血量100%氧饱和与足够或较高的心排血量稍低于正常氧饱和(如86%)的结果一致,因为在这种情况下心排血量更易维持;患者习惯于这种慢性

缺氧状态

• 体外循环转流脱机时应注意目标氧饱和度

常见先天性心脏病损伤		
损伤	描述	分流类型
房间隔缺损（ASD）	自然形成于房间隔形成、卵圆孔未闭或医源性术后或导管插入过程中。某些情况下ASD对于患者存活是必要的	主要是左向右分流,但右向左分流及混合分流也可发生。就ASD是否存在真正的左向右分流仍有争议,因为在正常窦性心律时右房较左房先发生去极化
室间隔缺损（VSD）	最常见损伤(17%是先天性缺损)。VSD可以是单发大的或多发小的缺损,并且可以在室间隔的任意地方发生	主要是左向右分流,但是当肺动脉高压引起的右室肥大、增大除外
动脉导管未闭(PDA)	动脉导管是连接主动脉和肺动脉的正常胎儿结构,有时在出生后未能及时闭合	通常是左向右分流,结果导致过肺血流量过多和肺动脉高压
主动脉狭窄	狭窄的主动脉瓣导致心脏射血时受阻,导致左心室肥厚及舒张期功能障碍	无任何分流
主动脉反流	主动脉瓣异常如闭合不全或有孔导致心脏舒张期一部分血液自主动脉返回心脏,结果导致左心室扩大	无任何分流
房室管畸形	心内膜垫缺损,导致二尖瓣、三尖瓣异常,通常伴有室间隔缺损	混合分流,取决于肺循环和体循环阻力
主动脉缩窄	一种主动脉狭窄,通常在主动脉远端。导致血流流经身体末梢时减少,通常在小儿活动后易诊断(如跑步等)	无任何分流
三尖瓣下移畸形	三尖瓣替代物向右心室移位。通常伴有ASD	混合分流

（待续）

常见先天性心脏病损伤(续)		
损伤	描述	分流类型
左心发育不全	左心发育不全,通常为动脉瓣缺陷。右心室肥大来代偿体循环和肺循环血流	主要是右向左分流
法洛四联症	第二位常见缺陷(12%)。包括肺动脉瓣狭窄、主动脉骑跨、室间隔缺损及右心室高压	右向左分流
大动脉转位	由来源于右心的主动脉和来源于左心的肺动脉发展而来。子宫内不会发生;当卵圆孔和动脉导管闭合时,新生儿迅速出现低氧症状	混合分流。诊断后,需保持分流状态直到行确切的修复手术。若无分流,则左右心循环之间不能进行流通
异常的肺静脉反流	部分或全部肺静脉血流入右心房而不是左心房。类似于转位	主要是左向右分流,但是新生儿由于从体循环血中的氧摄取增加会出现低氧症状
Blalock-Taussig分流	是四联症患者经典修补术。自主动脉至肺动脉间放置一锁骨下动脉(或者近年来采用人工移植),可提高肺血流量	左向右及混合分流。增加肺循环血量多于增加体循环血量,同时可增加肺血管压力。由于室间隔缺损所致血液混合,患者仍为低氧状态
三尖瓣闭锁	三尖瓣发育不完全所致,通常导致持续存在的房间隔缺损和低肺循环血流量	主要是右向左分流
动脉干症	一种罕见缺陷(先心病中少于1%)。在双侧心室间存在一单个共同动脉出口	主要是左向右分流,因为常伴有室间隔缺损
二尖瓣反流	血液通过二尖瓣反流至左心房,使左房扩大,潜在增加肺循环压力	无任何分流
二尖瓣狭窄	使血液通过二尖瓣流入左心室时受阻,导致血液通过二尖瓣流入左心室时受阻	无任何分流

（王颖 译　余剑波 校）

第11部分

产科

第180章

妊娠生理

Imre Rédai，MD，FRCA

概要

妊娠期间生理改变		
平均体重	平均增加17%	薄壁组织器官肥大
需氧及CO_2产量	妊娠期末可增加30%～40%	肌肉含量增加
		胎儿胎盘
总体液量及电解质量	7L水和900mEq钠	

心血管系统		
心排血量	5周　明显增加	由于心率增加所致
	12周　较非妊娠期增加35%～40%	心搏量亦增加
	6个月　较非妊娠期增加50%	较非妊娠期心率及心搏量可增加25%
心室容量	左室舒张末期容积增加 左室收缩末期容积不变	
心肌收缩力	妊娠期不发生改变	
充盈压	中心静脉压、肺动脉舒张压、肺毛细血管楔压	妊娠期不发生改变

（待续）

心血管系统（续）		
全身血管阻力	较非妊娠时降低 20%	
收缩压	极少受到影响	妊娠中期降低 8%
		妊娠期末回到正常
舒张压	妊娠中期时降低 20%	
	妊娠期末回到正常	由于主动脉下腔静脉受到压迫
心电图改变	窦性心动过速	
	PR 间期缩短	
	QRS 轴最初偏向右边，后偏向左边	
	ST 段低平，T 波在Ⅲ导联改变	不要与心肌缺血、肺栓塞
	在Ⅲ、aVF 出现新的 Q 波	混淆
超声心动图	12 周	左心室肥厚明显
	妊娠期末	左室质量增加 50%
	瓣膜直径增加	94% 孕妇有三尖瓣反流
	（主动脉瓣除外）	27% 孕妇有二尖瓣反流
		主动脉瓣关闭不全绝非正常现象

主动脉下腔静脉受到压迫的原因

主动脉及下腔静脉受到妊娠子宫压迫的程度取决于：

- 孕龄
- 孕妇体位

葡萄糖内稳态

葡萄糖耐受常见（组织对胰岛素的敏感性降低）：

- 主要因素是胎盘催乳素
- 妊娠期末，空腹血糖水平显著降低
- 饥饿性酮体也增加了

肌肉骨骼系统

随着妊娠子宫增大，脊柱前凸增加：

- 由于股外侧皮神经牵拉，可能会导致感觉异常性股痛
- 颈部向前弯曲可能导致臂丛神经疾病

• 妊娠期间低位背痛及盆骨不适的发生率约为 50%

妊娠期间腕管综合征的发生率增加。

孕龄及孕妇体位对主动脉下腔静脉压迫的影响		
13～16 周	开始有压迫下腔静脉征象	
妊娠期末	侧卧位	下腔静脉局部受到压迫
		主动脉未受到压迫
	仰卧位	下腔静脉几乎完全受到压迫 · 右室充盈压降低 心排血量下降 20% 或更多
		腹主动脉明显受到压迫 · 子宫血流量降低 20% 极个别子宫血流量可降低 50% 全身血管阻力增加
	左倾 15°	主动脉及下腔静脉受压减轻,但未消除
仰卧位低血压综合征	心动过缓 严重的低血压	约8%的妊娠期末孕妇仰卧位时可发生 · 由于回心血量减少及自主神经系统调节不足所致

呼吸系统		
鼻咽口咽	血管充血	7 周时开始发生	
胸廓	前后径及横径增加	由于子宫超过骨盆平面
膈肌	静息时,妊娠期末较非妊娠时增高 4cm	
潮气量	前 3 个月增加 20% 妊娠期末增加 45%	补吸气量降低所致 补呼气量降低所致	黄体酮使呼吸中枢对 CO_2 敏感性增加
功能残气量	5 个月时开始降低		
	妊娠期末是非妊娠时的 80%	妊娠期末,仰卧位是直立位的 70%	
分钟通气量	妊娠期末增加 45%	潮气量增加所致	呼吸频率不变或轻度增加
V_D/V_T	不变或轻度降低 $P_{A-a}CO_2$ 梯度最小	气道传导性因黄体酮而增加	心排血量增加致无效腔通气量减少

(待续)

呼吸系统(续)			
动脉血气	$PaCO_2$	12 周时降低至 30 ~ 32mmHg	$PvCO_2$ 34 ~ 38mmHg
		血清碳酸氢盐代偿性 降低(至 20mEq/L)	
	pH 值	增加 0.02 ~ 0.06	
	PaO_2	到妊娠 3 个月时,直 立时 PaO_2 可增加 到 107mmHg	仰卧位时,PaO_2 会大 大减少
		随后每 3 个月降低 2mmHg	

血液、血浆及红细胞		
血容量	前 3 个月增加 10%	多胎妊娠时增加更多
	4 ~ 6 月时增加 30%	
	妊娠期末增加 45%	
血浆容量	前 3 个月增加 15%	
	4 ~ 6 月时增加 50% ~ 55%	以后不再增加
红细胞量	起初降低,16 周时回到正常	红细胞量取决于铁储量及 促红细胞生成素
	妊娠期末增加 30%	
妊娠期末	血容量为 94mL/kg	
	血浆容量为 69mL/kg	
	红细胞容积为 27mL/kg	
血红蛋白及 血细胞比 容	随上述变化而降低	
	妊娠期末血红蛋白量为 11 ~ 12g/dL	
	血细胞比容为 33% ~ 36%	
白细胞	升至 $(9 ~ 11) \times 10^3/mm^3$	中性粒细胞增加,淋巴细胞及嗜 酸性粒细胞减少

凝血及纤溶系统

妊娠是一个加速过程,被血管内凝血代偿	血小板数量增加,纤溶及凝血过程增强	
血小板计数	有8%的孕妇少于 $1.5 \times 10^5/mm^3$ 有0.9%的孕妇少于 $10^5/mm^3$	由于活性及消耗增加,血小板增加
凝血因子	凝血因子I、VI、VIII、IX、X、XII、vWF 增加 凝血因子II,V不变 凝血因子XI,XIII 不变	PT、aPTT 时间缩短
纤溶系统	纤溶酶水平增加	FDP 升高,提示纤溶增强

胃肠系统

食管	食管下括约肌张力减少 食管腹内部分上移至胸腔	受黄体酮影响 避免食管下括约肌压力升高,因其通常伴有胃内压增加
胃	向上向左移位 自正常垂直位置旋转45° 7~9 月胃内压增加 妊娠期间胃排空不受影响(分娩除外)	
	胃痛的发生率1~3 月、4~6 月、7~9 月分别为22%、39%和72%	
胃酸	80% 孕妇胃 pH 值 <2.5 50% 孕妇胃容积超过 25mL 40%~50%孕妇存在胃 pH 值 < 2.5 和胃容积超过25mL	这些统计数字在孕妇中具有代表性
小肠	肠蠕动变慢	受黄体酮影响

泌尿道

肾	体积增大	产后 6 个月恢复正常
	肾小球滤过率增加50%	
	肾血浆流量增加75%~85%	
	肌酐清除率增加	
	妊娠 3 个月时,BUN 降至 8~9mg/dL	
	血清肌酐到妊娠期末已逐渐降至0.5~0.6mg/dL	
	近端肾小管葡萄糖再吸收受损导致尿葡萄糖排出增加	

与麻醉管理相关的生理变化		
妊娠期间 MAC 降低	由于内源性镇痛性神经肽增加,痛阈在接近妊娠期末及分娩时增加	一些研究把这种影响归于脊髓而非吸入麻醉药的大脑皮质作用
下肢末端静脉容量	由于交感神经作用增强而减少	与非妊娠妇女相比,药理性的交感神经切除术可使血压进一步减少
硬膜外腔	下腔静脉受压使硬膜外静脉丛血流增加	脊柱的脑脊髓液容量减少	这(和内源性阿片肽)是其对局麻药和阿片类药物敏感增加的原因
	硬膜外腔注射液体的吸收延迟		
胆碱酯酶	活性降低25%	不足以影响琥珀酰胆碱

（王颖 译 余剑波 校）

第181章

分娩和产后生理

Imre Rédai, MD, FRCA

呼吸系统		
分娩期间分钟通气量	第一产程增加75%～150%	耗氧量可增加45%	硬膜外腔麻醉可影响第一产程变化
	第二产程增加150%～300%	耗氧量增加75% $PaCO_2$ 降至10～15 mmHg 血清乳酸含量升高	硬膜外腔麻醉不影响第二产程分钟通气量、耗氧量及血清乳酸的变化
产后	功能残气量升高但1～2周内仍低于正常	产后至少6～8周耗氧量、分钟通气量及潮气量仍升高	

心血管系统			
分娩期间心排血量(子宫收缩期间)	第一产程早期增加10% 第一产程后期增加25% 第二产程增加40%	每搏量增加(心率不变)	硬膜外镇痛使心排血量降低但不能完全消除增加的心排血量
收缩压及舒张压	第一产程后期开始升高	分娩时,交感神经系统兴奋性增加	硬膜外腔镇痛可减轻这些变化
主动脉下腔静脉受压(仰卧位时)	子宫血流量减少20% 下肢血流量减少50%	约8%的孕妇于仰卧位时发生心动过缓和低血压(仰卧位低血压综合征)	
分娩期子宫血流量和子宫收缩	平均增至600~900 mL/min	子宫收缩可额外增加15%~25%的CO及SV(每一次子宫收缩置换300~500mL血液)	
	随子宫收缩增加,主动脉将受到子宫压迫	子宫充盈减少,后负荷增加	
分娩后即刻血流动力学	CVP升高,心排血量升至产前75%	这期间血流量相对过多、静脉回流增加是由下腔静脉受压解除及血管阻力下降所致,超过分娩期间的失血量(自体输血)	
分娩后远期血流动力学	产后4h内,心排血量减少但超过产前水平30%,产后48h至产前水平 2周时心排血量超出孕前水平的10%,12~24周恢复正常 心率2周恢复正常 心搏量的恢复需要更长时间,24周时仍高于孕前10% 左心室肥大逐渐恢复,但24周时仍大于正常		

血容量			
血容量	94mL/kg(孕前为76mL/kg)	阴道分娩时平均失血量为600mL	吸入全麻时,失血量会比局部麻醉时有所增加
血浆容量	69mL/kg(孕前为49mL/kg)	剖宫产时平均失血量1000mL	
产后变化	血容量于产后第一周末降至孕前的125%,6~9周时降至110% 血红蛋白及血细胞比容产后头三天下降,然后于产后6周时迅速升至孕前水平(血浆容量减少)		

凝血系统	
分娩时	血小板计数、纤维蛋白原、凝血因子Ⅷ及血纤维蛋白溶酶原水平降低 抗纤维蛋白溶解活性升高 产后第一天凝血时间缩短
产后 3~5 天	纤维蛋白原水平和血小板计数升高 血栓发生率增加
产后 2 周凝血大致恢复孕前水平	
分娩期间及产后第一天	白细胞计数升至 $(1.3 ~ 1.5) \times 10^4/\text{mm}^3$
白细胞计数逐渐降低, 但产后 6 周检测仍高于孕前水平	

胃肠道		
分娩期间	胃功能减弱、胃容量增加	分娩期间应用阿片类药物可延迟胃排空, 降低食管下段括约肌张力 腰麻或硬膜外腔麻醉时应用芬太尼可抑制胃排空	硬膜外腔麻醉时应用局麻药不延迟分娩时的胃排空 硬膜外腔麻醉时应用低剂量芬太尼 ($\leqslant 2.5\text{mg/mL}$) 无副作用, 除非腰麻或硬膜外麻醉用量过大
产后	产后 18h 后胃排空速率恢复正常	18h 后空腹胃容量及 pH 值与非妊娠妇女相似	

（王颖 译　余剑波 校）

第182章

药物与妊娠

Imre Rédai，MD，FRCA

妊娠期间 FDA 药品分类	
A 类	大量人类研究未能证明在妊娠期前三个月对胎儿存在风险(妊娠期三个月后亦无相关风险证据)
B 类	动物实验未能证明其对胎儿存在风险,也没有足够和很好的对照研究表明妊娠妇女或动物体内有不良反应,但是大量和很好对照研究未能证明在妊娠期间该类药物对胎儿存在风险
C 类	动物实验表明该类药物对胎儿有不良反应,但在人类尚无足够和很好的对照研究证明。尽管存在可能的风险,但应用此类药物或可使孕妇获益
D 类	从人类应用该类药物后调查研究获得的数据表明,该类药物很可能使胎儿应用后存在不良反应。尽管存在可能的风险,但应用此类药物或可使孕妇获益
X 类	动物及人类研究皆证明应用该类药物后可导致胎儿畸形,从人类应用该类药物后调查研究获得的数据表明,该类药物很可能使胎儿应用后存在不良反应。孕妇应用此类药物的风险大于获益

麻醉药物		
	剂量	胎儿反应
诱导药	超短效巴比妥类及丙泊酚剂量不变或轻微减少(10%~15%)	胎儿可迅速建立平衡 药物消除主要有赖于逆向扩散至母体
	丙泊酚全凭静脉麻醉剂量减少<10%	静脉诱导可减少胎儿心率变异度

(待续)

麻醉药物(续)		
	剂量	胎儿反应
麻醉药	内源性脑啡肽的产生减少了对外源性阿片类药物的需求 围生期催产素的释放已被证明可减少对麻醉剂的需求 有椎管内麻醉禁忌时,瑞芬太尼由于其具有最短半衰期成为分娩麻醉时常用药物[常用起始剂量 0.03μg/(kg·min),需要时可增至 0.1μg/(kg·min)]	减少胎儿心率变异度 有报道称短效、速效阿片类药物可引起胎儿心动过缓 与非妊娠妇女相比,腰麻麻醉药需减少 30%~50% 无充分证据表明静脉注射麻醉量减少
镇静药	苯二氮䓬类药物应避免用于分娩麻醉 右旋美托咪啶有报道用于分娩镇痛(无充足证据评估该药物的安全性)	
肌肉松弛药	对肌松剂敏感性不变 妊娠妇女拟胆碱酯酶活性降低 30%,对琥珀酰胆碱起效及维持无影响	大部分肌松剂不通过胎盘 硫酸镁可增加非去极化肌松剂的敏感性(对琥珀酰胆碱无影响)
肌松拮抗药	剂量需求不变	新斯的明及胃肠宁不通过胎盘 阿托品通过胎盘
吸入麻醉药	MAC 降低 30%	降低胎儿心率变异度
局麻药	神经对局麻药敏感性增高(阻断起效较快)	可能受黄体酮影响

相关麻醉药物剂量在产科麻醉规范各个章节中探讨:

• 宫缩剂:见第 194 章

• 抗高血压药:见第 185 章

• 抗生素:见第 183 章

• 抗凝剂:第 184 章和第 193 章

• 保胎药:见第 192 章

哺乳期麻醉药物影响

- 很少一部分药物可进入乳汁中
- 最好将全麻后初次乳汁挤出舍弃
- 酮咯酸用于产后镇痛是安全的
- 不建议哺乳期妇女使用哌替啶及可待因,因其代谢产物可在乳汁中蓄积并引起新生儿呼吸抑制

(王颖 译 余剑波 校)

第 183 章
产科抗生素预防与治疗

Imre Rédai,MD,FRCA

抗生素治疗取决于当地病原菌。向感染病学专家咨询信息和建议以获得最好的预防治疗方案。感染患者应根据合适的细胞培养及药敏试验来指导治疗。

总则		
过程	预防	注释
阴道分娩	不用抗生素	
剖宫产	术前给予头孢唑林 2g 分娩后不再推荐延迟预防性抗生素治疗 羊膜破裂患者,可考虑头孢西丁 2g	青霉素过敏者,应用克林霉素 600mg
易患细菌性心内膜炎者预防性应用抗生素	阴道分娩及剖宫产者常规应用	预防性应用抗生素患者应考虑: •绒毛膜羊膜炎 •伴有泌尿道感染 •高风险患者(行心瓣膜修复术及伴有发绀型损伤)

(待续)

总则(续)

过程	预防	注释
β 链球菌携带者	青霉素负荷量 500 万个单位 随后每 4h 给予 250 万个单位直至分娩	青霉素过敏者,根据细胞培养及药敏试验: • 每 8h 给予红霉素 500mg • 每 6h 给予克林霉素 600mg
绒毛膜羊膜炎	经验疗法有: 每 6h 给予氨苄西林 2g + 每 8h 给予庆大霉素 1.5mg/kg 每 6h 给予头孢西丁 2g 每 6h 给予氨苄西林/舒巴坦 3g, 产后至少 24h 持续给予抗生素	有无厌氧菌感染 每 8h 给予甲硝唑 500mg 或 每 8h 给予克林霉素 600mg 青霉素过敏者:每 12h 给予万古霉素 1g + 每 8h 给予庆大霉素 1.5mg/kg 有无厌氧菌感染
急性肾盂肾炎	每 6h 给予氨苄西林 2g + 每 8h 给予庆大霉素 1.5mg/kg 头孢曲松钠每 24h 给予 1g	妊娠期避免应用喹诺酮类

(王颖 译　余剑波 校)

第 184 章

妊娠期抗凝治疗

Imre Rédai, MD, FRCA

对如下情况妊娠期给予长期抗凝治疗是必要的:

• 孕前有静脉血栓栓塞史者
• 有血栓栓塞复发史者
• 有血栓形成倾向
• 有机械心脏瓣膜修补术者
• 一些特例(艾森曼格综合征,严重心衰及慢性房颤患者)

妊娠期抗血栓形成药		
药物	特点	注释
普通肝素 （UFH）	不通过胎盘 长期应用可致骨质疏松 血小板减少症风险 大量应用不进入乳汁（可哺乳）	分娩中极少需要拮抗其抗凝作用 如需拮抗（通常是剖宫产），应用滴定鱼精蛋白
低分子量肝素 （LMWH）	不通过胎盘 长期应用或可致骨质疏松 大量应用不进入乳汁（可哺乳）	妊娠36周时应改为普通肝素 紧急情况下拮抗不彻底，应与血液学家探讨鱼精蛋白剂量 LMWH代替物华法林在机械心脏瓣膜修补术患者中的应用仍存在争议
华法林	可自由通过胎盘屏障 对胎儿影响主要取决于剂量而非国际标准化比值 可发生胎儿大出血 可发生新生儿大出血（若未变为普通肝素，阴道分娩应改为剖宫产） 极少数进入乳汁（可哺乳）	机械心脏瓣膜修补术患者应限制应用 妊娠6～13周应避免使用，以减少畸形发生率 每日剂量应在5mg以下 妊娠36周时应改为普通肝素 如需紧急分娩，产妇及胎儿都需接受新鲜冰冻血浆（FFP）以拮抗其抗凝作用（维生素K在这种情况下起效太慢）

如无临床继续出血征象，抗凝药应在阴道分娩后6小时、剖宫产后12小时重新使用。

抗凝治疗产妇麻醉注意事项

分娩镇痛	椎管内镇痛不应应用于抗凝治疗患者	椎管内镇痛可安全用于预防性使用普通肝素患者
	分娩及产后应密切注意患者神经系统状态,以防发生脊髓血肿	椎管镇痛前 6h 应停用普通肝素且 aPTT 应正常
		若患者接受 4d 以上普通肝素治疗,则应检查血小板计数
		预防性给予 LMWH 应至少停用 12h
		治疗剂量的 LMWH 应至少停用 24h
		华法林应至少停用 5d,且 PT/INR 应正常,同时应考虑到抗血栓药代谢物消除的时间(最近由华法林改为普通肝素或 LMWH 患者出血风险增加)
阴道分娩	产妇出血概率增加	评估患者分娩及产后出血的风险
		建立足够的静脉通道
		备鱼精蛋白以拮抗肝素作用
		备 4U 浓缩红细胞
		分娩时应评估和严密注意气道
剖宫产	椎管内麻醉不应应用于抗凝治疗患者	麻醉注意事项同阴道分娩镇痛
	产妇出血风险增加	建立足够的静脉通道
	产后应密切注意患者神经系统状态,以防发生脊髓血肿	考虑插入动脉导管以监测血红蛋白及凝血功能
		备鱼精蛋白以拮抗肝素作用
		备 4U 浓缩红细胞

(王颖 译　余剑波 校)

第 185 章

妊娠期高血压、妊娠期慢性高血压、子痫前期及子痫

Imre Rédai，MD，FRCA

定义

- 慢性高血压：
  - 孕前 20 周收缩压 >140mmHg 或舒张压 >90mmHg
  - 高血压持续产后 12 周以上
- 妊娠期高血压：
  - 中期妊娠后新发生的高血压，无蛋白尿，产后 12 周内可自行恢复
- 子痫前期：
  - 妊娠期 20 周后新发生的高血压，伴有 >300mg/d 的蛋白尿
  - 子痫前期开始时若发生癫痫，被定义为子痫
- 子痫前期伴有慢性高血压

妊娠期高血压患者血流动力学特点[1]				
	正常	子痫前期	子痫后期	妊娠期或慢性高血压
心排血量	6.2	8.9	5.0	9.0
全身血管阻力	1210	1082	1687	922
楔压	7.5	9	13	7
心搏量	80	104	58	110
指数（LVSWI）	48	61	33	64
胶体渗透压	18	17	14	18

[1] 未给出范围，表中数据具有参考意义。

慢性高血压		
占妊娠期 3% 女性，更常见于：	产妇并发症 10%~25% 发生率	常用口服药物[1]： α-甲基多巴
•非洲裔美国人（升至 44%）	进展至子痫前期 严重子痫前期的风险增加 2.7 倍	拉贝洛尔 SR（或美托洛尔）
•大龄产妇（35 岁后升至 >12%）	胎儿并发症 胎儿宫内发育迟缓/低出生率	硝苯地平 SR 次常用内服药物[1]： 氢氯噻嗪
常与肥胖、糖尿病密切相关	胎儿死亡	肼屈嗪（口服） 妊娠期禁忌[1]： ACEIs、ARBs、直接的肾素拮抗剂 普萘洛尔（阿替洛尔）

[1] 妊娠期高血压药物治疗选择与慢性高血压相同。

子痫前期		
健康未育女性发生率为 2%~7%	产妇并发症 •胎盘早剥（1%~4%）	根据产前充分的检查来诊断及处理
大多数病例（75%）轻微，接近分娩或分娩时发生，不良后果的风险无太大增加	•弥漫性凝血/HELLP（10%~20%） •肺水肿/窒息（2%~5%） •急性肾衰竭（1%~5%）	以确保孕妇安全为首要目标 孕前 34 周给予预处理仍存在争议
以下情况会增加发病频率及严重性： •多胎妊娠 •慢性高血压 •妊娠前患有子痫 •妊娠前患有糖尿病 •血栓形成倾向	•子痫（1%） •肝衰竭或出血（1%） •脑卒中（很少） •死亡（很少） •远期的心血管疾病	

（待续）

子痫前期(续)

多器官功能失调,机制不明

- 对胎盘形成的异常血管反应
- 胎盘体液因子(sFlt-1,sEng)造成产妇内皮功能紊乱

人类妊娠期特有特征:

- 微血管功能失调
- SVR 增加
- 激活炎性途径
- 高凝状态
- 血小板激活且聚集增强
- 内皮屏障功能失调

子痫前期是众多产妇所患疾病中最有可能发生的常见疾病

胎儿影响

- IUGR/低出生体重
- 羊水量减少
- 胎盘氧交换受限

胎儿低氧,神经损伤早产

子痫前期产妇及妊娠结局严重程度依据:

- 疾病发生时的孕龄
- 36 周后发生比 33 周前发生预后要好
- 疾病的严重性
- 处理成效
- 存在与否先存疾病

抗高血压药

- 轻微病例无证据表明其益处
- 严重的高血压(收缩压 > 160mmHg, 舒张压 > 100mmHg) 应使用以预防产妇终末器官损害
- 肼屈嗪比拉贝洛尔或硝苯地平更易引起产妇不良反应及产后并发症

子痫拮抗药

硫酸镁比地西泮、苯妥英钠或冬眠合剂有更好的治疗子痫作用及产后预后

类固醇类

- 孕 34 周前使用倍他米松有益于胎儿肺成熟及新生儿预后
- 类固醇类药物对 HELLP 综合征影响的研究还在进行

血浆容量增多

- 血容量不足,由于血管容量减少引起器官灌注不足;由于晶体或胶体补充过多导致血容量过多
- 严重子痫前期时脑钠肽水平显著升高,并很好提示左室功能失调

妊娠期高血压时麻醉注意事项			
	慢性高血压或妊娠期高血压	轻度子痫前期	严重子痫前期
血流动力学	交感神经兴奋和水钠潴留导致心排血量增多	心排血量保持不变,由于内皮 NO 产生减少导致体循环阻力轻度增加	心排血量减少,由于内皮功能失调和交感神经兴奋性增强导致全身血管阻力大大增加,上述变化共同导致终末器官低灌注
循环血容量	妊娠期正常或轻度降低	降低	显著降低
肾功能	有赖于疾病持续时间及严重程度	轻度降低	显著降低
肝功能	正常	通常正常	经常受影响:HELLP 综合征
凝血系统	正常	由于内皮功能失调致血小板计数可下降:建议椎管内麻醉/镇痛 6h 内检测血小板计数	由于内皮功能失调至血小板计数可下降:建议椎管内麻醉/镇痛 6h 内检测血小板计数
神经系统	严重高血压可引起高血压脑病及脑出血	轻度子痫前期的头痛可能是癫痫发作的前驱症状 机制可能是血管收缩不够及颅内灌注和压力增大时内皮毛细血管渗漏	左边两种机制均可引起神经系统发病
椎管内麻醉影响	阻断交感神经显著降低血压 起效速度决定反应(腰麻 > 硬膜外麻醉)	降低血压作用甚微,即使是腰麻	由于血管内容量不足及交感神经兴奋性增加,血压显著下降
全身麻醉	麻醉诱导可引起血压显著降低及子宫灌注不足,插管时可引起较强的高血压反应	麻醉诱导一般可耐受插管时可引起较强的高血压反应 镁治疗可影响神经肌肉监测	麻醉诱导可引起血压显著降低及子宫灌注不足 插管时可引起较强的高血压反应 镁治疗可影响神经肌肉监测

妊娠期严重高血压患者静脉治疗选择方案		
拉贝洛尔	每10min 给予 10～20mg 直至达到理想血压(剂量可从 20mg 增至 80mg) 起始剂量为 2mg/min,并滴定至理想血压 每日剂量超过 300mg 应谨慎使用	可发生胎儿心动过缓及低血糖
尼卡地平	每5min 给予 125μg 直至达到理想血压 起始剂量为 5mg/h,如需要可按 2.5mg/h 增加 不建议剂量超过 15mg/h	可发生早产 孕期使用钙通道拮抗剂与肺水肿有关
肼屈嗪	每20min 增加 5mg 至 20mg,由于重复用药导致的快速耐受,剂量或需增加 起始剂量为 0.5mg/h,如需要可每20min 适当增加 不建议剂量超过 10mg/h	产妇常出现心动过速
硝普钠	起始剂量 0.3μg/kg/min 增至每10min 给予 0.5μg/(kg·min)直至达到理想效果 不建议剂量超过 10μg/(kg·min),使用应谨慎	产妇及胎儿剂量超过 2μg/(kg·min),持续 4h 以上,有氰化物中毒风险 无有创压监测时避免使用 产妇在不得已情况下才应用硝普钠

严重子痫前期及其并发症的处理

子痫发作	寻求帮助 使患者头偏向一侧以减小窒 　息风险 保护患者不再受伤 保护静脉通道 静脉注射苯达唑仑类或丙泊酚 • 地西泮 5~10mg • 咪达唑仑 2~5mg • 丙泊酚 50~100mg 一旦子痫停止 • 给氧 • 检查胎儿心率 • 检查生命体征 让意识自行恢复 将患者转入高依赖病房 若患者无镁治疗,给予负荷硫 　酸镁	强直阵挛性子痫发作导致低 　氧伴有呼吸代谢性酸中毒 对胎儿影响取决于子痫持续 　时间及与子痫前期相关的 　子宫胎盘发育不全 子痫发作后常见胎儿心动过 　缓,一旦产妇氧供恢复正 　常,立即对胎儿实施复苏 如胎儿仍情况不佳,则有剖宫 　产指征
HELLP 综合征	患者伴有上腹部或右上腹部 　疼痛应筛查 HELLP 综合征 恶心、不适经常与血小板减低 一级 AST、LDH 升高有关 PT 时间延长伴血小板减低 每 8h 进行一次实验室检查 可能需要输注全血及血小板 血小板计数低于 10^5 应用地 　塞米松仍存在争议 优先阴道分娩 若出现症状加重或实验室结 　果异常应改为剖宫产 应根据血小板计数及 PT/INR 　结果选择分娩镇痛方案 • 若血小板计数 8h 内 >10^5 且 　PT/INR 时间正常,可考虑椎 　管内镇痛 • 应在产后血小板计数及 PT/ 　INR 时间恢复正常再拔除硬 　膜外导管 • HELLP 综合征患者应在全 　麻下行剖宫产	高血压、蛋白尿或在一些患者 　中(非典型 HELLP 综合征) 　二者皆有 妊娠期出现 PT 时间延长伴低 　血糖、低胆固醇可能是急性 　脂肪肝而非 HELLP 综合 　征;早期急性脂肪肝血小板 　计数可正常,但 PT 时间已 　明显延长 血栓性血小板减少性紫癜 　(TTP)时血小板减少、LDH 　升高、肝酶正常 可能的并发症 • 常见 　▹ DIC 　▹ 胎盘早剥 • 少见 　▹ 肝脏血肿 　▹ 肝脏破裂 　▹ 肾衰竭 　▹ 肺水肿

(待续)

严重子痫前期及其并发症的处理(续)		
肾衰竭	子痫前期少尿常见 血肌酐变化不是反映肾功能的良好指标 由于其本身的复杂,FeNa 在子痫前期少尿患者中已很少应用 若FeNa 提示是肾前原因,应采用液体疗法	伴有血容量不足及与子痫前期相关的肾小球疾病 对液体治疗的反应也许无法反映血管内体液状态 液体管理是必需的: 中心静脉压显示无心衰 肺动脉导管显示无心衰 不加限制的液体疗法可导致肺水肿及低氧血症 持续的容量不足可导致子宫灌注不足及胎儿宫内窒息
肺水肿	相对很少发生 *在接受硫酸镁治疗患者中更常见限制液体容量 辅助给氧 如需要,进行呼气末正压(PEEP)机械通气 应用无创正压通气(CPAP, Bi-PAP)是有效的	伴有液体容量过多、少尿、毛细血管通透性增加(低蛋白血症)和硫酸镁治疗 利尿剂很少用 检测 BNP 水平及行左心室TTE 检查以排除心源性原因

(王颖 译 余剑波 校)

第 186 章

孕妇的非产科手术

Elena Reitman Ivashkov, MD, Imre Rédai, MD, FRCA

孕妇的术前准备

见第 180 章。

•气道及气道装备:

> Mallampati 分级可能会低估插管困难程度

➢仔细评估患者颈椎的活动度

➢注意患者仰卧位和坐位

➢在对孕妇进行全麻准备时一定要有额外的可随手获得的气道装备（如插管准备车）

➢极可能出现插管困难(是正常患者的 4 倍)

➢增大的舌扁桃体是 Mallampati 评分 3 ~ 4 分的主要原因,并且导致口咽下方狭窄

➢在喉镜检查时红肿和出血的风险增加

➢如果估计有插管困难,应首先选择纤维支气管镜进行经口插管而不要经鼻插管

•禁食指南:

➢孕妇的禁食时间和普通患者一样

•什么时候可以认为孕妇是饱腹的?

➢患者出现胃部灼烧感时提示食管括约肌的弹性降低($<20cmH_2O$),在诱导和进行面罩通气时出现反流误吸的可能性比较大

➢早期出现的胃部不适可能的激素的作用

➢20 周以后增大的子宫使胃和食管下括约肌位置发生变化并且使腹腔内压力增高

➢胃排空时间并没有减少直到分娩的早期

•注意胎儿(后面有关于麻醉状态下胎儿健康的详细讨论):

➢每名进行择期手术的孕妇应该有指定的产科医师;急症手术时应该及时与产科医师联系

•实验室检查:

➢应该同非孕女性患者一样进行常规的实验室检查,尤其注意可能出现贫血。根据临床表现完善各项检查

➢在长时间禁食的情况下孕妇易出现酮症酸中毒和低血糖。这都可以接受并且不推荐进行其他常规的检查

➢做好随时分娩的准备;而孕妇的大出血则不可预料

•术后处理:

➢孕期 <24 周的孕妇在普通复苏室复苏后送回普通病房(胎儿一般不能存活)

➢孕期 >24 周的孕妇如果术后情况稳定可在复苏后送到待产室(监护,

人员,新生儿应做好准备防止分娩一旦进行)
> 进入 ICU 的标准与普通患者一样;此外应安排助产士进入 ICU

围术期的关注点和胎儿的远期状况及手术过程中胎儿的监护

- 母亲手术对胎儿的影响主要表现在麻醉药的使用对胎儿的致畸作用:
  > 目前没有一种麻醉药明确的显示对胎儿有危险
  > 死胎和畸形胎儿的发生率没有改变
  > 低体重儿的出现率增加
  > 如果手术在前三个月,神经管畸形的发生率比较高
  > 尽管有结果显示有些药物(N_2O,苯二氮䓬类)对新生儿有不良的影响
  > 没有最佳的麻醉技术
  > 避免在前三个月进行择期手术
  > 腹部和盆腔的手术使早产的风险加大,尤其是急性阑尾炎合并腹膜炎
  > 早产的危险因素:
    ■ 机械牵拉
    ■ 局部感染
- 在非产科手术时维持胎儿内环境稳定:
  > 母体短期的低氧血症及子宫低灌注是可以接受的
  > 长期严重的低氧血症和(或)灌注不足可导致子宫胎盘的血管收缩使子宫胎盘灌注降低
  > 胎儿的低氧血症则会导致胎儿酸中毒及胎儿死亡
  > 母体的高碳酸血症可直接导致胎儿呼吸性酸中毒
  > 胎儿严重的呼吸性酸中毒引起胎儿心脏衰竭和代谢性酸中毒
  > 高碳酸血症还可使子宫动脉收缩导致子宫血流量降低
  > 高碳酸血症可使子宫血流减少最终导致胎儿酸中毒
  > 维持母体血压在正常范围内也非常重要:
    ■ 子宫胎盘动脉循环血量完全依赖母体的血压(子宫螺旋动脉在基层被最大扩张)
    ■ 母体血压下降导致子宫胎盘供血量减少严重可致胎儿窒息
  > 除非在特殊情况下(母体患有严重的肾脏或者心脏疾病),应静脉给予充足的补液量以补充手术失血

➢麻黄碱与去氧肾上腺素被认为是手术过程中安全有效的升压药

➢维持麻醉状态下母体的气体交换也很重要：

　■即使不是在镇静状态下也要给予充足的氧供应

　■全麻时采用机控模式而不是触发呼吸模式

　■在使用呼气末正压通气时,保证前负荷和后负荷

•围术期胎儿的监护：

➢从 18 周~22 周胎心监护室非常有必要的

➢25 周以后胎心若有变化极易被监测到

➢目前的数据还不被用在正常分娩过程中的连续监护

➢应该进行个性化的胎儿监护并且保证每位母亲和孩子的健康

➢根据妊娠时间和胎儿成熟指导围术期监护：

　■小于 24 周不能存活的胎儿通常进行术前和术后监护

　■大于 24 周可能存活的胎儿通常在外科手术进行时进行监护

➢手术前必须保证有助产士在场

➢所有的全麻药都能在一定程度上透过胎盘

➢全麻过程中监测不到胎心并不表示胎儿心跳停止,但是却提示全麻药可能影响到胎儿的自主神经系统

➢手术过程胎心减慢常常是胎儿缺氧和酸中毒所致,但是也与以下因素有关：

　■体温下降

　■母体呼吸性酸中毒

　■使心率减慢的药物的使用(如阿片类药物,β - 受体阻滞剂)

孕妇的局部麻醉

•神经阻滞：

➢下肢手术

➢骨盆和下腹部的手术(开腹阑尾切除,卵巢扭转)

➢可选用长效的阿片类药物(吗啡胶囊)进行术后镇痛

➢优先选用硬膜外麻醉或者硬膜外联合蛛网膜下隙麻醉减少用药量

➢晚期妊娠的时候可以减少用药量(减少30%)

➢预先补充液体量并不能防止母体的低血压

➢中期妊娠以后要保持母体向左侧倾斜

- ➢积极处理低血压：
  - ▪ 去氧肾上腺素和麻黄碱都可以选用
  - ▪ 椎管内麻醉以后去氧肾上腺素以 $30 \sim 60 \mu g/min$ 剂量开始给予,根据患者反应调整用药量以达到最佳的临床效果
  - ➢给予充足的氧供
  - ➢胎儿监护
  - ➢避免母体镇静以使胎儿尽量少的接触药物
  - ➢硬膜外置管进行术后镇痛
- •周围神经阻滞：
  - ➢局部神经阻滞可以选用时,是一个不错的选择
  - ➢局麻药的最大用量与非妊娠患者一样
  - ➢根据指南决定最小用药量和神经阻滞的选择
  - ➢充足的氧供
  - ➢胎儿监护
- •局部麻醉：
  - ➢不推荐
  - ➢大剂量局麻药的使用
  - ➢止血带松开以后局麻药迅速入血
  - ➢胎儿体内药物浓度持续在很高的水平

孕妇全麻

- •诱导和气道管理：
  - ➢中期妊娠的孕妇始终保持向左侧倾斜
  - ➢推荐采用快速诱导并按压环状软骨,除非存在由于某些潜在疾病过程(例如:大动脉狭窄和颅内动脉瘤等)导致的血流动力学不稳
  - ➢ 13 周以后的孕妇建议气管插管以防止误吸
  - ➢有一些临床病例也提示择期手术时使用喉罩并不增加误吸的风险
  - ➢避免不必要的鼻胃管
  - ➢麻醉诱导前可以考虑给予不含防腐剂的吗啡胶囊
  - ➢诱导所需要的麻醉药剂量与非孕妇相同
  - ➢在美国多选用丙泊酚来诱导
  - ➢如果遇上困难气道,可用美国麻醉医师协会制订的气道分级方法

➢在进行气管插管时应该考虑到气道黏膜血管增多;在遇到困难气道时,应该使用面罩通气以免经行过度操作时造成喉头水肿
- 麻醉维持:
  ➢吸入麻醉和全凭静脉麻醉都可以经行麻醉维持
  ➢调整吸氧浓度维持母体氧合
  ➢呼气末二氧化碳维持在 31～35mmHg
  ➢避免使用 N_2O
  ➢维持母体较浅的麻醉状态,监测麻醉深度(BIS,熵指数,SDE 线)
  ➢术中液体管理见前面介绍(非产科手术时维持胎儿内环境稳定)
  ➢当吸入麻醉药 >1MAC 时,可以抑制宫缩,但是高浓度的吸入麻醉药也降低平均动脉压减少子宫胎盘的血流量
  ➢所有的麻醉药均能减慢胎儿心率
  ➢短效的阿片类药物可以造成胎儿心率快速减慢(如瑞芬太尼)
  ➢肌松药在临床使用的药物剂量范围内不通过胎盘
- 术中监护:
  ➢根据美国麻醉医师协会推荐的监护指标,在有需要时可以增加一些监护指标
  ➢有创动脉监测和血气分析不作为常规监测指标
- 复苏:
  ➢使用肌松药拮抗药
    ▪新斯的明和格隆溴铵不能透过胎盘
    ▪阿托品可以透过胎盘
  ➢鼓肺
  ➢轻柔吸痰
  ➢吸 100% 纯氧
  ➢在患者充分清醒后拔出气管插管
    ▪ 不推荐麻醉状态下拔管
  ➢复苏时保证充足氧供
- 术后镇痛:
  ➢局部镇痛是不错的选择
  ➢患者自控镇痛可以减少麻醉药的用量

➢ 对乙酰氨基酚可以选择

➢ 避免非甾体类药物

➢ 避免使用哌替啶

➢ 右美托咪定也未被证明是安全的(只有少量的报告)

孕妇心脏手术的麻醉

• 适应证:

➢ 严重的大动脉和瓣膜病:

■ 心脏瓣膜活动受限在母体血流量需求增多和血容量增多时导致母体失代偿而对临床治疗没有反应

■ 尽可能采取经导管介入手术而非开胸手术

➢ 妊娠相关的心肌病:

■ 左室辅助装置已成功应用于恢复过程中和心脏移植

• 心脏搭桥:

➢ 不利于胎儿氧和的相关因素:

■ 无搏动流量

■ 低灌注压

■ 低泵注量

■ 子宫胎盘底部的栓子

■ 心脏搭桥过程中肾上腺素和儿茶酚胺类物质的释放

➢ 手术过程中连续使用胎儿监护可以降低胎儿死亡率

➢ 推荐高心排量和高灌注压来维持子宫胎盘的血流量

➢ 维持母体血细胞比容 >28% 以达到最佳的携氧能力

➢ 常温心脏搭桥对胎儿更有利

孕妇神经外科手术的麻醉

• 适应证

• 动脉瘤破裂出血或者动脉畸形:

➢ 妊娠增加血管破裂的风险:

■ 心排量和血容量的增加使压力增大

■ 孕期激素水平变化使血管组织软化

➢妊娠高血压和其他相关因素增加颅内动脉瘤出血的风险

•脑瘤:

➢妊娠期新诊断的脑瘤是非常少见的

➢未被诊断的患者主要表现为颅内压增高;若对这些患者进行腰椎穿刺形成疝的可能性比较大

•头部外伤:

➢头部创伤导致儿茶酚胺类释放明显增多,影响子宫血流

➢创伤导致血容量减少影响子宫胎盘血流

•控制性降压:

➢控制性降压(大剂量的吸入麻醉,硝普钠、硝酸甘油、拉贝洛尔)

  ▪ 减少子宫胎盘的血流量

  ▪ 以上药物均能透过胎盘使胎儿血压下降

➢收缩压下降 25%～30% 或者平均动脉压低于 70mmHg 会导致子宫胎盘血流量减少

➢上述情况下需要进行胎心监护并且尽量缩短低血压的时间

➢硝普钠代谢生成氰化物,氰化物在胎儿体内聚集可造成胎儿中毒或致死

  ▪ 如果必须用到硝普钠,下述情况时只能短时间间断使用:

    ♦ 如果输注速率超过 0.5mg/kg/h

    ♦ 如果母体有继发的代谢性酸中毒

    ♦ 如果对该药产生抵抗

➢硝酸甘油已被证实对胎儿有副作用:

  ▪ 其产物亚硝酸盐可导致高铁血红蛋白症

•控制性低体温:

➢低温常用在神经外科手术麻醉中来降低脑细胞代谢和减少大脑血流量

➢通常将体温降至 30℃ ,可能会造成胎儿心动过缓

➢随着母体的体温恢复胎儿心率也会增快

•控制性过度通气:

➢采用过度通气是因为降低体内二氧化碳可以减少大脑血流量

➢妊娠期间二氧化碳分压稳定在 30～32mmHg

➢过度通气($PaCO_2$ <25mmHg) 可能会导致子宫动脉收缩,母体氧解离

曲线左移

➢ 对胎儿潜在的副作用：

■ 胎盘转运氧减少

■ 脐静脉收缩

➢ 现有的临床经验看，一个健康的胎儿可以容忍母体适当的过度换气（$PaCO_2$ 25～30mmHg）

➢ 术中应根据胎儿情况进行持续胎心监护，并相应调整母体的通气

•利尿：

➢ 术中和术后应该使用渗透剂或者利尿剂进行利尿来减少脑血容量

➢ 这可导致显著地不利于胎儿的液体转移。给予母体甘露醇会在胎儿体内蓄积导致胎儿渗透压增高：

■ 减少胎儿肺内液体的产生

■ 减少肾脏血流量

■ 高钠血症

➢ 然而在个别病例报告中，如果需要的话可以给予胎儿小剂量的甘露醇 0.25～0.5mg/kg，不会对胎儿造成不良的影响

➢ 如果必须要用的话，呋塞米是不错的选择，但是仍要在有胎心监护下谨慎使用

孕妇腹腔镜手术的麻醉

•常见适应证：

➢ 急性阑尾炎

➢ 卵巢扭转

➢ 胆石症

➢ 可以的话，手术应该在妊娠中期进行

•腹腔镜手术过程中胎儿健康的关注点：

➢ 对胎儿和子宫造成直接创伤

➢ 二氧化碳气腹引起胎儿酸中毒

➢ 临床经验和麻醉技术对手术影响较大：与开放手术相比，对母体和胎儿的预后没有明显影响

➢ 监测呼气末二氧化碳就足够，不推荐常规进行血气分析

> 避免压迫下腔静脉
> 由于气腹的原因,在腹腔镜手术中连续进行胎儿监护是不可能的:
  ▪ 妊娠中期患者很少对胎儿进行连续监护
• 气腹时应注意:
  > 由于腹腔内压力升高,母体心排血量和子宫胎盘血流量减少
  > 应该使用低的气腹压力(<12mmHg)

（武丽娜 译　余剑波 校）

第 187 章

无痛分娩

Anjali Fedson Hack, MD, PhD

产程		
进程	神经支配	定义
第一产程	胸 10 - 腰 1	子宫收缩,子宫颈扩张直到完全扩张
第二产程	腰 2 - 腰 4	子宫颈扩张直至胎儿娩出
第三产程	腰 2 - 腰 4	胎盘娩出

分娩镇痛的非药物疗法	
方法	技术
催眠疗法	通过自我催眠或者催眠后暗示来减轻对疼痛的感知
精神镇痛	通过调整呼吸和其他放松方法来缓解孕妇焦虑情绪 (Dick-Read 法)
心理助产法	通过调整呼吸放松情绪来缓解对疼痛的感知(Lamaze 法)
勒博耶分娩法	通过减少外界刺激进行"无暴力分娩"或者避免分娩时对婴儿创伤

（待续）

分娩镇痛的非药物疗法(续)	
方法	**技术**
针灸疗法	在相应的脉络进行针刺来减轻分娩疼痛
经皮神经电刺激	在胸 10－腰 1 两侧经行神经电刺激
水中分娩	在水中分娩可以减轻母亲的压力
香薰分娩	吸入雾化的精油减轻分娩压力
按摩疗法	通过按摩缓解情绪和疼痛

全身麻醉和吸入麻醉药物进行分娩镇痛

见下表。

全身麻醉和吸入麻醉药物进行分娩镇痛		
药物	**用法及用量**	**结果评价**
阿片类药物	通常用在第一产程	造成母体和胎儿呼吸抑制 减慢胎儿心率
吗啡	5～10mg 肌注(1～2h 达到峰值)2～3mg 静脉注射(20min 达到峰值)	通常患者自控给予或者持续给予
哌替啶	50～100mg 肌注(40～50min 达到峰值) 25～50mg 静脉注射(5～10min 达到峰值)	
芬太尼	50～100μg 肌注(7～8min 达到峰值) 25～50μg 静脉注射(3～5min 达到峰值)	作用时间短 自从瑞芬太尼应用以后就很少应用于分娩自控镇痛
瑞芬太尼	自控镇痛:初始剂量0.03 μg/kg/min 逐渐调整到 0.1μg/kg/min	血浆半衰期短 逐渐调整到给予充足的氧供 减少新生儿呼吸抑制
激动－拮抗剂		呼吸抑制较弱

(待续)

全身麻醉和吸入麻醉药物进行分娩镇痛(续)		
药物	用法及用量	结果评价
布托啡诺(酒石酸布托啡诺制剂)	1~2mg 肌注	出现短暂的正弦胎儿心脏速率模式
纳布啡	5~10mg 静脉注射	新生儿呼吸抑制
镇静剂		
吩噻嗪类		抗焦虑和止吐
羟嗪(安太乐)	25~50mg 肌注	降低胎儿心率变异
异丙嗪(非那根)	25~50mg 肌注	
吸入麻醉		
安桃乐:50% N_2O/50% O_2 这种混合气体美国禁止使用	根据患者需要	浓度较难掌握缺少合适废气处理系统

局部麻醉

椎管内麻醉:

- 该麻醉方法是通过硬膜外给予麻醉性镇痛药
- 是分娩过程有效的镇痛方法
- 需要进行麻醉前评估,麻醉医师的参与及复苏设备

适应证:

- 产妇需要硬膜外麻醉来减轻疼痛(美国妇产科医师学会和美国麻醉医师学会联合推荐)

禁忌证:

- 患者拒绝或者没有能力配合
- 颅内压增高或者颅内占位
- 穿刺部位有软组织感染
- 脓毒症
- 凝血功能障碍

• 血容量不足

操作：

• 患者摆好体位,进行监护

• 应用硬膜外穿刺针在相应位置进行穿刺

• 通过穿刺针置入导管,回吸,确定位置正确

• 硬膜外导管的检验方法：

  ➣ 每次给药都要当作实验剂量分次给予

  ➣ 每次给局麻药量不超过 5mL

  ➣ 检验是否在蛛网膜下隙：

   ▪ 3mL 1.5% 的利多卡因和 1∶200 000 稀释的肾上腺素

   ▪ 3mL 0.25% 的丁哌卡因

  ➣ 检验是否置入血管内：

   ▪ 0.1mg 芬太尼是安全有效的

   ▪ 管内推注 1mL 空气也是有效的,但是在多孔管时这个方法并不可靠

• 负荷量：

  ➣ 10mL 0.125% 的丁哌卡因分次给予

  ➣ 15~20mL 0.0625% 丁哌卡因混合 20~30μg 芬太尼

麻醉的维持：

• 间断给药：

  ➣ 每隔 1.5~2 小时给药进行加强

• 给药技巧：

  ➣ 降低手术医师对麻醉的要求

  ➣ 强调患者的满意度

  ➣ 丁哌卡因(0.0625%~0.125%) + 2μg/mL 芬太尼或者 0.5μg/mL 舒芬太尼 6~15mL/h

  ➣ 罗哌卡因(0.125%~0.25%) + 2μg/mL 芬太尼或者 0.5μg/mL 舒芬太尼 6~12mL/h

• 患者硬膜外自控镇痛(PCEA)：

  ➣ 产妇自控给药,满意度提高

  ➣ 减少局麻药和阿片类药物的聚集并且效果优于单纯给予局麻药

  ➣ 减少麻醉医师分次给药的劳动强度

PCEA 的经典设置				
麻醉药的配伍方法	速度 （mL）	单次快注量 （mL）	停止时间 （min）	每小时最大量
0.125% 丁哌卡因 + 　2μg/mL 芬太尼	6	3	10	24
0.0625% 丁哌卡因 + 　2μg/mL 芬太尼	12	6	15	30
0.125% 罗哌卡因	6	4	19	30

副作用：
- 低血压：
  - 初次给药量大，下腔静脉受压，给予 5 ~ 10mg 麻黄碱纠正
- 麻醉不充分：
  - 评估一下管的位置：如果不确定在硬膜外，换个间隙
  - 检查泵是否有问题
  - 阻滞不对称：将导管后退 0.5 ~ 1cm，回抽，给予 4 ~ 6mL 0.125% 的丁哌卡因，并让患者向阻滞不全侧躺，然后再进行评估
  - 不要给予阿片类药物掩盖导管位置不对

硬膜外置管后进行监护：
- 每隔 5 分钟记录血压、心率和氧饱和度，持续 30 分钟
- 初始阶段后进行常规分娩监护
- 每次追加量后监测重要指标 30 分钟

局部麻醉的并发症	
感觉异常	如果感觉异常持续出现，应该撤出硬膜外导管，重新选择间隙放置 有报道称其发生率为 5 ~ 42 每 10 000 名患者

（待续）

局部麻醉的并发症（续）

穿破硬脑膜	其发生率主要与操作规章制度、操作者的熟练程度及患者的体格特征有关（如肥胖） 穿破硬膜后头痛是硬脑膜穿破后常见的并发症（17－18G针进行穿刺头疼发生率可达76%~88%） 如果穿破硬脑膜应换个间隙进行穿刺或者进行持续蛛网膜下隙麻醉（应避免错误的给予硬膜外的麻醉药量出现危险） 镇痛药（如对乙酰氨基酚－咖啡因，口服或者静脉给予咖啡因） 其他措施包括硬膜外注射生理盐水，预防性的硬膜外填充血或者治疗性的硬膜外填充血（见第152章）
硬膜下注射	将局麻药误注射在硬膜下蛛网膜外间隙，较罕见（0.1%~0.82%） 小剂量的局麻药可导致异常广泛的感觉阻滞 延迟出现的不完全阻滞，较弱的运动效果，向头部扩散出现血压过低 比硬膜外麻醉或者蛛网膜下隙麻醉消退快 有自限性 解决方法是将导管置入硬膜外
高位硬膜外阻滞	局麻药相对过量向多个阶段蔓延 治疗方法是进行相应的支持治疗
偶发的局麻药误入血管	可导致全身性的神经系统毒性，出现癫痫发作或者心血管系统衰竭

	治疗癫痫	确保子宫向左侧倾斜 控制气道 苯二氮䓬类药物（咪达唑仑1~2mg，安定5~10mg或者丙泊酚10~30mg）
	脂肪乳剂治疗心血管衰竭	20%的脂肪乳1.5mL/kg，给予时间大于1min 接下来以0.25mL/kg/min进行维持 继续胸部按压以利于脂肪乳循环 每3~5min单次大剂量给予，最多可给予3mL/kg直到循环恢复 持续输注直到血流动力学稳定，如果血压下降可加量到0.5mL/kg/min 最大推荐剂量为8mL/kg

在进行分娩镇痛后的效果：

•分娩镇痛对分娩过程、分娩持续时间以及分娩钳助产和剖宫产阶段选择
以及对新生儿是否进监护室没有影响

分娩过程中的其他并发症

腰痛：

•产后40%的产妇会出现腰痛（不管她们是否进行硬膜外麻醉）

•在进行多次硬膜外尝试时增加局部疼痛

•硬膜外麻醉药的剂量不增加持续腰疼的风险

分娩过程中出现严重的神经损伤：

•产科引起的神经损伤（1∶2000至1∶6400）

•麻醉相关损伤（1∶10 000）

•膀胱功能紊乱

•直接创伤神经根

分娩后的神经损伤	
马尾综合征	以下肢、会阴部麻痹，括约肌功能紊乱为特点，以及不同程度的下肢麻木
短暂的神经症状	臀部疼痛，与蛛网膜下隙给予利多卡因和处在截石位置有关，短暂持续的症状
硬膜外血肿	损伤硬膜外血管 需要立即压迫止血（6h 内开始出现症状）
硬膜外脓肿和脑膜炎	严重的背部疼痛伴随局限性压痛、发热、白细胞升高
蛛网膜下粘连	由于穿刺针污染或者溶液污染刺激蛛网膜下隙
脊髓前动脉综合征	脊髓前动脉缺血 表现为运动功能障碍 危险因子是低血压和解剖畸形

（武丽娜 译　余剑波 校）

第188章

腰麻－硬膜外联合产科麻醉

Imre Rédai, MD, FRCA

基础知识

- 初始过程采用蛛网膜下隙麻醉
- 分娩过程应用硬膜外导管维持麻醉

技术(见第121至第124章)

- 硬膜外针穿刺到硬膜外间隙
- 利用较长腰麻针通过硬膜外针穿刺到蛛网膜下隙
- 蛛网膜下隙麻醉实施以后退出腰麻针：
  - ▷ 常用的蛛网膜下隙麻醉药的剂量:2~2.5mg 等比重的 0.25% 的丁哌卡因或者 0.2% 的罗哌卡因混合 10~20μg 芬太尼或 2~2.5mg 舒芬太尼
- 通过硬膜外针置入硬膜外导管,回吸无误,确保置入硬膜外
- 硬膜外给药:
  - ▷ 硬膜外导管的测试并不常见：
    - ■ 仔细回吸血液或者脑脊液提示是否置入血管或者蛛网膜下隙
    - ■ 此时出现的蛛网膜下隙麻醉与开始的蛛网膜下隙给药比较难区别
    - ■ 用稀释的肾上腺素测试导管是否置入血管对于妊娠期患者来说效果甚微：
      - ◆ 因为此时的心率变化多与宫缩疼痛有关
      - ◆ 没有心电图监测评估 T 波波幅
    - ■ 硬膜外给药能够提示一些不容易被发现的导管误入蛛网膜下隙或者血管：
      - ◆ 现在经常使用低浓度的药物硬膜外注射,不容易引起迅速地向头部扩散
      - ◆ 不要在蛛网膜下隙麻醉后立即向未经检测的导管内单次给予大

剂量的局麻药以免误入蛛网膜下隙或者误入血管造成高位阻滞或局麻药中毒

➤ 在蛛网膜下隙麻醉效果消失以后立即硬膜外给药

➤ 通过硬膜外导管单次大剂量给药来调整初始麻醉的不充分：

- 初次给药量减半
- 30～45分钟后,通常的追加剂量与常规的硬膜外分娩具有同样的效果

硬膜外麻醉与腰硬联合麻醉在分娩镇痛中的比较	
腰硬联合麻醉	硬膜外麻醉
起效快	起效慢
大多说情况下,初始镇痛效果好	初始镇痛效果令人满意
分娩镇痛总体满意度一样	
第一产程晚期理想的选择	向尾部扩散差,不能为处在第三产程的患者提供满意的麻醉
标准明确(有脑脊液流出)	凭个人感觉
硬膜外操作不熟练的医师选择	
硬膜外穿破后头疼的概率为0.5%～1%	穿刺后头疼概率为1%
有报告在健康的孕妇出现脑膜炎	健康的孕妇几乎很少发生脑膜炎(至今为止没有大样本的研究)
房间里的每位人员都应戴口罩或帽子以保证无菌操作	
蛛网膜下隙给药量增大胎儿会出现心动过缓(芬太尼≤20μg,舒芬太尼≤2.5μg	已经观察到胎儿心动过缓
快速阻断交感神经,需要使用血管活性药物	交感神经阻断症状出现缓慢
蛛网膜下隙给予阿片类药物可能出现瘙痒、恶心、呕吐等	
分娩镇痛对分娩过程、分娩持续时间以及分娩钳助产和剖宫产阶段选择以及对新生儿是否进监护室没有区别	

(武丽娜 译　余剑波 校)

第 189 章

剖宫产麻醉及术后镇痛

Imre Rédai, MD, FRCA

剖宫产是常见的手术,主要在神经阻滞麻醉下进行。

- 虽然认为全身麻醉对母体和胎儿都是安全的(最近的麻醉事故分析显示,全身麻醉的风险不比局部麻醉高),但是有关椎管内麻醉的记录显示,母体条件不好时(包括先兆子痫)和其他危及子宫胎盘循环的情况时,椎管内麻醉的良好效果使全麻的选择下降
- 以下情况时可以选择全麻剖宫产:
  - ➢ 患者拒绝局部麻醉
  - ➢ 椎管内麻醉失败(术前和术中)
  - ➢ 紧急情况下,需要紧急进行麻醉手术
  - ➢ 凝血功能障碍
  - ➢ 感染性休克
  - ➢ 血流动力学不稳定(目前或者预期有严重出血的孕妇)
  - ➢ 穿刺部位感染
  - ➢ 颅内高压

剖宫产的神经阻滞麻醉

技术	基本内容	注释	剂量
蛛网膜下隙麻醉（单次给药）	在美国不使用硬膜外腔分娩，常选择蛛网膜下隙给药 起效快 单次给药可限制了手术时间（在联合给予芬太尼25μg时） ● 重比重丁哌卡因可以维持90min ● 等比重丁哌卡因可以维持120min ● 重比重利多卡因维持45min 扩散分布均匀	发生穿刺后头疼的风险<1% 快速给药阻断交感神经 ● 经易让患者出现依赖低血压 ● 避免让患者出现依赖的前后负荷 ● 准备好血管活性药物（推荐本药30~60μg/min） 不可避免的向头部扩散	剖宫产常用麻醉药剂量： ● 重比重的丁哌卡因10.5~12mg(0.75% 1.4~1.6mL) ● 等比重的丁哌卡因8~10mg(0.5% 1.6~2mL) ● 重比重利多卡因75mg(5% 1.5mL) ● 均联合使用15~25μg芬太尼和200~300μg不含添加剂的吗啡
蛛网膜下隙麻醉（连续）	有着单次蛛网膜下隙麻醉的所有优势 逐渐加量 作用时间延长	目前在美国由于没有足够细的管子限制了这个技术的应用（使用较粗的管腔腰麻后头疼的概率>50%） 不推荐重复使用重比重的溶液（易出现马尾综合征）	通常初始计量为等比重的丁哌卡因2.5mg复合10μg芬太尼间隔5~10min重复给药直到效果满意

（待续）

剖宫产的神经阻滞麻醉（续）

技术	基本内容	注释	剂量
硬膜外麻醉	使用广泛 能够为分娩镇痛提供满意的麻醉效果（T10 平面）但和不能不能保证达到手术所需要的平面（T5 平面） 在给予足量硬膜外药后不能达到满意的麻醉效果时，改用蛛网膜下隙麻醉易造成全脊髓麻醉，即使减少用药量	·向头部扩散缓慢，不易出现交感神经阻断症状，容易控制前后负荷 ·在负荷依赖的患者首先推荐使用硬膜外麻醉 ·时常出现斑片状麻醉造成麻醉失败	常用剂量和起效时间 利多卡因：初次硬膜外置管 400～500mg 2% 利多卡因（20～25mg）混合 1:200 000 肾上腺素分 3～4 次 20～30min 内给 利多卡因：成熟的硬膜外分娩 350～400mg 2% 利多卡因分 3～4 次 10～15min 内给予 推荐辅助阿片类药物 ·100μg 芬太尼 ·2～3mg 不含添加剂的吗啡 情况较紧急时：硬膜外给予 18～20mL 氯普鲁卡因，分两次给予，每次给药时间 5min 在使用氯普鲁卡因后辅助阿片类药物效果不理想原因尚不清楚 ·术后镇痛可以考虑
腰硬联合麻醉	结合两种麻醉的优点以下情况可以考虑 ·预计手术时间比较长 ·肥胖 ·身材矮小	蛛网膜下隙麻醉向头部扩散比较长（备好苯肾）	·考虑术后疼痛管理的替代 推荐使用等比重的局麻药（如果硬膜外置管困难可能会造成麻醉） 7.5mg（1.5mL）复合 15～25μg 芬太尼和 200～300μg 吗啡

·神经阻滞在 T5 阶段就可以满足剖宫产的需要。
·在影响心肌纤维以下（T1-3）。
·有关技术的详细描述和常见禁忌证总证见第 121 至第 124 章。

全麻剖宫产

步骤	管理	注释
麻醉诱导	预防误吸 •给予 30mL 双枸橼或者类似的抑酸剂 •如果时间允许的话可以给予 10mg 胃复安和 H_2 抑制剂 必须进行充分吸氧,由于氧需求供应增加,功能残气量减少,推荐按压环状软骨快速诱导,除非需要考虑下血流动力学	常规诱导量可耐受并且可使意识消失,肌松药选择琥珀酰胆碱而不选择非去极化肌松药除非有临床禁忌(恶性高热或者高血钾危险)
气道管理	推荐进行气管插管 •喉罩在临床报道的几例择期手术中作为气管插管失败的抢救设备有应用 气管黏膜血管增多,舌体增大,体质改变,由于分娩导致的气管水肿均使插管条件变差	即使在非常紧急的情况下,也要进行插管评估,做好插管失败的准备 备好其他插管设备(喉罩、纤支镜,气导) 如果没有把握,及时寻求帮助
全麻的维持	吸入麻醉药 >1MAC 值时可使子宫平滑肌松弛 N_2O 经常用在剖宫产麻醉中,因为其对子宫收缩力没有影响 $N_2O:O_2$: •50:50 胎儿娩出前 •60:40 胎儿娩出后 全身静脉麻醉(丙泊酚)也成功应用在剖宫产麻醉中;推荐使用剂量减少(8%~10%) 麻醉药效果经常被掩盖直到胎儿被娩出,除非有临床症状(抑制对气管操作时的自主反应) 采用控制通气 不需要附加肌松药 •如果使用了非去极化肌松药剂量和监测同非孕期的患者	吸入麻醉药 <1MAC 值时会使妊娠患者产生知晓(即使妊娠患者对吸入麻醉药较敏感,应该考虑到个体差异性) 在诱导时通常用氯胺酮(30~100μg)代替吸入麻醉药 •与平时认识相反,氯胺酮会对新生儿神经行为产生影响

(待续)

全麻剖宫产(续)		
步骤	管理	注释
全麻下的术中监护	ASA 评分标准可以满足健康妊娠妇女的需要 如果有临床症状,再增加监护 保持呼气末二氧化碳在 32~36mmHg	
急症手术	待急症患者清醒后再拔管,降低误吸的风险 充足的氧供	确保患者在恢复室气道通畅并保持适当的氧合 剖宫产手术后不能建立气道成为近年来妊娠期意外的首要原因
新生儿	新生儿的情况与麻醉药剂量和麻醉持续时间相关	新生儿的娩出与诱导药重新分配一致,并且吸入麻醉药未与胎儿达到稳态 • 这样娩出的胎儿状态较好 如果胎儿娩出之前全麻时间较长会造成胎儿全麻维持一定时间的正压通气,保证麻醉药迅速排出,此时需要一位可以胜任的新生儿医师,因为麻醉医师的主要任务是保证产妇的安全

全麻剖宫产术中和术前的注意事项		
主题	管理	注释
血液替代治疗	剖宫产预期失血量一般在 1000mL • 健康孕妇可以耐受 除了急症手术外,其他需进行血型鉴定和抗体筛选 • 如果没有进行血型鉴定,产科大夫必须说明其紧急性	推荐以下患者进行交叉配血 • 有围生期出血的病史 • 预期出血量较多(多胎妊娠、羊水过多、前置胎盘、胎盘早剥、不规则胎盘形成) • 贫血

全麻剖宫产术中和术前的注意事项（续）		
主题	管理	注释
抗生素预防法	静脉使用头孢唑啉 2g，克林霉素 600mg，或者庆大霉素 1.5mg/kg 过敏者可以选择切皮前给予	讨论细节见第 183 章
手术体位	左侧倾斜 15° 直到胎儿娩出	降低对下腔静脉的压迫
静脉通路和液体替代治疗	推荐静脉穿刺至少采用 18 号针 如果预期出血量较多，要建立两路静脉，常选用平衡盐溶液 避免过快输入右旋糖酐，可能会导致新生儿高血糖	如果出血量过多（如胎盘置入），必须进行中心静脉穿刺
缩宫素	推荐胎儿娩出后常规使用缩宫素，初始剂量为 5 ~ 10U，10 ~ 15min 内给予然后根据子宫收缩情况调节用量	缩宫素可导致低血压（缩宫素受体主要分布在血管内皮，产生 NO 使血管舒张）
血栓预防	见第 193 章	
体温控制	产房或者手术室内的温度常较低	采取适当的保温措施（提高室温或者使用保温毯）

术后镇痛		
镇痛方法	管理	注释
口服镇痛药	对乙酰氨基酚 500 ~ 1000mg 隔 6h 给予，日最大量 4g，布洛芬 400mg 隔 8h，扑热息痛（对乙酰氨基酚和羟考酮，1 ~ 2 片每隔 6h，日最大量不超过 8 片）	避免使用可待因（其产物在乳汁内蓄积会导致胎儿抑制）

（待续）

术后镇痛(续)		
镇痛方法	管理	注释
肠外镇痛药	酮咯酸30mg,间隔6h。最多使用2天	酮咯酸对于哺乳期女性是安全的
	吗啡静脉自控给药	避免使用哌替啶
硬膜外镇痛	不含添加剂的吗啡 •200~300μg蛛网膜下隙 •2~3mg硬膜外腔	剂量高于推荐剂量时不能改善术后镇痛效果,反而增加了副作用
		常见的副作用有瘙痒、恶心、呕吐
		因为患者术后24小时有尿管,所以不会有尿潴留的问题
		上述剂量几乎不发生呼吸抑制
	硬膜外自控镇痛	术后不拔出患者的硬膜外导管可以控制术后急性疼痛

（武丽娜 译　余剑波 校）

第190章

会阴侧切术、会阴撕裂和产钳助产的麻醉

Imre Rédai，MD，FRCA

以上的所有程序均可以在硬膜外麻醉分娩下完成,以下提供的建议只是供没有进行硬膜外麻醉或者硬膜外麻醉效果欠佳的情况。硬膜外分娩在本章结尾简要描述。

会阴切开术和会阴撕裂的麻醉

方法/注释	技术
局部浸润	• 1%利多卡因或者2%的氯普鲁卡因 ▸会阴切开之前给药 ▸主要用于会阴修复 　■会阴切开 　■小的撕裂伤
会阴神经阻滞 • 并发症和注意事项： ▸神经阻滞失败 ▸全身对局麻药的吸收较快 ▸深部血肿形成（少见但很严重） ▸骨盆深部脓肿，臀部脓肿 ▸操作损伤穿刺针伤及神经末梢	• 以下麻醉药选择任何一种 ▸1%利多卡因或者甲哌卡因 ▸0.5%丁哌卡因或者罗哌卡因或者2%的氯普鲁卡因 ▸复合或者不复合肾上腺素1:20 000 • 经阴道穿刺法（见图190-1） ▸将手指插入阴道，分辨出坐骨棘和骶棘韧带。穿破阴道黏膜向骶棘韧带进针。一旦针穿破韧带（阻力消失），仔细回吸后注射3~10mL局麻药，使用针套设置在1~1.5cm • 经会阴穿刺： ▸将手指插入阴道，分辨出坐骨棘和骶棘韧带。经过肛门和坐骨棘之间的皮肤进针，向坐骨棘和韧带的下外侧。仔细回吸后注射3~10mL局麻药
腰麻	• 鞍麻 ▸50~70mg重比重利多卡因 ▸7.5~9mg重比重丁哌卡因 ▸坐位给予15μg芬太尼 ▸让患者坐位保持5min ▸优点 　■限制了神经阻滞广泛扩散（最小的阻滞区域），恢复快 　■减少交感神经阻断 　■效果好，起效快 ▸缺点 　■警惕一过性的神经根功能障碍，由于使用重比重的麻醉药和截石位 　■受伤部位坐起来不舒服 • 等比重腰麻药 ▸7.5~10mg等比重丁哌卡因 ▸30~45mg氯普鲁卡因

全麻
局麻失败或者有禁忌证

解剖：阴部神经，S2-4分布。

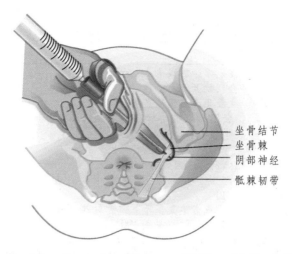

坐骨结节
坐骨棘
阴部神经
骶棘韧带

(Reproduced from Cunningham FG, Leveno KJ, Bloom SL, Hauth JC, Rouse DJ, Spong CV. *Williams Obstetrics*. 23rd ed. Figure 19−2. Available at : http: www. accessmedicine. com. Copyright © The McGraw-Hill Companies, Inc. All rights reserved.)

图 190−1　阴部神经阻滞,经阴道法

产钳助产的麻醉		
方法	**管理**	**注释**
局部浸润	产钳助产时需切开外阴	麻醉不充分
追加药物	N_2O,静脉给予瑞芬太尼、阿芬太尼、芬太尼	效果好 操作方便 避免了没有气道保护全麻
腰麻	通常患者侧卧位进行操作少量的局麻药便可满足麻醉需要(5~7.5mg 等比重丁哌卡因复合 15μg 芬太尼)	密切监护,以防发生低血压和严重的心动过缓 积极处理低血压
骶麻	目前不常用	主要担心伤及致命部位
阴部神经阻滞	见前面描述	受阴部神经限制 伤及致命部位
气管插管全麻	局麻效果不好,或者有禁忌证,或者患者不接受局麻	

解剖：

- 胸 10 – 腰 1（子宫）
- 腰 1 – 2（外阴）
- 腰 4 – 骶 3（骨盆结构）
- 骶 2 – 4（会阴）

当胎儿头还在产道中时可以用产钳助产；真空吸引器吸引可看到头部。

应用硬膜外置管麻醉来进行撕裂伤的修复

- 采用 3% 氯普鲁卡因：
  - ➢ 需要起效快
  - ➢ 过程较短
  - ➢ 10 ~ 12mL 局麻药分两次在 2 ~ 3 分钟内给予，可以在 5 ~ 7 分钟内产生较好的麻醉效果
- 监测血流动力学变化（母体心率，血压）
- 硬膜外给药之前保证静脉通畅
- 如果可以的话静脉给予短效麻醉药
- 没有气管内插管时避免全麻
- 复杂的修复手术建议在手术室内进行：
  - ➢ 麻醉设备使用方便
  - ➢ 灯光较好
  - ➢ 可以寻求帮助

（武丽娜 译　余剑波 校）

第 **191** 章

环扎术的麻醉

Imre Rédai，MD，FRCA

子宫颈功能不全是造成流产的常见原因,在子宫颈周围放置缝线可以机械地预防宫颈提前打开和胎儿早产。

经阴道环扎法

- 手术部位主要受阴部神经(S2 – 4)和生殖神经支配(L1 – 2)
- 经阴道进行手术
- 患者截石位
- 手术时间一般不到一个小时
- 手术期间胎儿监护不常规进行

管理:

- 常使用高位鞍区阻滞(这种阻滞方法可以到达胸 12 节段):
  - ➢ 一次 1.2mL 重比重丁哌卡因
  - ➢ 单次 1.2mL 重比重 5% 利多卡因(由于发生 TNS 的风险较大很少使用)
  - ➢ 患者需要保持坐位 3 ~ 5 分钟来保证鞍区麻醉的效果
- 可以选择全麻
- 硬膜外麻醉不是好的选择,由于骶区效果不完善
- 围术期补充足量的液体很重要以防止子宫活动增加
- 积极处理低血压:
  - ➢ 呕吐可以导致子宫下坠和羊膜破裂:这是由低血压引起的,不一定指示会发生术后恶心、呕吐
- 采用鞘内注射短效阿片类药物(如芬太尼 25μg),目前仍有争议:
  - ➢ 改善术中镇痛
  - ➢ 增加神经阻滞的持续时间
  - ➢ 可能会导致术后尿潴留
- 不推荐鞘内使用长效的阿片类药物

注释:

- 术后疼痛是常见的：
  - 如果疼痛对常见的止痛剂没有反应，必须积极处理
- 术后尿潴留是常见的并发症(患者应该在出院之前排空)
- 子宫会接下来收缩，需要补充充足的水分或者卧床休息

分娩开始前可以选择性取消环扎

管理：
- 患者到了预产期可以取消环扎
- 患者已到预产期并且子宫较为活跃

注释：
- 这种情况通常不需要麻醉
- 如果需要麻醉的话，低平面的鞍区麻醉即可满足(0.8～1mL 重比重的 0.75% 丁哌卡因或者 0.8～1mL 重比重的 5% 利多卡因)

患者在分娩活跃期可以取消子宫环扎

- 患者出现宫缩或者胎膜破裂，并且允许分娩
- 环扎术常被取消
- 这种情况下，如果患者已经准备进行分娩麻醉，推荐腰硬联合麻醉：
  - 经过腰麻给予低剂量的鞍区麻醉药物(见上文)
  - 硬膜外置管满足分娩的需要

腹部环扎

- 选择的患者可能经历腹部的方法关闭宫颈
- 这种手术操作需要腹部切口
- 时间长短主要取决于外科医生的熟练程度(60～90 分钟)
- 腹部患者是永久性的，分娩选择剖宫产
- 腰麻、硬膜外麻醉、腰硬联合麻醉、全麻均可以
- 在孕中期选择常规预防麻醉(见第 186 章)
- 麻醉剂量同剖宫产(见第 189 章)
- 可能需要住院，补液，观察子宫收缩

(武丽娜 译　余剑波 校)

第 **192** 章

安胎

M. Lee Haselkorn, MD, Imre Rédai, MD, FRCA

早产

- 早产是指在 37 周前分娩
- 其发生率在美国越来越高:9.4%(1981),10.7%(1992),12.3%(2003), 12.8%(2006)
- 病理生理学:
  - 过多的子宫肌层和胎膜过度膨胀:
    - 多胎妊娠
    - 羊水过多
  - 蜕膜出血
  - 胎儿内分泌活动早熟
  - 宫内感染或者炎症
- 临床诊断:规律的、疼痛的宫缩和子宫颈扩张或者子宫颈变薄
- 结果:
  - 30% 诊断为早产的可以足月妊娠
  - 50% 入院治疗的早产可以足月妊娠
  - 治疗性干预很少有效延长孕期

保胎治疗的目标

- 大多数的保胎药只能有效延长孕期 24~48 小时
- 应用糖皮质激素(倍他米松)可以促使肺表面活性物质成熟,推迟分娩:
  - 常用剂量为 12mg 肌内注射每天一次(共使用两次)
  - 第一次给药后 18 小时起效
  - 最长可持续 48 小时
  - 降低新生儿呼吸窘迫的风险、心室内出血、小肠坏死和围生期死亡
- 允许将母亲转移到地区性的医院

保胎药

见下表。

保胎药

药物	作用机制	效果	副作用
β-2受体阻滞剂(特布他林,利托君)	β-2受体激动可以通过G-蛋白抑制肌球蛋白轻链激酶增加细胞内cAMP 静脉单次给予特布他林250μg,可以使子宫松弛持续几分钟 初始计量为2.5μg/min,每20min增加2.5μg/min,直至宫缩停止,最大速率不超过25μg/min,利托君在美国已不使用	降低即刻(48h内)分娩率 不降低7天内的分娩率 不能改善宫围生期和新生儿死亡率	β-2受体阻滞剂使血管扩张,心跳加速,房颤,导致低血压心肌缺血 胰高血糖素介导的糖原分解和糖异生使血糖升高 低血钾或反射性高血钾(细胞内钾转移) 胎儿心率增快 致命性低血糖
钙离子通道阻滞剂(硝苯地平)	L-型钙离子通道阻滞剂能够降低降低子宫平滑肌细胞内钙水平 最常使用的足硝苯地平 初始剂量为口服10~20mg 重复剂量和频率尚不清楚 • 大剂量可造成肺水肿	降低7天内胎儿分娩率 降低新生儿呼吸窘迫,心室内出血,小肠坏死和黄疸的发生率	肺水肿 低血压 死亡 心肌阻滞 神经肌阻滞 复合硫酸镁治疗
硫酸镁	其机制尚不清楚 通过调节钙的结合,释放和分配,减少肌肉去极化的频率 起效浓度较高 负荷剂量为6g(不同于子痫前期的负荷剂量4g),然后2g/h维持	48h内出生率没有改变 与安慰剂组对比,不能降低围生期死亡率 胎儿娩出前,对新生儿有神经保护作用	恶心 呕吐 嗜睡 容量负荷过大 气短 肺水肿 胸痛 呼吸暂停 心搏骤停 新生儿肠麻痹 干扰神经肌肉监测 增强非去极化肌松药的作用

(待续)

保胎药（续）

药物	作用机制	效果	副作用
前列腺素合成抑制剂（吲哚美辛）	通过影响花生四烯酸抑制前列腺素合成（PGE1,PGE2,PGF2α）。COX-1：在子宫肌膜、肌层和胎膜中持续出现。COX-2：可诱导的，在妊娠中期的子宫肌膜、肌层和早产儿中出现增加。吲哚美辛是最经常使用的药物，剂量为直肠给药50mg，6小时后再给25mg	降低早产率、延长妊娠时间、增加出生体重	动脉导管过早关闭
催产素受体拮抗剂（阿托西班）	抑制催产素介导的PIP分解生成DAG + IP3 肌球蛋白轻链激酶的活性	不能降低早产率、不能改善新生儿预后	对母体影响较小、低体重新生儿第一年死亡率增加
硝酸甘油	通过NO介导松弛子宫平滑肌。单次静脉给予125~250μg松弛子宫平滑肌	不用于治疗安胎但可以在分娩过程中诱导子宫松弛，或产后出血治疗胎儿外倒转	低血压、头疼、头晕、面红
挥发性麻醉药	松弛子宫作用，有剂量依赖性2MAC值即可完全松弛子宫平滑肌	目前很少使用，全麻下胎儿手术是常见适应证，地氟醚起效快	高剂量（2MAC）可导致明显的心血管副作用（低血压），需要升血压药物（去氧肾上腺素、去甲肾上腺素）

（武丽娜 译　余剑波 校）

第 193 章
剖宫产术后抗凝治疗

Imre Rédai，MD，FRCA

妊娠增加深静脉血栓形成及血栓栓塞疾病发生率（妊娠期发生率0.5 ~ 2/1000）。

- 产后发病率最高：
  - ➢ 深静脉血栓形成风险增加 2 ~ 5 倍
  - ➢ 肺栓塞风险增加 15 倍
- 剖宫产术风险更高：
  - ➢ 剖宫产术后发生血栓风险较阴道分娩高出 2 倍

危险因素	
内皮损伤	胎盘娩出导致大量促凝物质释放
	手术介入增加内皮损伤
	吸烟（每天多于半盒）可增加内皮损伤的风险
凝血系统变化	凝血因子增加，蛋白S和蛋白C活性下降，抗纤溶活性增强
	遗传性血栓形成倾向症的患者风险增加（莱登第五因子突变，蛋白S或蛋白C缺陷，抗凝血酶Ⅲ缺陷，抗磷脂抗体）
	绒毛膜羊膜炎可增加风险
静脉淤血	增大子宫压迫（左侧 > 右侧）
	近心端和盆腔静脉更易形成血栓
	其他危险因素包括肥胖、长期卧床、多胎妊娠等

诊断方法	
病史	既往血栓栓塞性疾病
	孕（术）前有血栓形成倾向
体格检查	妊娠时常见下肢水肿
	80% 以上的血栓症发生于左侧
	呼吸困难
	常发生于妊娠期间和剖宫产术后

（待续）

诊断方法（续）			
影像学评估	下肢和骨盆内静脉血栓形成	多普勒超声示静脉受压	近端静脉血栓形成时高度敏感和特异
		MRI	多普勒超声显示模糊时可能有帮助
			怀疑骨盆静脉血栓时
		静脉造影	"金标准"，较少做
	肺血管系统	肺通气/灌注扫描	若胸部 X 线检查显示正常，此为更高级检查
		CT 血管造影	胸部 X 线检查异常时选择的检查
			肺通气/灌注扫描模糊时
			肺亚段栓塞灵敏度不高

预防	
有以下状况的患者均需注意	既往一次或多次静脉血栓栓塞史
	抗磷脂抗体综合征
	纯合子凝血酶原突变
	纯合子莱登（Ⅴ）因子突变
	凝血酶原和莱登因子突变杂合共存
	高同型半胱氨酸血症
	S 蛋白缺乏
	C 蛋白缺乏
剖宫产术在无并存危险因素时，不构成预防血栓适应证	
一个危险因素	梯度加压弹力袜或充气加压装置或血栓预防药物
多个危险因素	梯度加压弹力袜或充气加压装置及血栓预防药物

血栓预防药物		
低分子肝素皮下注射	依诺肝素 40mg/d 或达肝素 5000U/d 或亭扎肝素 4500U/d	也有人建议对有多发深静脉血栓史患者给予治疗剂量
肝素（普通肝素皮下注射）	5000U bid	也有人建议对多发静脉血栓栓塞史患者给予治疗剂量
	剂量调整：起始 5000U bid 且调整抗 Xa 因子活性（治疗剂量：抗 Xa 0.1 ~ 0.3U/mL）；通常 5000 ~ 10 000U 每日两次。每次更改剂量 6 小时后，监测抗 Xa 因子水平	
华法林	首次用药应在给予肝素后；重复给药至少 5 天。治疗有效范围：INR 2 ~ 3	华法林不会经乳汁大量排泄

- 除可疑产后活动性出血外，一般于剖宫产术后 6 小时开始使用肝素
- 术前即开始使用梯度加压弹力裤或充气加压装置
- 应持续使用至产后 4~6 周

剖宫产术后抗凝治疗		
静脉注射肝素 最常见的初始治疗	初始剂量 80U/kg 维持剂量 18U/kg/h	调整 aPTT 值(不同实验室正常值存在差异:选择本机构规定的范围)
一旦肝素化建立，为方便给药，换成注射肝素皮下、低分子肝素或华法林口服		每6 小时监测 aPTT 至合适范围，之后每 12 小时监测一次
皮下注射肝素	每日静脉注射总剂量分两次给药，12 小时给药一次	给药后每 6 小时监测 aPTT,直至所需范围
低分子肝素(皮下注射)	依诺肝素 1mg/kg bid 达肝素 200U/kg/d 或 100U/kg bid 亭扎肝素 175U/kg/d	调整剂量至抗 Xa 因子活性水平在 0.6~1IU/mL，若每天给药两次，1~2IU/mL，若每天一次给药一次。连续给药 3 次6 小时后，抽取血标本 调节上下波动不超过 20%

- 除可疑产后活动性出血外，一般于剖宫产术后 12 小时开始使用(携带机械心脏瓣膜的患者,某些机构观察 24 小时)
- 术前即应开始使用梯度加压弹力裤或充气加压装置

(刘玲 译 吕国义 校)

第 **194** 章

围生期出血

Imre Rédai，MD，FRCA

- 分娩期发生严重出血的概率约为 6.7/1000：
  - 美国,17% 的产妇死亡是由于出血
  - 发展中国家,产妇死亡的主要原因是出血

产妇出血时相关的生命体征变化

见下表。

产妇出血时相关的生命体征变化	
生命体征变化	估计失血量（占总血容量的百分比）
无	15% ~20%
心率快（<100bpm） 轻度低血压 外周血管收缩	20% ~25%
心动过速（100 ~120bpm） 低血压（收缩压 80 ~100mmHg） 烦躁不安 少尿	25% ~35%
心动过速（>120bpm） 严重低血压（收缩压 <60mmHg） 意识模糊 无尿	>35%

产前出血

- 轻微出血：
  - 妊娠期发生率约为 6%
  - 常继发于盆腔炎（应首先排除更严重的状况）

➢除非严重因素已排除,妊娠期出血均应受到重视
•胎盘早剥:
　➢妊娠期发生率约为 10%
　➢可发生于孕期任何时段
　➢已知高危因素有:
　　▪高血压
　　▪吸烟
　　▪高龄产妇
　　▪服用可卡因
　　▪创伤
　　▪胎膜早破
　　▪胎盘早剥史
　➢可能的并发症:
　　▪羊水栓塞
　　▪子宫破裂
　　▪出/凝血疾病
　➢胎儿宫内生长受限(IUGR)、胎儿畸形常见
　➢表现:
　　▪阴道流血(隐匿性出血多见)
　　▪子宫压痛
　　▪宫缩增强
　➢超声检查常作为辅助诊断措施,但可能遗漏较小的早剥
　➢对早产患者实施保胎治疗有争议
　➢胎心监护必不可少
　➢分娩方式取决于:
　　▪母体状况
　　▪胎儿条件
　➢经阴道分娩:
　　▪凝血功能检查正常,硬膜外镇痛无禁忌
　　▪建立两条大的外周静脉通路
　　▪密切监测血流动力学变化
　➢剖宫产:

- 多为急诊手术
- 多选择全身麻醉
- 积极液体复苏十分必要;事先选择大的外周静脉通路,必要时可置入中心静脉导管
- 必要时置入动脉导管,以连续监测动脉血压,指导治疗
- 宫缩乏力、进展性凝血障碍可能加重出血
- 术后循环仍不稳定者,应考虑送入产后 ICU

- 前置胎盘:
  - 多与既往子宫创伤史相关
  - 首发症状——无痛性阴道流血
  - 10% 可能与胎盘早剥有关
  - 超声检查可确诊
  - 可疑胎盘植入时,MRI 检查更有助于确诊
  - 尽量避免阴道检查
  - 收入院治疗
  - 最佳期待疗法存在争议:
    - 硫酸镁可加重产妇低血压
  - 常见 IUGR
  - 一般需剖宫产结束分娩
  - 住院患者应进行必要评估
  - 至少建立一条大的外周静脉通路
  - 检查(核对)血型,并完成交叉配型实验(2U 浓缩 RBC 备用)
  - 一旦有指征,立即进行容量复苏
  - 如必须行阴道检查,做好"两手"准备
  - 剖宫产:
    - 择期手术病例,仍可能增加出血风险
    - 术前应积极建立两条大的外周静脉通路
    - 发现活动性出血时,至少应预订 4U 浓缩 RBC 备用
    - 显性低容量或已经发生休克患者,应选择全身麻醉

两手准备的检查(The"DOUBLE SETUP")

- 明确诊断的前置胎盘,出血来源未确定者,阴道检查十分必要

- 组成诊疗团队时刻准备着。严密监护条件下,腹部消毒、铺无菌巾,保证一旦出血加重,能立即行紧急剖宫产
- 准备满意后,产科医生开始阴道检查
- 麻醉医师应在场,准备随时进行紧急诱导全身麻醉:
    - 检查前,须采集完整病史,进行全面体格检查,完善必要的实验室检查
    - 备两条大静脉通路
    - 4U 浓缩红细胞备用
    - 检查所需设备,连接必要监护项目
    - 吸氧
    - 按常规依次给予静脉麻醉诱导药
    - 压迫环状软骨防止反流、误吸,积极处理致命性出血

分娩时出血

- 胎盘滞留:
    - 胎儿娩出 30 分钟后胎盘未娩出或未完全娩出
    - 原因未明:
        - 既往胎盘滞留史
    - 增加出血、感染风险
    - 处理:首先,在缩宫素刺激下向下牵拉脐带助娩
    - 产房内手动检查并清除胎盘
    - 必要时在手术室完成清宫术
    - 残存的胎盘组织可能需要进行刮宫术
    - 产后子宫薄壁,容易发生穿孔
    - 评估血流动力学状态
    - 如果血流动力学稳定,首选椎管内麻醉
    - 不建议静脉使用镇静药:可能抑制气道保护性反射
    - 静脉滴注硝酸甘油(50~500μg,单次)松弛子宫肌
    - 备好子宫收缩剂,滞留胎盘清除后使用
    - 早期,强吸入麻醉药常用于松弛子宫(乙醚、氟烷、恩氟烷等)
- 胎盘异常附着(真性、植入性、穿透性)
    - 与前置胎盘和剖宫产史有关:
        - 无前剖史——5%

- ■ 一次剖宫产史——10%
- ■ 多次剖宫产史——高达 40%
- ➢ 胎盘滞留史或异常附着史
- ➢ 前置胎盘孕妇高度可疑
- ➢ 超声和 MRI 对真性植入性胎盘预测率为 30% ~35%,对穿透性胎盘异常附着更具预测性
- ➢ 小部分附着可在手术期间缝合或局部切除(保留子宫)
- ➢ 剖宫产后的胎盘异常附着极可能切除子宫
- ➢ 术中出血量可能很大:
  - ■ 40% 的病例可能需要至少 10 单位的浓缩 RBC
- ➢ 死亡率仍很高
- ➢ 建议试用介入放射学技术,但有争议
- ➢ 对择期病例选择全身麻醉
- ➢ 术中诊断病例:
  - ■ 考虑转为全身麻醉
  - ■ 如出血仍在可控范围,手术前必须确定合理的容量复苏方案
- ➢ 应备好大的外周静脉、中心静脉置管和有创动脉血压监测
- ➢ 血制品和凝血因子必须充足(一般备 20U 浓缩红细胞,20U 新鲜冰冻血浆,12U 血小板;术中和术后必须有备用)
- ➢ 准备合适的血管收缩药物
- ➢ 鉴于可能会大量输血,应备好钙制剂
- ➢ 具备实验室支持(设备齐全的医疗定点实验室)
- ➢ 如出血未完全控制,术后送入 ICU
- 子宫破裂:
  - ➢ 子宫创伤史
  - ➢ 既往子宫手术史
  - ➢ 前剖史后尝试经阴道分娩,子宫破裂发生率 1%
  - ➢ 胎儿死亡率高达 35%
  - ➢ 诊断依据:
    - ■ 突发剧烈腹痛
    - ■ 胎儿窘迫
    - ■ 低血压,心动过速

- 产程停止
- 腹型变化
  - 处理:紧急剖宫产:
    - 剖宫产术后常切除子宫
  - 快速诱导全身麻醉
  - 积极地容量复苏
  - 有时绝望的状况也可能出现良好的结果
- 子宫内翻:
  - 少见(1:5000～10 000)
  - "休克表现与临床肉眼可见的出血量不符":
    - 实际出血量常被低估
  - 治疗方法是早期复位子宫(如手法复位),复位成功后,使用宫缩剂维持子宫张力
  - 子宫松弛条件下可提高复位成功率:
    - 单次静脉推注 125～250μg 硝酸甘油
    - 可能导致血压显著下降
  - 积极容量复苏
  - 合理使用血管收缩药
  - 若无有效的椎管内分娩镇痛,可能需要全身麻醉

产后出血

- 约10%的患者可发生明显的产后出血(血红蛋白下降10%)
- 严重产后出血(血红蛋白:5.8～7.7g/dL;心动过速:心率＞115bpm;低血压:收缩压＞85mmHg,舒张压＞55mmHg)与心肌损伤相关
- 子宫收缩乏力:
  - 子宫收缩乏力相关因素:
    - 巨大儿
    - 双胎妊娠
    - 多产
    - 子宫平滑肌瘤
    - 产后出血史
    - 胎儿死亡

- 绒毛膜羊膜炎症
- 急产
- 产程延长
- 催、引产
- 妊娠期进行过保胎治疗
- 全身麻醉
- 羊水栓塞
- 胎盘早剥

➢药物应用:子宫收缩剂:
- 缩宫素:
  + 不要在子宫持续出血时静脉推注未经稀释的缩宫素
  + 典型的起始剂量是 5~10 单位输注,时间≥10 分钟
- 前列腺素
- 前列腺素 E1 类似物(米索前列醇、喜克馈);剂量:1mg 直肠给药
- 前列腺素 E2(卡前列素、欣母沛);剂量:250μg 每 30 分钟肌内注射:
  + 气道高反应患者禁用
  + 导致明显的恶心、呕吐
- 麦角生物碱
- 甲基麦角新碱(甲麦角新碱);剂量:200μg 每 15~20 分钟肌内注射或 10~20μg 每 2~3 分钟静脉重复给药:
  + 高血压患者慎用
  + 避免用于反应性血管病(变异性心绞痛、雷诺病、伯格病)和血管结构脆弱(未经阻断循环的脑动脉瘤、糖尿病视网膜病变、马方综合征)的患者

➢手术处理:
- 宫腔填塞
- 巴克里(Bakri)气球(一种形状类似于子宫腔的可充气气球)
- B-Lynch 缝合(围绕子宫体的压迫性缝合)
- 选择性动脉(子宫动脉)栓塞
- 子宫动脉结扎术
- 子宫切除术

➢及时评估血流动力学变化:

- ■ 产妇失血严重低估(见上表)
  - ➤ 建立足够的静脉通路:
    - ■ 至少两条大口径静脉
    - ■ 如因休克外周静脉建立困难,可考虑超声引导下深静脉穿刺置管
    - ■ 考虑中心静脉通路
  - ➤ 考虑动脉穿刺,便于血流动力学监测及重复采取血气分析标本
  - ➤ 预定血制品:
    - ■ 尽早预定新鲜冰冻血浆;凝血病很常见
  - ➤ 麻醉医生应尽可能为产科处理提供充分的镇痛和镇静
- 外阴创伤:
  - ➤ 阴道血肿:
    - ■ 可能与器械助产有关
    - ■ 常为隐匿性
    - ■ 采用直肠压迫时应予注意
    - ■ 麻醉方式建议选择局部麻醉(鞍麻或加强硬膜外镇痛)
  - ➤ 外阴血肿:
    - ■ 80%在产后立即出现
    - ■ 外阴部胀痛
    - ■ 一般可于硬膜外镇痛下完成探查与修补
  - ➤ 腹膜后血肿:
    - ■ 罕见,但更危险
    - ■ 出血少或早期常无临床外显征象。随血容量丢失,可出现窦性心动过速、低血压、休克等
    - ■ 常在产后晚期发现
    - ■ 如有必要探查,常需要全身麻醉

妊娠患者的输血治疗

- 总体发生率:
  - ➤ 正常阴道分娩的输血率约为1.1%
  - ➤ 剖宫产约为3.5%
  - ➤ 紧急输血(无交叉配血,O型Rh阴性血)0.8/1000
- 大多数患者血红蛋白>7g/L时,携氧能力仍然充足

- 筛查抗体阴性患者,进一步交叉配血意义不大
- 出血程度常被低估
- 两种出血性疾病常共存于同一患者
- 注意可能的出血,及早计划和准备是关键
- 及早寻求帮助:
  - ➢ 麻醉团队的及早介入,能显著改善产妇预后
- 出血早期即可发生凝血病

（刘玲 译　吕国义 校）

第 195 章
胎心监护
Ruchir Gupta，MD

胎心减速类型

见下表。

各种变化模式的意义	
安全模式(积极的结果,胎儿状况良好)	轻度变异减速(30s 内可迅速回至基线)
	早期减速
	无其他有意义变化
不确定或"警钟"模式表明胎儿对分娩压力应激能力下降	基线变异性降低
	心动过速进行性加重(HR > 160bpm)
	胎心率基线下移
	间断出现的晚期减速且具有良好的变异性
危险模式提示胎儿危重	持续出现的晚期减速且变异性降低
	变异减速失去变异性,心动过速,或返回基线延迟
	缺乏变异性
	严重心动过缓

减速	原因	临床因素	表现
早期减速	胎头受压	无菌阴道检查 第二产程人为挤压宫底 使用阴道内胎心率监测电极 头盆不称 羊膜囊破裂后 头先露	胎心率 180/100/50/0 子宫内压；早发、早发、早发 规则型；可变形状 1分钟
变异减速	脐带受压		胎心率 180/100/50/0 子宫内压；变发型、变发型、早发 可变形状 1分钟
晚期减速	子宫胎盘功能不良	子宫过度收缩 产妇低血压 产妇氧供不足（哮喘、肺炎） 胎盘交换功能下降，如高血压、糖尿 病、IUGR 等	胎心率 180/100/50/0 子宫内压；迟发、迟发、迟发 规则型 1分钟

(Reproduced from Hon EH. *An Atlas of Fetal Heart Rate Pattern.* New Haven; Harty Press; 1968.)

（刘玲 译 吕国义 校）

第 **196** 章

特殊状况产妇尝试经阴道分娩的思考:双胎妊娠、臀先露和剖宫产术后

Imre Rédai,MD,FRCA

- 与单纯头先露经阴道分娩相比,存在这些状况的产妇和新生儿患病率增加
- 在产科专业知识齐备,并有足够的医院设备支持和专业麻醉医师在场的情况下,条件允许的患者应首选经阴道分娩

双胎妊娠

- 有利的胎先露:
  - ➢ 出产头先露
  - ➢ 若先露非头–头式,可能需行内倒转术或臀牵引术
- 早产常见:
  - ➢ 在美国 60% 的双胎妊娠选择剖宫产
- 产程中胎心监护比较困难
- 产程中并发症也可能使其转为剖宫产:
  - ➢ 不确定的胎心率
  - ➢ 第二个胎儿娩出失败
  - ➢ 脐带脱垂
  - ➢ 胎盘早剥
- 产妇常被安排在手术室或便于前往手术室的指定产房内试产
- 强烈建议采用硬膜外镇痛:
  - ➢ 良好的分娩期镇痛
  - ➢ 为内倒转或臀牵引术增强镇痛(8 ~ 10mL 3% 的氯普鲁卡因或 2% 利多卡因加 1:20 万肾上腺素)
  - ➢ 如出现紧急剖宫产指征,可方便转为手术麻醉(15 ~ 20mL 3% 氯普鲁卡因)
  - ➢ 在第二产程时提供充足供氧

•建议分娩过程中有麻醉医师在场：
  ➢提供持续镇痛
  ➢必要时给予静脉药物干预
  ➢子宫松弛
  ➢子宫收缩剂
  ➢如胎儿状况危急,需中转紧急剖宫产,可立即实施全身麻醉诱导

臀先露

•产科医生的经验和技术是选择经阴道分娩或剖宫产的决定因素
•紧急剖宫产的设备必须立即可用
•紧急转为剖宫产指征：
  ➢胎心率不确定
  ➢脐带脱垂
  ➢第二产程失败(持续超过 30 分钟)
  ➢胎头受压
•强烈建议采用硬膜外镇痛
•需紧急产科干预时,麻醉医师必须随时能到位

剖宫产术后阴道试产(TOLAC)

•剖宫产后再生产,试产期间子宫破裂的发生率约为 1%
•美国妇产科医师学会指南建议：在相关人员到位,或可立即进行急症处理的状况下,可进行剖宫产术后试产
•大多数低位横切口剖宫产术后孕妇可考虑试产：
  ➢允许引产和增加缩宫素用量;都不建议用前列腺素
•临床出现以下情况时,应高度怀疑子宫破裂：
  ➢突发剧烈腹痛
  ➢胎心突然减慢
  ➢腹形突然改变
  ➢母体循环衰竭
  ➢阴道流血
•强烈推荐采用硬膜外镇痛：
  ➢硬膜外镇痛可显著减轻子宫破裂时的疼痛

> ➢ 良好的分娩镇痛可有效延缓产程进展；减轻宫缩对子宫瘢痕局部的压榨或撕裂
>
> ➢ 可于必要时,方便转为手术麻醉

- 一旦发生了子宫破裂,且需要剖宫产立刻结束分娩患者,临床常选择全身麻醉
- 产妇出血量通常相对较多

（刘玲 译　吕国义 校）

第 **12** 部分

重症监护

第 **197** 章

中心静脉穿刺

Manuel Corripio，MD

适应证

- 血流动力学监测(中心静脉压,肺动脉导管置入)
- 液体不宜经外周静脉输注:
    - ➢ 高渗溶液
    - ➢ 血管活性药物(血管收缩药)
    - ➢ 全胃肠外营养(TPN)
- 气栓吸出术
- 经皮置入起搏器电极
- ICU 中连续肾脏替代治疗(CRRT)
- 外周静脉穿刺失败

禁忌证

- 肾细胞癌扩散进入右心房
- 蕈状三尖瓣心内膜炎
- 抗凝治疗(相对禁忌证),血小板 <50 000
- 同侧颈动脉内膜剥脱术后(若不是美国指南要求可以进行颈内静脉置管)

准备

- 无菌术准备:
    - ➢ 正确洗手、消毒和做好"最大化屏障预防",包括手术衣、口罩、手套、

大无菌洞巾或多个无菌巾围成无菌区域

- 皮肤消毒：
  - 与聚维酮碘或乙醇相比，氯己定（乙醇溶液而非水溶液）能降低血流感染率
  - 局部浸润麻醉（除外全麻状态）
- 充分、适当镇静
- ICU中操作时应注意保护床面（以避免皮肤准备物或血液污染床单）
- 若无禁忌，应采取垂头仰卧位（Trendelenburg体位）进行颈内静脉或锁骨下静脉穿刺。目的在于：
  - 使静脉高度充盈，提高静脉压，降低空气栓塞风险
  - 增大静脉宽度，提高穿刺操作成功率
- 熟知解剖：
  - 颈内静脉与颈动脉的相对位置（图197-1）

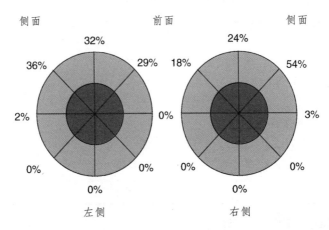

[Adapted from Maecken T, Marcon C, Bomas S, Zenz M, Grau T. Relationship of the internal jugular vein to the common carotid artery: implications for ultrasound-guided vascular access. *Eur J Anaesthesiol*. 2011; 28(5):351-355.]

图197-1 颈内静脉与颈动脉（圆心）的相对位置，患者头部向对侧偏转30°

操作步骤

- 应充分利用体表标志（定位），完成操作程序：

> 患者垂头仰卧,双臂置于体侧

> 确定体表标志

> 试穿针(20G)试穿,并回吸出静脉血(不适用于锁骨下入路)

> 保持试穿针(和注射器)位置不变,沿试穿针方向置入导针(16G)

> 边进针边回吸,注射器吸出静脉血后,拔出试穿针

> 回吸确定血流通畅,表明导针抵达静脉内,去下注射器,沿导针孔置入导丝顺利后,撤出导针。导丝引导扩皮器扩皮,退出扩皮针,导入CVP 导管,固定并贴好敷料

- 一些注射器(Raulerson)允许经内芯直接变换压力(和置入导丝),而无需取下注射器
- 注意:分离注射器和针头时,应用左手拇指堵住导针孔,避免空气栓塞
- 连接无菌静脉套管,下压套管使套管内含有 5～10cm 血流。然后上提套管,血液应在皮肤穿刺部位上方套管内波动几厘米(静脉压以 cmH$_2$O 表示),但不充满套管(动脉穿刺)。此外,用压电式传感器测静脉压

> 置入导丝约 20cm。导丝不能置入太深以免诱发室性心律失常

> 不能让导丝的末端离手,避免导丝进入静脉

> 通过导丝置入扩皮器;用手术刀切开皮肤将扩皮器推入静脉。扩皮器进入的长度不能超过其本身长度的一半(损伤静脉的危险)

> 退出扩皮器,保持导丝位置不变

> 通过导丝置入导管。导管尖端进入皮肤之前确保导丝末端在导管的近端

> 通过导丝将导管送入静脉

> 冲洗管路:用一装有生理盐水的注射器回吸使血液充满管路,然后注入生理盐水并夹闭。注入时避免血液在管路中形成血栓

> 通常,右侧颈内静脉和锁骨下静脉置管 15cm,左侧静脉置管 17cm 是安全的

> 若条件允许,立即进行胸部 X 线检查;导管尖端应在上腔静脉与右心房连接处;如果尖端进入右心房,导管需要退出稍许,因为这可能造成右心房穿孔

美国指南已成为操作的标准,可以减少并发症(尽管临床随机试验存在争议)

- 静脉显示为可压缩的低回声结构(见图 197-3 和图 197-4)

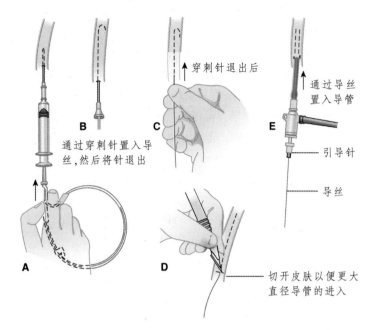

图 197-2　中心静脉穿刺置管的 Seldinger 技术

- 如果条件允许，准备穿刺之前预先扫描定位静脉（确保穿刺方便快捷）、动脉及其他可能损伤的结构
- 如果按照美国指南的要求操作：
  - 应用较长的无菌套管针作为试穿针
  - 在区域的中心定位颈内静脉
  - 针慢慢穿破平面，利用"母鸡啄食"（hen-pecking）方法确定它的尖端，期间维持注射器内负压
  - 当回吸出静脉血时置入导丝
  - 适当倾斜穿刺针。通常在静脉内可见导丝，尤其是试穿针与静脉长轴垂直时（图 197 – 5）。摇动导丝可帮助定位
  - 之后的操作步骤同上

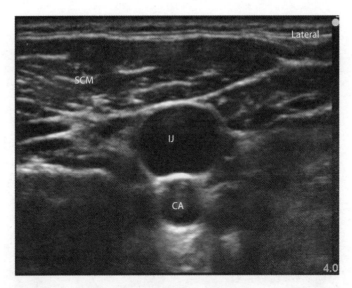

可见颈内静脉,位于胸锁乳突肌的下方和颈动脉的表面。IJ,颈内静脉;CA,颈动脉;SCM,胸锁乳突肌;Lateral,侧面。

图 197-3　超声引导下的颈内静脉穿刺标记

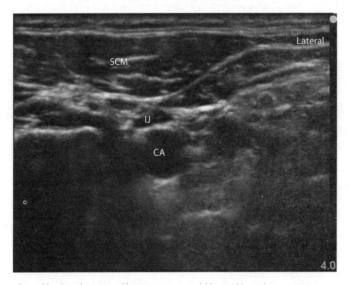

IJ,颈内静脉;CA,颈动脉;SCM,胸锁乳突肌;Lateral,侧面。

图 197-4　用超声探头挤压颈内静脉时看到与图 197-3 相同的图像

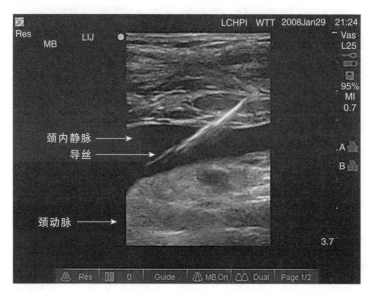

(Reproduced from Levitov A,Mayo PH,Slonim AD. *Critical Care Ultrasonography*. Figure 5-3. Available at: http://www.acessanesthesiology.com. Copyright © The McGraw-Hill Companies,Inc. All rights reserved.)

图 197-5 可见颈内静脉长轴及套管内的导丝

中心静脉穿刺的建议及注意事项

- 所有环节都要保持无菌
- 颈内静脉穿刺和锁骨下静脉穿刺都要头低仰卧位
- 锁骨下静脉穿刺置管时注意穿刺针在锁骨下以平角的方向进入
- 随时封闭穿刺针和导管口,避免发生空气栓塞
- 导管需保留 5 ~ 7 天以上:考虑使用抗生素浸渍的导管:
    - 患者无发生严重机械性并发症的危险:
        - 锁骨下静脉穿刺
    - 风险大,首次试穿失败:
        - 考虑借鉴美国指南
        - 颈内静脉或股静脉穿刺;穿透法?

中心静脉导管置入方法

方法	标记	优点	风险/问题
颈内静脉中路	胸锁乳突肌胸骨头和锁骨头所在三角的顶点为穿刺点。 方向：若触及颈动脉，在动脉外侧面；否则，男性指向乳头方向，女性指向乳头或稍偏外侧进针 与水面呈 20~30°角	多数人容易定位	气胸 穿破颈动脉
颈内静脉前路	• 穿刺点在胸锁乳突肌前缘，锁骨上 6~8cm • 空闲手分开颈动脉和胸锁乳突肌 • 穿刺针在颈动脉和胸锁乳突肌之间进入 • 方向：指向胸或稍偏外侧进针，与水平面呈 45°角	容易定位＝颈动脉波动和胸锁乳突肌前缘 处于颈部较高的位置→降低气胸的风险	穿破颈动脉的风险较高 导管/包扎位置在男性相对靠近颈处 因导管在颈部较高处，对清醒的患者来说不舒适
颈内静脉后路	穿刺点在胸锁乳突肌的后外侧，直接转向颈外静脉穿过胸锁乳突肌处，或锁骨上 4~6cm 处穿刺针应进入肌肉的下面（深达肌肉的深层），指向胸骨切迹向前进针 方向：在同侧胸锁关节后方，与纵切面呈 20~30°角	降低气胸和穿破颈动脉的风险	胸锁乳突肌的后缘不太明显，尤其是肥胖患者 左侧穿刺针可能有损伤胸导管的风险 若定位不准（偏后方）可能造成臂丛神经损伤

（待续）

中心静脉导管置入方法（续）

方法	标记	优点	风险/问题
锁骨下入路	在锁骨下方1cm处穿刺，位置在： • 锁骨中内1/3连接处（偏内侧）穿刺增加气胸的风险，尤其是其右侧） • 胸锁关节与肩锁关节的中点（向外侧穿刺增加动脉和臂丛神经损伤的风险） 方向：指向对侧肩，或操作者在胸骨上切迹的手指 与纵切面呈20～30°角（45°导丝直接进入肺） 用力压下软组织，以便在锁骨下方以20°角置入穿刺针	• 骨性标志 • 即使是低容量也可穿刺 • 位置干净（无流下的口水，距离口腔造口部位较远） • 对于清醒的患者来说比较舒适	• 气胸的风险较大（？） • 陡峭的学习曲线 • 如果出血难以压迫以压迫[根据美国指南，可以将导管置入腋静脉（距离稍远）] • 心脏手术（胸骨内陷）期间可能扭折，或使用血管内导管连续替代治疗时血流不畅 • 定位不准确时导丝和导管可能进入颈内静脉，或进入无名静脉和对侧锁骨下静脉
股静脉入路	• 穿刺点位于股动脉搏动内侧1cm • 腹股沟韧带下方2～3cm ▸方向：指向头或稍偏内侧 ▸与水平面呈30°～40°角	容易定位＝股动脉搏动 并发症发生率较低，不必行胸部X线检查辅助	相对"脏"的区域，发生脓毒症的风险较高（对侧） 腹膜后出血的风险 大量腹水时，导丝不易通过
外周位置较高的末端静脉	将导管置入贵要静脉或头静脉，然后沿走行进入中心位置	容易置入静脉导管，但有时不易进入中心 对患者来说更舒适 并发症较少	常见位置变异 路径较长，流速慢（灌注和回吸，如空气栓塞）气栓塞

方向参照患者的标准解剖位置给出。

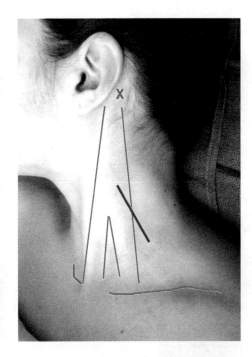

X 表示乳突;胸锁乳突肌的胸骨头和锁骨头，锁骨和胸骨切迹都被标出。蓝线位置是颈外静脉(EJ)的典型位置。

图 197-6　颈内静脉穿刺置管的标记

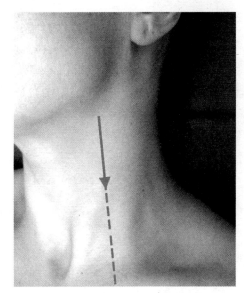

图 197-7　颈内静脉穿刺中路穿刺点和方向

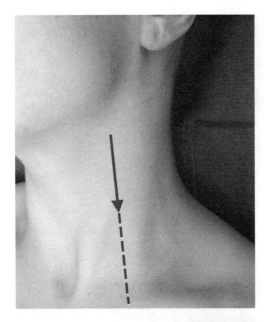

图 197-8 颈内静脉穿刺前路的穿刺点和方向

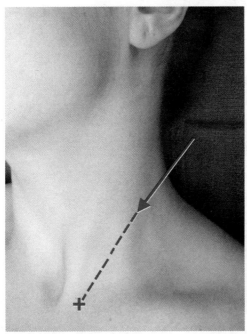

图 197-9 颈内静脉穿刺后路的穿刺点和方向

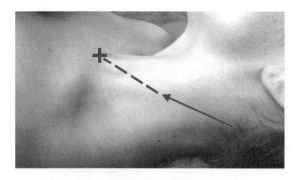

注意穿刺针稍指向前方(指向上方)。

图 197-10　颈内静脉穿刺后路的穿刺点和方向(侧面观)

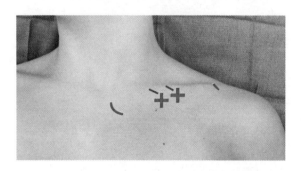

穿刺点对应在锁骨中点下方 1cm 处和锁骨内侧 1/3 与外侧 2/3 交界处。

图 197-11　锁骨下静脉穿刺入路的穿刺点

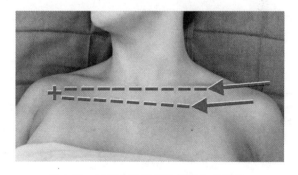

以上任一可能入路穿刺针都指向对侧肩。

图 197-12　锁骨下静脉穿刺入路的方向

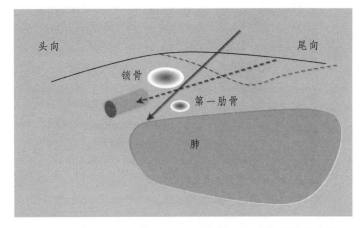

图 197-13 示意图显示(虚线箭头)需要挤压软组织使穿刺针指向锁骨形成一约 20°平角,穿刺针在锁骨和第一肋骨之间穿过。穿刺针以 45°角进入胸膜(实线箭头)。

- 少于 5～7 天,肺动脉导管,血液透析:
  - ➢ 机械性 > 感染性并发症:
    - ▪ 颈内静脉或股静脉穿刺
- 护理:
  - ➢ 穿刺部位仔细护理
  - ➢ 每 48～72 小时更换输液系统
  - ➢ 低剂量抗凝剂(肝素,低分子肝素):尚有争议
  - ➢ 不需要中心静脉导管时,立即拔除
  - ➢ 不必常规更换导管

并发症

- 早期并发症:
  - ➢ 出血
  - ➢ 心律失常
  - ➢ 空气栓塞
  - ➢ 损伤神经(臂丛神经)
  - ➢ 气胸、血胸
  - ➢ 胸导管损伤(颈部左侧)

- 远期并发症：
  - 感染
  - 静脉血栓形成
  - 导管移位
  - 心肌穿孔

中心静脉穿刺的并发症	
并发症	避免并发症的更好选择
感染(2%~10%)	锁骨下(SC)>IJ≥股静脉(F)
血栓形成(2%~40%)	SC>IJ>F
机械性并发症(2%~4%)	F>IJ≥SC
穿刺失败和定位不良(0%~3%)	F>IJ≥SC

各中心静脉穿刺通路的相对分级				
	贵要静脉/头静脉	颈外静脉	颈内静脉	锁骨下静脉	股静脉
容易置管	1	3	2	5	3
成功率(如肺动脉导管置入)	4	5	1	2	3
长期使用	4	3	2	1	5
早期并发症	1	2	4	5	3
晚期并发症	1	3	4	2	5

1分,表示最好或最容易;5分,表示最差或最困难。

（刘玲 译　吕国义 校）

第 **198** 章

休克

Nirav Mistry，MD，Adel Bassily-Marcus，MD，FCCP，FCCM

休克类型	MAP	PAWP	CO	SVR	SvO$_2$	乳酸	超声下心肌收缩性
低血容量性休克	↓	↓	↓	↑	↓	↑	小幅度左心室运动过度
血液分布性休克	↓	↔↓	↔↑	↓	↔↑	↑	↑或↓
心源性休克	↓	↑	↓	↑	↓	↑	↓
阻塞性休克	↓	↔↑	↓	↑	↓	↑	PE:大范围右心室活动不良　心包填塞:右心室舒张功能下降

表 198 – 1　区分不同类型的休克

MAP,平均动脉压;PAWP,肺动脉楔压;CO,心排血量;SVR,体循环血管阻力;SvO$_2$,混合静脉血氧饱和度;LV,左心室;RV,右心室;PE,肺动脉栓塞。

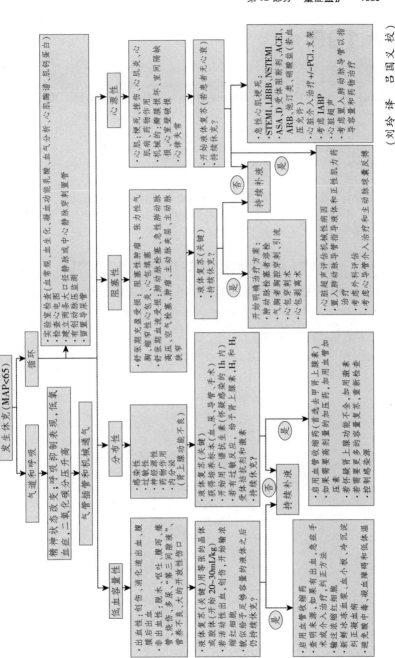

图 198-1　休克患者的逐步排除处理法

（刘玲 译　吕国义 校）

第 **199** 章

脓毒症

Nirav Mistry，MD，Adel Bassily-Marcus，MD，FCCP，FCCM

定义

• 全身炎症反应综合征(SIRS)：对任何炎性/感染性致病源的全身性反应
（见表 199 - 1）

表 199 - 1   SIRS 诊断标准(4 项中至少有 2 项成立)
•WBC >12 000/mL，<4000/mL，或未成熟细胞 >10%
•HR >90 次/分
•体温 >38.5℃或 <35℃
•RR >20 次/分,或动脉血二氧化碳分压 <32mmHg

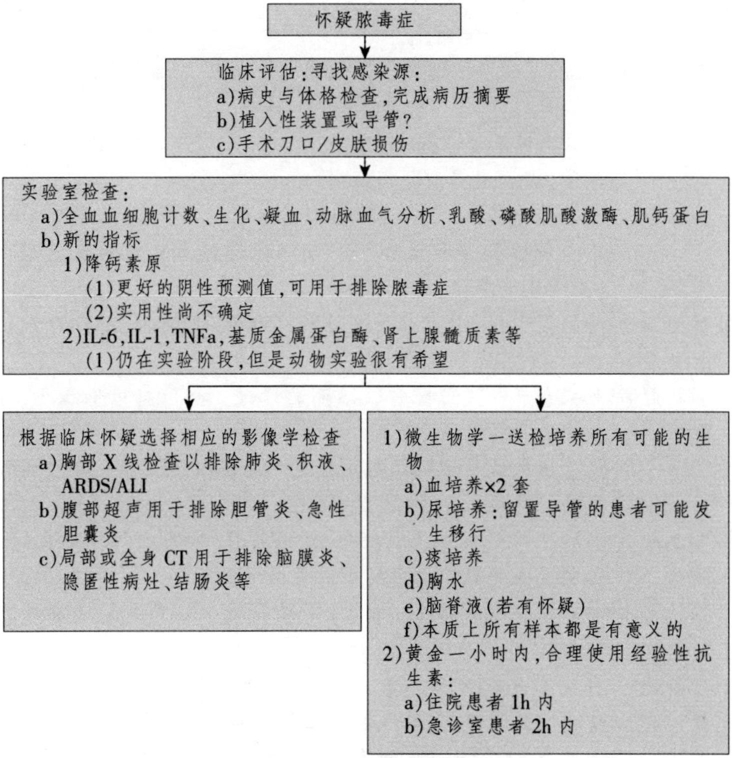

图 199-1　脓毒症的诊断流程

- 脓毒症:明确的感染性病因与由此引起的全身性反应(至少两个或多个 SIRS 标准)
- 严重脓毒症→脓毒症合并急性器官功能障碍
- 脓毒性休克→脓毒症导致的低血压,对液体复苏反应差并存在终末器官损害的证据,包括乳酸酸中毒、少尿或精神状态改变
- 死亡率在 28% ~50%

严重脓毒症和脓毒性休克的处理

早期复苏(开始6小时)

患者低血压、血乳酸 >4mmol/L 时需要立即复苏

目标	• 平均动脉压≥65mmHg
	• 尿量≥0.5mL/kg/h
	• 中心静脉压(CVP)8~12mmHg(益处尚有争议)
	• 中心静脉氧饱和度≥70% 或混合静脉血氧饱和度≥65% (益处尚有争议)
晶体液和胶体液同样起效	• 冲击量 1000mL 晶体液或 300~500mL 胶体液在 30 分钟之内输完
	• 如果患者在使用血管收缩药的情况下仍有持续低血压,可能需要大容量液体复苏
	• 患者出现低灌注引起的乳酸酸中毒和 pH 值≥7.15 时,碳酸氢盐治疗视为禁忌证
血制品的输注	• 输注浓缩红细胞使血红蛋白≥7g/dL[当患者循环不良(如心肌缺血等)时,需要的血红蛋白量更高]
	• 避免给予血浆和血小板,除非有活动性出血或属于原计划程序
血管收缩药	• 如果休克持续,即使有液体复苏(20~30mL/kg),也要开始使用血管加压药,维持平均动脉压≥60~65mmHg
	• 去甲肾上腺素和多巴胺等血管加压药应从中心静脉导管给药
	• 如果休克对最初给的血管活性药无反应,垂体后叶素(0.03U/min)、去氧肾上腺素或肾上腺素或可加用
	• 建议使用动脉导管进行血流动力学监测
	• 心肌功能障碍的患者建议使用多巴酚丁胺
控制感染灶和使用抗生素	• 疾病出现的前 6 小时内确定感染性病因
	• 评估病情并采取措施控制感染灶(脓液引流、组织清创等)
	• 取出血管内被感染的装置
	• 培养所有可用的样本
	• 在发现脓毒症和脓毒性休克的最初一小时,使用广谱抗生素 ▸若怀疑有假单胞菌感染或可能破坏免疫系统时,采用联合治疗方法

(待续)

严重脓毒症和脓毒性休克的处理(续)

早期复苏(开始6小时)

患者有急性肺损伤(ALI)或急性呼吸窘迫综合征(ARDS)时给予机械通气	• 潮气量设为 6mL/kg(标准体重) • 维持气道压≤30cmH$_2$O • 在呼气末增加 PEEP 防止肺萎陷及防止高浓度吸氧引起的氧中毒 • 允许动脉血 CO$_2$ 升高,以尽量减小气道压和潮气量 • 若无禁忌证,头抬高至少 30°(30°~45°) • 研究脱机方案并且每日评估一次呼吸试验来帮助患者脱离机械通气 • 采用保守的液体治疗策略 • 有人认为,ALI/ARDS 的患者不能用肺动脉导管,因为:不能提高生存率,增加医疗消耗,增加感染及非致命性心律失常的风险
重组人类活化蛋白 C[α 替加色罗(活化的)]在 2011 年 10 月退出市场,因其在冲击 – 休克试验中缺乏疗效	
类固醇激素	• 当患者对液体复苏和血管收缩药治疗反应差时开始考虑使用(难治性休克:逐渐增加的血管收缩药剂量,为维持平均动脉压 >65mmHg 需不断增加血管收缩药用量) • 初始,每天给予氢化可的松(首选类固醇激素)200~300mg • 没用类固醇激素前,不建议做 ACTH 兴奋试验 • 不能用类固醇激素治疗脓毒症,除非患者的医疗状况必须使用(之前用类固醇激素,内分泌紊乱等)
血糖控制	• 应当静脉应用胰岛素以纠正危重患者的严重高血糖 • 最近的多数研究表明过多的胰岛素治疗可能导致更坏的结果 • 密切监测血糖变化,使血糖维持在≤180mg/dL
镇静与镇痛	• 对于使用机械通气的危重患者,应用镇静方案 • 镇静药可以间断给予,也可持续输注 • 允许每日中断镇静,使患者清醒 • 除非是顽固性低氧血症的患者,否则不能用神经肌肉阻滞剂。通过四个成串刺激监测肌力反应
预防应激性溃疡	应用 H$_2$ 受体阻滞剂 PPI
预防静脉血栓栓塞	• 小剂量普通肝素或低分子肝素效果无差异 • 如果有肝素使用禁忌证,可以使用机械压迫装置

(刘玲译　吕国义校)

第 200 章

急性心肌梗死,并发症及治疗

Awais Sheikh, MD, Roopa Kohli-Seth, MD

急性心肌梗死的诊断

- 临床表现:新发生心绞痛、心绞痛发作频率增加或静息心绞痛。出汗、低血压、新出现的二尖瓣反流杂音,肺水肿或肺部湿啰音,颈静脉怒张
- 心电图表现(如图 200-1 和图 200-2):ST 段抬高[V2~V3 导联,男性≥0.2mV或女性≥0.15mV 和(或)其他导联≥0.1mV]或 ST 段压低(两相临导联>0.05mV),T 波倒置,新发生的传导阻滞,尤其是完全性左束支传导阻滞
- 超声心动图:室壁运动异常,新出现的杂音(乳头肌功能失调)
- 实验室检查:心肌酶(肌钙蛋白)、系列信号传导及转录激活因子检测(每 6 小时 1 次,连续检测 3 次并与基础值对照)
- 鉴别诊断:
  - ➢吸食可卡因
  - ➢肺栓塞、主动脉夹层动脉瘤,CT 血管造影术可排除之

详见第 5 章心电图改变。

初始治疗

- 鼻导管吸氧 2~4L/min;连接监护仪并建立静脉通路
- 硝酸甘油 0.4mg 舌下含服,最多含服 3 次;若无改善,则静注吗啡 2~4mg,每隔 5~15 分钟可重复给药一次
- 未合并充血性心衰、低血压或心动过缓者,可口服 β-受体阻滞剂,如美托洛尔25mg。如伴高血压,每 5 分钟静注美托洛尔 5mg,最多不超过 3 次
- 口服非肠溶性阿司匹林 160~325mg,嚼服效果更佳
- 若无禁忌,可口服阿托伐他汀 80mg

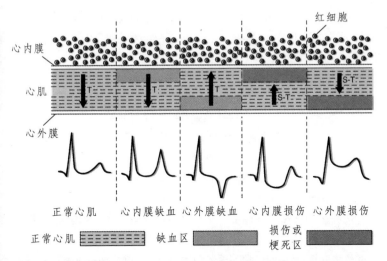

缺血和损伤模式。(Reproduced from Morgan GE, Mikhail MS, Murray MJ. *Clinical Anesthesiology*. 4th ed. Figure 20–3. Available at: http://www.accessmedicine. com. Copyright ⓒ The McGraw-Hill Companies, Inc. All rights reserved.)

图 200-1　缺血的心电图征象

ST 段抬高心肌梗死（STEMI）

- 条件具备时,应于自发病 90 分钟内行经皮冠状动脉介入治疗（PCI）
- 发病时间 <12 小时,无禁忌证[如颅内出血、缺血性脑卒中 <3 个月,脑动静脉畸形或恶性肿瘤、主动脉夹层、出血倾向或活动性出血（排除月经期）、3 个月内有头部创伤史等],如自发病 90 分钟内无条件行 PCI 者,亦应于接诊后 30 分钟内实施溶栓治疗
- 除给予阿司匹林外,应进行抗血小板治疗:
  - ➢普拉格雷 60mg:即使用药后行 PCI,亦无出血风险
  - ➢或氯吡格雷 600mg,同时请心脏科医师会诊
- 与心脏科医师磋商后,试用糖蛋白 Ⅱ b/ Ⅲ a 抑制剂。
- 所有患者均应给予抗凝剂治疗:
  - ➢普通肝素（UFH）:
    - ■ 接受糖蛋白Ⅱb/Ⅲa 抑制剂、行 PCI 治疗患者:单次注射量 50 ~60U/kg 后,持续静脉输注,维持 aPTT 在 50 ~75 秒之间

- ■ 未使用糖蛋白 Ⅱ b/Ⅲ a 抑制剂者:单次注射量 60 ~ 100U/kg(最多不超过 4000U)
- 依诺肝素:肾功能正常、非 PCI 患者,单次静注单次注射量 30mg,每 12 小时给予尿激酶(SC)1mg/kg。终末期肾病患者首选低分子肝素

不稳定型心绞痛(UA)或非 ST 段抬高心肌梗死

- 给予抗血小板治疗:无出血风险的 PCI 患者:(除阿司匹林)可给普拉格雷 60mg 或氯吡格雷 600mg,并及时请心脏科医生会诊
- 与心脏科医师磋商后,试用糖蛋白 Ⅱ b/Ⅲ a 抑制剂
- 所有患者均应给予抗凝剂治疗:
    - ➤ 首选肝素:PCI 患者静注负荷剂量 50 ~ 60U/kg 后,以 12U/kg/h 静脉单次给予(治疗目标:aPTT 维持 50 ~ 75 秒)
    - ➤ 或依诺肝素:肾功能正常、未行 PCI 患者,静注负荷剂量 30mg 后,继以尿激酶(SC)1mg/kg/12h,持续静脉点滴。终末期肾病患者首选肝素
    - ➤ 或皮下注射磺达肝素 2.5mg/d

可卡因相关急性冠状动脉综合征(ACS)

- 缓解焦虑可给予劳拉西泮(氯羟安定)2 ~ 4mg 静注,每 15 分钟重复一次,直至症状缓解
- 禁用 β – 受体阻滞剂

急性心肌梗死并发症

- 急性充血性心脏衰竭:
    - ➤ 原因:心肌梗死是院内死亡的首要原因
    - ➤ 体征:听诊闻第 3、第 4 心音或奔马律、肺底部湿啰音、肝 – 颈静脉回流征阳性或下肢过灌注及下肢水肿等
    - ➤ 检查:心脏超声评价左心室功能或胸部 X 线片

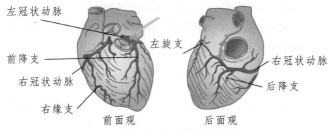

A 正常血液供应

左冠状动脉 / 左旋支 / 前降支 / 右冠状动脉 / 后降支 / 右缘支 / 前面观 / 后面观

典型心电图导联

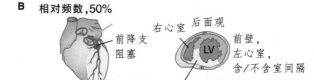

B 相对频数,50%

前降支阻塞 / 右心室 后面观 / 前壁,左心室,含/不含室间隔 / 前面观 / 梗死 / 前面观

I,aV_L,以及 V_1–V_4 导联

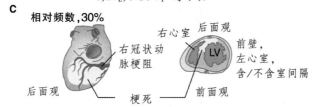

C 相对频数,30%

右冠状动脉梗阻 / 右心室 后面观 / 前壁,左心室,含/不含室间隔 / 后面观 / 梗死 / 前面观

右心室:V3R、V4R、V5R、Ⅲ 以及 aV_F 导联

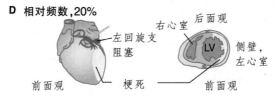

D 相对频数,20%

左回旋支阻塞 / 右心室 后面观 / 侧壁,左心室 / 前面观 / 梗死 / 前面观

V_5 或 V_6 V7~V_9,与对应的 V_2 或 V_3 导联 ST 段压低

心肌供血(A)和最频发冠脉闭塞部位所致梗死区(相对频数,以百分比表示)。(B–D) 心肌受累的确切部位因正常血供变异及冠脉堵塞时侧支循环程度而异。(Reproduced from Chandrasoma P, Taylor CR. *Concise Pathology*. 3rd ed. Figure 23–1. Available at: http://www. accessmedicine.com. Copyright © The McGraw-Hill Companies, Inc. All rights reserved.)

图 200–2 心肌梗死部位(冠脉供应,心肌)及相关心电图导联

- 治疗：
  - 降低前负荷：呋塞米或硝酸甘油静脉注射
  - 静脉硝酸甘油或血管紧张素转换酶抑制剂
  - 硝普钠可引起"冠脉窃流"现象，禁用
  - 症状不缓解者，可使用正性肌力药
- 心源性休克：
  - 原因：急性心衰、室间隔穿孔、二尖瓣反流、室壁瘤破裂致心包填塞者，应尽快行心包切开、心脏修补、心包引流术
  - 亦可因过量使用负性肌力药物和血管扩张剂发生休克，应引起注意
  - 表现：持续胸痛、呼吸急促、出汗、神志不清、面白或发绀
  - 体征：听诊闻第3心音或奔马律，平均动脉压（MAP）<60mmHg，尿少<0.5mL/kg/h，CI<2.2L/min/m²，PAWP（肺动脉楔压）>18mmHg
  - 检查：血生化、心肌酶、ECG、胸部X线片、心脏超声
  - 治疗：
    - 维持收缩压>65mmHg：静脉补液并合理使用升压药
    - 建立人工气道、机械或辅助通气，纠正血O_2和pH值
    - 主动脉内球囊反搏（IABP），提升主动脉舒张压，增加冠脉血流，保证心肌血供，降低心肌氧耗。急性心肌梗死（AI）或主动脉夹层动脉瘤患者禁忌
    - 心室辅助装置
    - 最终治疗：冠脉旁路血管移植（Bypass）术血运重建、瓣膜修复术
- 肺水肿
  - 原因：与左心衰有关
  - 表现：呼吸急促、心动过速、缺氧、肺底部湿啰音或高血压
  - 检查：胸部X线片、UCG。急性左心衰时PAWP>18mmHg，与心脏无关时，PAWP<18mmHg
  - 治疗：
    - 降低前负荷：静脉给予呋塞米或硝酸甘油、吗啡或奈西利肽
    - 气管内插管人工通气，保证通气与氧合
    - 合理使用升压药，提升动脉血压（舒张压）
    - 正性肌力药或主动脉内球囊反搏，以增加CO
- 右室心肌梗死引起的心源性休克：
  - 原因：急性广泛下壁心肌梗死，应予积极治疗

- 表现:肝 - 颈静脉回流征(+)、下肢水肿、无肺淤血
- 检查:胸部 X 线胸片、ECHO、ECG、肺动脉导管监测:提升右房压,使 RA/PAOP 比值≥0.8(至少应保持≥0.5)
- 治疗:
  - 静脉补液,使 RAP 维持在 10 ~ 15mmHg
  - 给予正性肌力药物,增加 CO;IABP;最后措施可使用右心室辅助装置(多预后不良)
  - 合理使用血管加压药,提升 MAP 及体循环血管阻力(SVR)
  - 异位心律超过窦性心律者,可采用心房/心室双起搏,保持房/室活动同步
  - 氧化亚氮(20 ~ 40ppm)吸入或静脉给予依前列醇,降低肺血管阻力(PVR)。依前列醇使用方法:1 ~ 2ng/kg/min 静脉持续点滴,每间隔 15 分钟增加 2ng/kg,直至出现副作用或类高原反应,常用剂量:25 ~ 40ng/kg/min)
  - 决定性治疗是早期血运重建
- 急性心肌梗死的机械并发症:
  - 急性二尖瓣反流
  - 原因:乳头肌功能不全/破裂、腱索断裂、左心室扩张或右心室壁瘤
  - 表现:低血压、肺水肿、心前区搏动过强、收缩期杂音
  - 检查:彩色多普勒超声心动图。PAOP 监测:巨型 V 波
  - 治疗:
    - 避免心动过缓,因心动过缓可延长心室舒张期,致反流
    - 降低前负荷:静脉使用呋塞米或硝酸甘油
    - 避免增加后负荷(如气管内插管、手术刺激等):深度镇静、使用血管扩张剂
    - 避免过度扩容,进一步加重二尖瓣反流
    - 正性肌力药物和(或)IABP,增加心排血量
    - 决定性治疗是手术修复
- 急性室间隔穿孔:
  - 罕见,多发生在发病后 14 天内
  - 表现:低血压、右心衰为主、粗糙的全收缩期杂音
  - 检查彩色多普勒超声心动图
  - 肺动脉导管监测:提升肺循环压力,增加肺灌注,降低体循环压力

- ➢ 治疗：
  - ▪ 同急性二尖瓣反流（见上文）
- • 室壁瘤破裂：
  - ➢ 多发生于发病后 7 天内，是心源性猝死的主要原因。初步濒危评估（PEA）：是心包填塞的主要原因，往往是致命的
  - ➢ 表现：急性肺水肿、心源性休克
  - ➢ 检查：彩色多普勒超声心动图
  - ➢ 治疗：
    - ▪ 除非存在前向血流，否则，应立即胸外心脏按压
    - ▪ 容量复苏
    - ▪ 正性肌力药
    - ▪ 紧急心包穿刺或剖胸手术
    - ▪ 往往是致命的
- • 心律失常：原因：自主神经系统过度激惹、电解质紊乱和心肌缺血等：
  - ➢ 合理处置（参见第 5,15,16 以及第 222 章）
  - ➢ 加速型室性自主心律（"慢室速"）：除心肌梗死外极少见：
    - ▪ ECG 表现复杂、多变，心室率一般在 60~100bpm 之间
    - ▪ 通常始于再灌注初
    - ▪ 如需治疗：可静脉注射阿托品，以增加窦性心律
- • 其他 MI 并发症：
  - ➢ 低血容量：
    - ▪ 原因：治疗中使用利尿剂、摄入不足、呕吐
    - ▪ 表现：低血压、血管塌陷、黏膜干燥。伴随氧合不良，最终可能出现心排血量不增、组织充血等
    - ▪ 处理：监测组织氧合状态、PAWP 及心排血量，能早期发现异常。谨慎补液，提升 PAWP 至 20mmHg
  - ➢ 复发胸壁疼痛：
    - ▪ 常因缺血复发，需血运重建
  - ➢ 心包炎：
    - ▪ 由于担心心包周围出血风险，应谨慎抗凝
  - ➢ 血栓栓塞：
    - ▪ 为预防栓塞，诊断明确的左室血栓患者，抗凝治疗至少应持续 3~6个月

> 左室室壁瘤:
  ▪ 原因:局部心室肌非收缩性外翻
  ▪ 表现:充血性心衰、栓塞性疾病及心律失常
  ▪ 处理:手术治疗
> 假性动脉瘤:
  ▪ 由心包膜和组织血栓包裹的室壁瘤破裂
  ▪ 立即手术治疗,以防瘤体继续扩大延伸和心包填塞

(刘颖 译　吕国义 校)

第 201 章

过敏反应

Alexandra P. Leader, MD, Ryan Dunst, MD, Michael H. Andreae, MD

基础知识

- 可致死性过敏反应
- 接触过敏原后数分钟至数小时内快速触发
- 通常由抗原预先致敏;药物或其他物质诱发的过敏反应,因药物或其他物质与实现接触不明过敏原存在交叉反应,首次接触即可发病
- 病理生理学:Ⅰ型病态变态反应可使多个器官、系统同时受累
  > IgE 介导的肥大细胞脱颗粒作用,释出颗粒中贮存的大量组织胺、蛋白酶、蛋白聚糖及血小板活化因子(PAF);后续反应中前炎因子产物如前列腺素和白三烯等
  > 激活组织胺、前列腺素及白三烯受体,引发血管壁通透性及血管张力变化、支气管平滑肌收缩、凝血亢进等,导致血管神经性水肿、荨麻疹、支气管痉挛,以及弥散性血管内凝血(DIC)。血小板活化因子(PAF)促进抗凝,致凝血因子进一步消耗及支气管平滑肌收缩

- 临床上有些现象难与过敏反应相区别,即"假过敏反应"(非 IgE 介导,无致敏过程,非特异性组织胺释放)
- 麻醉期间过敏反应发生率为 1/3500 ~ 1/20 000;围术期过敏反应比其他任何情况下的过敏反应死亡率更高
- 麻醉患者发生过敏反应的早期征象往往不易识别,且治疗不足,皮肤征象被手术单所掩盖,不易早起发现
- 最初发生过敏反应后,8 ~ 10 小时内可能再次发生,甚至延至 72 小时后,也有再次发生过敏反应者
- 一旦确诊,应立即治疗,并做好复苏准备
- 主要死因有上呼吸道水肿、支气管梗阻、循环衰竭等
- 如并存哮喘/慢性阻塞性肺疾病(COPD)及心血管系统疾病时,治疗效果差且结局不佳
- 四个分级:

1. 皮肤表现:皮肤、黏膜广泛皮疹、荨麻疹
2. 病变累及多个脏器:可能出现低血压、心动过速、支气管高敏感反应
3. 病情严重时威胁患者生命,可能发生心肌梗死(MI),严重支气管痉挛等,甚至心跳、呼吸骤停
4. 心搏骤停

注意:皮肤反应可延迟出现或始终不出现。

过敏/类过敏反应的临床特点与鉴别诊断		
病变涉及的系统	临床表现特点	鉴别诊断
皮肤黏膜系统	瘙痒、颜面潮红、红斑、急性荨麻疹、血管神经性水肿	类癌综合征、接触性或胆碱能性荨麻疹、药物介导的血管舒张
呼吸系统	喉水肿、"鸡鸣样"喘鸣、支气管痉挛、分泌物过多、气道峰压升高、氧饱和度下降	恶性高热、哮喘、误吸、黏液栓、主气道插管、复发性喉神经损伤、拔管后喘鸣
心血管系统	(pre)晕厥、心动过速/心动过缓、低血压、节律异常、循环衰竭、心搏骤停	血管-迷走反应、心律失常、急性心肌梗死、肺栓塞、张力性气胸、心包填塞、休克
血液系统	弥散性血管内凝血(DIC)	输血反应、出血

可能引起过敏反应的药物

神经 – 肌阻滞剂（NMBAs）	50% ~70% 围术期过敏反应与使用肌松药有关。其中 60% ~70% 属于交叉过敏反应（即使致敏反应阳性，临床上 NMBAs 无绝对禁忌证）
乳胶	医护人员属过敏反应高危群体，反复接受手术患者与之相似（抗原接触史）。其他如脊柱裂；对热带水果（香蕉、猕猴桃、鳄梨、木瓜、芒果、西番莲、多种坚果）过敏患者，接触乳胶时，可能出现交叉过敏反应
抗生素	青霉素、头孢菌素、碳青霉烯类抗生素、内酰胺类抗生素、万古霉素、磺胺类抗生素等
局部麻醉剂	罕见，酯类局部麻醉剂相对发生率高，与酯类局部麻醉药的代谢物——对氨基苯甲酸（PABA）有关
其他	胶体物、鱼精蛋白［接受中性鱼精蛋白锌胰岛素（NPH insulin）的糖尿病患者］、放射性染料（非碘剂过敏，与食用海鲜类无关）、催眠药（主要是巴比妥类）、阿片类药物等

术前：预防

- 询问有否过敏反应相关风险因素：如接触药物、乳胶及某些食物过敏史
- 若患者于前一次麻醉过程中曾出现过敏反应者：
  - 如可能，最好选择部位麻醉
  - 若选择全身麻醉，应避免使用神经 – 肌阻滞剂及可能引起组胺释放的药物（如吗啡）；可选用丙泊酚或吸入麻醉剂；首选非组胺释放阿片类药物（芬太尼、氢吗啡酮等）
  - 目前尚不能提供确切的实验室检查结果，以确定究竟应避免使用何种药物
  - 对有过敏史的患者，术前预防性应用抗组织胺药（如 H_1 或 H_2 受体阻滞剂）并不能获益
  - 条件允许，可于手术室内，麻醉诱导前，全面监测条件下给予抗生素

术中：治疗

- 立即终止一切可疑药物或疑似抗原物质，如明胶类胶体液。如诱导过

中发生过敏,或已发生循环衰竭,应终止使用任何麻醉药物

- 立即给予肾上腺素纠正低血压,并缓解支气管平滑肌痉挛,停止使用一切可能导致肥大细胞脱颗粒作用药物与制剂:
  - 如患者出现低血压,肾上腺素单次注射量 $5 \sim 10\mu g$;若发生心搏骤停,肾上腺素单次注射量 $0.1 \sim 0.5mg$;必要时,可持续输注肾上腺素 $1 \sim 20\mu g/min$
  - 循环衰竭或心搏骤停患者,可每 $3min$ 静注肾上腺素 $1 \sim 3mg$,并立即启动 ACLS 预案
  - 发生过敏反应的患者,肾上腺素无禁忌
  - 延迟肾上腺素治疗可能存在两种可能,一是贻误治疗时机,二是可能造成致命性过敏反应
  - 对轻症患者,应避免肾上腺素剂量过大,因可致急性心肌梗死和(或)咳嗽变异性哮喘
  - 如使用了 β - 受体阻滞剂,可能需适当增加肾上腺素剂量。有报道称每 5 分钟静注 $1 \sim 2mg$ 胰高血糖素,继以 $0.3 \sim 1mg/h$ 持续静脉输注,可发挥阻断旁路 β - 肾上腺素受体作用
- 保持气道通畅,给纯氧吸入。如有任何发生喉水肿或气道狭窄的征象,应立即气管内插管
- 通知手术医生,停止手术操作,加快手术进程或立即终止手术
- 静脉快速输注晶体液 $2 \sim 4L$ 扩容/血浆置换
- 如持续输注肾上腺素剂量达 $8 \sim 10\mu g/min$ 时,可加用去甲肾上腺素(初始剂量 $0.1\mu g/kg/min$)
- 抬高下肢以促进静脉回流。有条件时,可使用抗休克裤(MAST)。因血管通透性增加,可限制疗效
- 药物辅助治疗:
  - 支气管扩张剂:沙丁胺醇 ± 异丙托溴铵喷雾剂($7.5mg$ 沙丁胺醇 ± $0.5mg$异丙托溴铵喷雾剂)
  - 糖皮质激素预防后期反应:每 6 小时静注氢化可的松 $200mg$
  - 抗组织胺药:静注苯海拉明 $25 \sim 50mg$ 以及雷尼替丁 $150mg$(没有证据支持过敏反应中抗组织胺治疗,但仍可作为多项治疗措施之一)
- 应考虑采集血标本,测血清/血浆/血凝块中的胰蛋白酶,发生过敏反应 30 分钟内更为理想。如决定停止复苏,应于停止 CPR 前采集血标本

术后:观察,诊断以及二级预防

- 确诊过敏反应患者,应在 ICU 或 PACU 密切监测,确保血流动力学稳定。因存在顽固性气道水肿可能,应延迟拔管
- 使用额外的抗组胺剂以及类固醇治疗 3 天,以减少发生后续反应的可能性
- 建议患者看过敏反应专家,寻求进一步诊治
- 实验诊断:
  - 血清类胰蛋白酶水平:发生过敏反应患者,血清类胰蛋白酶水平升高,见于发病 3 小时内。不足是不能区分过敏反应与类过敏反应
  - 血清组胺水平:发生过敏性反应时,血清组胺水平一过性升高,血液半衰期约 60 分钟
  - 体外血清试验(如 RAST)可检测针对某些抗原的特异性 IgE 抗体。对多数药物而言,特异性虽高,灵敏度却较低
  - 在体皮试(点刺或皮内技术)±补丁测试:对之前的过敏反应预测价值高,可于过敏反应发生后 4~6 周进行检测
  - 脱敏疗法:患者可反复接触增量抗原,以增强患者对某些抗原的暂时耐受性。

(刘颖 译　吕国义 校)

第 202 章

纤维支气管镜下的肺部解剖

Constantin Parizianu, MD, Roopa Kohli-Seth, MD

方法:不插管情况下,经鼻/口或经气管内插管/喉罩/气管造口插管。

适应证:治疗/诊断/插管急救。

呼吸道的一个支气管分支大约经过 23 个次级支气管抵达肺泡囊。支气管镜只能送达第 4~5 级支气管,完成可视化检查。

肺的分段			
右肺		左肺	
肺叶(3)	肺段(10)	肺叶(2)	肺段(8)
上叶	舌段	上叶	舌后段
	背段		
	前段		前段
中叶	中段		上舌段
	外段		下舌段
下叶	背段	下叶	背段
	内基底段		前内基底段
	前基底段		
	外基底段		外基底段
	后基底段		后基底段

左肺舌叶与右中叶相对应,变异较大,尤其是内基底段。

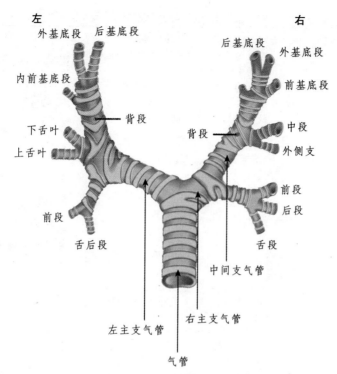

(Reproduced with permission from Doherty GM. *Current Diagnosis & Treatment: Surgery.* 13th ed. New York: McGraw-Hill; 2010. Figure 18–7. Copyright © The McGraw-Hill Companies, Inc. All rights reserved.)

图 202-1　自下向上，支气管树示意图

通过支气管镜观察支气管分支

气管	自环状软骨下缘到气管隆嵴,长度:新生儿约5.7cm;成人男性约11cm、女性约10cm。直径:新生儿4~5mm;成人约2.5cm。气管前壁由18~24块半环状(C形)软骨构成,半环形软骨之后方有开口,由结缔组织与平滑肌纤维膜连接	图202-2(见彩图)
气管隆嵴	左、右支气管分叉处,自前向后的软骨突起	图202-3(见彩图)
右主支气管	比左侧主支气管短,长约2cm,较左侧主支气管陡直,与气管中线呈25°~30°角,气管异物时更易坠入其中 从右主支气管横向分出,迅速分成三个肺段:舌段、背段和前段	
右肺上叶	从右主支气管横向分出,迅速分成三个肺段:舌段、背段和前段	图202-4(见彩图)
中间支气管	右主支气管分出上叶支气管后,远端延续而成,长2cm,后者分出右肺中叶、右肺下叶两个段支气管	图202-5(见彩图)

(待续)

通过支气管镜观察支气管分支(续)

右肺中叶	起于中间支气管远端支气管前壁和内侧壁,延续为内侧段和外侧段	图 202 - 6(见彩图)
右肺下叶	上段起于远端支气管中间段后壁,与右肺中叶起始部相对应,接续上段向下延伸,后分成四个基底段。第一部分为内基底段(靠近内侧起始部)。其他三个肺段依次为前基底段、外基底段和背基底段(A – L – P)	图 202 - 7(见彩图)
左主支气管	左主支气管长 4 ~ 5cm,口径较右主支气管略窄,与中线呈 45° 角。远端为左主支气管隆突,以此为标志,分出左肺上叶支气管和左肺下叶支气管	图 202 - 8(见彩图)

(待续)

通过支气管镜观察支气管分支(续)

左肺上叶	自左主支气管隆突分出后向上延伸,进入左肺上叶,并逐步分成舌叶支气管和上叶支气管。舌叶支气管分成两部分,即上舌段支气管和下舌段支气管。将左肺上叶分成舌后段和前段	图202-9(见彩图)
左肺下叶	自左主支气管隆突下、后方起,先分出上段支气管,此后逐步分出内前、外和后3个基底段	图202-10(见彩图)

提示:最简单的定位方法是利用气管软骨来确定相对位置。患者平卧位,操作者站在患者头端,保持支气管镜在气道的中间,软骨在镜体前方12点方向。当操作者不能正确定位时,可向外提拉镜体,返回气管隆嵴位置重新定位。

(刘颖 译　吕国义 校)

第 **203** 章

ICU 通气模式

Constantin Parizianu，MD，Roopa Kohli-Seth，MD

基本设置

潮气量(V_T)	理想体重者最初选择 8 ~ 10mL/kg
	避免大 V_T，因可升高气道压，造成肺气压伤
	呼吸频率固定时，增加 V_T，可增加分钟通气量(MV)、增加肺泡通气量，降低 $PaCO_2$、升高 pH 值，同时，会增加胸膜腔内压(ITP)，减少回心血量
呼吸频率(RR)	正常 12 ~ 14bpm
	V_T 固定时，增加 RR，可增加分钟通气量(MV)，降低 $PaCO_2$，升高 pH 值，但同时会增加无效腔通气量(VD)，有人机对抗风险
吸入氧浓度分数 (FiO_2)	开始可设为 1，快速提升 PaO_2 > 60mmHg，脉搏氧饱和度(PaO_2) > 90%
吸气流速	一般为 40 ~ 60L/min
	增加吸气流量，可以缩短吸气时间，延长呼气时间，降低吸呼比，有利于 CO_2 排出
	对气道阻塞性疾病患者，降低自主 PEEP，但可增加气道峰压(peak)
呼气末正压通气 (PEEP)	通常设置为 5cm H_2O
	增加 PEEP(最高 20 ~ 24cmH_2O)可以增加急性肺损伤(ALI)或急性呼吸窘迫综合征(ARDS)患者氧合
	但可能会减少腔静脉回流，引起高血压，升高平台期压力，造成气压伤，并可升高颅内压

ARDS，急性呼吸窘迫综合征；ALI，急性肺损伤；ITP，胸膜腔内压。

吸气周期变量

- 触发(启动)：哪些信息可以触发使呼吸机开始送气？
  - ➤ 时间启动或患者呼吸努力(压力或流量启动)
- 目标(限定)：吸气时哪些因素可以限定/控制气流量？

➢压力限定或流速限定或容量限定(并非时间)
•终止(切换):哪些信息可使呼吸机停止送气?
➢时间切换、容量切换、流速切换或压力切换

呼吸模式

•指令性通气——机器自行触发和(或)切换送气
•自主通气——患者吸气努力触发及切换呼吸机送气模式(患者决定潮气量),可以是辅助或控制通气
•辅助通气——患者自主呼吸触发呼吸机送气来完成辅助通气。气道压高于基础气道压,如压力支持通气(PSV)

呼吸模式				
	容量控制 容量辅助	压力控制	压力辅助	压力支持
触发(启动)	时间　患者自主吸气	时间	患者自主吸气	患者自主吸气
目标(限定)	流量　流量	压力	压力	压力
终止(切换)	容量　容量	时间	时间	流量

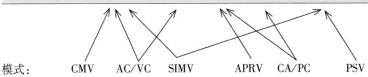

模式:　　CMV　　AC/VC　SIMV　　APRV　CA/PC　　PSV

• 容量切换通气:
➢控制性机械通气(CMV)——目前 ICU 已很少用此通气模式。时间触发,预置 RR 和 V_T,患者无自主呼吸。适用于深度镇静或使用了肌松药的患者
➢辅助控制/容量控制(AC/VC)——目前最常用的模式之一
时间或患者自行触发,均需预设 RR 和 V_T。患者可自行触发预设潮气量,无需镇静或肌松,但应警惕过度换气和呼吸性碱中毒可能。
➢间歇指令通气(IMV)/同步间歇指令通气(SIMV)是过去常用的脱机模式(目前已不常规使用,实际上会延长脱机程序)
IMV:时间触发指令通气,需预设 RR 和 V_T。在呼吸过程中,两个呼吸周期

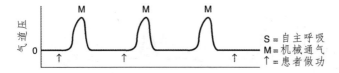

图 203-1　机械控制通气

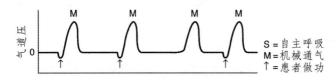

图 203-2　辅助控制或容量控制

间,患者可获得预设压力下的自主辅助呼吸(V_T 随患者吸气做功而变化)。

可导致人机对抗(指令呼吸与自主呼吸重叠)。

SIMV:与 IMV 相似,但 SIMV 呼吸机送气由患者自主吸气做功来触发,可保证呼吸机送气与患者自主呼吸同步,减少人机对抗。

- 流量切换通气:
  - 压力支持通气(PSV)——可用于脱机通气模式。患者不应深度镇静。若患者无法触发呼吸机送气,呼吸机不会转为自动控制呼吸(事实上所有通气模式均有呼吸暂停警报,可以触发指令通气)。辅助自主呼吸是患者触发、压力限定、流量切换的通气模式
  - 无需设置 RR 或 V_T。需预置压力支持(压力数值应≥PEEP),并需克服呼吸机通气回路阻力。支持压力越高,患者做功越小
  - 如 PSV 设为 0,则会转为持续正压通气(CPAP)。CPAP 属于无需呼吸机来切换的自主、非辅助通气模式

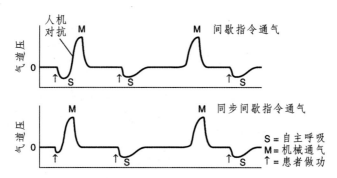

图 203-3 间歇指令通气(IMV)及同步间歇指令通气(SIMV)

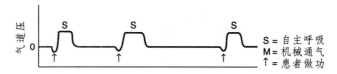

图 203-4 压力支持

- 时间切换通气：
  - 辅助控制(AC)或压力控制(PC)通气(AC/PC)——目的在于降低气道峰压。预置时间/患者自主吸气触发、压力限定、时间切换的通气模式。根据患者肺部条件,预置吸气压力上限、RR、吸气时间及 PEEP 水平。V_T 大小取决于气道阻力和患者呼吸做功。能导致可容忍性高碳酸血症
  - 压力调节、容量控制通气(PRVC)——目的在于降低气道/吸气平台期压力。功能与 AC/VC 相似,需预置 RR 和 V_T,呼吸机不断自动调节吸气流速,以保证在尽可能低的气道峰压水平,提供满意的潮气量

➤ 气道压力释放通气(APRV)——可能对急性肺损伤/急性呼吸窘迫综合征患者有益

长时程、高压力水平 CPAC 与短时程、低压力水平 CPAP(释放)相交替使用,结果使 I:E 反转,由压力梯度与肺顺应性决定潮气量。

此种通气属于时间启动、压力限定、时间切换的通气模式,呼吸周期任意时间均可实现自主辅助通气,但更常见于高气道压力相(因该时相更长)。因可导致肺气压伤,严重呼吸道梗阻患者应避免使用该通气模式。

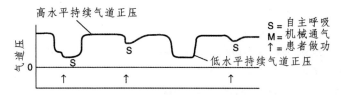

图 203-5　气道压力释放通气

➤ 双水平通气[区别于无创双水平气道正压通气(BiPAP)]

双水平通气与气道压力释放通气(APRV)相似。预置 RR、气道压力上限及下限,正常吸呼比。患者可在呼吸周期任意时刻自主呼吸,但多出现于气道压较低时。

其他通气模式:如高频震荡通气(HFOV),高频喷射通气(HFJV)适应性支持通气(ASV),控制分钟通气(MVC),无创通气如持续气道正压(CPAP),双水平气道正压通气(BiPAP)等,临床可依据不同患者肺部条件,或同一患者不同病程阶段肺部情况酌情选择。总目标在于改善通气与氧合,减少呼吸做功,预防机械通气并发症。

(刘颖 译　吕国义 校)

第 **204** 章

急性呼吸窘迫综合征(ARDS)

Yan Lai, MD, MPH, Michael H. Andreae, MD

定义及诊断

- 起病急,病情进展迅速
- 呼吸系统:临床或超声排除心源性因素,肺动脉楔压 < 18cmH$_2$O
- 呼吸窘迫:低氧和状态:
    - ➢ 氧合指数(PaO$_2$/FiO$_2$) < 200mmHg
    - ➢ 急性肺损伤(ALI)时(无论是否用 PEEP)PaO$_2$/FiO$_2$ < 300mmHg
- 症状:
    - ➢ 日常管理条件下,死亡率高达 25% ~ 50%
    - ➢ 幸存者常需面对呼吸系统后遗症,如慢性感染、气管造口等,生活质量下降
    - ➢ 可并存肺动脉高压或右心衰:
        - ▪ 急性右心衰时:超声下可见右室扩大及室间隔反常运动

常见病因(死亡率)

- 脓毒血症(30%)
- 误吸(36%)
- 创伤(11%)
- 输血相关急性肺损伤以及其他(如烧伤、毒性气体吸入、药物过量、溺水、急性胰腺炎等)

处理

- 如可能,应积极治疗潜在疾病(尤其是脓毒血症)
- 尽可能镇静
- 呼吸管理:

> 第一目标:避免过灌注导致继发性肺损害:

■ 低潮气量(6mL/kg 理想千克体重):

◆ 容量控制和压力控制通气均有效。监测潮气量,并维持平台压 <30cmH$_2$O(可考虑增加 0.2s 呼吸暂停来测定平台压)

◆ 当 NNT = 11 时绝对死亡风险可从 40% 降至 31%(NNT 需要治疗人数)

> 第二目标:改善氧合及通气/血流比:

■ 动脉置管,间断检测血气,以滴定原理,递增 PEEP 至 12cmH$_2$O,使 PaO$_2$ >60mmHg,随后提高吸入氧浓度

> 第三目标:可容忍性高碳酸血症(接受 PaCO$_2$ 增至 60mmHg)

■ 如有必要,增加呼吸频率至 30bpm,但应密切观察自主 PEEP,预防人机对抗

■ 发生呼吸性酸中毒时,目前尚缺乏直接监测 NaHCO$_3$ 的参数

• 解决问题:当上述目标难于实现时:

> 采用肺复张手段,使萎陷的肺组织复张:

■ 将 APL 阀上限调至 40cmH$_2$O,挤压呼吸球囊,使气道峰压达到 40cmH$_2$O,保持 30 秒(8 ~ 12 秒可能也能满足),反复几次

■ 通过使萎陷的肺泡复张,可能使氧合得到一过性改善(也可能通过减少心排血量,减轻肺内分流)

■ 警惕低血压(通常是一过性的,与静脉回心血量减少有关)及气胸

■ 高颅内压时禁止使用该方法

> 保守性液体治疗策略(是 ICU 治疗的重要部分):

■ 按 CVP、PAOP、CO、MAP 尿量等监测结果,及毛细血管复灌征等反映组织灌注的临床指征,严格控制液体量和补液速率

■ 液体负荷剂量、静脉通路保持液及多巴胺、呋塞米等,均应严格按治疗公式详细计算

■ 保守治疗策略可改善肺功能,并缩短机械通气时间,降低肺以外器官衰竭发生率

• 未证实有降低死亡率,但可考虑一试的其他措施包括:

> 俯卧位通气:可改善氧合,但不能降低死亡率

> 类固醇激素:甲泼尼龙 2mg/(kg·d),疗程 <7 天,可缩短病程,减轻肺纤维化。疗程超过两周,则可能演变为 ARDS,增加死亡率。避免与神经肌肉阻滞剂合用(有导致严重肌肉/神经病变的风险)

> 氧化亚氮吸入:可改善氧合,但不一定会提高生存率。可适用于难治性低氧血症、严重肺动脉高压或右心衰患者
> 顽固性低氧血症患者,可考虑吸入表面活性物质、前列腺素,或采用体外膜氧合作用(ECMO)技术改善氧合
> 营养支持:避免低磷血症,提高膳食中脂类比例,以降低 CO_2
> 肺动脉导管监测对此类患者意义不大

麻醉管理

* 有条件者,可选择压力控制、容量限定(PCVG)通气模式。肌松状态下,使理想体重潮气量为 6 ~ 8mL/kg,气道峰压保持 ≤40cmHg 及平台压 30cmHg,以优化气道管理。另可选择压力控制(PCV)通气模式。也可以考虑在 ICU 内联合应用全静脉麻醉(TIVA),镇静与维持肌松基础上联合机械通气治疗
* 初始 PEEP 压力设为 $10cmH_2O$,需注意因 PEEP 压力过高使胸膜腔内压 (ITP)升高所致的继发静脉回流受阻
* 初始 FiO_2 可设为 100%,维持 PaO_2 >60mmHg 以上,随病情好转,逐渐降低 FiO_2,以能维持 PaO_2 >60mmHg 以上为标准
* 如经上述处理,PaO_2 仍 <60mmHg,应反复试用手法肺复张,促进萎陷肺组织尽快复张
* 采用保护性肺通气策略,维持可容忍性高碳酸血症——$PaCO_2$ < 60。若能保证 $PaCO_2$ >60,在不影响氧合条件下,则应考虑适当增加呼吸频率,以降低 Paw,减轻对静脉回流影响,降低气压伤发生率
* 患者可耐受时限制液体入量(<10mL/kg/h),限制输血(悬浮红细胞或新鲜冰冻血浆 <5U)
* 维持患者能耐受的最低麻醉(镇静)深度,适度肌松,以保证机械通气质量,保证氧合
* 关注 PAP 及 CVP 动态变化。采用 TEE 评估肺动脉压以及右心功能变化,及时发现 HPAP 与右心功能不全。治疗可选择升压药,提升体循环压,保证重要器官灌注;利尿剂排出过量水分,降低前负荷;吸入 NO,扩张肺血管,降低 PAP,减轻右心负担
* 正压通气期间,应时刻警惕气胸的临床征象

(刘颖译　吕国义校)

第 **205** 章
哮喘持续状态

Awais Sheikh，MD，Roopa Kohli-Seth，MD

急诊科对支气管扩张剂及类固醇耐药的难治性支气管痉挛患者进行紧急救治。

病史

高风险因素预测：

• 本次就诊前有过严重哮喘发作史（如接受气管内插管或入 ICU 治疗的哮喘发作史）

• 过去一年内发生过 2 次或 2 次以上针对哮喘发作的住院治疗经历

• 过去的一年中，3 次或 3 次以上因哮喘发作到急诊科就诊者

• 数月内曾因哮喘住院或到急诊科就诊者

• 每月使用短效 β2 受体激动剂两瓶以上者

• 类固醇药物系统治疗或近期中断类固醇药物治疗时哮喘复发者

• 对哮喘症状感觉迟钝，或对急性加重不敏感，依从性差者

表 205‑1　麻醉注意事项	
急诊手术	充分供氧、β2 受体阻滞剂或静脉类固醇激素治疗
术前	选择苯二氮䓬类药物镇静
	只有分泌物过多或选择氯胺酮麻醉时，才考虑使用抗胆碱药
	由于 H2 受体阻滞剂不能阻止 H1 受体诱发的支气管痉挛，应避免使用之
麻醉诱导	丙泊酚和氯胺酮均属支气管扩张剂，可考虑选用
	七氟烷是目前应用的挥发性麻醉剂中，支气管扩张剂效果最强的药物（但临床意义尚未明确）
	避免使用阿曲库铵、米库溴铵、吗啡、哌替啶等强组胺释放剂

（待续）

表205-1 麻醉注意事项(续)	
术中	气管内插管、高平面脊麻、疼痛、手术刺激等可诱发支气管痉挛评估:双肺出现哮鸣音、高气道峰压、呼出潮气量降低、PetCO$_2$升高;治疗:
	•加深麻醉:静注一定剂量丙泊酚,增加挥发性麻醉剂浓度
	•排除其他可能:气管导管扭折、分泌物潴留、支气管内插管、肺水肿、肺栓塞、气胸等
	•呼吸回路吸气端中使用雾化吸入装置,吸入 β2 受体激动剂
	•静脉给予类固醇激素
术后	给予抗胆碱酯酶药物前,给予抗胆碱药物,可一定程度预防支气管痉挛发生
	气管内插管过深[如能排除反流、误吸风险,可谨慎使用 Bailey 急救法(全麻、保留自主呼吸、喉罩通气)],必要时,静注利多卡因 1～2mg/kg 可能对预防支气管痉挛有一定效果

体征

能反映哮喘严重程度的体征如:

•发绀、大汗、精神状态改变

•心动过缓、低血压、奇脉、脉压 >15mmHg

•呼吸辅助肌参与呼吸动作、静寂胸(缄默肺)、讲话困难、不能平卧

•呼气峰流速(PEFR) <200L/min 和(或) < 预计/正常值40%

•成人 FEV1 <预计值40%预示结局不良

•吸入室内空气 SpO$_2$ <92% ;PaO$_2$ <60mmHg;PaCO$_2$ >45mmHg

治疗

药物剂量参见表 205-2。

•氧合:保持 SaO$_2$ ≥92%(孕妇应 >95%)

•雾化吸入 β2 受体阻滞剂:沙丁胺醇

•雾化吸入沙丁胺醇同时,加入抗胆碱药异丙托溴铵

•类固醇激素:甲泼尼龙、地塞米松或氢化可的松,可静注、肌注或口服:

　➤哮喘发作峰反应 3～4 小时后,早期使用类固醇类药物

•监测血钾:β-受体阻滞剂和类固醇激素均可引起低钾血症,应及时按需

补充

- 高风险因子预测明确、体征严重者,首次治疗后无改善者,应及时转入 ICU 治疗
- 连续雾化吸入并用类固醇作为一线治疗,1 小时后症状、体征无缓解者,可试用静注硫酸镁治疗
- 雾化并复合类固醇药物治疗后 1 小时,症状改善不明显者,可试用特布他林或肾上腺素(注意:两者勿合用)
- 连续雾化并用类固醇药物治疗 1 小时后症状仍不改善,可考虑氦驱动雾化吸入沙丁胺醇治疗,可减少呼吸做功并改善通气(但有可能降低吸入氧含量)
- 若插管前其他方法治疗均无效,氯胺酮或可有一定帮助

表 205 - 2　哮喘持续状态时使用的药物

种类	药物	剂量
吸入 β2 受体阻滞剂	沙丁胺醇	间断雾化吸入: [(2.5 ~ 5mg)/20min] ×3,后继以 2.5 ~ 10mg/1 ~ 4h 或 prn 吸 4 ~ 8 次/20 分,治疗 4h,后 q1 ~ 4h 或 prn 连续雾化:哮喘持续发作患者,10 ~ 15mg/h
抗胆碱药	异丙托溴铵	500μg/20min ×3,然后 prn,或连续吸入 4 次、20min,治疗 3h
皮质醇	甲泼尼龙	静注 40 ~ 80mg/6 ~ 24h
	地塞米松	静注 6 ~ 10mg/6 ~ 24h
	氢化可的松	静注 150 ~ 200mg/6 ~ 24h
钙内流抑制剂	硫酸镁	静注 2g ×1 10min 以上
全身 β2 受体阻滞剂	肾上腺素 1:1000 (1mg/mL)	[(0.3 ~ 0.5mg)/20min] ×3 循环衰竭者可稀释后静注 100μg/次
	特布他林(1mg/mL)	(0.25mg/20min) ×3
全麻药	氯胺酮	静注负荷剂量 0.5 ~ 1mg/kg,≥2min 注毕;继续静脉输注 0.5 ~ 2mg/kg/h

• 下列情况可选择快速诱导：
  ➤ 昏迷患者
  ➤ 无法维持正常气道者
  ➤ 呼吸频率低,不能满足气体交换者
  ➤ PCO_2 正常或增高患者
• 如已插管：
  ➤ 潮气量 5~7mL/kg,RR6~8bpm,吸呼比 1:3 或 1:4(避免人机对抗)
  ➤ 维持 PAP <40cm H_2O;及 Ppl <20cm H_2O
  ➤ 可容忍性高碳酸血症($PaCO_2$ ≤55mmHg)
  ➤ 调节 FiO_2,使 SpO_2 ≥94%
  ➤ 深度镇静;避免神经肌肉阻滞,尤其是使用类固醇药物时(有神经肌病变的风险)
  ➤ 特殊情况下,在 ICU 可使用挥发性麻醉药

以下药物无效

静脉注射 β2 受体阻滞剂、甲基黄嘌呤、抗生素(除非有感染证据),超量补液、胸腔物理治疗、黏液溶解剂、镇静(除非气管内插管)。

(刘颖 译　吕国义 校)

第 206 章

肺栓塞

Arif M. Shaik, MD, Adel Bassily-Marcus, MD, FCCP, FCCM

概述

• 肺栓塞患者约 70% 合并下肢深静脉血栓
• 肺栓塞严重威胁危重病患者生命,死亡率高达 30%

诊断

A. 临床评估

日内瓦评分(修订版)	
危险因素	**分数**
年龄≥65	1
1 个月内新发骨折或有手术史	2
活跃恶性肿瘤	2
咯血	2
既往深静脉血栓或肺栓塞	3
单侧下肢痛	3
心率 75～94	3
心率≥95	5
下肢深部触痛、单侧肢体水肿	4

发生肺栓塞的可能性：
- 0～3 分：可能性较低(8%)。
- 4～10 分：可能性中等(28%)。
- ≥11 分：可能性较大(74%)。

- 高可疑指数者：应对具有以上症状的卧床患者进行评估
- 术中及术后：长骨骨折修复术后，伴难以解释症状者，应进行脂肪栓塞评估
- 复杂阴道损伤，或剖宫产患者，应进行羊水栓塞评估

B. 诊断实验

- 心电图：右心劳损的典型征象即 S1－Q3－T3(图 206－1)，仅见于 20% 已确诊肺栓塞病例
- 动脉血气分析显示轻微碱中毒以及肺泡－动脉氧分压差(A-aDO$_2$)增大
- 增量心肌坏死标志物检测如 B 型尿钠肽、肌钙蛋白 TnT/TnI 等；提示右心劳损者，超声证实并考虑溶栓治疗

C. 影像学检查

- 胸部 X 线：多数肺栓塞患者胸部 X 线片无特殊发现，偶见肺不张、肺实变、梗死，侧膈肌抬高
- 病情稳定的患者，CT 血管造影术(CTA)是首选的影像学检查方法，敏感

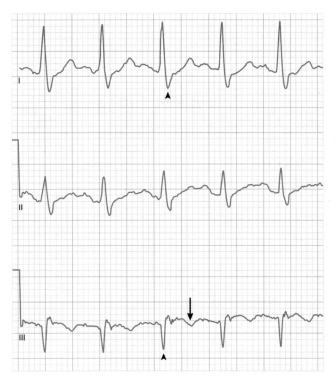

标Ⅰ导联 S 波加深(蓝色箭头所示),标Ⅲ 导联出现 Q 波(黑色箭头所示)以及倒置的 T 波 (蓝色箭头所示)。(Reproduced from Knoop KJ, Stack LB, Storrow AB, Thurman RJ. *The Atlas of Emergency Medicine*. 3rd ed. Figure 23 –47B. Available at: http://www.accessmedicine.com. Copyright © The McGraw-Hill Companies, Inc. All rights reserved.)

图 206-1 肺栓塞的典型心电图

性可达 96% ~100% ,特异性达 89% ~98%

• CT 检查无异常,或患者有造影剂禁忌时,可选择肺通气/灌注扫描（V/Q）。后者并不常用,胸部 X 线片无特殊发现,且临床症状、体征支持,需要确诊时考虑使用。孕妇可考虑首选 V/Q 检查,但有争议

• 下肢多普勒超声检查:可排除深静脉血栓（DVT）

• 超声心动图:可提示急性肺栓塞患者右心负荷过重,常预示较高的死亡率,也可用于血溶栓治疗效果判定。经食管超声心动图可见肺动脉内巨大血栓回声

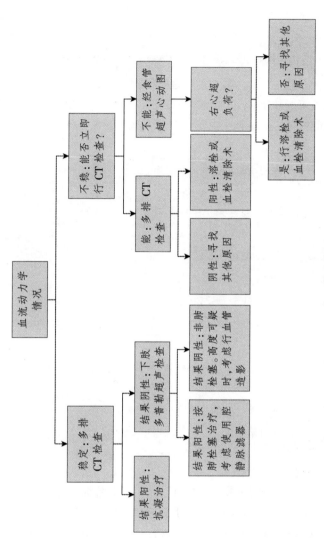

图 206-2　肺栓塞临床怀疑评估法则

治疗

A. 急性(初)期治疗——氧疗,必要时加用缩血管药物

• 抗凝剂(AC)可降低死亡率,目前认为是治疗肺栓塞的最主要药物:

> 如高度可疑肺栓塞,无 AC 禁忌时,可经验性使用抗凝药。明确诊断前,可静注肝素,皮下注射低分子肝素或黄达肝素

使用抗凝药治疗肺栓塞的"标准"给药量		
静注肝素	单次注射量80U/kg,后 18U/kg 持续静脉输注 部分凝血活酶时间(PTT)在 60~80s 时滴定 给药	病情不稳定患 者的首选,用 于短期治疗
依诺肝素	每日皮下注射 1.5mg/kg	
亭扎肝素	每日皮下注射 175IU/kg	
黄达肝素	每日皮下注射 5/7.5/10mg	
拜瑞妥	15mg po. bid 或 tid 连续 3 周,3 周后,20mg po qd	未经 FDA 批准

> 抗凝药可延缓或预防血凝块继续蔓延,降低远期栓塞风险,降低肺栓塞的死亡率

> 速效抗凝药可使肺栓塞的总体死亡率自30%降至 10% 以下

> 抗凝治疗的绝对禁忌证:

  ▪ 近期颅内出血(<3 周)

  ▪ 近期胃肠出血(<2 周)

  ▪ 肝素诱导的血小板减少症(可直接使用凝血酶抑制剂)

• 是否使用促纤维蛋白溶解药,取决于肺栓塞的严重程度、预后及是否继发出血风险:

> 下列两类患者推荐采用溶栓疗法:

  ▪ 血流动力学欠稳定

  ▪ 超声证实的右心高压、右心衰

> 标准促纤溶治疗:静脉输注组织纤溶酶原激活剂(tPA)100mg,时间 > 2 小时,或 tPA 0.6mg/kg(极量≤50mg),输注时间 >15 分钟

> tPA 禁忌证:

- 绝对禁忌证：
  - 脑出血史
  - 生长活跃的颅内肿瘤
  - 近期（<2 个月）颅脑手术或创伤
  - 活动性内出血
- 相对禁忌证：
  - 出血（体质）倾向
  - 近期发生的严重消化道出血
  - 药物无法控制的严重高血压（SBP > 200mmHg 或 DBP > 110mmHg）
  - 两个月内的非出血性卒中
  - 十天内有手术史
  - 血小板减少（<100 000 个/mm^3）

- 经皮导管碎栓吸引术：
  - 专业治疗中心来完成手术，适应证同溶栓治疗
- 取栓术：最终手段，死亡率高
- 如抗凝治疗禁忌，有跌倒风险或活动性出血，可选择下腔静脉滤器

B. 远期治疗

- 静脉或皮下注射抗凝治疗 1 日后，开始华法林：
  - 华法林治疗前，为争取时间消耗凝血酶原——维生素 K 依赖蛋白，可不考虑 INR，连续肝素治疗 5~7 天
  - 抗凝治疗 6 个月与抗凝治疗 6 周相比，可使复发率降低 50%
  - 长期抗凝治疗适用于有永久性潜在风险因素的深静脉血栓、肺栓塞复发患者
  - 疗程随不同情况而异：
    - 上肢深静脉血栓：抗凝治疗应 3 个月以上
    - 下肢深静脉血栓以及肺栓塞
- 怀孕的患者，一旦确诊，开始皮下注射低分子肝素或静脉注射肝素：
  - 分娩前 24~36 小时应停止皮下注射低分子肝素，应于剖宫产后 12 小时，或阴道分娩 6 小时、无出血征后，恢复抗凝治疗
- 老年患者，皮下注射低分子肝素应慎重。由于低分子肝素需经肾脏清除，应根据肌酐清除率随时调整给药剂量

深静脉血栓以及肺栓塞的长期抗凝治疗		
病因	治疗周期	远期并发症
可逆性深静脉血栓	3个月	
首发、孤立的远端深静脉血栓－无触发因素	3个月	
首发 DVT 和(或)肺栓塞－没有触发因素	3个月	治疗结束时评估长期治疗的风险/受益比
首发 DVT 或肺栓塞－无触发因素	长疗程	如不存在出血风险,又具备良好的抗凝监测,推荐长程治疗
复发 DVT 和(或)肺栓塞－无触发因素	长疗程	
DVT 和(或)肺栓塞伴发肿瘤	长疗程的前3~6个月,选用低分子量肝素	肿瘤缓解期应持续治疗

(刘颖 译　吕国义 校)

第 207 章

酸碱平衡紊乱

Aditya Uppalapati, MD, Sumit Kapoor, MD, Roopa Kohli-Seth, MD

酸碱失衡危重患者的三个重要问题:
- 患者的原发病是什么?
- 原发病的严重程度?
- 潜在病因有哪些?

基本专业术语和正常值

碱血症	动脉血 pH 值 > 7.45
酸血症	动脉血 pH 值 < 7.35
碱中毒	动脉血 pH 值上升的异常过程或现象
酸中毒	动脉血 pH 值下降的异常过程或现象
pH 值	7.35 ~ 7.45
$PaCO_2$	40mmHg(35 ~ 45)
PaO_2	100mmHg
HCO_3^-	24mEq/L(22 ~ 26)
阴离子间隙(AG)[$Na^+ - (Cl^- + HCO_3^-)$]	8 ~ 12
清蛋白	4mg/dL

主要结果

器官系统	酸血症	碱血症
循环系统	损伤心肌收缩力 小动脉扩张 低血压 心血管系统对儿茶酚胺的反应性降低 心律失常的阈值降低且敏感性增加 肺血管阻力增加	小动脉收缩 降低冠脉血流 心律失常阈值降低
呼吸系统	过度换气 降低呼吸肌收缩力并促使呼吸肌疲劳 呼吸衰竭	换气不足 高碳酸血症、低氧血症
代谢系统	抑制无氧酵解 高血钾 胰岛素抵抗 减少 ATP 合成	促进无氧酵解 低血钾 离子钙下降 低血镁 低血磷
神经系统	抑制新陈代谢、减少细胞容积 调整、改变精神状态	脑血流量降低 癫痫发作 精神状态改变 手足抽搐

酸碱失衡的评估

结合临床对于正确判断酸碱失衡是很重要的。

评估酸碱失衡的两种主要方法如下。

- Henderson-hasselbalch 方程式（传统方法）——pH 值取决于 HCO_3 与 PCO_2 的比值：

$$pH \text{值} = 6.1 + \log\left(\frac{HCO_3}{0.03} \times PCO_2\right)$$

　　以上方程式未考虑非碳酸氢盐缓冲系统（例如：磷酸盐和清蛋白等）的改变。

- Stewart 理论（物理方法或定量方法）——此方法涉及细胞外液的其他成分，尤其适用于危重症患者：
  - 强离子是指在生理 pH 值范围下保持完全解离状态的离子：
    - 强离子差（SID）=（Na + K + Ca + Mg）-（Cl - 其他强阴离子）= 40 ~ 44mEq/L
  - SID 通过等量的"缓冲碱"保持平衡，主要的缓冲碱包括 HCO_3、清蛋白和磷酸盐：
    - 清蛋白和磷酸盐均是弱酸（A_{TOT}）
    - 尽管在正常情况下作用不明显，但会影响危重症患者的酸碱平衡状态：
      - 低蛋白血症主要由营养不良，肝衰竭和（或）血液稀释引起
      - 低磷酸盐血症主要由营养不良、禁食后恢复饮食及血液稀释引起
        - 低蛋白血症和低磷酸盐血症均可导致代谢性碱中毒
      - 高磷酸盐血症主要由肾衰竭引起，可进一步恶化成代谢性酸中毒
  - CO_2 是体内酸性物质的主要来源。多数 H + 来源于 H_2CO_3（CO_2 与水结合的产物）的分解，可以被血红蛋白所缓冲
  - 两条实用原则：
    - 电中性：正电荷总量 = 负电荷总量
    - 质量守恒，包括强离子、缓冲碱和 PCO_2

酸碱失衡评估的一般方法(Henderson-Hasselbalch 法)

共分五步(见图 207-1):

1. 根据动脉血 pH 值判断是酸血症还是碱血症
2. 判断最先发生的酸碱失衡是代谢性还是呼吸性

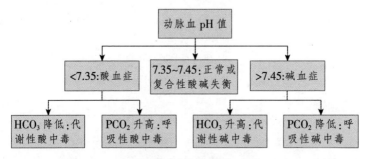

图 207-1　评估酸碱失衡的法则(步骤 1 和 2)

3. 若为呼吸性酸碱失衡,明确是急性还是慢性
4. 确保实际的代偿与计算的代偿相一致,测定的碱剩余(BE)与计算的 BE 相一致
5. 明确病因:
   - 若为代谢性酸中毒,计算阴离子间隙(AG)
   - 若为 AG 升高的代谢性酸中毒,应计算校正的碳酸氢盐,确定有无三重酸碱失衡
   - 若为代谢性碱中毒,测定尿氯含量

步骤 3:呼吸性酸碱失衡是急性还是慢性应根据临床表现加以判断。

步骤 4:判断酸碱失衡的代偿情况。

酸碱失衡		
原发失衡	原发变化	代偿反应(多为不完全代偿)
代谢性酸中毒	H^+ 升高	预计 $PCO_2 = 1.5 \times HCO_3 + (8 \pm 2)$(Winters 公式)
代谢性碱中毒	HCO_3^- 升高	预计 $PCO_2 = 0.7 \times HCO_3 + (20 \pm 5)$

(待续)

酸碱失衡(续)		
原发失衡	原发变化	代偿反应(多为不完全代偿)
呼吸性酸中毒 (急性)	CO_2 升高	当 $PCO_2 > 40mmHg$ 时, PCO_2 每升高 $10mmHg$, HCO_3 升高 $1mEq/L$ pH 值降低幅度 $= 0.008 \times (PCO_2 - 40)$
呼吸性酸中毒 (慢性)	CO_2 升高	当 $PCO_2 > 40mmHg$ 时, PCO_2 每升高 $10mmHg$, HCO_3 升高 $3.5mEq/L$ pH 值降低幅度 $= 0.003 \times (PCO_2 - 40)$
呼吸性碱中毒 (急性)	CO_2 降低	当 $PCO_2 < 40mmHg$ 时, PCO_2 每降低 $10mmHg$, HCO_3 降低 $2mEq/L$ pH 值升高幅度 $= 0.008 \times (40 - PCO_2)$
呼吸性碱中毒 (慢性)	CO_2 降低	当 $PCO_2 < 40mmHg$ 时, PCO_2 每降低 $10mmHg$, HCO_3 降低 $5mEq/L$ pH 值升高幅度 $= 0.003 \times (40 - PCO_2)$

通过比较测量值和预计值判断复合性酸碱失衡。例如:代谢性酸中毒患者实测 pH 值大于预计 pH 值,说明合并呼吸性碱中毒。

碱剩余(BE)是指在 $38℃$, PCO_2 在 $40mmHg$ 条件下,将血液标本滴定至 pH 值 7.40 时所消耗的酸或碱的毫当量。标准碱剩余(SBE)指用血清标本代替全血进行测定,减少血红蛋白作为缓冲物质的影响。

各种酸碱失衡中的碱剩余	
类型	标准碱剩余(SBE)
代谢性酸中毒	$\leqslant -5(\Delta PCO_2 = \Delta SBE)$
代谢性碱中毒	$\geqslant +5(\Delta PCO_2 = 0.6 \times \Delta SBE)$
呼吸性酸中毒(急性)	0
呼吸性酸中毒(慢性)	$0.4 \times (PCO_2 - 40)$
呼吸性碱中毒(急性)	0
呼吸性碱中毒(慢性)	$0.4 \times (PCO_2 - 40)$

注: Δ 为变化值。

步骤 5:酸碱失衡的病因判断。

酸碱失衡的病因	
代谢性酸中毒	高 AG 型:MUDPILES － 甲醇(Methanol),尿毒症/肾衰竭(Uremia),糖尿病酮症酸中毒(Diabetic ketoacidosis),副醛(Paraldehyde),异丙醇(Isopropyl alcohol),乳酸酸中毒(Lactic acidosis):脓毒症、缺血、低灌注、休克、丙泊酚、利奈唑胺、二甲双胍,乙醇(Ethanol),水杨酸(Salicylates),饥饿性酮症酸中毒(Starvation ketoacidosis)
	AG 正常型:使用大量生理盐水的液体复苏,胃肠系统(腹泻或其他肠道丢失,如回肠造口术后)肾脏系统(肾小球性酸中毒,碳酸酐酶抑制剂)
代谢性碱中毒	胃液丢失:胃吸引术,呕吐
	肾脏系统:浓缩性碱中毒,袢利尿剂,噻嗪类利尿剂,盐皮质激素过多,使用碱性药物
呼吸性酸中毒	肺泡通气不足:过度肥胖,慢性阻塞性肺疾病,重症哮喘,气胸,喉痉挛,连枷胸,中枢神经系统损伤,药物(镇静药、镇痛药),恶性高热,甲状腺危象,烧伤,营养过剩
呼吸性碱中毒	疼痛,焦虑,缺血,卒中,脓毒症,充血性心力衰竭,肺水肿,药物(黄体酮、水杨酸盐)

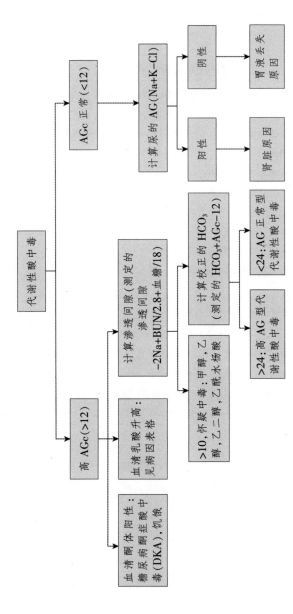

AG=Na−[Cl+HCO₃]。校正的阴离子间隙（AGc）=AG+{4.4−[清蛋白（g/dL）]}，同时要考虑磷酸盐的水平。若校正的 HCO₃ < 22mEq/L（正常值），则合并代谢性酸中毒。若校正的 HCO₃ > 26mEq/L（正常值），则合并代谢性碱中毒（例如："三重酸碱失衡"代谢性酸中毒，代偿性呼吸性碱中毒，合并代谢性碱中毒或 AG 正常型代谢性酸中毒）。

图 207-2　代谢性酸中毒的评估（步骤 5a 和步骤 5b）

步骤 5c：评估代谢性碱中毒。

评估代谢性碱中毒	
Cl 敏感型 (尿 Cl < 20mEq/L)	Cl 抵抗型 (尿 Cl > 40mEq/L)
胃酸丢失：鼻胃管吸引术，呕吐，直肠腺瘤，先天性失氯性腹泻	高血压：肾性高血压，醛固酮增多症，Liddle 综合征，甘草制剂
肾酸丢失：利尿后，CO$_2$ 排出后碱中毒，枸橼酸盐，青霉素	血压正常：利尿剂，Bartter 综合征，Gitelman 综合征，碱性药物

治疗

代谢性酸中毒：

- 治疗应集中在逆转内源性酸性物质产生的病理机制，并排出多余的酸
- 鉴别酸中毒的来源
- 糖尿病酮症酸中毒：静脉使用胰岛素及相关液体（详见第 210 章）
- 休克所致的乳酸酸中毒——纠正休克状态（脓毒性、容量性）
- 二甲双胍相关性乳酸酸中毒：与肾衰竭相关；应尽早开始肾脏替代治疗（排出二甲双胍替代肾脏功能）
- 使用碱性药物碳酸氢盐：
  - ➢ 以下情况适用：
    - ▪ 致命性疾病（如高钾血症）
    - ▪ 促进排出有毒物质（如水杨酸中毒时碱化尿液）
    - ▪ 防止肾或胃肠丢失碳酸氢盐（口服枸橼酸溶液可用于 AG 正常型代谢性酸中毒的长期治疗）
  - ➢ 不适用于继发于休克的乳酸酸中毒：无效

代谢性碱中毒：

- 尽量停用碱性药物，停止/排出利尿剂，停止鼻胃管吸引
- 纠正低钾血症、高钙血症、低血容量
- 氯敏感性代谢性碱中毒对使用生理盐水的替代治疗反应良好，存在低血钾时可用氯化钾
- 症状明显的危重的代谢性碱中毒，pH 值 >7.6 时可行血液透析

- 不宜使用酸性药物(氯化铵、盐酸);乙酰唑胺偶尔可降低慢性呼吸功能不全患者的碳酸氢盐

呼吸性酸中毒:

- 治疗潜在疾病
- 存在低氧血症时吸氧治疗
- 纠正潜在病因,增加肺泡有效通气量,必要时可行机械通气
- 缓慢降低慢性呼吸性酸中毒患者的 PCO_2,快速纠正 PCO_2 可能导致严重的碱血症

呼吸性碱中毒:

- 治疗潜在疾病
- 对于精神性过度通气患者,使用纸袋罩于口鼻之上进行再呼吸,以提高 PCO_2

(宋雯 译　吕国义 校)

第 208 章
连续肾脏替代疗法

Krunal Patel,MD, Roopa Kohli-Seth,MD

基础知识

- 连续肾脏替代治疗(CRRT)是一种清除水及溶质血液净化治疗技术,相比间断性的血液透析,该技术使血流动力学更加稳定
- CRRT 的两个基本原理:
  - 弥散:指溶质跨过半透膜从高浓度一侧向低浓度一侧的净移动。透析即是一种弥散过程
  - 对流:指由于跨膜压差(也称溶质拖拽)使溶质通过半透膜的一种运动方式。血液滤过即是一种对流的过程

适应证

- 液体超负荷
- 难治性高钾血症
- 严重的酸中毒
- 出现尿毒症相关症状
- 心力衰竭

CRRT 的优点

- 更有效地清除血流动力学波动患者体内的液体
- 伴随疾病的进展,能更有效地控制尿毒症,维持电解质及酸碱平衡
- 有利于肠外营养及静脉用药的管理,并支持持续超滤
- 对颅内压影响小

CRRT 的四种主要治疗模式(见图 208 - 1)	
1　缓慢持续超滤(SCUF)	• 无需透析液和置换液
	• 通过超滤作用适用于大量液体排除
2　连续性静脉 – 静脉血液滤过 (CVVH)	• 通过对流清除溶质
	• 无需使用透析液,需使用大量置换液在滤器前或滤器后输入血液中
3　连续性静脉 – 静脉血液透析 (CVVHD)	• 通过弥散清除溶质
	• 透析液以血流相反的方向流过透析液腔
4　连续性静脉 – 静脉血液透析滤过(CVVHDF)	• 通过对流和弥散清除溶质
	• 同时使用透析液和置换液

注意:由于并发症发生率高,动脉通路已不再使用。

缓慢持续超滤

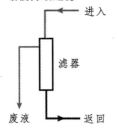

连续性静脉血液滤过

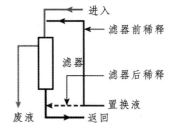

连续性静脉血液透析

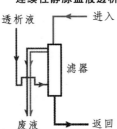

连续性静脉血液透析滤过

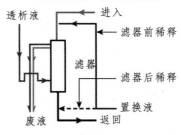

图 208-1　CRRT 的四种主要治疗模式图解

技术因素	
通路	•右侧颈内静脉直接进入上腔静脉,作为首选
	•股静脉和锁骨下静脉通路易于打折,降低血流
置换液	•CVVH 或 CVVHDF 治疗模式下,置换液可用于滤器前或滤器后
	•前稀释(在滤器前加入置换液)优于后稀释。前稀释降低滤器凝血风险,缩短 CVVH 机器停机时间
	•CVVH 或 CVVHDF 治疗模式下,乳酸盐置换液和碳酸氢盐置换液 24h 内纠正酸中毒的效果相同,但乳酸盐置换液禁用于乳酸酸中毒、肝衰竭、肝移植患者
	•最常用置换液:醋酸林格液和 0.45% 生理盐水 + 100mEq/L 碳酸根
抗凝	•滤器凝血是 CRRT 治疗中断的最常见原因
	•尚无普遍公认的抗凝方法
	•普通肝素由于其易于控制和逆转且价格低廉,是最常用的抗凝剂。血小板减少症时不宜使用
	•低分子肝素(LMWH)不优于普通肝素
	•枸橼酸慎用于肝衰竭的患者,可导致低钙血症及代谢性碱中毒
	•前列环素可导致全身性低血压
	•例如:尚无一种抗凝剂用于肝移植术后患者可达到高 INR(国际标准化比值)

CRRT 并发症	
通路	•血栓
	•感染
	•出血
循环相关并发症	•气栓
	•管路连接不良/出血
	•凝血
	•血液通路不畅
	•滤过膜超敏反应
治疗相关并发症	•血钙、血镁、血磷下降
	•低体温
	•过度抗凝/枸橼酸中毒

治疗时,技术水平与并发症发生率不相关。CRRT 的主要适应证相同:难治性电解质失衡、酸中毒及容量负荷过重。必须有一名专业 CRRT 护士在手术室中进行连续监测。

药物剂量的调整

•药物清除速度主要取决于肾脏替代治疗的模式,滤器类型及流速。监测药物的反应,记录药物蓄积引起的不良反应,有条件下记录药物浓度与目标浓度的关系

•丙泊酚和咪达唑仑剂量无需调整

•阿片类和神经肌肉阻滞剂的相关数据很少,CRRT 对其无显著影响,但应监测作用结果,必要时进行剂量调整

•可按抗生素表格调整抗生素剂量

(宋雯 译　吕国义 校)

第 **209** 章

经尿道前列腺电切综合征

Sonali Mantoo, MD, Roopa Kohli-Seth, MD

基础知识

经尿道前列腺电切(TURP)综合征是指血管内容量、溶质及神经生理发生的一系列复杂改变的结果。

使用冲洗液的内窥镜手术发生 TURP 综合征已有报道,见于:

- 经尿道前列腺电切术,经尿道膀胱肿瘤电切术
- 诊断性膀胱镜检查
- 经皮肾镜取石术
- 其他输尿管镜手术
- 子宫内膜切除术
- 关节镜检查

病理生理学

冲洗液通过前列腺静脉丛进入血管内或经腹膜后及膀胱周围间隙缓慢吸收入血管,导致血容量及血浆溶质浓度发生急性改变。

TURP 的危险因素及预防措施	
冲洗液吸收的相关因素	**预防措施**
• 手术时间的长短	• 手术持续时间 < 60min
• 低渗冲洗液	
• 甘氨酸溶液吸收 > 1L,则出现相关症状的风险增加(占 TURP 的 5% ~20%)	• 使用等渗冲洗液 • 使用生理盐水作为冲洗液的双极 TURP
• 高灌洗压使膀胱内压 > 30mmHg(灌洗压由冲洗液袋距前列腺窦的高度决定)	• 冲洗液袋距手术台高度不得高于60cm 以减少液体的静水压(尚存争议) • 在低压冲洗液下进行 TURP(< 2kPa)

(待续)

TURP 的危险因素及预防措施(续)	
冲洗液吸收的相关因素	预防措施
•大量持续开放的前列腺静脉窦使吸收面积增加	•手术操作轻柔以减少开放的静脉窦 •经常排空膀胱,防止过度充盈(防止液体经开放的静脉窦过多吸收) •维持适当的血压及正常的前列腺周围静脉压 •切除的腺体最好 < 45g

发生率

以往的研究显示 TURP 综合征发生率为 0.5% ~ 8%,死亡率为 0.2% ~ 0.8%。最新研究表明 TURP 综合征发生率在 0.78% ~ 1.4%,死亡率也有所降低。

症状与体征

症状出现于术后 15 分钟至 24 小时。容量负荷增加表现为:
•稀释性低钠
•中心静脉压升高
•血浆电解质浓度改变(低血镁、低血钙)
•胸阻抗增加
•体重增加

TURP 综合征的临床表现		
中枢神经系统	心血管和呼吸系统	内分泌和泌尿系统
•烦躁	•高血压	•低钠血症
•头痛	•心动过速	•高甘氨酸血症
•意识错乱	•呼吸急促	•血管内溶血
•惊厥	•低氧	•急性肾衰竭
•昏迷	•明显的肺水肿	
•视力障碍	•低血压	
•恶心、呕吐	•心动过缓	

将 1% 的乙醇标记物加入冲洗液中,可从患者呼出气体中乙醇浓度测出 TURP 手术中液体吸收量,但这一技术已不经常使用。

TURP 的麻醉

全麻和局部麻醉效果相似,均可选择,但椎管内麻醉更具优势:

- 可降低肺水肿的风险
- 减少出血量
- 利于早期发现神经系统改变
- 降低中心静脉压,可能导致冲洗液吸收量增加

一旦发现 TURP 综合征,立即实行以下措施:

- 停止手术操作
- 置入中心静脉导管并监测麻醉深度
- 评估容量状况
- 评估神经系统状况
- 测电解质及相关实验室指标
- 必要时行气管插管
- 治疗低钠血症及对症治疗(见下文)

TURP 综合征的治疗		
症状	病因	治疗
低钠血症 血容量过多 高血压	• TURP 手术过程中吸收大量冲洗液 • 常有早期表现	• 利尿剂 • 补充钙和镁 • 使用 3% 高渗盐水治疗严重的低钠血症(血清钠 < 120mmol/L) • 头高位降低脑水肿风险
高血氨症 脑病	• 使用甘氨酸冲洗液	• 支持治疗 • 使用精氨酸,精氨酸在肝脏中发挥作用,防止肝脏释放氨并促进氨转化为尿素
高甘氨酸血症 一过性失明 恶心、呕吐、头痛、不适	• 血浆中甘氨酸无害,脑中甘氨酸具有致命性 • 甘氨酸抑制性神经递质存在于视网膜、脊髓及中脑中	• TURP 手术中使用甘氨酸冲洗液时,可使用镁抗惊厥 • 24h 内视力恢复正常(甘氨酸半衰期 85min)

(待续)

TURP 综合征的治疗（续）		
症状	病因	治疗
癫痫	• 低钠血症 • 高甘氨酸血症 • 高血氨症	• 治疗潜在病因,必要时进行相应支持治疗 • 镁制剂 • 纠正电解质紊乱 • 苯二氮䓬类药物缓解急性发作性症状

建议

• 在过去的 40 年中,TURP 综合征的发生率及死亡率均有所下降
• 在手术过程中监测血钠、血浆渗透压及容量状况
• 使用等渗冲洗液
• 以支持治疗为主

（宋雯 译　吕国义 校）

第 210 章

糖尿病酮症酸中毒

Krunal Patel, MD, Roopa Kohli-Seth, MD

概述

• 糖尿病酮症酸中毒(DKA)是指由于胰岛素不足或生糖激素过量而导致机体糖利用障碍。表现为脂肪分解增加,酮酸合成增加。酮酸是高能量的代谢物,可引起代谢性酸中毒,多尿症可导致严重的脱水
• 引起酸中毒的因素:
  ➤ 见于 1 型糖尿病(常见,占 1 型糖尿病的 10%)或 2 型糖尿病(少见)
  ➤ 患者依从性差或医源性因素(胰岛素治疗不当,糖皮质激素,β - 受体

阻滞剂)

> 感染或炎症(例如:肺炎、尿路感染、足部溃疡,腹部炎症,如阑尾炎、胆囊炎,胰腺炎等)

> 心肌梗死

> 妊娠

> 创伤

• DKA 患者死亡原因主要是潜在疾病的突然恶化,只有少数患者死亡是由于高血糖症或酮症酸中毒的并发症导致的。幼儿和老年 DKA 患者有昏迷和低血压表现时提示预后不良

• DKA 可表现为严重的急腹症症状,正确的鉴别诊断可以避免不必要的手术

病理生理学及临床特点(见图 210 - 1)

DKA 的治疗:

DKA 的治疗
液体
• DKA 患者液体缺失量平均 6L 左右
• 若出现临床低血容量(低血压,心动过速),补充 500 ~ 1500mL 胶体液
• 首先应按 10 ~ 15mL/kg 补充生理盐水
• 随后补充初始剂量 1/2 的生理盐水,加 20mEq/L 钾
• 常规补充术中失血及体液丢失
• 当血糖降至 250mg/dL,阴离子间隙增宽时,开始输入 5% 葡萄糖生理盐水,在其中加入适量胰岛素降低酮体而不引起低血糖
胰岛素
• 单次给药 10U 胰岛素,血糖下降速度以 150mg/dL 为宜
• 当血糖 < 90mg/dL 时,可增加葡萄糖的给药量而无需将胰岛素减量
• 当患者恢复饮食后,可改为皮下注射胰岛素治疗
电解质
• 每 4 ~ 6h 密切监测电解质水平(最初可每 2h 监测一次),直至阴离子间隙恢复正常
• 钾:初始 4h 通常补钾 10 ~ 15mEq,目标浓度是 4 ~ 5mEq/L,由于胰岛素可使钾移入细胞内,故补钾量与患者初始钾水平无关,若不及时纠正可导致低钾血症
• 磷酸盐目标浓度:1 ~ 2mg/dL
• 血钾目标浓度:2mEq/L

(待续)

DKA 的治疗(续)

酸中毒
- 酸中毒经胰岛素治疗后通常可以自行纠正
- 当 pH 值 <7.0 或血流动力学波动明显(少见)时才予补充碳酸氢盐

诱发因素
- 对可能的诱发因素及时诊断和治疗

其他
- 根据危险程度预防血栓
- 健康教育预防复发

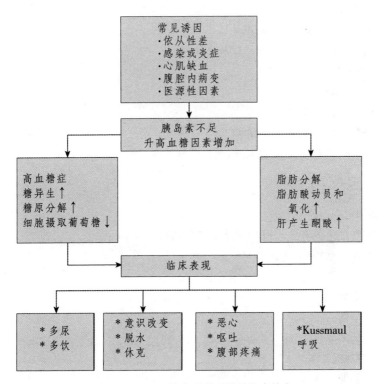

图 210-1　DKA 的病理生理学及临床特点

（宋雯译　吕国义校）

第 **211** 章

高渗性高血糖状态（HHS）

Zafar A. Jamkhana, MD, MPH, Roopa Kohli-Seth, MD

定义

高渗性高血糖状态(HHS)在 2 型糖尿病患者急性发病的特点：
- 精神障碍
- 高血糖(血糖 > 600mg/dL)
- 高渗透压(血浆渗透压 > 320mOsm/kg)
- 脱水
- pH 值 > 7.30
- HCO_3^- >15mEq/L
- 非酮症酸中毒或严重的酮症

发病率占糖尿病患者的 20%，死亡率为 30% ~ 50%。

病因学

诱因：
- 急性感染占 30% ~ 40%（肺炎、尿路感染、败血症）
- 脑血管意外
- 心肌梗死
- 急性胰腺炎
- 肾衰竭
- 血栓形成
- 重度烧伤
- 低体温
- 创伤
- 硬脑膜下血肿
- 内分泌因素（极端肥大症、甲状腺功能亢进、库欣综合征）
- 药物（β - 受体阻滞剂、钙通道阻滞剂、利尿剂、肠外营养）

病理生理学(图 211 –1)

由于胰腺尚保留一些分泌胰岛素的能力,可抑制脂肪酸分解,故酮体产物较少。

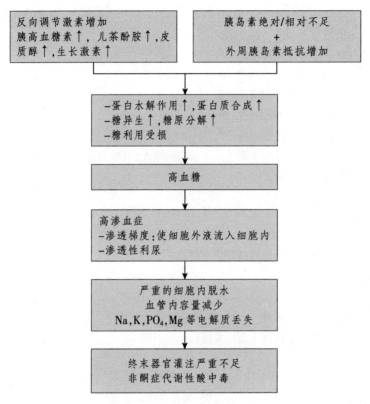

图 211–1　HHS 的病理生理学

临床特点

• 易发于 2 型糖尿病老年患者
• 恶心/呕吐
• 肌无力、肌痉挛
• 多尿症,进一步发展可出现少尿症
• 低热多见,若体温 > 38℃提示感染

•意识模糊、嗜睡、癫痫、轻偏瘫、昏迷

辅助检查

•血糖极度升高(>1000mg/dL)即可诊断
•血浆渗透压>320mOsm/kg,高渗透压可引起神经系统的损伤(渗透浓度是指溶质与溶剂的比值,可表示为 mOsm/kg 或 mOsm/L)
•有效血浆渗透压计算方法:
  ➢ $2(Na^+ + K^+) + (血糖\ mg/dL)/18 + 尿素氮/2.8$ 进行快速评估
•尿酮体阴性,以此与 DKA 鉴别
•由于重度脱水,钠浓缩使血钠正常或升高
•疾病早期血钾由于浓缩而升高,随着治疗逐渐下降
•由于轻度的代谢性酸中毒使阴离子间隙增大(其中 $HCO_3^- > 15mEq/L$)
•肾前性肾功能不全

严重程度的评估

•总死亡率:10% ~ 20%
•当高龄及血浆渗透压高时死亡率增加
•死亡率与年龄相关:< 75 岁时死亡率在 10%,当 > 75 岁死亡率升高至 35%
•可通过体重下降程度、心动过速、少尿及低血压来评估脱水程度
•神经系统的全面评估需要反复进行

治疗

•治疗目标包括:补液、纠正高血糖、补充电解质及支持治疗
•液体治疗要先于胰岛素治疗
•治疗时应注意一下情况:在未充分补液,$K^+ < 3.5mEq/dL$ 或血磷过低时不应开始胰岛素治疗
•治疗时血糖下降速度每小时不得快于100mg/dL,以防出现渗透性脑病
•在停止静脉胰岛素治疗前应给予足够的皮下注射胰岛素治疗

HHS 的治疗

	液体治疗	纠正高血糖	纠正电解质
早期治疗	• 开始以 15 ~ 20mL/(kg·h)的速度补充生理盐水直至血压及器官灌注恢复正常 • 随后的液体治疗的重点是自由水的补充 • 患者体液丢失量可高达 100 ~ 200mL/kg，在补液时要考虑患者的体液状态、血糖水平及肾功能状态	• 给予每千克体重 0.15U 胰岛素 • 以 0.1U/(kg·h)的浓度维持 • 每小时监测一次血糖，当稳定后监测时间可适当延长 • 理想状态下，血糖每小时下降 50 ~ 75mg/dL，若第一小时后血糖下降小于 50mg/dL 时，胰岛素剂量应加倍	• 若 K^+ < 3.3 mEq/L，停止胰岛素治疗，给予 40 mEq 的 K^+（2/3 的 KCl + 1/3 的 KPO_4），可重复给药直至 K^+ > 3.3mEq/L • 当 K^+ 为 3.3 ~ 5mEq/L 之间时，可予 20 ~ 30mEq/L 的 K^+，直至 K^+ 维持在 4 ~ 5mEq/L • 当 K^+ ≥ 5mEq/L 时，停止补钾，每 2 ~ 4h 监测 K^+
过渡期治疗	• 输入 0.45% 生理盐水，并适当减慢输注速度 • 当血糖下降至 250 ~ 300mg/dL 时，开始输入 5% 葡萄糖与 0.45% 生理盐水的混合液 • 补液方法：估计失液量的一半在前 8h 内补足，余下的一半在未来 16h 内补足 • 血浆渗透压下降速度每小时不得快于 3mOsm/kg，以防止出现脑水肿	• 当血糖 < 250mg/dL 时，胰岛素每小时补充速度降至 0.05 U/kg，并适当加入葡萄糖溶液 • 每 4h 监测一次血糖，并根据结果按比例调整皮下注射胰岛素剂量 • 血糖稳定后可以恢复口服进食，给予长效胰岛素 0.2 ~ 0.3U/kg或有效剂量的中效胰岛素或甘精胰岛素	• 反复复查电解质（胰岛素可将 K^+ 转移至细胞内，使 K^+ 降低，电解质也可随利尿而丢失）：可出现严重的 K,Mg,PO_4 缺乏 • 当磷酸盐降低时，给予适量的补充，防止心功能障碍和呼吸功能障碍 • 当血镁降低时，及时给予补充

支持治疗

• 预防血栓栓塞，每 8 小时一次，皮下注射肝素 5000U 或低分子量肝素
• 治疗潜在病因

- 无需预防使用抗生素
- 表现出神经系统症状的患者应反复进行神经系统检查。若癫痫发作时,避免使用苯妥英钠,苯妥英钠可抑制内源性胰岛素的分泌并且对 HHS 患者无效

并发症

- 胰腺炎
- 横纹肌溶解
- 血栓栓塞
- 急性胃扩张
- 脑水肿:
  - ➢ 头痛,嗜睡,抑郁,成人危险性较低
  - ➢ 尚无唯一的指标可以提示脑水肿
  - ➢ 目前建议血糖下降速度以每小时 50 ~ 75mg/dL 为宜,在最初 4 小时内补液速度 < 50mL/kg
  - ➢ 常用的治疗方法:过度通气,高渗盐水,甘露醇及颅内压监测
- 由于补液过量可导致肺水肿,急性呼吸窘迫综合征和高氯型代谢性酸中毒

(宋雯 译 吕国义 校)

第 212 章
危重病相关皮质类固醇不足
Nirav Mistry,MD,Adel Bassily-Marcus,MD,FCCP,FCCM

概述

- 危重病相关皮质类固醇不足(CIRCI)是指重症患者皮质醇活性与其疾病严重程度相比相对不足

表 212 – 1　危重症患者肾上腺分泌不足的病因,症状及诊断

- 病因
  - ▸ 肾上腺结构受损
  - ▸ 药物
  - ▸ 原发或继发性疾病
  - ▸ 下丘脑 – 垂体 – 肾上腺轴(HPA)功能紊乱
- 临床表现
  - ▸ 主要表现为难治性休克引起的一系列症状(对液体复苏及升压药无效)
  - ▸ 进展性急性肺损伤/急性呼吸窘迫综合征
  - ▸ 嗜酸性粒细胞增多和低血糖
  - ▸ 低钠血症及高钾血症(少见)
- 诊断
  - ▸ 不建议行 ACTH 兴奋试验
  - ▸ 随机皮质醇水平 < 10μg/dL
  - ▸ 促皮质素刺激试验
    - ■ 给予促皮质素 250μg,测给药前,给药后 30min、60min 的皮质醇水平
    - ■ 当皮质醇变化水平 < 9μg/dL 时可诊断(观察给予促皮质素前后的变化)

- 类固醇皮质激素治疗后可能发生的并发症:
  - ➢ 免疫抑制
  - ➢ 感染风险增加(创伤、院内感染)
  - ➢ 创伤延迟愈合
  - ➢ 高血糖
  - ➢ 肌病
  - ➢ 精神症状
  - ➢ 低钾性代谢性酸中毒
  - ➢ 抑制 HPA 和糖皮质激素受体

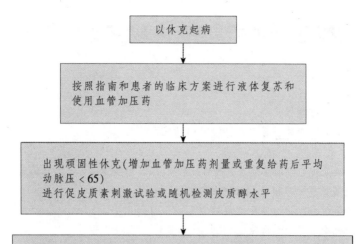

图 212-1   可疑 CIRCI 患者的治疗方案

（宋雯 译   吕国义 校）

第 213 章

腐蚀性物质的摄入

Jennifer Alt，MD

分型

- 酸性——可立即导致组织凝固性坏死,但常属于自限性损伤
- 碱性——可导致组织液化性坏死而致穿孔或更广泛的损伤,但组织自身的中和作用可以终止坏死的发展
  - ➤ 注意:碱性物质通常无色无味,但与酸性物质相比对容量影响更大
  - ➤ 碱性物质也可导致血管栓塞,进一步发展为坏死

常见的腐蚀性物质	
详见下表	
碱	
氢氧化钠	工业化学品、下水道疏通剂、烘炉净洗剂
氢氧化钾	下水道疏通剂、电池
氢氧化钙	水泥、头发蓬松剂、烫发产品
氢氧化铵	头发蓬松剂、烫发产品、脱皮剂、马桶清洁剂、玻璃清洁剂、化肥
氢氧化锂	显影剂、电池
三磷酸钠	清洁剂
次氯酸钠	漂白剂
酸	
硫酸	蓄电池、下水道疏通剂、炸药、化肥
醋酸	印刷品和照片、消毒剂、烫发剂
盐酸	清洁剂、金属清洗剂、化工产品、游泳池相关用品
氢氟酸	除锈剂、玻璃刻蚀、微芯片刻蚀、珠宝饰品清洁剂
甲酸	模型胶水、皮革和纺织品制造、组织保存
铬酸	金属镀层、摄影
硝酸	化肥、雕刻、电镀
磷酸	防锈剂、金属清洗剂、消毒剂

常见的损伤部位

- 口咽
- 食管
- 喉
- 气管

影响损伤严重程度的因素

- 吞食的腐蚀性液体的量
- 腐蚀剂的类型(pH 值)
- 腐蚀剂的浓度
- 与黏膜接触时间的长短——若出现呕吐提示接触时间变长

初步评估

- 需主要判断的问题有:
  - 是否需要气管插管?
  - 是否有立即手术的指征?
  - 是否有早期(< 6 小时)食管镜检查的指征?
- 病史——吞食腐蚀性物质的类型及总量,是否有呕吐。如果发生在儿童,父母应提供盛装腐蚀性物质的容器,以便正确诊断
- 症状:
  - 声嘶、喘鸣、呼吸困难→提示气道损伤
  - 吞咽痛、流涎、拒食→提示口咽、鼻咽及食管的损伤
  - 腹痛及腹膜刺激征:立即行胸片及腹部平片检查以排除腹腔游离气体和纵隔气肿
  - 胸骨下胸痛、腹痛、板状腹→提示食管/胃深度损伤或穿孔
  - 出现内脏穿孔体征、腹膜炎、纵隔炎或血流动力学波动:应立即进行手术评估
  - 急诊手术的标准:
    - 休克
    - 弥散性血管内凝血
    - 需行血液透析

- ▪ 酸中毒(pH 值 <7.22 或 BE < −12)
- ▪ 内镜检查显示食管 3 级损伤(见下)(尚存争议)
- 体格检查——检查唇、下颏、手、衣服、口及喉部是否有损伤
  - ➤ 注意:无口/咽损伤者并不能说明无食管/喉的损伤
  - ➤ 如果通气稳定——使用可绕式光纤内视镜检查咽和下咽部

气道管理

吞食腐蚀性物质的患者常存在"困难气道"。

- 呼吸窘迫和喘鸣提示咽或喉气管的损伤
- 早期放置口腔/鼻腔导气管,在出现迅速加重的气道水肿前予以治疗
- 给予地塞米松 10mg IV,预防上气道水肿
- 当出现症状或吞食量大,甚至无症状时进行气管插管
- 首选可绕式光纤内视镜经口清醒气管插管
  - ➤ 当周围组织脆弱、出血、水肿时可致困难气道,应准备好随时行环甲膜穿刺/气管切开
  - ➤ 当气道水肿及肌肉松弛可致面罩通气困难,故应避免长时间瘫痪
  - ➤ 禁忌:经鼻盲插管——会加剧气道损伤
  - ➤ 慎用措施:喉罩、联合导管、逆行插管、探条——可能加重口咽部损伤

消化系统治疗

- 口服清水/牛奶——若及时服用,可稀释一部分化学物质。为避免增加呕吐风险,服用量不超过 15mL/kg。也有许多学者反对这一做法,所以此方法尚存争议,尚无有效证据
- 避免催吐(吐根植物),药用炭或洗胃——将加剧食管损伤
- 避免使用中和剂——将产生放热反应而致烧伤
- 避免经鼻/口盲插胃管——可能加重损伤或致穿孔。严重的食管环形烧伤的患者在经内镜置入支架扩张食管后可放入胃管
- 食管镜检查——应在发病 6 ~ 48 小时内进行,但若出现并发症也可在 6 小时内进行。48 小时后,组织损害继续加重并可能导致医源性穿孔:
  - ➤ 食管镜检查损伤分级:
    - ▪ 1 级:表浅性
    - ▪ 2 级:穿透黏膜层,使用类固醇类药物可预防狭窄形成

▪ 3 级:穿透食管壁,立即进行手术评估

全身毒性作用

• 所有腐蚀性物质均可导致组织损伤/休克,从而使乳酸增加形成高 AG 型酸中毒
• 酸性物质可导致高 AG 型及 AG 正常型酸中毒,溶血,凝血障碍,肾衰竭:
  ➢ 氢氟酸:游离氟离子与体内钙,镁结合→形成螯合钙并致细胞死亡→严重的低钙血症、低镁血症、高钾血症、酸中毒及室性心律失常
  ➢ 硫酸:高 AG 型代谢性酸中毒
  ➢ 盐酸:AG 正常型酸中毒

损伤的进展

• 急性期——立即损伤黏膜,典型病例发生于 24 小时内
• 潜伏期——未来数周。晚期并发症:
  ➢ 狭窄(尤其吞食碱性物质的 2 或 3 级患者)
  ➢ 迟发性穿孔
  ➢ 食管癌(风险升高 100 倍)
  ➢ 吞咽困难
  ➢ 食管运动功能异常
  ➢ 胃出口梗阻(主要与吞食酸性物质有关)
  ➢ 胰腺或肠道损伤

(宋雯 译　吕国义 校)

第 214 章
上消化道出血

Oriane Gardy，MD，Eric Cesareo，MD，David Sapir，MD，Karim Tazarourte，MD

流行病学

80% 见于溃疡,胃溃疡 > 十二指肠溃疡。

15% 见于食管静脉曲张。

5% 见于贲门黏膜撕裂综合征或血管发育异常。

诊断

表现:

- 呕血占 75%
- 黑便占 20%
- 便血占 5%(红色血液经直肠排出)

鉴别诊断:咯血,呼吸器官出血经口排出。

为防止低血容量性休克,可放置鼻胃管以观察出血情况。

常见的腐蚀性物质			
失血量	< 750	750 ~ 1500	1500 ~ 2000
收缩压	正常	正常	≤90mmHg
平均动脉压	正常	正常	< 60mmHg
心率(/min)	< 100	≥100	> 120
呼吸频率(/min)	14 ~ 20	20 ~ 30	30 ~ 40
神经系统状况	正常	焦虑	神志不清

严重失血的指标:

- 进行性出血

- 收缩压降低
- 凝血酶原时间延长
- 不稳定的精神状态
- 伴发疾病

治疗(图 214 – 1)

- 复苏目的:
  - 平均动脉压 60mmHg,$SpO_2 \geqslant 95\%$:
    - 给予晶体液(林格液)
    - 输注 1000mL 林格液后若平均动脉压未达 60mmHg,给予去甲肾上腺素(2 ~ 5μg/min)
  - 当 Hct < 24%(有冠状动脉粥样硬化性心脏病病史,或多年糖尿病的老年患者 Hct < 30%)时输入红细胞:
    - 若出现明显的大量失血或失代偿时可即刻输入红细胞而无需等待化验结果
  - 输入红细胞后给予新鲜冰冻血浆(FFP),给予 3U 红细胞后应给予 1U FFP,若输入的红细胞量 > 10U 时,每输注 1U 红细胞输注 1U FFP
- 食管胃十二指肠镜检查(EGD):
  - 插鼻/口胃管,用生理盐水灌洗,严重者可行胃造口术

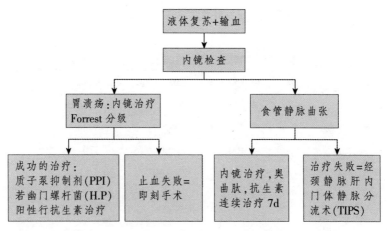

图 214-1　上消化道出血治疗法则

➢当患者情况稳定时行 EGD：

- 若存在活动性出血，检查在 6 小时内进行
- 否则检查在 12 小时内进行

➢行 EGD 30 分钟前，予红霉素 250mg，以促进胃排空（尚存争议）

➢出现顽固性休克或意识状态改变应行气管插管

•胃溃疡/胃炎：

➢在 EGD 下，注射硬化剂、肾上腺素，必要时钳夹溃疡部位

➢Forrest 分级评估预后及胃溃疡患者的复发风险

胃溃疡的 Forrest 分级				
分级	内镜所见	发生率(%)	复发率(%)	死亡率(%)
Ⅲ	基底洁净	40	< 5	< 5
Ⅱc	黑色基底	20	10	0 ~ 10
Ⅱb	血凝块附着	15	20	5 ~ 10
Ⅱa	血管裸露	15	45	10
Ⅰb	活动性渗血	14	10	10
Ⅰa	喷射样出血	12	90	10

➢Forrest Ⅱa 或 Ⅰa 患者，予 PPT 治疗：如奥美拉唑 80mg，输注速度 8mg/h，持续 48 小时

➢以下情况考虑手术治疗：

- EGD 不能有效止血
- 溃疡直径 > 2cm
- 十二指肠球后溃疡

➢EGD 未能有效止血并且出血点集中（非弥漫性出血）时考虑栓塞治疗

➢组织学检查 H.P 阳性时，使用两种抗生素 + PPI 治疗（详见胃炎治疗）

•食管静脉曲张破裂：

➢止血：

- EGD 下行套扎或硬化疗法（予头孢唑啉 1 ~ 2g）
- 奥曲肽无需单次给药，以 25μg/h 速度维持 2 ~ 5 天
- 抗生素：诺氟沙星 400mg 口服，每日两次，持续 7 天
- 治疗失败，重复 EGD 操作

- 　■ 若出血持续存在:行 TIPS 治疗
- 　■ 三腔二囊管(Blakemore balloon)/单囊二腔管(Linton balloon):现已很少使用
- ➤ 止血成功后:
- 　■ 预防肝性脑病(乳果糖、新霉素、利福昔明)
- 　■ 引流腹水
- 　■ 预防再出血:普萘洛尔 80～160mg/d,控制心率增加不超过 25%

(宋雯 译　吕国义 校)

第 215 章

急性胰腺炎

Zafar A. Jamkhana, MD, MPH, Roopa Kohli-Seth, MD

发病率

5～40 人/10 万人患病,其中 1.5 人因病致死;重症胰腺炎的病死率可超过 30%。

病因

- 乙醇(男性)
- 胆源性(女性):超声检查,超声内镜(ERCP 之前)
- 创伤(腹部创伤,手术后,ERCP 后)
- 代谢性疾病(高甘油三酯血症、尿毒症、低体温症、高钙血症)
- 感染(EBV、流行性腮腺炎、HIV、HBV、支原体、弯曲杆菌、军团杆菌)
- 药物(类固醇激素、磺胺类药物、咪唑硫嘌呤、非甾体抗炎药、利尿药等)
- 自身免疫性疾病(PAN、SLE、TTP)
- 毒素(甲醇、有机磷酸酯、蝎毒)
- 胰腺肿瘤

•特发性

病理生理学

胰蛋白酶的不适当激活,可导致蛋白酶活化受体 – 2(PAR2)及其他胰腺酶类的激活。这一不适当的激活过程能够使胰腺的炎症反应失调并使机体产生类 SIRS 反应。

诊断

腹痛 + 脂肪酶超出正常范围 3 倍即可诊断。

尿液中持续的 2 型胰蛋白酶原阴性基本可以排除胰腺炎的诊断。

•临床特点:
  - 腹痛,典型者向背部放射
  - 恶心、呕吐
  - 黄疸
  - 发热
  - 心动过速
  - 低血压
  - Cullen 征(脐部出血点)
  - Grey-Turner 征(胁腹部出血点)

•实验室检查:
  - 血清淀粉酶升高超过正常值上限 3 倍以上(2 ~ 4 天恢复正常)
  - 血清脂肪酶升高(敏感性和特异性更高,10 ~ 14 天后仍超出正常范围)
  - CRP 增高(更多的是与胰腺组织坏死相关,其升高有 24 ~ 48 小时的潜伏期)
  - IL – 6,降钙素原,多型核细胞弹性蛋白酶都是可应用的实验室检查项目

•影像学检查:
  - X 线:十二指肠梗阻,哨兵袢征,结肠截断征,胸腔积液(左侧尤为明显)
  - 超声:在识别胆结石及胆管方面更敏感,而对胰腺的评估有困难。当应用其他检查方法受限时,超声内镜能够应用于胆道疾病的评估和疾病治疗的指导
  - CT 扫描:增强 CT 是胰腺炎诊断的金标准。在评估坏死、脓肿、积液、出血方面有价值。适用于诊断困难及并发症的鉴别。推荐在发病后 48 ~

72 小时进行此项检查,如在出现症状时已做过此项检查,推荐此时间点再次检查。对于轻症患者此项检查意义不大,有发生对比剂肾病的风险

> MRI:CT 检查禁忌时可应用

严重程度评估

- 如果出现局部并发症(坏死、脓肿、假脓肿)或合并器官功能衰竭,则胰腺炎的病情严重
- 多种分类方法和评估标准可用于疾病严重程度的评估
- Ranson 评估标准(表 215 – 1)的不足之处在于需要 48 小时的时间来评估,这对于有发病风险患者的初始评估没有帮助
- 2004 年国际共识指南(表 215 – 2)对于急性重症胰腺炎患者的评估亦有帮助
- Balthazar 分类方法(表 215 – 3)基于 CT 扫描结果对胰腺的坏死情况进行评估

表 215 – 1 Ranson 评估标准

入院时:
- 年龄 > 55 岁
- 血糖 > 200mg/dL
- WBC > 16 000/mm^3
- LDH > 350IU/L
- AST > 250U/L

48 小时后:
- 血清 Ca < 8mg/dL
- PaO_2 < 60mmHg
- 碱缺失 > 4mEq/L
- ↑ BUN ≥ 5mg/dL
- ↓ Hct ≥ 10%
- 液体潴留 > 6 L

病死率
- 0 – 2 → 5%
- 3 – 4 → 20%
- 5 – 6 → 40%
- 7 – 8 → 100%

表 215 – 2 急性重症胰腺炎危险因素

- 出现器官功能衰竭和(或)局部并发症(如坏死)
- 临床表现
  ▸ 肥胖(BMI > 30)
  ▸ 血液浓缩(Hct > 44%)
  ▸ 年龄 > 70 岁
- 器官功能衰竭
  ▸ 休克
  ▸ PaO_2 < 60
  ▸ 肾衰竭(Cr > 2mg%)
  ▸ 胃肠道出血
- Ranson 评估标准 ≥ 3 项
- APACHE Ⅱ评分 > 8

分级	CT 所见	评分	胰腺坏死
A	正常胰腺组织	0	无坏死(0 个患者)
B	胰腺局部或弥漫性肿大(轮廓不规则,增大)	1	<30%(2 个患者)
C	在B 级患者所见的基础上出现胰腺周围炎症	2	30% ~ 50%(4 个患者)
D	在B 或 C 所见的基础上出现单发的液体潴留合并/不合并局部气泡	3	>50%(6 个患者)
E	在B 或 C 所见的基础上出现≥2 处液体潴留和(或)在胰腺内或周围出现气泡	4	

表215 - 3　基于 CT 扫描的严重程度分级(Balthazar 评分)

严重指数(总分)	并发症(%)	病死率(%)
<3	8	3
4 ~ 6	35	6
7 ~ 10	92	17

管理

- 支持疗法是治疗的主要内容,同时应早期鉴别已经发病或存在发病风险的急性重症胰腺炎患者,并尽早转入 ICU 进行监护
- 胆源性疾病是胰腺炎主要的可纠正性病因。对于梗阻性黄疸及确诊的胆石性胰腺炎患者,推荐行急症 ERCP 加括约肌切开术(入院 24 小时以内/症状出现 72 小时以内)。这一术式对于预防残留胆结石引起的胰腺炎复发同样有效。一旦病情缓解,应考虑行胆囊切除术
- 轻型胰腺炎:
  - 收入普通病房
  - 若患者耐受,口服营养物质
  - 镇痛(APAP,IV PAP,避免使用 NSAID 药物)
- 重症胰腺炎:收入 ICU,治疗并发症:
  - 充足的液体复苏治疗,晶体液用量可达 10L 并且反复对血管内容量状态进行评估。低血压通常是由血管扩张引起的,此时可考虑应用去甲肾上腺素

➤ 入院时或者延迟出现的 ARDS;采用小潮气量方案,进行机械通气支持

➤ 通过严密监测尿量和气道压力对患者腹腔内高压进行评估,采用胃肠减压、镇静、肌松药进行治疗,必要时可行手术干预

➤ 推荐给予肠内营养,首选通过空肠途径。当患者不能耐受肠内营养时,可采用肠外营养。严格的血糖控制至关重要,除非患者存在高甘油三酯血症,否则脂类的应用并无禁忌

➤ 肾衰竭通常是肾前性的,需要 RRT 治疗,预后较差

➤ 出现胰源性组织坏死的患者,不推荐常规预防性应用抗生素或进行肠道选择性净化。如果出现感染的胰源性组织坏死,选择亚胺培南(±氨基糖苷类)进行治疗。CT 引导下行细针穿刺活检并进行组织染色和培养,用于诊断无菌性或感染性组织坏死

➤ 若出现感染性坏死/脓肿,推荐外科手术进行清创/坏死组织切除,主要通过患者的临床表现对疾病进程进行划分,在患者病情允许的情况下建议推迟 2~3 周进行手术以利于坏死组织边界形成。无菌性坏死不推荐进行清创术治疗

➤ 对血管并发症进行监测,例如:内脏假性动脉瘤出血,门静脉血栓形成,出血和血肿。出血的治疗包括 X 线引导下导管指引的球囊压迫/弹簧圈栓塞治疗

(王涛 译 韩建阁 校)

第 216 章

躁动、谵妄和(酒精中毒引起的)震颤性谵妄

Ronaldo Collo Go, MD, Roopa Kohli-Seth, MD

定义

谵妄——急性的意识状态波动性变化伴有认知功能的改变。

流行病学

行择期手术的老年患者术后谵妄的发生率:11%。

在血管手术和持续较长时间的口腔手术患者中,术后谵妄更为常见。

1/10 的美国人饮酒过量并且有出现戒断症状的风险,这部分人群产生谵妄的风险加倍。

危险因素

手术前:年龄 >70 岁,先前出现的认知功能障碍、酗酒、滥用麻醉药和毒品,先前有谵妄病史。

手术中:大量失血,疼痛,低氧;麻醉药 – 氯胺酮,阿片类药物,苯二氮䓬类药物,甲氧氯普胺,抗胆碱能药物,氟哌利多;术中栓塞可能造成影响(如关节置换)。

手术后:大手术,围术期低氧。

病因

神经递质的失调,尤其是抗胆碱类、褪黑素、去甲肾上腺素和淋巴因子,与急性脑功能障碍的发生有关。

诊断

ICU 意识紊乱评估方法(CAM)和重症监护谵妄筛查检查表(ICDSC)可用于评估患者是否出现谵妄。然而,机械通气和(或)镇静药使这些筛查方法的应用受到阻碍。此外,镇静药物可能诱发或改善谵妄症状。

意识紊乱评估方法	
特点 1:通过镇静评分,Glasgow 昏迷评分或其他谵妄评估方法证实过去 24 小时患者存在基础精神状态的突然变化或是波动性变化	是或否
特点 2:注意力不集中测试	是或否
特点 3:意识水平的改变 – 如果 RASS 为非警觉和镇静	是或否
特点 4:思维错乱	是或否
特点 1 加特点 2 再加特点 3/特点 4 任意一条即为 CAM-ICU 阳性	

重症监护谵妄筛查检查表(ICDSC)	
每项阳性发现计一分,分数≥4 提示谵妄	
•意识水平的改变	•精神运动性激动或阻滞
•注意力不集中	•不适当的言语或情绪
•定向力障碍	•睡眠/觉醒周期紊乱
•幻觉、错觉或者精神错乱	•症状波动

治疗

非药物治疗可能在手术前和手术后对患者产生有益作用。

•日常定向力 - 增加接受光照时间,病房中时间提示

•减少睡眠剥夺时间

•减少不必要的镇静药或抗精神病药的使用

•避免使用约束措施

•鼓励早期活动;物理治疗和社会适应性训练

•早期接触家庭成员

药物治疗

•在保证患者充足通气和灌注的情况下,治疗潜在的酸碱失衡或电解质紊乱。毒扁豆碱(0.5~2mg IV)或许能逆转由于抗胆碱药引起的术后谵妄

•有药物滥用史的患者,术前戒毒是有益的

•为了预防紧张对于下丘脑 - 垂体 - 肾上腺轴(HPA轴)的影响,可在麻醉诱导前开始给予吗啡 $15\mu g/(kg \cdot h)$

•对于乙醇滥用的患者,围术期的治疗措施应基于患者症状:

　➢苯二氮䓬类药物用于控制躁动和癫痫发作

　➢可乐定或右旋美托咪啶用于自主症状改善

　➢精神安定剂(氟哌啶醇或利培酮)用于控制幻觉

　➢术前用药:

　　▪术前给予长效苯二氮䓬类药物或手术当日晨起给予短效苯二氮䓬类药物

- 麻醉诱导后,可给予可乐定 $0.5\mu g/(kg \cdot h)$,氟哌啶醇的每日最大用量可达 3.5mg,氯胺酮 0.5mg/kg
  - ➤ Wernicke 脑病的预防:
    - 维生素 B_1 每日 200mg,给予 3~5 天
- 尼古丁滥用(NUD):
  - ➤ 手术前或手术后 4~6 周的戒除疗法
  - ➤ 尼古丁替代治疗(贴剂)
  - ➤ 手术后 – 拟胆碱药物毒扁豆碱(1.5mg IV,之后 1mg/h 维持 24 小时)
  - ➤ 警惕手术后恶心和呕吐的发生,特别是围术期未接受尼古丁替代治疗的患者
- 药物滥用:
  - ➤ 洛非西定(手术前进行剂量滴定,每日 0.4~0.8mg)
  - ➤ 可乐定每日 0.075mg,剂量可增加至每日 0.3mg 分两到四次给予,或者初始使用贴剂治疗,起始剂量每日 0.1~0.3mg
  - ➤ 美沙酮每日 30mg(分两次口服给予,剂量每日增加 10mg;静脉给药时剂量减半)
  - ➤ 麻醉诱导之后,应用 $\alpha-2$ 受体阻滞剂静脉(维持)
- 老年患者:
  - ➤ 麻醉诱导时给予氯胺酮 0.5mg/kg,可降低术后谵妄的发生率

(王涛 译 韩建阁 校)

第 217 章

创伤麻醉

Satyanarayana Reddy Mukkera,MD,MPH,Roopa Kohli-Seth,MD

多发伤:多处损伤中至少有一处是危及生命的。

创伤患者的处理原则
即刻进行伤情分类:评估创伤的严重程度
保证相关医疗团队及影像学检查的可及性,以便对患者进行恰当的处理 　(神经外科、心胸外科、血管外科、骨科、CT、MRI 等)
多学科协作,团队领导至关重要
治疗(ABC)与诊断(H & P,影像学检查)同时进行
时间至关重要(第一小时 = 黄金一小时)

多发伤患者的处理步骤
伤情分类
入院后即给予稳定伤情/病情检查
气道,呼吸
循环/血红蛋白
神经学检查
初步的病情检查/稳定伤情后,依据损伤情况,进行进一步的治疗

伤情分类

病情严重程度分类标准(Vittel,2002):出现以下情况时应将患者转运至创伤中心(应除外患者自身因素,这些因素应逐个病例进行评估):

• 生命体征:
  ➢ GCS < 13
  ➢ SBP < 90mmHg
  ➢ SpO_2 < 90%

• 高能量性创伤:
  ➢ 从车辆中弹出
  ➢ 同车乘客死亡
  ➢ 从 6m(约 20ft)以上的高度坠落
  ➢ 患者被抛出或被碾压
  ➢ 没有头盔/安全带保护
  ➢ 爆炸

- 创伤本身:
  - 头部、颈部、胸部等部位的贯通性损伤
  - 肢体截断或缺血
  - 骨盆骨折
  - 严重烧伤和(或)烟尘吸入
- 处理措施:
  - 需要机械通气
  - 液体复苏容量 > 1000mL 和(或)使用升压药和(或)使用抗休克裤(MAST)
- 患者因素:
  - 年龄 >65
  - CHF,CAD,呼吸功能不全
  - 妊娠(特别是孕中晚期)
  - 有出血倾向或使用抗凝血药
- 死亡率的主要判断标准:
  - SpO_2 < 80% 或不能测出(死亡率76%)
  - SBP < 65mmHg(死亡率65%)
  - GCS = 3(死亡率62%)

入院后稳定伤情/病情检查

- 记录基本信息:
  - NIBP,HR,SpO_2,若气管内插管需记录 $EtCO_2$,体温
  - GCS,瞳孔大小和对光反射,活动下肢;给予镇静药前进行全面的神经系统检查
  - 指血糖,Hct 快速检测
- 至少两条大的静脉通路
- 可以考虑中心静脉和(或)动脉通路;除非患者有腹部创伤或 B/LLE 创伤,可选择股动脉、股静脉置管;应用 5Fr 动脉导管(可用于血管造影);置入管路的同时留取化验标本:
  - 生化七项,CBC,凝血,LFTs,肌钙蛋白,乙醇/药物,β-HCG(女性患者),为血库进行 ABO-Rh 血型鉴定
- 注射破伤风疫苗

- 如果是开放性骨折,给予抗生素,例如头孢唑啉 2g 静脉输注之后 1g q8h 维持(如果过敏,克林霉素 600mg 静脉输注之后 600mg q6~8h 维持);如果患者有 Gustilo Ⅲ 开放性骨折(组织遭碾压和污染,合并或不合并血管损伤),则加用庆大霉素每天 5mg/kg
- 可考虑镇痛,但在没有气管插管的情况下禁用镇静
- 床旁胸部平片及骨盆平片(若存在骨盆骨折,不要置入导尿管)
- 利用超声对以下方面进行重点评估:包括创伤区域(FAST:排除腹腔积液)和胸部 U/S 至 r/o 的血胸和(或)气胸
- 有条件时行 B/L 经颅多普勒检查:MCA 中 Vd < 20cm/s,搏动指数 > 1.2 提示 ICP 增高
- 为避免胃内容物和血液的进一步误吸,可行 OGT(在颅底骨折未排除前禁行 NGT)

气道,呼吸

- 不要盲目相信 ETT 位于原位,检查位置及呼吸音,行 CXR
- 评估气道是否存在插管困难可能:LEMON:
  - 看:肥胖,小下颌,存在先前头颈部手术或放射性损伤的证据,牙齿异常(牙列不齐、义齿、巨齿),窄长脸,高拱的硬腭,颈部短或粗和面部或颈部创伤
  - 评价:3-3-2 原则:
    - 张口度最少达到患者的三横指宽
    - 颏舌骨间距最少三横指
    - 舌骨甲状软骨间距最少两横指
  - Mallampati
  - 阻塞:喘鸣、异物等
  - 颈部活动度
- 以下情况下插管:
  - GCS < 8
  - 面部创伤
  - 呼吸窘迫
  - 休克
  - 需要紧急手术或大剂量镇痛

- 选择依托咪酯＋琥珀酰胆碱或罗库溴铵进行快速气管插管,由于存在严重低血压的风险,所以避免应用丙泊酚或苯二氮䓬类药物,尤其是在复苏中的患者
- 饱胃患者采取环状软骨压迫(尽管作用存在争议)
- 以下情况下假定颈部不稳定:
  - 无意识/醉态
  - 头部钝性损伤
  - 诉颈部或背部疼痛
  - 肢体无力
- 对于此类患者,需要时只能采用托下颌法。不要伸展或旋转颈部。可以采用纤维支气管镜进行气管插管。插管过程中需要另一人协助进行颈部固定。对于头部创伤患者行清醒插管可增高 ICP:权衡风险/获益比
- 移除颈托的条件:
  - 患者清醒、警觉、无醉态,听从指令并符合以下条件时,可判定临床状况无异常:
    - 静息时未诉颈部疼痛
    - 触诊颈椎时无压痛
    - 无痛,颈椎主动活动范围为偏向两侧 45°
  - 影像学无异常:
    - 若精神状态改变,检查 3 个方位的颈椎 X 线:
      - 侧位片观察 C7 ~ T1
      - A－P 位
      - 张口齿突位
    - 即使平片检查未发现骨折或脱臼,应保留颈托直至临床状况无异常
  - 如果出现持续性神志改变,进行 CT 扫描。CT 扫描不能发现韧带损伤。在这种情况下,为了排除颈椎损伤的可能进行 MRI 检查
  - 影像学可疑:若见到骨折,则进行 CT 扫描。如果不能实现,则保持颈部制动
  - 对于诉颈部疼痛但普通平片上未发现不稳定损伤的患者,屈伸位平片在排除韧带损伤方面有帮助
  - 做好手术建立气道的准备:环甲膜切开较气管切开快

> 视诊、触诊、听诊两侧呼吸音在排除气胸、连枷胸、心脏压塞诊断时很重要. 初始可能需要进行经皮针头穿刺减压,随后进行胸腔置管
> 人工通气:保持 $SpO_2 > 95\%$,$EtCO_2$ 在 $30 \sim 35mmHg$

循环√血红蛋白

- 头皮出血采用钉皮钉止血,鼻腔出血填塞止血
- 如果患者低血压,可考虑行 MAST,不合并胸腔内出血时可行气管插管
- 创伤患者最好的复苏液体是血液。能够得到可用血液时,将晶体液与血液合用。如果没有血液污染,可选择进行术中血液回收。条件许可,最好输入配型良好的同种异体血,但当致命性大出血时可进行异体 O 型血的输注
- 避免使用含葡萄糖液体,因其可使神经系统结局恶化
- 预防低体温(液体加温装置,提高室温,人工通气加温装置)
- 出血控制前将 MAP 维持在 $60 \sim 65$,液体用量达到 1500mL 后若需要可应用去甲肾上腺素(初始剂量 $1\mu g/min$)
- 目标为维持 Hgb > 7(若有心绞痛发作或急性心肌缺血/梗死时,维持在 10 以上)
- 出血性休克是引起低血压的最常见原因,但不是唯一原因
- 顽固性休克可引起心包填塞(颈部静脉充盈,脉压变小,心音低沉,低血压加重,血压与肺动脉导管测得的压力相等)。此种情况下需要行急症心包穿刺术
- 对于大出血造成的消耗性凝血病和(或)广泛的组织损伤造成的 DIC 患者。每输注 3U RBC 应给予 1U FFP。需要大量输血时,可考虑按 RBC: FFP: 血小板为 1:1:1 的比例输注,纠正钙离子(过低)
- 如果出现不能控制的出血,可考虑输注活化的 Ⅶ 因子($200\mu g/kg$,1 小时之后 $100\mu g/kg$)

神经学检查(若存在头部创伤)

- 单侧或双侧的瞳孔散大是脑疝时最早出现的体征。治疗包括过度通气(使 $EtCO_2$ 降至 20mmHg),高渗盐水(经中心静脉通路给予 23% 盐水 30mL,输注时间大于 10 分钟),或甘露醇(20% 溶液:1.3g/kg 单次注射)
- 条件许可时,选择 23% 盐水优于甘露醇。将 HOB 增高至 30° 并保持在中

线位置以促进 CSF 的引流. 进行颅内压监测是有帮助的。应控制躁动、疼痛和颤抖,因其可引起 ICP 增高

- 使 MAP 维持在 90~100,除非同时有出血(此时维持 MAP 在 60 直到行急症手术止血)
- 维持 PT > 60% ,血小板 > 100 × 10^9/L
- 避免高体温、低氧和低血压
- 如果患者存在 r/o 脊柱损伤而无反应,进行直肠检查评估括约肌张力

初始稳定伤情/病情检查之后

- 若患者病情稳定,进行影像学检查:
  - ➢ 头部 CT 平扫
  - ➢ 全身 CT 增强扫描(乳突至坐骨)
  - ➢ CT 脊柱重建,需要时进行任何部位骨骼 X 线检查
  - ➢ 若存在骨盆骨折,进行逆行性尿道造影;若尿道破裂,置入耻骨上导尿管
- 若病情不稳定,转运患者至 OR 进行止血

依据损伤鉴定情况,进一步治疗

若患者不稳定应进行伤情控制:

- 包扎止血
- 骨折处放置外固定器
- 如果胸腔积血 > 1L 和(或)引流量 > 150mL/h 进行胸廓切开术
- 若患者存在腹腔积液同时血流动力学不稳定,则行剖腹探查术
- 手术行肢体止血/截肢和(或)栓塞术
- 如果有发生脑疝的风险,行颅骨切开术

其他损伤

- 高位脊柱损伤可造成脊髓休克,表现为低血压、心动过缓和反射消失。可选的治疗措施包括大剂量类固醇激素减轻脊髓水肿,多巴胺纠正脊髓休克
- 肺挫伤/气胸/血胸可造成低氧。肺挫伤造成的严重咯血可能需要 DLETT 将挫伤肺隔离。大的支气管破裂也需要单肺通气以避免空气进

入肺循环

- 低氧也可能是血制品相关的 TRALI 造成的。治疗措施为支持治疗同时给予高的 FiO_2
- 监测尿量、乳酸和钾。酸中毒和严重的碾压伤可造成钾的显著增高。严重碾压伤造成的横纹肌溶解可导致肾衰竭，应进行积极的水化治疗
- 脂肪栓塞与长骨骨折有关，可通过突然出现的低氧、心动过速和低血压识别其发生。尿中出现脂肪和血清脂肪酶增高可诊断
- 断肢或断指冷藏保存的情况下，20 小时之内可进行再接。再植术时推荐使用神经/神经丛阻滞（可能时进行连续阻滞）
- 不要聚焦于明显损伤，同时也要积极寻找其他损伤。钝性创伤患者的头部、胸部、骨盆和肢体可出现多发损伤
- 最后，进行三级检查排除皮肤和其他部位未发现的损伤

（王涛 译　韩建阁 校）

第 218 章

烧伤

Jean Charchaflieh, MD, DrPH, FCCM, FCCP

手术前治疗

即刻复苏：在高级创伤生命支持（ATLS）的初步和再次评估之后。

初步评估：A,B,C,D,E,（气道,呼吸,循环,伤残,暴露）

- 气道：
  - 尽早气管插管：气道水肿发展迅速
  - 采用 ID≥8mm 的 ETT，以便接下来进行支气管镜检查
  - 失去意识患者按饱胃和颈部不稳定对待
  - 琥珀酰胆碱在最初 24~48 小时的应用是安全的，随后在大面积烧伤

后长达 18 个月的时间内其应用成为禁忌

- 呼吸：
  - 在急性期,吸入性损伤是首要死亡原因
  - 三种成分：
    - 热量：热烟气烧伤黏膜→水肿→阻塞(更多发生于上气道,因为烟气向远端移动时温度降低)
    - 化学成分：烟气本身成分有毒性→肺泡损伤
    - 全身影响：一氧化碳(CO)和氰化物(CN)能置换血红蛋白中的氧(O_2),造成组织缺氧
  - 面罩吸入 100% O_2,出现神经系统症状和碳氧血红蛋白(HbCO)水平>25% 可考虑高压 O_2
  - 昏迷患者 HbCO <30% 应怀疑 CN 中毒,特别是如果患者存在 SvO_2 增高(>80%)和代谢性酸中毒：
    - 100% O_2
    - 必要时,行全面和持续的 CPR
    - 硫代硫酸钠(150mg/kg 静脉输注,输注 15 分钟以上)
  - 胸壁的环形损伤：可考虑行焦痂切开术
- 循环：
  - 最初的 24 小时,应用一种常见公式计算液体复苏量

最初 24 小时的液体复苏	
成人(Parkland 公式)	儿童(Evans 公式)
24 h 给予 LR 量计算公式 4mL × %TBSA × kg	24h 所需液体量 LR 1mL/kg/ %TBSA + 胶体 1mL/kg/%TBSA + D5W 2L/m²/24h
最初 8h 给予总液体量的一半,剩余一半接下来 16h 给予	烧伤面积达到 50% TBSA 时,第二天按照 50% TBSA 治疗
	第二天液体量为第一天一半

  - 通过 U/O 估测复苏是否充分：
    - 成人：≥0.5mL/kg/h
    - 儿童：≥1mL/kg/h
    - 肌红蛋白尿：≥2mL/kg/h(考虑静脉输注液体加入 $NaHCO_3$)

- ➤ 同时注意 Hct≤50%,血清 Na≤150mEq/L,人血白蛋白≥2g/dL,尿 Na≥40mEq/L,SBP≥100mmHg,HR≥120
- ➤ 24 小时之后,应用 5% 或 25% 的清蛋白使清蛋白≥2g/dL
- ➤ 任何时候静脉液体量≥20L 时,应监测是否存在腹腔间隔室综合征（IAP≥25mmHg）

- 伤残：
  - ➤ 所有创伤患者的 GCS 评分
  - ➤ 脊髓损伤(SCI)评估
  - ➤ 应考虑 CO 和 CN 中毒为诱因的昏迷

- 暴露：
  - ➤ 将患者充分暴露进行从头到脚的检查,同时避免低体温的发生
  - ➤ 对合并的损伤进行评估
  - ➤ 评估烧伤时要考虑烧伤的大小、深度和患者年龄(见图 218-1)
  - ➤ 对于热损伤,遵循 6C 路径：
    - ▪ 衣物：去除未粘连的衣物
    - ▪ 冷却：用净水
    - ▪ 清洁：用氯己定等不含乙醇的溶液
    - ▪ 药物预防：局部应用抗生素软膏
    - ▪ 覆盖：用凡士林纱布覆盖并用可吸收纱布包裹
    - ▪ 安慰(止痛)：应用镇痛药
  - ➤ 对于化学性烧伤,刷去干的化学粉末,用水冲洗 30 分钟(冲洗眼睛 8 小时),接下来针对致病物质进行治疗
  - ➤ 对于电灼伤：
    - ▪ 内部损伤(眼、心脏、神经、肌肉)要远远超过外部的皮肤损伤
    - ▪ CPK 和 K^+ 水平
    - ▪ EKG 监测心律失常
    - ▪ 血红蛋白尿：维持 UO >2mL/kg/h,每一升液体中加入 50mEq $NaHCO_3$ 和 12.5g 甘露醇
    - ▪ 高电压损伤,监测肌肉隔室的压力(IMP),当压力 >30mmHg 或出现神经血管损害时则可行筋膜切开

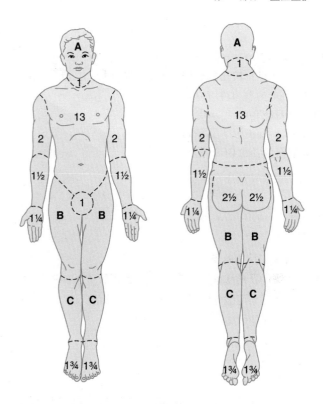

生长发育对体表面积相对百分比的影响

面积	年龄		
	10	15	成人
A = 头部的一半	$5^{1/2}$	$4^{1/2}$	$3^{1/2}$
B = 一条大腿的一半	$4^{1/4}$	$4^{1/2}$	$4^{1/3}$
C = 一条小腿的一半	3	$3^{1/4}$	$3^{1/2}$

（Reproduced from Hall JB, Schmidt GA, Wood LDH. *Principles of Critical Care*. 3rd ed. Figure 98 − 5. Available at：http://www. accessmedicine. com. Copyright ⓒ The McGraw-Hill Companies,Inc. All right reserved.）

图 218 −1　Lund 和 Browder 法计算体表烧伤面积的百分比

再次评估

- AMPLE 记忆法进行快速病史回顾(过敏史、用药史、既往疾病/妊娠史、最后进餐时间,致伤事件/环境)
- 全身细致的体格检查
- 依据临床情况,进行适当的实验室和影像学检查
- 对发现的损伤进行治疗
- 将严重烧伤患者转至烧伤中心治疗

术中护理

监护:

- EKG 监护可采用针式电极
- 若无合适部位行吸光度血氧测定,可考虑使用脉搏血氧测定法
- 进行 $EtCO_2$ 监测来调整分钟通气量以适应机体的代谢亢进状态
- 为了预防和治疗低体温,有必要进行体温监测
- 大部分病例需要进行有创的 BP + CVL/PAC 监测

麻醉诱导:

- 如果没有手术前静脉通路,可行吸入性麻醉诱导
- 伤后 1~2 天避免使用琥珀酰胆碱:有发生高钾性心脏停搏的风险

麻醉维持:

- 麻醉药与镇痛药的需要量增加 2~3 倍:
    - 代谢亢进
    - 剧烈疼痛
    - 分布容积增加
    - 肌肉松弛剂:接头外 NM 受体的上调
- 局部麻醉的限制:
    - 血小板功能异常
    - 损伤面积广泛
    - 需要采集正常组织
- 预防热量散失:
    - 升高室内温度至 ≥28℃(83 ℉)
    - 对静脉液体和吸入气体进行加温

- ➢应用保温毯
- 每 1% TBSA 烧伤,基础体温(BBT)上升 0.03℃(对于 50% TBSA 烧伤的患者,其正常 BBT 为 38.5℃)
- 减少失血:
  - ➢早期组织切除和移植
  - ➢预防低体温和高血压
  - ➢局部应用凝血酶、纤维蛋白凝胶、肾上腺素,皮下应用肾上腺素,静脉给予三甘氨酰赖氨酸血管升压素
- 削痂术(最好的美学效果),但与筋膜切除术相比(失血更少)会有大量失血(0.2mL/cm² 或 20mL/1% TBSA 烧伤)
- 通过术前 EPO 和急性血液稀释,减少血液的输注

苏醒:

- 以下情况应保留气管插管:术后 ICU 治疗,术中液体输注量≥10～15L,择期手术后 1 天之内,持续的气道水肿,吸入性损伤,或者需要给予缩血管药物/正性肌力药物
- 在采集移植组织部位喷涂 2% 利多卡因以减少术后阿片类药物的需要量

术后护理

- 需要大量的镇痛药(烧伤,高代谢率)
- 由于受之前生存环境(≥30% 的烧伤儿童存在虐待史、心理或行为学问题)或烧伤后状态影响(所有烧伤患者中有超过 45% 的人出现 PTSD),超过 50% 的患者需要心理咨询
- 烧伤急性期之后,感染是死亡的首要原因
- 免疫抑制
- 围术期预防性全身应用抗生素,但对于非手术患者不常规应用
- 所有烧伤患者均应接受破伤风预防治疗
- 营养:在所有疾病状态中,大面积烧伤有最高的代谢率和分解代谢状态(高达 2.5BMR):
  - ➢肠内营养是首选的营养给予途径,可在初始复苏后几小时内给予
  - ➢不能耐受肠内营养可能是脓毒症的早期征象,并且与死亡率增高相关
  - ➢热量需求:

- 成人:Curreri 公式(25kcal/kg) + (40kcal/% TBSA 烧伤)
- 儿童:Galveston 公式(1800kcal/m^2) + (1300kcal/m^2 烧伤组织)

➤ 每日供给蛋白质 1.2 ~ 2g/kg,或者热量/氮比例(CNR)150 给予小面积烧伤患者,CNR100 给予大面积烧伤患者

➤ 补充蛋白质以维持正氮平衡(NB),每天在 0 和 4 之间[NB = [蛋白质摄入量(g) × 16%] – [UUN + 4]]

➤ 如果使用 TPN,在停止脂质输注后 4 小时测血清 TG 水平并使之维持在 > 250mg/dL 的水平

➤ 计算 H_2O 的不平衡并依据结果调整:

- H_2O 缺乏 = 0.6 × 体重(kg) × [(血浆 Na/140) – 1]
- H_2O 过量 = 0.6 × 体重(kg) × [1 – (血浆 Na/140)]

➤ 补充微量元素,如铜、硒、锌和维生素 A、B、C、E

烧伤的预后

- 重症治疗的进步和烧伤组织早期全层切除及移植(深二度和三度)使烧伤患者的生存率和功能恢复大大改善
- 死亡率的三个主要因素:年龄、烧伤面积和吸入性损伤

表218 – 1 死亡概率	
危险因素[1]	死亡概率(%)
0	0.3
1	3
2	33
3	90

[1]危险因素:
- 年龄 > 60 岁。
- 烧伤 > 40% TBSA。
- 出现吸入性损伤。

(王涛 译 韩建阁 校)

第 219 章
中毒

Satyanarayana Reddy Mukkera，MD，MPH，Roopa Kohli-Seth，MD

初始措施

• 气道、颈椎活动受限的患者要特殊关注(除非已排出创伤)

• 呼吸、氧合和气管插管

• 循环 – 液体复苏和连续的心脏监测

• GI 的净化治疗 – 只有当摄入时间小于 1 小时

• 毒素的消除 – 解毒药、药用炭血液灌流、血液透析

• 病史 – 既往医疗和精神病史,处方药,找到的空瓶和药丸数目,摄入时间

• 检查 – 进行快速细致的检查,重点鉴别中毒症候群,以使摄入毒物的鉴别范围缩窄(常见多种药物同时摄入)

在检查生命体征的同时查看瞳孔、体温和 GCS,以鉴别毒性症候群。

常见的毒性症候群			
药物	综合症状	症状	治疗
有机磷酸酯类、神经毒剂	拟胆碱	DUMBELS[1] 瞳孔缩小	解毒剂:解磷定、阿托品
阿托品、苯托品、三环类抗抑郁药、抗组胺药	抗胆碱	皮肤潮红、干燥,发热、瞳孔扩大、精神错乱、HTN、心动过速、尿潴留、肠绞痛	解毒剂: 毒扁豆碱 (EKG 有变化或癫痫发作时不用) 癫痫:苯二氮䓬类
可卡因、MDMA(摇头丸)、苯环己哌啶(PCP)、安非他命、咖啡因、减充血剂(麻黄碱)、茶碱	拟交感(肾上腺素能)	发热、HTN、心动过速、瞳孔扩大、癫痫、出汗	镇静: 苯二氮䓬类 控制 HTN:拉贝洛尔(避免 β - 受体阻滞剂)

(待续)

常见的毒性症候群（续）			
药物	综合症状	症状	治疗
吗啡、芬太尼、对乙酰氨基酚、海洛因、美沙酮	阿片类	低体温、瞳孔缩小、心动过缓、低血压、呼吸系统和CNS抑制	解毒剂:纳洛酮
苯二氮䓬类,巴比妥类、安必恩、水合氯醛、苯海拉明、抗精神病药	镇静 – 催眠	言语不清、神志改变、呼吸系统和CNS抑制 – 窒息、低血压、低体温	巴比妥类中毒时，碱化尿液利尿氟马西尼仅针对BZD过量血液透析

[1] DUMBELS – 出汗/腹泻,排尿,瞳孔缩小,支气管痉挛/支气管黏液栓/心动过缓,呕吐,流涎,流泪。

高热综合征			
抗精神病药恶性综合征（NMS）	T >40℃,僵直谵妄,癫痫,自主神经失调,CPK增高	神经安定药过量甲氧氯普胺,氟哌利多	治疗:溴隐亭
恶性高热(MH)（见第223章）	高热,僵直	麻醉药物 – 琥珀酰胆碱,氟烷	治疗:丹曲林
5 – 羟色胺综合征	易激,皮肤潮红,震颤,肌阵挛,腹泻,出汗	SSRI过量或SSRI和MAO共同应用	治疗:赛庚啶,若有癫痫同时给予苯二氮䓬类药物

- 实验室检查:CBC、Chem-7、血糖、阴离子间隙、渗透压间隙、PT/PTT/INR、LFTs、药物水平（根据每人的病史测定对乙酰氨基酚、水杨酸类、地高辛、苯妥英钠、丙戊酸、苯巴比妥、锂盐、茶碱水平,这些药物水平的定量测定是有用的,因为其能改变治疗措施）,尿液中毒物筛查,乙醇浓度测定
- EKG – 心率、节律、ORS时限（QRS时限）、QTc间期
- CXR和腹部X线检查寻找不透射线药物（铁剂、重金属类、包有肠溶衣的药物）或包装的毒品

解毒剂	
毒物	解毒剂
氯喹	对于 QRS > 120ms 者给予碳酸氢钠 1 ~ 2mEq/kg 地西泮 2mg/kg
氯喹	维生素 B$_{12a}$ (将氰化物转化为维生素 B$_{12}$) 硫代硫酸钠 (促进氰化物转化为硫代硫氰酸盐) 亚硝酸钠 (诱导高铁血红蛋白血症)
口服降血糖药物	静脉给予葡萄糖 (D50 50mL IV) + 胰高血糖素 (1 ~ 2mg IV/IM/SQ), 奥曲肽 (2 ~ 10µg/kg IV q12h), 二氮嗪 (口服)
高铁血红蛋白血症	亚甲蓝 (1 ~ 2mg/kg IV, 给药时间大于 5min, q30 min PRN)
对乙酰氨基酚	N - 乙酰半胱氨酸
有机磷酸酯类/氨基甲酸酯	解磷定 + 阿托品
乙二醇/甲醇	甲吡唑
β - 受体阻滞剂	胰高血糖素
钙阻滞剂	钙
苯二氮䓬类	氟马西尼
阿片类	纳洛酮
一氧化碳	100% O$_2$, 高压 O$_2$
铁剂	去铁胺
TCA, 可卡因/水杨酸盐	碳酸氢钠
三氧化二砷/水银/铅	二巯丙醇 (BAL)
异烟肼	维生素 B$_6$
地高辛	地高辛免疫结合片段
抗胆碱能药	毒扁豆碱

对于大多数毒物摄入的患者支持治疗就已足够。

对于没有脉率或心脏节律失常的患者,根据个体的 ACLS 方案来进行救治。

净化治疗

- 在医院中,不推荐诱吐治疗
- 若摄入时间 <1 小时可使用活性炭;吸入性毒物或意识障碍时禁用(误吸风险)。不被药用炭吸附的药物包括酸/碱、锂、铁、农药和乙醇
- 全肠道灌洗(应用聚乙二醇) - 不被活性炭吸附的药物或包装的毒品

毒素的消除

- 血液灌注或血液透析:
  - 能通过血液透析清除的药物:LET ME SAV(助记符!) – 锂、乙二醇、茶碱、甲醇、水杨酸盐、阿替洛尔、丙戊酸
- 多次给予活性炭 – 为了清除肠肝循环中的药物,如卡马西平、苯巴比妥、奎宁、茶碱、索他洛尔
- 碱化(碳酸氢钠):水杨酸类、巴比妥类、肌红蛋白、甲氨蝶呤

重要/常见的毒物

对乙酰氨基酚:
- 使谷胱甘肽耗竭,活性代谢产物有肝毒性(图 219 – 1)和肾毒性
- 治疗:
  - 尽早(8 小时之内)静脉给予 N – 乙酰半胱氨酸(20 小时方案)以达到其最大效应.绘制药物水平的线图以确定药物中毒严重程度
  - 肝功能不全的在 2 ~ 4 天内达到高峰,可出现凝血障碍、脑病、酸中毒和肾衰竭
  - 对于难治/重症病例可考虑肝脏移植

乙酰半胱氨酸的给药方案		
推荐的续贯给药剂量[1]	依据患者体重的给药剂量	
	70kg	110kg[2]
最初 15min,150mg/kg 加入 200mL 液体中	10.5	16.5
接下来 4h,50mg/kg 加入 500mL 液体中	3.5	5.5
接下来的 16h,100mg/kg 加入 1000mL 液体中	7	11
总剂量(20h 中 300mg/kg)	21	33

[1] 乙酰半胱氨酸加入 D5W 中静脉给予。
[2] 对肥胖患者依据体重计算药物剂量时,推荐将 110kg 作为上限。

阿司匹林/水杨酸盐:
- 200mg/kg 为中毒剂量。与急性中毒 1% 的死亡率相比,慢性中毒的死亡率高达 25%
- 初始阶段出现耳鸣、过度通气、高热,随后出现脑水肿和癫痫发作;在极

高剂量时可出现肾衰竭从而导致死亡

•治疗：洗胃、碱化尿液、血液透析

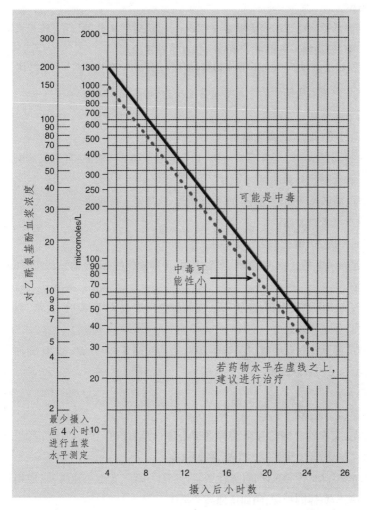

(Reproduced from Tintinalli JE, Stapczynski JS, Ma OJ, Cline DM, Cydulka RK, Meckler GD. *Tintinalli's Emergency Medicine: A Comprehensive Guide.* 7th ed. Available at www.accessemergencymedicine.com. Copyright © The McGraw-Hill Companies, Inc. All rights reserved.)

图 219-1　对乙酰氨基酚浓度和摄入时间造成的肝毒性作用

β - 受体阻滞剂：
- 心动过缓,低血压,低血糖,意识障碍
- 治疗：
  - 静脉单次给予胰高血糖素 5 ~ 10mg,给药时间 1 分钟以上,若患者心率改善,接下来以 1 ~ 10mg/h 的速度输注给药
  - NS 中稀释(生产者提供的稀释剂还有苯酚)
  - 病情顽固病例的治疗需要血管加压药、起搏器、IABP

钙通道阻滞剂：
- 心动过缓,低血压,高血糖：
  - 特别提示 - 二氢吡啶类药物(如氨氯地平和尼莫地平)可造成低血压和反射性心动过速
- 治疗：静脉给予钙剂、液体、血管加压药,胰岛素 + 葡萄糖

高铁血红蛋白血症：
- 当 metHb 占 Hb 比例大于 1% 时发生
- 引起 metHb 的药物：氨苯砜、苯坐卡因、亚硝酸盐(如硝普钠)、氯喹、环磷酰胺
- 随着 metHb 浓度上升,症状可从皮肤脱色发展至头痛、疲劳、头晕、癫痫发作、昏迷和死亡
- 治疗：静脉注射亚甲蓝(1 ~ 2mg/kg),给药时间 3 ~ 5 分钟,每 30 分钟重复给药直至症状缓解

地高辛：
- 早期：心动过缓
- 晚期：完全性心脏传导阻滞和逸搏心率；心动过速；恶心/呕吐,视觉异常：灯光周围出现黄绿色光晕,高钾血症：
  - EKG：AV 传导减慢,自律性增高,多源性 PVC,室性心律失常(应用地高辛抗体的指征,例如抗地高辛抗体)

三环类抗抑郁药：
- 快速吸收,亲脂性药物
- 心脏：心动过速,低血压
- 神经系统：精神状态改变,癫痫,昏迷
- EKG：QRS 间期和 QT 间期延长,电轴右偏

> 早期征象包括 aVR 导联 QRS>400ms，Ⅰ导和 avL 导联出现 S 波

- 治疗：
- 碳酸氢钠(1~2mEq/kg IV)碱化尿液
- 过度通气
- 苯二氮䓬类用于癫痫发作(TCA 过量时不要使用苯妥英钠)
- 低血压的治疗包括补液和血管加压药
- TCA 诱发的室性心律失常可使用利多卡因

有毒醇类：

- 甲醇代谢为甲酸→失明、酸中毒、癫痫
- 丙二醇代谢为乙醇酸和草酸→对以下组织有毒性：CNS(癫痫)，肾脏(草酸结晶造成的急性肾损伤)，心脏(严重酸中毒造成的心肌功能不全)进而导致肺水肿
- 两者都能造成阴离子间隙和渗透间隙的升高
- 异丙醇：阴离子间隙无变化但渗透间隙增高；造成出血性胃炎和酮尿
- 治疗：

  > 甲吡唑抑制乙醇脱氢酶：静脉给予 15mg/kg 的负荷剂量，之后每 12 小时静脉单次给予 10mg/kg 药物。48 小时之后，剂量增加至 15mg/kg q12h。对于乙二醇和甲醇中毒患者，持续治疗直至血清水平降至<20mg/dL

  > 顽固性酸中毒需要透析治疗。依据阴离子和渗透间隙

  > 给予维生素 B_1、维生素 B_6 和叶酸以促进毒素的代谢

(王涛 译　韩建阁 校)

第 **13** 部分

快速参考

第 **220** 章

重要的公式

Ruchir Gupta，MD

体液和电解质

允许的失血量(ABL)：体重(kg)×有效血容量×(术前血细胞比容 – 术后血细胞比容)/平均血细胞比容。

全身 HCO_3 的缺乏量：体重(kg)×(与 24 之间的差值)×细胞外液。

阴离子间隙：Na + (Cl + HCO_3)。

正常值 8 ~ 16。

$$缺乏的水量 = 0.6 \times (体重\ kg) \times \left\{ \left[\frac{血浆钠浓度}{140} \right] - 1 \right\}$$

$$过剩的水量 = 0.6 \times (体重\ kg) \times \left\{ 1 - \left[\frac{血浆钠浓度}{140} \right] \right\}$$

人体不同性质组织器官的灌注量		
组分	占成人体重的比例(%)	占心排血量的比例(%)
富含血管的组织（脑、心脏、肝、肾）	10	75
肌肉	50	19
脂肪	20	5
血管不丰富的组织(骨、肌腱)	20	1

表 220 − 1　呼吸相关的公式和方程式

菲克方程：VO_2（O_2 消耗）（N：250mL/min）	$CO \times (CaO_2 - CvO_2)$	CO：心排血量 CaO_2：动脉氧含量 CvO_2：静脉氧含量
肺泡气方程	$PAo_2 = (PB - 47)FiO_2 - Paco_2/RQ$	PB：大气压 PA：肺泡压 RQ：呼吸商（日常饮食下 0.8） Pa：动脉血压 FiO_2：吸入氧浓度分数
肺泡 − 动脉血氧气梯度	$PAo_2 - Pao_2$	
氧容量（N：20mL O_2/dL）	$CaO_2 = 1.39(Hb \times SaO_2) + (Pao_2 \times 0.003)$	CaO_2：动脉氧含量 Pao_2：动脉氧含量 Hb：血红蛋白
肺内分流（N：5%）	$\dfrac{Q_s}{Q_t} = \dfrac{CcO_2 - CaO_2}{CcO_2 - C\bar{v}O_2}$	CcO_2：肺终末细血管氧含量 CaO_2：动脉氧含量 $C\bar{v}O_2$：混合静脉氧含量
氧输送量 [N：400 ~ 660mL/(min·m²)]	$DO_2 = CO \times CaO_2$	
氧摄取率	$(CaO_2 - C\bar{v}O_2)/CaO_2$	

（待续）

表 220 - 1 呼吸相关的公式和方程式（续）

名称	公式	定义
Bohr 公式（生理无效腔）正常值 25% ~ 30%	$\dfrac{V_D}{V_T} = \dfrac{P_{aCO2} - P_{ECO2}}{P_{aCO2}}$	P_{ECO2}：呼出气二氧化碳分压
顺应性	动态顺应性 $= \dfrac{V_T}{PAP - PEEP}$ 静态顺应性 $= \dfrac{V_T}{P_{plat} - PEEP}$	PAP：气道峰压 P_{plat}：平台压
时间常数定义	时间常数 = 总顺应性 × 气道阻力	
SaO$_2$ 百分数	$\dfrac{氧合血红蛋白}{氧合血红蛋白 + 还原血红蛋白 + 碳氧血红蛋白 + 高铁血红蛋白} \times 100$	SaO_2：动脉血液的血红蛋白氧饱和度
Laplace 定律	$T = PR/W$	T：压力 W：厚度
Boyle 定律	$P_fV_f = P_0V_0$, i.e., PV 产物恒定	T：温度 P：压强 V：体积
理想气体定律	$PV = nRT$	P：压强 V：体积 n：气体摩尔数 R：通用气体常数 $= 8.31J/(moles \cdot kg)$ T：温度

（Adapted from *Schwartz's Principles of Surgery*, Table13 - 3. ）

循环		
指标	**公式**	**正常值**
心脏指数	CO/BSA	$2.2 \sim 4.2 L/(min \cdot m^2)$
每搏量指数	SV/BSA	$40 \sim 70 mL/(beats \cdot m^2)$
左室心搏做功指数	$SI \times 0.0136(MAP - PAOP)$	$46 \sim 60 gm/(beat \cdot m^2)$
右室心搏做功指数	$SI \times 0.0136(PA - CVP)$	$30 \sim 65 gm/(beat \cdot m^2)$
每搏输出量	$CO \times 1000/HR$	$40 \sim 80 mL$
肺动脉收缩压	测量值	$20 \sim 30 mmHg$
肺动脉舒张压	测量值	$4 \sim 12 mmHg$
中心静脉压	测量值	$1 \sim 8 mmHg$
肺动脉闭塞压 （肺动脉楔压）	测量值	$6 \sim 12 mmHg$
体循环血管阻力	$(MAP - CVP)/CO \times 80$	$800 \sim 1400 dyne \cdot s/cm^5$
肺循环阻力	$(PA - PAOP)/CO \times 80$	$100 \sim 150 dyne \cdot s/cm^5$

（于健健 译　韩建阁 校）

第 **221** 章
手术室常用词汇

Arthur Atchabahian，MD，Ruchir Gupta，MD

手术室内常用短语

见后页表格。

手术室内常用短语

汉语	睁眼	用嘴和鼻子正常呼吸	深呼吸	这是氧气	用力握我的手	从床上把手抬起来保持向上	您现在觉得哪里痛吗	先不要动	我现在要穿刺一根静脉	仰卧躺平	面朝这边坐好	后背像字母C或虾米或发怒的猫一样弯曲	肩膀放松

（于健 译　韩建阁 校）

第 **222** 章
基础生命支持／高级生命支持／长期生命支持
Ruchir Gupta，MD

Note：All figures have been reproduced from *Circulation*. 2010；122（18 Suppl 3）.

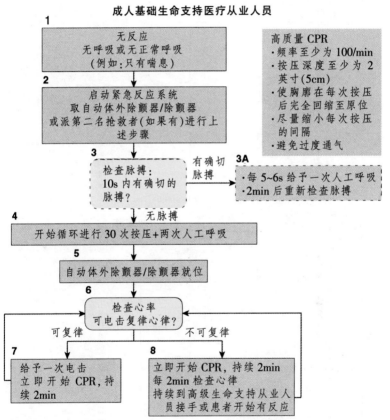

成人基础生命支持医疗从业人员

1
无反应
无呼吸或无正常呼吸
（例如：只有喘息）

2
启动紧急反应系统
取自动体外除颤器/除颤器
或派第二名抢救者(如果有)进行上
述步骤

高质量 CPR
·频率至少为 100/min
·按压深度至少为 2
英寸(5cm)
·使胸廓在每次按压
后完全回缩至原位
·尽量缩小每次按压
的间隔
·避免过度通气

3
检查脉搏：
10s 内有确切的
脉搏？

有确切
脉搏

3A
·每 5~6s 给予一次人工呼吸
·2min 后重新检查脉搏

无脉搏

4
开始循环进行 30 次按压+两次人工呼吸

5
自动体外除颤器/除颤器就位

6
检查心率
可电击复律心律？

可复律　　　　　不可复律

7
给予一次电击
立即开始 CPR，持
续 2min

8
立即开始 CPR，持续 2min
每 2min 检查心率
持续到高级生命支持从业人
员接手或患者开始有反应

注：虚线框中的操作应由健康服务从业人员而非普通救援者实施。

(Reproduced with permission from American Heart Association. Guidelines for cardiopulmonary resuscitation and emergency cardiovascular care, Part 4: Adult basic life support. *Circulation*. 2005;112: Ⅳ–19. © 2005 American Heart Association, Inc.)

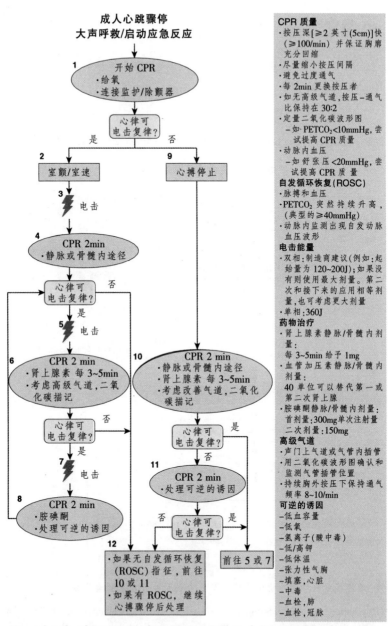

(Reproduced with permission from Neumar RW, et al. Part 8: Adult advanced cardiovascular life support. *Circulation.* 2010;122(18 Suppl 3):S729. © 2010 American Heart Association, Inc.)

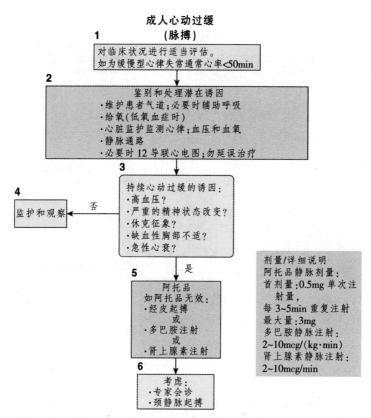

成人心动过速
（脉搏）

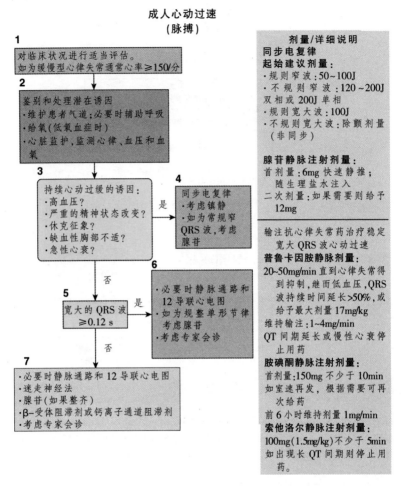

（Reoroduced with permission from Neumar RW, et al. Part 8: Adult advanced car-diovascular life support. *Circulation*. 2010;122(18 Suppl 3):S729. © 2010 American Heart Association, Inc.）

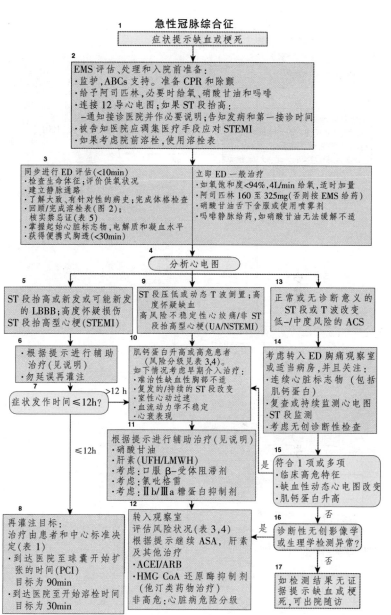

(Reproduced with permission from American Heart Association. Guidelines for cardiopulmonary resuscitation and emergency cardiovascular care, Part 8: Stabilization of the patient with acute coronary syndromes. *Circulation.* 2005; 112: IV–89. © 2005 American Heart Association, Inc.)

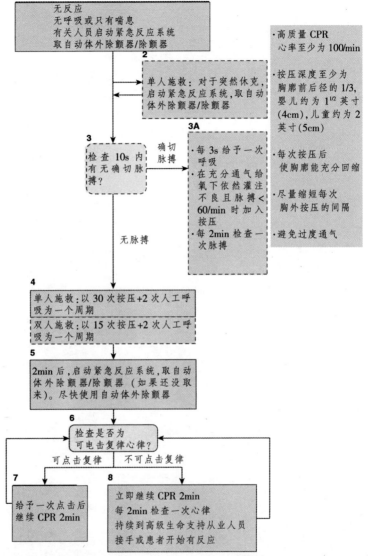

1　小儿基础生命支持医疗从业人员

无反应
无呼吸或只有喘息
有关人员启动紧急反应系统
取自动体外除颤器/除颤器

2 单人施救：对于突然休克，启动紧急反应系统，取自动体外除颤器/除颤器

3 检查 10s 内有无确切脉搏？

确切脉搏 **3A**
· 每 3s 给予一次呼吸
· 在充分通气给氧下依然灌注不良且脉搏< 60/min 时加入按压
· 每 2min 检查一次脉搏

无脉搏

4 单人施救：以 30 次按压+2 次人工呼吸为一个周期
双人施救：以 15 次按压+2 次人工呼吸为一个周期

5 2min 后，启动紧急反应系统，取自动体外除颤器/除颤器（如果还没取来）。尽快使用自动体外除颤器

6 检查是否为可电击复律心律？

可点击复律 **7** 给予一次点击后继续 CPR 2min

不可点击复律 **8** 立即继续 CPR 2min
每 2min 检查一次心律
持续到高级生命支持从业人员接手或患者开始有反应

·高质量 CPR
心率至少为 100/min

·按压深度至少为胸廓前后径的 1/3，婴儿约为 $1^{1/2}$ 英寸（4cm），儿童约为 2 英寸（5cm）

·每次按压后使胸廓能充分回缩

·尽量缩短每次胸外按压的间隔

·避免过度通气

注：虚线框中的操作应由健康服务从业人员而非普通救援者实施。

(Reproduced with permission from American Heart Association. Guidelines for cardiopulmonary resuscitation and emergency cardiovascular care, Part 12: Pediatric advanced life support. *Circulation.* 2005;112:IV–167. © 2005 American Heart Association, Inc.)

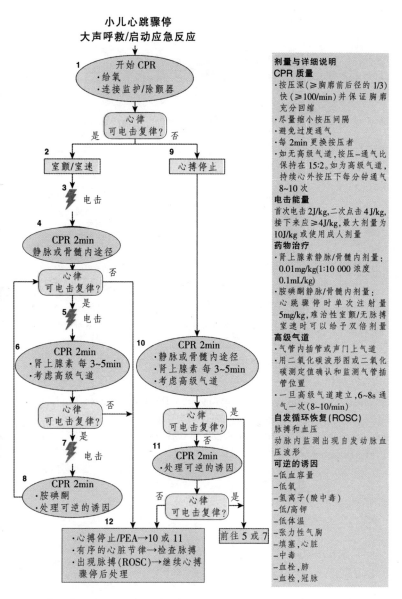

小儿心跳骤停
大声呼救/启动应急反应

1 开始 CPR
- 给氧
- 连接监护/除颤器

心律
可电击复律？
是　否

2 室颤/室速

9 心搏停止

3 电击

4 CPR 2min
静脉或骨髓内途径

心律
可电击复律？
否

5 电击
是

6 CPR 2min
- 肾上腺素 每 3~5min
- 考虑高级气道

10 CPR 2min
- 静脉或骨髓内途径
- 肾上腺素 每 3~5min
- 考虑高级气道

心律
可电击复律？
否

7 电击
是

心律
可电击复律？
是
否

8 CPR 2min
- 胺碘酮
- 处理可逆的诱因

11 CPR 2min
- 处理可逆的诱因

心律
可电击复律？
否　是

12
- 心搏停止/PEA→10 或 11
- 有序的心脏节律→检查脉搏
- 出现脉搏（ROSC）→继续心搏
  骤停后处理

前往 5 或 7

剂量与详细说明
CPR 质量
- 按压深（≥胸廓前后径的 1/3）
  快（≥100/min）并保证胸廓
  充分回缩
- 尽量缩小按压间隔
- 避免过度通气
- 每 2min 更换按压者
- 如无高级气道，按压–通气比
  保持在 15:2。如为高级气道，
  持续心外按压下每分钟通气
  8~10 次
电击能量
首次电击 2J/kg，二次点击 4J/kg，
接下来应 ≥4J/kg，最大剂量为
10J/kg 或使用成人剂量
药物治疗
- 肾上腺素静脉/骨髓内剂量：
  0.01mg/kg(1:10 000 浓度
  0.1mL/kg)
- 胺碘酮静脉/骨髓内剂量：
  心跳骤停时单次注射量
  5mg/kg，难治性室颤/无脉搏
  室速时可以给予双倍剂量
高级气道
- 气管内插管或声门上气道
- 用二氧化碳波形图或二氧化
  碳测定值确认和监测气管插
  管位置
- 一旦高级气道建立，6~8s 通
  气一次(8~10/min)
自发循环恢复(ROSC)
脉搏和血压
动脉内监测出现自发动脉血
压波形
可逆的诱因
－低血容量
－低氧
－氢离子（酸中毒）
－低/高钾
－低体温
－张力性气胸
－填塞，心脏
－中毒
－血栓，肺
－血栓，冠脉

(Reproduced with permission from American Heart Association. Guidelines for cardiopulmonary resuscitation and emergency cardiovascular care, Part 12: Pediatric advanced life support. *Circulation.* 2005;112: Ⅳ –167. © 2005 American Heart Association, Inc.)

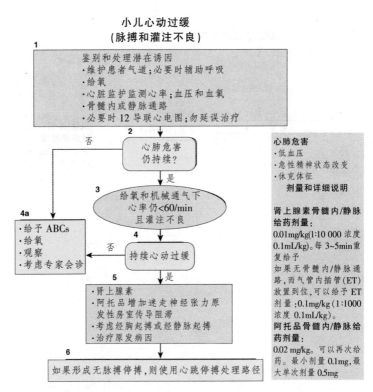

(Reproduced with permission from American Heart Association. Guidelines for cardiopulmonary resuscitation and emergency cardiovascular care, Part 12: Pediatric advanced life support. *Circulation*. 2005;112: Ⅳ–167. © 2005 American Heart Association, Inc.)

小儿心动过速
脉搏和灌注不良

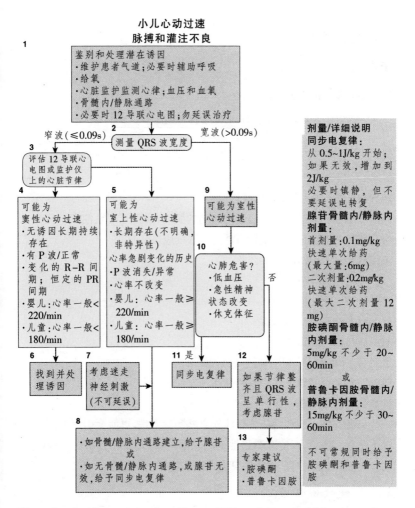

1
鉴别和处理潜在诱因
- 维护患者气道;必要时辅助呼吸
- 给氧
- 心脏监护监测心律;血压和血氧
- 骨髓内/静脉通路
- 必要时 12 导联心电图,勿延误治疗

2 测量 QRS 波宽度

窄波(≤0.09s)　　宽波(>0.09s)

3 评估 12 导联心电图或监护仪上的心脏节律

4 可能为窦性心动过速
- 无诱因长期持续存在
- 有 P 波/正常
- 变化的 R-R 间期;恒定的 PR 间期
- 婴儿:心率一般<220/min
- 儿童:心率一般<180/min

5 可能为室上性心动过速
- 长期存在(不明确,非特异性)
- 心率急剧变化的历史
- P 波消失/异常
- 心率不改变
- 婴儿:心率一般≥220/min
- 儿童:心率一般≥180/min

9 可能为室性心动过速

10 心肺危害?
- 低血压
- 急性精神状态改变
- 休克体征

6 找到并处理诱因

7 考虑迷走神经刺激(不可延误)

11 同步电复律　是

12 如果节律整齐且 QRS 波呈单行性,考虑腺苷

否

8
- 如骨髓/静脉内通路建立,给予腺苷
- 或
- 如无骨髓/静脉内通路,或腺苷无效,给予同步电复律

13 专家建议
- 胺碘酮
- 普鲁卡因胺

剂量/详细说明
同步电复律:
从 0.5~1J/kg 开始;
如果无效,增加到 2J/kg
必要时镇静,但不要延误电转复

腺苷骨髓内/静脉内剂量:
首剂量:0.1mg/kg
快速单次给药
(最大量:6mg)
二次剂量:0.2mg/kg
快速单次给药
(最大二次剂量 12 mg)

胺碘酮骨髓内/静脉内剂量:
5mg/kg 不少于 20~60min

或

普鲁卡因胺骨髓内/静脉内剂量:
15mg/kg 不少于 30~60min

不可常规同时给予胺碘酮和普鲁卡因胺

(Reproduced with permission from Neumar RW, et al. Part 8: Adult advanced cardiovascular life support. *Circulation*. 2010;122(18 Suppl 3):S729. © 2010 American Heart Association, Inc.)

(于健健 译　韩建阁 校)

第 **223** 章

恶性高热

Ghislaine M. Isidore，MD

基础知识

- 药理遗传学疾病，常染色体显性遗传
- 肌肉纤维中钙离子释放入肌浆网缺陷的肌病，暴露于挥发性麻醉药和去极化肌松药时会引起一系列事件的级联反应
- 可能致命，但现今死亡率 <5%

危险人群？

- 已知有恶性高热史的患者
- 家庭成员已经确诊的
- 患者有"中心核病"和周期性高血钾性麻痹
- 肌营养不良患者给予琥珀酰胆碱和挥发性麻醉药所引起的肌溶解，与恶性高热鉴别较困难
- 一些患者有临床恶性高热史且体外挛缩实验阳性，可能会引起发热或运动不耐受。但是，即使有劳累性横纹肌溶解症（ER）和劳累性热病（EI）病史的患者，也没有证据证明其恶性高热的发生率升高

恶性高热的触发因素

- 所有挥发性麻醉药和琥珀酰胆碱可触发恶性高热的发生
- 必须掌握患者完备的麻醉药应用史，包括并发症和不良事件
- 即使之前应用过可触发恶性高热的麻醉药物、但未发病的患者，也有可能发生恶性高热

易发恶性高热患者的麻醉

- 围术期评估时应消除过分担忧患者的顾虑
- 需对麻醉药物种类及选择做必要解释，包括安全药物和适当监护的应用

- 如对神经肌肉疾病有任何疑问,应当寻求遗传学、神经科、儿科专家的建议
- 肌酸激酶或血气分析等进一步检查是否要涵盖在评估中仍然存在争议
- 不需要丹曲林预防
- 根据指南要求需对麻醉机做净化,即:
  - 移除挥发罐
  - 更换所有可移动的、与挥发性麻醉药有接触的部分(钠石灰、新鲜气体排出管)
  - 以浓度为 10L/min 的 100% 纯氧清洗回路 10 分钟
- 避免使用触发恶性高热的药物(挥发性药物、琥珀酰胆碱)
- 哪些药物是安全的:氧化亚氮、巴比妥类、丙泊酚、依托咪酯、苯二氮䓬类、非去极化肌松药及新斯的明
- 局麻药安全,可作为一种替代选择
- 标准监护:脉搏氧饱和度、BP、ECG、二氧化碳图、持续体温监测等需要标准化。有创监测只在有临床指征时应用
- 在适当的安排下,恶性高热患者可以在门诊手术条件下进行手术

症状与体征

早期体征的进展可以急促,也可以是微小而缓慢的。
- 呼末二氧化碳升高(最敏感、最早出现的体征):
  - 呼吸性酸中毒
  - 接着迅速出现伴有动脉乳酸升高的混合型酸中毒
- 肌强直:
  - 非常特异性但十分多变;可以局限于咀嚼肌痉挛
- 横纹肌溶解:
  - 血清 K,Ca 升高
  - 血清和尿的肌红蛋白升高
  - CK 升高延迟,24 小时达到峰值
  - DIC
- 高热:
  - 后发体征
  - 可迅速进展(1℃/5min)

• 其他,非特异性:

➢ 心动过速/节律障碍

➢ 呼吸急促

➢ 发绀,皮肤色斑

➢ 术野血色发暗;但 SpO_2 往往是正常的

主要鉴别诊断

• 甲状腺危象
• 嗜铬细胞瘤

治疗

• 与外科团队沟通;终止手术;如果不能停止,则继续使用非触发类药物
• 停用触发类药物;移除挥发罐;无需更换全套通路、CO_2 吸收剂等
• 寻求帮助,把恶性高热处理箱拿到房间内
• 监测中心温度(如果还没监测)
• 100% 纯氧高通气(正常情况下两到三倍的通气量);使用高流量(>10L/min)
• 给予丹曲林 2.5mg/kg[将 20mg(包含 3g 甘露醇)与至少 60mL 无菌水混合];重复给予直到恶性高热体征消失;尽管 95% 的情况下 5mg/kg 就能解决问题,但有时可能需要 30mg/kg 才能达到治疗效果
• 积极用生理盐水进行液体复苏
• 根据动脉血气给予碳酸氢钠(通常 2~4mEq/kg)
• 积极降温:

➢ 静脉给予 15mL/kg 冷生理盐水;重复大约 3 次

➢ 在胃、膀胱、直肠、术野(除胸腔)用冰盐水降温

➢ 使用强制气体降温毯

➢ 目标 38℃;避免诱发体温过低

• 如果心律失常对纠正酸中毒和高钾血症无反应,用特别的抗心律失常药,但特别提示注意如下两点:

➢ 避免使用钙离子通道阻滞剂(易发高钾血症和引起心血管衰竭)

➢ 如果出现可能源于高钾血症的宽大 QRS 波,则不应给予利多卡因或普鲁卡因胺,可能会引起心搏骤停

- 治疗高钾血症：
  - 高通气
  - D50 + 胰岛素（50mL 的 D50 中加入 10U 胰岛素，必要时可以重复给予）
  - 如 EKG 改变，给予 1g $CaCl_2$ 不少于 10 分钟
- 监测 U/O；保持在 2mL/（kg·h）以上，必要时给予液体复苏和甘露醇
- 儿童在诱导时（使用琥珀酰胆碱）发生的任何心搏骤停，在证实是其他原因前都可以先假定为亚临床肌病。以急性高钾血症处理（$CaCl_2$，碳酸氢钠等）
- 化验血样：电解质，CK，LFTs，Bun，乳酸，血糖，凝血功能与血小板计数；血清血红蛋白和肌红蛋白
- 尿血红蛋白和肌红蛋白

术后管理

- 转入 ICU 不少于 24 小时：
  - 恶性高热有 1/3 的情况可能再发
  - 监测体温；EKG；SpO_2；$EtCO_2$（如果带气管插管）；有创血压，U/O
- 继续每 6 小时静脉给予 1mg/kg 丹曲林，至少持续 24 小时或满 72 小时，之后每 6 小时 4mg/kg 口服给药，持续 24 小时
- 治疗肌红蛋白尿
- 实验室检查：至少每 6 小时一次，监测动脉血气、CK、K、Ca、血肌红蛋白、尿肌红蛋白、PT/PTT
- 遗传学检测，和（或）咖啡因 – 氟烷骨骼肌收缩实验肌肉活检
- 到有恶性高热资质的中心进行家庭咨询
- 到北美恶性高热登记处（NAMHR）填写表格，网址：www. mhreg. org

恶性高热处理箱的组成

- 丹曲林—36 支（通常 18 支置于术间，18 支置于药房）
- 美国药典注射用无菌注射用水（无抑菌剂）。瓶装贮存，不入袋，避免该低渗溶液意外静脉应用
- 碳酸氢钠（8.4%）—50mL×5
- 呋塞米 40mg/安瓿×4 安瓿

- 葡萄糖 50% —50mL 瓶 ×2
- 氯化钙(10%)10mL 瓶 ×2
- 胰岛素 100U/mL×1(冷藏)
- 注射用利多卡因,100mg/5mL 或 100mg/10mL 置于预充注射器。也可以是胺碘酮(150mg/3mL;7 瓶)
- 鼻胃管(对于患者适当的尺寸)
- 鼻胃管冲洗时能连接的冲洗器(60mL×2)
- 用于静脉冷却的不少于 3000mL 的冷藏盐溶液
- 大号 Steri – Drape 无菌膜(用于迅速覆盖创口)
- 装冰块的大号透明塑胶袋 ×4
- 装冰块的小号塑胶袋 ×4
- 装冰的桶
- 尿液分析试纸
- 用于血气分析的注射器(3mL)或动脉血气套装 ×6
- 用于肌红蛋白水平分析的尿液收集器
- 血液样本试管(每组应包含两个儿科和两个大试管):
  - CK,肌红蛋白,SMA 19(LDH,电解质,甲状腺检查)
  - PT/PTT,纤维蛋白原,纤维素裂解产物,乳酸
  - CBC,血小板
  - 血气针(乳酸水平)

(于健健 译   韩建阁 校)

缩略语

AAA　腹主动脉瘤

ABG　动脉血气

ACA　大脑前动脉

ACC　美国心脏病学会

ACEI　血管紧张素转换酶抑制剂

ACE　血管紧张素转换酶

ACh　乙酰胆碱

ACLS　高级心脏生命支持

ACS　急性冠状动脉综合征

ACTH　促肾上腺皮质激素

ACT　活化凝血时间

ADH　抗利尿激素

ADP　二磷酸腺苷

AED　自动体外除颤器

AF　心房颤动

AH　自主性多动

AHA　美国心脏学会

AICD　自动植入式心脏除颤器

AI　主动脉瓣关闭不全

ALI　急性肺损伤

AMI　急性心肌梗死

ANH　急性等容血液稀释

ANS　自主神经系统

APAP　对乙酰氨基酚

aPTT　活化部分凝血活酶时间

ARB　血管紧张素受体阻滞剂

ARDS　急性呼吸窘迫综合征

ARF　急性肾衰竭/急性呼吸衰竭

AR　主动脉反流

ASAP　尽快

ASA　美国麻醉医师协会/乙酰水杨酸

ASD　房间隔缺损

ASIS　髂前上棘

ASRA　美国区域麻醉学会

AS　主动脉瓣狭窄

ATLS　高级创伤生命支持

ATN　急性肾小管坏死

ATP　三磷酸腺苷

AV node　房室结

AVF　动静脉瘘

AVM　动静脉畸形

AVNRT　房室结折返性心动过速

BBB　束支传导阻滞

BID　一天两次

BIPAP, BiPAP　双水平气道正压通气

BIS　双频谱指数

BLS　基本生命支持

BMI　体重指数

BMR　基础代谢率

BMS　金属裸支架

BNE   双侧颈部探查

BNP   脑钠肽

BPH   良性前列腺肥大

BP   血压

CABG   冠状动脉旁路移植术

CAD   冠状动脉疾病

CAR   大脑自主调节

CASP   颈动脉末端压

CA   颈动脉

CBC   全血细胞计数

CBF   脑血流量

CBV   脑血容量

CEA   颈动脉内膜剥脱术

CHD   先天性心脏病

CHF   充血性心力衰竭

CIRCI   危重病相关皮质类固醇不足

CK   肌酸激酶

CMRO₂   脑代谢耗氧率

CMV   控制性机械通气/巨细胞病毒

CNB   中枢神经阻滞

CNS   中枢神经系统

CN   颅神经

COPD   慢性阻塞性肺疾病

CO   心排血量/一氧化碳

CPAP   持续气道正压通气

CPB   体外循环术

CPK   肌酸磷酸激酶

CPNB   连续性周围神经阻滞

CPP   脑灌注压

CPR   心肺复苏

CRPS   复杂性区域疼痛综合征

CRRT   连续肾脏替代治疗

CSF   脑脊液

CSHT   时 – 量相关半衰期

CVA   脑血管意外

CVC   中心静脉导管

CVL   中心静脉置管

CVP   中心静脉压

CVVHDF   连续性静脉 – 静脉血液透析滤过

CVVHD   连续性静脉 – 静脉血液透析

CVVH   连续性静脉 – 静脉血液滤过

CXR   胸片

DBP   舒张压

DDAVP   去氨加压素

DES   药物洗脱支架

DIC   弥散性血管内凝血

DI   尿崩症

DKA   糖尿病酮症酸中毒

DLCO   肺一氧化碳弥散量

DLETT   双腔气管内导管

DLT   双腔气管导管

DL   直接喉镜检查

DM   糖尿病

DTR   深腱反射

DVT   深静脉血栓形成

EBV   EB 病毒

ECG   心电图

ECMO   体外膜氧合作用

ECT   电休克疗法

EEG   脑电图

EF   射血分数

EGD   食管胃十二指肠镜检查

EJ   颈外静脉

EKG   心电图

EMG   肌电图

EMLA　局部麻醉剂混合物

EOM　眼外肌

EPO　红细胞生成素

ERCP　内镜逆行胰胆管造影术

ERV　补呼气量

ESRD　终末期肾病

ETT　气管内导管

FDA　食品药品监督管理局

FDP　纤维蛋白降解产物

FEV1/FVC　一秒钟用力呼气量/用力肺活量

FFP　新鲜冰冻血浆

FGF　新鲜气流

FICB　髂筋膜室阻滞

FOB　纤维支气管镜

FOI　纤维支气管插管

FRC　功能残气量

FSBG　指端血糖

FTT　发育停滞

G6PD　葡萄糖 – 6 – 磷酸脱氢酶

GABA　γ – 氨基丁酸

GA　全身麻醉

GCS　逐级加压弹力袜/格拉斯哥昏迷量表

GERD　胃食管反流疾病

GETA　全气管内麻醉

GFR　肾小球滤过率

GH　生长激素

GI　胃肠的

GU　泌尿生殖的

HbA1c　糖化血红蛋白

HCM　肥厚型心肌病

Hct　红细胞压积

HD　血流动力学/血液透析

HELLP syndrome　溶血、肝(酶)升高、血小板减少综合征

HHNK　高血糖高渗性非酮症昏迷

HHS　高渗性高血糖状态

HITTS　肝素诱导血小板减少和血栓形成综合征

HIT　肝素诱导血小板减少症

HRT　激素替代疗法

HR　心率

HTN　高血压

IABP　主动脉内球囊反搏

IBW　理想体重

ICA　颈内动脉

ICD　植入式心脏除颤器

ICH　颅内出血

ICP　颅内压

ICU　重症监护病房

IC　心内的

IDDM　胰岛素依赖型糖尿病

IHD　缺血性心脏病

IJ　颈内静脉

INR　国际标准化比值

IOP　眼内压

IPC　间歇性充气加压

IPF　特发性肺纤维化

ITP　特发性血小板减少性紫癜

IUGR　宫内生长受限

IVC　下腔静脉

IVF　静脉输液

IV　静脉注射

JVD　颈静脉扩张

LA　局部麻醉药

LBBB	左束支传导阻滞	MTB	结核分枝杆菌
LDH	乳酸脱氢酶	MVP	二尖瓣脱垂
LDUH	低剂量普通肝素	NDMR	非去极化肌松药
LFCN	股外侧皮神经	NGT	鼻胃管
LMA	喉罩气道	NIBP	无创血压
LMWH	低分子肝素	NICU	新生儿 ICU
LOR	阻力损失	NIDDM	非胰岛素依赖型糖尿病
LOS	住院天数	NIF	负吸气力
LP	腰椎穿刺术	NIPPV	无创正压通气
LRI	下呼吸道感染	NIRS	近红外光谱分析
LSC	左锁骨下	NKHC	非酮症高渗性昏迷
LVAD	左心室辅助装置	NMB	神经肌肉阻滞剂
LVEF	左心室射血分数	NMJ	神经肌肉接头
LVH	左心室肥大	NPO	禁食
LVOT	左心室流出道	NRB	非再吸入面罩
MAC	监护麻醉护理/最低肺泡浓度	NSAID	非甾体类抗炎药
MAI	鸟 – 胞内分枝杆菌	NS	神经刺激/生理盐水
MAOI	单胺氧化酶抑制剂	NTG	硝酸甘油
MAO	单胺氧化酶	NTP	硝普钠
MAP	平均动脉压	NVM	股内侧神经（股神经支）
MCA	大脑中动脉	NYHA	纽约心脏协会
MDI	定量吸入器	OAA	口服抗血小板药物
MEN	多发性内分泌瘤病	OCP	避孕药
MEP	运动诱发电位	OGT	口胃管
MG	重症肌无力	OLV	单肺通气
MH	恶性高热	OPCAB	非体外循环冠状动脉旁路
MIBG	间位碘代苄胍核素		移植术
MIP	微创甲状旁腺切除术	ORT	顺向型折返性心动过速
MI	心肌梗死	OSA	阻塞性睡眠呼吸暂停
MMA	甲基丙烯酸甲酯	PACU	麻醉复苏室
MRSA	耐甲氧西林金黄色葡萄球菌	PAC	肺动脉导管
MR	二尖瓣反流	PADP	肺动脉舒张压
MS	二尖瓣狭窄/多发性硬化	PAN	结节性全动脉炎

PAP 肺动脉压

PAWP 肺动脉楔压

PCA 患者自控镇痛/大脑后动脉

PCEA 硬膜外自控镇痛

PCI 经皮冠状动脉介入治疗

PCNT 股后皮神经

PCP 肺孢子虫病/苯环己定

PCV 压力控制通气

PCWP 肺毛细血管楔压

PDA 动脉导管未闭

PDPH 硬脊膜穿破后头痛

PEEP 呼气末正压

PetCO$_2$ 呼气末二氧化碳分压

PE 肺栓塞

PFO 卵圆孔未闭

PFT 肺功能试验

PIP 吸气峰压

PJRT 阵发性交界区往返性心动过速

PM 心脏起搏器

PNB 外周神经阻滞

PONV 术后恶心和呕吐

PO 口服

PPI 质子泵抑制剂

PPN 部分肠外营养

PPV 正压通气

PRBC 浓缩红细胞

PRN 临机应变(需要时)

PSIS 髂后上棘

PSV 压力支持通气

PTA 经皮腔内血管成形术

PTH 甲状旁腺激素

PTT 部分凝血活酶时间

PTU 丙硫氧嘧啶

PT 凝血酶原时间

PVB 椎旁阻滞

PVD 周围血管疾病

PVR 肺血管阻力

QD 每天

RAST 放射变应原吸附试验

RA 类风湿性关节炎

RBBB 右束支传导阻滞

RBC 红细胞

RIJ 右颈内静脉

RLN 喉返神经

RRT 肾脏替代疗法

RR 呼吸频率

RSI 快速诱导插管

RWMA 局部室壁运动异常

SA node 窦房结

SAH 蛛网膜下腔出血

SAM 收缩期前向运动

SBP 收缩压

SCD 心源性猝死

SCI 脊髓损伤

SCM 胸锁乳突肌

SCPP 脊髓灌注压

SC 皮下的

SDU 观察病房

SIADH 抗利尿激素分泌失调综合征

SID 强离子差

SIMV 同步间歇指令通气

SIRS 全身炎症反应综合征

SLETT 单腔气管内导管

SNP 硝普钠

SNRI 5-羟色胺-去甲肾上腺素再
摄取抑制剂

SQ　皮下的

SSEP　体感诱发电位

SSRI　选择性5-羟色胺再摄取抑制剂

STEMI　ST段抬高心肌梗死

SVC　上腔静脉

SVR　全身血管阻力

SVT　室上性心动过速

SV　每搏输出量

TAAA　胸腹主动脉瘤

TAA　胸主动脉瘤

TAP　腹横肌平面(阻滞)

TBI　创伤性脑损伤

TBW　总体重

TCD　经颅多普勒

TEE　经食管超声心动图

TEF　气管食管瘘

TES　经皮电刺激

TF　组织因子

THA/THR　人工全髋关节置换术

TIA　短暂性脑缺血发作

TID　一天三次

TIPS　经颈静脉肝内门体分流术

TKA/TKR　全膝关节置换术

TLC　肺总量/三腔导管

TLC　三腔导管

TNF　肿瘤坏死因子

TNS　暂时性神经症状

TOF　四个成串刺激

TOLAC　剖宫产术后阴道试产

TPA　组织纤溶酶原激活物

TPN　全胃肠外营养

TPVS　胸椎旁间隙

TRALI　输血相关性急性肺损伤

TSH　促甲状腺激素

TTE　经胸超声心动图

TTP　血栓性血小板减少性紫癜

TT　凝血酶时间

TURP　经尿道前列腺电切术

UO,UOP　尿排出量

URI　上呼吸道感染

UTI　尿路感染

V/Q　通气/灌注

VCV　容积控制通气

VC　肺活量

VIP　静脉输液港

VP shunt　脑室-腹腔分流术

VSD　室间隔缺损

VS　生命体征

VTE　静脉血栓栓塞症

Vt　潮气量

VT　室性心动过速

VWF　血管性血友病因子

WFNS　世界神经外科医生联合会

WPW　预激综合征

索　引

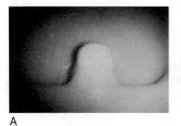

图 51-7

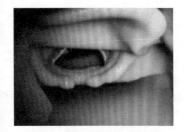

图 51-8

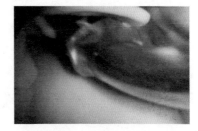

图 51-9

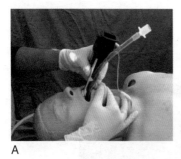

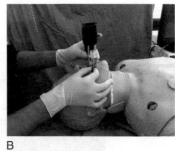

图 51-10

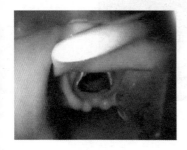

图 51-11

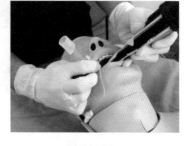

图 51-12

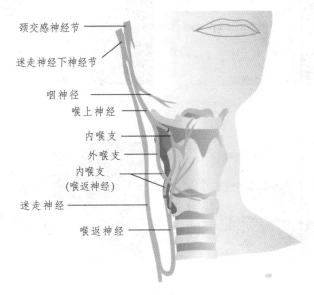

颈交感神经节 ——

迷走神经下神经节 ——

咽神径 ——

喉上神经 ——

内喉支 ——

外喉支 ——

内喉支
(喉返神经) ——

迷走神经 ——

喉返神经 ——

图 52-2

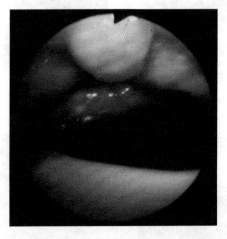

图 53-3

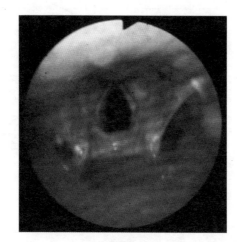

图 53-4

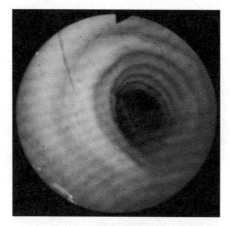

图 53-5

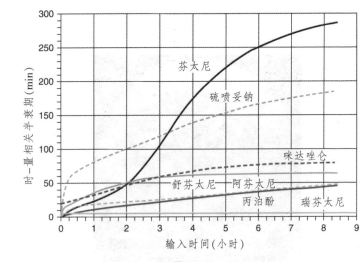

图 58-1

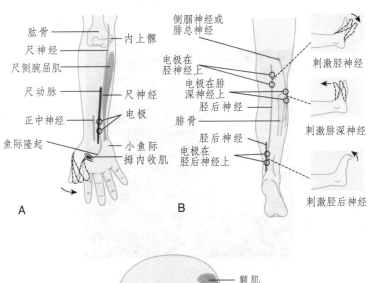

图 58-2

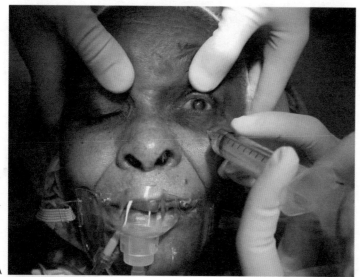

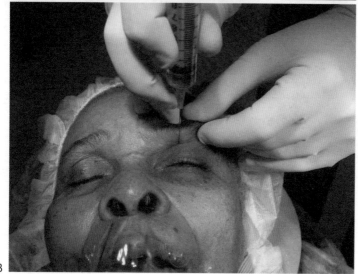

图 73-3

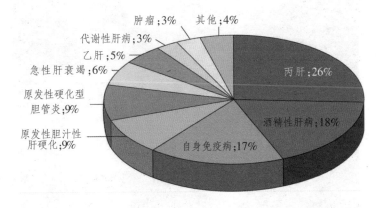

图 81-1

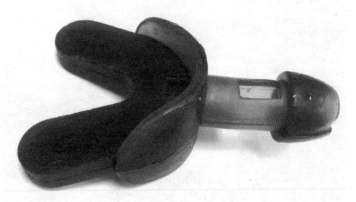

图 82-1

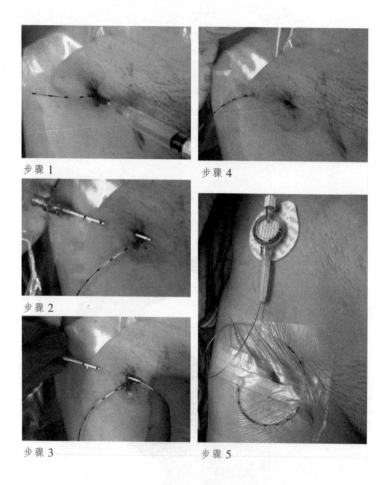

步骤 1

步骤 2

步骤 3

步骤 4

步骤 5

图 128-2

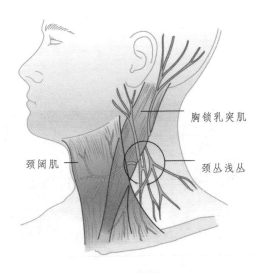

图 130-1

胸锁乳突肌

颈阔肌

颈丛浅丛

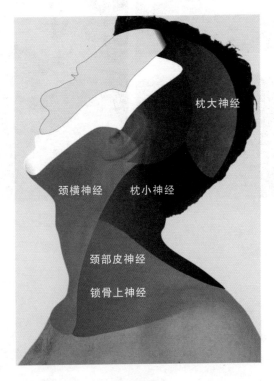

图 130-2

枕大神经

颈横神经

枕小神经

颈部皮神经

锁骨上神经

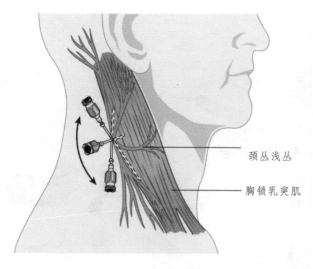

颈丛浅丛

胸锁乳突肌

图 130-3

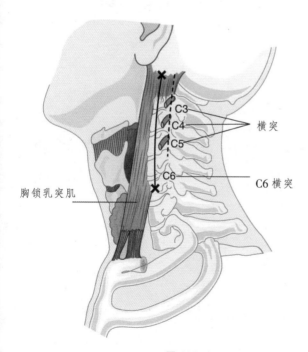

C3

C4

C5

C6

横突

C6 横突

胸锁乳突肌

图 130-4

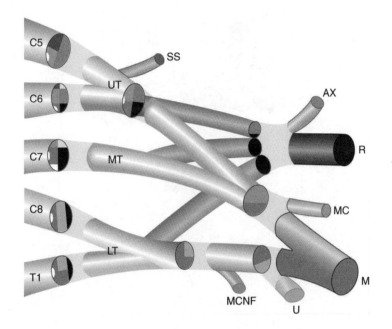

SS:肩胛上神经
AX:腋神经
R:桡神经
MC:肌皮神经
M:正中神经
U:尺神经
MCNF:前臂内侧皮神经
UT:上干
MT:中干
LT:下干

图 131-1

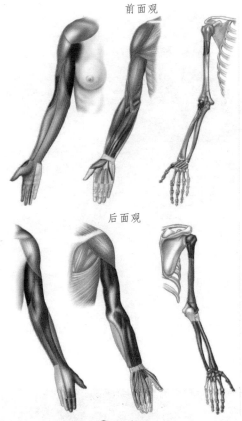

前面观

后面观

● 颈丛浅丛   ● 尺神经
● 肩胛上神经   ● 桡神经
● 腋神经   ● 前臂内侧皮神经
● 肌皮神经   ● 臂内侧皮神经
● 正中神经

图 132-1

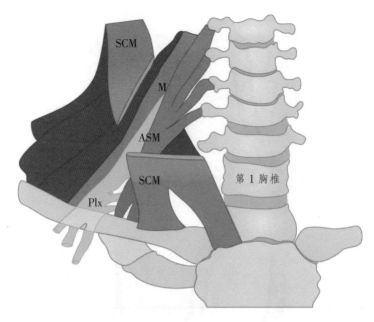

图 133-2

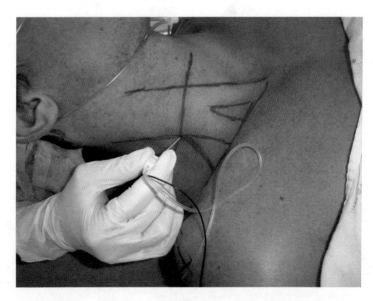

图 133-3

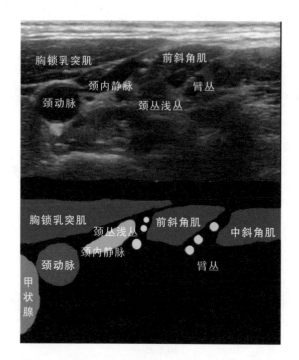

图 133-4

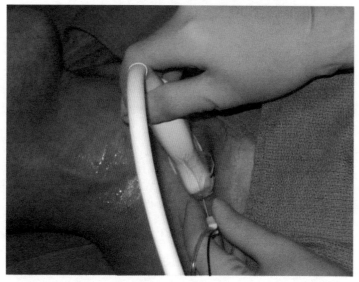

蓝色的长方形为探头的位置,位于锁骨后,骑跨第一肋。

图 134-3

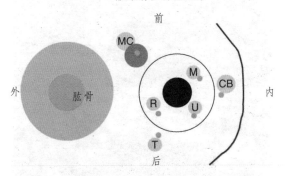

MC,肌皮神经(在喙肱肌内);M,正中神经;U,尺神经;R,桡神经;T,肱三头肌;
CB,肋间臂神经。

图 136-2

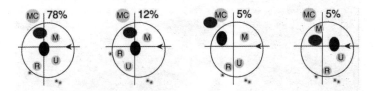

MC,肌皮神经(在喙肱肌内);M,正中神经;U,尺神经;R,桡神经;*,发自桡神经支
配肱三头肌神经支;**,肋间臂神经;箭头,穿刺针从上臂内侧刺入方向。(Adapt-
ed from Partridge BL,Katz J,Benirschke K. Functional anatomy of the brachial
plexus sheath: implications for anesthesia. *Anesthesiology*. 1987;66:743-747.)

图 136-3

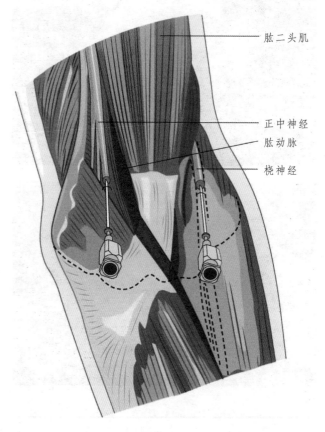

肱二头肌

正中神经
肱动脉
桡神经

图 137-1

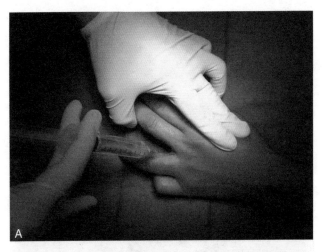

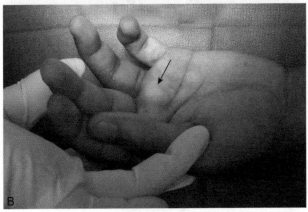

(A)背面观。(Reproduced from Hadzic A. *The New York School of Regional Anesthesia Textbook of Regional Anesthesia and Acute Pain Management*. Figure 30–4. Available at: www.accessanesthesiology.com. Copyright ⓒ The McGraw-Hill Companies, Inc. All rights reserved.)(B)掌面观。直到穿刺针尖突出造成掌侧出现一个皮肤鼓包才停止进针。(Reproduced from Hadzic A. *The New York School of Regional Anesthesia Textbook of Regional Anesthesia and Acute Pain Management*. Figure 30–5. Available at: www.accessanesthesiology.com. Copyright ⓒ The McGraw-Hill Companies, Inc. All rights reserved.)

图 138-2

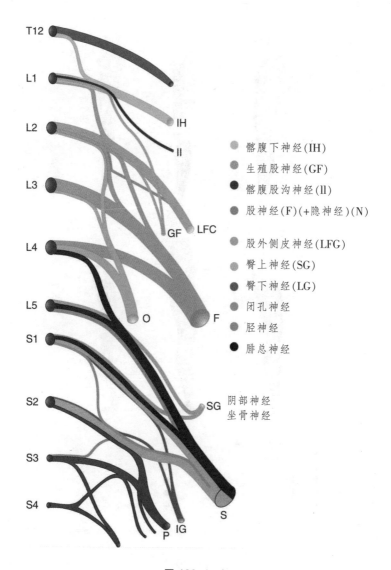

T12
L1
L2
L3
L4
L5
S1
S2
S3
S4

IH
II
GF LFC
O   F
SG
P IG S

- ⬤ 髂腹下神经(IH)
- ⬤ 生殖股神经(GF)
- ⬤ 髂腹股沟神经(II)
- ⬤ 股神经(F)(+隐神经)(N)
- ⬤ 股外侧皮神经(LFG)
- ⬤ 臀上神经(SG)
- ⬤ 臀下神经(LG)
- ⬤ 闭孔神经
- ⬤ 胫神经
- ⬤ 腓总神经

阴部神经
坐骨神经

图 139-1

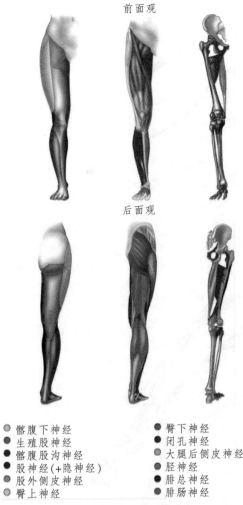

前面观

后面观

○ 髂腹下神经　　　● 臀下神经
● 生殖股神经　　　● 闭孔神经
● 髂腹股沟神经　　○ 大腿后侧皮神经
● 股神经(+隐神经)　● 胫神经
○ 股外侧皮神经　　● 腓总神经
○ 臀上神经　　　　● 腓肠神经

(Adapted from Jochum D and Delaunay L, with permission from AstraZeneca France.)

图 140-1

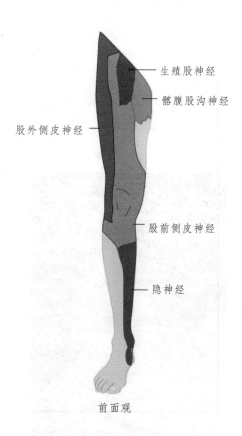

生殖股神经

髂腹股沟神经

股外侧皮神经

股前侧皮神经

隐神经

前面观

图 141-1

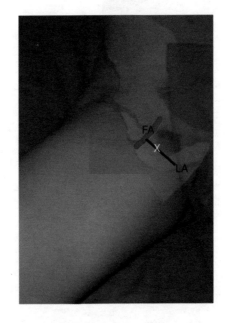

FA,股动脉;LA,长收肌肌腱;X,进针点

图 144-3

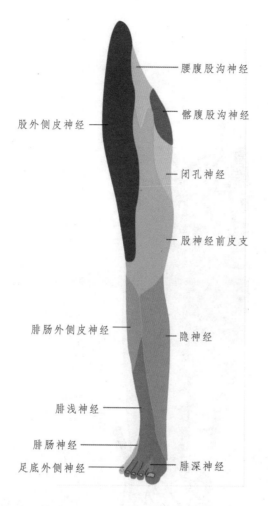

股外侧皮神经 ——

腰腹股沟神经
髂腹股沟神经
闭孔神经
股神经前皮支

腓肠外侧皮神经 ——
隐神经

腓浅神经 ——
腓肠神经 ——
足底外侧神经 ——
—— 腓深神经

图 145–1

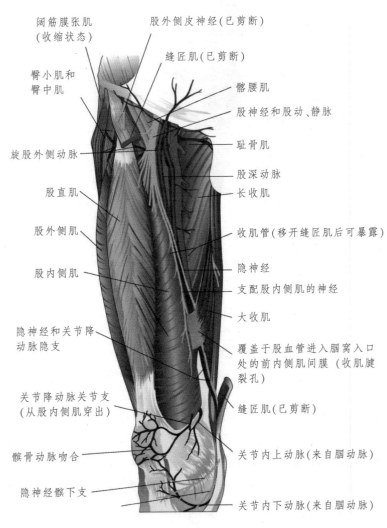

阔筋膜张肌
（收缩状态）

股外侧皮神经（已剪断）

缝匠肌（已剪断）

臀小肌和
臀中肌

髂腰肌

股神经和股动、静脉

旋股外侧动脉

耻骨肌

股深动脉

股直肌

长收肌

股外侧肌

收肌管（移开缝匠肌后可暴露）

股内侧肌

隐神经

支配股内侧肌的神经

大收肌

隐神经和关节降
动脉隐支

覆盖于股血管进入腘窝入口
处的前内侧肌间膜（收肌腱
裂孔）

关节降动脉关节支
（从股内侧肌穿出）

缝匠肌（已剪断）

髌骨动脉吻合

关节内上动脉（来自腘动脉）

隐神经髌下支

关节内下动脉（来自腘动脉）

图 145-2

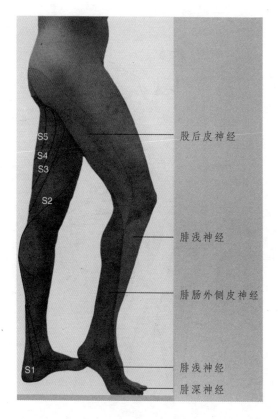

S5
S4
S3
S2
S1

股后皮神经

腓浅神经

腓肠外侧皮神经

腓浅神经
腓深神经

图 146-1

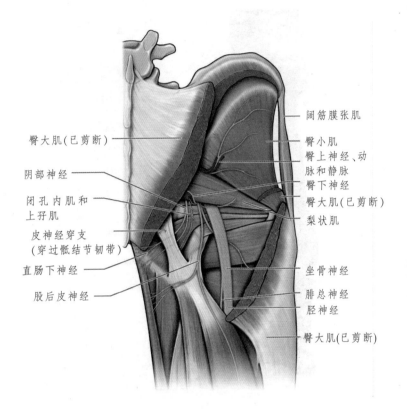

臀大肌(已剪断)

阴部神经

闭孔内肌和
上孖肌

皮神经穿支
(穿过骶结节韧带)

直肠下神经

股后皮神经

阔筋膜张肌

臀小肌

臀上神经、动
脉和静脉

臀下神经

臀大肌(已剪断)

梨状肌

坐骨神经

腓总神经

胫神经

臀大肌(已剪断)

图 146-2

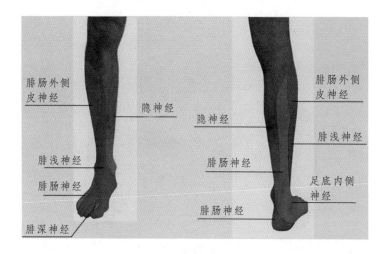

图 147-1

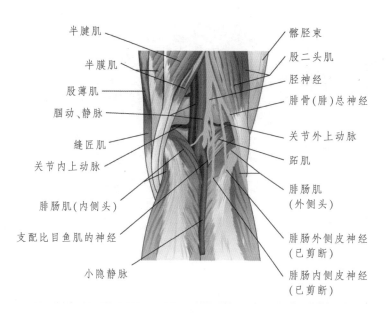

图 147-2

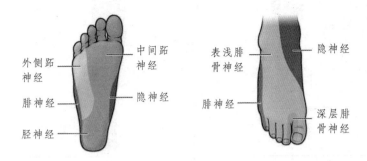

图 148-1

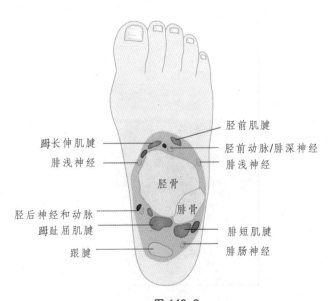

图 148-2

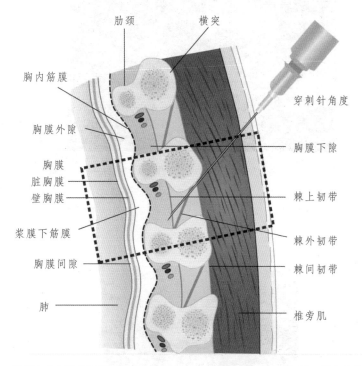

肋颈　　　　横突

胸内筋膜

胸膜外隙

胸膜
脏胸膜
壁胸膜

浆膜下筋膜

胸膜间隙

肺

穿刺针角度

胸膜下隙

棘上韧带

棘外韧带

棘间韧带

椎旁肌

穿刺点位于胸膜下隙,在棘上韧带和胸内筋膜之间(见图左侧)。黑色方框表示
超声引到的角度和方向。

图 149-2

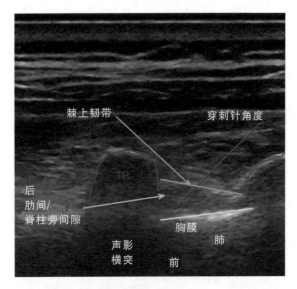

注意胸膜、棘上韧带和胸脊柱旁间隙清楚地画出。TP,横突;SCL,棘上韧带

图 149-5

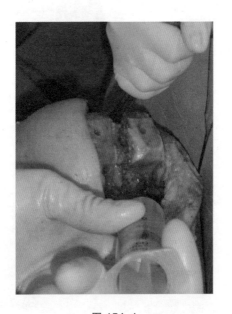

图 154-1

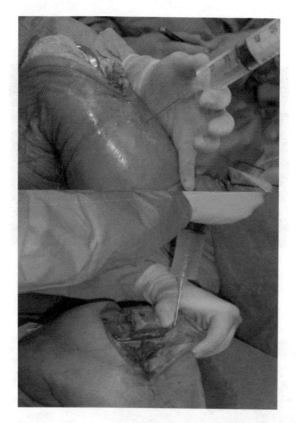

图 154-2

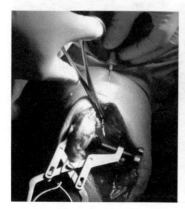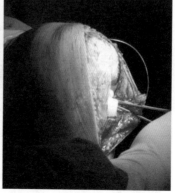

图 154-3

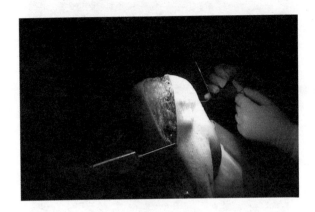

图 154-4

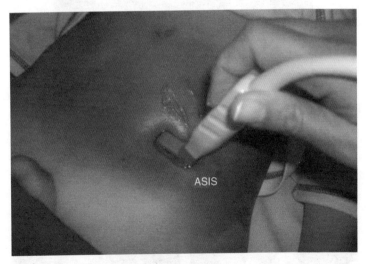

超声探头放在脐和髂前上棘的连线上,跨越髂前上棘。

图 178-7

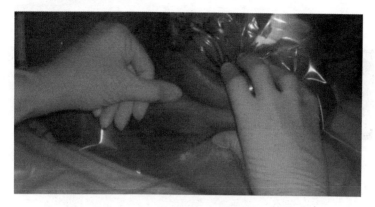

挤压两侧臀部,可以在皮肤皱褶末端触到骶管裂孔。

图 178-9

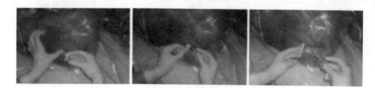

图 178-10

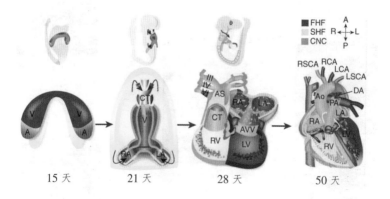

图 179-1

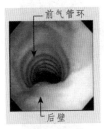

图 202-2

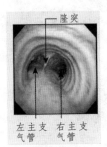

图 202-3

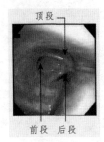

图 202-4

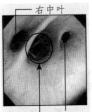

图 202-5

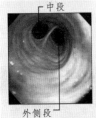

图 202-6

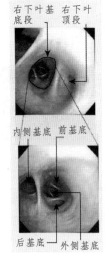

图 202-7

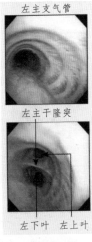

图 202-8

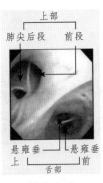

图 202-9

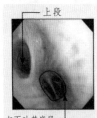

图 202-10